U0397916

老年病中西医防治与法医学鉴定

吴 军　陈尚俊　吴 铮　编著

郭津生　蔡 婷　审阅

上海科学普及出版社

图书在版编目（CIP）数据

老年病中西医防治与法医学鉴定 / 吴军, 陈尚俊, 吴铮编著 . -- 上海：上海科学普及出版社, 2019
ISBN 978-7-5427-7476-7

Ⅰ . ①老… Ⅱ . ①吴… ②陈… ③吴… Ⅲ . ①老年病 – 中西医结合 – 防治②老年病 – 法医学鉴定 Ⅳ . ① R592 ② D919.4

中国版本图书馆 CIP 数据核字 (2019) 第 068401 号

责任编辑：胡 伟
特约编辑：蔡 婷

老年病中西医防治与法医学鉴定

吴 军　陈尚俊　吴 铮　编著

上海科学普及出版社出版发行

（上海市中山北路 832 号 邮政编码 200070）

htttp://www.pspsh.com

各地新华书店经销　北京虎彩文化传播有限公司印刷

开本 787×1092 1/16 印张 46.375 字数 850 000

2019 年 9 月第 1 版 2019 年 9 月第 1 次印刷

ISBN 978-7-5427-7476-7 定价：188.00 元

本书如有缺页、错装或损坏等严重质量问题

请向出版社联系调换

目 录

第一篇 总论

第一章 老年人健康与养生保健

第一节 老年人与老龄化社会

我们通常认为年龄达到 60 岁以上即为老年人，我国统计局人口普查以 65 岁作为老年人标准。本书中对于老年人年龄不明确界定 60 岁或者 65 岁两种标准，即不采用统一法定年龄。根据 1956 年联合国《人口老龄化及其社会经济后果》确定的划分标准，当一个国家或者地区 65 岁以上老年人口数量占总人口比例超过 7% 以上，则表明该国家或者地区进入老龄化社会。大陆地区 65 岁以上人口已经占总人口的 8.87%，标志我国已进入老龄化社会。在 20 世纪 70 ~ 80 年代我国实行了计划生育及独生子女政策。2010 年我国第六次人口普查显示，将在很长一段时期内影响我国人口结构，最为突出表现为：2010-2050 年我国老龄化程度将日益加重。据联合国人口基金（UNFPA）发表的《2007 年世界人口状况报告》指出，到 2050 年，中国 65 岁以上人口占总人口比例将达到 24% 以上。上海、北京、广州等东部发达城市老龄化程度更加严重，依据《上海市老年人口和老龄事业监测统计调查制度》统计，截至 2014 年 12 月 31 日，上海全市户籍人口 1438.69 万人，其中 60 岁及以上老年人口 413.98 万人，占总人口的 28.8%；65 岁及以上老年人口 270.06 万人，占总人口的 18.8%。

第二节 健康含义、健康老年人标准及自测

一、健康含义

人人都十分珍惜健康，然而，在什么是"健康"的问题上并不是所有的决策者、医务人员和广大群众都有一个正确的认识。长期以来，人们都把健康理解为"不生病"或"不虚弱"的表现，只有在生病的时候才寻求医生的帮助，并认为医生治疗疾病是天经地义的职责。其实这种理解是很片面的，世界卫生组织（WHO）——这个协调全球性预防和控制主要健康问题的权威性组织，对世界人民的健康做了许多有益的贡献，其中之一就是在其宪章中写下了健康的定义："健康不仅仅是没有疾病或不虚弱，而是身体、精神健康和社会适应良好的总称"。因此，健康概念大大超出了疾病的范围，把人体的健康与生物的、心理的和社会的关系紧密地联系起来，并且提出："健康是基本人权，达到尽可能的健康水平，是世界范围内的一项最重要的社会性目标。"健康是人的一项基本需求和权利，也是社会进步的一个重要标志和潜在动力。它要求人们重视健康的价值，树立"人人为健康，健康为人人"的正确观念；指出健康不仅是卫生部门的责任，而且是全社会的共同责任，所有部门都要把自己的工作和人民的健康联系起来，努力维护和增进人民健康，促进社会发展。

中医对健康状态的认识相当深刻，一言以蔽之，健康就是"形与神俱"，具体则有四个维度，即《素问·上古天真论》"志闲而少欲，心安而不惧，形劳而不倦，气从以顺……美其食，任其服，乐其俗，高下不相慕……嗜欲不能劳其目，淫邪不能惑其心，愚智贤不肖不惧于物"所包含的形体、心理、道德、社会的四维健康。

宋朝程颐在《伊川易传》中说到："大至于天地养育万物，圣人养贤以及万民，与人之养生、养形、养德、养人，皆颐养之道也。动息节宣，以养生也；饮食衣服，以养形也；威仪行义，以养德也；推己及物，以养人也。"明确指出颐养之道包括养形、养性、养德、和谐环境、和谐社会等多方面。说明完美的健康状态是：自然环境良好，社会保障有力，人民的体质良好、心理正常、道德美好。

形体健康（生理健康）是健康的基础。中医学认为，"人生有形，不离阴阳"（《素问·宝命全形论》），人体是一个复杂的阴阳结构体，健康的人应该是"阴阳匀平，以充其形，九候若一"（《素问·调经论》），即阴阳和调，阴平阳秘，机体功能保持正常且稳定、有序、协调。具体而言，人体各脏腑、经络、官窍、气、血、精、津、液等各组织器官都发育良好、功能正常，体质健壮、精力充沛，具有良好劳动效能的状态。形体健康是健康系统的底层维度，是大多数人可以达到的。

健康的第二个维度是心理健康，作为较高层次的要求，不是每个人都能达到的。中医学历来重视心理健康，强调"志意和"（《灵枢·本脏》），认为精神心理应保持整体和谐的健康状态；七情应以"恬愉为务"（《素问·上古天真论》），"和喜怒而安居处"（《灵枢·本神》），各种情绪皆要适度，任何过激的情绪都会导致疾病的发生；要"内

无眷慕之累"(《素问·移精变气论》)，嗜求欲望应该适度而不应当为物欲所累，保持"恬淡虚无"则能使体内气机和调畅达而保持健康。

社会适应性良好则是健康更高一层的维度。中医学非常重视个人在适应社会环境的过程中，充分发展身心的潜能，发挥其最高的能力，并获得满足感，保持情绪稳定、感觉愉快的良好状态。《素问·上古天真论》即指出应"美其食，任其服，乐其俗"，保持精神行为与社会环境的和谐愉悦。孙思邈则要求人们在社会生活中应淡泊名利，"于名于利，若存若亡，于非名非利，亦若存若亡"(《备急千金要方·养性序》)；与人交往要始终保持谦逊态度，诚善待人、宽以待人，"常以深心至诚，恭敬于物，慎勿诈善以悦人，终生为善""为人所嫌，勿得起恨""事君尽礼"(《备急千金要方·道林养性》)，从而以平和的心态融入纷繁复杂的社会环境。社会适应性良好作为人类群体的高级状态，很少有人能够达到，但却是人类较为理想的健康目标。

道德健康是中医学很早就认识到的另一个高层次健康维度。早在先秦的孔子就提出了"仁者寿""大德必得其寿"的论点，指出"君子坦荡荡，小人常戚戚"(《论语·述而》)，"仁者不忧"(《论语·子罕》)，认为道德高尚的人自然保持正常的心理，促进健康长寿。唐朝孙思邈则在《备急千金要方·养性序》中说："性既自善，内外百病皆悉不生，祸乱灾害亦无由作，此养性之大经也……故养性者，不但饵药餐霞，其在兼于百行，百行周备，虽绝药饵，足以遐年，德行不充，纵服玉液金丹，未能延寿……道德日全，不祈善而有福，不求寿而自延，此养生之大旨也。"明确指出了道德修养对于养生延寿的重要性。个体处于社会之中，能自觉自愿地按社会道德准则来规范自身，也就自然而然地使自己的日常衣、食、住、行以及精神方面合理适度，从而达到健康的目的。

二、健康老年人标准

中华医学会老年医学会提出健康老年人10条标准：

1. 躯干无明显畸形，无明显驼背等不良体形，骨关节活动基本正常。
2. 无偏瘫、老年性痴呆及其他主要系统疾病，神经系统检查基本正常。
3. 心脏基本正常，无高血压、冠心病及其他器质性心脏病。
4. 无慢性肺部疾病，无明显肺功能不全。
5. 无肝肾疾病、内分泌代谢疾病、恶性肿瘤及影响生活功能的严重器质性疾病。
6. 有一定的视听功能。
7. 无精神障碍，性格健全，情绪稳定。
8. 能恰当地对待家庭和社会人际关系。
9. 能适应环境，具有一定的交往能力。
10. 具有一定学习、记忆能力。

三、老年人健康状况自测

以下八条可为健康作判断，有一条不正常者请找医生阐明；有两条不正常者，可能患有某些疾病；有三条或三条以上不正常者，则肯定患有某种疾病。

1. 一个月内体重增减不超过3千克。
2. 每日体温变化不超过1℃。
3. 脉搏每分钟72次左右。
4. 每分钟呼吸16～20次，呼吸与心跳的次数比例为1∶4。

5.每日进食量保持 1 ～ 1.5 千克，超过正常量 3 倍或少于三分之一以上为不正常。

6.大便定时，每日 1 ～ 2 次，三天以上不大便或一天大便 4 次以上为不正常。

7.一昼夜尿量 1500 毫升左右，多于 2500 毫升或少于 500 毫升为不正常。

8.睡眠能维持 6 ～ 8 小时，不足 4 小时或嗜睡为不正常。

第三节　老年人养生保健防未病

一、健康的生活方式，保护健康

我国制定了应对慢性病流行的 24 字方针——"关口前移、重心下沉；提高素养、教育先行；高危筛查、目标干预。""关口前移"是指从疾病发生的"上游"入手，对疾病发生的危险因素实行有效的控制与管理。"重心下沉"是指将预防工作的重点放在社区、农村和家庭。"提高素养、教育先行"是指改变国民的不良生活习惯，加强国民对心脑血管病危险因素的认知与预防观念。"高危筛查、目标干预"是指尽快降低脑卒中发病和死亡的有效策略，主要针对血管已有基础性病变的人群，及早筛查出病因及病变程度，并给以适当的卒中二级预防。

每个人是自己健康的第一责任人，所以要提高自身健康意识、建立正确的健康理念，养成健康的生活方式和科学的生活规律。

（一）起居规律

早晨醒后不要急于起床。伸伸懒腰，让脊柱也有"苏醒"的时间，这可以避免腰痛，保持良好的姿态。同样也可以让"心脑"有个准备时间。就寝时间不宜过晚，晚上 9～11 点时为免疫系统（淋巴）排毒时间，晚间 11 时至凌晨 5 时为肝胆肺的排毒时间。合理安排睡眠是养生长寿之关键。

（二）饮食规律

定时定量喝水。最好每天喝水不少于 1500～2000 毫升。一天中最佳喝水时间有：①起床后空腹喝水 300 毫升；②上午 10 时和下午 3 时左右各喝水 500～700 毫升；③就寝前 2 小时左右，喝水 300 毫升。要喝酸碱度 pH 值稍大于 7 的水；定时进餐；早餐要吃好，绝对不能不吃；午餐以 12 时左右为宜，此时消化腺分泌加强，要吃饱，做到营养全面；晚餐以 18 时为宜，要少吃，吃七八成饱。每天吃 10 种以上的食物，细嚼慢咽，以素为主，适当荤食。

（三）运动规律

生命在于运动，但必须是建立在适量运动的前提下，定时运动锻炼。不能出现疲劳、脑力与体力并重。在众多运动项目中首推太极拳，太极拳动作平缓，动中有静，静中有动，刚柔相济，虚实结合。常打太极拳能够强筋骨、利关节、益气、养神、通经脉、行气血。

（四）戒烟限酒

烟酒嗜好是一个全球性的公共卫生问题。吸烟的人与不吸烟的人相比，患肺癌的危险性高 8～12 倍，患喉癌的危险高 8 倍，患食管癌的危险高 6 倍，患膀胱癌高 4 倍。吸烟还会引起冠状动脉痉挛，使冠心病的发病率明显增高，同时也是心肌梗死的重要病因之一。吸烟又会引起老慢支、肺气肿、肺心病，是健康大敌。饮酒过多可引起酒精性脂肪肝、酒精性肝炎，发展下去便是酒精性肝硬化。嗜酒者老年性痴呆的发病率较高。

（五）心理平衡

我国传统养生理论历来重视身心兼养，而养心之中，又首重养德，"以德养身、宽容豁达是幸福生活的基础"。

现代医学认为，人既是一个受生物学规律制约的生物有机体，更是一个有着复杂心理活动并可因之导致一系列生理活动的相应改变的高级生物。因此，宽容豁达的人，大脑皮质的兴奋和抑制相对稳定，体内的酶和乙酰胆碱等活性物质分泌正常，有利于延缓衰老。

一个人的心情好坏，同他的健康与寿命成正比。"一种美好的心情，比十剂良药更能解除心理上的疲惫和痛楚"，这是马克思对健康的诠释。心理学家发现，每天都快乐地生活，血液中会出现较健康的化合物。越快乐的人拥有越少的可的松，而高含量的可的松与2型糖尿病、高血压病有关。

好心情不是天天有、时时刻刻存在。月有阴晴圆缺，人有喜怒哀乐。影响一个人快乐的，有时并不是困境与磨难，而是一个人的心态。

如果把自己浸泡在积极、乐观、向上的心态中，快乐必然占据你的每一个日子。好心情是自制的一剂良药，它要靠自己锻炼、自己培养，光听别人唱赞歌，会使自己变得脆弱。把握好自己的人生之舵，唱好自己的歌，走进自己的精神乐园，创造自己美好的生活和人生。生活上的变化，可能使人的心情有些起伏，但都是短暂的，时过境迁之后，天生别扭的人还是想不开，天生开心的人又会恢复好心情。好心情能战胜各种各样的坏心情。

朱德元帅有诗道："开心才见胆，破腹任人钻，腹中天地阔，常有渡人船"。要心胸豁达，宽以待人，宽以容人，遇事拿得起放的下，没有什么想不开的事，精神自然会轻松愉快，生活质量自然得以提升，人的寿命自然得以延长。

二、顺应季节保养身体

（一）春季保养身体

1.**防寒保暖**　春季乍暖还寒，气温多变，如衣单薄、保暖措施不力，极易受寒患病。特别是老年人各种生理功能减退，对气候变化的适应能力较差，衣着要根据自己的身体结合气候变化随时增减，衣着要松软轻便，贴身保暖。

2.**科学膳食**　春天生机旺盛，人体对营养物质的需求亦随之增加，老年人如何保证身体有足够的热量十分重要。为此，老年人要有良好的饮食习惯，要讲究科学的方法，具体要注意：保证热量，同时适当减少食量；精细搭配，不能偏细、偏食，可多食小米、玉米、红薯等；蛋白质宜"精"，脂肪宜少；可吃含高蛋白质的食品，如豆类、鱼类、禽蛋、瘦肉等；控制食盐摄入量，忌油腻、酸涩、生冷之物，多新鲜蔬菜和水果。

3.**起居益体**　冬去春来，老年人机体的调节中枢和功能仍处怠缓状态，此时老年人一要保持居室空气新鲜，坚持每日通风换气；二要保持居室干燥，被褥常洗勤晒；三要居室色彩协调，氛围祥和，可养植适量的花草；四要睡前温水泡脚。

4.**锻炼适度**　老年人锻炼首先要适度，避免运动量过大；其次要动静结合，锻炼时要保持精力，不要过度疲劳；三要适时适项，锻炼一定要选择适合自身条件的项目，不要做动作过难、动作幅度过大或过于危险的运动；四要注意保暖，春天天气变化无常，余寒未尽，老年人保暖尤为重要。

5.**无病早防，有病早治**　春天气温回升，有利于细菌、病毒等微生物的生长繁殖。同时由于气候变化无常，威胁着老年人的健康。因此，老年人要增强自我防病意识，做到无病早防，有病早治。要加强对疾病的预防，特别是对脑卒中的预防。同时要加强自身疾病的治疗，千万别忘了自己的病，别忘了医生的医嘱，别忘了按时服药。

（二）夏季保养身体

1. 莫忘养阳 冷饮适可而止，切忌豪饮冰镇饮料或冰冻冷饮，都会因寒湿之邪损伤脾胃阳，轻则导致消化不良，口淡无味。重则产生腹痛、腹泻。要舒畅情志，切莫心情烦躁。如果肝阳郁结或郁而化火，易导致血压升高，甚至发生脑卒中、心绞痛等病。此外，睡觉也不可贪凉，过于吹冷风冷气，空调温度应以26℃为宜，以防肺卫阳气受损而伤风感冒。

2. 主动饮水 研究表明，人过中年后对失水的口渴反应会变得迟钝，所以要把经常、主动、少量的饮水作为夏季养生的重要内容。大量出汗后也可适当饮些淡盐水。夏季饮绿茶、菊花茶更具有诸多好处，饮热茶最解渴，也最能祛暑。

3. 调理饮食 夏季气温高，胃酸降低，食欲神经中枢受到抑制。所以，膳食应注意清淡，尽可能多样化，可常食新鲜蔬果、豆制品、鸭子、瘦肉、鱼虾、蛋等食物。尤其是吃一些绿豆粥、莲子粥、百合汤、银耳羹、凉拌菜、蔬菜色拉、青椒毛豆、蒜酱拌茄子、冬瓜扁尖开洋汤、童子鸡冬瓜汤、臭豆腐、糟醉食品、盐水鸭、盐水虾、清蒸鱼、番茄炒蛋、咸鸭蛋等，既可调理脾胃，又可促进消化。切记少吃或不吃重油煎炸、肥甘厚味、浓油赤酱、辛辣刺激的食品，也不宜饮烈性酒和暴饮暴食。

4. 多食苦物 "十苦九补"。多食苦味食物，既可清心除烦，醒脑提神，消炎祛暑，还能增进食欲，健脾燥湿。如苦瓜中含苦味素，富含维生素、多种氨基酸和铁质。夏天常吃苦瓜可消暑止渴，清热解毒，防治中暑、疔肿、肠炎、痢疾等，还可清肝明目，对糖尿病患者健康更为有益，有利于降低血糖。

5. 恬淡静养 心静神安、心气和顺是抵御热浪的重要方法。越是天热，越要"心静"，"心静"需要"境静"来保证。在看电视、听音乐，或使用音响设备时，也要调低音量。夏日在清静凉爽的地方读书、品茗、弈棋、垂钓、挥毫泼墨、静坐，都可以调节心境，陶冶情操，防止心火内生。散步、打太极拳都是一种缓和的运动，尤其是在早晨、凉爽清新的空气、宁静舒适的环境中散步、习拳、更能使人处在恬静安然、闲散随意的氛围之中。

6. 适当午睡 午睡一般以半小时左右为宜，最多不要超过1小时，这是炎夏养生保健的一种方法。研究发现午睡符合人体的生活节律，能松弛精神、促进消化、提高免疫功能。

（三）秋季保养身体

自古以来，"起居有常"也是秋季起居的总原则。

"起居有常"就必须根据外在自然环境的变化，因人因时因地进行调节。秋季是从夏季炎热至冬季寒冷的过渡季节，是自然界收获、敛藏的季节，人体的气血也以自然界气候的变化而内藏，以润养五脏。

秋季日常生活中养生应顺时养生，秋季为立秋至秋冬，有立秋、处暑、白露、秋分、寒露、霜降等节气。顺时养生，"三秋有别"，从以下几个方面考虑。

1. 初秋 夏秋交替，盛夏余热未消，很多地区仍处在炎热之中，此时素有"烧七月半，八月木蒸"之称，可以"春捂秋冻"莫急加衣裳，反而需防"秋老虎"余威，小心中暑。寒温多变，切莫贪凉，防"秋瓜坏肚"，减少秋季腹泻；饮食宜温润，减辛增酸少油腻，健脾润肺养肝。初秋之季参茸之类进补需在中医师指导下循序渐进，否则可能出现急于求成的"上火"之象。

2.中秋　伴随着秋季肃杀、秋风劲急，自然界万物开始枯黄凋零，天人相应继之出现"秋燥"征象，主要表现为口干咽燥、鼻衄、干咳、皮肤干痒、大便秘结。此季宜多食新鲜果蔬，香蕉、梨、胡萝卜、莲藕、蜂蜜、冰糖、芝麻、黑木耳等均可养血润燥，提高抗秋燥、防病能力。必要时可以生地黄、麦冬、玄参、百合、石斛、南北沙参、天冬、麦冬、甘草等适量，水煎代茶。"朝朝盐水、晚晚蜜汤"堪称当季美容养颜、润肠排便的简便良方。中秋时节，早晚温差变化大，气候逐渐转寒，"一场秋雨一场凉，天凉莫忘添衣裳"，可成为亲友冷暖寒暄之语。

3.晚秋　晚秋时节，秋冬交替，燥寒之邪易袭表伤肺，此时更须注意防寒保暖，加强锻炼，提高预防呼吸系统和心脑血管疾病复发的能力。有此宿疾者，最好能在常规治疗的基础上加服中药或中成药，减少发作的频率和程度。健康人或亚健康状态者，若有进补之意，体内无寒湿或湿热内蕴（舌苔白腻或黄腻可作为简易的判断依据），可以适量服用参茸之类滋补中药，拟行冬令膏方进补者可以择时开始服用"开路药"。

中医五行系统认为，秋燥对应于人体五脏之肺，因此，"润燥养肺"应该贯穿秋季养生的全程，只是"三秋"各有侧重而已。在日常保健中，秋季养生若遵"温、润、动、排"四字方针，"多事之秋"应能安然度过。

（四）冬季保养身体

1.饮食调摄，科学合理　冬季饮食之味宜减咸增苦，因为肾主咸味，心主苦味，咸能胜苦，故宜补心气、固肾气。饮食宜温热，忌食生冷和黏硬食物，以防损伤脾胃。要注意维生素 A、维生素 B_2、维生素 C 的摄取，适量食胡萝卜、油菜、菠菜、绿豆芽、枣、核桃仁等。所谓"药补不如食补"，阳虚之人应适当多食些羊肉、鸡肉、鹅肉，以补虚益气、养胃生津。

2.加强锻炼，增强体质　中医素有食补不如气补之说。冬天动一动，少闹一场病；冬天懒一懒，多喝药一碗。气补或动一动就是运动。冬季昼短夜长，阳光微弱，应多在室外锻炼，以补阳光照射不足。在冷空气中活动可增强神经调节机能，提高造血功能和抵抗力，但锻炼不宜出大汗，以防感冒。避免在大风、大雾、雨雪等恶劣天气中锻炼。

3.生活规律，起居有常　《素问·四气调神大论》载：冬三月早卧晚起，必待日光。早睡以养人体阳气，保持温热的身体；迟起以养元气，日出而做，以避免严寒，求温暖。衣着要暖和、宽松、柔软。脚要保暖，睡前用温水洗脚，并搓脚心100～200次，以补肾健脑。总之，冬季宜养为本，强肾助阴，以顺应自然，御寒健身。

4.起居六忌防未然

（1）日晒过长　日晒过长会损伤皮肤，使大气中有害的化学物质、微生物侵袭人造成感染，还可引起视力减退。

（2）忌"小疾"不治　老年人如遇感冒、咳嗽、头痛、心慌等"小疾"必须及时治疗，以防患于未然。

（3）忌洗浴过频　冬季空气干燥寒冷，许多老年皮肤干燥脱屑、瘙痒，误以为是由于不清洁所致，于是每天洗浴一次，结果越洗皮肤越干燥，脱屑更多。其实，老年冬季五六天洗一次最宜。

（4）忌嗜烟好酒　冬季老年人喜欢边吸烟边聊天边看电视，由于冬季关门闭户，烟雾不宜外散，对人体十分有害。有的老年人喜欢喝酒御寒，往往贪杯成瘾。由于冬季室内外温差大，酒后体虚，外寒之邪乘袭，寒热错杂，易促心、脑、肺造成损害。

（5）忌活动过剧　适当的体育运动是强身健体、防病抗老的重要手段，但老年人不宜做剧烈运动，要选择合适的运动项目，如慢跑、骑自行车、打太极拳等。若运动后头晕、头痛、四肢乏力、胸闷气短、失眠多梦，那就说明运动量过大，要注意减少运动量，甚至暂时停止运动。

（6）忌取暖失度　冬季，老年人怕冷，喜欢用热水袋贴身而卧，这样会引起皮肤红斑或烫伤，所以只要室温达到 18 ~ 25℃即可。

三、老年人目标性查体

疾病的早期发现和治疗是老年医学的工作重点之一。身体状况和条件允许的老年人应每年进行常规体检。老年人特点是多种慢病并存，临床思维上也常用"多元论"而不是"一元论"，所以还需要增加有针对性的筛查。

（一）老年人的肿瘤筛查

肿瘤筛查主要是通过早期发现和治疗使肿瘤造成的死亡率下降，而此类获益一般需要5年以上才可观察到，所以老年人的肿瘤筛查需考虑到老年人是否有足够的生存期。对于患有多种疾病、衰弱、难以耐受肿瘤治疗的老年人，则没有必要筛查。

1.乳腺癌　美国预防服务工作组（USPSTF）推荐 50 ~ 74 岁女性每 2 年接受 1 次乳腺钼靶 X 线摄影筛查。美国老年医学会（AGS）则建议 65 岁以上的女性每 2 ~ 3 年接受 1 次，且该女性的预期寿命须在 4 年以上。在 50 ~ 69 岁的女性中，乳腺钼靶 X 线摄影筛查使乳腺癌的死亡率降低了 25% ~ 30%。USPSTF 和 AGS 都不推荐乳腺自查，因其并没有降低乳腺癌的死亡率，反而增加了活检的次数。研究显示，B 超筛查乳腺癌的敏感性和特异性与乳腺钼靶 X 线摄影相近。我国的乳腺癌发病高峰为 40 ~ 49 岁，比西方国家约早 10 岁，且亚洲女性乳腺较致密，因此更强调 B 超筛查的地位。

2.宫颈癌　建议对适龄女性每 3 年进行 1 次宫颈巴氏涂片检查，而细胞学结合人类乳头状瘤病毒（HPV）检测，则可每 5 年进行 1 次筛查。65 岁以上女性，近 10 年 3 次细胞学检查结果为阴性，或 2 次结合 HPV 检测的细胞学检查结果阴性，且其中最近 1 次检查是在 5 年之内，则可以考虑终止筛查。USPSTF 建议终止筛查的年龄是 65 岁，美国癌症学会（ACS）和 AGS 建议是 70 岁。

3.结直肠癌　对普通风险人群从 50 岁开始进行结直肠癌筛查。有效筛查手段包括粪便隐血测试（FOBT）、结肠镜、结肠气钡双重对比造影（DCBE）。其方案包括：FOBT每年 1 次，或乙状结肠镜每 5 年 1 次，或结肠镜每 10 年 1 次，或 DCBE 每 5 年 1 次。虽然 CT 结肠重建可以有效地发现大部分腺瘤和癌变，但 USPSTF 认为证据仍不充分。而 ACS 则把每 5 年进行 1 次 CT 结肠重建作为可选择的方案之一，当检出直径 >10mm 的息肉，或 3 个以上直径 >6mm 的息肉时，应进行结肠镜检查。FOBT 的敏感性在 50% 以上。结肠镜的敏感性和特异性最高，但并发症也最多。

4.前列腺癌　前列腺特异性抗原（PSA）是最常用的筛查手段。但随着年龄的增长，

PSA 特异性降低，在老年人中，假阳性所致穿刺活检以及反复检查的风险性增高。目前证据不足以证明所有男性都可以通过 PSA 筛查获益。因此，检测前有必要让患者充分了解筛查的益处、局限性以及潜在风险。ACS 建议，普通人群可从 50 岁开始，每年检测 1 次 PSA 及经直肠的前列腺指诊，但应事先与其讨论 PSA 筛查所带来的潜在益处和可能的伤害，再依据个人的意愿决定是否筛查；但高风险人群（近亲在 65 岁以前患前列腺癌）开始筛查的年龄可提前至 40～45 岁。虽然 PSA 检测可早期发现前列腺癌，但是在 <75 岁的男性中，通过筛查发现前列腺癌并给予治疗，与出现前列腺癌的症状再治疗相比，结果没有明显差异。ACS 建议 70 岁以上的老年人以及对于预期寿命 <10 年的老年人，不再进行 PSA 筛查。USPSTF 目前认为使用 PSA 筛查前列腺癌弊大于利，不推荐筛查。

5.子宫内膜癌　现有证据不支持在绝经后女性或某些高风险女性中筛查子宫内膜癌。ACS 建议对绝经后女性，应当告知子宫内膜癌的风险和症状，一旦出现异常症状应及时就诊。

6.肺癌　美国国家肺筛查试验（NLST）证实，在长期吸烟的 55～74 岁、吸烟超过 30 年的高风险人群中，通过每年 1 次胸部低剂量 CT（LDCT）筛查，可使肺癌死亡率降低 20%。因此，目前认为对于该部分人群可以考虑使用 LDCT 来筛查肺癌。

其他肿瘤筛查，包括卵巢癌、胰腺癌、肾癌，均无证据表明筛查可以让人获益。皮肤癌由于其检查方式安全、易行，USPSTF 和 AGS 并不反对筛查。对于各种肿瘤高风险人群的定义、筛查的开始年龄和频率，USPSTF 和 AGS 的指南中有详细的说明，不复赘述。

（二）老年人的非肿瘤疾病筛查

非肿瘤疾病筛查同样需要考虑老年人的预期寿命、身体状态、比较潜在的获益和风险，并尊重本人的意愿。

AGS 建议每年筛查高血压、高血糖、高脂血症、肥胖、营养不良；至少通过骨密度检查筛查 1 次骨质疏松。USPSTF 不建议用心电图或运动平板试验来筛查冠心病，因其敏感性和特异性有限。对于有吸烟史、腹主动脉瘤家族史的 65～75 岁男性，USPSTF 建议用 B 超筛查 1 次腹主动脉瘤，其敏感性为 95%，特异性近 100%。

（三）常见老年问题和老年综合征的筛查

1.视力/听力下降　视力或听力下降可导致老年人与社会隔绝，造成抑郁、认知能力下降、诱发谵妄。美国眼科学会（AAO）及 AGS 推荐老年人每年筛查 1 次视力和听力，可以发现潜在疾病如屈光不正、青光眼、白内障等，早期纠正这些异常，可以改善或维持老年人的功能状态。

2.抑郁　抑郁状态容易被忽视但会影响健康状态、增加死亡率，并增加花费。AGS 和 USPSTF 建议有条件诊治抑郁的机构均应开展抑郁筛查。AGS 建议每年筛查 1 次。

3.痴呆　痴呆发病率与年龄增长正相关，阿尔茨海默病（AD）在 65 岁以上人群中的发病率约为 6%，85 岁以上为 30%。AGS 不推荐常规筛查，但建议对认知功能下降的老年人检查以判断是否患痴呆，并予以早期干预。通过早期治疗、教育和咨询可使患者及家属受益。

4.甲状腺功能异常　甲状腺功能亢进或减低基于其较高的发病率及在老年人中易被忽视，AGS 倾向于每 2～5 年进行 1 次促甲状腺激素（TSH）检测。TSH 检测诊断甲状腺疾病的敏感性为98%、特异性为92%。

任何有关筛查的建议，都要根据患者的个体情况进行有证据、已证明有益的目标性查体。合理的步骤包括评估、建议、达成一致、安排和随诊。

（四）中医学治未病

有四种含义：

（一）未病先防。《素问·四气调神大论》："夫四时阴阳者，万物之根本也，所以圣人春夏养阳、秋冬养阴，以从其根，故与万物浮沉于生长之门。逆其根，则伐其本，坏其真矣。故阴阳四时者，万物之终始也，死生之本也。……是故圣人不治已病治未病，不治已乱治未乱，此之谓也。夫病已成而后药之，乱已成而后治之，譬犹渴而穿井，斗而铸锥，不亦晚乎。"

（二）选择适当的治疗时机。《灵枢·逆顺篇》："伯高曰：真法曰无迎逢逢之气，无击堂堂之阵；刺法曰无刺熇熇之热，无刺漉漉之汗，无刺浑浑之脉，无刺病与脉相逆者。黄帝曰：候其可刺奈何？伯高曰：上工刺其未生者也，其次刺其未盛者也，其次刺其已衰者也；下工刺其方袭者也，与其形之盛者也，与其病之与脉相逆者也。故曰方其盛者，勿敢毁伤，刺其已衰，事必大昌。故曰上工治未病，不治已病，此之谓也。"

（三）早期治疗。《素问·刺热篇》："肝热病者，左颊先赤；心热病者，颜先赤；脾热病者，鼻先赤；肺热病者，右颊先赤；肾热病者，颐先赤。病虽未发，见赤色者刺之，名曰治未病。"

（四）治未病脏腑。《难经·七十七难》："经言：上工治未病，中工治已病者，何谓也？答曰：所谓治未病者，见肝之病，则知肝当传之于脾，故先实其脾气，勿令得受肝之邪，故曰治未病焉。中工治已病者，见肝之病，不晓相传，但一心治肝，故曰治已病也。"

第二章 老年病的临床诊断与治疗

第一节 老年病的临床诊断

西医临床诊断是通过仔细、认真地收集病史和进行体格检查、功能检查（如肺功能、视觉功能、听觉功能等）、影像学检查、器械检查和心理检测等，找出其内在联系，再加以归纳分析，找出疾病的本质，得出合乎逻辑的、符合客观实际的正确诊断。一个完整的临床诊断内容包括疾病的性质、部位、病理形态、致病因素、功能状态和全面健康状态的判断。

一、诊断步骤

（一）搜集资料

临床病史、体格检查、实验室及其他检查。应注意资料收集的顺序。

（二）分析资料

（1）仔细判断搜集资料的价值。

（2）将可靠的阳性发现按其重要性的顺序罗列。

（3）选择一个或可能是2~3个主要的临床表现。

（4）将具有这些临床表现的疾病一一权衡，进行排列。

（5）选择一个最能解释全部临床表现的疾病，形成诊断假设，如其暂时不能，保留几种疾病予以进一步考虑。

（三）验证和修正诊断

（1）对全部资料，包括阳性和阴性的资料进行核实。

（2）合理部署必要的化验与辅助检查。

（3）观察疾病过程。

二、中医诊法

是医者运用望、闻、问、切等四诊方法，了解患者疾病的现状和病史，探索发病的原因和病机，掌握症候特点，进行综合分析，从而判断疾病的性质、病位所在和邪正虚实、病情顺逆等变化，为治疗提供依据。它是临床上首要的环节。

（一）中医诊断学

诊法，经历了漫长年代的发展过程，已形成独立的一门学科，即中医诊断学。它的基本精神和特点是整体观，临证并不是孤立地对待每一病证，而是要结合四时气候、地理环境、形态苦乐、嗜欲喜恶、体质强弱，以及年龄、性别、职业等情况的差异，进行综合分析，而后作出判断。《素问·疏五过论》说："圣人之治病也，必知天地阴阳，四时经纪，五脏六腑，雌雄表里，毒药所主，从容人事，以明经道，贵贱贫富，各异品理，问年少长，勇怯之理，审于分部，知病本始，八正九候，诊必副矣。"这些论述体现了诊法的内外结合，四诊互参的整体观念，用以识别机体对疾病反应的全过程，以探求病机，辨明性质，掌握邪正消长的变化。

诊法是根据"有诸内，必形诸外"的原理，进行"揆度奇恒"，"以常衡变"的，它的手段和方法可概括为望诊、闻诊、问诊、切诊四个部分，每一部分虽各有其独特的作用和意义，但彼此又是互相联系，不能偏废的。所谓"望而知之谓之神，闻而知之谓之圣，问而知之谓之工，切而知之谓之巧。"（《难经·六十一难》）"神圣工巧"的实际意义，是指临证需要善于全面运用四诊的技能，才能作出准确的诊断。

（二）中医的疾病命名法

1. 以患者的自觉症状命名　自觉症状通常是患者的主诉，取之作为病名，如头痛、便秘、眩晕等。

2. 以证候命名　如《伤寒论》，其中如风寒初客于表出现的证候称为"太阳病"，邪气入里出现的里实热证候称为"阳明病"，邪正交争于半表半里的证候称为"少阳病"，"太阴病"表现为脾胃虚寒证候，"少阴病"表现为心肾虚寒（或虚热）的证候，"厥阴病"表现为肝经虚寒、寒热错杂证候。

3. 以病因命名　按照宋代陈无择提出的"三因学说"，分为六淫之外因、七情失度之内因、饥饱劳倦跌仆压溺及金刃虫兽所伤之不内外因三大类。依据外因命名的如冻疮、中暑；依据内因命名的如惊悸、惊痫；依据不内外因命名的如伤食、金创、狂犬病等。

4. 以病理命名　如郁证、郁者、滞塞、虚劳、痹证等。凡由情志不舒，气郁不伸而致的一类病症均属之。

上述四种命名法可称基本命名法。另外，还有如下命名法：

5. 以病位命名法　如发于脏腑的肺痈、肝痈；发于体表的脐痈、锁喉痈；发病部位正当经穴，便依据经穴命名，如人中疔、委中毒。

6. 以病色命名　如白喉和黄疸，前者咽喉部的黏膜上生出一层灰白色的假膜，不易脱落；后者身黄、目黄、小便黄。

7. 以病变范围大小命名　如外科病疖和痈，疖在皮肤浅表，范围 1cm 左右；痈在皮肤与肌肉之间，范围 5 ~ 10cm。

8. 以病理产物命名　如内科疾病的水肿，外科疾病痰核等。

9. 以对病状的形象描绘命名　如外科的"蛇头疔"，指生在指端，样子似蛇头的疔；"缠腰火丹"，即带状疱疹，指生于腰部似腰带状的病证。以疾病的传染性命名：此类病，多带有"疫"字，如疫疟、疫痧、疫疹等，指易引起流行的一类疾病。

10. 以发病的时间命名　如春温、暑温、秋燥、冬温，以及五更泻等。

11. 以病程长短命名　如百日咳、久痔、久痢，"百日"与"久"，言其病程较长。

第二节 老年病的临床治疗

疾病是人体在一定条件下，由致病因素所引起的一种复杂而有一定表现形式的病理过程。此时，人体正常生理过程在不同程度上遭到破坏，表现为对外界环境变化的适应能力降低、劳动能力部分或全部丧失，并出现一系列的临床症状。疾病是致病因素对人体的损害及人体对抗这些损害的防御代偿等作用的矛盾。这一矛盾的双方，在整个疾病过程中不断进行斗争，直至完全或不完全康复或死亡才告终结。

一般把疾病区分为器质性疾病和功能性疾病两大类。器质性疾病是指在器官、组织中发现有形态学病变的疾病。通常患病组织或器官或多或少伴有功能变化，并有相应的症状和体征。功能性疾病是在现有的医学水平下相对于器质性疾病来说的，只有功能和代谢的障碍而无明显形态学病变的疾病。

任何疾病的治疗要有总的原则和指导思想，在此基础上确立治疗方案。

西医临床治疗既是科学，又是艺术，有规律也有准则。建立遵循临床治疗准则，即救死扶伤准则、整体性治疗准则、个体化治疗准则、最优化治疗准则、重视心理治疗准则和预防为主准则。其次，判断采用的治疗方法，例如手术疗法（急诊手术、择期手术、根治性手术、姑息性手术、修补术、切除术、引流术、解除梗阻术、移植天然或人造组织或器官术等），手术治疗的适应证、禁忌证、手术方式、手术操作、并发症及其治疗并发症的预防措施、医疗器械和材料质量等。又例如药物疗法（包括中药疗法、西药疗法及中西药物结合疗法、抗微生物类药物疗法、抗肿瘤药物疗法、免疫调节疗法、口服疗法、注射疗法、外用疗法等），使用药物的适应证、禁忌证、用法和用量、不良反应、注意事项和伪劣药品。正确的治疗方案决定了治疗效果。

中医学医治疾病包括精神、药物、饮食、物理治疗等措施，以达到恢复健康的目的，它体现在运用理法方药进行辨证论治的过程中。《素问·阴阳应象大论》"治病必求其本"。《素问·移精变气论》："今世治病，毒药治其内，针石治其外"。

第三节 老年病的家庭护理

一、老人患病卧床的家庭护理

（一）预防压疮发生

要做到勤整理、勤按摩、勤擦洗、勤更换。

（1）有条件的家庭可以在床上放置气垫床，促进机体血液循环，舒缓经络和肌肉。

（2）经常变换体位，每2小时翻身一次，防止身体局部长期受压，影响血供。

（3）在患者身体空隙处垫软枕、海绵垫、气垫等，降低局部压力。

（4）保持床单清洁干燥、避免不良刺激。

（5）增加饮食营养，增加蛋白质的摄入，防止低蛋白血症。

（二）预防坠积性肺炎

年老体弱的慢病患者，如帕金森病患者等由于长期卧床而使吞咽受限，摄食稍有不当极易造成吸入性肺炎。另外，长期卧床、缺乏运动更易导致肺不张而诱发肺部感染。因此，护理中要注意：

（1）加强拍背，防止痰液淤积于肺组织的某个部位，导致肺部感染。

（2）防止误吸，要评估患者的吞咽功能。喂食时，患者应侧卧，床头抬高；有吞咽功能的患者，喂服时家属或照顾者要有耐心，等患者慢慢咽下后再喂下一口。饮食最好选用软食和半流质，如米糊、烂糊面、馄饨，质地稍稠厚，防止误吸。

（3）发现呛咳，及时停止喂服，必要时使用胃管。

（4）做好口腔护理。

（5）保持生活环境的空气新鲜，定时通风换气，避免对流风。

（三）预防肌肉挛缩

为防止肌肉挛缩，家属可帮助长期卧床的老年患者做肢体的被动运动，帮助患者肢体活动，使肌肉、关节得到按摩，促进肢体的血液循环。活动时，动作要轻柔和缓，要对颈、腰、四肢各关节及肌肉全面按摩，每日3～5次，每次15～30分钟。需要注意的是：

（1）活动的肢体应充分放松，置于舒适的位置，活动关节空隙处要垫上软垫等充分支持好。

（2）被动运动应缓慢而柔和，要有节律性，避免做冲击性动作。被动活动范围应逐步加大。

（3）做被动运动时应尽量不引起明显的疼痛。当关节有显著粘连时，避免暴力强行运动。被动运动常用于肩、肘、腕、髋、膝关节等部位。

（四）预防尿路感染

（1）鼓励多饮水，促进排尿。

（2）经常更换体位。

（3）做好会阴护理　保持会阴部清洁干燥，及时更换尿布、尿垫；每日2次用高锰酸钾溶液或洁尔阴洗液清洗会阴，并擦干涂以润肤乳；有湿疹时应用达克宁粉，促进湿疹缓解和消失。

（4）用导尿管的患者要做好导尿管的护理。

二、老年人服药注意事项

与年轻人相比，老年人更容易发生药品不良反应，因此老年人选药更要谨慎，应掌握以下几项原则：

（一）用药简单、个体化

老年人用药尽可能简单，品种不宜过多，剂量不宜过大，服药应严格遵医嘱或在药师的指导下进行。由于老年人的认知度差，服药最好在家人的帮助下完成，随时注意疗效及不良反应。用药剂量注意个体化，及时调整用药方案。

（二）用药要有明确指征

对已经诊断明确的疾病，要在医师的指导下对症用药，绝不可自作主张。老年人切莫轻信广告宣传，更不要道听途说江湖郎中的祖传秘方，盲目随意用药。

（三）用药莫过5种

据统计发现，同时使用5种药物以下的药品不良反应发生率为4%，同时使用6～10种的药品不良反应发生率为10%，同时使用11～15种的药品不良反应发生率为25%，同时使用16～20种的药品不良反应发生率为54%。老年人因多病共存，常同时采用多种药物治疗，这会导致药品不良反应的发生。此外，同时使用2种药物的潜在药物相互作用发生率为6%，5种药物则为50%，8种药物增至100%。虽然并非所有药物相互作用都能导致药品不良反应，但其潜在的危险性无疑是增加的。这一原则就是根据用药数目与药物不良反应发生率的关系而提出的。当用药超过5种时，就应考虑是否都为必要用药，以及依从性和药物不良反应等问题。

（四）讲究经济实惠

由于老年人一般收入较少，所以在注重疗效的前提下，服药应讲究经济实惠。其实，价格和疗效并不一定完全划等号。在自行选购药物时，您如果把治疗同一疾病的同类药物的成分、作用机制、适应证等做比较，不难发现有些药品的成分、作用基本相同，但由于包装、品牌不同，价格也相差很大。因此，疗效好的药才是首选。

用药切忌盲目。如今自行购药的现象越来越普遍，因为这样做省钱省事又省时。尽管药品有说明书，服药者可以按照说明来服药，但药品毕竟不是普通商品，而是关系到人体健康的特殊商品，消费者一般都不熟悉药品性能，有些药品说明书的说明并不详细，不良反应等也未必都列出，更何况以后出现的新的不良反应是说明书难以预计的。因此，消费者如要自行购药，最好到正规的药店，向执业药师咨询用药知识。

总之，老年人用药应在医生指导下使用，定期随访。药物使用宜简不宜繁，做到"能口服的则不肌肉注射，能肌肉注射的则不静脉注射"。

三、服中药需得法

重要的服药时间有以下几种：

（一）空腹服用

峻下逐水药、攻积导滞药、驱虫药均宜空腹服。

（二）饭前服

补虚药和治疗胃肠疾病的药物都宜饭前服。

（三）饭后服

为减少药物对胃的刺激，消食健胃药或对胃肠有刺激的药物都应在饭后服。

（四）睡前服

安神药宜在睡前30分钟至1小时服，以利安眠；涩精止遗药宜在临睡时服；缓下剂宜在睡前服。

中药的服用次数也有以下讲究：

一般疾病多采用每日1剂，每剂分2次服用。病情危重者，可每隔4小时左右服药1次，昼夜不停。病情缓轻者，也可间日服或煎汤代茶。

服用发汗药、泻下药，一般以得汗得下为度，不必尽剂。呕吐患者宜小量频服，以免因量大再致呕吐。一般汤药多宜温服，丸、散等固体药剂，除特别规定外，一般用温开水送服。

第四节 疾病的法医学鉴定

一、法医学鉴定

法医学鉴定是指在诉讼活动中鉴定人运用法医学的理论与技术和其他科学技术对诉讼涉及的专门性问题进行鉴别和判断并提供鉴定意见的活动。

法医类鉴定，包括法医病理鉴定、法医临床鉴定、法医精神病鉴定、法医物证鉴定和法医毒物鉴定。

鉴定结论是一种特殊的证据，可作为审判的证据。证据是刑事案件及其他各类诉讼案件的核心问题。在民事或刑事案件中，凡经检验，查证属实，能够证明案件真实情况的一切事实真相称证据。证据是经过检验或证实的事实或物体，能用于证实案件中的一些情况或事实。

二、疾病法医学鉴定的内容与目的

临床上，疾病诊断的主要目的是预防和治疗疾病。在法律关系上，疾病鉴定的主要内容与目的是人身损害与疾病之间的因果关系，例如损伤与疾病、环境损害与疾病、食品药品损害与疾病、职业损害与疾病、医疗损害与疾病、中毒与疾病、感染（传染）与疾病因果关系等。

（一）判定人身损害与疾病因果关系的一般原则

判定人身损害与疾病的因果关系，一定要从客观实际出发，深入到客观事物中调查研究，以确定损害和疾病的关系；探索从损害到疾病的发生、发展，其时间间隔的规律性和病理变化的连续性。损害性（后）疾病，损害在前，疾病在后，损害为原因，疾病为结果，损害与疾病之间存在直接因果关系。对多因素造成的多发性或复合性损害，须确定多因素中某因素的损害对疾病发生、发展是主要的。损害时潜在疾病，疾病在前，损害在后，疾病为基础，损害为诱因，或无关，在损害期间（损害变化或者发展所经历的过程）显示或是加重潜在疾病。总之，应具体情况具体分析，坚持实事求是的原则。

（二）人身损害与疾病因果关系类型

1.损害与疾病之间不存在因果关系。

2.损害与疾病之间存在因果关系。又可分为直接因果关系和间接因果关系，以及很难区分究竟系直接因果关系，还是间接因果关系的"临界型"（相当）因果关系。

（1）直接因果关系　是指外界各种损害因素直接作用于人体健康组织、器官，致组织、器官解剖学结构的连续性、完整性破坏，并出现功能障碍及与损害有直接联系的并发症和后遗症，即损害性（后）疾病。

（2）间接因果关系　是指外界各种损害因素作用于人体患病组织、器官，在正常情况下不至于引起组织、器官解剖学结构的连续性、完整性破坏及功能障碍，而在有器质性病变的基础上，使已存在的器质性病变显现、加重。在间接因果关系中，基本表现形式为：①诱因。损害促发潜在性病变显现；②辅因。损害只是在疾病过程中起辅助作用；③损害后又介入了其他因素。

（3）"临界型"（相当）因果关系　是指外界各种损害因素作用于人体患病组织、器官，引起组织、器官解剖学结构连续性、完整性破坏及功能障碍，损伤与疾病两者兼而有之，作用基本相等，独自存在则不可能造成后果。

（三）人身损害与疾病关系处理

当损害与原有疾病共存时，应分析损害与残疾后果之间的因果关系。根据损害在残疾后果中的作用力大小确定因果关系的不同形式，可依次分别表述为：完全作用、主要作用、同等作用、次要作用、轻微作用、没有作用。

除损害"没有作用"以外，均应按照实际残情鉴定致残程度等级，同时说明损害与残疾后果之间的因果关系；判定损害"没有作用"的，不应进行致残程度鉴定。

第二篇　各　论

第一章　神经精神疾病

第一节　脑卒中

【概述】

脑卒中，也称脑中风，是指供应脑或脊髓的血管出现闭塞（脑血栓形成或脑栓塞）或破裂（脑内出血或蛛网膜下隙出血）而引起的神经功能缺损。它具有高死亡率、高致残率、高复发率及高经济费用的特点。

一、脑梗死

脑梗死是指因脑部血液循环障碍，缺血、缺氧所致的局限性脑组织的缺血性坏死或脑软化。脑梗死是缺血性卒中的总称，包括脑血栓形成、腔隙性梗死和脑栓塞等，占全部脑卒中的 60% ~ 80%。

（一）脑血栓形成

脑血栓形成，是指脑动脉主干或其分支动脉粥样硬化等血管病变所致的脑梗死。动脉粥样硬化是本病基本病因，其发病机制与高血压、高血脂、糖尿病及动脉炎等有关。

脑血栓形成的基本特征如下：

1. 多中年以上发病，多有高血压及动脉硬化。

2. 安静休息时发病较多，常在睡醒后出现症状。

3. 症状多在几小时或数日内逐渐加重。

4. 多数患者意识清楚，而偏瘫、失语等神经系统局灶症状体征明显。

5. CT 或 MRI 检查发现梗死灶。

（二）脑栓塞

是指各种栓子随血流进入脑动脉造成血管腔急性闭塞，引起相应供血区脑组织缺血坏死及脑功能障碍。心源性栓子最常见，常见病因为慢性心房纤颤。

脑栓塞的基本特征如下：

1. 骤然起病，出现偏瘫、失语等局灶体征，可伴癫痫发作。

2. 起病数秒至数分钟达到高峰，多呈完全性脑卒中。

3. 多有心脏瓣膜病、心内膜炎、心律失常等心脏病史。

（三）腔隙性梗死

是指直径在 0.2 ~ 15mm 以下，位于深部白质的微梗死，多由高血压、小动脉硬化引起。

腔隙性梗死的基本特征如下：

1. 中老年发病，有长期高血压病史。

2.临床表现符合腔隙综合征之一。

3.CT 或 MRI 发现与神经功能缺失一致的腔隙病灶。

4.预后良好，多在短期内恢复。

中医学认为，脑梗死是在气血内虚的基础上，因劳倦内伤、忧思恼怒、嗜食厚味及烟酒等诱因，引起脏腑阴阳失调，气血逆乱，直冲犯脑，导致脑脉痹阻而发病。病位在脑髓血脉，与肝、心、脾、肾有关。病性属本虚标实，肝肾不足、气血亏虚为本，风、火、痰、瘀等为标。急性期常以风、火、痰、瘀等标实为主，可兼见正气不足，恢复期和后遗症期则多为虚实夹杂。发病 2 周以内，多数患者为风痰阻络证，部分患者可以表现为气虚血瘀证，少数重症患者如大面积脑梗死（梗死灶直经 > 4 ~ 6cm，梗死灶超过大脑半球平面面积的三分之二、梗死部位可位于 1 个或多个脑叶）可以出现神志障碍，病情变化迅速，痰蒙清窍证，或痰热内闭证。发病 2 周以后大部分患者辨证选用益气活血、育阴通络方药治疗，若仍以痰瘀阻络为主可继续予化痰通络法。血瘀证贯穿于脑梗死病程始终。

二、脑出血

脑实质内出血称为脑出血。临床上可分为损伤性和非损伤性两大类，非损伤性又称原发性脑内出血。本书讲的是原发性脑出血。

原发性脑出血的常见原因为高血压病和高血压引起的小动脉硬化，其次为动脉淀粉样变性。深部出血多见于高血压，脑叶出血常认为是淀粉样血管病所致。高血压脑出血常见于下列部位：外囊－壳核、内囊－丘脑、桥脑中央和小脑。少数出血发生在皮质下白质，例如在额叶、颞叶及枕叶的极区。脑深部基底核、丘脑等部位的血供主要由大脑中动脉及大脑前动脉的深部穿透支供应，这些细小的穿动脉呈垂直方向从主干分出，容易受血压波动的影响形成微型动脉瘤而破裂出血。脑深部出血是由直径在 50 ~ 150μm 的小穿透动脉上的像葡萄串一样的微型动脉瘤破裂所致。微型动脉瘤的形成和高血压有密切联系。此外，高血压也造成小动脉硬化，导致坏死性血管变性引发出血。刚果红淀粉样血管病是老年人脑出血的病因之一。在不伴高血压的老年人，脑皮质及脑膜小血管的中层和外膜内有嗜伊红淀粉样蛋白沉积，形成脑淀粉样血管病变。它多见于非高血压的脑叶内出血病例。在不伴高血压的老年人，脑皮质及脑膜小血管的中层和外膜内有嗜伊红淀粉样蛋白沉积，形成脑淀粉样血管样变。它多见于非高血压性的脑叶内出血病例。

脑出血的其他病因有脑血管畸形、动脉瘤破裂、凝血障碍、应用抗凝药物或溶栓药物、肿瘤出血、毒品及滥用药物等。

中医学认为，原发性脑出血与脑梗死均系中风范畴。病因主要是在气血内虚、肝肾阴虚的基础上，积损正衰，肝阳偏亢；饮食不节，聚湿生痰；七情内伤，肝阳暴动；气虚邪中，脉络空虚，再加之劳倦内伤，忧思恼怒，兼之嗜食厚味、烟酒之诱因，而引起脏腑阴阳失调，气血逆乱，直冲犯脑，形成脑脉痹阻或血溢脑脉之外，而发为中风危急之症。

【临床诊断】

一、脑梗死

（一）西医诊断

1.一般性诊断

（1）临床特点

1）多数在静态下急性起病，动态起病者以心源性脑梗死多见，部分病例在发病前可有 TIA 发作。

2）病情多在几小时或几天内达到高峰，部分患者症状可进行性加重或波动。

3）临床表现决定于梗死灶的大小和部位，主要为局灶性神经功能缺损的症状和体征，如偏瘫、偏身感觉障碍、失语、共济失调等，部分可有头痛、呕吐、昏迷等全脑症状。

（2）辅助检查

1）血液检查：血小板、凝血功能、血糖等。

2）影像学检查：脑的影像学检查可以直观地显示脑梗死的范围、部位、血管分布、有无出血、陈旧和新鲜梗死灶等，帮助临床判断组织缺血后是否可逆、血管状况，以及血液动力学改变。帮助选择溶栓患者、评估继发出血的危险程度。

①头颅计算机断层扫描（CT） 头颅 CT 平扫是最常用的检查，但是对超早期缺血性病变和皮质或皮质下小的梗死灶不敏感，特别是后颅窝的脑干和小脑梗死更难检出。

在超早期阶段（发病 6 小时内），CT 检查可以发现一些轻微的改变：大脑中动脉高密度征；皮质边缘（尤其是岛叶）以及豆状核区灰白质分界不清楚；脑沟消失等。通常平扫在临床上已经足够使用，若进行 CT 血管成像，灌注成像，或要排除肿瘤、炎症等则需注射造影剂增强显像。

②头颅磁共振（MRI） 标准的 MRI 序列（T_1、T_2 和质子相）对发病几小时内的脑梗死不敏感。

弥散加权成像（DWI）可以早期显示缺血组织的大小、部位，甚至可显示皮质下、脑干和小脑的小梗死灶。早期梗死的诊断敏感性达到 88% ~ 100%，特异性达到 95% ~ 100%。

灌注加权成像（PWI）是静脉注射顺磁性造影剂后显示脑组织相对血液动力学改变的成像。灌注加权改变的区域较弥散加权改变范围大，目前认为弥散 - 灌注不匹配区域为半暗带。

③经颅多普勒超声（TCD） 对判断颅内外血管狭窄或闭塞、血管痉挛、侧支循环建立程度有帮助。最近应用于溶栓治疗的监测，对预后判断有参考意义。

④血管影像 虽然现代的血管造影已经达到了微创、低风险水平，但是对于脑梗死的诊断没有必要常规进行血管造影数字减影（DSA）检查。在开展血管内介入治疗、动脉内溶栓、判断治疗效果等方面 DSA 很有帮助，但仍有一定的风险。

磁共振血管成像（MRA）、CT 血管成像（CTA）等是无创的检查，对判断受累血管、治疗效果有一定的帮助。

⑤其他 正电子发射断层扫描（PET）、氙加强 CT、单光子发射计算机断层扫描（SPECT）等，可在有条件的单位应用。

2.临床分型

由于脑梗死的部位及大小、侧支循环代偿能力、继发性脑水肿等的差异，可有不同的临床病理类型，其治疗有很大区别。这就要求在急性期，尤其是超早期（3 ~ 6h 内）迅速准确分型。

牛津郡社区卒中研究分型（OCSP）不依赖影像学结果，常规 CT、MRI 尚未能发现病灶时就可根据临床表现迅速分型，并提示闭塞血管和梗死灶的大小和部位，临床简单易行，对指导治疗、评估预后有重要价值。

OCSP临床分型标准：

（1）完全前循环梗死（TACI） 表现为三联征，即完全大脑中动脉（MCA）综合征的表现：大脑较高级神经活动障碍（意识障碍、失语、失算、空间定向力障碍等）；同向偏盲；对侧三个部位（面、上肢与下肢）较严重的运动和（或）感觉障碍。多为大脑中动脉（MCA）近段主干，少数为颈内动脉虹吸段闭塞引起的大片脑梗死。

（2）部分前循环梗死（PACI） 有以上三联征中的两个，或只有高级神经活动障碍，或感觉运动缺损较TACI局限。提示是MCA远段主干、各级分支或大脑前动脉（ACA）及分支闭塞引起的中、小梗死。

（3）后循环梗死（POCI） 表现为各种不同程度的椎－基底动脉综合征：可表现为同侧脑神经瘫痪及对侧感觉运动障碍；双侧感觉运动障碍；双眼协同活动及小脑功能障碍，无长束征或视野缺损等。为椎—基底动脉及分支闭塞引起的大小不等的脑干、小脑梗死。

（4）腔隙性梗死（LACI） 表现为腔隙综合征，如纯运动性轻偏瘫、纯感觉性脑卒中、共济失调性轻偏瘫、手笨拙—构音不良综合征等。大多是基底节或脑桥小穿通支病变引起的小腔隙灶。

（二）中医诊断 症候分类如下：

1.风痰阻络，血行瘀滞证 半身不遂、口舌歪斜、言语謇涩或不语、感觉减退或消失、头晕目眩、痰多而粘、舌质暗淡、舌苔薄白或白腻、脉弦滑。

2.痰热腑实，血行瘀滞证 半身不遂、口舌歪斜、言语謇涩或不语、感觉减退或消失、腹胀便干便秘、头痛目眩、咳痰或痰多、舌质暗红、苔黄腻、脉弦滑或偏瘫侧弦滑而大。

3.气虚失运，血行瘀滞证 半身不遂、口舌歪斜、言语謇涩或不语、感觉减退或消失、面色㿠白、气短乏力、口角流涎、自汗出、心悸、便溏、手足肿胀、舌质暗淡、舌苔白腻、有齿痕、脉沉细。

4.阴虚风动，血行瘀滞证 半身不遂、口舌歪斜、言语謇涩或不语、感觉减退或消失、眩晕耳鸣、手足心热、咽干口燥、舌质红而体瘦、少苔或无苔、脉弦细数。

5.湿浊阻络，血行瘀滞证 半身不遂、口舌歪斜、言语謇涩或不语、感觉减退或消失、四肢困重、或头重如裹、脘腹痞闷、纳食不香、口中黏淡无味、便溏、痰多而黏、舌质暗、舌苔白腻、脉濡滑。

6.脾肾两虚，血行瘀滞证 半身不遂，口舌歪斜，言语謇涩或不语，感觉减退或消失，腰膝酸软，食少纳呆，气短懒言，口涎外溢，或四肢不温，腹痛喜按，舌质淡白，舌体胖大，苔白或少苔、无苔，脉沉细弱，双尺尤甚。

7.痰蒙清窍，血行瘀滞证 神识昏蒙、半身不遂、口舌歪斜、言语謇涩或不语、感觉减退或消失、痰鸣漉漉、面目唇暗、肢体松懈瘫软不温、静卧不烦、二便自遗、周身湿冷、舌质紫暗、苔白腻、脉沉滑缓。

8.痰热内闭，血行瘀滞证 神识昏蒙、半身不遂、口舌歪斜、言语謇涩或不语、感觉减退或消失、鼻鼾痰鸣、肢体强痉拘急、项强身热、气粗口臭、躁扰不宁、甚则手足厥冷、频繁抽搐。偶见呕血、舌质红绛、舌苔褐黄干腻、脉弦滑数。

二、脑出血

（一）西医诊断　根据既往病史资料，发病时临床表现、影像学检查资料及其他相关检查，经鉴别诊断，可以诊断为脑出血。排除损伤性脑出血，即可诊断为原发性脑出血。

1. 一般性诊断

（1）临床特点

1）多数有高血压病史，老年人多见，寒冷季节发病较多。大多在活动状态下起病。

2）突发剧烈头痛伴呕吐，多有意识障碍，发病时血压较高，神经系统症状与出血部位和出血量有关。

3）体检发现

患者可有程度不同的意识障碍，病情恶化时呈现中枢性呼吸衰竭。瞳孔对光不规则、双侧缩小或散大、双侧大小不等，光反射迟钝或消失。脑膜刺激征阳性，眼底可见视网膜动脉硬化和视网膜出血，偶有视乳头水肿。可有上消化道出血、心律不齐、肺水肿。

患者体检可发现如下局限性定位体征：

①壳核型出血：主要有三偏征（偏瘫、偏盲、偏身感觉障碍），双眼同向凝视，同侧半球可有失语。

②丘脑性出血：可有偏瘫，偏身感觉障碍，双眼垂直性注视，视麻痹和会聚不能，瞳孔缩小。

③脑叶型出血：意识障碍轻，抽搐发作和脑膜刺激征多较明显，局灶体征因受影响脑叶不同而异。

④脑桥型出血：昏迷深、瞳孔小、高热、呈去大脑强直或四肢瘫（重型者），轻型者偶见交叉麻痹和感觉障碍、眼球运动障碍（眼外肌麻痹、同向凝视麻痹、核间肌麻痹）。

⑤小脑型出血：为眩晕、眼球震颤、共济失调（轻型），重型者昏迷、四肢松软等。

⑥脑室型出血：针尖样瞳孔、昏迷深、高热和去大脑强直。

（2）辅助检查　影像学检查：

1）头颅CT可见改变：早期头颅CT检查即可显示密度增高，可确定出血的大小、部位，出血周围水肿呈低密度改变，以排除非出血性疾患。病情需要和有条件时可作MRI检查。小脑出血者应定期作CT检查，至少1周复查1次；病情变化时随时复查，除注意观察血肿本身的变化外，应特别注意观察有无脑室对称性扩大等脑积水征象，以指导治疗。

2）腰椎穿刺：在没有条件时可进行腰椎穿刺协助诊断，但脑脊液正常者不能否定脑出血的诊断。颅内压增高、脑干受压者禁忌腰椎穿刺。

3）非高血压性脑出血：应注意血液学、免疫学及颅内血管的检查，以明确病因。

2. 脑出血与脑梗死鉴别诊断（见表1-1-1）

（二）中医诊断

症候分类如下：

1. 中经络

（1）肝阳暴亢，风火上扰证　半身不遂、口舌歪斜、舌强言謇或失语、偏身麻木、眩晕头痛、面红目赤、口苦咽干、心烦易怒、尿赤便结、舌质红或红绛、苔薄黄、脉有力。

（2）风痰瘀血，痹阻脉络证　半身不遂、口舌歪斜、舌强言謇或失语、偏身麻木、头晕目眩、唇舌紫暗、舌苔薄或白腻、脉弦滑。

表 1-1-1　脑出血与脑梗死鉴别诊断

临床鉴别要点	脑血栓形成	脑栓塞	脑出血
发病年龄	老年（60岁以上）	青壮年	中老年（50～60岁）
发病情况	安静、休息时	不定	活动、激动
发病缓急	较缓（小时、日）	最急（秒、分）	急（分、小时）
头痛（意识清时）和呕吐	多无	多无	常有
意识障碍	无较轻	多无较轻	常有，进行性加重
局灶体征（偏瘫、失语、颅神经麻痹等）	明显，常成为患者主诉	明显，常成为患者主诉	常有，但患者意识不清，不能述说或不易检查
脑膜刺激征	多无	多无	多有
短暂性脑缺血发作（TIA）史	多见	无	少见
高血压病史	有或无	无	常见
常见病因	动脉粥样硬化	心脏病、瓣膜病	高血压
CT 改变	脑内低密度区	脑内低密度区	脑内高密度区
MRI 改变	T_1W 低信号区	T_1W 低信号区	T_1W 脑内高信号区
	T_2W 稍高信号	T_2W 稍高信号	T_2W 脑内高信号区
DSA 表现	可见阻塞的血管	可见阻塞的血管	可见破裂的血管

注：CT，计算机断层扫描；MRI，磁共振；DSA，血管造影数字减影；T_1W，T_1加权；T_2W，T_2加权。

（3）痰热腑实，风痰上扰证　半身不遂、口舌歪斜、舌强言謇或失语、偏身麻木、头晕目眩、咳痰或痰量较多、舌质暗红或暗淡、苔黄或黄腻、脉弦滑或大。

（4）气虚血瘀证　半身不遂、口舌歪斜、舌强言謇或失语、偏身麻木；兼见面色晄白、气短乏力、口角流涎、心悸便溏、自汗出、手足肿胀、舌质暗淡、舌苔薄或白腻、脉细缓或细弦。

2.中脏腑

（1）风火上扰清窍证　神识恍惚或迷蒙，半身不遂；兼见平素多有肢体麻木，头目情志相激病势突变。肢体强痉拘急、便干便秘、舌质红绛、苔黄腻而干、脉弦滑大。

（2）痰湿蒙塞心神证　神昏，半身瘫软；兼见有素体阳虚痰湿内蕴，肢体瘫软，甚则四肢逆冷、面白唇寒、痰涎壅盛、舌苔白腻、脉沉滑或沉缓。

（3）痰热内闭心窍证　神昏或昏愦，半身不遂；兼见起病急骤，鼻鼾痰鸣、肢体强急、项强身热、躁扰不宁、甚则手足抽搐，四肢厥冷，或见呕血、舌质红绛、苔褐黄、脉弦滑而数。

（4）元气败脱，心神散乱证　突然神志昏愦，肢体瘫软；兼见手撒肢冷，汗多而凉，甚则全身湿冷。二便自遗，舌痿，质紫暗，苔白腻，脉沉缓或沉微。

【防未病】

一、防脑卒中发生

（一）关注高危人群

高血压、糖尿病、心脏瓣膜病、心律失常、血液高凝状态、高纤维蛋白原血症、高脂血症、高血小板聚集、高同型半胱氨酸血症、颈动脉狭窄、吸烟、酗酒、不良生活方式、肥胖等，目前均被视为脑卒中的独立危险因素。发挥健康教育的管理作用，提高个人、家庭、社区预防脑卒中的能力和强化促进健康的理念。

（二）控制健康危险因素

1.高血压　高血压是脑出血最常见的可控制的危险因素。使用降压药和活血化瘀中药，成功降压可明显减少脑出血发生率。

2.糖尿病　通过多种机制促进血栓形成，有效控制血糖水平，能显著降低脑梗死发病率。

3.高脂血症　有效降低血脂可以使脑卒中发病率降低；许多无症状颈动脉狭窄患者能够被及时发现，针对高危险颈动脉狭窄所采取的颈动脉内膜切除术，或内支架血管成形术并同时服用阿司匹林等可取得很好的预防效果。

4.房颤　房颤患者是缺血性脑卒中的高发人群。40岁以上的成年人应定期体检，以早期发现房颤。确诊为房颤的患者，应积极找专科医师治疗。成年人尤其是（腹型肥胖、心脏病和高血压人群）应注意有无睡眠呼吸紊乱症状。如有症状应进一步请有关专科医师对其进行远期评估。

5.高同型半胱氨酸血症　高同型半胱氨酸血症的血浆浓度随年龄增长而升高，男性高于女性。一般认为（国外标准）空腹血浆半胱氨酸水平在 $5 \sim 15 \mu mol / L$ 之间属于正常范围，$\geqslant 16 \mu mol / L$ 可定为高半胱氨酸血症。国内有关同型半胱氨酸与脑出血关系的前瞻性研究或病例对照研究目前可查资料不多，尚需进一步研究。叶酸与维生素 B_6 和 B_{12} 联合应用，可降低血浆半胱氨酸水平，但是否减少脑出血目前还不清楚。一般人群应以饮食调节为主，对高半胱氨酸血症患者，可以考虑应用叶酸与 B 族维生素予以治疗。

（三）自我测试和保健

"露齿微笑，上肢自然平举，说一句简单的绕口令"判断是否发生脑卒中。

（四）及时发现短暂性脑缺血发作和治疗

发现有短暂性脑缺血性发作（TIA）患者（出现肢体麻木、偏瘫失语、猝倒发作等）并积极治疗可减少脑卒中的发生。即使自视为健康的老年人应定期到医院进行检查，及时发现，根据医生建议进行处置。

（五）关注四时气候变化

1.尤其是炎炎酷暑是脑血管病的高发期，必须注意：

（1）高温天气防暑降温，多饮水，尤其清晨空腹饮一大杯白开水，量出为入。

（2）老年人应注意休息，保证充足睡眠，如夜间缺少睡眠的，白天要有午睡。

（3）保持心态平衡、乐观，心情舒畅。

（4）适当运动，早晚散步。

（5）合理饮食，限制脂肪、胆固醇摄入，补充奶类、豆制品类蛋白质和富含维生素、矿物质、纤维素的食品。

2.寒冬更要防脑出血

（1）控制血脂及血胆固醇水平　无论高胆固醇血症、高三酰甘油血症、高低密度脂蛋白血症，还是低高密度脂蛋白血症，四者均属于异常脂血症，也是动脉粥样硬化发生的独立危险因素。控制每天饮食中的油脂30g以内，肉、禽、鱼、蛋类食品在200g以内，面食类等高能食品400g以内，是纠正异常脂血症的基本措施。如不能饮食控制或饮食控制不满意的，可根据异常脂血症的特点，单用或联合选用"他汀类、贝特类、胆酸螯合剂类和鱼油类"药物，进行规范化治疗，要经常检测血脂，长期保持血脂在正常范围。

（2）合理控制血糖　糖尿病患者动脉粥样性硬化的发生率高出非糖尿病患者2～4倍，且病情较重，发病年龄提早，动脉粥样性硬化性疾病常成为糖尿病患者的直接死亡原因。糖尿病患者多伴有异常脂血症、胰岛素抵抗、凝血功能紊乱等危险因素。如饮食控制不满意的，可根据糖尿病患者不同病理状态，单用或联合选用"胰岛素、胰岛素增敏剂、促胰岛素分泌剂以及双胍类"药物，进行规范化治疗。要经常检测血糖，长期保持血糖、血脂在正常范围内。

3.长期有效控制高血压　防止血压突然急剧升高是预防脑动脉破裂的关键。一般患者血压低于140/90mmHg，冠心病和糖尿病患者应低于130/80mmHg。在血压未达期间，应每天测量一次，以便调整用药，直至血压达标；血压达标后，至少每月测量一次血压，以保证血压始终控制在达标范围内。

有效控制高血压的基本方法是：长期坚持规范化药物治疗，24小时平稳降压（切记随意停药和随意增加剂量）；低盐多蔬果；戒烟限酒；控制体重；适当锻炼与保持心情舒畅。高血压患者宴席兴奋喝酒，以及与他人吵架最易诱发脑出血，因此，切莫争强好胜而造成终生遗憾。

二、已知脑卒中防再发

（一）正确评估首次脑卒中发病机制

对已发生脑卒中者选择必要的影像学或其他实验室检查，尽可能明确患者的脑卒中类型即相关危险因素，以便针对病因采用合理的治疗措施。

（二）脑卒中后的血压管理

1.改变不良生活方式。

2.积极控制高血压，在患者可耐受的情况下，最好能将血压降至＜140/90mmHg。药物选择可参照中国高血压防治指南。

3.降压治疗应于卒中急性期过后患者病情稳定时（一般为卒中后2～4周）开始。

（三）抗血小板聚集

1.单独应用阿司匹林的剂量为50～150mg/d，一次服用。

2.也可使用小剂量阿司匹林（25mg）加潘生丁缓释剂（200mg）的复合制剂（片剂或胶囊），2次/d。

3.有条件者、高危人群或对阿司匹林不能耐受者可选用氯吡格雷75mg/d。

（四）抗凝治疗

对已明确诊断为非瓣膜病变性房颤诱发的心源性栓塞者可使用华法林抗凝治疗，剂量为 2 ~ 4mg / d，国际标准化比值（INR）值应控制在 2.0 ~ 3.0。如果没有监测 INR 的条件，则不能使用华法林，只能选用阿司匹林等治疗。

（五）其他心脏病的干预

针对各种心脏病的病因处理，并进行积极的对症治疗，以最大限度地降低脑卒中复发的风险。

（六）颈动脉狭窄的干预

（1）对无症状性颈动脉狭窄患者一般不推荐手术治疗或血管内介入治疗，首选阿司匹林等抗血小板药或他汀类药物治疗。

（2）对于重度颈动脉狭窄（> 70%）的患者，在有条件的地方，可以考虑行颈动脉内膜切除术或血管内介入治疗术（但术前必须根据患者和家属的意愿、有无其他合并症以及患者的身体状况等进行全面的分析讨论后确定）。

（七）高半胱氨酸的干预

1.合理膳食。

2.对于高半胱氨酸血症者给予口服叶酸 2mg / d、$VitB_6$ 30mg / d、$VitB_{12}$ 500μg / d。

（八）干预短暂性脑缺血发作

包括 TIA 危险因素的控制和合并症的治疗。循证原则与缺血性卒中相同。首选口服抗血栓药物治疗，如氯吡格雷或阿司匹林。有明确心源性栓子来源的 TIA 应该考虑抗凝治疗，血流动力性 TIA 应关注血压情况，频繁发作的 TIA 可选择静脉抗凝治疗，待病情稳定，明确病因后选择口服抗凝或抗血小板治疗。

（九）卒中后血脂与血糖的管理

1.定期监测血糖、血脂，采用饮食控制及增加体育锻炼，必要时药物治疗。

2.血脂和血糖的药物干预方案可参照中国糖尿病治疗指南。

（十）健康宣教及行为危险因素的干预

【治已病】

一、脑卒中院前急救

1.让患者保持安静，完全卧床。因为急性期内不能确定出血还是梗死的情况下，尽量不要搬动患者，可以原地将患者放平，因为如果是出血，患者体位的改变可能使脑内继续出血。

2.保持呼吸通畅。如果患者昏迷，要松开上衣纽扣和腰带，有假牙的要将其取出，可将患者头侧向一侧，即使患者出现呕吐物，也不易吸到气管里。

3.如果不清楚情况，不要随便给患者服药。

4.如果患者有痰在口中，要想法替患者吸出。

5.有条件最好给患者持续或间断吸氧。

6.如果出现抽搐，应用筷子和小木条裹上软布垫在牙齿中间，防止咬破舌头。

7.如果需要搬动，首先不要急于将患者扶起，而应由 2 人或 3 人同时把患者托到床上，头部略高，并避免头部震动。

8.如果患者清醒，应使患者静卧并尽量安慰患者，防止患者过度激动、焦虑或悲伤使病情加重。

9.应立即送患者去正规医院就医。

二、脑梗死

（一）西医治疗

1.治疗原则　急性脑梗死的治疗与"时间窗"密切相关。急性脑梗死可分为三个阶段，即超早期（指发病1～6小时以内）、急性期（1～2周）和恢复期（>2周～6个月）。要特别重视超早期和急性期的处理，要注意全身综合治疗与个体化相结合，针对不同病情、不同病因采取有针对性的治疗措施。

（1）尽早恢复脑缺血区的血液供应。

（2）预防缺血性脑水肿。

（3）加强监护和护理，预防和治疗并发症。

（4）早期给予系统化及个体化康复治疗。

2.具体治疗方案

（1）急性期的一般治疗

1）保持呼吸道通畅，减轻脑缺氧，监测血气，预防和治疗压疮、呼吸道感染及尿路感染，预防肺栓塞、下肢深静脉血栓形成等。

2）调整血压：脑梗死急性期要慎用降压药。如平均动脉压｛（收缩压＋舒张压×2）÷3｝>130mmHg或收缩压<220mmHg，参考患者原先血压和治疗情况，可慎用降压药物，并应密切观察，注意避免血压过低或血容量不足。

3）控制血糖：急性期血糖过高或低血糖对脑组织皆有害，可参考原先血糖情况给予处理，一般维持血糖在6.7mmol/L（120mg/dl）水平为宜。

4）颅内高压和脑水肿处理：脑水肿一般在发病后3～5天达到高峰。脑水肿的处理原则：减轻颅内压，维持足够的脑血液灌注，避免缺血恶化，预防脑疝。脑梗死急性期应限制液体入量，5%葡萄糖液可能加重脑水肿，故应慎用。对可能增加颅内压的某些因素（如缺氧、高二氧化碳血症及高热等）应予以纠正。降低颅内压常用的方法有甘露醇、甘油果糖、速尿。皮质激素治疗脑梗死后脑水肿及颅内压增高尚有争议。大脑半球或小脑大面积梗死压迫脑干时，应及时进行去骨瓣减压，可挽救生命。

5）体温控制：任何原因引起的体温增高，都应积极处理，维持体温在正常范围。亚低体温治疗的效果和不良效应有争论，不宜常规应用。

6）大脑主干动脉造成的脑梗死常有痫性发作。有癫痫发作者可用抗癫痫药苯妥英钠和卡马西平。

7）加强护理：加强全身和皮肤护理，防治压疮；床头保持30°～45°以防止吸入性肺炎；保证充足的热量及均衡的营养，保持正常的水、电解质及酸碱平衡。

8）伴发疾病和并发症的处理：可伴发急性或慢性心脏病、糖尿病、慢阻肺、睡眠呼吸暂停综合征、肥胖、肾病以及某些使血脑流量下降的疾患，如对低血压、休克、心衰等均应积极进行相应的处理。

（2）溶栓治疗包括静脉溶栓和动脉内溶栓，药物有尿激酶和rtPA。治疗的"时间窗"

应严格控制在 3 小时之内，并应按要求严格选择适应证。①年龄 18 ~ 75 岁。②发病在 6 小时以内。③脑功能损害的体征持续存在超过 1 小时，且比较严重，美国国立卫生研究院卒中量表（NIHSS）7 ~ 22 分。④脑 CT 已排除颅内出血，且无早期脑梗死低密度改变及其他明显早期脑梗死改变。⑤患者或家属签署知情同意书。该治疗法有可能引发脑出血和其他不良反应。有条件的医院，在严格选择适应证和筛选患者标准的情况下可以试用和观察，不推荐常规临床应用。

1）适应证如下：①年龄 18 ~ 75 岁。②发病在 6h 以内。③脑功能损害的体征持续存在超过 1 小时，且比较严重（NIHSS 7 ~ 22 分）。④脑 CT 已排除颅内出血，且无早期脑梗死低密度改变及其他明显早期脑梗死改变。⑤患者家属签署知情同意书。

2）禁忌证如下：①既往有颅内出血，包括或疑蛛网膜下腔出血；近 3 个月有头颅外伤史；近 3 周内有胃肠或泌尿系统出血；近 2 周内进行过大的外科手术；近 1 周内有不可压迫部位的动脉穿刺。②近 3 个月有脑梗死或心肌梗死史。但陈旧小腔隙性梗死未遗留神经功能体征者除外。③严重心、肾、肝功能不全或严重糖尿病者。④体检发现有活动性出血或外伤（如骨折）的证据。⑤已口服抗凝药，且 INR > 1.5；48h 内接受过肝素治疗（APTT 超出正常范围）。⑥血小板计数 < 100×10^9 / L，血糖 < 2.7mmol/L。⑦血压：收缩压 > 180mmHg，或舒张压 > 100mmHg。⑧妊娠。⑨不合作。

（3）抗凝治疗

1）适应证：短暂性脑缺血发作反复发生者；进展性脑卒中；椎 - 基底动脉血栓形成；反复发作的脑栓塞（心房颤动引起者）及静脉系统血栓形成。

2）禁忌证：有消化性溃疡病史；有出血倾向；血压高于 180 / 100mmHg；有严重肝、肾疾病患者；临床不能除外脑出血者。

3）抗凝治疗的方法如下：①一般急性脑梗死，原则上不推荐使用抗凝治疗。②溶栓治疗患者，溶栓 24h 后开始使用抗凝治疗。③心源性脑梗死（人工瓣膜、心房颤动、心壁血栓形成者）使用抗凝治疗，首先华法林制剂 4 ~ 6mg / d，逐步调整 INR，使之控制在 2.0 ~ 3.0。不能使用华法林时，可用抗血小板药物氯吡格雷 75mg/d。④低分子肝素和肝素治疗脑梗死的临床疗效尚无肯定结论，一般不首先推荐。但拟为动脉狭窄或静脉血栓时推荐使用。

（4）抗血小板凝聚治疗

抗血小板凝聚药治疗急性脑梗死的价值不能确定，但作为二级预防药物减少再发的价值可以肯定。常用的一线药物有肠溶阿司匹林 100mg / d，二线药物有氯吡格雷 75mg / d 和西洛他唑（培达）100 ~ 200mg / d。发病 24h 后推荐阿司匹林 100 ~ 150mg / d。

（5）降纤治疗

国内应用巴曲酶降纤酶等治疗急性脑梗死，有肯定降低纤维蛋白原的效果，但应用的时间窗、剂量及纤维蛋白原降低是否与临床改善相一致，近期和远期疗效、不良反应等尚有待进一步研究。

（6）外科治疗

颈动脉内膜切除术（CEA）的适应证如下：①反复发作性（在 4 个月以内）的大脑半球或视网膜短暂性缺血发作（TIA），或轻度无残疾的轻微脑卒中，病变同侧颈动脉狭窄程度 > 70% 者。

②全身状况较好，无症状性的颈动脑狭窄＞70％者。

③双侧颈动脉狭窄者：有症状的一侧先手术；症状严重伴发明显血流动力学改变的一侧先手术。

④一侧颈动脉闭塞，另一侧出现狭窄者应慎重选择手术治疗。

⑤紧急颈动脉内膜切除术适用于已证实的颈动脉闭塞急性发作，伴有以往明显的颈动脉杂音消失或颈动脉近端严重狭窄（＞90％）或完全闭塞者；但此种手术时间窗限于3小时以内，风险较大，疗效尚未确定，目前不常应用。不推荐对急性缺血性脑卒中患者进行24小时内的紧急CEA治疗。

动脉血管成形术（PTA）的适应证如下：①有症状的老年（≥75岁）患者，伴有其他外科手术的高度风险。②复发的颈动脉狭窄或因放射引起的狭窄。③进行性脑卒中伴有严重的系统性疾病；配合溶栓治疗。

开颅去骨片减压术的适应证：开颅去骨片减压术能增加颅脑容积，减轻颅内高压，增加脑组织的有效灌注和改善缺血。对于顽固性的大脑或小脑半球梗死经内科治疗无效者，可能有一定疗效。其疗效目前尚缺乏系统性评价结论。但此类患者均有明显的颅内高压，发生早期脑疝或脑干压迫症状，CT表现为大面积梗死和水肿，脑梗死伴有占位效应和进行性神经功能恶化者，为了挽救生命可考虑行去骨片减压手术。

（7）血管危险因素的处理

发现血管危险因素应给予相应的处理，如引起供应脑的大血管和脑动脉病变、血液成分异常、心脏疾病及血流动力学异常的原因。常见的血管危险因素主要有高血压、心脏病、高血脂、糖尿病、吸烟、肥胖等。病因和危险因素多为数种并存，应同时处理。

（8）尽早进行神经功能障碍的康复治疗。

国内应用神经保护剂必存，30mg溶于100ml生理盐水，静脉滴注30min，每天两次，7～14天为1个疗程。

三、脑出血

（一）一般治疗

卧床休息2～4周，维持生命体征稳定，维持水、电解质平衡，保持大小便通常，预防和及时治疗压疮（褥疮）、泌尿道和呼吸道感染等。

（二）控制血压

脑出血急性期的血压增高的处理应个体化，并参照患者原来有无高血压、有无颅内高压、年龄、发病时间、原发疾病与合并疾病等具体情况。若颅内压高时，应先降颅内压，再根据血压检测结果决定是否进行降血压治疗。处理时，过高血压有可能使破裂的小动脉继续出血或再出血和血肿扩大；而过低的血压又会使脑灌注压降低和加重脑损害，应权衡利弊审慎处理。一般对原血压正常又无严重颅内压增高的患者，将血压控制在出血前原有水平或略高；原有高血压者将血压控制在150～160mmHg/90～100mmHg为宜。血压≥200/110mmHg时，在降颅内压的同时可慎重平稳地降血压治疗，使血压维持在高于发病前水平或180/105mmHg左右；收缩压在170～200mmHg或舒张压100～110mmHg，暂时可不用降压药，先脱水降颅内压，并密切观察血压情况，必要时再用降压药。血压增高是颅内压增高引起时，应以积极降低颅内压治疗为主。收缩压＜165mmHg或舒张压

< 95mmHg 时，不宜降血压治疗。脑出血患者偶可见血压低下，应积极寻找原因，并适当给予增压处理。

（三）控制脑水肿，降低颅内压

较大的颅内血肿周围会出现脑水肿，多于出血后 3 ~ 4 天到达高峰，严重时造成颅内压过高和脑疝，可危及生命。治疗颅内压增高常用的药物有：① 20% 甘露醇 125 ~ 250ml，静脉滴注，每 6 ~ 8 h 一次，注意尿量、血钾及心、肾功能。②甘油果糖 250 ~ 500ml 静脉滴注，每 8 ~ 12 h 一次。③也可适量应用速尿。④有条件时选用白蛋白。应用这些药物时，应注意排尿量和控制出入水量。

（四）控制体温

头颅局部降温是脑出血的重要治疗措施，但体温不易低于 34℃。并发肺炎等常造成体温增高，应积极抗感染治疗。

（五）癫痫发作的预防和处理

如出现癫痫发作，应给予苯妥英钠或卡马西平等一线抗癫痫药物处理。

（六）外科治疗

外科治疗可以降低再出血、水肿或由于血肿的占位效应导致坏死引起的致残率，但是却很少能改善神经功能，是否采取外科治疗措施必须针对每一位患者的具体神经功能情况、出血多少和部位、患者年龄以及患者本人和家庭对疾病的关注程度来决定。

1.适应证

（1）病变部位有明显占位效应，影像检查示脑中线移位明显（表明有早期脑疝迹象）。

（2）病变所处部位由于增加颅内压或占位效应和周围水肿引起的症状（如偏瘫、失语，有时只是精神混乱或躁动）。

（3）体积：大脑血肿超过 30ml 应积极手术。对于小脑血肿，格拉斯哥评分 ≥ 14 分和血肿直径 < 4cm，保守治疗；格拉斯哥评分计分 ≤ 13 分和血肿直径 ≥ 4cm，手术清除；但当脑干生理反射消失和四肢呈弛缓性瘫痪时已不适合手术治疗。

（4）持续颅内压增高（非手术治疗措施无效）：清除血肿能降低颅内压，但是预后如何不能确定。

（5）无论部位如何，病情迅速恶化者（特别是出现脑干受压体征）。

（6）出血后的早期措施：症状出现或者恶化后 4h 内手术效果较好。

2.手术方法

（1）开颅清除血肿：以往传统开颅手术多采用大骨瓣开颅，近期提倡进行微创骨窗入路或显微外科手术，甚至国外有学者应用神经内镜辅助完成手术，目的是一方面清除血肿和彻底止血，另一方面提倡尽可能地减少手术创伤，从而将手术对患者的影响降至最低。

（2）穿刺血肿碎吸术：常用立体定向辅助定位，血肿碎吸后引流，有时可以向血肿腔内间断打入尿激酶溶解血肿。适用于血肿相对小和表浅、或不能耐受开颅手术的患者。

四、脑卒中中医治疗

（一）中药辨证论治

1.风痰阻络，血行瘀滞证

治法：熄风化痰，活血通络。

方药：化痰通络汤。法半夏9克、白术9克、天麻12克、紫丹参15克、香附9克、胆南星6克、酒大黄6克、三七粉（冲服）3克。

加减：大黄用量宜轻，以涤除痰热积滞为目的，不可过量。痰多色黄者，加全瓜蒌30克、浙贝母9克、天竺黄6克以清化痰热；舌质紫暗或有瘀斑，加桃仁9克、红花9克、赤芍15克以活血通络；舌苔黄腻者，加黄芩9克、山栀9克以清热解毒；头晕、头痛，加菊花9克、夏枯草9克以清利头目。

2.痰热腑实，血行瘀滞证

治法：化痰通腑。

方药：星蒌承气汤。全瓜蒌30克、胆南星6克、生大黄（后下）9克、芒硝（冲服）9克、丹参15克。

加减：大黄、芒硝的用量需根据患者的体质而定；以大便通泻为度，不宜过量，腑气通后改用清热化痰等法治疗。若用药后大便已通，但舌苔剥脱，舌质红或红绛，改用清热养阴法；若采用星蒌承气汤治疗而仍腑气不通时，可改用大柴胡汤，或加入行气之品；口苦咽干、心烦易怒者，加黄连6克、山栀9克清心除烦。

3.气虚失运，血行瘀滞证

治法：益气活血。

方药：补阳还五汤加减。黄芪30克、当归9克、桃仁9克、红花9克、赤芍15克、川芎9克、地龙9克。

加减：若见心悸胸闷，脉沉缓或结，可合用生脉散（党参15克、麦冬9克、五味子9克）以补益心气；动则气短，乏力便溏，肢体松懈瘫软，加党参15克、白术9克以益气健脾；肢体痉挛，加木瓜15克、伸筋草9克以柔肝缓急；舌有瘀斑、瘀点，舌下脉络青紫，加莪术9克，水蛭6克、鸡血藤30克以破血通络；腰膝无力加枸杞子9克、怀牛膝15克以补肾强腰。

4.阴虚风动，血行瘀滞证

治法：育阴熄风，活血通络。

方药：育阴通络汤。生地黄15克、山萸肉9克、钩藤（后下）15克、天麻9克、丹参15克、白芍15克。

加减：口干加石斛9克、麦冬9克以滋阴润燥；大便干燥加肉苁蓉30克、火麻仁15克以润肠通便；心烦失眠加黄连6克、山栀9克、夜交藤30克、珍珠母30克以清心除烦；头痛重，加生石决明（先煎）15克、夏枯草15克以镇肝熄风。

5.湿浊阻络，血行瘀滞证

治法：健脾化湿，活血祛瘀。

方药：平胃散合三仁汤。苍术15克、厚朴9克、陈皮9克、杏仁12克、白蔻仁9克、薏苡仁15克、半夏9克、竹叶9克、滑石15克、郁金12克、丹参12克、川芎15克、当归12克、红花12克、甘草6克。

加减：若口有甜味者加佩兰9克、藿香9克以加强芳香化浊之力；若兼见食滞嗳腐吞酸者，加山楂15克、神曲15克、鸡内金15克消食化滞；若乏力少气懒言者，加党参15克、白术12克、茯苓15克以健脾益气。

6.脾肾两虚，血行瘀滞证

治法：补肾健脾，活血祛瘀。

方药：地黄饮子。熟地黄 15 克、山茱萸 15 克、石斛 12 克、麦冬 9 克、五味子 6 克、石菖蒲 9 克、远志 9 克、茯苓 15 克、肉苁蓉 9 克、肉桂 3 克、附子 6 克、巴戟天 9 克、薄荷 6 克、生姜三片、大枣三枚、党参 15 克、白术 12 克、黄芪 15 克。

加减：病情演化迅速，或肢体抽搐，加天麻 9 克、钩藤（后下）15 克以平肝熄风；痰声漉漉，舌苔厚腻者，加苏子 9 克、瓜蒌 15 克以化痰降浊。

7.痰蒙清窍，血行瘀滞证

治法：温阳化痰，醒神开窍。

方药：涤痰汤，配合灌服或鼻饲苏合香丸。制半夏 9 克、陈皮 9 克、枳实 9 克、胆南星 6 克、茯苓 15 克、石菖蒲 9 克、竹茹 6 克、远志 9 克、丹参 15 克、甘草 9 克。

加减：病情演化迅速，或肢体抽搐，加天麻 9 克、钩藤（后下）15 克以平肝熄风；痰声漉漉，舌苔厚腻者，加苏子 9 克、瓜蒌 15 克以化痰降浊。

8.痰热内闭，血行瘀滞证

治法：清热化痰，醒神开窍。

方药：清心宣窍汤，配合灌服或鼻饲安宫牛黄丸。黄连 9 克、栀子 9 克、丹参 15 克、天麻 9 克、钩藤（后下）15 克、石菖蒲 9 克、丹皮 9 克、羚羊角粉（冲服）0.6 克。

加减：痰多者加天竺黄 9 克、胆南星 6 克、竹茹 3 克以清热化痰；如大便数日未行，可合用星蒌承气汤或大承气汤治疗以通腑泻热。

9.元气败脱，血行瘀滞证

治法：益气回阳固脱。

方药：参附汤。人参（单煎）15 克、附子（先煎）9 克。

加减：汗出不止加山萸肉 15 克、黄芪 15 克、煅龙骨 15 克、煅牡蛎 15 克以敛汗固脱；出现戴阳证，两颧潮红，明堂白或晦暗，鼻鼾气粗，下肢清冷，脉来虚大而尺脉尤弱，可在参附汤中加入熟地黄 15 克、山萸肉 15 克以滋阴敛阳；若见汗冷、肢厥者，合用四逆汤以回阳救逆；若见发绀息微、心率加快、脉细欲绝者，合用生脉散加减以益气养阴复脉。

（二）中成药治疗

1.牛黄至宝丸　功能：清热解毒，泻火通便。一次 1～2 丸，每日 2 次，口服。孕妇禁用。

2.安宫牛黄散　功能：清热解毒，镇惊开窍。一次 1.6 克，每日一次，口服。孕妇慎用。

3.灯盏花素片　功能：活血化瘀，通络止痛。一次 2 片，每日 3 次，口服。

4.三七片　功能：散瘀止血，消肿止痛。一次 2～6 片，每日 3 次，口服。孕妇忌服。

5.强力天麻杜仲胶囊　功能：散风活血，舒筋止痛。一次 0.8～1.2 克，每日 2 次，口服。孕妇慎用。

6.银杏叶片　功能：活血化瘀通络，一次 2 片，每日 3 次，口服。

7.脑得生片　功能：活血化瘀，通经活络，一次 6 片，每日 3 次，口服。孕妇慎用。

（三）针灸治疗

本病临床上按其发病浅深程度不同，概分为中经络、中脏腑两类：

1.中经络　常见眩晕、肢麻，发病时突然口角流涎、半身不遂、或手足麻木、舌强语涩和口㖞等，脉象弦滑。治宜平肝熄风，化痰通络。选手、足阳明经穴为主，辅以手、足少阳经穴，如颊车、肩髃、合谷、环跳、风市、丰隆、太冲，或地仓、迎香、曲池、肩髎、外关、阳陵泉、悬钟、足三里和行间等。先用毫针行泻法，后期用补法，并可配合灸法治疗。

2. 中脏腑　闭证多见突然昏倒，不省人事、牙关紧闭、面赤气粗、喉中痰鸣、声如曳锯、二便秘结、脉弦滑而数。治宜开窍熄风，清火豁痰。选督脉和足厥阴经穴，如百会、水沟、太冲、丰隆和劳宫等，用毫针行泻法，并宜用三棱针在十宣或十二井穴点刺出血。脱证则见神志昏迷、面色苍白、目合、口张、手撒、遗溺、鼻鼾息微、四肢厥冷、脉象细弱等，若见汗出如油，面赤如妆，脉微欲绝或浮大无根，为真阳外越，属于危候。治宜回阳救脱，扶正固本。选任脉经穴为主，如关元、气海和神阙等，用大艾柱灸，不计壮数，以肢温汗收，脉起，纠正虚脱为度。神阙穴，还可用隔盐灸法。并可同时针灸内关、足三里。

3. 后遗症　中经络者病情较轻，如能治疗护理得当，症状便可逐渐改善，或留有轻微的后遗症；如反复发作，亦可变为中脏腑的重症。凡证见瘖不能言或言语蹇涩者，可选哑门、廉泉、阴郄、道里、支沟、三阳络和间使等穴，每次3～4穴，用毫针行平针手法。若证见半身不遂、瘫痪、拘挛、强直者，上肢可选肩髃、肩髎、臑俞、天井、少海、肘髎、曲池、手三里、外关、合谷、八邪等穴，下肢可选肾俞、环跳、秩边、风市、血海、三阴交、足三里、阳陵泉、悬钟、解溪、昆仑和八风等穴，每次5～7穴针灸。均选患侧，多用补法。善怒者加针劳宫；兼精神昏愦者，刺十二井穴。

4. 其他治法　常用者有：

电针法：按上述辨证论治选穴施术，获得适宜针感后，在其中的主要腧穴上用电针以中等针感通电5～15分钟，治疗间隔及疗程，均同毫针法。

头针：失语与面瘫针颞前线；偏瘫针顶中线、顶旁一线、顶旁二线和顶颞后斜线。每日治疗1次，10次为1个疗程，休息5天，再作第二疗程；或隔日针刺1次，10次后不需休息，便可继续作第二疗程。

耳针法：选肾、脑、皮质下、缘中等穴，用中刺激，每日或间日一次，10次为一疗程。

五、推拿治疗

推拿治疗偏瘫一般在中风后2周，血压稳定后进行。治宜活血通络，滑利关节。治疗方法：①患者取俯卧位，医者先施指揉法于风池、天柱穴；次施按法于脊柱两旁膀胱经，自上而下反复2～3次；再施滚法于患侧背部，并向下至臀部、大腿及小腿后侧，同时配合腰后伸、髋后伸、膝屈伸以及踝关节背伸等被动运动。②患者侧卧位，患侧在上，医者施滚法于患侧上肢外侧及肩关节后外侧，配合患肢的内收及上举等被动运动；再沿患侧下肢外侧自髋部至踝部施以滚法。③患者仰卧位，施滚法于患侧上肢内侧，同时结合患肢的外展、内旋、外旋及肘关节屈伸被动运动；继而在腕部及掌指部施以滚法，同时结合腕、指关节的屈伸活动，摇腕关节，捻手指；再施滚法于下肢，主要以大腿股四头肌和小腿外侧及踝部，并配合各关节的被动活动，反复35次；然后，将患侧下肢髋、膝关节尽量屈曲，足底踏平在床面上，医者一手按住踝关节，另一手按住膝部向前撤压以加大踝关节的背伸幅度，此法可矫正足下垂、足内翻畸形；接着拿委中、承山，以酸胀为度。④患者取坐位，医者施滚法于患侧肩胛周围及项部，按揉风府，抹桥弓，拿风池、天柱、肩井、曲池、合谷穴，搓上肢结束。

如肌肉开始恢复主动活动以后，患者可做偏瘫自我推拿法。上肢：①用健侧手捏拿患侧上肢，由肩部开始捏拿至手掌，再由下而上，反复5~10遍。②两手指交叉后，相互捏住，以健侧手帮助患侧手做腕背屈活动30次，以缓解屈肌痉挛。③健手捏紧患侧前臂伸肌群，做患手伸腕活动锻炼。④两手置于胸前，掌心向上，手指交叉，以健手带动患侧手做翻掌、上举动作，5~10遍。下肢：①用健侧手捏拿患侧下肢，由大腿捏拿至踝部，再由下而上，反复5~10遍。②用健侧手掌揉患侧髌骨周围。③以健侧足带动患侧足做滚瓶活动，前后来回滚动50~100遍。

六、脑卒中中西医结合康复治疗

脑卒中康复的目标是恢复或重建功能，发挥残余功能，防治并发症，减少后遗症，调适心理。学习使用移动工具和辅助器具，为回归家庭、社会做准备，提高生活质量。

过去认为康复是"后疗法"，现在经过不断实践，已认识到康复是从疾病发生之时就开始了，康复疗法必须同药物治疗同时进行。

及早进行康复治疗，可以加快肢体的功能恢复，防止肢体的畸形和挛缩，提高患者的日常生活质量。

脑卒中后康复治疗应在急性期患者生命体征稳定、神经病学症状不再发展后48h即开始。康复训练开始得越早，功能恢复的可能性越大，预后就越好。患者在发病头3个月中，功能改善最大，故发病后3个月内是康复的"黄金时间"。但即使如此，康复医疗也应持续更长时间，以防功能减退。但并非所有的患者都需要康复治疗，有些病情过于严重，如深昏迷、颅压过高、严重精神障碍、血压过高；伴有严重的并发症；严重感染、糖尿病酸中毒、急性心梗；严重系统性合并症，如心绞痛、房颤、急性肾衰、严重精神病和风湿病等患者不适宜康复治疗。

（一）急性期康复治疗

积极预防和处理并发症。在清醒无禁忌证状态康复训练，中医认为要贯彻"松动"和"静"原则和方法。主要在床上进行，即躯干肌训练。①正确的体位摆放，将肢体置于痉挛体位。②肌肉按摩。③被动关节活动。④主动活动。但要注意避免出现误用综合征。即由于康复方法的错误而引起的继发损害，如过早步行训练导致膝反张及划圈步态。

（二）恢复早期康复治疗

恢复早期指痉挛期，一般为病后2周至3个月。康复治疗目标是降低肌张力缓解痉挛。中医认为以循序渐进为原则，进行针灸、按摩。①肢体康复训练，坐位平衡训练；②站立的平衡训练；③步行训练；④日常活动能力训练。此阶段肌力和速度训练不宜进行。

（三）恢复晚期康复治疗

治疗目标是进一步促进精细、协调、快速的随意运动。可以进行：①步行训练；②动作训练。

（四）后遗症康复治疗

后遗症期一般指发病一年后，患者功能恢复停留在某一阶段而不再向前发展或发展极慢。主要由于"废用"产生废用综合征，即由于机体不活动而产生的继发障碍，可发生在脑梗死全过程。

脑卒中后常见的"废用综合征"症状有废用性肌萎缩、关节挛缩、直立性低血压、废用性骨萎缩、心肺功能下降等。也可因"过用"产生"过用综合征"，是指患者及其家属，甚至医务人员为了急于求成，使运动训练量、次数及强度超过了患者实际承受的负荷而产生的全身性疲劳及局部肌肉、关节损伤。如肩手综合征、肩关节周围炎的结果。康复目标是通过较长时间的康复性矫正使后遗症得到一定程度的改善。

（五）应对康复中的功能障碍

1.原发性功能障碍

（1）肢体瘫痪　偏瘫、双侧瘫、单肢瘫、平衡与共济障碍和非偏瘫侧的肌力下降。

（2）感觉障碍　刺激性症状和抑制性症状。

（3）吞咽障碍　分暂时性和永久性；一侧皮质脊髓束受损后出现偏瘫同时伴有吞咽障碍，但随着神经休克期过后，水肿消退，瘫痪肌肉恢复，为暂时性吞咽性障碍；双侧皮质脊髓束受损及延髓病变容易导致或轻或重的永久性吞咽障碍。

（4）言语障碍　听、说、读、理解、阅读、复述功能障碍。

（5）各脑叶损害的特殊表现　额叶病变出现的精神症状、书写障碍、额叶性共济失调；顶叶病变出现的体象障碍及失用症；颞叶癫痫；枕叶病变出现的视野改变等。

2.继发性功能障碍

（1）非偏瘫侧肢体的肌力减退。

（2）肩关节问题：肩手综合征、肩关节半脱位、臂丛神经损伤、肩痛。

（3）肺部感染：吸入性肺部感染和坠积性肺部感染。

（4）卧床数日后心脑反射异常出现体位性低血压。

（5）心血管并发症：高血压、心房颤动、充血性心力衰竭。

（6）肢体的良性肿胀。

（7）四肢及盆腔等深静脉血栓形成。

（8）跌倒所致的损伤。

（9）关节疼痛（原有的骨关节病加重）。

（10）异位骨化，骨质疏松。

（11）排泄障碍。

（12）压疮、股癣、皮疹。

3.特殊功能障碍的应对措施

（1）吞咽障碍　吞咽障碍患者需要经吞咽造影检查评估或经临床评估，确定是否能经口进食还是鼻饲进食。可经口进食时保持半卧位或坐位，头前倾姿势，从健侧进食，控制每口进餐量从5～20ml逐渐增加。进食前后口腔清洁，记录进食量及水的入量。必须在陪护人员监护下进餐。避免吃黏腻、松散、大块食物，以稠糊状饮食或遵医嘱。禁止使用不安全物品清洁口腔（例如棉签），避免异物误吞。患者进餐时注意力要集中，不要说话，避免哭笑；进餐后反复呛咳或呼吸费力时要及时清理咽部食物，3天内监测双肺呼吸音、体温。无论经口进食还是鼻饲饮食，必须在进餐后30分钟后平卧，避免食物反流进入气道导致吸入性肺部感染发生。

（2）焦虑和抑郁障碍　医务人员依据症状表现给予必要的抗焦虑或抗抑郁的药物口服，但最关键的是积极康复训练，改善躯体功能，使原发病减轻，让患者看到希望。医务人员还应做到理解、倾听、安抚等人文关怀。

（3）日常生活过度依赖　脑卒中初期可能造成日常生活能力大部分丧失，护理量较大。随着疾病恢复，治疗原则发生变化，由初期临床治疗为主、康复为辅，逐渐变为康复训练与护理为主。日常生活能力的提高对脑卒中患者树立自信、维护尊严、参与社会起到桥梁作用。此时需要转变护理观念，康复护士需要把日常生活技能传授给偏瘫患者及照料者，让患者给予必要的协助和安全保护。

（4）排泄障碍　在无特殊情况下尽早拔除导尿管，避免泌尿系感染、尿道损伤、膀胱功能减退等并发症。有交流障碍的尿失禁患者，要用外接尿器、便壶、便盆，或建立特殊交流方式，掌握规律，定时排尿。男性患者切忌用保鲜袋长期包裹外生殖器，避免对皮肤刺激、严重者可导致龟头缺血性坏死。排便障碍患者应保持大便畅通，避免心脑血管意外的发生。

【法医学鉴定】

一、损伤与脑梗死的法医学鉴定

损伤性脑梗死是指颅脑损伤引起血管内膜机械性生物性变化，阻断供血，产生局部脑组织包括神经细胞、胶质细胞和血管坏死、软化。

损伤性脑梗死形成机制：①脑血管损伤；②脑血管痉挛；③脑血管生理解剖特点，颅脑损伤后大脑基底节区血管易受剪力作用发生扭曲损伤；④颈部损伤，致使血管内壁损伤，形成附壁血栓，或栓子脱落堵塞相应血管至脑部；⑤继发于脑挫裂伤，脑水肿等病变压迫相应血管所致；⑥药物不良反应，促使损伤性脑梗死的发生。

损伤性脑梗死的诊断：①有明确的颅脑外伤史，但外伤前无脑梗死史；②颅脑外伤至脑梗死症状、体征出现有一定的间隔期，多数在12～48h或数天内。即出现在脑外伤后迟发性局灶症状与体征，如偏瘫、失语、偏身感觉障碍；③病情演变过程与原发性颅脑损伤的转归不符，出现新的症状、体征，或病情好转后又出现难以解释的恶化；④头颅CT或MRI检查显示脑梗死灶，病灶部位、范围常与颅内血管供应区一致。

法医学鉴定中确定损伤与脑梗死之间因果关系时，需注意：①确诊的头颈部外伤史，可解释导致脑梗死的损伤机制；②颅脑损伤至脑梗死症状、体征出现有一定的时间间隔期，从伤后数小时至2周内；③影像学检查证实明确的梗死灶；④若伤者原有高血压、动脉硬化史，外伤显著轻微，发生梗死前有前驱症状，又在任何降低血压、减慢血流情况下发生梗死的，判定损伤与脑梗死之间系间接因果关系；⑤若伤者头颈部损伤当时无任何不适，直至伤后1月或更长时间出现脑梗死症状、体征的，判定损伤与脑梗死之间无因果关系。

法医学鉴定中，在评定损伤程度时需注意：①损伤与脑梗死之间存在直接因果关系，脑梗死伴有神经系统症状和体征的，评定为重伤。脑梗死不伴有明显的神经系统症状和体征的，评定为轻伤；②损伤与脑梗死之间系间接因果关系，原则上不评定损伤程度，只说明两者的关系；③损伤与脑梗死之间系"临界型"（相当）因果关系，依据人体损伤程度鉴定标准相应条款，适度降低损伤程度等级。

二、法医学鉴定实例一

案情摘要

据送检材料介绍：2006年11月12日，朱某某（男性，1944年9月2日出生）因故被他人打伤（包括掐颈部），回家后出现不适，经临床诊断为：左侧颞顶部急性脑梗塞（梗死）。为正确处理此案，某省某市公安局特委托本中心对朱某某外伤（掐颈部）与疾病（脑梗死）的因果关系、损伤程度进行法医学鉴定。

病史摘要

1.某省某市第二人民医院 2006 年 11 月 12 日急诊病史、至 12 月 11 日住院病史入院记录、会诊记录、化验单、报告单、出院记录等综合摘录：主诉：头、颈部外伤后疼痛 4 小时伴短暂昏迷。现病史：4 小时前因纠纷被人用拳头击打额面部、颈部，当即昏迷。遂被家人送至医院急诊室。昏迷约 40 分钟后清醒，醒后不能回忆当时受伤情形，感头、颈部受伤处疼痛，无头皮出血，恶心数次。醒后无再昏迷。急诊 CT 片示：头颅未见明显外伤性异常，双侧颞部少许硬膜下积液，胸部未见明显异常。拟"头部外伤"收入院。查体：神清，昏迷程度评分 15 分。BP145/88mmHg。双侧瞳孔等大等圆，直径 3mm，对光反射灵敏。左额（颞）部、面颊部局部肿胀、压痛，青紫（又为：无皮肤出血）。颈软，未见明显肿胀。头部活动自如。四肢肌力 5 级，肌张力正常，膝腱反射存在，病理反射阴性。12 日头部、胸部 CT 平扫示：未见明显外伤性异常，双侧颞部少许硬膜下积液。13 日头部 CT 片示：左侧颞顶部急性脑梗塞灶。诊断：脑震荡，头部、颈部软组织挫伤，双侧硬膜下积液。13 日补充诊断：左侧颞顶部急性脑梗死。入院后予保守治疗。出院时：BP125 / 85mmHg。神清，对答切题，双瞳正常，右下肢肌力 5⁻级，神经系统阴性。

2.某省人民医院 2006 年 12 月 8 日超声检查提示：双侧颈动脉硬化伴斑块形成，左侧椎动脉流速减低。

检验过程

1.检验方法按照《法医学人体伤残检验规范》和《法医学人体损伤检验规范》对被鉴定人朱某某进行检验。

2.体格检查：神清，步入检查室，对答切题，查体合作。双眼底视盘边界清，色形可，双眼 C / D = 0.5，A / V = 2/3，视网膜未见出血、渗出，右眼颞上方网膜可及色素痣。皱额、蹙眉、睁眼、闭眼、动眼、鼓腮、露齿、伸舌均正常。颈软。四肢关节活动可，肌力 5 级，肌张力正常。双侧肱二头肌、肱三头肌反射、桡骨膜反射、腹壁反射、提睾反射、肛门反射、膝反射、踝反射对称存在。双侧 Hoffman's 征阴性。左侧上、下肢皮肤触痛觉较对侧减退。双侧病理反射未引出。

3.阅片所见：某市第二人民医院 2006 年 11 月 12 日胸部 CT 片 2 张示：心影呈主动脉型心脏，且横径等于胸廓半径，提示可能为高血压型心脏。两肺内未见病灶，胸膜未见病变。某市第二人民医院 2006 年 11 月 12 日头颅 CT 片 1 张示：两侧脑内未见明显病灶，两侧额颞部有少量硬膜下积液。某市第二人民医院 2006 年 11 月 13 日头颅 CT 片 1 张示：左侧颞叶深部出现不规则低密度病灶，符合左颞叶脑梗死。某市第二人民医院 2006 年 11 月 14 日、25 日、12 月 3 日头颅 CT 片各 1 张示：左侧颞叶脑梗死低密度灶有动态变化，但未见扩大，无新病灶出现。两侧额颞部硬膜下积液无动态改变。

（四）分析说明

根据委托人提供的现有材料，包括病史及影像学资料，结合本中心鉴定人检验所见并专家会诊意见，综合分析如下：被鉴定人朱某某遭他人殴打并掐颈部，临床体检发现并摄片显示：头部及颈部软组织损伤，左颞叶脑梗死等。

被鉴定人朱某某的脑梗死出现在遭受外界暴力之后。但本次外伤中头部所受的暴力相对较小，未导致脑挫裂伤、颅内出血（包括蛛网膜下隙出血）等严重的闭合性脑损伤。其缺血性脑梗死出现时间相对较早，且超声检查提示：双侧颈动脉硬化伴斑块形成等。被鉴定人朱某某入院时查：血压 145 / 88mmHg；胸部 CT 片显示：心影呈主动脉型心脏，提示可能为高血压型心脏。

综上所述，被鉴定人朱某某的脑梗死难以单独用颅脑损伤来解释。其损伤机制为：外力作用于颈部，导致其颈部动脉硬化斑块脱落，脱落的小斑块随动脉血流进入脑内，阻塞脑血管，造成脑梗死。该脑梗死系遭受外力与其自身原因（高血压、动脉粥样硬化等）共同作用的结果。

朱某某上述脑梗死，经治疗后，目前仍遗留左侧肢体皮肤触痛觉减退等后遗症。

依据被鉴定人朱某某损伤当时的伤情，结合损伤的后果，本例不宜参照《人体重伤鉴定标准》以及《人体轻伤鉴定标准（试行）》有关条款评定损伤程度。

鉴定结论

1. 被鉴定人朱某遭他人殴打并掐颈部，致头部及颈部软组织损伤，随即出现脑梗死。该脑梗死与其所受外力作用之间存在着一定的因果关系，系颈部遭受外力与其自身因素（高血压、动脉粥样硬化等）共同作用的结果。

2. 本例不宜评定损伤程度。

提示：脑梗死法医学病理鉴定

脑梗死是由于血管阻塞引起局部血供中断所致。引起脑梗死的血管阻塞，可以是血栓性阻塞，也可以是栓塞性阻塞。

1. 血栓性阻塞　常发生在动脉粥样硬化的基础上，粥样硬化好发于颈内动脉与大脑前动脉、中动脉分支处，及后交通动脉、基底动脉等处。粥样斑块本身、斑块内出血、附壁血栓均可阻塞血管。这种阻塞发展较慢。

2. 栓塞性阻塞　栓子可来源于全身各处，但以心源性栓子居多。病变常累及大脑中动脉供应区。其发生往往比较突然，以致临床表现急骤，预后也较差。

病理变化　脑梗死有贫血性和出血性之分。由于局部动脉供血中断引起的梗死一般为贫血性，但如果其后梗死区血供又有部分恢复（如栓子碎裂并随再灌流的血液远行）则再灌流的血液可经遭缺氧损害的血管壁大量外溢，使贫血性梗死转变成出血性梗死。大静脉（矢状窦或大脑深部静脉，如盖伦静脉）血栓形成先引起组织严重瘀血，继而发展为瘀血性梗死，也属出血性梗死。

脑梗死的肉眼变化要在数小时后才能辨认。梗死区灰质暗淡，灰质白质界线不清，2～3天后局部水肿，夹杂有出血点。1 周后坏死组织软化，最后液化形成蜂窝状囊腔。组织学变化在缺血 12h 后才较明显：神经元出现中央性尼氏小体溶解和坏死（红色神经元）；髓鞘和轴突崩解；星形胶质细胞肿胀。1～2 天出现脑水肿，中性粒细胞和巨噬细胞浸润，并开始出现泡沫细胞。第 4 天星形胶质细胞明显增生出现修复反应。大约 30 天形成蜂窝状胶质瘢痕。值得指出的是，由于脑膜和皮质之间有吻合支存在，故梗死内皮质浅层的分子层结构常保存完好，这是脑梗死和脑挫伤的形态学鉴别要点。

腔隙性梗死（Lacunar infarction）是直径小于 1.5cm 的囊性病灶，常呈多发性，可见于基底核、内囊、丘脑、脑桥基底部与大脑白质。引起腔隙性梗死的原因，可以是在高血压基础上引起的小出血，也可以是深部细动脉阻塞（栓塞或高血压性血管玻璃样变）引起的梗死。除非发生在特殊的功能区，腔隙状坏死可无临床表现。有时仅表现为受累血管周围间隙扩大，而无明显的组织坏死。

长期高血压的患者由于多次灰质、白质梗死可引发神经功能的障碍，步态异常以及认知功能的下降，这一症状被称为血管源性痴呆（vascular dementia）。当损伤主要累及大脑白质，产生广泛的髓鞘及轴索的损伤，被称为皮层下动脉硬化性脑病（Binswanger病）。

三、法医学鉴定实例二

案情摘要

据鉴定协议书：患者（林某男性，65岁）上消化道出血于2011年8月11日入院，8月12日8:30Am做无痛胃镜之后回病房清醒，9:10Am输注"乐凡命"补液，2分钟后患者抽搐、口吐白沫，继而呼吸、心跳停止，心肺复苏后，心跳恢复，插管后送ICU病房抢救，抢救至8月25日6:30Pm死亡。

书证摘要

据某中心医院死亡记录记载：入院主要症状及体征：患者因"半天内呕血500ml，解黑便200g"入院。查体：体温37℃，心率100次/分，呼吸16次/分，血压120/80mmHg，神清，精神可，颈软，气管居中。心率100次/分，未及明显病理性杂音。双肺呼吸音清，未及啰音。腹软，无压痛，肝脾肋下未及，移动性浊音阴性，肠鸣音正常。双下肢无水肿，病理征阴性。诊疗经过：入院后8月12日患者在全麻下行胃镜检查，9:10Am清醒返回病房，9:13Am突发抽搐，尿失禁，意识丧失。9:26Am经复苏后心电监护提示有自主心跳，维持在50～55次/分，血氧饱和度在50%～80%，患者仍无自主呼吸。为进一步治疗，由消化内科转入ICU时患者神志不清，大动脉搏动消失，瞳孔散大至边缘，对光反射消失。心电监护提示心率、血压、血氧饱和度测不出，自主呼吸不存在。经ICU抢救后，10:00Am时患者恢复自主心率131次/分，血压、110/42mmHg，自主呼吸仍消失，双侧瞳孔对光反射消失。在ICU治疗过程中，患者血压及心率逐渐下降，使用升压药升血压效果不明显。8月20日予以患者进一步开放气道行气管切开术。8月25日予以患者行临时心脏起搏器植入术提高心率，辅助心脏搏动。病程后期患者出现尿量减少，血钾升高，经肾内科会诊后表示目前存在血液净化治疗的禁忌证。8月25日5:27Pm患者出现自主心率停止，血压测不出，经抢救无效，于6:30Pm宣告临床死亡。

检验过程

1. 检验方法　按照中华人民共和国公共安全行业标准《法医学尸表检验》GA/T149-1996、《法医学尸体解剖》GA/T147-1996、《法医病理学检材的提取、固定、包装及送检方法》GA/T148-1996，以及《死亡原因与死亡方式鉴定方法》SJB-P-6-2009，对林某尸体进行法医学尸体解剖。

2. 尸表检验记录

衣着检查：已更换。

一般情况：尸长176cm，发育正常，营养差。

尸体现象：尸斑浅淡，分布于体表背侧未受压处，指压不褪色。冰冻缓解尸体。双下肢远端见腐败静脉网。

头（面）部：头顶发长 12cm，发色黑。双侧眼睑皮肤未见损伤痕迹，双侧睑、球结膜轻度黄染，左球结膜见点、片状出血斑，右上睑结膜见散在出血点，角膜中度浑浊，双侧瞳孔直径均为 0.5cm。口、鼻腔及双侧外耳道未见异常分泌物。右口角外侧在 7cm×5cm 范围内见点、片状表皮剥脱，牙齿见多处陈旧性缺失。未见头皮损伤痕迹。

颈（项）部：颈部喉结下、颈部右侧见长 2cm、1cm 已缝合手术切口。

躯干部：右锁骨下方见长 0.5cm 已缝合切口，右上胸部见点、片状表皮剥脱，生活反应不明显，双侧腹股沟区见皮肤青紫伴穿刺针眼，骶尾部见 4.5cm×3.5cm 皮肤溃疡。

四肢：双手指甲床轻度发绀。左手背见 4cm×0.2cm、1cm×0.8cm 皮肤擦伤，已结痂。右手背见 7.5cm×4.5cm 皮肤青紫伴 1.5cm×1.5cm 皮肤溃疡。

肛门及外生殖器：未见异常。

3. 尸体解剖记录

（1）头部　头皮及帽状腱膜下未见出血，双侧颞肌未见出血。常规开颅，颅骨未见骨折；硬脑膜外及硬脑膜下未见出血。

脑　全脑重 1313g。左脑高度自溶，脑膜血管呈高度瘀血，脑回增宽，脑沟变浅，双侧颞板、蛛网膜下隙见少量出血。大脑切面见脑室系统大量积血伴凝血块，右侧基底节区脑组织出血明显。

（2）颈部　右胸锁乳突肌见斑片状出血，舌骨、甲状软骨和环状软骨未见骨折。喉头中度水肿，未见出血；喉室腔及气管未见异常分泌物。

（3）胸腹部　取直线术式暴露此二腔。腹壁皮下脂肪厚 1cm，左侧横膈顶位于第六肋间，右侧横膈顶位于第六肋间，肝下缘平右锁骨中线肋缘处，位于剑突下 4.5cm。胸壁肌肉及皮下组织未见出血，胸骨及肋骨未见骨折，双侧胸腔内见少量淡黄色澄清液体；心包腔内见少量黄色液体；腹壁肌肉及皮下组织未见出血，腹腔内未见异常液体，各器官位置正常，腹腔未见异常液体。

主要器官检验如下：

心：重 307g。心室壁外膜下见散在点状出血；心内、外膜光滑，左、右心室未见扩张，心肌呈暗红色，质地中等。左心室壁厚 1.3cm，右心室壁厚 0.3cm；心脏各瓣膜未见异常，各瓣膜周径如下：二尖瓣 10cm，三尖瓣 12.5cm，主动脉瓣 7cm，肺动脉瓣 7.5cm。冠状动脉开口畅，切面未见粥样硬化性改变。

肺：左肺重 1179g。右肺重 1582g。双肺叶间与隔膜高度粘连，两肺高度膨隆，表面见大量纤维素附着。两肺包膜光滑，呈暗红色，切面呈暗红色，瘀血状。气管黏膜光滑，气管腔内见大量淡黄色痰液。

肝：重 1443g，大小 27.5cm×15.5cm×7.5cm。包膜光滑，呈暗黄色，切面瘀血状，未见结节，呈暗黄色。胆囊大小 7.5cm×4.5cm×2cm，略肿大，高度充盈，腔内见大量墨绿色胆汁，未见结石，胆囊壁光滑。

脾：重 102g，大小 9.5cm×7.5cm×3.5cm。包膜未见明显皱缩，表面呈暗红色，切面呈暗红色，瘀血状。

肾：左肾重 193g，大小 10.5cm×7cm×5cm，皮质厚度为 0.5cm；右肾重 166g，大小 10.5cm×7.5cm×4cm，皮质厚度为 0.5cm。包膜易剥离，表面光滑，呈暗红色，切面暗红色，皮、髓质境界清，两肾肾盂未见异常。

胰：重138g，大小21.5cm×3.5cm×2.5cm，包膜下未见出血，表面呈灰黄色，切面呈灰白色，实质、间质未见出血、坏死。

胃：胃内容物30ml，胃内容物为淡黄色液体，未见成形食物成分。胃黏膜光滑，未见溃疡。胃底黏膜见散在点状出血。

肠：肠浆膜光滑，黏膜光滑，未见出血、坏死。

肾上腺：双侧共重16g。表面及切面均未见异常。

睾丸：表面及切面未见出血。

4. 组织病理检查

脑：局部蛛网膜下隙见散在灶性出血。神经元尼氏小体消失，神经元、胶质细胞和小血管周围间隙增宽，大脑、小脑和脑干脑实质见散在灶性围血管性出血，以大脑脚和基底节区为重，部分出血区红细胞溶血明显。侧脑室凝血块见大量含铁血黄素成分。

心：心内膜未见增厚，心外膜下见散在灶性淋巴细胞浸润。心肌横纹尚清，心肌间质见散在淋巴细胞浸润，间质血管瘀血。

肺：肺膜增厚明显，肺膜下见散在灶性淋巴细胞浸润，肺泡腔见多量嗜伊红染色均质物质，局部肺泡腔见大量炎症细胞浸润，肺泡壁毛细血管及间质血管高度扩张、瘀血。

肝：包膜轻度增厚，包膜下见灶性炎症细胞浸润。局部肝实质点状坏死伴炎症细胞浸润，局部见条索状纤维化，肝细胞肿胀，局部见细胞肥大、增生，中央静脉及肝窦扩张、淤血。汇管区见灶性淋巴细胞浸润。

脾：脾窦扩张、瘀血，白髓松散，中央动脉管壁未见增厚。

肾：薄膜增厚。肾小球毛细血管襻高度瘀血，部分肾小球玻璃样变性，肾小管肿胀，未见管型。间质小血管瘀血。

肾上腺：球状带细胞见脱脂变，余未见异常。

胰腺：自溶明显。胰腺实质、间质未见异常。

胃、肠：黏膜层见散在淋巴细胞，余未见异常。

喉头：未见水肿。

影像学检查

死者尸体经螺旋CT全身扫描，结果如下：

头颅：脑室系统变窄，脑沟、脑裂消失，右侧基底节区片状高密度影，脑室系统内见片状高密度影，提示右侧基底节区脑出血破入脑室系统。

颌面部：双侧上颌窦内积液，颌面部软组织未见明显肿胀，颌面部骨质未见骨折征象。

颈部：甲状软骨、环状软骨及舌骨骨质未见骨折征象，甲状腺大小、形态、密度未见异常。

胸部：双肺实质内见斑片状高密度影，胸腔内积液影，双肺实质内及胸腔内见斑点状致密影；气管及支气管内少量积液；肋骨未见骨折征象。

腹部：腹腔诸脏器未见异常改变。

盆腔：盆腔诸脏器未见异常改变。盆腔诸构成骨未见骨折征象。脊椎：诸脊柱骨未见骨折，脊髓内未见异常密度影，骨性椎管未见明显狭窄征象；椎体退行性改变。

四肢：四肢未见明显骨折。

毒物分析

提取死者心血、胃内容物及委托方提供静脉滴注药残液等送本鉴定中心毒物化学鉴定室检验，结果如下：所送血液、胃内容物和静脉滴注药残液中均未检出常见药物、杀虫剂及毒鼠强成分。

法医病理学诊断

1. 大脑右侧基底节区出血并破入脑室系统，脑实质散在灶性围血管性出血。

2. 坠积性肺炎。

3. 陈旧性胸膜炎。

4. 慢性肝炎。

5. 心外膜下灶性炎症。

6. 多脏器（包括脑、心、肺、肝、脾、肾等）瘀血。

分析说明

根据案情及病史：林某于2011年8月12日8:30Am做无痛胃镜之后回病房清醒，9:10Am输液治疗2分钟后患者抽搐、口吐白沫，继而呼吸、心跳停止，经心肺复苏后心跳恢复，插管后送ICU病房抢救，抢救至8月25日死亡。

死后全身CT检查和尸体解剖发现，林某大脑右侧基底节区出血并破入脑室系统，脑实质散在灶性围血管性出血，其中脑室凝血块状中可见大量含铁血黄素成分，该病变可导致颅内压增高及急性中枢神经功能障碍，与其当时临床表现相符；局部肺泡腔弥散性炎症符合坠积性肺炎的病理学改变，结合临床表现分析应为昏迷患者长期卧床而致的继发性改变；患者生前患有慢性肝炎，其程度尚不足以致死。

未检见致死性机械性损伤和机械性窒息的法医病理学改变，毒物检验于死者血液和胃内容物中均未检出常见毒物和药物成分。

综上所述，根据尸体检验所见并结合影像学检查、毒物检验以及病史、案情等综合分析，林某的死亡原因符合大脑右侧基底节出血并破入脑室系统致急性中枢神经功能障碍，继发肺部及全身多器官感染，终致呼吸、循环衰竭。

鉴定结果

林某系大脑右侧基底节出血并破入脑室系统致急性中枢神经功能障碍，终因呼吸、循环衰竭死亡。

第二节　帕金森病及帕金森综合征

【概述】

帕金森病（PD）又称震颤麻痹，是由英国医生 Jamas Parkinson（1817 年）首先用该名称描述。它是好发于中年以上的以黑质-纹状体通路为主的变性疾病。临床主要表现为进行性运动徐缓、肌强直、震颤、姿势反射障碍及脑脊液中高香草酸含量降低。近年调查 65 岁以上患者患病率有增多趋势。

一、帕金森病病因

原发性帕金森病病因不明。有下列几种解释：

1. 氧化应激和自由基损害黑质细胞和基底核　如代谢过程产生的 6- 羟多巴胺、多巴胺（DA）代谢中产生的过多的 H_2O_2，再被自由基转化的金属反应（如 $Fe^{2+} \rightarrow Fe^{3+}$ 或 Mn^{2+}）而产生 O^{2-}、OH^- 的自由基；再加上帕金森病患者脑内细胞线粒体中 Complex Ⅰ 和 Ⅲ 功能障碍；增加 O^{2-} 自由基的产生。

2. 环境毒物和代谢障碍　可能造成黑质-纹状体的损害。一些调查表明：乡村生活、农作方式、农药和杀虫剂的接触和喝井水与发病有关、有机氯杀虫剂氧桥氯甲桥萘（Dieldrin）长期留在脑内可能对黑质细胞造成损害。基底核区 L- 谷氨酸增多，脑内多种神经营养因子的不足。肝内细胞色素氧化酶 P_{450}（特别是其中的 CYP2D6）和其他酶解毒功能减退或酶基因异常，可使毒物在血内增多，增加帕金森病发病机会。

3. 遗传易患性　近年在家族性帕金森病患者中曾发现 α 共同核素基因的 Ala53Thr 突变，但以后多次未被证实。

4. 老化加速　在正常人老化中黑质致密部、蓝斑、小脑和额颞顶叶的大神经元，随着年龄增加，黑质细胞数减少，酪氨酸羟化酶相对减少。在"正常老化"状态，纹状体多巴胺含量减少到 60%，由于余下存活的黑质细胞能代偿性地增加多巴胺生产，临床上没有症状。随着老化加速，上述代偿现象消失，纹状体多巴胺含量减少到正常的 60% ~ 80%，黑质细胞数目减少到 50% 时，临床上出现症状。有学者发现在帕金森病患者中色素神经元与同龄对照比较减少 31%。在帕金森患者中多巴胺细胞功能减退与黑质细胞数成正比。

5. 遗传　很早就有学者注意到 5% ~ 20% 的帕金森病患者家族成员中至少有 1 人患帕金森病。

遗传易患性十分受人注意。素质和遗传因素方面：Unitti（1997）等报道 15% ~ 20% PD 患者有家族史。故人们努力在家族性帕金森病患者中研究致病基因。已发现家族性帕金森病的可能相关基因在常染色体 2、4、6 和 17。在 4 号染色体短臂处有 4P14 泛素 C- 末端水解酶（ubiquitin C-terminal hydrolase，UCHLI）基因错义突变 Ile93Met、4q21-q23 共同核素（α-synuclein）基因错义突变 Ala53Thr、错义突变 Ala30Pro、Ala53 Thr 和 α-共同核素表达减少、Ala53Thr 和不完全性外显率。在染色体 2 处有 2P13 易患基因座。在染色体 6 处有 6q25.2-q27 PARKIN 基因几种不同突变。在常染色体 17 处有 17q21 ~ q22 Tau

基因几种不同突变。

帕金森综合征是由脑部炎症、药物和化学毒物中毒、血管性疾病、代谢障碍、肿瘤等均可造成与帕金森病类似的临床表现和病理改变。

病理变化主要在黑质和其他含色素核（蓝斑、迷走运动背核）的色素细胞减少，空泡形成，细胞浆内可有嗜酸性包涵体（Lewy 体），并有胶质细胞增生。但黑质细胞附近的网状结构、丘脑、边缘叶、苍白球和壳核的细胞脱失较轻。神经纤维缠结等变化偶尔出现。在交感神经节也有轻微神经元脱失和 Lewy 体。

二、帕金森综合征病因

1. （原发性）帕金森病
2. 继发性帕金森综合征
（1）感染　（昏睡性）脑炎后、朊病毒、脑脓肿等。
（2）血管性　脑卒中等。
（3）药物　抗精神病药物、利血平、氟桂利嗪等。
（4）毒物　1- 甲基 -4- 苯基 -1,2,3,6- 四羟基吡啶（MPTP）、一氧化碳、锰等。
（5）外伤　脑外伤、拳击性脑病等。
（6）遗传性　α - 突触核蛋白基因突变等。
（7）其他　正常压力性脑积水、脑瘤等。
3. 遗传变性性帕金森综合征
（1）亨廷顿病
（2）Wilson 病
（3）Hallervorden–Spatz 病
（4）家族性基底节钙化
（5）神经棘红细胞增多症
4. 帕金森叠加综合征
（1）进行性核上性麻痹（PSP）
（2）多系统萎缩（MSA）
（3）皮质基底节变性
（4）弥漫性 Lewy 小体病（diffuse Lewy body disease，DLBD）

三、中医学病因

中医学认为，帕金森病及帕金森综合征属中医学"内风"范围。核心是肝风，常因肝肾阴虚，气血亏虚引起。老年气衰血虚，肾精渐耗，筋脉失濡，故老年人多患。

（一）肝肾阴虚

肝之阴血不足，上不能荣脑，外不能灌溉四肢，筋脉失养，则头脑失灵，四肢僵硬，震颤不已。肝肾同源，肾阴不足，肝阳上亢，肝风内动，亦可发生本病。

（二）气血亏虚

气虚则血瘀，脉络瘀阻，筋脉失濡；血虚筋脉失养，均可发生本病。

（三）肝郁脾虚

情志失调，肝气郁结，肝气横逆，克脾犯胃，则脾失健运而痰浊内生，脉络瘀阻，脏腑经脉失养，亦可发生本病。

【临床诊断】

以下为帕金森病的临床诊断：

一、西医诊断

（一）临床表现

多于 50 岁后缓慢起病，逐渐加重。

1.震颤　多见于手及手指，呈节律性"搓丸样"动作，每秒 4 ~ 6 次，常从一侧开始，逐渐波及对侧。舌震颤常见，头、唇及腭震颤少见。疲劳、情绪紧张时震颤加重，活动时减轻，睡眠时消失。

2.肌强直　受累肢体呈齿轮状或铅管样肌张力增高，动作缓慢面部表情呆板，极少瞬目，称"面具样脸"。指间关节伸直，手指内收、拇指对掌，称"帕金森手"。

3.运动障碍　写字困难，字越写越小。严重时咀嚼、吞咽、说话等均可发生困难，出现流涎，吐字含混，言语缓慢，站立时头前倾，腰弯，膝微屈，行走时上肢伴随运动减少，起步困难，步幅小。越走越快，不能及时停住，称"慌张步态"。

自主神经功能紊乱症状也多见，如顽固性便秘、多汗、面部油脂溢出。

（二）辅助检查

脑脊液多正常，少数可有蛋白含量轻度升高。脑电图约 40% 的病例有异常，颅脑 CT 检查可发现脑萎缩表现。

（三）鉴别诊断

主要应查找病因，鉴别帕金森综合征，并须排除老年性震颤、患病性震颤、紧张性震颤等。

（四）国际上目前通用的帕金森病诊断标准

伦敦脑库的"帕金森病的 UK 脑库临床诊断标准（Parkinson's Disease Society Brain Bank Clinical Diagnostic Criteria），包含有 3 个步骤：

步骤 I ，必须包括下列表现：①少动；②至少下列一项：a.静止性震颤；b. 肌肉强直；c. 姿势不稳。

步骤 II ，需除外下列情况：①反复的脑卒中发作史后，逐步出现帕金森症状；②反复的脑损伤史；③确切的脑炎病史；④有眼球运动障碍；⑤在症状出现时，应用精神抑制药物；⑥病情持续性缓解；⑦发病 3 年后，仍是严格的单侧受累；⑧核上性麻痹；⑨小脑征；⑩早期即有严重的自主神经受累；⑪早期即有严重的痴呆，伴记忆力、语言和行为障碍；⑫锥体束征阳性（巴宾斯基征阳性）；⑬CT 扫描可见肿瘤或阻塞性脑积水；⑭用大剂量左旋多巴治疗无效（吸收障碍）；⑮接触过毒物 MPTP。

步骤 III ，支持证据。下列 8 项中至少有 3 项：①单侧起病；②静止性震颤；③逐渐进展；④发病后多为持续性的不对称性受累；⑤对左旋多巴的治疗反应非常好(70% ~ 100%)；⑥严重的左旋多巴导致的异动症；⑦左旋多巴的治疗效果持续 5 年以上（含 5 年）；⑧临床病程 10 年以上（含 10 年）。

二、中医诊断

症候分类如下：

1.肝肾不足证 主症：筋脉拘紧，肌肉强直，动作笨拙，头及四肢震颤，幅度较大，静止时明显，情绪激动时加剧，随意运动时减轻，头目眩晕，耳鸣，失眠多梦，腰膝酸软，肢体麻木，舌瘦小，舌质暗红，脉细弦。

2.气血两虚证 主症：肌肉强直，筋脉拘紧，运动减少，机体震颤较重，四肢乏力，精神倦怠，头晕眼花，面色无华，舌体胖，边有齿痕，舌质暗淡，苔薄白，脉细无力。

3.痰热动风证 主症：肌肉强直，筋脉拘紧，动作困难，震颤幅度较小，时轻时重，胸脘疼痛，头晕，或咳痰色黄。口干便溏，舌体有齿痕，舌苔黄腻，脉弦滑而数。

【防未病】

一、防帕金森病发生

1.健康的生活方式、良好的心态、防治脑动脉硬化是预防帕金森病的重要措施 重视老年病（高血压、高血脂、高血糖、脑动脉硬化等）的防治，增强体质，避免精神疲劳，对预防帕金森病均能起到一定的积极作用。

2.远离有毒物品 避免接触有毒化学物品，如杀虫剂、除草剂、农药等。避免或减少接触对人体神经系统有毒的物质，如一氧化碳、二氧化碳、锰、汞等。汽车尾气含大量一氧化碳、二硫化碳、氰化物等有毒气体，这些气体可致细胞死亡。

3.加强运动及脑力活动 这是预防和治疗帕金森病的有效方法，可延缓脑神经组织衰老。不管有没有患帕金森病，老年人在日常生活中多运动，对健康都有帮助，也有助于防范疾病。不过锻炼时应选变化较多、比较复杂的运动形式，比如多走走弯曲的石子路，这对于延缓运动功能减退很有好处。

4.发现帕金森病早期症状 帕金森病起病缓慢，早期症状并不十分明显，且存在个体差异，一般分以下4种情况：

（1）静止性震颤 震颤往往是发病最早期的表现，通常会出现单侧手指搓丸样运动，其后会发展为同侧下肢和对侧肢体在静止时出现不自主的有节律颤抖，早期在变换位置或运动时，症状可减轻或停止。震颤会随情绪变化而加剧。

（2）肌强直 早期多从单侧肢体开始，患者感觉关节僵硬及肌肉发紧。影响到面肌时，会出现表情呆板的"面具脸"；并影响到躯干、四肢及髋膝关节呈特殊的屈曲姿势。

（3）运动迟缓 早期患者上肢的精细动作变慢，如系鞋带、扣纽扣等动作比以前缓慢许多，甚至无法顺利完成；写字也逐渐变得困难，笔迹弯曲，越写越小，称为"小写症"。

（4）姿势和步态异常 由于四肢、躯干、颈部肌肉强直，使患者站立时呈现特殊屈曲的姿势，头前倾、躯干腹屈、肘关节屈曲。腕关节伸直、前部内收、髋和膝关节略弯。行走时起步苦难，一旦开步，身体前倾，步伐小而越走越快，即"慌张步态"。行进中，患侧上肢的协同摆动减少以致消失，转身困难，以致要用连续数个小碎步才可。

此外，有时患者还会合并出现语言减少和声音低沉单调、吞咽困难、流涎、睡眠障碍、抑郁或痴呆等症状，需要注意。

二、已知帕金森病，关爱患者，提高生活质量

（一）关爱患者衣食住行

中、晚期帕金森病患者随着疾病加重，慢慢丧失了自我照顾的能力，生活上需家人更

多的协助和支持。家人应尽可能在居家设计上照顾患者。比如在卫生间适当的地方装些扶手，让患者可自己上厕所；准备一把平直靠背、带扶手的椅子，专门给帕金森病患者使用。此外，均衡饮食对帕金森病患者也非常重要，平时应多喝水，多吃水果蔬菜，限量吃肉，经常吃豆制品。

帕金森病患者不爱动，家人应监督患者多进行日常锻炼，散步、做操、朗读、唱歌、游泳、练太极拳等活动能让各部位的肌肉动起来，对患者都有好处。对于卧床患者，家人可以帮其做些被动运动，以活动关节。

（二）合理药物治疗

帕金森病患者往往记忆力下降，因此，家属应及时提醒患者按规定时间吃药，服药半小时后再进餐，因为食物中有些蛋白质会影响药效。帕金森病患者需终身吃药。然而，药物治疗最有效的时间一般只有 4～6 年，随着吃药时间延长，疗效越来越低、剂量越来越大。长期吃药后会出现肢体不自主的舞蹈样动作运动不良反应。

因此，过早或过晚服药都是错误的。如果症状轻微，可暂时不吃药；但如果症状明显就要及时吃药以控制症状。有的患者一开始吃药就选择效果最明显的多巴胺制剂，且不控制剂量。殊不知，该类药物效果明显，但如果剂量过大会让不良反应提早出现。因此，对年龄较轻的早期患者，应选择多巴胺受体激动剂，该类药物虽然效果欠佳，但可推迟药物不良反应出现；对年龄较大的早期患者，可应用多巴类药物。

（三）关爱患者——及时选择外科治疗

帕金森病中晚期，吃药效果不理想，即使药量加大，疗效也不满意，症状影响到工作和生活，或药物不良反应较大，应考虑用外科治疗，外科手术通常在发病 5 年后进行，对以震颤为主要症状的患者如果药物治疗效果不好，在发病 3 年后也可以进行手术。

脑起搏器，即脑深部电刺激（DBS），是目前帕金森病患者最佳的手术治疗方法。能有效控制震颤、僵直、运动迟缓等症状；还能减少药物的剂量，预防药物治疗过程中出现的运动并发症，大大提高患者的生活质量。

术后维护及调节电刺激的频率，并按主体定向。手术后药物协助治疗。毁损手术后仍按常规服用多巴胺类药物治疗。

三、帕金森病患者日常功能锻炼和科学饮食

（一）日常功能锻炼

1. 放松和呼吸锻炼　找一个安静的地点，放暗灯光，让身体尽可能舒服地仰卧。闭上眼睛，开始深而缓慢地呼吸。腹部在吸气时鼓起，并想象气向上到达了头顶，在呼气时腹部放松，再想象气从头顶顺流而下，经过背部到达脚底，放松全身肌肉。如此，反复练习5～15分钟。可以取坐位，背靠椅背，全身放松，将两手放于胸前做深呼吸。

2. 面部动作锻炼

（1）皱眉动作　尽量皱眉，然后用力展眉，反复数次。

（2）鼓腮锻炼　首先用力将腮鼓起，随之尽量将两腮吸入。

（3）露齿和吹哨动作　尽量将牙齿露出，继之作吹口哨的动作。

对着镜子，让面部表现出微笑、大笑、露齿而笑、噘嘴、吹口哨、鼓腮等。

3. 语言障碍训练

（1）朗读锻炼　缓慢而大声地朗读一段报纸或优美的散文。最好是朗读诗歌，唐诗、宋词或者现代诗歌，可以根据自己的喜好来选。诗歌有抑扬顿挫的韵律，读起来朗朗上口，既可以治疗语言障碍，又可以培养情操。好的诗歌还可以激发斗志，是一个很好的方法。

（2）唱歌练习　唱歌也是一个很好的方法，可以选自己喜欢的歌曲来练习。有的患者告诉我，患病之后，说话变得不利索，可唱歌却不受影响。坚持练习唱歌之后，说话也明显改善。更重要的是唱歌可以锻炼肺活量，有利于改善说话底气不足的感觉，还能预防肺炎的发生。

4.头颈部锻炼　头向后仰，双眼注视天花板约5秒，开始上下运动，即头向下，下颌尽量触及胸部。然后左右转动，头面部向右转并向右后看大约5秒，然后同样的动作向左转。之后，面部反复缓慢地向左右肩部侧转，并试着用下颌触及肩部。再进行左右摆动，头部缓慢地向左右肩部侧靠，尽量用耳朵去触到肩膀。最后是前后运动，下颌前伸保持5秒，然后内收5秒。

5.躯干锻炼

（1）侧弯运动　双脚分开、与肩同宽，双膝微曲，右上肢向上伸直，掌心向内，躯干向左侧弯，来回数次然后左侧重复。

（2）转体运动　双脚分开、略宽于肩，双上肢屈肘平端于胸前，向右后转体两次，动作要富有弹性，然后反方向重复。

（3）腹肌锻炼　平躺在地板上或床上，两膝关节分别曲向胸部，持续数秒，然后双侧同时做这个动作。

（4）腰背肌的锻炼　俯卧，腹部伸展，腿与骨盆紧贴地板或床，用手臂上撑维持10秒；俯卧，手臂和双腿同时高举离地维持10秒，然后放松。如此反复多次。

6.手部锻炼　患者应该经常伸直掌指关节，展平手掌，可以用一只手抓住另一只手的手指，向手背方向搬压，防止掌指关节畸形。还可以将手心放在桌面上，尽量使手指接触桌面，反复练习手指分开和合并的动作。为防止手指关节的畸形，可反复练习握拳和伸指的动作。

7.上肢及肩部锻炼　两肩尽量向耳朵方向耸起，然后使两肩下垂；伸直手臂，高举过头，并向后保持10秒；双手向下在背后扣住，往后拉5秒，反复多次，手臂置于头顶上，肘关节弯曲，用双手分别抓住对侧的肘部，身体轮换向两侧弯曲。

8.下肢锻炼　又称"印度式盘坐"：双脚掌相对，将膝部靠向地板，维持并重复。双脚呈"V"型坐下，头先后分别靠向右腿、双脚之间和左腿，每个位置维持5～10秒。

9.步态锻炼　患者在起步和行进中，常常会出现"僵冻现象"，脚步迈不开，就像粘在地上了一样。遇到这种情况，不要着急，可以采用下列方法。

首先将足跟着地，全身直立站好。在获得平衡之后，再开始步行，切记行走时先以足跟着地，足趾背屈，然后足尖着地，在脚的前方每一步的位置摆放一块高10～15cm的障碍物，做脚跨越障碍物的行走锻炼。但这种方法比较麻烦，在家里不可能摆放一堆障碍物，因此借助"L"型拐杖是一个很好的方法。

10.平衡运动锻炼　帕金森病患者表现出姿势反射的障碍，行走时快步前冲，遇到障碍着地，足趾背屈，然后足尖着地。遇到障碍物或突然停步时容易跌倒，通过平衡锻炼能改善症状。

双足分开 25～30cm，向左右、前后移动重心，并保持平衡。躯干和盆骨左右旋转，并使上肢随之进行大的摆动，对平衡姿势、缓解张力有良好的作用。

（二）科学饮食

1.保证充足热能摄入，注意食物合理搭配　帕金森病患者应保证充足的热能摄入，特别对于晚期异动症患者，更应考虑其额外的耗能。食物结构应以糖类（碳水化合物）为主，兼顾蛋白质、脂类维生素和钙类及微量元素的摄入。由于高蛋白质饮食影响帕金森病药效，通常不宜摄入较多的蛋白质，应以补充优质蛋白质为主，专家推荐每日摄入量应控制在 0.8g/kg 体重。不过，对于帕金森病患者来说，过高的脂类摄入还会延迟左旋多巴类药物的吸收，影响药效。因此，帕金森病患者必须限制脂类摄入。

2.考虑个体消化功能，力求品种丰富多样　帕金森病多见于老年人，同时多合并自主神经功能障碍。另外，由于病情限制，患者的行走、运动功能受到不同程度的影响。因此，帕金森病患者多存在程度不等的消化不良，故应结合具体情况多吃高纤维素食物，如谷类食物、新鲜蔬菜和水果，增加菠萝和新鲜木瓜的摄入，避免煎炸、烧烤食品及各种不良加工食品等的摄入。建议少量多餐，力求食物品种的多样化，来增加食欲。

3.正确计划进食时间，避免影响药物吸收　为了最大程度地不影响药物疗效，建议患者空腹服用左旋多巴类药物。但对于初服患者或出现恶心、胃部不适者，建议在服药之前或同时吃少量低蛋白质食物，如水果或饼干等。帕金森病患者出现恶心，若伴有腹胀，多为进食过多所致的消化不良，只需控制饮食，不必特殊处理，但需密切观察，及时就医。

4.切记水是生命必需，勿忘运动有益健康　帕金森病患者多存在不同程度的便秘，适量的水分摄入有助于润滑大便，缓解患者的便秘症状。另外，合适的运动不仅对帕金森病患者的病情有益，也可从某种程度上改善患者的消化不良和便秘。

【治已病】

一、西医治疗

（一）治疗目标

帕金森病的治疗目标是以控制症状、提高生活质量为主。尽管其尚不可预防、也不可治愈，但患者若能尽早和坚持接受药物治疗，并主动、积极地配合科学的护理方法和合理的康复锻炼，可有效改善症状、提高生活质量。

（二）治疗原则

治疗的时机，症状轻微无须特殊治疗，应鼓励患者多作主动运动。若疾病影响患者的日常生活和工作能力，则需采用药物治疗。药物治疗剂量因人而异，应遵循从小剂量开始，缓慢递增，尽量以较小剂量取得较满意疗效；治疗方案个体化，治疗因年龄而异，对年龄较轻的早期患者应选择多巴胺激动剂，该类药物不良反应出现；对年龄较大的早期患者，可应用多巴类药物。随着病情发展，需要服药剂量越来越大，因此服药剂量尽可能小，长期规律服用，能达到约80%效果即可。根据症状类型、严重程度、职业情况等选择具体药物。宣传和教育患者，因本病目前不能根治，且呈缓慢进展性，需要长期配合，终身治疗。

（三）治疗方案

1.药物治疗　药物治疗是控制帕金森病症状的关键。目前国内外帕金森病治疗指南首推的早期起始药是以森福罗（普拉克索）为代表的非麦角类多巴胺受体激动剂，可显著改善帕金森病的震颤等运动症状，以及抑郁等非运动症状。

（1）抗胆碱能药物适用于早期轻症或由药物诱发等的帕金森综合征。也可与复方多巴制剂合用。

常用者有：①盐酸苯海索（安坦），每次 1～2mg，3 次/d。②东莨菪碱，0.2～0.4mg，3 次/d。

抗胆碱能药物均有口干、眼花、无汗、面红、便秘等不良反应。严重时失眠、谵妄、精神症状、不自主运动，在老年人中更易发生，停药或减量后可消失。青光眼者禁用。

（2）多巴胺替代疗法 多巴胺不易透过血脑屏障，故须用能透过血脑屏障的 L-多巴，在脑内脱羧变成多巴胺。由于 L-多巴用量很大，服用后有明显恶心、呕吐、便秘等消化道反应、不自主运动、"开-关"现象和直立性低血压、精神症状等，现已很少单独应用。目前应用 L-多巴与外周多巴脱羧酶抑制剂苄丝肼（benserazide）或卡比多巴（Carbidopa）组成的复方多巴制剂。这两种多巴脱羧酶抑制剂阻止血中多巴变成多巴胺，能有更多的多巴进入脑内脱羧成多巴胺，从而减少 L-多巴用量和减少其外周不良反应。应用此类药剂时再加用维生素 B_6，使脑内 L-多巴的脱羧更完全、更快。

中青年患帕金森病如果生活工作受到影响，需使用药物治疗，尽量不用左旋多巴制剂。对年龄较大的早期患者可应用多巴类药物。

1）美多巴（Madopa，又称苄丝肼多巴） 是 L-多巴和苄丝肼的混合剂。美多巴"250"含 L-多巴 200mg 和苄丝肼 50mg。第 1 周用 1/2 片，每日 1 次。其后每隔 1 周，每日增加半片，直至最适合的剂量。最多可达 3～4 片/日，分 4 次服用。

2）森纳梅脱（Sinemet） 是 L-多巴和卡比多巴的混合剂。有 10/100、25/250 和 25/100（卡比多巴/L-多巴）的 3 种片剂。25/250 剂型含 25mg 卡比多巴、250mg L-多巴。开始用森纳梅脱 25/250 的 1/2 片，每日 1 次，以后每隔日增加 1/2 片，直至最适合剂量。最大剂量勿超过森纳梅脱 25/250 每日 4 片，分 4 次服用。

为了稳定 L-多巴血浓度，以减少"关"现象、终末剂量效应造成的不动和峰剂量过高的多动表现等运动障碍，目前已有控释片上市。息宁（森纳梅脱控释片，sinemet CR）是 L-多巴与卡比多巴复方，并以聚合物为基质的控释片。美多巴缓释胶囊（Madopar-HBS）为 L-多巴和苄丝肼复合，并包以水解胶囊蛋白（hydrocolloids）组成。

息宁 50/200 初用 1 片，晨一次，以后每 3 日增加 1 片，直至最适剂量。一般为 3～4 片/日，3 次分服，每次间隔 4～6 小时。帕金宁可整片或半片吞服，绝对不能咀嚼。

复方多巴制剂开始治疗后的 2～5 年内大多数帕金森病患者症状有好转，在 5～6 年后疗效减退，甚至症状比用药前更严重；仅有极少数患者比用药前病情有所好转。多系统变性的帕金森病叠加综合征者服用复方多巴制剂一般无效。

（3）多巴胺受体激动剂 早期患者应用激动剂可延迟使用 L-多巴制剂和减少 L-多巴用量，以减少 DA 代谢产生的自由基损害 DA 神经元。中、晚期患者使用激动剂可改善症状和减少大剂量应用 L-多巴复方制剂的不良反应。中青年患帕金森病需使用的药物，应选择多巴胺受体激动剂。常用的药物有：

1）培高利特（Pergolide）：是多巴胺 D_2 受体激动剂。每晚口服 50μg，共 2 天；以后每隔 3 天，增加 100μg/d，直到 1.0～1.5mg/d 的最适剂量，3 次/日，饭后服用。可有恶心、呕吐、低血压和昏厥、皮疹、便秘、幻觉等不良反应。

2）泰舒达（Piribedil）：是多巴胺 D_2 和 D_3 受体的激动剂，为控释剂。每日150～200mg。对静止性震颤更有帮助，也可改善抑郁情绪。副反应与培高利特相似。

3）普拉克索（pramipexole）：是多巴胺 D_2、D_3、D_5 受体的激动剂。每晚口服 0.25mg，共 1 周。以后每隔 7 天，每日增加 0.5mg。总量达 1.0mg/d，分 3 次饭后服用。不良反应与培高利特相同。

4）溴隐亭（Bromocriptine）：已少用。

（4）抑制多巴胺降解 DA 通过单胺氧化酶 -B（MAO-B）和儿茶酚氧位甲基转移酶（COMT）两酶交替作用最后降解成高香草酸，应用此两酶的抑制剂均可阻止 DA 降解而加强多巴的疗效。司来吉兰（Selegiline）属 MAO-B 抑制剂。恩他卡朋（Entacapone）和托卡朋（Tolcapone）属 COMT 抑制剂。

恩他卡朋用于长期复方多巴制剂治疗后出现"开－关"现象、疗效减退及终末剂量效应的患者。每次 200mg，与复方多巴制剂同时服用，每服一次复方左旋多巴片即服一片恩他卡朋。可有口干、肝功能损害等，治疗中应随访肝功能。

（5）药物治疗须知 左旋多巴能有效减轻帕金森病患者的运动症状，然而这类药物在使用 3～5 年后会给患者带来运动并发症，表现为剂末现象、"开－关"现象、异动症等。同时，它也会诱发一些神经症状，如抑郁、焦虑、幻觉、欣快、精神错乱、轻度躁狂等。

剂末现象：所谓"剂末现象"是指药效维持时间越来越短，每次用药后期出现帕金森病的症状恶化。通常所说的"清晨运动不能"就是该现象的一种最常见的表现，主要是多巴胺细胞随病程进展不断减少，多巴胺合成、储备、释放能力下降，因为夜间的时间长而使中枢神经系统内药物储存不足所致。

对于这种现象，目前医生通常只能采取加大左旋多巴的用量等措施来应对。但如此会产生两个负面影响：一是会导致左旋多巴相关的神经精神、消化道和心血管方面不良反应所致的症状更加显著；二是导致"开－关"现象和异动症发生更频繁和更严重。

开关现象：所谓"开－关"现象是指症状在突然缓解（开期）和加重（关期）间波动，关期会伴有明显的无动症，开期常伴有异动症。患者常表现为突然僵硬、无法动弹，如走路时突然迈不开步子等，这种状况会持续数秒或数分钟，然后突然缓解，并伴有明显的异动症。

"开－关"现象是一种常见的左旋多巴类药物的不良反应，其发生与服药时间、药物血浆浓度无关，故无法预测发生的时间。

异动症：所谓异动症，是指舞蹈样或手足徐动样不自主运动、肌强直或肌痉挛，可以累及头面部、四肢、躯干，有时表现单调刻板的不自主动作或肌张力障碍。

无论是"开－关"现象还是异动症，治疗上都比较困难，表现为持续时间不定、病症程度深浅不一，因此严重影响患者生活。

抑郁症状：有关数据显示，35%～45% 的帕金森患者有抑郁症状。抑郁症状的出现分为器质性和心因性两种：前者表现为即使帕金森病的运动症状明显改善，但抑郁症状仍不见改善；后者是由于担心病症无法治愈而产生的心情烦躁等情绪。患者可能变得哀伤、忧郁，并表现为对家人乱发脾气，最终影响自己和家人的情绪，造成情绪上的恶性循环。

2.外科治疗

（1）手术适应证 对药物治疗无效或不能耐受药物治疗，年龄小于75岁，无重要器官功能障碍者，在取得患者及其家属知情同意后，可行脑主体定向手术。

（2）手术治疗

1）基底节神经核团射频损毁术。

2）脑深部神经核团慢性埋藏电刺激术。

3）运动功能康复及伴随症状处理

（1）运动功能康复

1）放松和呼吸锻炼：全身放松，深呼吸。

2）面部动作锻炼：对着镜子，让面部表现出微笑、大笑、露齿而笑、撅嘴、吹口哨、鼓腮等。

3）头颈部锻炼：下颌前后运动，前伸保持5秒，然后内收5秒。

4）上肢及肩部训练：两肩分别向耳朵位置耸起，而后使两肩下垂。蜷缩手臂，扬起过头并向后维持10秒。双手向下在面前扣住，往后拉5秒，重复数次。手臂置于头顶上，肘关节弯曲，用双手分别抓住对侧的肘部，身体交替向两侧弯曲。

5）手部锻炼：反复练习手指分开、合并的动作和握拳伸指的动作。

6）步态训练：步行时双眼直视，双上肢与下肢保持协同合拍动作，同时使足尖尽量抬高，以脚跟先着地，尽量迈开步伐行走，并做左右转向和前后进退的训练。在步态训练中，当患者走路遇到步僵时，先让患者停下来，站直身体，鼓励其抬高一条腿，向前迈一大步，再换另一条腿，再抬高，向前迈大步，反复练习3～5次。

7）腹肌锻炼：平躺在地板上或床上，两膝关节分别曲向胸部，持续数秒，然后双侧同时做这个动作。

8）躯干锻炼：通过有节奏的身体侧弯、转体等运动，可增强躯干腹背肌力量与协调性。

9）语言障碍训练：包括舌运动锻炼、朗读锻炼和唱歌锻炼等。

（2）伴随症状的处理

1）便秘 可以饮食辅助治疗，多吃水果、蔬菜、豆类和谷物，每天保证饮水6～8杯（250毫升）。每天睡前顺时针按摩腹部50圈以上，以促进胃肠道蠕动。

2）吞咽困难 帕金森病患者由于口唇和喉部肌肉失控而使吞咽困难，还容易发生窒息或吸入性肺炎，甚至危及生命。通过以下训练能够减轻吞咽困难：①坐姿：进餐时竖直坐位姿势，头略向前倾，进餐后仍保持直坐姿或站姿15～20分钟，防止食物误入气管。②细嚼慢咽：将食物切成小片且分次咀嚼，每吃一口食物必须咽2～3次。③软的食物：充分补充水分，促进唾液生成，多吃柔软食物。

3）流涎 嘴唇不能完全闭合的患者，改善身体姿势可以缓解流涎。坐着时用双手托起下颌，帮助闭拢嘴唇。此外，应经常有意识地进行吞咽动作，帮助清除口腔内的唾液。

4）排尿困难 由于帕金森病影响膀胱功能，造成夜尿增多或排尿困难，患者晚上不要喝咖啡、茶或啤酒等饮料，减少上厕所的麻烦。以上方法如无效，可到医院就诊治，在专业医师的指导下使用药物治疗。

4.心理治疗 治疗帕金森病是一场持久战，要在战略上藐视它，树立积极乐观的生活态度；但应在战术上重视它，不断提升自己的疾病管理认知，通过规范治疗，重拾精彩生活。

二、中医治疗

（一）中药辨证论治

1.肝肾不足证

治法：滋补肝肾，育阴熄风。

方药：大补阴丸合六味地黄汤。

熟地黄15克、山萸肉10克、茯苓12克、知母10克、龟板20克（先煎）、山药15克、生龙牡各30克（先煎）、丹皮10克、天麻10克、钩藤15克。

2.气血两虚证

治法：益气养血，熄风活络。

方药：八珍汤合天麻钩藤饮。

党参15克、茯苓15克、白术10克、当归10克、熟地黄15克、天麻10克、白芍10克、钩藤10克、丹参20克、生石决明各20克、杜仲12克。

3.痰热动风证

治法：健脾化痰，清热熄风。

方药：涤痰汤加减。

胆南星10克、炒枳实12克、法半夏12克、陈皮10克、茯苓15克、党参15克、石菖蒲10克、竹茹12克、黄芩12克、生甘草6克、白僵蚕15克、全蝎6克、蜈蚣2条。

（二）常用中成药

1.杞菊地黄丸每次1丸，每日2次。

2.逍遥丸每次1丸，每日2次。

3.清开灵口服液每次1支，每日2次。

（三）针灸治疗

帕金森病为本虚标实之证，本虚者为气血不足，肝肾不足；标实者为阳亢风动、气滞血瘀、痰浊痰火内阻。临床上针对病机，因证调治，内平五脏，外泄风势，对控制病情进展极为重要。

1.补肾益水　可针刺三阴交,太溪、肾俞行补法,或气海、关元、命门前后交替行艾灸法,每日一次；培补气血，可取中脘、足三里、脾胃俞；偏气虚加灸气海、关元；偏血虚加膈俞、三阴交；化痰可用中脘、天枢、丰隆、阴陵泉、三阴交；瘀血可针刺膈俞、肝俞、合谷、太冲，或在大椎、尺泽、委中以三棱针刺其血络，出其瘀血。

2.平肝熄风，镇静止颤　《针灸甲乙经》中有"掖拘挛，暴脉急，引胁而痛，内引心肺，……从项至脊已下至十二椎，应手刺之，立已。"的记载，说明古人也注意在背部夹脊寻找相应的敏感点，行针刺疗法以改善脉急肢挛。有人认为，夹脊穴通督脉以调肝经，因而起到祛风和络的效果。

3.对症用穴，减轻兼症　对症取穴的经验：颤抖甚者，取少海，后溪；僵直甚，取大包，期门（灸）；失眠者，用百会、风池、翳明（安眠）；有虚烦加通里；胸膈胀满、胸闷者取建里、内关；乳胀选期门、下巨虚；吞咽困难、流涎：廉泉、承浆、地仓；声音嘶哑：哑门、天柱、天突、扶突；口干舌燥：复溜；颈项强：风府、大椎、百劳；腰背酸痛：命门、肾俞；汗多：肺俞、脾俞、气海；皮脂溢出：内庭、曲池；便秘：大横、天枢、照海、支沟。

阿是穴可以改善患者的肢体僵硬和颤抖。如上肢手腕发僵，可在阳溪、阳池附近寻找相应的穴点以针刺，一般翌日即诉症状改善。肩痛不能上抬，累及肩颈僵硬，针肩髃、肩井、天柱，可减轻症状。

以上所述穴位，每次根据病情选穴 5 ~ 7 处，刺血可每周 1 次左右，不必广络原野，面面俱到。就刺法而言，上述穴位多用针法，部分用灸法，还应根据证候虚实，患者的反应性来决定针刺刺激量的大小。一般采用平补平泻，对症选穴和阿是穴可用略强的刺激，腹部穴位和背部穴位多采用补法，头皮穴位可考虑用电针。因本病较为顽固，最好长时间留针，可留针至 30 ~ 50 分钟以上，隔天治疗一次。

（四）帕金森病食疗方

1. 枣仁龙眼汤　龙眼肉、炒枣仁各 15 克。将龙眼肉、炒枣仁加入水煎成汁，再加适量白蜜即成。每日 2 次，早、晚服用。对久患帕金森病、气血亏虚者有补益作用。

2. 酸枣砂仁汤　酸枣 30 克、砂仁 15 克。将酸枣、砂仁共同煎成汁，每晚 1 次，代茶饮。适用于帕金森病震颤者。

3. 沙棘菊花饮　沙棘 50 克、菊花 10 克。将沙棘、菊花洗净后共同煎汤，每日 2 次，可早、晚服用一次，也可代茶饮。适用于帕金森病合并高脂血症。

4. 陈皮砂仁酸枣粥　陈皮 5 克、砂仁 10 克、酸枣 15 克、粳米适量。将砂仁先煮成汤，再放入粳米，酸枣煮成粥后，再放入陈皮，稍混后即可食用。每日 2 次，早、晚服食。具有镇静作用。

【法医学鉴定】

颅脑损伤与帕金森综合征的法医学鉴定

案例报道（摘自《法医学杂志》）

案情摘要

李某（男性，50 岁）因道路交通事故致颅脑损伤，曾在某医院住院手术治疗。

资料摘录

外伤术后运动减少 27 天，于 2010 年 5 月 26 日入院。查体：嗜睡状态，表情淡漠，缄默，左额部头皮局部隆起，边缘可见手术瘢痕，局部可触及大小约 6cm × 10cm。颅骨缺损，可触及脑搏动，左侧眼睑下垂，左侧面颈部无汗，左侧瞳孔较右侧小，左：右 = 3mm：4mm，对光反应迟钝。四肢肌张力增高，无震颤，双下肢腱反射活跃，双侧踝阵挛阳性，双侧巴氏征阳性。2010 年 5 月 26 日头颅 MRI：双侧额叶脑挫裂伤。按照颅脑损伤常规治疗 1 个月无好转，遂按帕金森综合征试验性给予口服美多巴 0.125g qd 治疗，2 日症状明显好转，1 周后出院，共服药 1 个月，随访半年，未见异常。

分析说明

帕金森综合征与帕金森病临床表现类似，主要表现为运动障碍、震颤及肌肉僵直。帕金森病是中老年人不明原因黑质和纹状体神经细胞的退行性变，致使多巴胺递质减少。帕金森综合征是因某种脑炎、中毒、脑血管病、颅脑损伤、脑肿瘤等继发引起。颅脑外伤引起帕金森综合征少见，据报道引起帕金森综合征颅内病变部位有右侧额叶脑挫伤、中脑黑质及大脑脚损伤、左颞叶脑挫伤导致锥体外系主要通路皮质 - 纹状体 - 苍白球 - 丘脑通路受损，引起多巴胺递质减少，对脊髓前角运动神经元抑制减弱，而胆碱神经功能相对占优，兴奋脊髓前角运动神经元增强，从而出现震颤、运动障碍及肌肉强直等表现。本例患者诊断为外伤后帕金森综合征的依据：①患者典型临床表现：表情淡漠，缄默，运动减少，肌肉僵直，且年龄不在帕金森病一般发病年龄为 50～60 岁，也无病毒感染史、脑炎、缺氧症、一氧化碳中毒、严重的动脉粥样性硬化等。②明确外伤术后双额叶出血性脑挫伤，头颅 MRI 扫描证实。③试验性美多巴治疗效果显著。④患者家族中无同样病史。

鉴定意见

被鉴定人李某颅脑交通伤致帕金森综合征，两者为直接因果关系。

第三节 老年痴呆—阿尔茨海默病

【概述】

痴呆是获得性器质性损害所致的智能持续衰退的一组综合征。表现为无明显意识障碍的情况下，记忆、语言、视空间技能及认知（理解、计算、判断力及综合解决问题等）能力降低，同时伴有行为和人格异常。这些功能障碍影响了患者的日常生活、社会交往和工作能力。

痴呆是一组症状群，分类方法多样：

按组织病理变化，如阿尔茨海默症、lewy 体痴呆、Pick 病等。

按病因，如慢性酒精中毒所致痴呆、血管性痴呆等。

按特征的临床症状群，如额叶痴呆；结合病因、病理和临床特点，如 Huntington 病。

根据受累部位可分为皮质性和皮质下痴呆。

根据发病时间分为早发性痴呆、晚发性痴呆。

根据遗传因素分为家族性痴呆、散发性痴呆等等。

阿尔茨海默病是由于神经退行性病变、脑血管病变、感染、外伤、肿瘤、营养代谢障碍等多种原因引起的一组症候群，是患者在意识清醒的状态下出现的持久的全面的智能减退，表现为记忆力、计算力、判断力、注意力、抽象思维能力、语言功能减退，情感和行为障碍、独立生活和工作能力的丧失。

1906 年，德国医生阿罗伊斯·阿尔茨海默（1864～1915）首先对此病进行了描述。只有当阿尔茨海默病患者死亡之后才能诊断出他们患有此病，因为只有大脑中神经细胞的损失情况和衰老的色斑（神经细胞丧失或者蜡状的沉淀物，为淀粉样蛋白）。β 淀粉样蛋白（Aβ）异常沉积与 tau 蛋白异常磷酸化是目前公认的 AD 主要分子机制。它们通常位于靠近大脑中被认为是控制记忆和更高认知过程（比如自我感知，解决问题和推理能力）的区域。

在所有受到痴呆症影响的人中，有近 50% 的人患有阿尔茨海默病。当痴呆症患者的年龄超过 85 岁时，这个比例将增长到 70%。阿尔茨海默病是渐进性的，衰退性的。虽然这种病在任何年龄都可能出现，但是通常在 60～70 岁出现较多。当人们被诊断出患有该病时，通常还能活 5～10 年，然而新的研究显示这种病的存活率正在不断下降，目前，患上该病之后大约还能存活 3.3 年。

典型临床表现：①遗忘型记忆损害；②语言能力缺失；③视空间能力缺失；④日常生活能力损害：书写障碍、公交工具使用障碍；进食、梳头、如上厕所不能自理。⑤神经精神症状、行为异常：情绪改变、淡漠；精神病性症状、激越。

病程：一般认为，患者发病后，将随着病情进展经历早、中、晚期三个阶段。

早期，患者主要表现为记忆力下降，尤其是新近事物记忆的障碍。比如，患者常常感觉读书看报后记住的内容减少、记不住新面孔、忘记近期约会、常常记不清东西放在哪里，即使是刚刚亲手整理的东西；有的患者还因为忘记正在做的事情而发生事故，如煮饭后忘关煤气等。在这个阶段，由于记忆力下降，患者的社会功能随之减退，但此时仍保持基本的生活技能，独立生活能力相对完整。此阶段大约持续3年。

中期，随着病情进展，患者记忆力进一步下降，表现为前事后忘，并记不住自己或亲人的名字，认不出身边的亲人，也记不住自己家的地址，因此常常迷路。患者逐渐丧失基本的生活技能，如洗脸、洗澡、穿衣、上厕所等，并且出现明显的性格的改变，出现一系列严重的精神病症状，如猜疑、妄想、幻觉、攻击行为等。此时，患者已基本无法独立生活，一部分患者由于各种意外及肺炎、褥疮等并发症而死亡。此阶段大约持续2年。

晚期，由于大脑功能的严重衰退，患者各种行为发生退化，终日卧床、语言能力丧失、大小便失禁甚至进食困难，一系列并发症如肺炎、尿路感染、压疮、营养不良等随之而来，加之老年人对各种疾病的抵抗力差，因此大部分患者进入晚期后在1～2年内死于各种并发症。患者病程还得根据具体情况而定。随着人们对早期痴呆识别能力及护理水平的提高，部分病程已可以达到10年以上。

中医学认为，痴呆的病因病机以情志所伤、年迈体虚和久病不复而致五脏虚衰为主，兼夹痰瘀，病位虽在脑，而与心肝脾肺肾五脏关系密切。"肾为五脏六腑之本，元气之根"，肾精亏虚、不能生髓，则会出现头晕或眩晕、耳鸣、目糊、腰腿酸软、疲乏及失眠等。"心主血脉"，如果心气虚弱、心血匮乏就会出现失眠、多梦、神志不宁，甚则谵狂；或出现反应迟钝、健忘、精神萎靡等。脾为"气血生化之源""后天之本"，若脾胃虚弱、气血生化不足，就不能荣养五脏和脑窍，人就会出现眩晕、头痛及呆钝。"肝主疏泄，藏血"，如果肝气郁滞、气不行水致痰浊内生，气郁而致痰浊血壅于五脏，或肝气郁久也可导致肝火炽盛，从而出现抑郁寡欢、心烦易怒、头晕、头痛、失眠、胸胁胀痛。肺主一身之气，《灵枢天年篇》曰："80岁，肺气衰，魄离，故言善误矣。"因此，患者易于反复感染，容易胡言乱语等。

综上所述，"五脏虚衰"是导致痴呆的主要因素。

【临床诊断】

一、西医诊断

诊断标准如下：

（一）ICD-10的阿尔茨海默病诊断标准

1. 痴呆。

2. 隐袭起病，缓慢进展，起病通常很难肯定具体日期，但旁人发现其缺损表现可突然发生，在疾病进展过程中可出现一个相对稳定期。

3. 无临床证据或特殊检查提示精神状态可能是由于系统性或脑部疾病所致的痴呆。

4. 缺乏突然脑卒中发病或脑局灶性神经症状，如：偏瘫、感觉缺失、视野缺损及疾病早期出现共济失调。

阿尔茨海默病早发型诊断标准：

起病于65岁前，症状发展迅速，病程早期即可出现多种高级皮质功能紊乱，如：失语、失读、失写、失用症，可有阿尔茨海默病或Down综合征家族史。

阿尔茨海默病晚发型诊断标准：

起病于 65 岁后，通常在 75 岁以后，病程进展缓慢，主要临床表现为记忆障碍。

阿尔茨海默病不典型或混合型诊断标准：

痴呆不符合上述早发型与晚发型者归于此型。阿尔茨海默病与多发梗塞性痴呆共存者包括在内。

（二）CCMD-3 的阿尔茨海默病诊断标准

1. 符合器质性精神障碍的诊断标准。

2. 全面性智能损害。

3. 无突然的脑卒中样发作，疾病早期无局灶性神经系统损害的体征。

4. 无临床或特殊检查提示智能损害是由其他躯体或脑的疾病所致。

5. 下列特征可支持诊断，但不是必备条件：①高级皮质功能受损，可有失语、失认或失用；②淡漠、缺乏主动性活动，或易激惹和社交行为失控；③晚期重症病例可能出现帕金森症状和癫痫发作；④躯体、神经系统或实验室检查证明有脑萎缩。

6. 尸解或神经病理学检查有助诊断。

（1）严重标准　日常生活和社会功能明显受损。

（2）病程标准　起病缓慢，病情发展虽可暂停，但难以逆转。

（3）排除标准　排除脑血管疾病等其他脑器质性病变所致智能损害、抑郁症等精神障碍所致的假性痴呆、精神发育迟滞或老年人良性健忘症。

二、中医诊断

症候分类如下：

（一）髓海不足证

主症：耳鸣耳聋、记忆模糊、失认失算、精神呆滞。发枯齿脱、腰脊酸痛、骨痿无力、步履艰难、举动不灵、反应迟钝、静默寡言。舌质瘦色红、少苔或无苔、多裂纹。脉沉细。

（二）气血亏虚证

主症：呆滞善忘、倦怠嗜卧、神思恍惚、失认失算、少气懒言、口齿含糊、词不达意、心悸失眠、多梦易惊、神疲乏力、面唇无华、爪甲苍白、纳呆食少、大便溏薄。舌质淡胖边有齿痕。脉细弱。

（三）痰浊阻窍证

主症：终日无语、表情呆钝、智力衰退、口多涎、头重如裹、纳呆呕恶、脘腹胀痛、痞满不适、哭笑无常、喃喃自语、呆若木鸡。舌质肿大有齿痕，苔腻。脉滑。

（四）瘀血内阻证

主症：表情迟钝、言语不利、善忘易惊恐，或思维异常，行为古怪。肌肤甲错，面色黑，唇甲紫暗，双目晦暗，口干不欲饮。舌质暗，或有瘀点瘀斑。脉细涩。

（五）心肝火旺证

主症：急躁易怒、善忘、判断错误、言行颠倒。眩晕头痛、面红目赤、心烦不寐、多疑善虑、心悸不安、咽干口燥、口臭口疮、尿赤便干。舌质红，苔黄。脉弦数。

【防未病】

一、防阿尔茨海默病发生

（一）关注高危人群

阿尔茨海默病是发生在老年期的一种大脑智能进行性减退的器质性疾病。有资料表明，在60岁以上的老年人中，阿尔茨海默病发病率占5%，80岁以上则高达20%。当然，50多岁甚至40多岁的人也并非绝对不会得此病。不过，这段年龄的发病率毕竟是非常低的。

1.患有脑部疾病者：例如，罹患帕金森病、脑肿瘤、脑炎等脑部器质性疾病，都是患阿尔茨海默病的高危因素。

2.严重脑外伤者：轻度脑震荡，不至于会引起外伤性痴呆，但是，如果是严重的颅脑外伤，会使脑细胞受损，从而导致记忆力减退、智力受损而出现痴呆。

3.一氧化碳中毒者：如果中毒程度轻，发现早、抢救及时，甚至患者还未发生昏迷时即得救，那就未必导致以后发生痴呆；如果中毒程度深，患者昏迷时间长，导致脑细胞缺氧时间过长，苏醒后发生痴呆的概率仍是比较高的。

4.酒精依赖者：长期饮酒，甚至已经成为酒精依赖者，久而久之，酒精就会对脑细胞形成不可逆的损害，最终造成酒精性痴呆。

5.独居老人：老人丧偶或独居，加上性格内向，不善于和人接触交流长期处于孤独、寂寞、与外界几乎没有交流的封闭环境中，很容易罹患阿尔茨海默病。

6.不良嗜好者：例如吸烟、酗酒、饮食不当、缺乏运动等不良习惯，都容易导致高血压、高血脂、糖尿病、冠心病、脑动脉硬化等疾病，天长日久，就会损害脑功能，引起痴呆。

（二）预防方法和注意事项

预防阿尔茨海默病就得从中青年做起，注意劳逸结合，合理安排好工作与休息，避免过度疲劳，保证充足的睡眠；参加适当的体育锻炼，增强体质，有助于预防脑衰老。

1.避免精神刺激调节情志，保养肾气。过度的精神刺激，如大怒、忧伤等，对人大脑组织的功能是一大危害。

2.合理调配膳食多吃易于消化又富于营养的食物，多吃新鲜蔬菜、水果；适当减少脂肪、高胆固醇的摄入量，保证获取足够的蛋白质。

3.积极防治导致脑供血不足或脑循环障碍的疾病要积极预防和治疗高血压、高脂血症、糖尿病、动脉硬化及脑血栓等疾病；防止脑外伤、中毒，避免发生脑供血不足或脑循环障碍。科学用膳、加强锻炼，做到有病早治、无病预防。

4.高危人群改变相关行为习惯

阿尔茨海默病病因不明，目前尚无治疗理想方法，亦无可靠、高效的预防手段，但可以通过改变相关行为习惯预防。

（1）年龄是阿尔茨海默病最大危险因素 延缓衰老，尤其是延缓脑老化，是预防阿尔茨海默病的有效措施。采取各种措施对高血压、糖尿病等疾病预防、治疗或控制，是防止阿尔茨海默病的有效手段。

人脑是一个"用则进、废则退"的器官，老年人在生活中还应注意勤用脑，坚持适当的体育锻炼并保持良好心情。

（2）改善饮食习惯 应该合理膳食，控制总热量摄入及低糖、低脂饮食。有专家认为某些食物与老年阿尔茨海默病可能有关。

1）含铝高的食物 铝对人体的毒害是多方面的。世界卫生组织在1989年正式将铝定为食品污染物并要求严加控制。根据科学测试，每人每日允许摄入人的铝量为每千克体重1mg。又据测定，我们日常使用铝制餐具可以摄入4mg的铝。因此，在烹饪过程中尽量少使用铝制炊具。

2）脂类物质 能够引起痴呆已得到医学界的共识。应注意低脂饮食，减少过多的脂肪摄入。鱼油当中含有较多的二十二碳六烯酸（脑黄金，DHA）和二十碳六烯酸（EPA）尤其是深海鱼油，可多食用鱼类食品。

3）维生素 B_{12} 和叶酸 众多研究表明，缺乏维生素 B_{12}、叶酸能够导致认知功能降低。缺乏维生素 B_{12} 可以加速大脑老化进程，从而引起阿尔茨海默病。除动物性食物，如动物肝脏、肉、蛋、奶、鱼、虾含有较多维生素 B_{12} 外，发酵后的豆制品也可产生大量维生素 B_{12}，其中豆腐含量很高，每100g豆腐含维生素 B_{12} 10μg左右。吃以上食物对预防阿尔茨海默病有积极作用。叶酸参与蛋白质、核酸的合成。老年患者进食量少、肠胃功能退化、食物种类单一等均会导致叶酸的缺乏。所以，应注意叶酸的补充，在动物的肝脏、绿色蔬菜中均含较高的叶酸。

（4）维生素E 是一种有效的抗氧化剂，它对大脑神经元和胶质细胞具有保护作用，可防止因为氧化反应而带来的损伤。长期给予一定剂量的维生素E能降低阿尔茨海默病的发生率，因此增加摄入含有较多抗氧化物质成分的食物，如胡萝卜、木瓜、番茄、菠菜等。此外，植物油亦对预防痴呆有意义。因此，在日常饮食中宜少食动物油脂，注意饮食结构的合理性和多样性。

3.情志调养 保持乐观的情绪，多参加集体活动，多接受外来的有益刺激，以延缓脑功能减退。多与他人交流，保持良好的人际关系。注意进行智力训练，其中包括记忆力、理解力、计算力、定向力。

4.按摩疗法 按摩健脑就是运用手掌、手指或简单器械，在体表一定的部位，施以不同手法的按摩，使经脉宣通，气血调和，达到醒脑安神、通利关窍、增进智力的目的。

按摩百会穴：以示指左右旋揉轻压百会50次。

按摩足三里穴：以拇指或中指左右旋揉轻压足三里穴各50次。

按摩涌泉穴：坐在床上，抬起右脚，以左手顺、逆时针方向各按摩涌泉穴36次，然后以同样的方法按摩左脚的涌泉穴。

按揉内、外关穴：将右手拇、示指按在左手臂内、外侧正中腕横纹上2寸的内、外穴上、顺、逆时针方向旋揉36次。以相同的方法旋揉右侧内、外关穴。

按摩劳宫穴：以一手拇指按压或按揉另一手劳宫穴2～3分钟，然后交换双手，重复上述操作。

（三）对阿尔茨海默病早期的筛查

1.提高人群早期识别阿尔茨海默病早期症状的能力。

（1）早期症状

1）记忆力障碍：阿尔茨海默病患者突出的症状。最早出现的是记忆力下降，进而出现遗忘过去经历过的重大事件或重要任务，错构症和虚构症并不少见。早期主要累及短程记忆，记忆保存和学习新知识困难。随着病情发展，逐渐累及远期记忆。

2）定向力障碍：患者对周围环境（时间、地点、人物）以及自身状态（姓名、年龄、职业等）的认识能力缺失。有的患者把东西放错地方，走错病室，外出迷途不返，不知道现在是上午、下午等均属于定向力障碍。

3）判断理解力障碍：阿尔茨海默病患者的智力减退几乎涵盖认知功能的所有方面，患者的计算力、理解力、分析判断能力、抽象概括能力、创造能力等均可受损，例如稍复杂的账目不会算或算的很慢。最初表现为学习新知识和新技能较为困难，继而对以往已掌握的知识和技能含糊不清，说话时缺少连贯性和逻辑性，解释不清词语含义。

4）性格和精神改变：性格改变也是阿尔茨海默病患者的显著特征，例如有的患者变得过分胆小或脾气暴躁、固执、多疑等。精神改变也较为常见，有的患者总怀疑别人说自己的坏话，有的绘声绘色地描述根本就没有发生过的事情，有的在夜间反复下地走动。

5）情感障碍：说话时出现表情、动作和语调异常，例如抑郁、欣快、焦虑、易受激惹等。其中抑郁最多见，出现呆滞、淡漠、退缩等表现。

6）生活和工作的主动性丧失：阿尔茨海默病患者有的会表现的极为被动和消极，终日无所事事，在家里漫无目的地晃来晃去。

7）气味识别能力下降：2014年ADI国际会议报道的2项研究指出，脑细胞功能丧失和记忆力恶化与气味识别能力相关，气味识别缺陷与从轻度认知障碍向阿尔茨海默病转变风险的增加有关，气味识别测试中的分数每下降一个点，其阿尔茨海默病风险就增加约10%。

2.及时送可疑患者就医，"临床痴呆评定量表"测定，争取早诊断，早期得到医疗干预。

3.借助临床痴呆评定量表（表1-3-1）筛选，早发现患者。

二、已知阿尔茨海默病减缓病情进展、防意外事件、防并发症

（一）有较好的医疗条件和休养环境，进行积极的系统治疗，阻止或减缓病情发展。

（二）心理和行为干预及时，保持身心健康。

借助"临床痴呆评定量表"筛查，早发现患者。

对于早期痴呆患者出现的抑郁、焦虑和失去自尊等情况，可采取现实定向治疗（24小时时间定向和地点定向）和回忆疗法（回忆过去的生活）。在家庭中尽量让老人开心，如讲笑话，做让其开心的动作。

对于中期痴呆患者出现的激越症状，可以采用验证疗法（关注患者的情感）。

对于晚期痴呆患者出现的激越症状可以采用接触性治疗。鼓励患者参加文娱活动，如听音乐、跳舞、阅读等，可减轻患者的应激反应和不恰当行为。

对有记忆障碍的早期可以根据患者的具体情况，鼓励其回忆往事，这是不断思维的一种最好的办法，逐渐强化他对以往的记忆，尤其是加一些趣事和让老人有成就感的往事。

对有语言功能障碍的患者应注意面对面的交流，并要保持目光接触，讲话要慢，与患者的反应速度相应。言语要简单直接，对老人说出的不完整的话或想不起的事可以加以提示，帮助其进行有效的沟通，减低其挫败感。不要去纠正老人的一些错误的说法或观念，不要与之争辩或质疑。注意进行语言功能训练，鼓励老人进行语言交流和学习。非语言的沟通（恰当的手势、微笑、温和的声音、温柔的身体接触）都有助于传递情感。进行语言和记忆训练的时间不宜过长，10～20分。不要一直与患者谈话不止，有时候让他感到有

表 1-3-1 临床痴呆评定量表

检查项目	无（0分）	可疑（0.5分）	轻度（1分）	中度（2分）	重度（3分）
主要项目 记忆	无记忆力缺损或只有轻度不恒定的健忘	轻度持续的健忘，对事情能部分回忆，属于良性健忘	中度记忆丧失，近期记忆力减退明显，妨碍日常活动	重度记忆丧失，能记住过去非常熟悉的事情，新进发生的事情则很快遗忘	严重度记忆丧失，仅存某些片段
定向	定向力完整	定向力尚完整，仅时间定向有轻微的困难	时间定向有中度困难、对检查场所能做出定向，对所处地理位置可能有失定向	时间定向有重度困难，社会判断力通常有缺陷 不能做出判断或解决问题	不能做出判断或解决问题
判断及问题解决	能很好的解决日常问题，对于过去经验有关的事情判断正确	解决问题及辨别事物异同点方面有轻微的缺陷	有中度困难，社会判断力一般维持	有严重困难，社会判断力通常有缺陷	不能做出判断或解决问题
次要项目 社交活动	日常工作、购物、生意和理财，志愿和社交活动能独立完成	有轻度的障碍	不能独立完成上述活动，但仍能从事其中部分活动，检查时可表现正常	社交活动能力较差	社交活动能力太差
家务及业余爱好	家庭生活、业余爱好、智力兴趣维持良好	轻度障碍	家庭生活有轻度的肯定的障碍，放弃较困难的较复杂的业余爱好和兴趣	只能做简单的家务，兴趣有限，而且不能持久	不能做有意义的家务
个人生活自理能力	完好	需要督促	在穿衣、保持个人卫生和仪表上需要帮助	在穿衣、保持个人卫生和仪表上需要帮助	需要更多帮助，常不能控制大小便

家人陪伴就够了。

（三）重在护理和管理

1.生活安置计划

1）家庭看护：全世界范围内，家庭一直是那些丧失独立生存的老年人照护的基石。照料一个老年痴呆的患者对于任何人来说都是一个巨大的挑战。无论你多孝顺、多有耐心，最后都会被患者或其所患疾病折磨得精疲力竭、痛苦不堪。所以，制定一个合理的计划去安置和照料患病的父母就显得尤为重要。当其生活还能自理时，这似乎还不是一个问题。不过随着病情的进展和行为功能减退，照顾一个生活无法自理的痴呆老人就会变得越来越困难。其会越来越依赖他人，甚至时刻都离不开家人监护。这种365日全年无休的工作，无论是生理上还是心理上，对任何人都是一个挑战。而对于患者年迈的伴侣来说，这种挑战就更为巨大和艰难。

2）护工协助护理：如果能找到一个可靠的保姆或护工，让患病的老人在家里生活是一个不错的选择，特别是对那些轻、中度的痴呆患者，因为这样对于其来说变化最小。环境变化对于痴呆患者来说是一个很大的挑战。在一个陌生环境中，他们通常会变得焦虑、恐惧、易怒。所以，把患病的老人留在家里，让他们在一个熟悉的环境里生活，对于减轻他们因环境变化所带来的压力很有帮助。此外，和家人生活在一起也可使他们能够得到更好的照顾，从而延缓疾病的进展。

3）养老院专业护理：对于重度痴呆、生活完全无法自理或认知功能损害相对较轻，但由于配偶身体不好或其他原因而家人无法提供照料的患者，那些可提供24小时医疗服务和日常护理的养老院就会成为非常有吸引的选择。养老院的好处是患者通常能得到相对专业和及时的照料，家人的负担较小；缺点是由于环境变化，有些痴呆患者的认知和机体功能通常会迅速减退，从而加速了疾病的进程，而且国内养老院服务质量不均衡也是须考虑的方面。对于如何安置患有痴呆的老人，没有绝对完美的答案。因此，最重要的是家庭成员与亲友间取得共识，制订出一个合理、切实可行，且到每一个家庭成员，包括患者、其配偶及子女的计划。把患者强行留在家里而无法给予他们必要的照料和监护并不意味着孝顺；反之，将老人送入养老院也不意味着不孝。最重要的是让患者能够得到长期的悉心照料，同时又不会因此而压垮那些照料患者的家人。

2.临终前法律方面的安排　每个人总有一天会变老、会生病、会病的说不出话，甚至失去认知功能或丧失意识而生活无法自理。在中国多数人都不愿意去想家中老人的这种情况，甚至觉得这样想本身就是一种罪过，一种不孝。可无论我们如何逃避，这一天终究还会降临。当问题发生、意外来临时，多数人都会手足无措。若事先没有准备，很可能会由于悲伤过度或压力过大而无法作出正确的决策，或家庭成员与亲友间无法达成一致而耽误老人的治疗，使其遭受更多的痛苦。因此，事先做好相应的安排很有必要。

相应的法律方面的安排包括以下内容：帮助老人订立遗嘱；了解他们对身后事的安排和期望，包括遗产分配、遗体处理、安葬方式和地点；如果有意外发生，其是否同意心肺复苏和气管插管；当其失去认知功能或丧失意识时，谁来负责他们的医疗和经济事物等。这些问题听起来就已经很残忍，更别说要去面对。但是，当家中老人走到生命尽头的时候，难道我们不应该让他们走得更有尊严，走得更轻松，没有牵挂吗？

总之，积极做好家庭护理具有现实意义，可以尽量减缓痴呆病情的进展，预防并发症和意外事件的发生，利于提高痴呆患者的生活质量。

【治已病】

一、西医治疗

（一）治疗原则

1.目前，本病大部分患者无法根治，但治疗能延缓病情进展，使精神障碍获得改善，减轻心理社会性不良后果以及减少伴发病的患病率及死亡率。

2.提倡早期发现、早期治疗。应用恰当的药物、心理治疗、心理社会康复等。

3.由于该病的慢性进行性病程，因此要采用长期的全程综合性治疗和护理。

4.努力取得患者及其家属的配合，增强执行治疗计划的依从性。

5.精神科医生除直接治疗患者外，还常作为合作伙伴或指导者，以团体工作方式与其他人员共同努力，最大程度地改善患者的社会功能和生活质量。

（二）一般治疗

注意饮食、营养（高蛋白质、各种维生素）、水电解质平衡，防止缺氧、脑水肿的发生；鼓励患者适当活动和锻炼；预防感染，尤其是肺和尿路感染；预防便秘、尿潴留，卧床患者还需防压疮。

（三）药物治疗

1.胆碱能药物　阿尔茨海默病患者的关键症状是由胆碱能神经元功能障碍引致。乙酰胆碱酶抑制剂（AChEI）第一代产品例如他克林、毒扁豆碱等为非选择性 AChEI，不良反应大或生物利用度低，多数已不用。第二代选择性 AChEI 代表药物多奈哌齐与第一代 AChEI 相比，药物作用时间长、不良反应小、无肝毒性，主要用于治疗轻到中度 AD 患者。近年来重点研究的胆碱能受体 N、M_1 激动剂 AF120B、SR-46559A、ABT-148、icotine 和 M_2 受体拮抗剂 BIBN-99、AF-DX116 均已进入临床试验。据报道，该类药物具有作用选择性强、不良反应更少的特点。

2.N-甲基-D-天冬氨酸（NMDA）受体拮抗剂　盐酸美金刚是一种 NMDA 受体拮抗剂，可以抑制兴奋性氨基酸（EAA）的神经毒性而不干扰学习、记忆所需的短暂性谷氨酸生理释放，在欧美是唯一被批准用于治疗中、重度阿尔茨海默病的药物。目前正在进行美金刚对早期阿尔茨海默病患者临床效果的研究。

3.抗氧化剂　抗氧化剂（银杏叶制剂、维生素 E、司来吉兰）理论上可保护神经元免受 Aβ 诱导的神经毒性作用。但多个指南指出，尚无依据显示抗氧化剂单独使用能使阿尔茨海默病患者获益；维生素 E 大剂量使用其死亡风险呈剂量依赖性增加，建议不用于 AD 治疗（A 级推荐）。

4.抗炎药物　研究发现，患有风湿性关节炎的患者在服用非甾体类抗炎药（NSAID）后，阿尔茨海默病的发病率明显下降或患病时间推迟。近年来报道的一种 NSAID 新药替尼达普能抑制白细胞介素-6 的合成，不良反应较小，可能具有治疗阿尔茨海默病的潜能。但 2007 年美国精神病学会（APA）指南指出，单独应用阿司匹林，临床研究未显示其有治疗阿尔茨海默病的依据，但在控制阿尔茨海默病的危险因素，例如高血压、高脂血症、脑卒中时，建议应用阿司匹林。

德国一项针对 60 岁及以上未患阿尔茨海默病及其他痴呆的老年人开展的大规模研究显示，长期服用糖尿病药物吡格列酮会降低痴呆症的发病率，认为可能与该药抑制神经炎症有关。

5.神经细胞营养因子　研究表明，脑源性神经营养因子（BDNF）对神经元的生长、分化及损伤后修复有促进作用，具有治疗阿尔茨海默病的潜力。

6.神经生长因子（NGF）　属大分子蛋白，不易透过血脑屏障。

7.钙拮抗剂　能抑制钙超载，减轻血管张力、增加脑血流，改善缺血缺氧，进而改善学习记忆与认知功能。目前应用较多的有尼莫地平、氟桂利嗪、维拉帕米等药物。

8. 脑代谢复活剂　麦角碱类通过增强脑细胞的新陈代谢，增加脑细胞摄氧和葡萄糖的作用，营养神经细胞促进神经递质传递，从而改善认知功能。吡咯烷酮衍生物作用于神经传递中的突触前膜离子通道，能增加脑代谢功能，但指南指出，其有效性和安全性尚不确定。

9. 抗 Aβ 药物　Aβ 疫苗可刺激机体产生抗体，启动吞噬细胞来清除抗原抗体复合物，从而达到清除斑块的目的。UB-311 已通过了 1 期临床试验，初始研究表明，使用该药后，一组轻度阿尔茨海默病患者的认知功能得到了改善。CAD106 的一项早期研究显示，该疫苗安全性良好，同时可刺激机体产生 Aβ 相关抗体，但目前尚需更多试验以证明其有效性。

Aβ 单克隆抗体巴匹珠单抗并未达到临床试验主要终点，现已终止。索拉珠单抗在 3 期临床试验中也遭遇"滑铁卢"，然而，该药在事后分析中发现，在某些针对更早期阿尔茨海默病患者的临床试验中或可展现获益。因此，一项预防性试验正在针对该药展开研究。

T- 分泌酶及 β- 分泌酶（BACEI）都可生成及释放 Aβ。但迄今针对 R- 分泌酶的临床试验无一成功，可能与这些药物不能稳定地透过血脑屏障有关。然而，BACEI 抑制剂 MK-8931 在针对轻到中度阿尔茨海默病患者的 2、3 期临床试验中达到了安全性要求，现已开展了一项 3 期 APECS 试验，以测试 MK-8931 在阿尔茨海默病早期患者中的疗效。

与 retromer 相关的蛋白质可使 Aβ 前体蛋白（APP）及 BACEI 停留在内涵体，BACEI 切割 APP 导致 Aβ 的形成，而阻断这一进程可减少 Aβ 的生成。在人工培育的神经元中对化合物 R55 进行了测试，结果显示 retromer 水平升高，Aβ 则有所下降。因此，今后有望通过升高 retromer 的水平及推动正常的转运进程来预防与治疗阿尔茨海默病。

10. 抑制 tau 蛋白异常磷酸化的药物

埃博霉素 B 作为新型微管坚固剂可预防神经元微管的去稳定化，而这正是 tau 蛋白过度磷酸化的效应之一。研究发现，埃博霉素 B 可减少小鼠神经元的死亡、阿尔茨海默病样分子效应及认知问题。该药目前正处于 I 期临床试验中。

11. 糖元合成酶激酶 3（GSK-3）　可增加 tau 蛋白过度磷酸化，与临床上记忆和其他人认知功能减退有明显相关性。tau 磷酸化酶抑制剂目前已进入临床前研究阶段的有 SB-415286 和 GSK-3β 等，疗效与安全性尚有待进一步证实。

12. 神经干细胞治疗　研究发现，将神经干细胞注入痴呆模型大鼠的额叶皮质联合区、大鼠额叶前部和顶叶皮质注射区附近形成正常的胆碱乙酰转移酶阳性细胞。神经干细胞移植可以改善阿尔茨海默病模型大鼠的学习和记忆能力，提示移植的神经干细胞可以替代海马内丢失和受损的神经元，部分恢复大脑功能。

（四）阿尔茨海默病精神行为症状（BPSD）的治疗

2010 年欧洲神经病学联盟（EFNS）及 2007 APA 指南建议，针对阿尔茨海默病患者 BPSD 寻找诱因，积极纠正其潜在的病因，优先推荐采用非药物管理。如非药物治疗和改善认知的药物治疗患者仍有严重精神症状，使用选择性 5- 羟色胺重摄取抑制剂（SSRI），而不是三环类抗郁药治疗阿尔茨海默病伴发的抑郁、焦虑等 BPSD（B 级推荐）；抗精神病药仅用于阿尔茨海默病患者胆碱酯酶抑制剂治疗或非药物管理无效的中重度 BPSD 的治疗（A 级推荐）。

目前国内常用的治疗药物有以下几类：

1. 益智药（促认知药）与脑代谢改善药　常用胆硷酯酶抑制剂，对部分轻中度患者有一定效果．如多奈哌齐（donepezil）5～10mg/d、艾斯能（exelon）3～6mg/d、加兰他敏15～45mg/d、石杉碱甲（huperzine A）0.2mg/d等。如患者能耐受，剂量可增加。但要注意胆碱能的不良反应。其他非胆碱酯酶抑制剂，如美金刚、脑活素、银杏叶剂、雌激素（用于女性）、非甾体类抗炎药、盐酸吡硫醇（脑复新）、氢麦角碱（喜得镇）、细胞色素C、辅酶A及B族维生素、大剂量维生素E和γ氨酪酸等，亦可试用。此外，有人主张用体外反搏、高压氧、脑血管扩张剂等，以改善脑功能。

2.精神症状的药物治疗 根据不同精神症状选用精神药物。此类患者的药物耐量低，应从小剂量开始，增量宜慢，治疗量采用个体化的最低有效量。

（1）焦虑不安 可选用艾司唑仑1～2mg，每日1～3次；或阿普唑仑0.2～0.4mg，每日1～3次；或罗拉西泮0.5～2mg，每日1～3次。失眠，可选用氯硝西泮1～4mg，晚服，必要时可肌内注射。

（2）抑郁 可选用：①选择性5-羟色胺再摄取抑制剂类抗抑郁药（SSRI），如氟西汀10～20mg/d，或帕罗西汀10～20mg/d，或氟伏沙明25～50mg/d，或舍曲林10～20mg/d，或西酞普兰10～20mg/d。②其他的新型抗抑郁药，如文拉法新、米氮平、噻奈普汀等也可选用。

（3）心理治疗及社会干预 适合患者及家属的心理治疗、社会干预、健康教育应贯穿整个治疗过程。

（4）护理 阿尔茨海默病患者的护理比治疗更重要，特别是中晚期患者，药物治疗其实只是为了看护人员更好地护理，对于疾病本身几乎没有太大的改善。家人护理阿尔茨海默病患者，以下几点很重要：着重生活照顾，例如根据气温变化随时为老人增减衣服；菜肴宜清淡、富营养、易于消化，若吃鱼虾，应代将鱼刺取出，虾壳剥掉，以免鱼刺噎喉；老人的日常生活用品，应放在其看得见的地方；家里的厕所浴缸应有扶手。避免让患者独自在家中，避免让其做有潜在危险的事情，如做饭烧菜，最好让老人明白凡事要跟家人汇报商量，不要独自决定或者自作主张做某事。另外，家人应避免老人独自外出，要备一张小卡片或者腰牌放在老人衣袋中或者挂在手腕上、脖子上，卡片上写明系痴呆老人，同时写上电话号码及家庭住址，方便与家庭取得联系。家庭条件好的可以给老人佩戴全球定位系统GPS手环或穿GPS鞋。家中贵重物品要藏好，免得老人取出后扔了或被人轻易骗去。

二、中医治疗

（一）中药辨证论治

1.髓海不足证

治法：补肾益髓，填精养神。

方药：七福饮加减。熟地黄15克、当归15克、人参10克、白术10克、炙甘草6克、远志15克、杏仁10克、鹿角胶15克。

2.气血亏虚证

治法：益气养血，安神宁志。

方药：归脾汤加减。党参15克、黄芪15克、白术12克、茯苓15克、枣仁15克、龙眼肉15克、远志12克、木香3克、甘草6克。

3.痰浊阻窍证

治法：健脾化浊，豁痰开窍。

方药：涤痰汤加减。胆南星10克、半夏9克、枳实10克、茯苓15克、橘红10克、石菖蒲10克、人参3克、竹茹6克、甘草3克。

4.瘀血内阻证

治法：活血化瘀，开窍醒脑。

方药：通窍活血汤加减。麝香0.1克（冲服）、赤芍10克、川芎15克、桃仁9克、红花9克、葱白3根、生姜片3片、石菖蒲10克、郁金12克。若伴头身困重，口多涎沫，纳呆呕恶，苔腻脉滑，痰湿为重，痰瘀互阻者，可酌情加胆南星、半夏、莱菔子、瓜蒌以豁痰开窍。

5.心肝火旺证

治法：清热泻火，安神定志。

方药：黄连解毒汤加减。黄连9克、黄芩6克、黄柏6克、栀子9克、生地黄12克、石菖蒲10克、远志10克、柴胡9克。

（二）非药物疗法

1.体针刺疗法

方法1.取穴：中脘、丰隆、内关、涌泉、人迎、风池等。

操作方法：诸穴均选用毫针，使用捻转补泻法。

泻法：中脘、丰隆、内关。

补法：涌泉、人迎、风池。

方法2.开窍醒脑针法：

操作方法：患者取仰卧位，位于颞部耳尖直上入发际2寸处为第一针，以此为中点同一水平向前后各1寸分别为第2、3针。常规消毒后，用30号1.5～2.0寸毫针，持针，针尖向下，与头成15°～20°角慢慢捻转刺入，深度为1～1.5寸，行先捻转后提插手法，留针30分钟，中间间断行针1次。

2.电针治疗

取穴：四神聪、风池（双）、内关（双）。

随证配：

髓海不足：绝骨、风府。

气血亏虚：血海。

痰浊阻窍：丰隆、中脘。

瘀血内阻：开四关、足三里。

心肝火旺：太冲、行间、侠溪、神门。

3.穴位注射

取穴：主穴：神庭、头临注（双）、头维（双）、眉冲（双）。配穴：额叶病变者单纯用主穴；额叶、颞叶合并病变者加用百会穴；基底节区病变加百会及双侧风池穴。

操作方法：以5ml注射器抽取胞二磷胆碱4ml（0.5g），常规消毒头穴皮肤，以15°角快速刺入穴位，沿头皮1寸左右。风池穴以45°角向对侧风池进针1寸。边推药液边推针，每穴推药1ml，每次选穴2～3个。每日1次，2周为1疗程，休息2天，继续下一疗程。

共2个疗程。

4.艾灸疗法

取穴：涌泉、足三里。

操作方法：每次取单侧，左右两侧轮换交替使用，采用艾条灸，每次30分钟，3个月为1个疗程。

5.外治法

神枕法：川芎、当归、白芷、辛夷、白术、佩兰、防风、白薇、桂枝、枳实、蜀椒、细辛、皂角、冬花、桔梗、人参、飞廉、蘼芜、白衡、薏苡仁、乌头、附子、矾石、草蒿、半夏、荆芥、肉苁蓉、藁本各30克。指导自制药枕。

功效：聪耳明目、补气填髓、扶正活血。

6.其他疗法

（1）单验方

①羊脑1个，蒸熟后调味食用。有益肾健脑的功效。

②龙眼肉50克，大枣10枚。放适量水煎服，每晚睡前服。适用于阿尔茨海默病患者夜间失眠、易惊、烦躁不宁。

（2）饮食疗法

①粳米200克，核桃30克、枣10粒。一起用文火熬成粥。每天吃两顿。

②粳米100克，黑芝麻30克，用文火熬成粥，食用加蜂蜜一汤匙。每天早晚两顿。

③小米100克，枸杞子20克，瘦猪肉30克，一起熬粥，吃时加少许盐调味。

④花生米45克，粳米60克，冰糖适量。同入砂锅内，加水煮至米烂汤稠为度。每晨空腹温热食之。花生米中的卵磷脂是神经系统所需要物质，能延缓脑功能衰退。

【法医学鉴定】

一、损伤与痴呆法医学鉴定

颅脑损伤后痴呆，是指头部受到外力作用直接损害脑组织后，以智能缺损为主要临床表现的继发性痴呆。包括记忆、思维理解、判断、计算等功能的减退和不同程度的人格改变，而没有意识障碍。颅脑损伤程度越重和年龄越小，后遗痴呆越重。痴呆大多属于不可逆性痴呆。

（一）颅脑损伤后痴呆的临床诊断依据

1.确证颅脑损伤（特别是闭合性颅脑损伤，原发性或者继发性）史。痴呆发生与损伤紧密相连，病程与损伤程度相关。

2.智能缺损。严重程度足以妨碍工作、学习，或日常生活。

轻度：工作学习和社交能力下降，尚保持独立生活能力。中度：除进食、穿衣及大小便可自理外，其余生活需靠他人帮助。重度：个人生活完全不能自理。

3.有短程记忆缺损的证据，对新近发生的事件常有遗忘。

4.至少有下述症状之一

（1）抽象概括能力明显减退：如难以解释成语、谚语，掌握词汇量减少，不能理解抽象意义词汇；难以概括同类事物的共同特征。

（2）判断明显减退：对于同类事物之间的差别不能作出正确判断。

（3）高级皮质功能其他障碍：如失语、失用、失认、计算、构图困难等。

（4）人格改变：与患病前人格明显不同。

5.不仅见于意识障碍期。

6.病程至少 4 个月。

7.严重程度符合下述标准之一：

（1）精神活动能力明显下降。

（2）社会功能明显下降或丧失。

8.痴呆严重程度常与脑组织损伤轻重成正比。若发现痴呆与损伤程度不相符，要考虑硬脑膜下血肿、正常颅内压脑积水。

9.影像学检查：X 线检查可显示颅骨骨折。CT、MRI 检查可发现弥漫性或局限性损害征象，继发性蛛网膜下腔出血、颅内血肿。

（二）颅脑损伤后痴呆程度的法医学鉴定

颅脑外伤所致的痴呆属于严重脑器质性精神病范畴。重度智能减退依照《人体损伤程度鉴定标准》5.1.1e 条"重度智能减退或者器质性精神障碍，生活完全不能自理"属重伤一级。中度或者轻度智能减退者，可以根据原发性颅脑损伤程度进行评定。

二、老年痴呆（阿尔茨海默病）精神状态鉴定及民事行为能力评定

实例资料示：

案情摘要

2015 年 1 月 7 日，张某向法院提出申请，要求宣告其配偶赵某（男性，65 岁）为无民事行为能力人。为明确赵某的精神状态及民事行为能力状况，某市人民法院特委托本中心进行司法鉴定。

检验过程

1.送鉴材料摘要

据精神卫生中心门诊病史：2013 年 11 月 7 日，赵某因"间断反复记忆力减退 1 年，加重 2 个月"初次就诊，精神检查：意识清，定向可，仪态整，注意力集中，承认自己记忆差而来院就诊，否认明显的幻觉妄想存在，情感反应稍显平淡，即时、近事记忆差，远事记忆可，理解、判断、常识、计算能力一般，自知力不全。测得智商为 79 分，提示边缘状态；记忆商为 83 分，提示记忆力异常；外院查头颅 CT 示老年性脑改变（脑萎缩）。诊断：血管性痴呆。予以石杉碱甲、多奈哌齐、阿立哌唑等治疗。后定期门诊随访配药，复核诊断为阿尔茨海默病，病情逐渐进展。2014 年 1 月 9 日病史记载："外院 MRI 示老年性脑改变，双侧脑室、脑池、对称性扩大，脑沟回增宽，脑萎缩改变明显。"

2.鉴定调查

据被鉴定人配偶张某反映：赵某系大学文化，原从事财务工作。适龄退休。既往身体健康，无高血压、糖尿病、脑血管意外病史。2012 年起逐渐出现记忆力下降，以近事记忆为主，做事丢三落四，事情前讲后忘，比如买菜经常买不全，在家反复找东西，找不到就说被偷了。先后在综合医院和专科医院诊治，药物疗效欠佳，病情逐渐进展，并伴有情绪不稳，外出乱跑，冲动毁物等表现。目前已经连家人都不认识，称谓乱叫，走失过好多次，生活被动需家人督促，饥饱、冷热都分辨不清，电话、电视都用不来，语无伦次，不

能与正常人交流。

3.检查所见

（1）检验方法

《精神障碍者司法鉴定精神检查规范》（SF/Z JD0104001-2011）。

（2）精神检查　被鉴定人小步态踱步入室，意识清晰，仪表整洁，表情呆板，接触被动，数问一答，反应迟钝，注意力欠集中，思维贫乏，言语内容简单，词汇短绌。知晓自己的姓名、生肖，对其他个人基本情况及经历均诉述不清。定向力差，不能辨认陪同妻儿身份，不能辨别鉴定人身份，不能分辨白天和黑夜，不知晓身处何处。即刻、近事记忆差，对鉴定人姓氏即刻不能回忆，不记得是否已吃过早餐。尚能完成5以内个位数加法运算，复杂运算不能完成。出示水笔、铅笔、照相机、手表，除水笔外均命名不能。理解、计算、判断、推理能力均差，情感反应平淡，意志要求缺乏，自知力无。

（3）精神障碍者民事行为能力评定量表：测定值为28分，处于无民事行为能力范围。

分析说明

1.据送鉴材料及调查所得　被鉴定人赵某既往身体健康，无高血压、糖尿病、脑血管意外病史。2012年起逐渐出现近事记忆力障碍并进行性加重，表现为做事丢三落四，事情前讲后忘等，为此长期至专科医院就诊，诊断为阿尔茨海默病，药物疗效欠佳。后记忆障碍日益严重，并伴有情绪不稳，外出乱跑，冲动毁物等表现。目前存在明显失认，失用表现，近事、远事记忆均受损，语无伦次，不能与正常人交流，生活被动需家人督促。本次精神检查所见：意识清晰，表情呆板，接触被动，反应迟钝，注意力欠集中，思维贫乏，言语内容简单，词汇短绌，对个人基本情况及经历诉述不清。时间、地点、人物定向均差，记忆、智力明确缺损，情感反应平淡，意志要求缺乏，自知力无，人物定向均差，记忆、智力明确缺损，情感反应平淡，意志要求缺乏，自制力无。综上所述，根据《ICD-10精神与行为障碍分类》，被鉴定人患有阿尔茨海默病性痴呆。

2.被鉴定人阿尔茨海默病性痴呆，受精神症状影响，目前已不能辨认自己的权利和义务，不能作出真实的意思表示，不能保护自己的合法权益。量表测评处于无民事行为能力范围。参照《司法精神病学行为能力评定》（SJB-M-1-2003），应评定为无民事行为能力。

鉴定意见

被鉴定人赵某某患阿尔茨海默病性痴呆，目前评定为无民事行为能力。

第四节 老年抑郁症

【概述】

抑郁症是人群中最为常见的精神障碍之一，是一组情感障碍为突出表现的心理疾病。本病表现为明显心情低落、时间超过 2 周，伴有相应的思维和行为改变，且反复发作，间歇期举止正常，不残留人格缺陷，虽多次发作，但不会导致精神衰退。

抑郁症包括原发性抑郁症和继发性抑郁症。原发性抑郁症是指除外脑和躯体疾病、药物因素、酒精滥用、其他心理疾病如精神分裂等引发的抑郁综合征，现在仍未发现确切病因。继发性抑郁症则因脑和躯体疾病、药物因素、酒精滥用、其他心理疾病如精神分裂等引发的抑郁综合征。

一、老年抑郁症临床表现

1.广义的老年抑郁症指见于老年期（≥ 60 岁）这一特定人群的抑郁症，既包括老年期前发病持续到老年期或老年期复发的抑郁障碍，还包括见于老年的各种继发性抑郁障碍。

2.狭义的老年抑郁症 特指老年期首次发病的原发性抑郁症，临床表现为：

（1）情感障碍 抑郁心境长期存在，大部分患者常有无精打采、郁郁寡欢、兴趣下降，自述没有精神、心里难受。

（2）思维障碍 患者感到脑力和注意力下降，常表现为应答反应缓慢，思考问题和主动性言语减少。

（3）认知功能障碍 多数人有记忆力减退，计算、理解和判断力下降，有人称为抑郁性假性痴呆。

（4）意志和行为障碍 病情较轻者，做事的主动性下降和依赖增强，主动回避社会交往，严重者处于无欲状态，日常生活不能自理，有自杀企图和行为。老年患者一旦决定自杀常比年轻人更坚决，行为更加隐蔽，在治疗上多采用抗抑郁药物的心理引导方法。

二、抑郁症发病原因

还不很清楚。老年抑郁症发病可能与身体衰老后的生活变化，老年人受到的精神打击等因素有关。

1.生理变化

（1）随着年龄的增大，中枢神经系统可产生各种生物化学的变化，如各种神经递质的变化。

（2）生物节律变化。生活节律与昼夜变化、睡眠周期的改变有关。

（3）脑组织结构改变。大脑皮质萎缩及脑室扩大。

2.心理社会因素

（1）老年人对社会影响和精神挫折的耐受力降低。

（2）老年人患躯体病增多，给心理和生理带来的压力加大。

（3）老年人面对的社会因素增加，如经济收入减少，与子女分居，与社会飞速发展的不适应。

（4）老年人遇到的生活事件较多，如丧偶、再婚、患病等。

中医学认为，抑郁症属于中医"郁证"的范畴。《景岳全书·郁证》对其症状有详细的记述："忧郁伤脾而吞酸呕恶""若忧郁伤脾肺而困倦、怔忡、倦怠食少""若忧思伤心脾，以致气血日消，饮食日减"。《赤水玄珠·郁证门》则按照五脏分述："心郁者，神气昏昧，心胸微闷，主事健忘""肝郁者，两胁微膨，嗳气连连有声""脾郁者，中脘微满，生涎少食，四肢无力""肺郁者，皮毛燥而不润，欲嗽而无痰""肾郁者，小腹微硬，精髓乏少，或浊或淋，不能久立"。"抑郁症主要病机为肝失疏泄、脾失健运、心失所养"。抑郁症初病在气，久病及血，故临床十分多见气滞血瘀证候。抑郁症日久不愈，往往损及脾、肾，造成阳气不振、精神衰退的证候。

【临床诊断】

一、西医诊断

（一）诊断标准

中国抑郁症诊断标准：《中国精神疾病分类方案与诊断标准》第3版与国际疾病分类法和诊断标准接近，这个诊断标准由症状标准、严重标准、病程标准和排除标准等部分组成。

1.症状标准 以心境低落为主要特征且持续2周，此期间至少有下述症状中的四项：

（1）丧失兴趣、无愉快感。

（2）精力减退或疲乏感。

（3）精神运动性迟滞或激越。

（4）自我评价过低，或自责，或有内疚感。

（5）联想困难，或自觉思考能力下降。

（6）反复出现想死的念头，或有自杀、自伤行为。

（7）睡眠障碍如失眠、早醒或睡眠过多。

（8）食欲降低，或体重明显减轻。

（9）性欲减退。

2.严重标准 社会功能受损，或给本人造成痛苦或不良后果。

3.病程标准

（1）符合症状标准和严重标准，至少已持续2周。

（2）可存在某些分裂性症状，但不符合分裂症的诊断。若同时符合分裂症的诊断标准，在分裂症状缓解后，满足抑郁发作标准至少2周。

4.排除标准 排除器质性精神障碍或精神活性物质和非成瘾物质所致的抑郁。

世界卫生组织制定的新版《国际精神疾病分类法和诊断标准》有关抑郁发作的诊断标准：

以下描述的三种不同形式的抑郁发作（轻、中、重度）。各种形式的典型发作中，患者通常有心境低落，兴趣和愉快感丧失，导致劳累感增加和活动减少，精力不足。较常见的症状还有稍做事情即觉明显的倦怠。其他常见的症状是：

（1）注意力难以集中。

（2）自我评价和自信降低。

（3）自罪观念和无价值感（即使在轻度发作中也有）。

（4）认为前途暗淡悲观。

（5）有自杀的观念或行为。

（6）睡眠障碍。

（7）食欲下降。

低落的心境几乎每天都一样，且不随环境而改变，但在一天内可显示出特征昼夜差异。临床表现可有明显的个体差异，某些病例中，焦虑、痛苦和运动性激越有时比抑郁更为突出。此外，心境的改变也可以被易激惹、过度饮酒、戏剧性行为所掩盖。对于不同严重程度抑郁的诊断均要求至少持续 2 周，但如果症状格外严重或起病急骤，时间标准适当缩短也是有道理的。

以上症状可以提出来构成被广泛认为具有特殊临床意义的特征性表现。这些躯体症状最典型的是：对通常能享受乐趣的活动丧失兴趣；对通常能令人愉快的环境缺乏情感反应，早晨比平时早醒 2 小时，或更早；早晨抑郁加重；客观证据表明肯定有精神性功能迟滞或激越（为他人提及或报告）；食欲明显下降；体重降低（正常定义为过去 1 个月显示失去体重的 5% 或更多）；性欲明显减退。一般只有肯定存在上述症状时，才被认为有躯体综合征。

（二）鉴别诊断

1.慢性疾病　如阻塞性肺气肿、心力衰竭、胰腺癌、内分泌疾病（甲状腺功能亢进、甲状腺功能减退、肾上腺皮质功能减退）、贫血和维生素缺乏等均能引起抑郁症状。老年甲状腺功能亢进患者可能表现为感情淡漠和精力下降等类似于抑郁症的表现，但可以保留感受愉快的能力。

2.器质性脑病　阿尔茨海默病和帕金森病患者早期均可出现抑郁症状，通常起病缓慢，在抑郁症状出现之前就已存在记忆力和定向力障碍；患者亦有相应的神经系统表现以及特征性神经病理学改变，CT/MRI 可发现弥散性脑萎缩和脑室扩大；抗抑郁药物治疗无效。抑郁症患者因合并记忆力下降及注意力不集中，也会难以完成简单的认知测试。痴呆合并抑郁患者的认知能力下降与抑郁症同时发生，当情绪得到改善时认识能力也恢复。脑血管疾病方面，特别是额叶皮质和皮质下的血管病变可引起抑郁症状，一般急性起病，病情波动，抑郁症状亦有波动性；常有高血压、脑动脉硬化病史或多次脑卒中发作史，通常存在局限性神经系统症状和体征。

3.药物　如利血平、胍乙啶、α－甲基多巴、奎尼丁、普萘洛尔、糖皮质激素和抗肿瘤药物（甲氨蝶呤、长春新碱、天冬酰胺酶、丙卡巴肼等）都是诱发抑郁的常见药物。

4.居丧反应　在老年人中较为常见。居丧的人常见悲伤情绪、睡眠紊乱以及食欲下降，通常有时间限制，可于几个月内得到恢复。约 14% 的居丧成年人会在亲人亡故 2 年内发展为抑郁症。居丧反应发展为抑郁症往往出现病态的内疚、自杀等先占观念。另外，居丧反应并不表现为持续的功能缺失，因此显著的自我照料下降可能预示抑郁症。

二、中医诊断

症候分类如下：

（一）肝郁脾虚证

主症：多愁善感，悲观厌世，胁肋胀痛，胸敞腹满，身倦纳呆，嗳气频繁，善叹息，妇女月经不调，痛经，舌质淡红，苔薄白，脉弦细。

（二）胆热痰扰证

主症：紧张焦虑，胆小怕事，头痛头晕，性急易怒，心烦口苦，视物模糊，咽部似有异物，舌质红，苔黄腻，脉滑有力。

（三）心脾两虚证

主症：多思善虑，善悲易哭，心悸怔忡，倦怠乏力，失眠健忘，面色淡白或萎黄，少腹胀满，大便溏薄，妇女月经不调，月经量少，舌淡体胖大，苔白，脉细弱。

（四）心肾不交证

主症：口舌生疮，心悸健忘，心烦易怒，腰膝酸软，滑精早泄，腰以下怕冷，五更泻，舌尖红或舌体胖，苔白或黄，脉沉。

（五）肝肾阴虚证

主症：情绪不宁，心烦急躁，腰酸背痛，头晕耳鸣，五心烦热，夜间盗汗，口干舌燥，小便频数，遗精早泄，舌红少苔，脉细数。

（六）脾肾阳虚证

主症：精神委靡，情绪低落，嗜卧少动，心烦惊恐，心悸失眠，面色苍白，纳呆便溏，妇女带下清稀，舌质淡胖或边有齿痕，苔白，脉沉细。

【防未病】

一、防抑郁症发生和早期发现

（一）药疗不如食疗，食疗不如心疗

中老年人心疗处方如下：

1.笑疗是"营养素"　研究证实，笑能降血压；笑1分钟可以起到划船10分钟的效果；笑还能释放压力，减轻沮丧感；笑可以刺激人体分泌多巴胺，使人产生欣快感。中老年人应与有幽默感的人接触、多看喜剧和漫画，多听相声。

2.话疗是"特效药"　美国白宫的保健医生曾给布什开过一个话疗的健康处方，每星期至少与家人交流15小时以上；夫妻之间每天至少交流2小时，包括共进晚餐或是午餐。

3.朋友是"不老丹"　研究人员发现，朋友圈广的人平均延寿7年。所以，即使是离退休的老年人，也不要总憋在家里，要努力扩大生活圈子，多和老年朋友聚聚，并试着主动向素未谋面的邻居问好。

4.宽容是"调节阀"　人在社会交往中，吃亏、被误解、受委屈的事总不可避免。面对这些，最明智的选择是学会宽容。一个不会宽容，只知苛求别人的人，很容易导致神经兴奋、血管收缩、血压升高，使心理、生理进入恶性循环。而学会宽容就等于给自己的心理安上了调节阀。

5.遇事潇洒大度　做到小事糊涂，大事清楚。整天计较一些鸡毛蒜皮的小事，心会很累。遇事不妨潇洒、大度一点，保持愉悦的心情和内心满足感，有利于延年益寿。

（二）要早期发现抑郁症

必须细心观察一些情况，正常人在遇到困难和挫折时，出现的抑郁情绪，时间不会持续2周以上，当我们周围有人出现：

1.无原因的乏力无力，自觉懒散，甚至连简单的日常生活、工作或家务完成困难。

2.记忆力下降，注意力难以集中，思维迟钝。

3.精力和体力不足，入睡困难或早醒。

4.情绪忧郁，无信心，无活力，对外界一切事物缺乏兴趣。

5.食欲不振、性欲低下和众多的躯体不适。

6.悲观、无助、无望、自责、萌生强烈的"生不如死"的消极念头和自杀行为。

7.多思多虑，焦虑不安、烦躁等。

以上表现达2周以上（第四项是必备症状），就应考虑是否患有抑郁症，应劝其去看心理医生，以便早期发现及时治疗，避免发生意外。

（三）借助老年抑郁量表对老年抑郁症筛选

老年抑郁症通常表现不典型，借助量表可对老年抑郁症进行筛查、评估和监测治疗。评估量表可提供心理和行为现象的量化表现，分为他评量表和自评量表，他评量表通常由医护人员完成，自评量表则由患者本人完成。

他评量表中最为常用的是汉密尔顿抑郁评估量表（HAMD 或 HDRS），最常用、最经典，特别适用于了解抑郁症患者的生理症状。

自评量表常用 Zung 抑郁自评量表，老年人专用的自评量表是老年抑郁量表（The Geriatric Depression Scale，GDS）（见表1-4-1）。

表 1-4-1 老年抑郁量表（GDS）

选择最切合您一周来的感受的答案，在每题序号后 [ ] 内填写"是"或"否"。

1.[ ] 你对生活基本上满意吗？*

2.[ ] 你是否已放弃了许多活动与兴趣？

3.[ ] 你是否觉得生活空虚？

4.[ ] 你是否感到厌倦？

5.[ ] 你觉得未来有希望吗？*

6.[ ] 你是否因为脑子里一些想法摆脱不掉而烦恼？

7.[ ] 你是否大部分时间精力充沛？*

8.[ ] 你是否害怕会有不幸的事落到你头上？

9.[ ] 你是否大部分时间感到幸福？*

10.[ ] 你是否常感到孤立无援？

11.[ ] 你是否经常坐立不安、心烦意乱？

12.[ ] 你是否愿意待在家里而不愿意去做些新鲜事？

13.[ ] 你是否常常担心将来？

14.[ ] 你是否觉得记忆力比以前差？

15.[ ] 你觉得现在活着很惬意吗？*

16.[ ] 你是否常感到心情沉重、郁闷？

17.[ ] 你是否觉得像现在这样活着毫无意义？

18.[ ] 你是否总为过去的事忧愁？

19. [　]　你觉得生活很令人兴奋吗？＊
20. [　]　你开始一件新的工作很困难吗？
21. [　]　你觉得生活充满活力吗？＊
22. [　]　你是否觉得你的处境已毫无希望？
23. [　]　你是否觉得大多数人比你强得多？
24. [　]　你是否常为小事伤心？
25. [　]　你是否常觉得想哭？
26. [　]　你集中精力有困难吗？
27. [　]　你早晨起来很快活吗？＊
28. [　]　你希望避开聚会吗？
29. [　]　你做决定很容易吗？＊
30. [　]　你的头脑像往常一样清晰吗？

注：标注＊为反向评分

　　要求受试者回答"是"或"否"。30个条目中的10条用反序计分（回答"否"表示抑郁存在），20条用正序计分（回答"是"表示抑郁存在）。每项表示抑郁的回答得1分，0～10分：正常范围，即无抑郁；11～20分：提示轻度抑郁；21～30分：提示中度抑郁。

二、已知抑郁症防病情反复与加重

　　研究发现，经药物治疗已康复的患者在停药后的1年内复发率较高，且双相障碍的复发率明显高于单相抑郁障碍。服用锂盐预防性治疗，可有效防止躁狂或双相抑郁的复发，且预防躁狂发作更有效，有效率达80%以上。预防性治疗时锂盐的剂量需因人而异，但一般服药期间血锂浓度应保持在0.6～0.8mmol/L的范围之内即可获得满意的效果。

　　抑郁症患者需要进行维持治疗，预防复发。若第一次发作且经药物治疗临床缓解的患者，药物的维持治疗时间多数学者认为需6个月到1年；若第二次发作，主张维持3～5年；若为第三次发作，应长期维持治疗，甚至终生服药。维持治疗药物的剂量多数学者认为应与治疗剂量相同，亦有学者认为可略低于治疗剂量，但应嘱患者定期随访观察。有关影响复发的因素主要有：①维持治疗的抗抑郁药剂量及时间不足；②生活事件的应激；③社会适应不良；④慢性躯体疾病；⑤缺乏社会和家庭的支持；⑥心境障碍家族史阳性。随访研究还发现，单相抑郁症的预后较双相抑郁好。

　　心理治疗和社会支持系统对预防本病复发也有非常重要的作用，应尽可能解除或减轻患者过重的心理负担和压力，帮助患者解决生活和工作中的实际困难及问题，提高患者应对能力，并积极为其创造良好的环境，以防复发。

二、防抑郁症患者自杀

　　自杀系志愿的、自己动手让自己死亡的行为，其结果自杀死亡。自杀既是医学现象，又是社会现象，更是心理不健康的特殊表现。自杀企图（未遂）是指故意对自己身体造成伤害，但未导致死亡，如过量服药和割腕等，男性以自杀为多见，女性以自杀企图多见。我国农村女性自杀明显高于男性，老年人高于年青人，夏秋季较高。

　　1.有自杀家族史者自杀危险性增高。

2.长期睡眠障碍、自卑、记忆损害是自杀的常见诱因。

无论是年青人、中年人还是老年人，采用联合药物和心理治疗的方法来有效治疗抑郁是预防自杀的主要措施。

1.提高抑郁症的诊断识别率，早期诊断，及时有效的抗抑郁剂治疗。

2.抑郁症治疗初期，症状没有恢复时应有专人陪护，药物必须由家人保管，并由其家人监督服药。

3.与有自杀企图和有心理应激患者一起讨论，提升面对不良生活事件的应付能力。

4.刚出院后的一段时间自杀危险性较高，所以医生要对社会支持系统的建立予以评估。因为获得朋友、亲属的帮助对于患者以后的生活非常有益。

【治已病】

一、西医治疗

（一）治疗原则

抗抑郁药物是当前治疗各种抑郁症的主要药物，能有效解除抑郁心境及伴随的焦虑、紧张和躯体症状，有效率60%～70%。

根据中国抑郁障碍防治指南，抗抑郁药物的治疗原则是：①诊断要确切。②全面考虑患者症状特点、年龄、躯体状况、药物的耐受性、有无合并症，因人而异地个体化合理用药。③剂量逐步递增，尽可能采用最小有效剂量，使不良反应减至最小，以提高服药依从性。④小剂量疗效不佳时，根据不良反应和耐受情况，增至足量（有效药物上限）和足够长的疗程（＞6～10周）。⑤如仍无效，可考虑换药，换用同类另一种药物或作用机制不同的另一类药。应注意氟西汀需停药5周才能换用单胺氧化酶类抗抑郁药（MAOIs），换用其他选择性5-羟色胺再摄取抑制剂（SSRIs），需停药2周。MAOIs停用2周后才能换用SSRIs。⑥尽可能单一用药，应足量、足疗程治疗。当换药治疗无效时，可考虑两种作用机制不同的抗抑郁药联合使用。一般不主张联用两种以上抗抑郁药。⑦治疗前向患者及家人阐明药物性质、作用和可能发生的不良反应及对策，争取他们主动配合，能遵医嘱按时按量服药。⑧治疗期间密切观察病情变化和不良反应并及时处理。⑨根据心理社会生物医学模式，心理应激因素在本病发生发展中起到重要作用，因此，在药物治疗基础上辅以心理治疗，可望取得更佳效果。⑩积极治疗与抑郁共病的其他躯体疾病、物质依赖、焦虑障碍等。

根据国外抑郁障碍药物治疗规则，一般推荐SSRIs、5-羟色胺和去甲肾上腺素双重抑制抗抑郁药（SNRIs）、去甲肾上腺素和特异性5-羟色胺能抑郁药（NaSSAs）作为一线药物选用。我国目前临床用药情况调查表明，三环类抗抑郁剂（TCAs）如阿米替林、氯米帕明等在不少地区作为治疗抑郁症首选药物。总之，因人而异，合理用药。

（二）综合治疗和策略

抑郁症为高复发性疾病，目前倡导综合全程治疗。抑郁症健康教育包括告知病因、症状、治疗及最佳的个体化方案；治疗过程中的注意事项，对症状的评估及不良反应的监控，治疗需要的时间，费用及预期效果，如何与照料者沟通等。全程治疗分为急性期治疗、巩固期治疗和维持期治疗。首次发作的抑郁症，50%～85%会有第二次发作，因此常需维持治疗以防止复发。

1.急性期 治疗控制症状，尽量达到临床痊愈。治疗严重抑郁症时，一般药物治疗2～4周开始起效。

2.巩固期 治疗目的是防止症状复发。巩固治疗至少4～6个月，使用药物的剂量应与急性期治疗剂量相同，在此期间患者病情不稳，复发风险较大。

3.维持期治疗 目的是防止症状复发。维持剂量结束后，病情稳定，可缓慢减药直至终止治疗，但应密切监测复发的早期征象，一旦发现有复发的早期征象，迅速恢复原有治疗。如需终止维持治疗，应缓慢（数周）减量，以便观察有无复发迹象，亦可减少撤药综合征。

虽然抗抑郁药的维持用药在一定程度上预防抑郁症的复发，但不能防止转向躁狂发作，甚至可能促使躁狂的发作。有研究表明，抑郁症中有20%～50%的患者会发展为双相抑郁。双相障碍抑郁患者应采用心境稳定剂维持治疗，预防复发。

（三）常用的抗抑郁药

抗抑郁药是众多精神药物中的一个大类，抗抑郁药发展迅速，品种多达数十种，药物主要用于前驱期的早期治疗、先兆发作的预防以及改善发作间歇期的症状，抗抑郁剂已经历了五代药物。

第一代抗抑郁剂：为单胺氧化酶抑制剂，以苯乙肼、苯异丙肼等药物为代表。

第二代抗抑郁剂：为三环类抗抑郁剂。如丙咪嗪、氯米帕明（氯丙咪嗪）、多塞平（多虑平）、阿米替林、去甲阿米替林等。

第三代抗抑郁剂：为四环类抗抑郁剂，如米安色林、阿莫沙辛。

第四代抗抑郁剂：为选择性5-羟色胺再摄取抑制剂，简称SSRI，如氟西汀、帕罗西汀、舍曲林、氟伏沙明、西酞普兰。

第五代抗抑郁剂：如米氮平、文拉法新。

其他：路优泰、曲唑酮。

1.三环类及四环类抗抑郁药物 丙咪嗪、氯米帕明、阿米替林及多塞平（多虑平）是常用的三环类抗抑郁药物，主要用于治疗抑郁发作，总有效率约为70%。对环性心境障碍（反复出现心境高涨或低落）和恶劣心境（持续出现心境低落）障碍疗效较差。有效治疗剂量为50～250mg/d，分次口服，也可以每晚睡前一次服用。

三环类抗抑郁药物的不良反应较多，有抗胆碱能、心血管和镇静等不良反应，常见的有口干、便秘、视力模糊、排尿困难、心动过速、直立性低血压、心率改变和嗜睡等。可诱发躁狂发作。老年体弱患者用药剂量要减小，必要时应注意监护。原有心血管疾病的患者不宜使用。

马普替林为四环类抗抑郁药，其抗抑郁作用与丙咪嗪相同。有效治疗剂量为75～200mg/d，不良反应较少，主要有口干、嗜睡、视物模糊、皮疹、体重增加等，偶可引起癫痫发作。

2.单胺氧化酶抑制剂（MAOIs） 主要有异丙肼、苯乙肼、反苯环丙胺等药。

新型的单胺氧化酶抑制剂吗氯贝胺（moclobemide）是一种可逆性、选择单胺氧化酶A型抑制剂，它克服了非选择性、非可逆性MAOIs的高血压危象、肝脏毒性及体位性低血压等不良反应的缺点及抗抑郁作用与丙咪嗪相当。有效治疗剂量为300～600mg/d，主要不良反应有恶心、口干、便秘、视物模糊及震颤。

3. 选择性 5- 羟色胺再摄取抑制剂（SSRIs） 目前已在临床上应用的有氟西汀、帕罗西汀、舍曲林、氟伏沙明、西酞普兰及艾司西酞普兰。临床的随机双盲研究表明，上述 6 种 SSRIs 对抑郁症的疗效优于安慰剂，与丙咪嗪或阿米替林的疗效相当，而不良反应显著少于三环类抗抑郁药物，患者耐受性好，使用方便安全。有效治疗剂量：氟西汀 20 ~ 60 mg / d、帕罗西汀 20 ~ 60 mg/d、舍曲林 50 ~ 200mg/d、氟伏沙明 50 ~ 300mg / d、西酞普兰 10 ~ 20 mg / d。但见效较慢，需 2 ~ 4 周。常见的不良反应有恶心、厌食、便秘、口干、震颤、失眠、焦虑及性功能障碍。偶尔出现皮疹。少数患者能诱发躁狂。不能与 MAOIs 合用。

4. 5-HT 和 NE 再摄取抑制剂（SNRIs） 主要有盐酸文拉法辛及盐酸度洛西汀。文拉法辛常用剂量为 75 ~ 300mg/d，有普通制剂和缓释剂两种，普通制剂分 2 ~ 3 次服用，缓释剂每日 1 次。常见不良反应为恶心、盗汗、嗜睡、失眠及头晕等。个别患者可出现肝脏转氨酶及血清胆固醇升高，日剂量大于 2000mg 时，可使血压轻度升高。度洛西汀常用剂量为 60mg / d，对伴有躯体症状特别是疼痛症状的抑郁症疗效好。常见不良反应为恶心、口干、便秘、乏力、嗜睡、多汗及食欲减退等。SNRIs 均可诱发躁狂发作，不能与 MAOIs 合用。

5. 去甲肾上腺素能和特异性 5- 羟色胺能抗抑郁药（NaSSAs） 主要有米氮平。常用治疗剂量为 15 ~ 45mg / d，分 1 ~ 2 次服用。适用于伴有焦虑、严重失眠、食欲减退或体重下降及性功能障碍的抑郁症患者，常见不良反应有嗜睡、口干、食欲增加及体重增加。少见有心悸、低血压、皮疹。偶见有粒细胞减少及血小板减少。

6. 其他

（1）阿戈美拉汀 是第一个具有褪黑激素 MT1、MT2 受体激动剂和 5-HT2C 拮抗特性的抗抑郁药。使用剂量范围为 25 ~ 50 mg / d，每日 1 次，睡前服用。不良反应较少，常见的有头痛、恶心和乏力等；长期治疗的不良反应较短期治疗更少一些。阿戈美拉汀不引起体重的改变，也很少有胃肠道不良反应。对肝脏功能、肾脏功能、心电图等均无影响。

（2）曲唑酮 是一种 5-HT 受体平衡拮抗剂。常用治疗剂量为 50 ~ 300mg / d，分次服用。不良反应为口干、便秘、静坐不能、嗜睡、直立性低血压、阴茎异常勃起等。

（3）噻奈普汀 是一种 5-HT 受体激动剂。常用剂量 25 ~ 37.5mg / d，分次服用。常见不良反应有口干、便秘、头晕、恶心等，有肾功能损害者及老年人应适当减少剂量。

（4）第二代抗精神病药治疗 在抗抑郁剂治疗无效时，可联合第二代抗精神病药治疗。阿立哌唑已被美国 FDA 批准为成人抑郁症辅助治疗药物，起始剂量为 2 ~ 5mg / d，常用剂量为 5 ~ 10 mg / d，最大剂量为 15mg / d。奎硫平也被美国 FDA 批准可用于成人抑郁症的辅助治疗，用于抗抑郁药治疗效果不好的情况下，日服一次奎硫平缓释剂 150 ~ 300mg 治疗成年人抑郁症（MDD）。

7. 老年人应慎用的抗抑郁药物及其不良反应

（1）阿米替林 抗胆碱能作用、镇静、低血压。

（2）阿莫沙平（氯氧平） 抗胆碱能作用、镇静、低血压，也与锥体外系症状有关，迟发性运动障碍和神经阻滞剂恶性反应综合征。

（3）多塞平 抗胆碱能作用、镇静、低血压。

（4）丙米嗪（米帕明） 抗胆碱能作用、镇静、低血压。

（5）马普替林（路滴美） 抽搐、皮疹。

（6）丙氨环庚烯（普罗替林） 严重的抗胆碱能作用；有兴奋作用。

（7）圣·约翰草（路优泰） 光过敏、轻度躁狂。

（8）曲米帕明（三甲丙米嗪） 抗胆碱能作用、镇静、低血压。

（四）电抽搐治疗

有严重消极自杀企图的患者及使用抗抑郁药治疗无效的抑郁症患者可采用电抽搐治疗，见效快，疗效好。6～10次为1个疗程。电抽搐治疗后仍需用药物维持治疗。

（五）心理治疗

对有明显社会心理因素作用的抑郁症患者，在药物治疗的同时常需联合心理治疗。支持性心理治疗，通过倾听、解释、指导、鼓励和安慰等帮助患者正确认识和对待自身疾病，主动配合治疗。认知治疗、行为治疗、人际心理治疗、婚姻及家庭治疗等一系列的心理治疗技术，帮助患者识别和改变认知曲解，矫正患者不良性行为，改善患者人际交往能力和心理适应功能，提高患者家庭和婚姻生活的满意度，从而能减轻或缓解患者的抑郁症状，调动患者的积极性，纠正其不良人格，提高患者解决问题的能力和应对处理应激的能力，节省患者的医疗费用，促进其康复，预防复发。

二、中医治疗

中医对"郁症"的治疗强调采取综合措施。首先，要调摄情志，做到"恬淡虚无、高下不相慕"，主动避免不良因素刺激，以保持肝气调畅，气血流通。其次，要帮助患者缓解或减轻心理压力，树立战胜疾病的信心。正如《素问·汤液醪醴论》所云："精神不进，志意不治，故病不可愈……"清朝叶天士在诊治郁症患者时，提出"惟怡悦爽开，内起郁热可平""各宜怡悦开怀，莫令郁痹绵延""务以宽怀解释"等，否则"郁结不解，徒恃药石，其效不著"。郁证症状较重的，可配合中药、针灸治疗。当采用上述办法均无效时，应请心理医学专科医师协助治疗，必要时使用抗焦虑、抑郁药物治疗。

（一）一般治疗

对于抑郁症的治疗，中医强调"先治其心，而后医其身"。应该在全面了解患者的生活、工作以及家庭情况等基础上，进行心理疏导及认知学习，指导患者调节情志，使其机体心身功能恢复平衡。

（二）中药辨证论治

1.肝郁脾虚证

治法：疏肝健脾。

方药：逍遥散加减。柴胡、当归、白芍、白术、茯苓、煨姜、薄荷、郁金、玫瑰花。

2.胆热痰扰证

治法：清胆化痰。

方药：温胆汤加减。制半夏、青皮、茯苓、枳实、炒竹茹、川厚朴、天竺黄、甘草。

3.心脾两虚证

治法：补益心脾。

方药：归脾汤加减。党参、黄芪、白术、茯神、酸枣仁、木香、当归、远志、龙眼肉、生姜、大枣、玫瑰花、益母草。

4.心肾不交证

治法：交通心肾。

方药：交泰丸合金匮肾气丸加减。川黄连、肉桂、制附子、熟地黄、山茱萸、怀山药、牡丹皮、茯神、泽泻、益智仁、莲子心。

5.肝肾阴虚证

治法：滋补肝肾。

方药：一贯煎加减。生地黄、沙参、枸杞子、麦冬、当归、川楝子、墨旱莲、女贞子。

6.脾肾阳虚证

治法：温脾补肾。

方药：理中汤合金匮肾气丸加减。党参、白术、炙甘草、肉桂、制附子、熟地黄、山茱萸、山药、牡丹皮、茯神、泽泻。

（三）中成药

1.逍遥丸　由柴胡、当归、白芍、白术、茯苓、煨姜、薄荷、甘草组成。功效：疏肝腱脾，适用于肝郁脾虚证。一次6克，每日3次。

2.柏子养心丸　由柏子仁、党参、炙黄芪、川芎、当归、茯苓、远志、酸枣仁、肉桂、五味子、半夏曲、炙甘草、朱砂组成。功效：补益心气，养血安神，适用于气血亏、心神不宁抑郁症。一次6克，每日3次。

3.乌灵胶囊　由发酵乌灵菌粉制成。功效：补肾健脑，养心安神，适用于心肾不交证。一次3粒，每日3次。

4.归脾丸　适用于心脾两虚证。一次6～9克，每日3次。

（四）针灸治疗

采用辨证取穴，以督脉、手足厥阴及手少阴经腧为穴主。主穴：百会、神庭、内关、大陵、神门、太冲。配穴：肝郁脾虚加三阴交；胆热痰扰加行间、侠溪、丰隆；心脾两虚加心俞、脾肾；心肾不交加心俞、太溪；脾肾阳虚加脾俞、足三里、三阴交；肝气郁结加膻中、期门；咽部异物感明显加天突、照海；癔症性失语者加廉泉、通里。耳针穴位：神门、心、交感、肝脾肾。

操作：毫针刺，百会、神庭、内关用泻法；神门平补平泻法操作。百会、神庭得气后接脉冲电针治疗仪，连续波，强度以局部肌肉轻微收缩为度。耳穴毫针轻度或中度刺激，或用王不留行籽帖压。

【法医学鉴定】

一、抑郁症刑事责任能力评定

（一）形成司法精神病鉴定中疑难的原因

1.抑郁症的分类概念存在差异　对抑郁症的不同分类概念，在临床精神医学并无困难，治疗方案可基本一致，但在司法精神病学中的情况并非如此，不同疾病类型的抑郁症，其责任能力评定的掌握有所差别。

2.疾病严重程度不易掌握　抑郁症属于发作性疾病，法律概念上属于间歇性精神病。

在鉴定时被鉴定人抑郁发作可能已缓解或趋于缓解，情感障碍消失或减轻，鉴定时要衡量其实施危害行为时是否存在抑郁症状及抑郁严重程度确实比较困难。使用抑郁量表测得的也只是反映其鉴定时的抑郁状况，难以反映出作案当时的情况。

3.作案时病理状况复杂 抑郁症的危害行为往往是病理和现实因素交织一起，增加鉴定人分析的难度。

4.责任能力评定 作案时抑郁症发作的严重程度难以把握；病理因素和现实因素在作案动机中往往交织在一起；如何认识其辨认和控制能力状况等因素均造成此类鉴定责任能力评定有一定难度，也极易产生评定分歧。

5.受害人或委托机关及社会舆论常对鉴定结论持有异议或不理解。

（二）解决疑难问题的对策

1.调查工作必须非常细致、全面 调查内容包括被鉴定人以往的个性特征（如是否存在性格内向、敏感多疑、自尊心强、心胸狭窄等特点）、行为方式、以往精神障碍的发作情况（包括发作时表现、病程变化、治疗经过等，着重了解其有无反复自杀行为）、家族史和躯体疾病史、被鉴定人与被害人及双方家庭之间的关系、本次作案前后被鉴定人的精神状况等。调取门诊住院原始病史。

2.医学诊断标准的适用 应依据中国精神障碍（CCMD-3）诊断标准进行诊断，不行的话可参照国际疾病分类（ICD-10）进行诊断。

3.责任能力评定原则

（1）疾病性质和严重程度 尽管目前按照现行CCMD-3诊断标准已不用内源性抑郁症、抑郁性神经症、反应性抑郁症、隐匿性抑郁症等的诊断名称，但同样的抑郁发作诊断名称其疾病性质、严重程度是各不相同的，但在司法鉴定责任能力评定时需加以区别。一般认为内源性抑郁症疾病严重程度最重，责任能力评定考虑受损的较多；反应性抑郁症次之；而轻度抑郁症、抑郁性神经症、隐匿性抑郁症症状相对较轻。

（2）辨认和控制能力状况 抑郁症是以情感障碍为主导的精神障碍，控制能力损害是主要的。如果作案行为受到幻觉妄想等精神病性症状影响，属于辨认能力障碍。抑郁程度严重时，辨认能力也受影响。只有重症抑郁症的病期，有严重的消极观念和自杀行为，同时伴有明显的意识障碍（往往属朦胧状态）、命令性幻听、被害妄想等精神病性症状，在精神病性症状影响下发生危害行为的；以及重症抑郁症的扩大性自杀等情况才考虑其实质性辨认能力丧失。轻度抑郁症一般控制能力削弱。而抑郁性神经症、隐匿性抑郁症辨认与控制能力一般皆无损害。

（3）责任能力评定时要综合考虑下列因素 ①作案动机：是纯粹属于抑郁心理，还是有报复成分等现实因素。②与受害对象关系：是亲密者，还是宿怨关系。③作案后自我保护表现：是否有逃避罪责、破坏现场、抵赖、逃遁等现象。④作案行为与抑郁症的关系：如果抑郁症状不严重，作案行为有明显现实动机时，如技巧性多次大量盗窃，应评定为完全责任能力。⑤以往的道德品质、人格特点、有无犯罪前科等。

二、抑郁症民事行为能力评定

检案摘要

某市人民法院在审理原告戴某诉被告王某某（被鉴定人女性，65岁）离婚一案过程中，因王某某患有抑郁症，为慎重起见，特委托本中心对其作精神状态鉴定和诉讼能力评定。

被鉴定人概况

据被鉴定人妹妹反映：被鉴定人王某某中专文化程度，原担任办公室科员，已退休。被鉴定人于2004年左右发病，发病表现：失眠，整夜睡不着，心里不安，情绪低落，想跳楼，藏安眠药企图自杀，言语消极，多年来一直在精神卫生中心看病服药。近两年多，被鉴定人住回娘家，不工作、不做家务，整天吃了药要睡觉，晚上又睡不着，不注意仪表打扮，衣着邋遢，无精打采，仍有消极言语。

精神卫生中心门诊病史：诊断：抑郁症。

检查所见

1. 检验方法　遵循医学科学原理，司法精神病学理论与技术，民事行为能力评定准则审查并摘抄送鉴材料，并对被鉴定人进行体格检查和精神检查。

2. 精神检查　意识清，情绪低落，愁眉苦脸，头发蓬乱，仪表欠整。接触被动合作，对答切题，反应迟钝。能理解提问内容并进行简单对答，语音低微，言语少，注意力尚集中。对个人经历及家庭一般情况能简单诉述，对当前离婚纠纷能简单陈述，陈述中不断哭泣，情绪忧郁，焦虑不安，内容围绕情感挫折，抱怨丈夫有外遇，对其不好，但又表示不愿意离婚，称：我们一直吵吵闹闹，现在他不要我回去，我付出了一辈子，很委屈。想想自己的遭遇感到活着没意思，（对自杀）很矛盾，想到儿子没成家，承认有过想跳楼、割腕、吃安眠药等自杀企图，未见幻觉、妄想、智能、记忆无明显障碍。

分析说明

1. 据被鉴定人妹妹王某反映及病史记录：被鉴定人王某某中专文化程度，已退休。2004年左右开始出现精神异常，发病主要表现为情绪低落、焦虑、失眠及消极厌世等抑郁障碍，长期在精神卫生中心门诊治疗，诊断：抑郁症。服药以来病情反反复复，现在情绪仍不稳定，仍有消极念头，日常生活需他人照料。结合本次精神检查，被鉴定人王某某，能简单接触交流，对提问能回答，语音低弱，少言寡语，注意力尚集中。陈述内容围绕情感挫折，不愿面对现实，不同意离婚，不时哭泣，对周围环境刺激反应迟钝，意志要求肤浅。存在情感障碍表现，情绪低落，消极厌世，未见幻觉、妄想。综上所述，根据《中国精神障碍分类与诊断标准第3版（CCMD-3）》，被鉴定人患有抑郁症。

2. 被鉴定人王某某患有抑郁症，目前情绪低落，仍存在消极念头，看问题较片面，自我保护能力差，故难以正确面对本案诉讼，司法精神病学行为能力评定准则，目前对本案应评定为无诉讼能力。

鉴定意见

1. 被鉴定人王某某患有抑郁症。

2. 被鉴定人王某某目前对本案应评定为无诉讼能力。

第二章 心血管病

第一节 原发性高血压

【概述】

　　高血压是以体内循环动脉压升高、周围小动脉阻力增高，同时伴有不同程度的心排血量和血容量增加为主要表现的临床综合征，可分为原发性和继发性两大类。原发性高血压的病因不明，目前认为是在一定的遗传背景下由于多种后天因素使血压的正常调节机制失代偿所致，其中包括血压调节异常、肾素血管紧张素系统（renin-angiotensin system，RAS）异常、高钠、精神神经因素、血管内皮功能异常、胰岛素抵抗、肥胖、吸烟、大量饮酒等。约占高血压病的95%。继发性长期高血压是多种心血管疾病的重要危险因素，并可影响到靶器官（如心、脑、肾等）结构和功能的改变，最终导致心力衰竭、肾衰竭和脑卒中等严重后果。

　　继发性高血压有明确的病因，用手术或某些特异性药物治疗原发病可使高血压获得控制。主要病因有：肾实质性疾病、肾血管性疾病、分泌肾素的肿瘤、肾缺血、原发性钠潴留（Liddle综合征、Gordon综合征）、内分泌性高血压、神经精神疾病、急性应激状态。

　　中医学认为，原发性高血压归属于"头痛""眩晕""肝阳"和"肝风"等病证范畴。其病因、病理机制为情感失调、饮食不节、内伤虚损、血瘀阻络。

【临床诊断】

一、西医诊断

　　目前，我国采用国际上统一的标准，即收缩压≥140mmHg和（或）舒张压≥90mmHg即可诊断为高血压，根据血压增高的水平，可进一步将高血压分为1、2、3级。（表2-1-1）

表2-1-1 血压水平的定义和分类

类别	收缩压（mmHg）	舒张压（mmHg）
正常血压	< 120	< 80
正常高值	120 ~ 139	80 ~ 90
高血压	≥ 140	≥ 90
1级高血压（轻度）	140 ~ 159	90 ~ 99
2级高血压（中度）	160 ~ 179	100 ~ 109
3级高血压（重度）	≥ 180	≥ 110
单纯收缩期高血压	≥ 140	< 90

　　若患者的收缩压与舒张压分属不同的级别时，则以较高的分级为准。单纯收缩期高血

压也可按照收缩压水平分为1、2、3级。

原发性高血压危险度的分层：原发性高血压的严重程度不仅与血压升高的水平有关，也须结合患者具有的心血管危险因素和合并的靶器官损害作全面的评价，危险度分层亦是治疗的目标及预后判断的必要依据。高血压病的分型及分期如下：

（1）缓进型　此型分为3期：1期高血压，靶器官无或基本无损伤，眼底一级改变；2期高血压，靶器官结构改变，但功能仍保持正常，眼底二级改变；3期高血压：靶器官功能异常，眼底三至四级改变。

（2）急进型　多发生于年轻人，也可由缓进型高血压发展而来，需据下列两点：病情发展急骤，舒张压持续在130mmHg以上；发生某种程度的心和（或）脑、肾功能不全，眼底出血、渗出或视神经乳头水肿。

二、中医诊断

症候分类如下：

（一）肝阳上亢证

主症：头痛头晕，头胀，每因烦劳或恼怒而加重，面目红润，口干口苦，心烦失眠，舌红苔黄，脉弦数有力。

（二）肝肾阴虚证

主症：头晕头痛，耳鸣目花，心慌易惊，失眠梦多，肢体麻木，手足心热，腰腿酸软，舌质红，少苔，脉细弦数。

（三）阴阳两虚证

主症：头晕眼花，耳鸣耳聋，心悸气促，面部或下肢水肿，腰膝无力，夜尿多，舌淡红苔薄，脉虚弦或沉细。

（四）痰浊阻滞证

主症：眩晕头痛，头重如蒙，胸脘满闷，心悸嗜卧，食欲不振，呕恶痰涎，苔白腻，脉弦滑。

（五）冲任失调证

主症：多见于老年前期的妇女，常有头痛眩晕，面红出汗，心烦失眠，舌红，脉弦紧。

【防未病】

一、防高血压发生

（一）关注高血压易患人群，早期诊断治疗

有高血压家族史者、肥胖者、摄盐过多者、精神长期焦虑紧张者、长期吸烟、过度饮酒者为易患人群。

临床上，休息5分钟以上，2次以上非同日测得的血压≥140/90mmHg可以诊断为高血压。

（二）建立良好的生活方式

高血压与遗传、环境以及体重过高、高脂血症、摄食过多钠盐、饮酒过度、抽烟、压力、运动量不足等生活习惯多种因素有关。

防治高血压建立良好的生活方式，包括减少钠盐摄入，不伴高血钾危险因素的患者适当增加钾盐的摄入；控制体重；戒烟（任何年龄戒烟都可获益）；不过量饮酒；合理膳食，适量运动；减轻精神压力，保持心理平衡。

在高血压前期（收缩压在 120 ~ 139mmHg，或舒张压在 80 ~ 89mmHg）如果改善生活方式，不能使血压降至正常，则可使用降压药，既可降压，又可减少心脑血管事件危险。

二、已知高血压防心脑血管事件发生

（一）患者自己是最好的医生

高血压患者要重视自我管理和检测，一周可自测 3 次血压，血压在一天的 24 小时内会产生波动，一般来说，上午睡醒至 10 时血压较高，下午四五时到晚上 8 时血压又会上升，达到另一个高峰。因此，推荐最好的测量血压时间是上午 9 点，上班族若是觉得不方便，晚上 8 时也是一个自测血压的好时机。

（二）规范降压治疗控制血压

目前国际公认的高血压治疗指南将高血压定义为收缩压（高压）≥ 140mmHg，舒张压（低压）≥ 90mmHg；而正常血压为收缩压 < 130mmHg，舒张压 < 85mmHg；理想血压为收缩压 < 120mmHg，舒张压 < 80mmHg。对于任何高血压患者，都希望将血压控制在140 / 90mmHg 以下，对于伴有吸烟、糖尿病、糖耐量异常、高血脂、肥胖、早发冠心病家族史等危险因素的高血压患者，其血压的控制要求更严，其中糖尿病患者血压要求控制低于 130 / 85mmHg。多个大型国外临床研究表明，有效控制血压均能明显减少心脑血管事件（心肌梗死、脑梗死）的发生率，降低死亡率，延长寿命。对糖尿病患者，从某种程度而言，控制血压可能比控制血糖的意义更大。

高血压的治疗药物，必须达到足够剂量才能发挥作用，使血压降到正常水平。大约2/3 的高血压患者用一种降压药就可以使血压降到正常；1/5 的患者需两种降压药合用，才能使血压降到正常；而另有 10% 左右的高血压患者则需 3 种降压药合用。如果属于后两种情况，服用一种降压药，血压自然很难降到正常。两种以上的降压药合用，应注意同一类或作用类同的降压药不宜合用。

目前尚无一种药物可以根治原发性高血压，所以服用降压药必须长期坚持，有的需要终身维持。

药物一般都经肝脏代谢，从肾脏排泄。所以有肝、肾疾病的人用药，剂量更应偏小，谨慎使用。

治疗高血压用药一定要因人而异，没有一种药普遍适用于所有的人。所以，决不可搬用别人的经验，用别人的药方服药。

（三）饮食起居调节血压

1.保持情绪稳定　血压的调节与情绪波动关系密切，大喜、大悲、大怒都可引起血压大幅度波动，因此高血压患者应保持情绪的相对稳定。

2.房事要节制　在血压波动较明显的时期应禁止同房。

3.避免高空作业和在高温下长时间停留。

4.避免用力排便　用力排便可使腹压升高影响血压，因此高血压患者在排便困难时可服用一些缓泻剂，平时应多食含纤维素多的蔬菜，还应养成每天定时排便的习惯。

5.饮食要三低二高　低动物脂肪、低糖、低钠（每日食盐摄入量在 3～5g 以下）、高蛋白质、高纤维素。尽量少吃含脂肪高的食物（动物脂肪和内脏）。尽量少吃油条和油饼等油炸类食物，而馒头、面包、面条、米粥、脱脂牛奶及豆浆，均是较好的食品。常吃豆腐及豆制品、豆芽、新鲜蔬菜、水果、瘦肉、鱼肉、鸡肉等食物。若无高脂血症，每日可食用一个鸡蛋。饮食不宜过饱，每餐控制在八成饱即可。饭后不要立即躺下，至少活动30 分钟。少饮浓茶和咖啡，因为可使大脑兴奋，对心脏有刺激。

6.控制体重　体重增加会使心脏负担加重，血管外周阻力增加，导致高血压病情恶化。

7.适当参加体育锻炼　增强体质，合理休息，做到起居规律，不熬夜。

【治已病】

一、西医治疗

（一）原发性高血压的治疗目标

降低血压，使血压恢复至正常（＜ 140/90mmHg）或理想水平（＜ 120/80mmHg），对中青年患者（＜ 60 岁），高血压合并肾病患者应使血压降至 130/80mmHg 以下。老年人尽量降至 150/90mmHg。

（二）非药物治疗

非药物治疗原则：血压水平处于正常高值以上的患者，不论是否接受药物治疗，均应采取改变生活方式来控制血压：①戒烟；②减少酒精摄入：男性每天少于 20～30g，女性每天少于 10～20g；③减轻体重；④运动：步行、慢跑或游泳 30～45 分钟，每周 3～4 次；⑤限制钠盐摄入：10.5g 减至 4.7～5.8g；⑥鼓励食用水果、蔬菜、鱼；⑦减少饱和脂肪和胆固醇的摄入；⑧学会放松，讲究心理卫生。

（三）药物治疗

1.药物治疗原则

（1）采用较小的有效剂量以获得可能的疗效并使副反应最小。如效果不满意，可逐步增加剂量以获得最佳疗效。一般数周内逐步达到降压目标值。

（2）为了有效防止靶器官损害，要求每天 24 小时内血压稳定于目标范围内，最好使用一天一次给药而又持续 24 小时作用的药物。

（3）为使降压效果增大而不增加不良反应，可以采用两种或多种降压药联合治疗，Ⅱ 级以上高血压为达到目标血压常需降压药联合治疗。

（4）所有高血压患者都需要得到早期、稳定、有效的规范降压治疗。

2.当前常用降压药　主要有以下几种（表 2-1-2）：

（1）利尿剂　包括噻嗪类、呋塞米和保钾利尿剂等，噻嗪类应用最为普遍，但长期应用可引起血钾降低及血糖、血尿酸、血胆固醇升高，糖尿病及高脂血症患者慎用，痛风者禁用。

（2）β 受体阻滞剂　本类药物具有良好的降压和抗心律失常作用，而且减少心肌耗氧量，适用于轻、中度高血压，对合并冠心病的高血压更为适用，但对心脏传导阻滞、哮喘、慢阻肺和周围血管病患者禁用，且长期应用者不易突然停药，以免血压骤然上升。

（3）钙离子通道阻滞剂 可用于中、重度高血压患者，尤其适用于老年人收缩期高血压。

（4）血管紧张素转换酶抑制剂 对各种程度的高血压均有一定程度的降压作用，可改善心室重构，减少心衰的再住院率及降低死亡率、明显延缓肾功能恶化。高血钾、妊娠、肾动脉狭窄者禁用。最常见的不良反应为干咳。

（5）血管紧张素Ⅱ受体拮抗剂 直接作用于血管紧张素Ⅱ型受体，因而阻断Ang Ⅱ的血管收缩、水钠潴留及细胞增生等不利作用较 ACEI 更完全更彻底。适应证和禁忌证与 ACEI 相同。目前主要用于有 ACEI 适应证又不能耐受其不良反应的患者。

表 2-1-2 常用降压药物名称、剂量及用法

药物种类	药物名称	剂量用法
利尿药		
噻嗪类	氢氯噻嗪	12.5 ~ 25mg 1 ~ 2次/d
襻利尿药	呋塞米	20 ~ 40mg 1 ~ 2次/d
保钾利尿药	螺内酯	20 ~ 40mg 1 ~ 2次/d
磺胺类利尿药	吲哒帕胺	1.25 ~ 2.5mg 1次/d
钙通道阻滞药		
二氢吡啶类	硝苯地平	5 ~ 10mg 3次/d
	硝苯地平缓释片	30 ~ 60mg 1次/d
	氨氯地平片	5 ~ 10mg 1次/d
	尼群地平	10mg 2次/d
	尼卡地平	40mg 2次/d
	非洛地平缓释片	5 ~ 10mg 1次/d
非二氢吡啶类	维拉帕米缓释片	240mg 1次/d
	地尔硫卓缓释片	90 ~ 180mg 1次/d
β受体阻滞药		
	非选择性β₁、β₂受体阻滞药	
	普萘洛尔	10 ~ 20mg 2 ~ 3次/d
	选择性β₁受体阻滞药	
	美托洛尔	25 ~ 50mg 2次/d
	阿替洛尔	50 ~ 100mg 1次/d
兼有α受体阻滞药	拉贝洛尔	100mg 2 ~ 3次/d
血管紧张素转换酶抑制药	卡托普利	12.5 ~ 50mg 2 ~ 3次/d
	贝那普利	10 ~ 20mg 1次/d
	依那普利	10 ~ 20mg 1次/d
	福辛普利	10 ~ 20mg 1次/d
	培哚普利	4 ~ 8mg 1次/d
血管紧张素Ⅱ受体拮抗药	缬沙坦	80 ~ 160mg 1次/d
	氯沙坦	50 ~ 100mg 1次/d
	伊贝沙坦	150 ~ 300mg 1次/d

（6）α受体阻滞剂　选择性阻滞突触后α1受体而引起周围血管阻力下降，产生降压效应，代表性制剂为哌唑嗪。主要优点为可以使血脂降低，对胰岛素抵抗、前列腺肥大也有良好作用。主要不良反应为直立性低血压。

3.服用降压药的时间　合理的服药时间通常应该是：短效降压药每日3次，第一次服药时间应在清晨醒后即服，不等到早餐后或更晚，最后一次应在下午7时之前。不可在睡前或更晚时服用降压药。长效药物每日只服用一次，应清晨醒后即服用。

在正常情况下，清晨醒来时，血压呈现持续上升趋势，上午9～11时达高峰；然后逐渐下降，到下午3～6时再次升高，随着夜幕降临，血压再次降低，入睡后呈持续下降趋势，凌晨2～3时血压最低。多数轻度高血压患者具有上述昼夜节律变化的特点，夜间血压均值与白昼均值相比下降10%，称"勺型高血压"。有些人这一比值可高达20%，称"深勺型或过度勺型高血压"，应避免晚间服药。但也不能一概而论睡前不宜服降压药。如果夜间血压不降、夜间收缩压均值大于125mmHg和舒张压均值大于75mmHg，称"夜间高血压"或"反勺型高血压"。这种现象与心、脑、肾等靶器官损害密切相关，比白昼高血压的危害更大。应尽量选择长效降压药，必要时可在晚间或睡前加服一次中、长效药物。

另外一些人清醒前后血压呈现急剧上升的高峰，称之为血压晨峰或清晨高血压，应首选长效制剂，并在清晨醒后空腹即刻服药。

4.降压药不宜配伍使用的药物　在中老年的高血压患者中常合并其他疾病，这时需要联合用药治疗，需注意，降压药与某些药物（包括某些降压药）合用时，会产生不良的相互作用，现举例如下：

高血压合并心力衰竭时，短效的钙拮抗药如硝苯地平（心痛定）、尼莫地平等，不宜与强心药地高辛合用。因为前者可使体内药物浓度明显升高，有时会产生急性降压和中毒反应。

高血压合并心律失常时，β受体阻滞药，普萘洛尔（心得安）、美托洛尔（倍他乐克）不宜与利多卡因、美西律（慢心律）等合用，因其可促使后者的血药浓度增加，容易出现药物过量的不良反应。另外，硝苯地平也不宜与奎尼丁合用，因其也可引起血药浓度增高而产生毒性反应。

高血压合并糖尿病时，利尿降压药如双氢克尿噻、速尿等不宜与降糖药合用。因其干扰糖代谢，使部分患者糖耐量异常，空腹餐后血糖均会升高。必需使用利尿降压药时可选用吲哒帕胺。

高血压合并有关节痛时，血管紧张素转换酶抑制剂如开博通，最好不要与布洛芬、扶他林、消炎痛、萘普生等合用，因为这类非甾体类抗炎药会抑制前列腺素合成，从而削弱有前列腺素参与的降压药作用。

高血压合并结核病时，硝苯地平不宜与抗结核病药利福平合用，以免利福平影响硝苯地平的降压作用。

高血压合并消化性溃疡时，硝苯地平不宜与治疗溃疡病的西咪替丁合用，以免西咪替丁延缓硝苯地平在肝脏的代谢，从而加强其降压作用。

高血压合并焦虑或抑郁症时，交感神经抑制药利血平不宜与三环类抗抑郁药如多虑平合用，因为后者会抑制交感神经抑制药进入作用部位而失效。另外，常用的治疗感冒、止咳、平喘的中成药含有麻黄素或其他缩血管药，合用时，除可能削弱降压作用外，还可能会出现升高血糖和加重前列腺肥大等不良反应。

高血压合并帕金森病时,利血平不宜与抗震颤药左旋多巴合用,以免相互减弱应有的药理作用。

高血压伴前列腺肥大,哌唑嗪与胍乙啶不宜合用,以免出现体位性高血压,但对高血压危险患者可考虑合用。

高血压合并哮喘,硝苯地平不宜与平喘药茶碱合用,以免前者引起茶碱血药浓度升高,而加重茶碱的不良反应。

中度高血压患者,中枢 α_2 受体兴奋剂可乐定不宜与中枢性降压药甲基多巴合用,以免引起嗜睡、加重哮喘、减慢心率、特别对伴有"病窦综合征"或房室传导阻滞者应慎用或禁用。利血平、β受体阻滞药(如心得安、倍他乐克等)、胍乙啶和可乐定等,非必要时也不宜合用,以免引起心动过缓和直立时发生体位性低血压,甚至出现晕厥或诱发心力衰竭,使不良反应增加而降压效果不增。必须指出,β受体阻滞药不宜与可乐定合用,因为心得安会减弱可乐定的降压作用,如突然停用可乐定而继续服用心得安,易出现可乐定的"停药综合征",表现为心率加快、血压升高、焦虑等危急症状,甚至发生脑血管意外。这时应恢复服用可乐定或加用其他交感神经抑制药进行治疗。另外,β受体阻滞药不宜与异搏定合用,以免两药对心脏有较强的叠加抑制作用而引起心动过缓和房室传导阻滞,特别对有房室传导阻滞者更应忌用。

由嗜铬细胞瘤引致的继发性高血压,β受体阻滞药与胍乙啶不宜合用,以免因用交感神经抑制药的早期会短暂地促使缩血管物质大量释放,反而使血压突然急剧升高而诱发高血压危象。优降宁不宜与甲基多巴、胍乙啶、利血平合用,特别是在服药期间应避免食用含酪胺的食物如干酪、红葡萄酒、扁豆等,以免诱发高血压危象和致命性心律失常。

5.降压药物的选择

(1)高血压伴冠心病的患者　应在医生的指导下选择既能降压、又能改善心肌缺血的降压药。

1)钙拮抗药　如冠状动脉痉挛引致的变异型心绞痛,同时有高血压、心率偏快者,可选用非二氢吡啶类钙拮抗药地尔硫卓(恬尔心)。对Ⅱ度以上房室传导阻滞、窦房传导阻滞、病窦综合征和孕妇禁用。Ⅰ度房室传导阻滞、严重心动过缓(<50次/分)、左心功能不全者慎用。对心率偏慢的冠心病心绞痛伴高血压的患者,可选用硝苯地平(心痛定),或控释片(拜新同),孕妇禁用;或选用非洛地平(波依定),孕妇禁用。心肌梗死后患者,可选用氨氯地平(络洛喜),可减少心室重塑,并有逆转左室肥厚的作用。

2)β受体阻滞药　可减慢心率、降低心肌氧耗从而缓解心绞痛发作,且有降压作用。常用的如美托洛尔(倍他乐克)、阿替洛尔(氨酰心安),或比索洛尔(博苏、康忻)。窦房传导阻滞、Ⅱ至Ⅲ度房室传导阻滞、支气管哮喘、孕妇、哺乳妇女禁用。

3)血管紧张素转换酶抑制剂(ACEI)　冠心病心肌梗死后伴左心功能不全,出现呼吸困难者,应首选 ACEI,有减少心室重塑和改善心功能的作用。常用的有短效制剂卡托普利(开搏通),长效制剂如贝那普利(洛汀新)、培哚普利(雅施达)、西拉普利(一平苏)和福辛普利(蒙诺)等。米普利(瑞泰)和诺普利(捷赐瑞)等,对严重肾功能不全者慎用,双侧肾动脉狭窄者禁用。

4)血管紧张素Ⅱ受体拮抗剂对心肌梗死后心功能较差,而不能耐受血管紧张素转换酶抑制剂者，可选用氯沙坦（科素亚）、缬沙坦（代文）和厄贝沙坦（安搏维）。

5）α受体阻滞剂　冠心病心绞痛伴高脂血症和高血压者，可选用哌唑嗪（脉宁平）、特拉唑嗪（高特灵）及多沙唑嗪（喹唑嗪）等。在服药期间，要注意防止体位性低血压的发生；夜间避免起床，以防意外。

（2）高血压伴脑血管病的患者

高血压伴脑血管病（脑血管痉挛、脑血栓形成、脑梗死）的患者，应在医生的指导下，选用既能降压又能改善脑血管供血的降压药。

1）钙拮抗药　为治疗高血压合并脑血管病的首选药物。一般使用二氢吡啶类钙拮抗药，如常用的尼莫地平（尼莫通）、尼群地平、尼索地平、尼卡地平（佩尔地平）、硝苯地平（心痛定）。这些药物对脑血管均有较强的选择性，能扩张脑血管、增加脑血流量，并能降低周围血管阻力而降低血压，适用于高血压伴头痛、头晕、记忆力减退的患者。脑溢血、脑水肿及颅内压增高禁用。孕妇及哺乳期妇女慎用。肝、肾功能减退者宜减量使用。

2）复方降压制剂　如北京降压"0"号、复方降压剂（复降片）均含小剂量利血平，可致倦怠、精神抑郁、头晕、嗜睡等不良反应，容易掩盖脑血管病的症状。珍菊降压片内含小剂量可乐定，可致口干、头晕、体位性低血压的发生；复方罗布麻片内含小剂量胍乙啶，也有致体位性低血压的可能。老年人要慎用。

3）中枢性降压药　如甲基多巴；α受体阻滞药，如哌唑嗪、多沙唑嗪、特拉唑嗪等及α2受体阻滞药，如可乐定等，都有致体位性低血压的可能，要慎用或不用。

（3）高血压伴肾功能减退的患者

当高血压患者已有了肾功能减退，且血肌酐高于正常值，出现蛋白尿等。一般来说，应根据肾功能减退的程度来选用药物。

1）轻度肾功能减退时

①钙拮抗药可选用对肾脏具有保护作用的长效钙拮抗药，如硝苯地平缓释片（拜新同）、非洛地平（波依定）、氨氯地平（络活喜）、维拉帕米缓释片。

②血管紧张素转换酶抑制剂可选用短效的卡托普利（开博通）、依那普利（悦宁定）、培哚普利（雅施达）、西拉普利（一平苏）、贝那普利（洛汀新）、福辛普利（蒙诺）。特别应选用通过肾脏和胆道双通道排泄的药物如洛汀新和蒙诺等，并应将血压降至125／75mmHg为宜。对双侧肾动脉狭窄者禁用。

2）严重肾功能不全患者

必须在医生的指导下严格选用安全有效的降压药。

①作用于中枢性α2受体的降压药　如可乐定，需注意水、钠潴留和体位性低血压的发生。

②α1受体阻滞药　如哌唑嗪、特拉唑嗪（高特灵）、多沙唑嗪。孕妇、哺乳期妇女及儿童禁用。

③利尿剂　可选择速尿。不用噻嗪类利尿药，因其可使血容量减少，导致血尿素氮、肌酐升高，加重肾功能的恶化。

④转换酶抑制剂应慎用，并应注意减少用药量，否则会在体内蓄积，反而会加重对肾脏及全身的不良反应。

⑤钙拮抗药与小剂量转换酶抑制剂合用　如长效钙拮抗药的络活喜与小剂量的长效转

换酶抑制剂的洛汀新合用，不但能使降压疗效提高，且对肾脏保护作用也加强，对高血压伴肾功能严重减退的患者有一定的益处。

（4）高血压伴高尿酸血症的患者 一方面可以通过饮食和药物治疗，减少尿酸的来源，促进尿酸分泌，降低血尿酸水平；另一方面对患者正在服用的降压药重新评价与调整，及时撤掉可致血尿酸升高的降压药，使用不影响尿酸代谢的降压药，避免血尿酸水平持续升高。

吲哒帕胺属于利尿类降压药，必须撤停该药。血管紧张素受体拮抗药氯沙坦，兼具降压和降低尿酸作用，是治疗高血压伴高尿酸血症的理想选择。硝苯地平缓释片对核酸代谢无明显影响，不会造成血尿酸水平波动，故硝苯地平缓释片亦为高血压伴高尿酸血症的适宜降压药，可以继续服用。

（5）高血压伴妊娠的患者 当高血压妇女伴妊娠时，如果血压超过160/105mmHg，无论有无症状均需采用药物治疗。在用药期间要勤测血压。一般为每天测量血压3次，同时还要避免因血压降得过低而导致的胎盘及胎儿血供减少。一般认为，血压降至130～140/80～85mmHg为宜。应在医生指导下选用恰当降压药。

1）中枢性降压药 如甲基多巴适用于妊娠期高血压，对胎儿无不利影响。本品特别适用于治疗伴有肾功能不全的妊娠高血压患者。长期用药（超过6个月）时，少数患者会出现溶血性贫血、白细胞减少症，应予注意。如与利尿药氢氯噻嗪（双氢克尿噻）合用，可出现嗜睡、眩晕、口干、腹胀、腹痛或便秘等不良反应，还会出现体位性低血压现象。

2）α受体阻滞药 如哌唑嗪（脉宁平）、特拉唑嗪（高特灵）和多沙唑嗪（喹唑嗪）等。这些药物对胎儿都无不利影响。可出现"首剂现象"，即体位性低血压、眩晕、晕厥、心悸等。其他不良反应轻而短暂。少数患者还可能会诱发心绞痛发作。

3）血管扩张药 如肼苯哒嗪，对胎儿也无不利影响。可能会出现头痛、心悸、恶心等不良反应。长期大剂量应用，还会引起类风湿性关节炎和红斑狼疮样反应。

4）β受体阻滞药 如普萘洛尔（心得安）虽能降低血压，但会增加胎儿自发性流产的发生率，故不宜使用。

5）利尿药 在怀孕期间不用或慎用利尿药，因为这些药物会减少母体血容量和子宫胎盘的血液。

6）神经节阻断药 如胍乙啶、利血平等能通过胎盘影响胎儿，也应避免使用。

7）钙拮抗药 在妊娠早中期，可以选用某些钙拮抗药，如尼卡地平（佩尔地平）。但在临产前半个月不宜使用，因为它们会抑制子宫平滑肌收缩，影响分娩时产程进展。地尔硫卓（恬尔心）不适用于妊娠早期，因其可能有致畸作用，但在妊娠中晚期可用。心动过缓者慎用。

8）血管紧张素转换酶抑制剂 如苯那普利（洛汀新）不适用于妊娠早期，因有致畸作用，但可用于妊娠中晚期。

（6）单纯舒张压增高的患者 应在医生指导下选用下列药物治疗：

1）钙拮抗药 尽量选用对周围血管有高度选择性作用的中长效钙拮抗药。

①氨氯地平（络活喜） 为二氢吡啶类钙拮抗药。是治疗单纯舒张压增高的首选降压药。其特点为作用出现时间迟而维持时间长。作用持续时间为24～36小时，降压作用平稳。适用轻、中度单纯舒张压增高者。肝功能减退者慎用。

②非洛地平（波依定） 为二氢吡啶类钙拮抗药。是中效降压药。适用于心率偏慢的单纯舒张压增高的患者。作用持续时间约12小时。可出现虚红、心慌，长期服用可致齿龈增生。大剂量服用，可致低血压及心动过速。孕妇及哺乳期妇女禁用。肝功能减退者慎用。

③维拉帕米（异搏定） 为非二氢吡啶类钙拮抗药。适用于心率偏快、舒张压偏高或伴有房性早搏的患者。对中老年人应激状态所致舒张压增高的患者，可选用缓释片，口服每次120～240mg（每片240mg），每日1次。但降压作用不及络活喜。目前多用于抗心律失常治疗。

2）α受体阻滞药 可直接扩张血管，使舒张压明显下降。常用的有：

①特拉唑嗪（高特灵、降压宁） 适用于舒张压增高伴前列腺肥大的患者。首剂服用后可有低血压或晕厥等首剂现象。还可能有头痛、头晕、心悸、乏力等不良反应。孕妇、哺乳期妇女、婴儿、急性心肌炎者禁用。肝功能减退者慎用。

②多沙唑嗪（喹唑嗪） 其作用类似哌唑嗪，但更强。其特点为降压作用出现较慢，首剂现象出现较少。可有直立性低血压、起立性眩晕、头痛、乏力等不良反应。对哌唑嗪类药物过敏者禁用。孕妇、哺乳期妇女、儿童及肝功能减退者慎用。

③联合用药 即血管紧张素转换酶抑制剂加钙拮抗药，降压效果较佳。但不适用于心率偏慢和舒张压增高的患者。

二、中医治疗

（一）中药辨证论治

1.肝阳上亢证

治法：平肝潜阳，清肝泻火。

方药：天麻钩藤饮（天麻、钩藤、生石决明、栀子、黄芩、川牛膝、杜仲、益母草、桑寄生、夜交藤、朱茯神）加龙胆草。

加减：若失眠，加夜交藤；眩晕重则加生石决明；口干舌燥，加生地黄、玄参；头晕重，肢体麻木，去牡蛎、珍珠母，加竹茹、半夏、陈皮、胆南星。

2.肝肾阴虚证

治法：育阴潜阳，滋养肝肾。

方药：杞菊地黄丸（枸杞子、菊花、熟地黄、山药、泽泻、丹皮、茯苓）加杜仲、牛膝、桑寄生。

加减：眩晕甚者，加天麻、钩藤、珍珠母；失眠加枣仁、柏子仁；肢体麻木，加地龙、全蝎；心慌烦躁，加夏枯草、桑叶。

3.阴阳两虚证

治法：滋阴补阳。

方药：济生肾气丸（地黄、山药、桂枝、牛膝、山茱萸、丹皮、茯苓、泽泻、炮附子、车前子）。

加减：心悸气短，加紫石英、党参、五味子、炙甘草；面部、下肢水肿明显，加防己、黄芪、白术；夜尿频多加黄芪、益智仁、覆盆子。以脾肾阳虚为主者，可用实脾饮或真武汤加减。

4.痰浊阻滞证

治法：健脾化痰。

方药：半夏白术天麻汤（半夏、白术、天麻、陈皮、茯苓、甘草、生姜、大枣、蔓荆子）加减。

加减：若舌红苔黄腻、心烦不寐，为痰湿化热之象，可酌加黄芩、山栀、贝母之类。若见口眼歪斜，语言不利，手足麻木、重滞，为风痰痹阻，可改用大秦艽汤加石菖蒲、钩藤。

5. 冲任失调证

治法：调理冲任。

方药：二仙汤（仙茅、淫羊藿、巴戟天、黄柏、知母、当归）。

（二）单方验方

1. 夏枯草 30 克，石决明 24 克，水煎服。

2. 芹菜根、大枣各 15 个，水煎服。

3. 罗布麻叶冲剂　罗布麻、夏枯草、菊花、生槐米、汉防己、车前等。

4. 红龙夏海汤　红牛膝、龙胆草、夏枯草、地龙、海藻，水煎服。

5. 银菊饮　金银花、菊花、山楂各 24 克为一日量，水煎服。

6. 复方降压散　每服 9 克，每日 3 次，每日量约含小蓟 30 克，青桐叶 30 克，黄芩 15 克。

7. 代赭石 120 克，大黄 60 克，五灵脂 60 克，生蒲黄 30 克，蜈蚣 20 条，共研细末，每次服 3 ~ 6 克，每日 3 次。

8. 花生米（带红衣）浸醋，临睡前食 3 粒，或用其茎或叶，每用 30 克，水煎服。

9. 臭梧桐（20 克），野菊花、杜仲、丹皮、白毛麦枯草、桑寄生、黄芩、青木香（均用 10 ~ 15 克）等任选 1 ~ 3 种代茶即可。

10. 小蓟草（30 ~ 60 克），水煎服（代茶）。

（三）中成药

1. 脑立清

功能：平肝潜阳，醒脑安神。

用法用量：一次 10 丸，每日 2 次，口服。孕妇及体弱虚寒者忌用。

2. 珍菊降压片

功能：降压。

用法用量：一次 1 片，每日 3 次，口服。孕妇慎用。

3. 银杏叶片

功能：活血化瘀，通络。

用法用量：一次 2 片，每日 3 次，口服。或遵医嘱。

4. 杞菊地黄胶囊

功能：滋肾养肝。

用法用量：一次 5 ~ 6 粒，每日 3 次，口服。

（四）气功疗法

临床上，高血压患者在接受气功疗法后，能使头晕、头痛等症状较快地减轻或消失，并使食欲增加、睡眠改善、精神振作，对老年患者尤为适宜。常用的练功姿势有卧式、站式、坐式；常用的诱导思想入静方法有轻松法、默念法、随息法、意守法等；常用的调整呼吸方法有自然呼吸、腹式呼吸、默念呼吸等。练气功时机体代谢率也明显降低，故更有强壮体质和"扶正祛邪"的意义。

（五）推拿治疗

治宜平肝潜阳，宁神止眩。第一种治疗方法：患者取坐位，医者站于一侧，同一种指禅推法，先后推两侧太阳穴，每侧5分钟，再由太阳穴经眉弓至攒竹穴，两侧各操作2分钟；然后转至印堂，再沿督脉向上推至百会，往返5分钟；接着开天门、分头阴阳数次后，用抹法自两侧太阳穴至角孙，并揉角孙穴半分钟，再抹至风池；最后拿风池、天柱、肩井穴。第二种治疗方法：内功推拿常规操作法。第三种治疗方法：①患者仰卧位，医者推摩膻中及上、中脘、大横、天枢、气海、关元诸穴，再按揉章门、期门、丰隆、足三里、三阴交、太冲等穴。②患者俯卧位，医者用指揉法由上而下施于膀胱经诸腧穴。③患者坐位，医者施抹法于头面部，再按揉风池、风府、上星、头维、百会、太阳等穴；最后拿肩井。

【法医学鉴定】

高血压脑卒中医疗纠纷法医学鉴定

案情摘要

孙某（男，70岁）因脑出血破入脑室于2010年11月20日入住某市第一人民医院，行右侧侧脑室引流术，后因颅内感染于2010年12月22日死亡。患者家属认为医方在消毒、隔离及无菌操作均不具备开展手术条件的监护病房进行手术，从而导致颅内感染，诉至人民法院。由法院委托本司法鉴定所就某市第一人民医院对孙某某的诊疗行为是否存在过错，过错与其死亡之间的因果关系等问题进行法医临床鉴定。

检验过程

1. 检验方法　遵循医学科学原理和法医学因果关系准则，审查并摘抄送鉴材料，召开有法官在场、医患双方出席的听证会。

2. 书证（病历）摘要　某市第一人民医院住院病案，住院日期：2010年11月20日至2010年12月22日）摘抄：

2010年11月20日9:00Pm，患者因"言语不清、右侧肢体活动失灵2小时"为主诉入院。患者2小时前吃饭时突发言语不清，右手不能持物，右腿不能站立被送我院。未诉头晕、头痛，无抽搐、呕吐、大小便失禁等。血压180/110mmHg。头颅CT：右侧基底节区出血破入脑室。既往有心律不齐、高血压病史，未治疗。入院查体：体温36℃，脉搏55次/分，呼吸18次/分，血压158/94mmHg。双肺听诊呼吸音粗。心律不齐，可闻及早搏6次/分左右。腹平软。神经系统检查：意识模糊，不能正确回答问题。双侧瞳孔等大等圆，直径2mm，光反射灵敏，鼻唇沟对称。颈软；右侧肌张力略高，肌力Ⅳ级，腱反射3+，巴彬斯基征阳性；左侧肌张力正常，肌力Ⅴ级，腱反射2+，巴彬斯基征阴性。初步诊断：急性左侧丘脑出血破入脑室，高血压病。诊疗计划：抗脑水肿，改善脑代谢，预防应激性溃疡，对症支持治疗，病情加重可考虑手术治疗。

2010年11月21日9:00Am，入院后呕吐，为胃内容物，昏睡。复查头颅CT，血肿无明显增大，脑室较前扩大。意识障碍加重，建议行脑室引流术。手术同意书：手术有一定危险性，（术后）可能发生颅内感染（等情况）。11:00Am，征得家属同意、签字后于

11:20 Am 行微创右侧脑室引流术，有淡红色脑脊液流出，接引流袋。术后患者意识、瞳孔、呼吸无变化，加用头孢他啶预防感染。

2010 年 11 月 22 日 10:00 Am，复查头颅 CT 脑室较前减小，脑室引流管通畅，脑脊液呈淡红色。

2010 年 11 月 23 日 10:00 Am，夜间烦躁，意识模糊，可进适量半流质。

2010 年 11 月 24 日 10:00 Am，复查 CT，三脑室血已吸收，四脑室血量减少，无脑积水征象。

2010 年 11 月 25 日 10:00 Am，意识模糊，胡言乱语，脑脊液颜色较前稍加重。

2010 年 11 月 26 日 10:00 Am，复查头颅 CT，三、四脑室出血已吸收，无脑积水征象。16:20Pm 意识障碍加重，浅昏迷；4:30Pm 呼吸浅慢，10 次 / 分；5:10Pm 体温 39℃；头颅 CT 血肿无增加，肺部 CT 未见明显病灶；抽取脑脊液送验，白细胞 10.80×10⁶/L，考虑颅内感染，加用万古霉素等抗感染药；转神经外科。9:00Pm，深昏迷，腰穿见黄褐色脑脊液流出，鞘内注入头孢拉啶。11:10Pm，呈现急性呼吸衰竭，用呼吸机辅助呼吸。

2010 年 11 月 27 日 4:30Am，呼吸频快，46 次 / 分，考虑双侧气胸，穿刺证实，予双侧胸腔闭式引流，呼吸机控制呼吸。10:00Am，深昏迷，深浅反射消失。脑脊液白细胞 38.00×10⁶/L，糖 0.6mmol/L。拔出脑室引流管。12:00Am，腰穿见橘红色脑脊液，8:00Pm，局麻下行腰大池置管术。

2010 年 11 月 28 日 9:00Am，脑脊液白细胞 83.20×10⁶/L。12:00 Am，行气管切开术。

2010 年 11 月 29 日 8:30Am，深昏迷，瞳孔对光反应迟钝，四肢肌张力低，双侧巴氏征阳性。腰大池引流液混浊。

2010 年 11 月 30 日 9:00 Am，脑脊液白细胞 89.60×10⁶/L，培养未见细菌生长。

2010 年 12 月 1 日 9:00Am，出现抽搐，呈大发作，应用安定后停止。

2010 年 12 月 7 日 9:10Am，胸腔引流管已拔除。胃管抽出咖啡样液，考虑消化道出血。

2010 年 12 月 17 日 9:00Am，复查头颅 CT，见三脑室及侧脑室扩大，侧脑室后角可见低密度影，可见液平，考虑脓性分泌物沉积。

2010 年 12 月 20 日 10:00Am，今日出现呼吸困难，胸腔穿刺证实气胸，考虑出现自发性气胸，予双侧胸腔闭式引流术。

2010 年 12 月 21 日 9:00Am，血压偏低，需用多巴胺提升血压。

2010 年 12 月 22 日 10:10Pm，呼吸心跳停止。

3. 阅片所见 2010 年 11 月 20 日头颅 CT 平扫片 1 张，报告：左侧基底节区可见约 2.0cm×1.5cm 大小高密度出血影，脑室系统内可见散在灶性高密度出血影。脑室略微扩大，脑沟、脑裂增宽。

2010 年 11 月 21 日头颅 CT 平扫片 1 张，报告：左侧基底节区脑室系统内高密度出血影未见明显增大。脑室略微扩大，脑沟、脑裂增宽。

分析说明

1. 被鉴定人孙某某高血压脑出血（左侧基底节区出血、破入脑室）诊断明确，病情严重；行右侧侧脑室穿刺引流术后继发颅内感染，并最终死亡。高血压脑出血是死亡的根本（主要）原因，颅内感染是根本死因与直接死亡之间的外部介入因素，为中介前因（中间环节），脑、心、肺功能衰竭是直接死因。

2.外科手术后手术部位的感染 原因复杂，其危险因素包括患者和手术两个方面。患者方面主要如年龄、营养状况、免疫功能、健康状况等等；手术方面有备皮方式、手术部位皮肤消毒、手术室环境、手术器械的灭菌、手术过程的无菌操作、手术技术、手术持续时间和预防性抗菌药物应用等等。一般情况下，外科手术后手术部位感染属现有医学科学技术条件下难以防范的不良后果，但某市第一人民医院在孙某某的诊治过程中存在以下问题：

（1）手术指征的问题 传统上对高血压脑出血的治疗旨在挽救患者生命，因此一般在内科治疗无效时方采用外科手术治疗。近年来，由于对脑出血病理的深入研究，微创外科技术的发展和应用，不少学者提出外科手术清除血肿和降低颅内压，不仅能挽救患者生命，而且能更好地保留和恢复患者的神经功能，改善生活质量，但手术指征尚存争论。开颅血肿清除和穿刺血肿碎吸等手术主要针对病变部位有明显占位效应的较大颅内血肿或持续颅内压增高且非手术治疗措施无效的患者，被鉴定人孙某某左侧基底节区出血范围仅为2.0cm×1.5cm，无明显颅内压增高征象，不属此种情况，不予讨论。至于脑室穿刺引流术，则适用于小脑出血合并脑积水和脑室出血患者。《临床诊疗指南神经病学分册》（中华医学会编著.人民卫生出版社，2007.5）指出："原发性脑室出血可考虑脑室引流治疗"。《中国脑血管病防治指南》（卫生部办公厅印发.2005.4）建议：部分脑室出血行内科保守治疗，全脑室出血需行脑室穿刺引流。脑室内出血由于形态不规则，依据CT扫描所见难以精确计算出血量，方燕南（1988）根据CT上出血高密度影在脑室内分布范围的多少将之分为小量、中量和大量出血。分布范围<1/3脑室面积者为小量出血，分布范围占1/3~1/2脑室面积者为中量出血，分布范围>1/2脑室面积者为大量出血。孙某某左侧基底节区出血破入脑室，CT扫描脑室内所见为散在灶性出血高密度影，其分布范围远小于脑室面积的1/3，属小量出血，亦无明显脑积水和颅内压增高，进行脑室穿刺引流的手术指征值得商榷。

（2）手术场所问题 虽然一般情况下外科手术后手术部位感染属现有医学科学技术条件下难以防范的不良后果，但卫生部办公厅印发的《外科手术部位感染预防与控制技术指南（试行）》指出："医疗机构和医务人员应当针对危险因素，加强手术部位感染的预防和控制工作"。外科手术是否只能在手术室内进行并无明确规定；临床实践中，为争取时间抢救生命，也常在床边进行一些相对简易的手术操作。在《中国脑血管病防治指南》中，甚至将"在病房即可完成手术"和"简单、方便、易行"并列为脑出血患者施行微创穿刺血肿清除术的优点之一。但就脑室穿刺引流术而言，颅内感染（特别是急性化脓性脑室炎，被鉴定人孙某某即属此种情况）是其最为严重的不良后果，一旦发生，病死率和致残率将明显升高（文献报道病死率为57%）。有研究表明，在床边进行直接椎颅穿刺外引流术，可能因人为污染因素导致颅内感染。因此为降低颅内感染率，除非是病情危急、生命体征不稳定、不宜搬动的患者，应在无菌条件较好的手术室进行此项手术，尽量避免在床边操作。被鉴定人孙某某当时的病情并不属于上述特殊情况，却在无菌条件不及手术室的监护病房进行手术操作，无疑增加了颅内感染的机会。

鉴定意见

被鉴定人孙某某高血压脑出血诊断明确，病情严重，是死亡的根本原因，脑室穿刺引流术后继发颅内感染是其死亡的中介前因。在无菌条件不及手术室的监护病房进行手术增加了颅内感染机会；施行脑室穿刺引流的手术指征也值得商榷。某市第一人民医院的医疗行为存在过错，与孙某某的死亡后果之间存在因果关系，医疗过错行为应为次要作用。

第二节 冠状动脉粥样硬化性心脏病

【概述】

冠状动脉粥样硬化性心脏病，简称冠状动脉性心脏病或冠心病（CHD），有时又被称为冠状动脉病（CAD）或缺血性心脏病，近年又被称为冠状动脉粥样硬化血栓性心脏病。

本病是由冠状动脉粥样硬化所致，其病因尚不完全清楚。大量研究表明，动脉粥样硬化的形成是动脉壁细胞、细胞外基质、血液成分（特别是单核细胞、血小板及低密度脂蛋白）、局部血流动力学、环境及遗传学等多因素参与的结果。流行病学研究发现，与动脉粥样硬化相关的重要危险因子为血脂异常、高血压、糖尿病、吸烟、肥胖、血同型半胱氨酸增高、体力活动少、高龄和男性等。至于冠状动脉之所以易发生粥样硬化，可能是：①该动脉内膜和部分中膜的血供由管腔直接供给，血中的氧和营养物质直接透入内膜和中膜，因而脂质亦易于透入；②该动脉与主动脉的交角几乎呈直角，其近端及主要分支的近端受到的血流冲击力大，因而内膜易受损伤。

动脉粥样硬化始发于内皮损伤。损伤的原因不仅包括修饰的脂蛋白，还有病毒和可能其他微生物，但目前与微生物之间的因果关系还未确定。动脉粥样硬化病变的形成经历了三个基本的生物学过程：①内膜平滑肌细胞、各种巨噬细胞及T细胞的局部迁移、堆积和增殖；②堆积的平滑肌细胞在各种生长调节因子的作用下合成较多的细胞外基质包括弹力蛋白、胶原、蛋白聚糖等；③脂质在巨噬细胞和平滑肌细胞以及细胞外基质中堆积，最终内膜增厚、脂质沉积形成动脉粥样硬化病变。血小板在损伤、溃破的内皮表面黏附、聚集可导致内皮细胞进一步损伤，并可促进凝血过程形成血栓，加重甚至完全阻塞冠状动脉管腔。

一、临床类型

由于冠状动脉病变的部位、范围和程度的不同，本病的临床特点不同，按照1979年世界卫生组织（WHO）颁发的缺血性心脏病的命名和诊断标准，可将本病归类为：①隐匿型或无症状性冠心病；②心绞痛；③心肌梗死；④缺血性心肌病；⑤猝死（原发性心脏骤停，冠心病猝死）的临床分型。近年来，从提高诊治效果和降低死亡率出发临床上提出两种综合征的分类：

（一）慢性心肌缺血综合征

包括隐匿型冠心病、稳定型心绞痛和缺血性心肌病等。

（二）急性冠状动脉综合征（ACS）

包括：非ST段抬高型ACS（NSTE-ACS）和ST段抬高型ACS（STE-ACS）两大类。前者包括：不稳定型心绞痛（UA）、非ST段抬高型心肌梗死（NSTEMI），后者主要是ST段抬高型心肌梗死（STEMI）。

心绞痛是心肌暂时性供氧和需氧之间失平衡引起心肌缺血、缺氧所致，表现为以发作性胸痛为主要表现的临床综合征。慢性稳定型心绞痛是指心绞痛发作的程度、频率、性质和诱因在数周内无显著变化。心绞痛症状也可发生于瓣膜性心脏病、肥厚型心肌病和未控制的高血压以及甲状腺功能亢进、严重贫血等患者。冠状动脉痉挛、微血管病变以及某些非心脏性疾病也可引起类似心绞痛的症状，临床上需注意鉴别。

不稳定型心绞痛和非 ST 段抬高型心肌梗死都属于急性冠状动脉综合征。急性冠状动脉综合征是一大类包含不同临床特征、临床危险性及预后的临床征候群，它们有共同的病理机制，即冠状动脉硬化斑块破裂、血栓形成，并导致病变血管不同程度的阻塞。根据心电图有无 ST 段持续性抬高，可将急性冠状动脉综合征区分为 ST 段抬高和非 ST 段抬高两大类，前者主要为 ST 段抬高型心肌梗死（大多数为 Q 波心肌梗死，少数为非 Q 波心肌梗死），后者包括不稳定型心绞痛和非 ST 段抬高型心肌梗死。非 ST 段抬高型心肌梗死大多数为非 Q 波心肌梗死，本章节涉及急性冠状动脉综合征中的不稳定型心绞痛和非 ST 段抬高型心肌梗死两部分。

ST 段抬高型心肌梗死（STEMI）是在冠状动脉病变的基础上，发生冠状动脉血供急剧减少或中断，使相应的心肌严重而持久地急性缺血导致心肌坏死，多由于冠状动脉粥样硬化斑块破裂、血栓形成，并导致病变血管的完全阻塞所致。心电图有 ST 段持续性抬高，大多为 Q 波心肌梗死。对 STEMI 的诊断应及时准确，治疗以血运重建（包括溶栓和急诊经皮冠状动脉介入治疗）为主，目标是尽快开通闭塞的冠状动脉，尤其对于合并心源性休克或心力衰竭的重症 STEMI。

二、中医学认为

冠心病属于中医"胸痹""真心痛"等范畴。本病与长期饮食不节、过食肥甘厚味、情志内伤、老年体虚、寒邪内侵等因素有关。病机有虚实两方面，虚为心脾肝肾亏虚，心脉失养；实则包括痰浊、瘀血、气滞、寒凝等阻滞心脉，临床常表现为虚实夹杂之证。本病病位在心，与肝、脾、肾三脏关系密切。

【临床诊断】

一、西医诊断

（一）稳定型心绞痛

1.临床表现 胸痛表现有以下几个方面：①部位：常位于胸骨后或左前胸，范围常不局限，可以放射到颈部、咽部、颌部、上腹部、肩背部、左臂、左手指侧，以及其他部位。每次心绞痛发作部位往往是相似的。②性质：常呈紧缩感、绞榨感、压迫感、烧灼感、胸憋、胸闷或有窒息感、沉重感，有的患者只诉胸部不适，主观感觉个体差异较大。③持续时间：呈阵发性发作，持续数分钟，一般不会超过 10 分钟。④诱发因素及缓解方式：发作与体力活动或情绪激动有关，停下休息即可缓解。舌下含服硝酸甘油可在 2 ~ 5 分钟内迅速缓解。慢性稳定型心绞痛时，疼痛发作的诱因、次数、程度、持续时间及缓解方式一般在较长时间内（＞ 3 个月）大致不变。

（1）病史询问 胸痛反复发作有无 3 个月。

（2）体格检查 常无明显异常，心绞痛发作时可有心率增快、血压升高、焦虑、出汗，有时可闻及第四心音、第三心音或奔马律，或出现心尖部收缩期杂音，第二心音逆分裂，偶闻双肺底啰音。体检尚能发现其他相关情况，如心脏瓣膜病、心肌病等非冠状动脉粥样硬化性疾病，也可发现高血压、肥胖、脂质代谢障碍所致的黄色瘤等危险因素，颈动脉杂音或周围血管病变。

2.辅助检查　心电图检查时最常用的无创检查，其他有放射性核素心脏显像、超声心动图检查、磁共振显像，CT血管造影（CTA）与选择性冠状动脉造影术。

（二）不稳定型心绞痛和非ST段抬高型心肌梗死

1.临床表现

（1）静息性心绞痛　心绞痛发作在休息时，并且持续时间通常在20分钟以上。

（2）初发心绞痛　1个月内新发心绞痛，可表现为自发性发作与劳力性发作并存。

（3）恶化劳力型心绞痛　既往有心绞痛病史，近1个月内心绞痛加重，发作次数频繁、时间延长或痛阈降低。

（4）变异型心绞痛　也是不稳定型心绞痛的一种，通常是自发性。其特点是一过性ST段抬高，多数自行缓解，一般不演变为心肌梗死。

不稳定型心绞痛可发展为非ST段抬高型心肌梗死或ST段抬高型心肌梗死。或有非ST段抬高型心肌梗死的临床表现与不稳定型心绞痛相似，但症状更严重，持续时间更长。

体格检查大部分不稳定型心绞痛和非ST段抬高型心肌梗死可无明显体征。高危患者心肌缺血引起的心功能不全可有新出现的肺部啰音或原有啰音增加，出现第三心音、心动过缓或心动过速，以及新出现二尖瓣关闭不全的体征。

2.辅助检查

（1）有典型的缺血性心电图改变（新发或一过性ST段压低≥0.1mV，或T波倒置≥0.2mV）。

（2）心肌损伤标记物[心脏肌钙蛋白T（cTnT）、心脏肌钙蛋白I（cTnI）或肌酸激酶同工酶（CK-MB）]升高可以帮助诊断非ST段抬高型心肌梗死。

（3）冠状动脉造影仍是诊断冠心病的金指标，可以直接显示冠状动脉狭窄程度，并对决定治疗策略有重要意义。

（三）ST段抬高型心肌梗死

1.临床表现　疼痛常是最初出现的症状，疼痛部位和性质与心绞痛相同，但诱因多不明显，常于安静时发生，程度较重，持续时间可长达数小时，休息和含用硝酸甘油多不缓解。患者常烦躁不安、出汗、恐惧，或有濒死感。部分患者疼痛可位于上腹部，或放射至颈部、咽部、颔部、肩背部、左臂、左手指侧，以及其他部位，少数患者无疼痛，一开始即表现为休克或急性心力衰竭。可有发热等全身症状，部分患者可伴有恶心、呕吐和腹胀等消化道症状。

（1）有典型症状　疼痛常是最先出现的症状，疼痛部位和性质与心绞痛相同，但诱因多不明显，常于安静时发生，程度较重，持续时间可长达数小时，休息和含用硝酸甘油多不缓解。患者常烦躁不安、出汗、恐惧，或有濒死感。部分患者疼痛可位于上腹部，或放射至颈部、咽部、颔部、肩背部、左臂、左手指侧，以及其他部位。少数患者无疼痛，一开始即表现为休克或急性心力衰竭。可有发热等全身症状，部分患者可伴有恶心、呕吐和腹胀等消化道症状。要注意与急性肺动脉栓塞、急性主动脉夹层、急性心包炎及急性胸膜炎等引起的胸痛相鉴别。

（2）体格检查 心脏浊音界可正常或轻度至中度增大，心率多增快，也有少数减慢，可有各种心律失常。心尖区第一心音减弱，可出现第四心音奔马律，少数有第三心音奔马律。二尖瓣乳头肌功能失调或断裂的患者可出现心尖部粗糙的收缩期杂音或伴收缩中晚期喀喇音。早期血压可增高，多数患者血压降低，甚至休克。合并心力衰竭的患者可有新出现的肺部啰音或原有啰音增加。

2.辅助检查

（1）18导联心电图有典型的动态改变 发病数小时内可为正常或出现异常高大两肢不对称的T波；数小时后ST段明显抬高，弓背向上；数小时至2日内出现病理性Q波。部分患者可表现为新出现的左束支传导阻滞。

（2）心肌损伤标记物 包括肌钙蛋白（cTnI或cTnT）、肌酸激酶同工酶（CK-MB）和肌红蛋白，其动态变化有助于心肌梗死的诊断，且有助于对阻塞血管的开通和预后的判断。

（3）超声心动图 可在缺血损伤数分钟内发现节段性室壁运动障碍，有助于心肌梗死的早期诊断，对疑诊主动脉夹层、心包炎和肺动脉栓塞的鉴别诊断具有特殊价值。

二、中医诊断

症候分类如下：

（一）心脉瘀阻证

主症：胸痛如刺，或呈绞痛，痛处固定，入夜尤甚。心悸不宁，口唇、舌质暗或有瘀斑，苔薄白，脉沉涩或结代。

（二）痰浊痹阻证

主症：心胸闷痛，或痛引肩背，肢体沉重，形体肥胖，舌质淡胖，苔厚腻，脉滑。

（三）寒凝心脉证

主症：突然胸痛如绞，感寒痛甚，胸闷气短，心悸喘息，面色苍白，四肢厥冷，舌暗红，苔白，脉沉迟。

（四）气虚血瘀证

主症：胸闷，心痛，动则加剧，神疲乏力，气短懒言，心悸自汗，舌暗淡，苔薄白，脉细弱或结代。

（五）气阴两虚证

主症：胸闷隐痛，时作时止，心悸气短，面色少华，倦怠懒言，头晕目眩，舌质偏红，少苔或无苔，脉细弱无力。

（六）心肾阴虚证

主症：胸闷心痛，心悸盗汗，心烦不寐，头晕耳鸣，腰膝酸软，大便干结，舌红苔少，脉细数。

（七）心肾阳虚证

多见于冠心病合并心功能不全者。

主症：心胸疼痛，气短乏力，形寒肢冷，面色苍白，下肢水肿，唇甲青紫，舌淡胖或唇舌紫黯，舌苔白滑，脉沉微。

【防未病】

一、防冠心病的发生

冠心病发生的危险因素包括年龄（男 > 45岁，女 > 55岁）、早发冠心病家族史、高胆固醇或低高密度脂蛋白胆固醇血症、吸烟、糖尿病、高血压、肥胖，对40岁以上个体应至少每5年进行1次危险因素评估，有2个以上危险因素的个体，应每年进行1次危险评估。

有效控制危险因

素是心血管疾病预防的主要途径，对危险人群应积极控制异常的血脂、血糖及血压的控制。目前，临床中强调阿司匹林的应用，因其是预防心脑血管病药品中价格较便宜的一种，但生活方式干预是三级预防的基石。

1. 戒烟　吸烟是心血管疾病的重要致病因素，原则上也是唯一能够完全被控制的致病因素。大量流行病学调查和前瞻性临床研究结果均证实，吸烟与心血管病有因果关系。

2. 运动　规律的体育锻炼有益于延长寿命，降低心血管疾病发病和死亡风险。体育锻炼的保护作用主要通过降低血压、控制血糖和体重及改善心血管功能来实现。

美国疾病预防和控制中心及国家健康学院公布的运动建议中推荐，每周至少运动5天、每天进行30分钟以上中等强度有氧运动（包括快步走、慢跑、游泳、爬山、各种球类运动等）。

3. 减重　控制体重是减少慢性病发病率和死亡率的又一关键因素。研究表明，体质指数（BMI）> $25.0kg/m^2$ 后，每增加 $5kg/m^2$，总死亡率将可能增加30%。

我国超重和肥胖人数逐年增加，尤其是青少年，因此控制超重和肥胖是我国心血管疾病一级预防的重要内容，控制肥胖的源头则是改变不良生活方式。

4. 心理流行病学　研究表明，情绪应激与冠状动脉病变的发生、发展及心血管事件密切相关，因此，心血管疾病一级预防应重视心理问题的干预。

常见的心理障碍包括焦虑、抑郁、惊恐发作、躯体化障碍、疑病症、睡眠障碍和强迫思维等。

5. 饮食　多项研究证实，饮食中降低盐的摄入量，减少饱和脂肪，增加新鲜蔬菜和水果、海鱼和谷类纤维素摄入，可显著降低心血管疾病发病率。

目前各国心血管疾病预防和治疗指南均建议饮食中须注意低盐、低脂。

二、已知冠心病防治进展

为改善冠心病患者的长期预后，除了在急性期应积极治疗以降低心血管疾病致残率和病死率，还应重视生活方式的干预是防冠心病进展的基石。

1. 非药物干预　吸烟包括被动吸烟可导致冠状动脉痉挛，降低 β 受体阻断药的抗缺血作用，成倍增加心肌梗死后的病死率，而戒烟1年能降低再梗死率和病死率。

2. 运动和控制体重　患者出院前应作运动耐量评估，并制定个体化体力运动方案。对于所有病情稳定的患者，建议每日进行30 ~ 60分钟中等强度的有氧运动（例如快步行走等），每周至少坚持5天，锻炼时多做深呼吸。通过控制饮食与增加运动将体重指数控制于 $24kg/m^2$ 以下。

3. 调节饮食　一是严格控制高饱和脂肪酸的食物摄入，主要包括：①黄油、酥油、猪油、椰油、棕榈油和其他一些混合油。②全脂奶粉、奶酪、奶油。③羊肉、牛肉、肥猪肉及火腿、汉堡、午餐肉等。④奶油饼干、蛋糕、煎烤油炸食品和快餐等。

二是适当限制高胆固醇食物的摄入，包括蛋黄、肝脏、动物内脏和鸡肉、牛羊肉等。这些食物应当少吃一些，尤其动物内脏最好不吃为宜。

三是增加能降低胆固醇的食物摄入，主要包括：①不饱和脂肪酸食物，可抑制饱和脂肪酸的吸收，其存在于植物油中，如花生油、芝麻油、豆油和菜油等。②可溶性纤维素，有改善和保护血管壁作用，其主要存在于豆类、谷类、水果和蔬菜之中。其中，豆类的降低胆固醇作用比较明确，可每天摄食 25～100g 黄豆、青豆或豆制品等食物。

四是改进饮食结构与习惯。一方面，要养成定时定量、少量多餐的良好饮食习惯，并避免暴饮暴食和过度饱食；另一方面，要做到荤素搭配，食物品种应多样，口味应清淡，减少高糖、高盐、高脂和高胆固醇等各类食物摄入，增加豆类、谷类、植物油、水果和蔬菜摄入，以利于降低血清胆固醇，改善血液黏稠度和血管状态，防止血栓形成。

4. 心理　冠心病是一种心身疾病，心理护理本身就是一种治疗措施。冠心病心身易患因素主要表现为：争强好胜、感情丰富、固执己见、急于求成、容易焦虑和精神紧张。病程长和反复发作更易造成大多数患者有不同程度的恐惧、焦虑和抑郁等心理。

（二）药物治疗

坚持长期规范服药

1. 抗血小板治疗　所有冠心病患者除有禁忌证者外均应长期服用阿司匹林（75～150mg/d）治疗，因存在禁忌证而不能应用阿司匹林者，可用氯吡格雷（75mg/d）替代。

2. 肾素－血管紧张素－醛固酮系统抑制剂　若无禁忌证，所有伴有左心室收缩功能不全（LVEF ＜ 45%）、高血压、糖尿病或慢性肾脏疾病的患者均应长期服用 ACEI。低危患者（即 LVEF 正常、已成功实施血运重建且各种心血管危险因素已得到满意控制者）亦可考虑 ACEI 治疗。不能耐受 ACEI 治疗者，可应用 ARB 类药物。

3. β 受体阻滞药　若无禁忌证，所有患者均应长期服用 β 受体阻断药治疗，并根据患者耐受情况确定个体化的治疗剂量。

（三）控制心血管危险因素

坚持定期复查

1. 控制血压　对于一般患者，应将其血压控制于 ＜ 140/90mmHg，合并慢性肾病者应将血压控制于 ＜ 130/80mmHg。因血压水平过高或过低均可对冠心病预后产生不利影响，因此在保证血压（特别是收缩压）达标的前提下，需避免患者舒张压水平 ＜ 60mmHg。治疗性生活方式改善应被视为降压治疗的基石。经过有效改善生活方式后若血压仍未能达到目标值以下，应及时启动降压药物治疗。此类患者宜首选 β 受体阻断药和（或）ACEI 治疗，必要时可考虑应用小剂量噻嗪类利尿药等药物。

2. 调脂治疗　所有患者无论血脂水平如何，无禁忌证或不能耐受均应坚持使用他汀类药物，将低密度脂蛋白胆固醇控制在 ＜ 2.60mmol/L（100mg/dl），并可考虑达到更低的目标值 [LDL-C ＜ 2.08mmol/L（80mg/dl）]。应用较大剂量他汀类治疗后其 LDL-C 不能达标或胆固醇水平已达标，但三酰甘油增高，可考虑联合应用其他种类的调脂药物（如胆固醇吸收抑制剂、烟酸或贝特类药物）。

3. 血糖管理　对所有患者均应常规检测空腹和餐后血糖。对于确诊糖尿病的患者，在积极控制饮食并改善生活方式的同时,可考虑应用降糖药物治疗,糖化血红蛋白控制在7%以下。但一般状况较差、糖尿病病史较长、年龄较大时,宜将糖化血红蛋白控制在7%～8%。

(四)预防心绞痛发作

为了预防心绞痛发作,冠心病患者应在医生的指导下,长期合理选用下列预防心绞痛发作的药物。

1.硝酸异山梨酯(消心痛) 为硝酸酯类药。适用于预防稳定性劳累型心绞痛的发作。口服每次1片(5mg),每日3次。口服后15～30分钟后起效,作用持续时间为3～4小时,可引起心跳加快、头痛、面部潮红等不良反应。长期服用可致耐药性。

2.单硝酸异山梨酯(异乐定、新亚丹消、鲁南欣康) 本药的特点是起效较慢,但作用持续时间较长,约8小时。可用于预防心绞痛发作,特别对预防冠脉痉挛型和混合型心绞痛发作有显著效果。口服每次1片(20mg),每日2次。可有头痛等不良反应。

3.单硝酸异山梨酯缓释制剂(长效异乐定、莫诺美地) 用于预防冠脉痉挛型和混合型心绞痛发作,有显著效果。口服每次1片(50mg),每日1次。一般在清晨1次口服。口服后15分钟起效,作用持续时间为16～18小时。可有头痛、心跳加快、面部潮红等不良反应。

4.硝酸甘油贴膜(贴保宁) 适用于预防夜间心绞痛的发作。使用时揭去保护层,贴敷于左前胸皮肤,每次1张(5mg),1小时起效,可维持12～24小时。

5.硝酸甘油软膏 含2%硝酸甘油适用于预防夜间心绞痛发作。临睡觉涂于前臂或胸前皮肤上,每次直径为4～5厘米,涂药后60～90分钟起效,作用维持4～6小时。

6.地尔硫卓(恬尔新) 为非二氢吡啶类钙拮抗药,对预防变异型心绞痛发作安全有效。口服每次1片(30mg),每日3次,或服缓释胶囊,每次1粒(90mg),每日1次或2次。可致心动过缓,血压降低等不良反应。

7.麝香保心丸 口服每次1～2粒,每日3次,持续服用3个月以上,有预防心绞痛发作的作用。

8.丹参舒心片 口服每次2片(每片0.2g),每日3次。适用于预防稳定型劳累型心绞痛发作或血瘀型的冠心病患者。

9.心可舒片 适用于预防稳定型劳累型心绞痛发作或气滞血瘀型冠心病患者。口服每次4片(每片0.3g),每日3次。

10.复方丹参滴丸 适用于预防稳定型劳累型心绞痛发作。口服每次10粒,每日3次。偶有胃部不适等不良反应。

11.地奥心血康 适用于预防以胸闷发作为主或气滞血瘀型的冠心病患者。口服每次2粒(每粒0.1g),每日3次。心动过缓者慎用。

12.冠脉宁 适用于预防稳定型劳累型心绞痛发作或气滞血瘀型冠心病患者。口服每次3片(每片0.3g),每日3次。孕妇忌用。

13.诺迪康 系藏药。适用于预防稳定型劳累型心绞痛发作,口服胶囊每次2粒(每粒0.28g),每日3次。

14.通心络 适用于稳定型劳累型心绞痛患者。口服胶囊每次2粒(每粒0.38g),每日3次。对有出血性疾病、孕妇及妇女经期禁用。

（五）预防心律失常发作

1.改变不良生活习惯，控制情绪变化，大喜大悲大怒等过多的情绪波动总对心律失常有影响。

2.学会自我检测，有房颤的患者应该平时自己搭搭脉、数数心跳，这样看病时也能给医生提供一个参考。

3.一定要保证睡眠。

4.运动要谨慎，对运动做到适可而止，千万不能剧烈运动。

5.服用药物时要遵医嘱，每个人病情不一样，不要轻信别的病友得话，要定期检查。

6.预防性用药 丹参30克，苦参15克，麦冬15克，五味子15克，制首乌15克，黄连3克，以上几位药可以一起煎汤服用，也可以任意组合或单独和大枣一起煎汤服用。

（六）预防心力衰竭加重

冠心病可能在病情发展到一定阶段时发生心力衰竭。心力衰竭严重影响患者生活质量，并威胁患者生命，5年生存率和恶性肿瘤差不多。

心衰患者必须用药物治疗，但药物治疗的同时，如果老年心力衰竭患者想防止病情复发、延年益寿，最主要的是提高对心衰的认识，积极开展自我保健。

1.心理调整 患者要保持健康心态，乐观看待事物，遇事要冷静，能看得开，不为小事斤斤计较。特别是对待疾病，要持"既来之，则安之"的态度，积极治疗，但又不急于求成、胡乱求医。这样才有利于疾病康复。

2.养成良好的生活方式 良好的生活方式包括起居有时、饮食有节、生活规律、适当运动，以及戒烟、不饮酒或少饮酒等，这些都要依靠患者的自觉性来养成。起居还应包括养成每日午睡的习惯，午睡对心力衰竭患者的保健有很好的效果。饮食有节应该控制盐分，晚饭只能吃到六分饱，最多七分饱，控制体重，不能过于肥胖。对于老年心力衰竭患者来说，养成良好的生活方式极为重要，是维持病情、稳定和提高生活质量的保证。

3.按时就医 心力衰竭患者可以服用鹿茸、鹿角、黄芪、人参等，但患者必须遵照医生的嘱咐，按时按量服药，如有不适及时请教医生而不是自行调整。此外，在休养及缓解期间应定期去医院复查和接受医生指导。

4.人参的吃法 人参有四种基本类型：野山参、红参、白参和西洋参。如果用于急救的话，可以用野山参，但是不能一吃就吃半根，推荐每天吃0.3克左右，这样不会有很多不良反应，还能有疗效。野山参不可长期服用，否则会使心肌变厚。而红参比较温润，如果一个人明显怕冷，可以服用红参。西洋参则可以长期服用。

（七）预防和应对急性心肌梗死的突袭

出现症状，尤其是出现压榨性的胸闷、胸痛，怀疑急性心肌梗死时，应马上停止劳力性的活动，最好躺下休息，取一片硝酸甘油片含于舌下。如果5分钟内胸痛不能缓解，并且伴有大汗，则应考虑急性心肌梗死的可能，马上打120电话，将患者紧急送往医院。

如果看见家人或邻居突然倒地、意识丧失、呼之不应，应首先考虑急性心肌梗死、心跳骤停。马上实行心肺复苏抢救：首先把患者就地放平，摸颈动脉看有无搏动，看口鼻有无呼吸。如果确定心跳呼吸都已停止，则用拳头猛击患者胸骨（胸部正中央），然后用双手掌叠加以每分钟100次以上的频率有节奏地按压胸骨中下段，下压时使之下陷大于5厘米；同时清除患者口腔内的假牙等异物，托起患者下颌，捏住患者鼻子，深吸气后快速口对口吹入患者口中。一人施救时，人工呼吸和心脏按压交替进行，每按压30次，吹气2次；两人施救时，一人做人工呼吸，一人做心脏按压，每按压15次，吹气2次。1分钟后重新检查患者颈动脉搏动和呼吸，看有无恢复，如未恢复则马上再进行心脏按压和人工呼吸。同时应请人帮忙拨打120。

【治已病】

一、西医治疗

（一）稳定型心绞痛

对于慢性稳定型心绞痛患者，药物治疗是基石，无论患者是否已经接受血运重建。药物和非药物治疗的目的包括两个方面：一是改善心绞痛症状，提高生活质量；二是降低心肌梗死和死亡风险，改善预后。

1.一般治疗

发作时立刻停止活动，一般患者在休息后症状可消除，平时应尽量避免各种诱发因素，如过度重体力活动、情绪激动、饱餐等。冬天注意保暖，避免油腻饮食，戒烟限酒。治疗高血压、糖尿病、血脂异常、贫血、甲状腺功能亢进等相关疾病。

2.药物治疗

治疗冠心病心绞痛的药物非常多，正确、适时地使用药物有助于缓解病情，赢得抢救时间。首选可改善预后的药物，如阿司匹林抗血小板聚集、他汀类和ACEI；其次选择缓解症状，改善缺血的药物，如β受体阻滞剂、硝酸酯、钙拮抗剂（CCB）。治疗心绞痛有肯定疗效的药物共分五大类：

（1）硝酸酯类　其中包括速效的硝酸甘油，即"三硝"；作用持续时间较长的消心痛，即"二硝"。前者用于心绞痛突然发作，方法是将一片"三硝"放在舌下含化，一般1~2分钟即可使心绞痛缓解；后者每次口服2片（10mg），每日3~4次，可以持续发挥预防心绞痛的作用。

（2）阿司匹林　阿司匹林的作用是抑制血液中血小板的功能，防止血液凝集后堵塞血管而导致的心肌梗死，是预防和治疗冠心病的基本药物。阿司匹林只需晚上睡前服75~150mg即可。如能联合应用氯吡格雷，则效果更好。

（3）钙离子拮抗剂　常用的药物有硫氮卓酮、异搏定。

（4）β-受体阻断剂　常用的药物有氨酰心安、倍他乐克，比索洛尔等。它们除减少心肌耗氧之外，还有明显的减慢心率的作用。因此，如患者发作心绞痛同时合并心率快，适用此类药治疗。如倍他乐克每次口服12.5~25mg，每日2次即可。

（5）调脂药　是近年新兴的"他汀"家族药物通过调脂，稳定斑块，抗炎等作用，防止心脏事件（如心肌梗死）的发生。如氟伐他汀（来适可）、普伐他汀（普拉固）、辛伐他汀（舒降之）等，应在医生指导下应用。

近年来，血管紧张素转化酶制剂（ACEI）在冠心病领域的大型循证医学研究的公布，不断巩固和加强ACEI在慢性稳定型心绞痛治疗中的地位。推荐所有的冠心病患者使用ACEI类药物，如洛汀新和代文。其中，洛汀新是处方量最大的ACEI类药物之一，具有长期稳定的降压作用，安全性好，适合长期服用。

（二）不稳定型心绞痛

患者到医院就诊时应进行不稳定性心绞痛（UA）的危险度分层。低危险组患者可酌情短期留观或住院治疗，而中危或高危险组的患者应收住院治疗。

1. 一般内科治疗

急性期卧床休息 1 ~ 3 天、吸氧、持续心电监测。对于低危险组患者留观期间未再发生心绞痛，心电图也无缺血改变，无左心衰竭的临床证据，留观 12 ~ 24h 期间未发现有 CK-MB 升高，CTnT 或 CTnI 正常，可留观 24 ~ 48h 后出院。对于中危或高危组的患者特别是 CTnT 或 CTnI 升高者，住院时间相对延长，内科治疗亦应强化。

2. 药物治疗

（1）抗血小板治疗 阿司匹林仍为抗血小板治疗的首选药物。急性期阿司匹林使用剂量应在 150 ~ 300mg / d，可达到快速抑制血小板聚集的作用，3 天后可改为小剂量即 50 ~ 150mg / d 维持治疗。对于阿司匹林禁忌的患者，如存在过敏反应，可采用噻氯匹定或氯吡格雷（Clopidogrel）替代治疗。使用时应注意经常检查血象，一旦出现明显白血球或血小板降低应立即停药。

（2）抗凝血酶治疗 静脉肝素治疗一般用于中危和高危险组的患者，对于国人常采用先静注 5000U 肝素，然后以 1000U/h 维持静脉滴注，调整肝素剂量使激活的部分凝血活酶时间（APTT）延长至对照的 1.5 ~ 2 倍（无条件时可监测全血凝固时间或激活的全血凝固时间）。静脉肝素治疗 2 ~ 5 天为宜，后可改为皮下肝素 7500U 12 h 1 次，再治疗 1 ~ 2 天。目前已有证据表明（ESSENCE 和 TIMI-IIB 以及 FRAXIS 试验）低分子量肝素与普通肝素静脉滴注比较，低分子量肝素在降低 UA 患者的心脏事件发生方面有更优或至少相同的疗效，由于后者不需血凝监测、停药无反跳、使用方便，故可采用低分子量肝素替代普通肝素。

（3）硝酸酯类药物 使用此类药物的主要目的是控制心绞痛的发作，心绞痛发作时应口含硝酸甘油，初次含硝酸甘油的患者以先含 1 片为宜，对于已有含服经验的患者，心绞痛症状严重时也可 1 次含服 2 片。心绞痛发作时若含 1 片无效，可在 3 ~ 5min 之内追加 1 次，若连续含硝酸甘油 3 ~ 4 片仍不能控制疼痛症状，需应用强镇痛剂以缓解疼痛，并随即采用硝酸甘油或硝酸异山梨酯静脉滴注，硝酸甘油的剂量以 5μg / min 开始，以后每 5 ~ 10 min 增加 5μg / min，直至症状缓解或收缩压降低 10mmHg，最高剂量一般不超过 80 ~ 100μg / min，一旦患者出现头痛或血压降低（SBP < 90mmHg）应迅速减少静脉滴注的剂量。维持静脉滴注的剂量以 10 ~ 30μg / min 为宜。对于中危和高危组的患者，硝酸甘油持续静脉滴注 24 ~ 48 h 即可，以免产生耐药性而降低疗效。

常用的口服硝酸酯类药物为硝酸异山梨酯（消心痛）和 5- 单硝酸异山梨酯。硝酸异山梨酯作用的持续时间为 4 ~ 5 h，故以每日 3 ~ 4 次口服为妥，对劳力型心绞痛患者应集中在白天给药。5- 单硝酸异山梨酯可采用每日 2 次给药。若白天和夜间或清晨均有心绞痛发作者，硝酸异山梨酯可采用每 6 h 给药 1 次，但宜短期治疗以避免耐药性。对于频繁发作的 UA 患者口服硝酸异山梨酯短效药物的疗效常优于服用 5- 单硝类的长效药物。硝酸异山梨酯的使用剂量可以从 10mg / 次开始，当症状控制不满意时可逐渐加大剂量，一般不超过 40mg / 次。只要患者心绞痛发作时口含硝酸甘油有效，即是增加硝酸异山梨酯剂量的指征。若患者反复口含硝酸甘油不能缓解症状，常提示患者有极为严重的冠状动脉阻塞病变，此时即使加大硝酸异山梨酯剂量也不一定能取得良好效果。

（4）β受体阻滞药　此类药物对UA患者控制心绞痛症状以及改善其近远期预后均有好处。因此除有禁忌证如肺水肿、未稳定的左心衰竭、支气管哮喘、低血压（SBP < 90mmHg）、严重窦性心动过缓或二、三度房室传导阻滞者，主张常规服用。在β受体阻滞药品种选择上应首选具有心脏选择性的药物，如阿替洛尔、美托洛尔和比索洛尔等。除少数症状严重者可采用静脉推注β受体阻滞药外，一般主张直接口服给药。剂量应个体化，根据症状、心率及血压情况调整剂量。阿替洛尔常用剂量为12.5 ~ 25mg，每日2次；美托洛尔常用剂量为25 ~ 50mg，每日2次或每日3次；比索洛尔常用剂量为5 ~ 10mg，每日1次，不伴有劳力型心绞痛的变异性心绞痛不主张使用。

（5）钙拮抗剂　服用此类药物是以控制心肌缺血的发作为主要目的。钙拮抗剂中硝苯地平对缓解冠状动脉痉挛有独到的效果，故为变异性心绞痛的首选用药，一般剂量为10 ~ 20mg每6h 1次，若仍不能有效控制变异性心绞痛的发作还可与地尔硫卓合用，以产生更强的解除冠状动脉痉挛的作用，当病情稳定后可改为缓释和控释制剂。短效二氢吡啶类药物也可用于治疗UA合并高血压病患者，但应与β受体阻滞药合用，该类药物的不利方面是加重左心功能不全，造成低血压和反射性心率加快，所以使用时需注意了解左心功能情况。另一类钙拮抗剂地尔硫卓，有减慢心率、降低心肌收缩力的作用，故较硝苯地平更常用于控制心绞痛发作。一般使用剂量为30 ~ 60 mg每日3次或每日4次。该药可与硝酸酯类合用，亦可与β受体阻滞药合用，但与后者合用时需密切注意心率和心功能变化，对已有窦性心动过缓和左心功能不全的患者，应禁用此药。对于一些心绞痛反复发作，静脉滴注硝酸甘油不能控制的患者，也可试用地尔硫卓短期静脉滴注，使用方法为每分钟5 ~ 15μg / kg，可持续静脉滴注24 ~ 48 h，在静脉滴注过程中需密切观察心率、血压的变化，如静息心率低于50次 / min，应减少剂量或停用。维拉帕米一般不能与β受体阻滞药配伍，多用于心绞痛合并支气管哮喘不能用β受体阻滞药的患者。总之对于严重UA患者常需联合应用硝酸酯类、β受体阻滞药、钙拮抗药。

（6）溶血栓治疗　国际多中心大样本的临床试验（TIMI Ⅲ B）业已证明采用急性心肌梗死（AMI）的溶栓方法治疗UA反而有增加AMI发生率的倾向，故已不主张采用。至于小剂量尿激酶与充分抗血小板和抗凝血酶治疗相结合是否对UA有益，仍有待临床进一步研究。

3.介入性治疗和外科手术治疗

在高危险组患者中如果存在以下情况之一则应考虑行紧急经皮冠状动脉（PCI）介入治疗或冠状动脉旁路移植术（CABG，即冠状动脉搭桥术）：（1）虽经内科加强治疗，心绞痛仍反复发作。（2）心绞痛发作时间明显延长超过1h，药物治疗不能有效缓解上述缺血发作。（3）心绞痛发作时伴有血液动力学不稳定，如出现低血压、急性左心功能不全或伴有严重心律紊乱等。UA的紧急介入性治疗的风险一般高于择期介入性治疗，故在决定之前应仔细权衡。紧急介入性治疗的主要目标是以迅速开通病变的血管，恢复其远端血流为原则，对于多支病变的患者，可以不必一次完成全部的血管重建，如果冠状动脉造影显示患者为左冠状动脉主干病变或弥漫性狭窄病变不适宜介入性治疗时，则应选择急诊CABG。对于血液动力学不稳定的患者最好同时应用主动脉内球囊反搏，力求稳定高危患者的血液动力学。除以上少数UA患者外，大多数UA患者的介入性治疗宜放在病情稳定至少 48 h 后进行。

（三）ST 段抬高型心肌梗死

STEMI 的治疗原则是尽快恢复心肌的血液灌注（到达医院 30 分钟内开始溶栓或 90 分钟内开始介入治疗）以挽救濒死的心肌、防止梗死扩大或缩小心肌缺血范围，保护和维持心脏功能，及时处理严重心律失常、泵衰竭和各种并发症，防止猝死。

1. 一般治疗和药物治疗

（1）监护　持续心电、血压和血氧饱和度监测，及时发现和处理心律失常、血流动力学异常和低氧血症。

（2）卧床休息和吸氧　可降低心肌耗氧量，减少心肌损害。对血流动力学稳定且无并发症的患者卧床休息 1～3 天，对病情不稳定及高危患者卧床时间应适当延长。

（3）建立静脉通道　保持给药途径畅通。

（4）镇痛　吗啡 3mg 静脉注射，必要时每 5 分钟重复 1 次，总量不宜超过 15mg。

（5）硝酸甘油　无禁忌证者通常使用硝酸甘油静脉滴注 24～48 小时，然后改用口服硝酸酯制剂。硝酸甘油的禁忌证有低血压（收缩压 < 90mmHg）、严重心动过缓（< 50 次 / 分）或心动过速（> 100 次 / 分）。下壁伴右心室梗死时，因更易出现低血压也应慎用。

（6）抗血小板药物　无禁忌证者即服水溶性阿司匹林或嚼服肠溶阿司匹林 150～300mg，然后每日 1 次，3 日后改为 75～150mg 每日 1 次长期服用；氯吡格雷初始剂量 300mg，以后剂量 75mg / d 维持；血小板膜糖蛋白 GP Ⅱ b / Ⅲ a 受体拮抗剂用于高危患者。

（7）抗凝治疗　肝素（或低分子肝素）应常规使用或与溶栓、PCI 联合应用。

（8）β 受体阻滞药　无禁忌证者常规使用。

（9）ACEI　适用于前壁 ST 段抬高型心肌梗死（STEMI）、伴肺淤血、左室射血分数（LVEF）< 40% 的患者，不能耐受者可使用血管紧张素 Ⅱ 受体拮抗剂（ARB）替代。

（10）抗焦虑剂　应常规使用。

（11）纠正水、电解质及酸碱平衡失调。

（12）阿托品　主要用于下壁 STEMI 伴有窦性心动过缓、心室停搏和房室传导阻滞患者，可给阿托品 0.5～1.0mg 静脉注射，必要时每 3～5 分钟可重复使用，总量应 < 2.5mg。阿托品非静脉注射和用量太小 < 0.5mg 可产生矛盾性心动过缓。

（13）饮食和通便　需禁食至胸痛消失，然后给予流质、半流质饮食，逐步过渡到普通饮食。所有患者均应使用缓泻剂，以防止便秘时排便用力导致心脏破裂或引起心律失常、心力衰竭。

2. 再灌注治疗　包括溶栓和急诊 PCI。旨在及早再通闭塞的冠状动脉，使心肌得到再灌注，挽救濒死的心肌或缩小心肌梗死的范围，是一种关键的治疗措施。它还可有效地解除疼痛。

（1）溶栓治疗　虽然近年来 STEMI 急性期行直接 PCI 已成为首选方法，但能开展直接 PCI 的医院并不普遍，而溶栓治疗具有快速、简便、经济、易操作的特点，特别是因为各种原因使就诊至血管开通时间延长时，静脉溶栓仍然是较好的选择。溶栓获益大小主要取决于治疗时间和达到的心肌梗死溶栓后冠状动脉血流（TIMI）的情况。在发病 3 小时内行溶栓治疗，梗死相关血管的开通率增高，病死率明显降低，其临床疗效与直接 PCI 相当。

发病 3 ~ 12 小时内行溶栓治疗，其疗效不如直接 PCI，但仍能获益。发病 12 ~ 24 小时内，如果仍有持续或间断的缺血症状和持续 ST 段抬高，溶栓治疗仍然有效。左束支传导阻滞（LBBB）、大面积梗死（前壁 MI、下壁 MI 合并右心室梗死）患者，溶栓获益最大。而对于非 ST 段抬高型急性冠脉综合征（NSTE-ACS），溶栓治疗不仅无益反而有增加 AMI 的倾向，因此标准溶栓治疗目前仅用于 STEMI 患者。

1）溶栓治疗的适应证　①发病 12 小时内到不具备急诊 PCI 治疗条件的医院就诊、不能迅速转运、无溶栓禁忌证者；②发病 3 小时之内而不能及时进行介入治疗者，或虽具备急诊 PCI 治疗条件，但就诊至球囊扩张时间与就诊至溶栓开始时间相差 > 60 分钟，且就诊至球囊扩张时间 > 90 分钟者。③对再梗死患者，如不能立即（症状发作后 60 分钟内）进行 PCI。④发病 12 ~ 24 小时仍有进行性缺血性疼痛和至少 2 个胸导联或肢体导联 ST 段抬高 > 0.1mV，无急诊 PCI 条件者。发病 24 小时后若症状已缓解，不应采取溶栓治疗。

2）溶栓治疗的禁忌证　①近期（14 天内）有活动性出血（胃肠道溃疡出血、咯血、痔疮出血等），做过外科手术或活体组织检查，心肺复苏术后（体外心脏按压、心内注射、气管插管），不能实施压迫的血管穿刺，以及外伤史者。②高血压患者血压 >180 / 110mmHg，或不能排除主动脉夹层分离者。③有出血性脑血管意外史，或半年内有缺血性脑血管意外（包括 TIA）史者。④对扩容和升压药无反应的休克。⑤妊娠、感染性心内膜炎、二尖瓣病变合并心房颤动且高度怀疑左心房内有血栓者。⑥糖尿病合并视网膜病变者。⑦出血性疾病或有出血倾向者，严重的肝肾功能障碍及进展性疾病（如恶性肿瘤）者。由于中国人群的出血性脑卒中发病率高，因此，年龄 ≥ 75 岁患者应首选 PCI，选择溶栓治疗时应慎重，酌情减少溶栓药物剂量。

3）治疗步骤　①溶栓前检查血常规、血小板计数、出凝血时间、APTT 及血型，配血备用。②即刻口服阿司匹林 300mg，以后每天 100mg，长期服用。③进行溶栓治疗。

4）溶栓药物　①非特异性纤溶酶原激活剂：对血栓部位或体循环中纤溶系统均有作用，常导致全身性纤溶活性增高，常用的有尿激酶（UK 或 rUK）和链激酶（SK 或 rSK）。链激酶为异种蛋白，可引起过敏反应，在 2 年内应避免再次应用。②特异性纤溶酶原激活剂：可选择性激活血栓中与纤维蛋白结合的纤溶酶原，对全身纤溶活性影响较小，无抗原型，其半衰期短，需要同时使用肝素，冠状动脉开通率优于链激酶。最常用的为人重组组织型纤溶酶原激活剂（rtPA）阿替普酶（Alteplase）。③新型特异性纤溶酶原激活剂，采用基因工程改良的组织型纤溶酶原激活剂衍生物，溶栓治疗的选择性更高，半衰期延长，适合弹丸式静脉推注，药物剂量和不良反应均减少，使用方便。已用于临床的有瑞替普酶（Reteplase）、兰替普酶（Lanetoplase）和替奈普酶（Tenecteplase. TNK-PA) 等，均需要联合肝素（48 小时）以防止再闭塞。

5）给药方案　STEMI 确诊后应当尽早用药（就诊至溶栓开始时间 < 30 分钟），同时规范用药方法和剂量，以获得最佳疗效：①尿激酶 150 万 U 溶于 100ml 生理盐水，30 分钟内静脉滴入。②链激酶 150 万 U 静脉滴注，60 分钟内滴完：对链激酶过敏者，宜于治疗前半小时用异丙嗪（非那根）25ml 肌肉注射，并与少量的地塞米松（2.5 ~ 5mg）同时滴注。③阿替普酶：首先静脉推注 15mg，随后 0.75mg / kg 在 30 钟内持续静脉滴注（最大剂量不超过 50mg），继之 0.5mg / kg 于 60 分钟持续静脉滴注（最大剂量不超过 35mg）④瑞替普酶：10 单位溶于 5 ~ 10ml 注射用水，2 分钟以上静脉推注，30 分钟后重复上述剂量。

⑤替奈普酶：一般为 30 ～ 50mg 溶于 10ml 生理盐水静脉推注，根据体重调整剂量：如体重 < 60kg，剂量为 30mg；体重每增加 10kg，剂量增加 5mg，最大剂量为 50mg。

6）溶栓治疗期间的辅助抗凝治疗　尿激酶和链激酶为非选择性的溶栓剂，故在溶栓治疗后短时间内（12 小时内）不存在再次血栓形成的可能，对于溶栓有效的患者，溶栓结束后 12 小时皮下注射普通肝素 7500U 或低分子肝素，共 3 ～ 5 天。对于溶栓治疗失败者，辅助抗凝治疗则无明显临床益处。对于阿替普酶、瑞替普酶和替奈普酶等选择性的溶栓剂，溶栓使血管再通后仍有再次血栓形成的可能，因此在溶栓治疗前后均应给予充分的肝素治疗。溶栓前先给予 5000U 肝素冲击量，然后以 1000U/h 的肝素持续静脉滴注 24 ～ 48 小时，以出血时间延长 2 倍为基准，调整肝素用量。亦可选择低分子量肝素替代普通肝素治疗，其临床疗效相同，如依诺肝素，首先静脉推注 30mg，然后以 1mg/kg 的剂量皮下注射，每 12 小时 1 次，用 3 ～ 5 天为宜。

7）溶栓再通的判断指标直接指征　①冠状动脉造影检查观察血管再通情况，冠状动脉造影所示血流情况通常采用 TIMI（thrombolysis in myocardial infarction）分级：根据 TIMI 分级达到 2、3 级者表明血管再通，但 2 级者通而不畅，TIMI3 级为完全性再通，溶栓失败则梗死相关血管持续闭塞（TIMI 0 ～ 1 级）。②间接指征：① 60 ～ 90 分钟内抬高的 ST 段至少回落 50%。② cTnT 峰值提前至发病 12 小时内，肌酸激酶同功酶（CK–MB）酶峰提前到 14 小时内出现。③ 2 小时内胸痛症状明显缓解；④治疗后的 2 ～ 3 小时内出现再灌注心律失常，如加速性室性自主心律、房室传导阻滞或束支传导阻滞突然改善或消失，或下壁 MI 患者出现一过性窦性心动过缓、窦房传导阻滞伴或不伴低血压。上述 4 项中，心电图变化和心肌损伤标志物峰值前移最重要。

（2）介入治疗（PCI）　分为直接 PCI 和补救性 PCI。直接 PCI 是指 AMI 患者未经溶栓治疗直接进行冠状动脉血管成形术，其中支架植入术的效果优于单纯球囊扩张术。目前直接 PCI 已被公认为首选的最安全有效的恢复心肌再灌注的治疗手段，梗死相关血管的开通率高于药物溶栓治疗，尤其对来院时发病时间已超过 3 小时或对溶栓治疗有禁忌证的患者。直接 PCI 的指征还包括：①能及时进行（就诊至球囊扩张时间 < 90 分钟，是急性心肌梗死的黄金时刻），症状发病 < 12 小时（包括正后壁心肌梗死）或伴有新出现或可能新出现 LBBB 者；急诊 PCI 应当由有经验的医师（每年至少独立完成 50 例 PCI），并在具备条件的导管室（每年至少完成 100 例 PCI）进行。②发病 36 小时内出现休克，病变适合血管重建，并能在休克发生 18 小时内完成者。③症状发作 < 12 小时，伴有严重心功能不全和（或）肺水肿（Killip Ⅲ 级）者。④常规支架置入。⑤发病 12 ～ 24 小时内具备以下 1 个或多个条件时：A. 严重心力衰竭；B. 血流动力学或心电不稳定；C. 持续缺血的证据。发病 > 12 小时、无症状、血流动力学和心电稳定的患者不宜行直接 PCI 治疗。

溶栓治疗失败者则应考虑做补救性 PCI，但只有在复发起病后 90 分钟内即能开始 PCI 者获益较大，否则应重复应用溶栓药，不过重复给予溶栓药物增加严重出血并发症。直接 PCI 后，尤其是放置支架后，可应用 GP Ⅱ b / Ⅲ a 受体拮抗药辅助治疗，持续用 24 ～ 36 小时。无条件施行介入治疗的医院宜迅速将患者送到测算能在患者起病 6 小时内施行介入治疗的医院治疗。如测算转送后患者无法在 6 小时内接受 PCI，则宜就地进行溶栓治疗或溶栓后转送。

3. 冠状动脉旁路移植手术（CABG）　对少数合并心源性休克不适宜 PCI 者，急诊

CABG 可降低病死率。机械性并发症（如心室游离壁破裂、乳头肌断裂、室间隔穿孔）引起心源性休克时，在急性期需行 CABG 和相应心脏手术治疗。

（三）并发症治疗

1.心律失常　急性心肌梗死常并发心律失常，见于 75%～95% 的患者，以 24 小时内为最多见，各种心律失常中以室性心律失常最多，尤其是室性过早搏动。心律失常的同时，可伴有乏力、头晕、昏厥等症状。发生心律失常必需及时消除，以免演变为严重心律失常甚至猝死。发病后立即肌肉注射利多卡因 200～250mg，每 8 小时 1 次，连续 3 日，以预防室性心律失常。一旦发现室性早搏或室性心动过速，立即用利多卡因 50～100mg 静脉注射，每 5～10 分钟重复一次，至早搏消失或总量已达 300mg，继以 100mg 加入 5% 葡萄糖溶液 100ml 中，每分钟滴注 1～3ml，情况稳定后改用口服慢心律 150mg，普鲁卡因酰胺 250～500mg。其他心律失常的处理，可详见心律失常诊治规范。

2.心源性休克　根据休克纯属心源性，可针对补充血容量：应用升压药、使用血管扩张剂等或用生脉散、四逆汤、独参汤、生脉针、人参针、参附青注射液、枳实注射液等控制休克。

3.充血性心力衰竭　主要是急性左心室衰竭。可在起病最初几天内发生，或在疼痛、休克好转阶段出现，发生率为 32%～48%。治疗上以应用利尿剂为主，亦可选用血管扩张剂减轻左心室的后负荷，或用多巴酚丁胺，每分钟 10μg/kg 体重静脉滴注治疗，具体内容可详见西医内科学教材有关篇章。

4.置入植入式心律转复除颤器（ICD）的指征　STEMI 后 48 小时以上未发生室性心动过速或室颤，1 个月时 LVEF＜30%；或 LVEF30%～40%，合并心电不稳定加上电生理检查结果。

5.心肌梗死的康复调理　老年人长期卧床易致肺部淤血，排痰困难，甚至引起肺部感染。因此，应绝对卧床 3～5 天。对大便干燥者可给予通便剂以减轻排便困难，对少数卧床大便十分困难的患者可以在心电监护下在床边坐马桶椅大便。3 天内未发生并发症的患者可以坐起，逐渐增加活动量。活动后脉搏比活动前增加应不超过 10～20 次/分，呼吸增加不超过 10 次/分。反之，若出现各种形式的心绞痛，明显心悸气短及大量出汗、恶心、眩晕及难以形容的疲劳感则为活动过度。原则上，适当的活动可以从发病后 1～2 个月开始，但应循序渐进，以免活动量过大加重心脏负担。

UA 患者出院后多回避性生活，但首次心肌梗死且发病时无明显心力衰竭和心律失常者，出院后如能耐受心率增加到每分钟 110～120 次的活动，均可恢复性生活。患者还可以根据自我评定，如登一层楼或走一段路，测定活动前后的心率，来确定恢复性生活的时间。

UA 患者出院后仍需定期门诊随访，低危险性的患者 1～2 个月随访 1 次，中、高危险组的患者无论是否行介入性治疗，都应 1 个月随访 1 次，如果病情无变化，随访半年即可。

UA 患者出院后仍需继续服阿司匹林，β 受体阻滞药和一些扩张冠状动脉药物。不主张突然减药或停药。对于已做了介入性治疗或 CABG 者，术后可酌情减少血管扩张剂或 β 受体阻滞药的使用量。

二、中医治疗

（一）基础治疗

低脂饮食，同时要控制总热量的摄入，限制体重增加。生活规律，避免过度紧张，保持足够的睡眠，保持情绪稳定。保持适当的体育锻炼。不吸烟和酗酒。

（二）中药辨证论治

1.心脉瘀阻证

治法：活血化瘀，通脉止痛。

方药：血府逐瘀汤、桃仁、红花、当归、生地黄、川芎、赤芍、柴胡、桔梗、郁金、牛膝、丹参、生甘草。

2.痰浊痹阻证

治法：化痰泄浊，通阳开胸。

方药：瓜蒌薤白半夏汤。瓜蒌、半夏、薤白、延胡索、枳壳、石菖蒲、丹参、桂枝、厚朴、陈皮、香附。

3.寒凝心脉证

治法：温通心阳，散寒止痛。

方药：通脉四逆汤加减。熟附子、炙甘草、干姜、葱白、桂枝、当归、丹参、桃仁、红花。

4.气虚血瘀证

治法：益气活血，祛瘀止痛。

方药：补阳还五汤加减。生黄芪、当归尾、赤芍、地龙、川芎、红花、桃仁、丹参、红景天。

5.气阴两虚证

治法：益气养阴

方药：生脉散加减。太子参、麦冬、五味子、郁金、远志、白芍、丹参、茯苓、炙甘草。

6.心肾阴虚证

治法：养心安神，滋阴补肾。

方药：左归饮合天王补心丹加减。山茱萸、熟地黄、山药、枸杞子、茯苓、五味子、当归、麦冬、天冬、酸枣仁、柏子仁、丹参、炙甘草。

7.心肾阳虚证

治法：益气助阳，温经止痛。

方药：参附汤（出自《正体类要》）合右归丸（出自《景岳全书》）加减。人参、熟附子、山茱萸、熟地黄、山药、枸杞子、菟丝子、杜仲、肉桂、茯苓、当归。

（三）中成药

1.复方丹参滴丸 由丹参、三七、冰片组成。功效：活血化瘀，理气止痛，适用于心脉瘀阻证。一次10粒，每日3次。

2.速效救心丸 由川芎、冰片组成。功效：行气活血，祛瘀止痛，适用于气滞血瘀证。一次4～6粒，每日3次，心绞痛发作时一次10粒含服。

3.通心络胶囊 由人参、水蛭、全蝎、赤芍、檀香、降香、乳香、土鳖虫、蜈蚣、蝉蜕、酸枣仁、冰片组成。功效：益气活血，通络止痛，适用于气虚血瘀证。一次2～4粒，每日3次。

4.血府逐瘀口服液 由桃仁、红花、当归、生地黄、川芎、赤芍、柴胡、牛膝、桔梗、枳壳、甘草组成。功效：活血化瘀，行气止痛，适用于气滞血瘀证。一次 10ml，每日 3 次。

5. 心可舒片　由山楂、丹参、葛根、三七、木香组成。功效：活血化瘀，行气止痛，适用于气滞血瘀证。一次 4 片，每日 3 次。

6. 灯盏细辛胶囊　由灯盏细辛全草提取出的黄酮类成分经加工而成。功效：活血化瘀，适用于心脉瘀阻证。一次 2～3 粒，每日 3 次。

（四）针灸治疗

采用辨证取穴，以手厥阴、手少阴经腧穴为主。主穴：膻中、内关、阴郄、神门。配穴：痰湿闭阻加中脘、丰隆；气滞血瘀加血海、太冲；心肾阳虚加心俞、肾俞；心肾阴虚加心俞、太溪。耳针穴位：心、小肠、交感、神门、内分泌。

操作：毫针刺，用补泻兼施法。耳穴毫针轻、中度刺激，也可用王不留行籽贴压。

【法医学鉴定】

一、损伤与心肌梗死的法医学鉴定

损伤性心肌梗死（myocardial infarction）是指胸部遭受钝性外力作用后，因持久而严重的心肌缺血致心肌坏死。临床上表现为胸痛、急性循环功能障碍，以及反映心肌急性损伤、缺血和坏死的一系列特征性心电图改变。

（一）伤痛关系分析与判断

外伤性心肌梗死的诊断应具备以下条件：①被鉴定人为青壮年，既往健康，平时血压正常，无冠状动脉心脏病史；②确证胸部遭受钝性外力作用，外力较大往往伴有胸骨或者肋骨骨折或者伴有心肌挫伤；③胸痛剧烈；符合 WHO 关于急性心肌梗死的诊断标准；④心电图出现心肌损伤的动态改变，心肌梗死典型临床表现和特征性心电图演变；⑤心肌酶异常增高，超声心动图检查见心室壁运动异常；⑥排除冠状动脉粥样硬化性心脏病所致的心肌梗死。符合上述条件者，可认定外伤与心肌梗死存在直接因果关系。

若被鉴定人为中老年，既往有高血压或者动脉粥样硬化等基础病变，确证胸部遭受钝力作用，外力较轻，未发生心脏挫伤，出现典型心肌梗死临床表现和特征性心电图演变，可以判断损伤与心肌梗死存在一定的因果关系。在评定时，一要分析外力作用的大小，二要视冠状动脉硬化程度，三要参考损伤与心肌梗死之间的时间间隔，根据外力大小、血管病变的程度进行综合分析，判定损伤与心肌梗死之间系"临界型"因果关系或者间接因果关系。

（二）损伤程度鉴定

依照《人体损伤程度鉴定标准》中"伤病关系处理"原则，比照相近似条款，进行心功能损伤程度鉴定。

（三）伤残等级评定

依照《人体损伤致残程度分级》中"伤病关系处理"，依据附录 A 规定，比照最近似条款进行伤残等级鉴定。

二、急性冠状动脉综合征医疗纠纷的法医学鉴定

实例资料示：

检案摘要

据司法技术鉴定委托书记载：

2002年12月10日，李某某（男性70岁）到被告医院进行常规性身体检查，后听从被告处医生的建议住院调理身体，同年12月14日，因病情恶化，抢救无效死亡。医院方是否存在过错及过错责任大小进行司法鉴定。

检验过程

1. 检验方法 遵循医学科学原理，我国通用医疗护理技术操作规范，法医学因果关系准则及涉及鉴定相关法律法规，经详细审查并摘抄送鉴材料，并请专家会诊讨论，全面分析，综合审定。

2. 书证摘抄 被告医院住院病案摘录

（1）住院病历及病程记录摘录

2002年12月10日，主诉反复头晕，胸闷10余年，加剧伴咳嗽1周入院。曾在外测血压达180/90mmHg，诊断"高血压病"予以尼莫地平、维生素E、肠溶阿司匹林治疗，血压波动在140～160/90～100mmHg之间。

诊疗计划：根据病史，体征及实验室检查结果：冠状动脉粥样硬化性心脏病诊断成立，可通过动态心电图（Holter）、血脂等检查明确病情，必要时行冠状动脉造影检查。

2002年12月11日，患者昨晚诉心前区闷痛，经值班医师予以"消心痛"含服后症状好转。今晨查房，患者诉干咳，无咳痰。查体：BP160/90mmHg，双肺呼吸音稍粗，未闻及明显干湿罗音。

冠状动脉粥样硬化性心脏病的转归上可能出现心肌梗死猝死。

2002年12月12日，患者诉干咳无痰。血压160/100mmHg。

2002年12月13日9:00Am: 查体血压160/100mmHg，11Pm: 患者于9:30Pm时突然大叫一声，身体后倒。查体：四肢冰冷，口唇、四肢青紫、颈动脉搏动及心音消失。即给予胸外心脏按摩，约1分钟后口唇转红。

2002年12月14日，综合病史体征及实验室辅助检查，病因上考虑冠状动脉粥样硬化性心脏病，心律失常，心源性休克。

此次发病考虑由上呼吸道感染诱发心功能不全。

（2）实验室检查摘抄

血常规 2002年12月14日

项目	结果	参考值
白细胞	10.4	$4.00～10.00×10^9$个/L
中性粒细胞百分比	90.20%	4.30～77.0%
淋巴细胞百分比	4.10%	17.0～48.0%

血清生化检查 2002年12月14日

项目	测定值	参考范围（U/L）
谷草转氨酶	273.80	5.00～57.00
乳酸脱氢酶	708.00	114.00～240.00
肌酸激酶	325.00	26.00～200.00

血清钾测定

日期	结果	参考值

2002年12月11日　　3.28mmoL／L　　3.5～5.50mmoL／L

2002年12月14日　　3.3mmoL／L

（3）心电检查　心电图报告：2002年12月10日窦性心律，供血不足。Holter报告：2002年12月12日（1）窦性心律——窦性心动过速；（2）偶发插入性室早；（3）频发房早，并形成三联律；（4）短阵房速；（5）ST-T波改变。

（4）动态血压测试总结报告摘录　2002年6月30日

平均范围

收缩压　　　　163　　　　139～185 mmHg

舒张压　　　　102　　　　50～125 mmHg

（1）昼夜血压负荷增高

（2）血压昼夜节律消失

（5）某市第一医院临床生化报告单　　2002年12月14日

项目结果单位参考值

肌钙蛋白　　　50.0μg／L　　　＜0.4μg／L

分析说明

1. 关于高血压病　被鉴定人李某某住被告医院前在外院因血压增高（180／90mmHg），而诊断为"高血压病"，动态血压测定（2002年6月30日）报告："收缩压范围139-185mmHg，舒张压50～125 mmHg，最高值185／125mmHg，昼夜血压负荷增高，血压昼夜节律消失"。从病史和动态血压测定分析符合高血压病诊断。对照高血压病血压水平分类，李某某的病情已为高血压病3级（重度），很高危，应属积极治疗人群组。

李某某在外院曾应用尼莫地平等治疗，血压波动在140～160／90～100mmHg，住院后血压仍维持在160／90～100mmHg。对照降压治疗控制目标（＜140／90mmHg）尚存在差距，医院方尽管已使用了降压药物但其采取的相应措施尚不够积极有效。

2. 关于急性冠脉综合征　从提供的有关李某某病案，其病情有如下特征：①有高血压病和冠心病史；②入院前有咳嗽等上呼吸道感染病史；③反复胸闷，近一周加剧，入院当晚休息时出现心前区疼痛，给予消心痛含服后缓解，治疗有效，提示有心绞痛；④心电图报告：ST-T改变；⑤阅读24小时动态心电图（Holter）显示有一过性心肌缺血发作，ST段压低，最大值有0.3mv；⑥血清心肌酶学检查：谷草转氨酶、乳酸脱氢酶、肌酸激酶均明显增高，肌钙蛋白测定高达50μg／L（正常值＜0.4μg／L）⑦突发性休克而猝死，综合上述分析：李某某患高血压病，血压一直未能很好控制（包括住院前和住院后），在上呼吸道感染等因素诱发影响下，出现夜间静息性心绞痛，并有心电图图像改变。对照不稳定型心绞痛定义和分型，被鉴定人此时已符合不稳定型心绞痛的诊断，而不稳定型心绞痛是介于稳定型心绞痛和急性心肌梗死之间的临床状态，是急性冠脉综合征中的常见类型，极易转变为急性心肌梗死，结合24小时动态心电图检查有ST段压低，并且最大值达0.3mv，病情实际上转化为非ST段抬高心肌梗死。对于不稳定心绞痛和非ST段抬高型心肌梗死的区分，除了症状、心电图表现外，应通过心肌酶学等检查，尤其是极具价值的血肌钙蛋白测定来判断，一旦明确必须立即采取措施，紧急治疗。医院方虽然在病史分析中考虑有心肌梗死可能，然而并未作肌钙蛋白测定等深入检查（转院至他院查肌钙蛋白测定已高达50μg／L），也缺乏相应的治疗措施。李某某突发休克而死亡，从本案例病情的发生、演变的结果，符合急性冠脉综合征：从不稳定型心绞痛发展为非 ST 段抬高型心肌梗死到猝死的过程，医院方在对疾病认识、早期诊断、有效防范、紧急处置等方面存在缺陷。

3.关于低血钾 李某某病案中有 2 次血清钾检查分别为 3.28mmol／L 和 3.3mmol／L，说明有低血钾存在，院方未对患者低血钾的情况予以足够重视，是诊治过程中的缺陷。

4.关于病情急剧变化后的临床观察和记录

李某某经急救复苏后出现低氧血症、电解质紊乱，未见有相应心电监测和护理记录。

鉴定意见

某医院对被鉴定人李某某诊疗过程中存在过错，与被鉴定人死亡后果之间存在因果关系，医疗过错行为应为次要作用。

参考文献

1.中国高血压防治指南起草委员会中国高血压防治指南（试行本）.高血压杂志，2000，8:103–112

2.陈灏珠等.高血压、冠状动脉样硬化性心脏病.实用内科学（第12版）.1525–1544，1467–1493

3.中国高血压防治指南修订委员会.2004年中国高血压防治指南（实用本）.高血压杂志，2004，12:483–486

4.邢绣英等.24小时动态血压监测的临床应用.中国心血管病研究杂志,2006,4.245–247

5.陆再英.高血压治疗的规范化和个体化.中华心血管病杂志，2006，34：92–94

6.中华医学会心血管学分会等.急性心肌梗死诊断和治疗指南.中华心血管病杂志.2001，29：705–720

7. 中华医学会心血管病学分会等.不稳定性心绞痛诊断和治疗建议.中华心血管病杂志，2000，28: 409–412

8.霍勇等.急性冠脉综合征—从概念衍变到策略更新.中华心血管病杂志，2004，32: 6–11

9.董小玲等.急性冠脉综合征心电图改变的临床意义.心电学杂志，2002，21:13–16

10.中华医学会心血管病学分会等.全国心绞痛及心肌缺血学术研讨会纪要.中华心血管病杂志，2000，28: 405–408

11.何贤.急性冠脉综合征心肌标志物检测的现状.中华心血管病杂志，2003，31: 67–68

12.丁文惠等.心脏肌钙蛋白T对不稳定性心绞痛危险分层的价值.中华心血管病杂志，2000，28:433–436

第三节 心律失常——心房颤动

【概述】

心律失常系指心脏激动起源和（或）传导异常引起的心电现象，导致心脏正常的频率、节律、传导顺序发生异常变化，引起心悸、胸闷甚至出现血流动力学改变。它可以是一个独立疾病，也可为其他疾病所致的临床表现。

心律失常分类如下：

一、激动起源异常

（一）窦性心律失常

包括窦性心动过缓、窦性心动过速、窦性心律不齐和窦性静止。

（二）异位心律

1. 被动性异位心律

（1）逸搏（交界性、室性）；

（2）逸搏心律（交界性、室性）。

2. 主动性异位心律

（1）期前收缩：房性、交界性、室性；

（2）阵发性心动过速（室上性、室性）；

（3）心房扑动、颤动；

（4）心室扑动、颤动。

二、激动传导异常

（一）生理性、房室干扰脱节

（二）病理性

1. 窦房传导阻滞。

2. 房内传导阻滞。

3. 房室传导阻滞 （1）Ⅰ度房室传导阻滞。（2）Ⅱ度房室传导阻滞。（3）Ⅲ度房室传导阻滞。

4. 室内传导阻滞 （1）左束支传导阻滞，左前、左后分支传导阻滞。（2）右束支传导阻滞。（3）双束支传导阻滞。（4）三束支传导阻滞。

（三）先天性

1. Kent 束传导。

2. James 束传导。

3. Mahaim 束传导。

心房颤动（简称房颤）为临床最常见的心律失常，60 岁以上人群的发病率约占 4%，至 70 岁后增长更为显著。众多临床研究均显示心房颤动不仅可引发充血性心力衰竭，而且是脑血管意外及其他系统栓塞病变栓子的主要来源。有报道，在非瓣膜病患者中，15% ~ 20% 的脑血管意外系由心房颤动引起。此外，心房颤动病程较久者并可演变为心动过速相关心肌病。据此，及时明确心房颤动的病因，并迅速予以有效治疗，有重要的临床意义。

房颤常见病因为高血压、心瓣膜病、甲状腺功能亢进、冠心病以及心肌病等。若于饱餐后或睡眠中发生者，需高度疑为迷走神经因素参与的心房颤动。部分患者则病因不明。吸烟、饮酒、过度疲劳等为其诱发因素。

房颤的危害主要有以下三方面：

1.易形成左心耳血栓，血栓脱落导致脑卒中、心肾等重要脏器梗死。房颤患者脑卒中的发病率比正常人群高 6 ~ 8 倍。

2.房颤发作时，心率过快过慢及严重心律不齐，可使心脏功能降低约 30%，因而患者的活动力也明显降低，甚至可诱发心力衰竭。

3.房颤患者的猝死率比没有房颤者高 2 ~ 4 倍。

众所周知，房颤患者容易形成血栓、导致脑卒中，所以不仅要对房颤进行治疗，更应防范严重并发症如卒中、栓塞或心力衰竭，标本兼治。大量研究显示，房颤患者的血栓 90% 形成于左心耳，因此切除左心耳既可预防血栓形成，又可避免长期服用抗凝药而产生的不良反应。

中医学认为，房颤属于中医"心悸""怔忡"等范畴。中医认为本病与外邪侵袭、情志异常、饮食不节、先天禀赋不足等因素有关。外邪所致者，主要是热毒之邪传入心脉，心脉受邪所扰而致病。情志所伤可使气机逆乱，血脉不畅，心失所养。饮食不节，脾失健运，痰湿内生，痰浊上扰，阻碍心脉。先天禀赋不足，或久病体虚，或年老体弱，心气亏虚、心血不足均可致本病。病位主要在心，与肝、脾、肾等脏器有密切联系。病性或为心之气血阴阳不足之虚证，或为痰湿瘀血痹阻心脉之实证，或为虚实夹杂之证。

【临床诊断】

一、西医诊断

（一）临床表现

房颤通常分为以下四类：

阵发性房颤：可自行终止，通常发作时间小于 48 小时。

持续性房颤：发作时间超过 7 天，或者需要药物或同步直流电复律方能终止。

持久性房颤：在决定接受节律控制之前，房颤持续时间 1 年以上。

永久性房颤：药物或同步直流电复律失败，或放弃复律治疗，房颤永久存在。

房颤发作时有以下症状：

1.阵发性房颤的症状　表现为发作开始比较突然，患者感心悸、气短、心前区不适及忧虑不安。有冠心病的老年人，房颤发作时心室率很快，可出现眩晕，甚至晕厥，有时可出现心力衰竭及休克。每次发作的持续时间不一，短者仅数秒，可频频发作，长者可持续数日至数周。

2.持续性房颤症状　与原有的心脏病和心室率有关。这种房颤的症状主要为：患者感心悸、气短，尤其是活动后心室率明显增快。持续性房颤者易发生心力衰竭。

3.如果没有其他心脏病，且房颤时心跳又基本正常，患者可以没有任何房颤症状，只是偶然被发现。

4.房颤的症状　也受患者感受症状的敏感性及耐受性的影响，有的患者刚发生房颤时，可有明显的症状，随着病程的延长，可逐渐适应，症状可能减轻甚至消失。

（二）辅助检查

心电图特点　P波为不规则小锯齿样波（f波）取代，频率在350～600bpm，QRS波为室上性，由于房室结存在隐匿性传导致心室律绝对不规则。尽管心房率较快，但因房室结传导的生理性延迟，故心室率甚少超过200bpm。然而，当心房颤动伴间歇或连续出现规则的心室激动时，需与房室分离及高度或完全性房室传导阻滞进行鉴别。前者心室律为交界性或室性心动过速；后者则为缓慢而匀齐的心室律，呈交界性或室性逸搏心律。

记录到房颤发作时的心电图是诊断房颤的"金标准"。如果房颤发作不甚频繁，可做动态心电图；如果发作不频繁，事件记录对获得房颤发作的心电学资料有所帮助。

二、中医诊断

症候分类如下：

（一）心脉失养证

主症：心悸不宁，气短，神疲乏力，眩晕，心烦，失眠多梦，自汗、盗汗，舌淡红少苔，脉细无力而促或结代。

（二）心阳不振证

主症：心悸不宁，心胸憋闷，神疲气短，畏寒肢冷，面色苍白，舌淡苔白，脉弱或迟缓或结代。

（三）心血不足证

主症：心悸眩晕，神疲乏力，失眠，面色无华，唇色苍白，舌淡红，苔薄白，脉细而结代。

（四）心脉瘀阻证

主症：心悸不安，胸闷，或有心痛如刺，或见唇甲青紫，舌暗或有瘀点，苔薄白，脉弦涩或结代。

（五）痰火扰心证

主症：心悸胸闷，烦躁不寐，口苦口干，头晕恶心，头身困倦，咳嗽痰多，舌质红，舌苔黄腻，脉弦滑或结代。

【防未病】

一、防心房颤动发生

近年来，心房颤动的发病率在显著上升，中老年人更应提高警惕的原因如下：

1.由于身体各项功能的老化衰退，很多老年人都患有不同程度的慢性疾病，如冠心病、高血压、肺心病等，这时哪怕是一点看似微不足道的生活诱因刺激，都可能会诱发老年人房颤。

2.心房颤动患者会有心慌、气短、胸闷等症状，如果症状轻微的话，很容易被误认为是年老生理功能减退或原发病所致，所以中老年人应特别重视和提防房颤的发病。

老年人发生房颤可引发头晕、晕厥甚至抽搐、口眼歪斜、肢体活动不灵等脑血管病症状，如果心率急剧加快或减慢，还可能会诱发心力衰竭，危及生命。所以对广大中老年人而言，在日常生活中应绷紧防范房颤的神经。平时应做好以下的防范措施：

1. 要定期进行体检，及时发现心律失常的征兆。一旦发现房颤就应及时治疗，千万不能掉以轻心，将心律失常不当一回事。切记，积极、有效地治疗原发病，是预防房颤发生的重要措施。

2. 发现房颤后，应按医嘱进行治疗。不要因为病情稍有好转而随意停药。

3. 健身锻炼和运动要根据自己的身体状况适量进行，不可勉强运动或过量运动，更不能忽视锻炼运动前的热身环节和结束时的放松环节。

4. 避免突然的冷热刺激，洗澡时水温不应过高，也应避免受凉，预防感冒。

5. 心态和情绪一定要保持平和稳定，不要遇事抑郁，更不能暴怒或过分紧张与焦虑，应尽量少生闷气。

6. 平时应多食新鲜水果、蔬菜，不可过量饮酒或常饮高度酒及吸烟。

7. 目前有证据表明，ACEI、ARB、他汀类药物能够减少房颤的发生或复发。在临床上，由于很多房颤患者合并高血压、高脂血症等，因此，对于这些患者，联合应用上述药物是一种较好的选择。

二、已知房颤防复发

在注意心态平衡、饮食平衡、运动平衡的同时，药物治疗可以预防房颤的复发，用于这一治疗的药物有多种，目前应用最多的为心律平、索他洛尔和乙胺碘呋酮，其有效性在30% ~ 70%。但这些药物只能在某一阶段减少房颤的发作，不能阻止房颤的病程，也不改善房颤患者的预后。新的抗心律失常药物无碘胺碘酮——决奈达隆，其预防房颤发作的疗效虽然不如乙胺碘呋酮，但安全性优于乙胺碘呋酮，也是目前唯一改善房颤患者预后的抗心律失常药物。房颤药物治疗存在的问题还有其有效性不能长期维持，或因继续服用疗效下降，或是出现了与药物治疗相关的不良反应而停药。用于控制房颤患者心室率药物应首先选用 β 受体阻滞药，如单用 β 受体阻滞药心室率控制不满意或不能耐受，不伴有心衰患者可用钙离子拮抗剂（维拉帕米或地尔硫草），而伴有心衰的患者可加用洋地黄类（如地高辛）。洋地黄类药物减慢房颤患者休息时的心室率，缩短阵发性房颤发展为持续性房颤的病程，但对不伴有心衰的房颤患者可使其预后恶化。因此，没有心衰的房颤患者不建议用洋地黄类药物。

三、防房颤增加心源性和心外因素死亡

1. 房颤增加心外因素的死亡 卒中是房颤心外死亡率增加的关键。研究显示，与对照组相比，房颤患者发生栓塞的风险增加4 ~ 18倍，且10% 为致死性卒中，房颤患者卒中后死亡风险的增高一直持续至7 ~ 8年。因此，抗凝治疗在房颤治疗中的重要性已上升到第一位，而新的治疗理念也是以降低死亡率为核心。

2. 房颤增加心脏性死亡 房颤增加合并心血管病患者的死亡率。近年来的研究发现，房颤能使心脏性猝死的发生风险增加3倍，房颤成为心脏性猝死发生的内在危险因素之一。

3. 房颤予以导管消融能改善患者预后 导管消融后是否需要继续抗凝？指南强调，若患者有抗凝治疗适应证，导管消融后还要继续抗凝。但在临床实践中，多数导管消融成功患者不再接受抗凝治疗。

【治已病】

一、西医治疗

治疗原则：控制心室率，缓解症状；抗凝治疗，减少和预防血栓栓塞并发症；复律及维持窦性心律。

房颤治疗一般分为药物、非药物两种方法。

药物治疗分两方面，主要包括抗心律失常药物治疗以及抗凝药物治疗。这些治疗对控制房颤发作时的症状、防止卒中有积极的作用，但很难使心脏恢复正常的搏动。

非药物治疗包括导管消融治疗和外科手术。外科手术对于同时需进行瓣膜置换或冠脉搭桥的房颤患者，可降低死亡率，改善预后。

（一）药物治疗

1.控制心室率

药物及剂量　房颤患者控制心室率的目的在于稳定血流动力学，并明显改善症状。通常多采用抑制房室结传导的药物，以使静息时心室率在 60 ～ 80bpm，中等量运动时 90 ～ 115bpm（表 2-3-1、表 2-3-2）。

表 2-3-1　心房颤动患者控制心室率的口服药物

药物	负荷量	起效时间	维持量	主要不良反应
地高辛（Digoxin）	每 2h 口 服 0.25 mg	2h	0.125 ～ 0.375 mg / d	洋地黄毒性、传导阻滞、心动过缓
地尔硫䓬（Diltiazem）		2 ～ 4 h	120 ～ 360 mg / d，分次服用或缓释剂	
美托洛尔（Metoprolol）		4 ～ 6 h	25 ～ 100 mg, bid	低血压、传导阻滞、心力衰竭
普萘洛尔（Propranolol）		60 ～ 90min	80 ～ 240 mg / d 分次服用	低血压、传导阻滞、心动过缓、哮喘、心力衰竭
维拉帕米（Verapamil）		1 ～ 2 h	120 ～ 360 mg / d，分次服用；可使用缓释剂	与地高辛相互作用
胺碘酮（Amiodarone）	800mg / d（1 周）600mg / d（1 周）	1 400mg / d 4 ～ 6 周 1 ～ 3 周 200 mg/d		肺毒性、皮肤褪色、甲状腺功能减退、角膜沉着、视神经病变与华法林相互作用；致心律失常

*引自美国心脏病学学会（ACC）／美国心脏学会（AHA）《房颤治疗指南》

表 2-3-2 心房颤动患者控制心室率的静脉给药药物

药物	负荷量	起效时间	维持量	主要不良反应
地尔硫草	0.25mg / kg, iv, 2 min	2 ~ 7min	5 ~ 15 mg / h, 静脉输注	低血压、传导阻滞、心力衰竭
艾司洛尔（Esmolol）	0.5mg / kg, 1min	5min	0.05 ~ 0.2 mg / (kg.min)	低血压、传导阻滞、心动过缓、哮喘、心力衰竭
美托洛尔	2.5 ~ 5mg, iv 2min；直至3剂	5min		低血压、传导阻滞、心动过缓、哮喘、心力衰竭
普萘洛尔	0.15mg / kg, iv	5min		低血压、传导阻滞、心动过缓
维拉帕米	0.075 ~ 0.15 mg / kg, v, 2min	3 ~ 5min		低血压、传导阻滞、心力衰竭
地高辛（Digoxin）	0.25 mg, iv, 每 2h1 次直至 1.5mg	2h	0.125 ~ 0.25 mg	地黄毒性、传导阻滞、心动过缓

（二）药物转复窦性心律

1. 首选药物 通常孤立性心房颤动患者的心功能较佳，且无确切器质性心脏病基础，故选择用为转复窦性心律的药物甚多（表 2-3-3），但临床以疗效著，不良反应少 Ic 类中的氟卡尼及普罗帕酮为首选。届时，不宜选用胺碘酮为一线药物则是明智之举，系与该药有较多潜在性不良反应有关，包括严重窦性心动过缓、窦性静止或房室传导阻滞等心脏性不良反应以及甲状腺、肺纤维化等非心脏性不良反应。所幸的是上述每呈剂量依赖改变，当每日摄量低于 200mg 时，极少显现上述不良反应。然而，房颤并重症充血性心力衰竭时，则仅有多非利特及胺碘酮两种药物最为安全。至于 Ia 类的奎尼丁，多项试验指示其死亡率明显高于安慰剂组，现已弃用。晚近，临床研究显示静脉注射多非利特及伊布利特，转复窦性心律的成功率为 35%，可供临床选用。

伊布利特（Ibutilide） 属Ⅲ类抗心律失常药物，半衰期 2 ~ 12h，平均 6h，经肝脏氧化代谢。仅有静脉给药，以盐水稀释或不稀释静注 10min，体重 60kg 者推荐 1mg，< 60kg 者按 0.01mg / kg 计算。首剂应用 10min 后房颤不转复，应给第二剂，可在血药浓度达峰时转复，缓慢给药者多无效。本品不能与其他延长 QT 间期的药物合用，应在有除颤复苏的病室进行，给药后至少需监测 4h。严重左心功能障碍者每能诱发包括尖端扭转型室速（TdP）等在内心律失常的危险。此外，肝、肾病变者也被列为禁忌之列。

多非利特（Dofetilide）属Ⅲ类抗心律失常药物，可口服给药。半衰期 8 ~ 10h，经肾排泄。推荐剂量为 0.5mg，bid。用药后限定 QT 为 550ms，或达用药前 120% 者。本品与维拉帕米、酮康唑或西咪替丁合用，可增加多非利特浓度。与地高辛和华法林无相互作用。

2. 其他药物 有报道，部分房颤患者口服较大剂量氟卡尼（Flecainide）300mg 或普罗帕酮 600mg 后，约 80% 患者可在 2h 终止心房颤动发作，但患者须以适用于 β 受体阻滞剂治疗，且无明显器质性心脏病基础，或无充血性心力衰竭的临床表现为其给药指征的前提。

表 2-3-3 推荐房颤心律转复的药物

药物	用药方法	不良反应
胺碘酮	住院患者：1.2 ～ 1.8g / d，分次服用，直至总量 10g，然后 200 ～ 400mg / d 维持，或 30mg / kg 一次服药 门诊患者：600 ～ 800mg / d，分次服用，直至总量 10g，然后 200 ～ 400mg / d 维持 静脉用药：5 ～ 7mg / d，持续 30 ～ 60min，然后 1.2 ～ 1.8mg / d 持续静脉用药；或者分次口服，直至总量 10g，然后 200 ～ 400mg / d 维持	低血压、心动过缓、QT 延长、尖端扭转型室速（少见）、胃肠道反应、便秘、静脉炎
多非利特	肌酐清除率高于 60ml / min：500mg，bid 肌酐清除率 40 ～ 60ml / min：250mg，bid 肌酐清除率 20 ～ 400ml / min：125mg，bid 肌酐清除率低于 20ml / min：禁用	QT 延长、尖端扭转型室速；根据肾功能、体重以及年龄调整剂量
氟卡尼	200 ～ 300mg 静脉 1.5 ～ 3.0mg / kg，维持 10 ～ 20min	低血压、快速房扑
伊布利特	静脉 1mg，持续时间 10min 以上，必要时再给 1mg	QT 延长尖端扭转型室速
普罗帕酮	口服 450 ～ 600mg 静脉 1.5 ～ 2.0mg / kg，持续 10 ～ 20min	低血压、快速房扑
奎尼丁	口服 0.75 ～ 1.5g，6 ～ 12h 内分次服用，通常与减慢心率的药物合用	QT 延长、尖端扭转型室速、胃肠道反应、低血压

3.抗凝治疗　非瓣膜病房颤患者检获脑血管意外的发病率每年高达 4% ～ 7%，尤多见于年龄超逾 70 岁，左心房增大，或伴高血压、糖尿病，或既往有心力衰竭、脑血管意外病史者。研究表明，脑血管意外的危险性在阵发性与慢性心房颤动患者相类似。

孤立性心房颤动多为年轻患者，栓塞发生率甚低，故对于行抗凝治疗仍有争议。至于心房颤动患者采用阿司匹林治疗也多有异议。

（三）抗凝（抗栓）治疗

无论是阵发性房颤还是慢性房颤患者均需抗栓治疗，除非是孤立性房颤或存在抗栓治疗的禁忌证。

1.华法林　应用指征年龄 ≥ 75 岁，心功能不全和（或）充血性心力衰竭（左心室射血分数 ≤ 35% 或短轴缩短率 < 25%），高血压病或糖尿病病作为脑卒中的中等危险因素。既往脑卒中史、短暂脑缺血发作、体循环栓塞史，二尖瓣狭窄和瓣膜术后为卒中高危因素。具有卒中高危因素或具有 ≥ 2 项以上中等危险因素的房颤患者方推荐华法林治疗。具有一项中危因素的则既可以应用华法林也可以应用阿司匹林。

2.抗栓的强度　阿司匹林抗血小板治疗在指南中推荐的剂量则为 81 ～ 325mg / d，华法林的抗凝强度需维持国际标准化比值（INR）于 2.0 ～ 3.0，机械瓣置换术后的患者 INR 应 > 2.5。INR 在 2.0 ～ 3.0 之间，如果仍有血栓栓塞事件发生，则建议将 INR 调整为 3.0 ～ 3.5，并不推荐联合应用阿司匹林。对于年龄 ≥ 75 岁或具有其他中危因素的患者，如果考虑出血的风险 INR 维持于 1.6 ～ 2.5 亦可。

此外，需要注意的是，饮食与药物均有可能引起凝血功能指标的波动，药物如喹诺酮类抗生素、胺碘酮、非甾体抗炎药等可能会干扰华法林的作用，患者在使用这些药物前应咨询医师。①接受抗凝治疗的原因和必要性。②华法林是怎样一种药物，需要服用多久？现在服用的剂量是多少？③进行监测的指标及监测间隔。④监测指标的范围是多少？如果超过这个范围可能发生哪些情况？⑤如何识别出血？在生活中怎样预防不必要的出血发生？⑥影响抗凝效果的因素有哪些？常见的具有相互作用的合并用药有哪些以及食物和植物药物的影响。⑦漏服药物的应对方法。

3. 房颤复律的抗凝 房颤持续时间 < 48h，复律前不需抗凝，复律后按照卒中风险进行抗栓治疗。房颤持续时间 ≥ 48h 或房颤持续时间未知时，传统抗凝的方案是在复律前 3 周、复律后 4 周应用华法林，并将 INR 维持于 2.0 ～ 3.0。经食管超声指导下的复律可减少房颤复律前的抗凝时间，经食管超声除外血栓后，在复律前静脉应用普通肝素，监测活化部分凝血活酶时间（APTT）为正常对照的 1.5 ～ 2.0 倍。复律后应用华法林，在 INR 达到 2.0 ～ 3.0 时停用肝素并继续应用华法林 4 周。如果经食管超声发现血栓则进行华法林抗凝治疗，并在下一次复律前复查食管超声。低分子肝素在房颤复律期间的应用价值目前尚缺少足够的证据。房颤复律后长期的抗栓策略，应根据其卒中风险进行选择。

二、非药物治疗

（一）消融治疗

1. 消融方法及其适应证、禁忌证 近年来，房颤导管消融的主流方法包括法国 Haissaguerre 等首创的肺静脉环状标测电极指导下的肺静脉节段性消融；意大利 Pappone 等和美国 Morady 为代表的三维标测系统指导下的环肺静脉线性消融（肺静脉电隔离不是必须终点）；美国 Natale 为代表的心腔内超声指导下的肺静脉前庭电隔离；德国 Kuck 为代表的三维标测系统联合双肺静脉环状标测电极指导下的环肺静脉电隔离；美国 Nademanee 为代表的复杂碎裂心房电位消融；以及美国 Jackman 为代表的心房迷走神经节消融等。随着慢性房颤导管消融的开展，世界各大电生理中心的慢性房颤的消融方法呈现出互相借鉴，多种策略互相联合的态势。因为慢性房颤的发病机制中肺静脉触发作用降低，而心房基质的变化成为慢性房颤维持的主要机制，因此自 2004 年以来针对心房基质的复杂碎裂电位的消融颇受重视。2006 年 ACC / AHA / ESC 房颤治疗指南中导管消融是一种抗心律失常药物治疗无效的阵发性房颤的推荐治疗。中华医学会心电生理和起搏分会在 2006 年房颤的认识和建议中对于年龄 < 75 岁、无或轻度器质性心脏疾患、左心房直径 < 50mm 的反复发作的阵发性房颤患者，在有经验的电生理中心，可以考虑作为一线治疗手段。2007 年美国心律学会颁发的房颤导管和外科消融专家共识中推荐在少数情况下导管消融可以作为房颤的一线治疗策略。左心房内血栓是房颤导管消融的绝对禁忌证。下列患者不适宜导管消融治疗：①急性感染、未能纠正的重度心力衰竭；②合并肺、肝、肾等机体功能严重不全；③严重栓塞后遗症如偏瘫、失语、生活难以自理。

2. 房颤导管消融的成功率与并发症 迄今已有多项随机对照试验证明了房颤导管消融的成功率明显高于抗心律失常药物治疗。阵发性房颤消融试验（ablation for paroxysmal atrial fibrillation trial，APAF）入选 198 名一种抗心律失常药物治疗无效的阵发性房颤患者，随机分为导管消融组和抗心律失常药物治疗组，Holter 和事件记录仪随访 1 年，导管消融组 86% 无房性心律失常复发，而抗心律失常药物治疗组仅有 22%，Oral 等发表的一项研究对比了抗心律失常药物与环肺静脉线性消融对于慢性房颤的效果。应用事件记录仪随访 1 年，药物组 69 例中有 53 例（77%）因药物治疗失败交叉入消融组，未服用抗心律失常药物或未接受导管消融治疗的前提下仅 4.3%（3 / 69）的患者无房颤发作，而导管消融组 74.0%（57 / 77）的患者无房颤发作。

房颤导管消融在取得令人满意的成功率的同时，其并发症的发生率亦在可以接受的范围。Cappato 等总结了 1995 ~ 2002 年间来自全球 100 家电生理中心共 8745 例房颤导管消融治疗的并发症情况：总并发症发生率为 5.9%（524 例），其中严重并发症发生率为 2.2%（195 例），包括围术期死亡 4 例（0.05%），死亡原因分别为：大面积脑梗死 2 例、肺静脉穿孔 1 例 \ 未明 1 例，均发生在开展此项工作的早期。心脏压塞 107 例（1.22%）、败血症 / 心内膜炎 1 例（0.01%）、膈神经麻痹 10 例（0.11%）、脑卒中 20 例（0.28%）、短暂性脑缺血发生率 0.66% 和需要介入治疗的肺静脉狭窄 / 闭塞 53 例（0.74%）等。房颤导管消融不同的术式并发症的发生率有其特殊性，比如肺静脉节段性隔离，肺静脉狭窄的风险要高于左心房线性消融，但术后房速的发生率低于左心房线性消融。此外，左心房线性消融，特别是采用 Pappone 的术式，左心房 - 食管瘘的发生率显著增加，房颤导管消融并发症发生率的高低除与消融术式有关，更重要的是房颤消融是一种高度依赖于术者经验的治疗技术，并发症的发生率与术者的经验密切相关。

3. 房颤导管消融的术后随访　导管消融结果的报道需要经过 3 个月的洗脱期，主要终点是指不应用抗心律失常药物的情况下无房颤、房扑、房速发生，无房颤可以作为次要终点。任何一次记录到的持续 30 秒以上的房颤、房扑、房速均应视为失败。消融术后至少应随访 3 个月，然后在术后 2 年内至少半年随访 1 次。术后的随访手段中 24h Holter 是可以接受的最低程度的随访手段，在消融术后 1 ~ 2 年内应每 3 ~ 6 个月完善 1 次 Holter 检查。当患者在随访期间诉心悸应佩戴事件记录仪随访，在临床试验中所有患者均应至少随访 12 个月。虽然早期复发是消融失败的独立预测因素，但术后 1 个月内复发的患者，60% 在以后的随访中是成功的。因此，早期复发即刻再次消融不可取。如果早期复发患者的症状可以通过药物治疗控制，再次消融至少应于术后 3 个月后进行。

（二）电转复

直流同步电转复为一项安全、有效的治疗方法，房颤经成功转复后，不仅心排血量增加，而且可显著地降低栓塞的发生率。房颤反复发作者，尽管可成功地实施电转复，但其复发率甚高，故应于术前配伍抗心律失常药物治疗。除临床因血流动力学失代偿、严重心肌缺血或充血性心力衰竭需行紧急电转复外，通常可择期进行。

1. 房颤患者电转复指征

1）房颤患者电转复适应证　①房颤首次发作，持续时间 < 48 h 者；②临床症状明显的慢性或阵发性心房颤动（> 48 h）；③慢性或曾有发作的阵发性颤动（> 48 h）；④心肌梗死、心绞痛或心力衰竭引起且对药物未能奏效的心房颤动。

2）房颤患者可考虑行电转复的指征　①房颤持续时间 < 48h，而血流动力学处稳定状态者；②虽已应用多种抗心律失常药物，但房颤仍频繁发作者（> 3 次 / 6 个月）；③无临床症状的慢性心房颤动患者。

3）房颤患者电转复的禁忌证　①甲状腺功能亢进症；②急性感染或炎症性疾病；③洋地黄毒性反应；④低血钾症；⑤心力衰竭；⑥全身麻醉禁忌患者；⑦左心房血栓；⑧严重慢性酒精毒性反应；⑨无临床症状且预期寿命＜1年者；⑩阵发性心房颤动发作频繁者。

（2）同步电转复术前准备

1）抗凝治疗指征　为减少系统性栓塞性病变，术前准备需视病程之久暂及特殊检查如经食管超声心动图（TEE）之结果而酌情选用：①房颤发作＜48h者，同步直流电转复不仅安全有效，而且术前无需给予特殊准备；②房颤持续＞48h，且具备经食管超声检查条件者，需由TEE确认左心房或左心耳内无血栓病变后静脉输注肝素，在凝血酶原时间达正常2～2.5倍情况下，实施电转复；③房颤持续时间＞48h，但尚不具备行食管超声检查条件者．需给予电转复前、后分别分连续3周及4周的抗凝治疗。

2）应用抗心律失常药物　对于转复后有复发倾向的房颤及房扑患者，电转复前一天给予以口服奎尼丁0.2g，q6h。奎尼丁高敏者可改胺碘酮或普鲁卡因胺等。目前有报道，于转复前给予钙离子阻滞剂（维拉帕米）或血管紧张素转换酶抑制剂（卡托普利）或血管紧张素Ⅱ受体拮抗剂（坎德沙坦、氯沙坦）可使AF成功转复后，早期（1周内）的复发率有明显的降低。另有报道，当电转复前予维拉帕米与普罗帕酮，或血管紧张素Ⅱ受体拮抗剂（依贝沙坦）与胺碘酮配伍联合给药者，对降低电转复后维持窦性心律的疗效亦颇为显著。对于复发倾向较少的阵发性心动过速可不必使用抗心律失常药物。洋地黄化患者术前停用洋地黄至少2d，洋地黄中毒者停用时间需更久。

3）术前准备　术前需纠正电解质和酸碱平衡紊乱。准备心电监护、全身麻醉药物，现场应有熟知气管插管术的医师，建立静脉通路，配备紧急复苏器材及药物。术前应禁食数小时，电转复前排空小便，并吸氧至少10min。

4）同步电转复注意事项　同步直流电转复窦性心律通常应由麻醉科医师协助并在严密监测条件下实施。电极板分置于胸壁前后的核定部位，以使心房获取最大能量。现认为一次复律成功的最低能量是200J，可避免低能量多次电击之虞。若患者经体外最大能量（双相200J，单相360J）未能使之转复为窦性心律者，则可在增用伊布利特以降低房颤阈值后，再给予实施电转复术，可明显提高成功率。

（三）起搏治疗

有房颤病史且因心动过缓需置入起搏器的患者，应选择生理性起搏器（双腔或心房）而非心室单腔起搏器。对于房室传导正常，但需要置入双腔起搏器的患者，应尽量延长房室延迟以减少心室起搏的成分，将起搏器设置为非心房跟踪模式如DDIR，或置入有减少心室起搏程序的起搏器。对房颤并心动过缓需置入起搏器的患者，无研究依据支持多部位右心房起搏、双房起搏、超速起搏，或抗心动过速心房起搏等。少有资料支持对没有症状性心动过缓的患者使用心房起搏来治疗房颤。不建议将房颤作为永久性起搏的指征。对无心动过缓、不需置入起搏器的患者不应考虑用起搏的方法预防房颤。

（四）外科治疗

Cox首创的迷宫术仍是经典的外科手术术式，在有经验的中心，迷宫Ⅲ型手术的成功率在90%以上，一般为70%～90%。迷宫术式复杂、手术时间较长，并发症相对较多，早期并发症主要是房扑、出血和水钠潴留，窦房结功能障碍发生率为6%～25%，这些都限制了它的广泛开展。随着消融经线的简化和新器械的应用，外科手术治疗房颤死亡率已经大大降低了。房颤外科治疗的主要适应证包括：①行其他心脏手术的症状性房颤；②行其他心脏手术时经过选择的消融风险较低的无症状房颤；③专门为治疗房颤而进行的外科手术（stand-alone atrial fibrillation surgery）；④仅限于症状性房颤而患者愿意接受外科手术、导管消融失败、不具有导管消融的指征。

（五）梅氏（梅举）微创房颤治疗术

通过手术既彻底治疗房颤，又同时切除左心耳。而对瓣膜病或冠心病引起的房颤，也可在治疗房颤的同时治疗瓣膜病或冠心病，切除左心耳也可取得良好的疗效。

在临床治疗上，梅氏微创房颤治疗术具有以下五个优势：

1.房颤的治疗效果取决于消融线是否精确、透壁、完整。梅氏微创治疗术所用的消融线都是在内镜下使用消融钳完成的，完全确保达到以上要求。

2.术中同时切除最易形成血栓的左心耳，大幅度降低因房颤而形成血栓及发生栓塞的风险。

3.术中能从心外膜去除自主神经节等影响房颤发作的主要因素。

4.仅需在左侧胸背部做两个直径1～2厘米的小孔即可完成，手术创伤非常小，几乎不留瘢痕。

5.术中患者无需接受X线照射，因此安全性较高。

二、中医治疗

（一）中药辨证论治

1.心脉失养证

治疗：养心育阴。

方药：生脉散加减。

人参（或太子参、西洋参）、麦冬、五味子、酸枣仁、远志、枸杞子、柏子仁。

2.心阳不振证

治法：温补心阳。

方药：参附汤加减。

制附子、人参、桂枝、白芍、生姜、大枣、炙甘草、煅龙骨、煅牡蛎、甘松。

3.心血不足证

治法：补血养心。

方药：归脾汤加减。

人参、黄芪、白术、当归、茯苓、丹参、龙眼肉、远志、酸枣仁、木香、炙甘草。

4.心脉淤阻证

治法：活血通脉。

方药：血府逐瘀汤加减。

桃仁、红花、当归、生地黄、川芎、赤芍、柴胡、枳壳、桔梗、牛膝、丹参、三七、青皮、炙甘草。

5.痰火扰心证

治法：清热化痰，宁心安神。

方药：黄连温胆汤加减。半夏、陈皮、茯苓、甘草、枳实、竹茹、黄连、大枣、生姜、胆南星、石菖蒲。

（二）中成药

1.生脉饮口服液　由人参、麦冬、五味子组成。功效：益气养阴，适用于气阴两虚证。一次 10m1，一日 3 次。

2.稳心颗粒　由党参、黄精、三七、琥珀、甘松等组成。功效：益气养阴、活血化瘀，适用于气阴两虚、心血瘀阻证。一次 1 袋，一日 3 次。

3.参松养心胶囊　由人参、麦冬、山茱萸、丹参、炒酸枣仁、桑寄生、赤芍、土鳖虫、甘松、黄连、南五味子、龙骨组成。功效：益气养阴，活血通络，清心安神，适用于气阴两虚、心脉瘀阻证。一次 4 粒，一日 3 次。

（三）针灸治疗

采用辨证取穴，以手少阴、手厥阴经腧穴为主。主穴：内关、神门、心俞、膈俞、厥阴俞、足三里。配穴：心血不足加百会、脾俞、三阴交；气阴两虚加太溪；心脉瘀阻加血海、郄门；痰扰心脉加丰隆、内庭。耳针穴位：心、交感、神门、内分泌、脑点。

操作：毫针刺用补泻兼施法。耳针毫针轻度刺激，也可用王不留行籽贴压。

【法医学鉴定】

心律失常病因多样，形成的机制比较复杂，如各种器质性心脏疾病、非心源性疾病、电解质和酸碱平衡失调、物理和化学因素的作用与中毒、某些生理性情况等；损伤引起心肌缺血、缺氧、坏死和瘢痕形成，导致心肌细胞电生理异常；胸部钝性或锐器损伤波及心脏，引起心瓣膜损伤、心肌损伤后愈合形成瘢痕；心肌挫伤的心肌静息电位下降，除极时动作电位幅度减小、速度减慢与正常的心肌之间产生电位差，形成异常激动源；损伤的心肌传导功能下降，易形成单向阻滞区，构成折返激动回路；损伤的心肌修复后遗留的瘢痕组织也是形成折返回路的病理基础。心脏大血管损伤往往伴有全身并发症，如失血性休克、代谢性酸中毒、电解质紊乱等，这些都可能增加心脏电活动的不稳定性，引发心律失常，或诱发，或加重原有的心律失常，使临床症状显现或者加重。

一、损伤与心律失常因果关系法医学鉴定

有明确的胸部损伤史，损伤后出现心脏器质性损伤，如心肌挫伤、心瓣膜损伤、心肌梗死等，出现的心律失常多为室性期前收缩（早搏）或阵发性室性心动过速，经过 2 ~ 3 周规范治疗不能消失，可认定损伤与心律失常存在直接因果关系。如伤者原有心律失常，胸部外伤后出现新的不同类型的心律失常，应分析外伤与心律失常的因果关系，外伤在其中的参与程度。

在法医学鉴定实践中，虽然理论上外伤可以引起心律失常，但临床实际工作中并不多见。尤其是如果被鉴定人伤前就已经存在心律失常，判定外伤与心律失常的关系较为困难，虽然被鉴定人以往无心律失常的病史，遭受外伤后数年方出现心律失常，判定外伤与心律失常的关系也应慎重。

二、埋藏式心率转复除颤器（ICD）植入术后医疗纠纷法医学鉴定

实例资料示：

检案摘要

被鉴定人张某，男性，80岁。因冠状动脉粥样硬化性心脏病、全心扩大、心律失常、房颤、全心衰三度，于2012年7月3日入住某市第一人民医院于DSA下行ICD植入术（MAXIM07232）。被鉴定人张某认为该起搏器并不针对本人房颤起除颤作用。某市医患纠纷人民调解委员会委托我所就某市第一人民医院根据被鉴定人张某的病情是否有ICD植入的必要性及明确指征进行法医临床鉴定。

检验过程

1.检验方法　遵循医学科学原理、法医学理论与技术，详细审阅并摘录送鉴材料，邀请有关专家会诊讨论，召开医患双方听证会，进行综合分析。

2.病史摘录

（1）某市区职工医疗保险证历本、某市第一人民医院动态心电图（Holter）分析总报告、出院记录（住院日期：2012年6月21日至2012年6月26日）、出院记录（住院日期：2013年11月2日至2013年11月18日）综合摘录：

2012年6月21日，头晕10余天，胸闷纳差3天，加重1天。

查体：神清。心率100次/分，心律绝对不齐，心界扩大，心前区有2级杂音。双肺呼吸音粗，无啰音。双下肢略肿。诊断：心律失常，心脏扩大，颈椎病。住院。

入院后辅助检查：ECG：心房颤动，左室面电压增高，额面电轴左偏。BNP746.5ng/ml。超声检查：全心扩大伴各房室瓣中重度关闭不全，主瓣轻度狭窄伴中度关闭不全，心功能低下，肺动脉高压。Holter报告：24小时内房颤主导节律，其他异位心律失常见室性早搏2127次，有短阵室速1阵，发生于4:37Am，24小时内时见有交界性逸搏及交界性逸搏节律，未发现大于2.0秒长R-R间期，Cm5CmlCm3导联ST-T未见明显特异性改变，24小时窦性心搏R-R间期的标准差（SDNN）值126。

诊断：颈椎病，脑供血不足，冠状动脉粥样硬化性心脏病，心脏扩大，心律失常，心房纤维颤动，短阵室速，交界性逸搏，心功能2级，高血压病，颈动脉硬化，胃炎，慢性胆囊炎。

出院时情况：患者头昏减轻，活动后气少较前好转，无胸痛及心悸，无咯血。查体：神清，呼吸平，心率80次/分，心律绝对不齐，双下肢不肿，胸闷症状有所减轻。现患者及家属决定去三级医院诊治，准予出院。

2013年11月2日因"活动后胸闷气急伴腹胀5天"入院。心梗三项阴性。心电图提示心房颤动，左心室肥厚可能。超声检查：射血分数（EF）45%，全心扩大伴各房室瓣中重度关闭不全，主瓣轻度狭窄伴中度关闭不全，心功能低下，心律失常。

诊断：冠状动脉粥样硬化性心脏病，心房颤动，心脏扩大，心功能三级，ICD起搏器植入术后。

予低盐低脂饮食，营养心肌，营养支持、改善循环、加强利尿、抑制心室重塑、抗凝、保护胃肠道等治疗。

（2）某市第一人民医院住院病历（住院日期：2012年6月26日至2012年7月10日）摘录：

2012年6月26日：主诉：反复胸闷气促10年，再发加重2周。现病史：10年前无明显诱因出现胸闷气促不适，活动时明显，无头痛头晕，无心前区压榨样疼痛，无黑矇，予当地医院治疗，诊断房颤。予"美托洛尔、丹参片"对症治疗。10年来，上述症状反复出现，均于休息后好转，症状未加重。2周前无明显诱因下再次出现上述症状，伴呼吸困难，夜间不能平卧，端坐位睡眠，症状持续1夜，活动时加重，无心前区压榨样疼痛，无眼前黑矇，于当地医院对症治疗，症状稍有好转，为求进一步治疗转至我院。

体格检查：神清。血压85/64mmHg。颈软，颈静脉怒张，肝颈反流征阳性，肺部听诊呼吸音粗，未及明显啰音，心脏扩大，心率84次/分，心律绝对不齐，心尖区可及3/6收缩期杂音，脉搏70次/分，双下肢轻度水肿。

辅助检查：（6月22日当地人民医院）BNP 746.5ng/ml。颈动脉B超：双侧颈动脉分叉处TMT增厚伴粥样斑块。心超：全心扩大伴各房室瓣中重度关闭不全，主瓣轻度狭窄伴中度关闭不全，心功能低下，肺动脉高压（估计收缩压48mmHg）。Holter：房颤主导节律，频发室早。

初步诊断：冠状动脉粥样硬化性心脏病，全心扩大，心律失常（房颤），全心衰3级。

主任查看患者后指出：当地检查发现明显心律失常，有起搏器指征转来我院安置起搏器，据已有检查，目前无明显心肌梗塞，存在有心衰，但程度不重，可排除甲状腺疾病引起的心律失常，目前首先考虑冠心病引起的心律失常，需鉴别：①心肌病，一般有心脏扩大，心肌肥厚或心腔扩大，检查心超可明确；②瓣膜病，也可有心律失常，心脏扩大，心脏可见瓣膜病变。目前患者心律失常明确，建议复查动态心电图，以进一步明确起搏器指征。目前继续营养心肌对症等治疗。

2012年6月27日，超声检查报告单：左房左室右房增大，肺动脉瓣、二尖瓣轻度反流，主动脉增宽，主动脉瓣退变伴轻度反流，左室后壁运动减弱，左房内径56mm，左室内径65/48mm，右房内径50mm，左室射血分数：51%，左室短缩分数26%。

2012年6月28日，心电图数据、图形报告：心房颤动。Holter报告：全程基础心律为房颤；未见其他室上性心律失常；单个室早1655次，呈多源性；室早连发34次；室速2次；结论：心房颤动，频发多源性室早，部分连发，短阵室速。

2012年7月1日，患者一般情况良好，无明显胸闷心悸不适，无头昏黑矇。动态心电图：房颤，频发多源室早，部分连发，短阵室速。心超：左房左室右房增大，肺动脉瓣、二尖瓣轻度反流，主动脉增宽，主动脉瓣退变伴轻度反流，左室后壁运动减弱，左房内径56mm，左室内径65/48mm，右房内径50mm。患者心脏扩大明显，动态心电图见多源性室早及室速发作，有安置ICD指征，建议安置ICD治疗。患者及家属商议后表示同意。

2012年7月3日，重大疑难手术审批报告单：手术指征、方式及性质：心脏明显扩大，且有短阵室速发作，有ICD植入指征。局麻下行ICD植入术。

2012年7月3日，在数字减影血管造影（DSA）下行ICD植入术。

2012年7月9日，Holter（7月6日）示：心房颤动，偶发多源性室早，短阵室速。心电图（7月4日）：心房颤动。

2012年7月10日，带药出院。

出院诊断：冠状动脉粥样硬化性心脏病，全心扩大，心律失常（房颤），频发室早，短阵室速，ICD植入术后，心功能2级，老年性脑萎缩。

3. 2014年5月27日，某甲医院彩色超声诊断报告单记载：左室后壁厚度11mm，

EF:57%，左室短缩分数（FS）31%；左房扩大，主动脉瓣钙化，左室收缩功能正常；彩色血流显示：二尖瓣、主动脉瓣、肺动脉瓣轻度反流，三尖瓣中度反流。

2014年5月27日，某甲医院心电图报告单记载：心房颤动（房颤）。

（五）阅片所见

2012年7月6日，某市第一人民医院胸部正侧位X线片2张，示：心影明显增大，ICD植入术后改变。

分析说明

根据案情、鉴定材料，并召开听证会、相关专家会诊，综合分析认为：被鉴定人张某2012年6月26日因"反复胸闷气促10年，再发加重2周"入某市第一人民医院就诊，临床诊断为"冠状动脉粥样硬化性心脏病，全心扩大，心律失常（房颤），频发室早，短阵室速，心功能2级"，并于2012年7月3日在DSA下行ICD植入术治疗。

心脏性猝死是心血管疾病的主要死亡原因之一，严重危及生命。其最常见的直接原因（77%～82%）是恶性室性心律失常如心室颤动（室颤）、持续性室性心动过速（室速），使心脏绝对或相对丧失泵血功能，且多发生在医院外，争取在数分钟内实施电击是降低该类患者死亡率的关键。

植入型心律转复除颤器（ICD）是临床上治疗持续性或致命性室性心律失常的一个重要医学仪器。ICD具有支持性起搏和抗心动过速起搏、低能量心脏转复和高能量除颤等作用，能在几秒钟内识别患者的快速室性心律失常并能自动放电除颤，明显减少恶性室性心律失常的猝死发生率，挽救患者的生命。当前，ICD已经成为有危及生命的室性心律失常（持续性室性心动过速或心室颤动）患者的首选预防和治疗手段。

心脏性猝死（SCD）的一级预防是指未发生过心脏骤停或持续性室速的患者预防SCD；二级预防是指在发生心脏骤停或持续性室速的幸存者中预防SCD的发生。

对于室颤或血流动力学不稳定的持续性室速，除外其他可逆原因，导致心脏骤停的存活者，必须植入ICD。

近年来，ICD适应证的进展主要是从早期关注室性心率失常，至目前主要关注心功能为评估的依据，对SCD的一级预防亦提到更加显著位置。心肌梗死后超过40d后，左心室功能不全（左室射血分数≤30%～40%），纽约心脏病协会心力衰竭分级（NYHA）Ⅱ或Ⅲ级，接受长期优化的药物治疗，预期良好存活≥1年，是ICD治疗作为一级预防以减少心脏性猝死的1类适应证（证据等级为A）；非缺血性心脏病患者，左室射血分数≤30%～35%，NYHAⅡ或Ⅲ级，接受长期优化的药物治疗，预期良好存活≥1年，是ICD治疗作为一级预防以减少心脏性猝死的1类适应证（证据等级为B）。

本案中，据病史记载，被鉴定人张某发病以来"无心前区压榨样疼痛，无眼前黑矇"；入院时"颈静脉怒张，肝颈反流征阳性，肺部听诊呼吸音粗，未及明显啰音，心脏扩大，心率84次/分，心律绝对不齐，心尖区可及3/6收缩期杂音，脉搏70次/分，双下肢轻度水肿"，提示存在全心扩大、心律失常（房颤）、心功能下降（临床出院诊断心功能2级）；入院后心脏超声检查（2012年6月27日）"左室后壁运动减弱，左室射血分数：51%"，提示左室射血分数＞40%；动态心电图（Holter）检查（2012年6月28日）："全程基础心律为房颤；未见其他室上性心律失常；单个室早1655次，呈多源性；室早连发 34 次；室速 2 次；结论：心房颤动，频发多源性室早，部分连发，短阵室速"，提示并未发现持续性室速。后期其他医院心脏超声检查左室射血分数均大于 40%。

故依据现有材料，分析认为，被鉴定人张某的冠状动脉粥样硬化性心脏病，出现心脏扩大、心律失常（房颤）、心功能下降（2 级），但左室射血分数 > 40%、发病以来未出现晕厥（眼前黑矇）、仅有短阵室速，不具有植入型心律转复除颤器（ICD）的手术指征（适应证）。

鉴定意见

被鉴定人张某的"冠状动脉粥样硬化性心脏病，心脏扩大，心律失常，心房纤维颤动，短阵室速，交界性逸搏，心功能 2 级"，左室射血分数 > 40%，无临床晕厥史和心肌梗死病史，无持续性室性心动过速或心室颤动。就目前评估依据，上述病情尚不具有植入型心律转复除颤器（ICD）的手术指征。

第四节 肺动脉高压

【概述】

肺动脉高压（PAH）是一种以血管增殖和重塑为特征的肺小动脉疾病，肺血管阻力往往进行性升高，最终导致右心功能衰竭甚至死亡。肺动脉高压的定义是：右心导管检查为毛细血管前性肺循环高血压，即静息时平均肺动脉压 > 25mm Hg（1mmHg = 0.133kPa），或运动时 > 30mmHg，同时肺动脉楔压 < 15mmHg。

肺动脉高压的主要特征是肺动脉阻力进行性升高，最终导致患者因右心衰竭死亡。右心衰竭是所有类型肺动脉高压患者致残、致死的共同途径，而肺动脉高压是右心衰竭的最主要原因，其病因复杂、诊断治疗棘手，致使该领域长期发展缓慢。然而，右心衰竭的防治也是心血管科医师无法回避且越来越重要的卫生保健问题。

一、PAH 的临床分类

PAH 可由多种心、肺或肺血管疾病引起。影响肺动脉压力（PAP）的因素主要有：①肺血管阻抗（PVR）；②心输出量（CO）；③肺毛细血管嵌顿压（PAOP）。三者的关系是：$PAP = PVR \times CO + PAOP$，其中任一因素变化均会影响肺动脉的压力。肺循环压力和阻力增加均可以引起右心负荷增大，导致心功能不全，肺血流量减少，出现一系列临床表现。美国国立卫生研究院（NIH）规定 PAH 的血流动力学标准是：静息状态下肺动脉平均压 > 25mmHg（1mmHg = 0.133kPa），运动状态下肺动脉平均压 > 30mmHg，而肺毛细血管压或左心房压 < 15mmHg。

肺高血压是指肺内循环系统发生高血压，包括①肺动脉高压：肺小动脉内膜增殖、管腔闭塞；结缔组织 PAH；药物相关性 PAH；HIV 相关性 PAH 等。②肺静脉高压：由左心受累疾病、先天性心脏病、肺静脉受压或肺静脉阻塞引起肺静脉淤血和压力增高所致。肺动脉内的血瘀只有克服肺静脉高压才能通过肺毛细血管流向肺静脉，导致 PAH，和③混合性肺高压。整个肺循环，任何系统或者局部病变而引起的肺循环血压增高均可称为肺高血压（简称肺高压），对应英文为"pulmonary hypertension"。

二、肺循环高压临床分类

威尼斯 2003：

1.肺动脉高压（PAH）

1.1 特发性（IPAH）

1.2 家族性（FPAH）

1.3 下列相关因素所致（APAH）

1.3.1 结缔组织病

1.3.2 先天性体 – 肺循环分流

1.3.3 门静脉高压

1.3.4 HIV 感染

1.3.5 药物和毒物

1.3.6 其他（甲状腺病、糖原过多症、Gauchers病、遗传性出血性毛细血管扩张症、血红蛋白病、骨髓组织增生性疾病、脾切除术）

1.4 因严重的肺静脉或毛细血管病变所致

1.4.1 肺静脉闭塞症（PVOD）

1.4.2 肺毛细血管瘤（PCH）

1.5 新生儿持续性肺动脉高压（PPHN）

2. 与左心病变有关的肺循环高压

2.1 累及左房或左室的心脏病

2.2 左侧瓣膜性心脏病

3. 与呼吸系统疾病和（或）低氧血症有关

3.1 慢性阻塞性肺疾病

3.2 间质性肺病

3.3 睡眠呼吸紊乱

3.4 肺泡低通气综合征

3.5 长期生活于高原环境

3.6 发育异常

4. 慢性肺动脉血栓和（或）栓塞所致

4.1 肺动脉近端血栓栓塞

4.2 肺动脉远端血栓栓塞

4.3 非血栓性的肺栓塞（肿瘤、寄生虫、异物）

5. 混合性

类肉瘤样病、组织细胞增多症、淋巴管瘤病、肺血管压迫（腺病、肿瘤、纤维性纵隔炎）

三、中医学认为

中医学中并无"肺动脉高压"这一病名，从临床症状上看其与"喘证""痰饮""肺胀""心悸""水气病"等的表现相似。

1. 气虚是肺动脉高压发生的根本，肺气虚尤为关键

肺动脉高压病位在肺，与心脾肾关系密切，其根本病因源于气虚。其中肺气虚是本病的根本所在，但又与其他脏器有密不可分的联系。肾主纳气，肺主呼吸，人体的呼吸运动由肺肾二脏相互配合，共同完成。如肺气虚损日久使气无力肃降或肾气虚损，不能摄纳肺吸入之清气，气浮于上，则会出现呼多吸少，活动后症状加剧的情况。此外水液代谢的平衡也是肺肾两脏相互配合共同作用的结果。肺气虚衰，无法通调水道，水湿内停，则会使脾阳受阻，出现腹胀、便溏、水肿等症；如脾气虚损，亦会导致肺气不足，出现疲乏倦怠。脾虚运化失调，水湿内停，生成痰饮，也会影响肺的宣降功能，出现咳嗽、喘息等症。

2. 血瘀痰凝痹阻脉络是本病形成的重要过程

气血共同行于脉中，气为血帅，"气行则血行"。气虚则血行无力，无力则血行郁滞不畅或凝结而成瘀血。瘀血形成后，既会影响血液的运行，又能导致脏腑功能失调而引起各种病证。瘀阻心络，会出现胸闷、心痛、口唇青紫、脉多结代；瘀阻肺络，可见胸痛、

咳血；瘀在肢体，局部可见肿痛或青紫，甚则活动不利。人体水液代谢的调节主要依赖肺脾肾三脏，若三者脏腑功能失调，津液代谢障碍，则水湿停聚，津液凝聚而成痰饮。痰饮一旦产生，使能流窜全身，停聚各处，也可导致各种症状的发生。

【临床诊断】

一、西医诊断

鉴于肺动脉高压诊断的复杂性，建议患者到肺血管疾病专科中心或者具有肺血管专业医师的心血管内科、呼吸内科、免疫内科或小儿内科就诊，进行全面的诊断和功能评价。

（一）病史

1.症状　肺动脉高压本身没有特异性临床表现。最常见的首发症状是活动后气短、乏力，其他症状有胸痛、咯血、眩晕或晕厥、干咳。气短往往标志肺动脉高压患者出现右心功能不全。而当发生晕厥或眩晕时，则往往标志患者心输出量已经明显下降。需要强调，肺高压患者首次出现症状至确诊的时间间距与预后有明确的相关性，因此病历采集时应准确记录首次出现症状的时间。

2.危险因素

（1）既往史　先天性心脏病、结缔组织病、HIV感染史、减肥药物治疗史、肝病及贫血等都是肺动脉高压病因分类的重要线索，故需要全面采集患者的既往史，这样既有助明确诊断分类，也有助于发现新的危险因素。

（2）个人史　需要注意患者有无危险因素接触史，如印刷厂和加油站工人接触油类物质、HIV感染、同性恋、吸毒及染发剂等特殊接触史。

（3）婚育史　女性要注意有无习惯性流产史，男性要注意其母亲、姐妹等直系亲属有无习惯性流产等病史。

（4）家族史　家族有无肺动脉高压患者至关重要，有无其他家族遗传性病史对于发现新的危险因素、帮助诊断分类亦具有重要意义。

（二）体格检查

1.肺动脉高压的体征　因肺动脉压力升高而出现P2亢进；肺动脉瓣开放突然受阻出现收缩早期喷射性喀喇音；三尖瓣关闭不全引起三尖瓣区的收缩期反流杂音；晚期右心功能不全时出现颈静脉充盈或怒张；下肢水肿；发绀；右室充盈压升高可出现颈静脉巨大"α"波；右室肥厚可导致剑突下出现抬举性搏动；出现S3表示右心室舒张充盈压增高及右心功能不全，约38%的患者可闻及右室S4奔马律。

颈静脉检查有助于帮助判断右心房压力。患者采取45°半卧位，尽量取颈静脉搏动最高点至胸骨柄之间的距离，用厘米表示，再加上5cm（代表右心房到胸骨柄的距离）即为估测的右心房压力（cmH_2O，$1cmH_2O = 0.098kPa$）。右心房压力中判断患者预后的重要指标。

2.鉴别　需要强调与肺动脉高压相关疾病的特殊体征往往可提示诊断。

（1）左向右分流的先天性心脏病出现发绀和杵状指（趾），往往提示艾森-曼格综合征；差异性发绀和杵状趾（无杵状指）是动脉导管未闭合并阻力型肺高压（艾森曼综合征）的特征性表现。

（2）反复自发性鼻衄、特异性体表皮肤毛细血管扩张往往提示遗传性出血性毛细血管扩张症。

（3）皮疹、面部红斑、黏膜溃疡、关节肿胀畸形、外周血管杂音等是提示结缔组织病的征象。

（三）辅助检查

1.心电图 肺动脉高压患者的心电图表现缺乏特异性,但有助于评价:①病情严重程度;②治疗是否有效;③肺动脉高压分类。

有以下心电图改变时往往提示存在肺动脉高压:①电轴右偏;②Ⅰ导联出现S波;③右心室高电压;④右胸前导联出现ST段压低、T波低平或倒置。其发生机制是由于肺动脉高压造成右室肥厚,继而心包心肌张力增加影向心肌供血。肺动脉阻力越高,增加的速度越快（所用时间越短）,心电图反映心肌缺血的敏感性越高。

需要强调的是:心电图正常不能排除肺动脉高压。

2.胸部X线检查 肺动脉高压患者胸部X线检查征象可能有:肺动脉段凸出及右下肺动脉扩张,伴外周肺血管稀疏——"截断现象";右心房和右心室扩大。胸部X线检查还有助于发现原发性肺部疾病、胸膜疾病、心包钙化或者心内分流性畸形。

胸部X线检查对于中、重度的肺动脉高压患者有更高的诊断价值,胸部X线正常并不能排除肺动脉高压。

3.超声心动图 超声心动图是筛查肺动脉高压最重要的无创性检查方法,在不合并肺动脉口狭窄、肺动脉闭锁及右室流出道梗阻时,肺动脉收缩压（SPAP）等于右室收缩压（SRVP）。可通过多普勒超声心动图测量收缩期右室与右房压差来估测右室收缩压（RVSP）。按照改良柏努力公式,右房、室压差大约等于 $4V2$,V是三尖瓣最大反流速度（m/s）。 $RVSP= 4V2 + RAP$ （右房压）,右房压可以用标准右房压 $5 \sim 10mmHg$ 计算,也可以用吸气末下腔静脉塌陷程度估测值。目前国际推荐超声心动图拟诊肺动脉高压的标准为:肺动脉收缩压 $\geqslant 40mmHg$ 。

有些患者只有运动时才会出现肺动脉压升高,因此有必要对有危险因素的患者进行运动负荷或者药物负荷超声心动图检查（常用中心静脉泵入腺苷注射液）,进行肺动脉高压的早期筛查。

总之,超声心动图在肺动脉高压诊断中的重要价值有:（1）估测肺动脉收缩压。（2）评估病情严重程度和预后:包括右房压、左右室大小、Tei指数以及有无心包积液等。（3）病因诊断:发现心内畸形、大血管畸形等,并可排除左心病变所致的被动性肺动脉压力升高。

4.肺功能评价 肺功能评价是鉴别诊断常规检查方法之一,如无禁忌,所有肺动脉高压患者均应进行肺功能检查和动脉血气分析,了解患者有无通气障碍及弥散障碍。

5.睡眠监测 约有15%阻塞性睡眠呼吸障碍的患者合并肺高压,肺动脉高压患者应常规进行睡眠监测。

6.胸部CT 主要目的是了解有无肺间质病变及其程度、肺及胸腔有无占位病变、肺动脉内有无占位病变、血管壁有无增厚、主肺动脉及左右肺动脉有无淋巴结挤压等。进行CT肺动脉造影可使大多数慢性血栓栓塞性肺动脉高压确诊,从而避免风险更人的肺动脉造影检查。

7.肺通气灌注扫描 肺动脉高压患者的肺通气灌注扫描可以完全正常,也可在外周发现一些小的非节段性缺损。由于肺动脉高压通气功能一般正常，所以往往会呈现 V/Q 比例失调。肺通气灌注扫描对于诊断慢性血栓栓塞性肺高压（CTEPH）有比较重要的价值。

8.右心导管检查　右心导管检查不仅是确诊肺动脉高压的金标准，也是指导确定科学治疗方案必不可少的手段。对病情稳定、WHO 肺动脉高压功Ⅰ～Ⅲ级、没有明确禁忌证的患者均应积极开展标准的右心导管检查。

一般认为以下指标是右心导管检查过程中所必须获得的参数：①心率和体循环血压；②上下腔静脉压力、血氧饱和度和氧分压；③右心房、右心室压力和血氧饱和度；④肺动脉压力、血氧饱和度；⑤心输出量、心搏指数；⑥肺循环阻力；⑦肺动脉阻力；⑧体循环阻力；⑨肺动脉楔压（PCWP）。

临床诊断肺动脉高压时，PCWP 必须 ≤ 15mmHg。为测量 PCWP 和心输出量，推荐使用带有气囊的四腔或者六腔漂浮导管进行右心导管检查。心导管室工作站应该配备心输出量测量相应插件与导线，或者单独配备血液动力学监测设备。

9.急性肺血管扩张试验　部分肺动脉高压，尤其是特发性肺动脉高压，发病机制可能与肺血管痉挛有关，肺血管扩张试验是筛选这些患者的有效手段。急性肺血管扩张试验阳性提示肺循环内有相当多的小肺动脉处于痉挛状态。研究证实，采用钙通道阻滞剂治疗可显著改善试验结果阳性患者的预后。另外，首次急性肺血管扩张试验总肺阻力指数下降 >50% 的患者预后优于反应相对较低的患者。因此，患者首次行右心导管检查时，行急性肺血管扩张试验尤为重要。

急性肺血管扩张试验阳性标准：平均肺动脉压下降到 40mmHg 之下；平均肺动脉压下降幅度超过 10mmHg；心输出量增加或至少不变。必须满足此三项标准，才可将患者诊断为试验结果阳性。

阳性患者可以口服钙通道阻滞剂治疗。但在治疗 12 个月后需复查急性肺血管扩张试验，以判断患者对钙通道阻滞剂是否持续敏感。国外研究表明，初次急性肺血管扩张试验阳性患者中仅 54% 能够从钙通道阻滞剂治疗中长期获益，另约 46% 的患者则变为阴性。因此，建议对初次检查阳性的患者接受钙通道阻滞剂治疗 1 年后再次行急性肺血管扩张试验，结果仍阳性则表示该患者持续敏感，可继续给予钙通道阻滞剂治疗。

10.肺动脉造影检查指征

（1）临床怀疑有慢性血栓栓塞性肺高压而无创检查不能提供充分证据。

（2）慢性血栓栓塞性肺高压术前评价。

（3）临床诊断为肺血管炎，需要了解肺血管受累程度。

（4）诊断肺动脉内肿瘤。

需要注意的是：肺动脉造影并非肺动脉高压常规的检查项目。血液动力学不稳定的肺动脉高压患者进行肺动脉造影可能会导致右心功能衰竭加重，甚至猝死。

二、中医诊断

从临床症状上看其与"喘证""痰饮""肺胀""心悸""水气病"等的表现相似。

【防未病】

一、防 PAH 发生，高危人群科学规范筛查诊断

1.对肺动脉高压高危险人群定期进行超声心动图或负荷超声心动图检查，有助于及早发现肺动脉高压。

2.对系统性硬化患者应定期（每6～12个月）进行肺功能检查，如一氧化碳弥散量（DLCO）以明确是否存在肺血管疾病或肺间质疾病。

3.对疑诊肺动脉高压的患者，心电图并不是一种有效筛查肺动脉高压的手段，但心电图可以评估已确诊肺动脉高压患者的预后。

4.对疑诊肺动脉高压的患者，胸部X线检查有助于发现肺动脉高压征象，并可对其他相关疾病进行筛查。

5.对疑诊肺动脉高压患者应行右心导管检查，以明确诊断并判断严重程度（证据水平：A）。

6.对疑诊冬眠高压的患者动脉压，观察有无右心房扩大、右心室扩大及心包积液等心脏异常。

二、已知PAH，病情评估判断预后

PAH确诊后，要对患者临床诊断分类。明确了PAH的病因并不意味着诊断结束，应对所有的PAH患者进行6min步行试验来评价心功能分级和运动耐力，为疾病的严重程度、对治疗的反应和疾病进展等提供有价值的基准信息。6min步行试验，WHO对于PAH做了如下分级 [纽约心脏功能分级（NYHA）]：Ⅰ级（轻度）：体力活动不受限。一般的体力活动不会引起呼吸困难、乏力、胸痛加剧或近似晕厥。Ⅱ级（轻度）：体力活动轻度受限。静息状态下无症状，但一般的体力活动即会引起呼吸困难、乏力、胸痛加剧或近似晕厥。Ⅲ度（中度）：体力活动明显受限。静息状态下无症状，但轻微的体力活动即会引起呼吸困难、乏力、胸痛加剧或近似晕厥。Ⅳ级（重度）：不能从事任何体力活动，并可能出现右心衰竭的体征。静息状态下可出现呼吸困难和（或）乏力，并且任何体力活动几乎都可以加重这些症状。目前，NYHA功能分级仍然是决定IPAH生存率的重要因素。可以预测IPAH患者的生存时间，判断患者是否有应用钙离子拮抗剂的指征。

急性肺血管反应性试验：PAH患者，如有可能，在确定长期应用血管扩张药前都应做右心导管检查，以明确：①是否存在肺血管收缩；②是否存在固定的肺血管结构改变；③预后判定；④评估应用血管扩张药的安全性。结果判断：①良好反应：患者肺动脉和体动脉血管床扩张，心输出量（CO）增加，肺动脉压明显下降，体动脉压下降轻微；②不良反应：体动脉扩张，肺动脉固定不变，CO不增加，体动脉压急剧下降；③另一类不良反应：体动脉扩张，CO增加，肺血管扩张不充分，PAH进一步加重。阳性判断标准（各文献报道不一致）：肺动脉平均压至少下降10mmHg，绝对值下降至≤40mmHg，CO升高或不变（ACCP和欧洲指南）；肺动脉平均压至少下降10%和肺血管阻力下降30%；肺动脉平均压和肺血管阻力下降20%。

试验药物：（1）腺苷：起始剂量$50\mu g \cdot kg^{-1} \cdot min^{-1}$按每2min递增$50\mu g/kg$剂量持续静脉推注。终止指征：用药剂量达到$500\ \mu g \cdot kg^{-1} \cdot min^{-1}$（国外剂量）或出现低血压、严重心动过缓、头晕、胸闷、四肢麻木等不良反应。观察用药前、后心率，血压、患者不适反应等情况。（2）前列环素$2.5mg \cdot kg^{-1} \cdot min^{-1}$每10min增加$2.5\ mg \cdot kg^{-1} \cdot min^{-1}$直至$10.0mg \cdot kg^{-1} \cdot min^{-1}$。（3）一氧化氮吸入10～20ppm，10min。（4）吸氧试验：面罩吸氧30min。总之，6min步行试验与肺血管阻力显著相关，对IPAH的预后判断具有重要意义。

【治已病】

一、西医治疗

（一）一般治疗

当前对 PAH 的治疗措施是不够理想的，有些药物价格过于昂贵，多数患者无法承担，故一般治疗不应忽视。PAH 患者在日常生活中有些事情应尽量避免，如体力负荷过重、过热水温沐浴、口服避孕药、怀孕、停留于海拔 800 米以上的环境和进行一切侵入性操作等。

（二）氧疗

绝大多数 PAH 患者（除与先天性心脏病有关者）静息状态下仅轻度缺氧。长期吸氧对肺动脉高压的作用并没有得到随机对照试验的支持。通常认为将患者的血氧饱和度持续维持在 90% 以上很重要。但有试验显示，艾森 - 曼格综合征患者并不能从长期吸氧中获益。

（三）药物治疗

1. 口服抗凝剂　PAH 患者应用口服抗凝剂的理论依据为：①患者有心力衰竭和体力活动较少等危险因素和易发生栓塞的趋势。②在肺微循环和弹性动脉内存在血栓。一组回顾性分析显示，长期服用抗凝剂可提高生存率。目前多数学者主张对 PAH 患者长期使用华法林治疗，维持国际标准化比值为 2 ~ 3。

2. 利尿剂　PAH 患者右心衰竭失代偿期会出现液体潴留，使用利尿剂可明显减轻症状，改善病情，但用药期间应密切观察血电解质和肾功能情况。

3. 洋地黄类药物和多巴胺　PAH 患者短期注射洋地黄类药物可使心排血量中度升高，血去甲肾上腺素水平显著下降，但长期应用的效果还不清楚。每日服用 0.125 ~ 0.25mg 地高辛对出现右心衰竭者可能有益，但因患者有低氧血症，应警惕洋地黄中毒。对伴发房颤、房扑的患者，可使用洋地黄类药物降低心室率。大多数诊治中心将多巴胺用于晚期 PAH 患者，使患者临床症状得到改善。

4. 钙拮抗剂（CCB）　急性血管反应试验阳性，对长期 CCB 治疗能持续保持反应的患者应给予钙拮抗剂。常用药物有硝苯地平和地尔硫䓬。治疗宜从较小剂量开始，数周内增至最大耐受剂量。PAH 患者的有效剂量通常较大，如硝苯地平为 120 ~ 240 mg / d，地尔硫䓬为 240 ~ 720 mg / d。限制剂量增加的因素主要是低血压和下肢水肿。同时给予地高辛和（或）利尿剂能够减少部分患者钙拮抗剂的不良反应。

5. 合成的前列环素及其类似物　前列环素主要由血管内皮细胞产生，对血管具有较强的扩张作用。近年临床应用的前列环素类似物如伊洛前列素又称万他维，尽管与前列环素具有不同的药物代谢动力学特征，但药效学很相近，可以通过静脉注射和雾化吸入给药。我国于 2005 年批准用于临床。

6. 内皮素 -1 受体拮抗剂　波生坦是这类药中最早被合成、能同时阻滞内皮素 A 受体和内皮素 B 受体、具有口服活性的非选择性内皮素受体拮抗剂。目前推荐波生坦的靶目标剂量为 125mg，每日 2 次。2006 年 3 月我国已批准波生坦用于 NYHA 分级 Ⅲ、Ⅳ 级的特发性肺动脉高压及硬皮病相关性肺动脉高压患者。

7. 5 型磷酸二酯酶抑制剂（PDE-5）　西地那非（万艾可，又称伟哥）是具有口服活性的选择性环磷酸鸟苷（cGMP）-PDE -5 的抑制剂，通过增加细胞内 cGMP 浓度使平滑肌细胞松弛、增殖受抑而发挥药理作用。目前我国尚未批准西地那非用于PAH的治疗，但为数不少的患者在服用此药，由于该药在国内并没有注册用于肺动脉高压，医生不能直接开方给患者，故应建议患者特别是重症患者最好在有经验的医生指导下用药，注意不良反应的发生。

（四）介入及手术治疗

1. 房间隔球囊造口术　房间隔球囊造口术在PAH中的治疗作用尚不肯定，多作为肺移植术前过渡手段。对晚期肺动脉高压NYHA分级Ⅲ、Ⅳ级，反复出现晕厥和（或）右心衰竭者，或其他治疗无效的情况下使用。

2. 肺移植　PAH患者进行单肺或双肺移植，其存活率是相近的。PAH患者肺移植或心肺联合移植适应证：晚期NYHA分级Ⅲ、Ⅳ级，经现有治疗病情无改善的患者。

二、中医治疗

（一）治疗原则

1. 缓解期治疗以扶正固本为主。可调节机体免疫机制，提高呼吸道免疫力，防止感染反复发作，以阻止因反复感染造成肺动脉压的增高。

2. 急性发作期以祛邪为主。患者感受外邪后，常使病情急剧加重，此时肺动脉压急剧升高，加重心肺功能受损，故应积极治疗。

3. 活血化瘀治疗贯穿始终。瘀血在低氧性肺血管收缩及肺血管重构中起重要作用。活血化瘀药物具有明显的抑制血小板聚集、降低血黏度功效，同时可降低肺动脉压，减少心肌耗氧量，且不影响体循环。

（二）治疗药物

1. 活血祛瘀药

（1）川芎　川芎嗪是川芎的主要有效成分。川芎嗪可以降低肺动脉高压，对动脉平滑肌具有典型的钙离子拮抗剂样作用，并能明显改善患者血黏度。

（2）丹参　丹参可扩张肺泡内动脉内径，减轻内皮细胞的损伤，抑制中膜平滑肌细胞表型改变和血管壁细胞的增生，因而能防治肺动脉高压的形成，并且可以改善患者PAH引起的右心衰竭。

（3）赤芍　赤芍能在降低肺动脉压力的同时提高周围动脉氧分压。赤芍注射液能扩张肺血管，降低肺动脉压力和肺血管阻力，增加心排血量，改善右心功能，提高氧分压。

（4）三七　三七注射液能降低肺动脉平均压。

2. 补血药　当归有缓解低氧性肺动脉高压的作用。当归注射液具有降低异常升高的肺动脉压作用，能增加心肌供氧，减少心肌耗氧，同时不降低心率。

3. 化痰药　前胡可使低氧所致肺泡壁高压肺动脉管壁重构，恢复管壁正常弹性，降低肺动脉高压。白花前胡降低肺动脉高压和肺血管阻力的机制，可能是通过钙离子拮抗作用，从而舒张血管平滑肌的结果；也可能通过抑制和逆转肺泡壁动脉的硬化性重构，恢复管壁正常弹性而起作用。

4. 祛风湿药　粉防己的植物碱汉防己甲素可使肺泡内动脉内皮细胞变性减轻，中膜厚度减少，并能改善肺泡内动脉重建和降低肺动脉高压。

【法医学鉴定】

一、肺动脉高压死亡医疗纠纷法医学鉴定

实例资料示：

检案摘要

患者金某（女，1956 年出生）于 2011 年 9 月 30 日上午因"腹泻伴胸闷 3 天，头晕跌倒 1 次"在某市人民医院就诊，入院诊断为"感染性腹泻，肝硬化失代偿期，脾切除术后，肺动脉高压"，于 2011 年 10 月 3 日 2:10Am 死亡；患方家属认为医院方存在医疗过错，医院方认为医院对金某诊疗不存在医疗过错；医、患双方均向法院提出司法鉴定申请，法院受理后委托我所进行鉴定。

检验过程

1. 检验方法 遵循医学科学原理、法医学理论与技术，详细审阅并摘录送鉴材料，召开法院法官在场的医患双方听证会，邀请有关专家会诊讨论，进行综合分析后提出鉴定意见。

2. 听证会正患双方陈述

（1）患方认为"患者金某系急诊患者，被告未尽应有的注意义务，对金某的心、肺病情严重性估计不足，重视不够，没有做相应的检查和治疗，延误诊治，错误地应用人血白蛋白使病情恶化失去控制，加之抢救不及时、措施不当共同导致死亡。"

（2）院方认为"一、答辩人对金某的诊疗行为不存在医疗过错；二、答辩人对金某的诊疗行为与金某的损害结果之间不存在因果关系。"

病史摘要

某市人民医院金某住院病历

1. 入院记录

入院日期：2011 年 9 月 30 日 10:39Am 病史陈述者：患者本人和家属

主诉：腹泻伴胸闷 3 天，头晕跌倒 1 次。

现病史：3 天前无明显诱因下开始出现腹泻，黄色稀便，每天 5～6 次，量一般，不含黏液脓血，无便前腹痛及里急后重感，无腹胀腹痛，上楼梯伴胸闷，平时走路无明显胸闷气促，少量咳嗽咳痰，痰白易咳出，量不多，无头痛，无胸痛心悸，胃纳差，伴恶心呕吐数次，为胃内容物，无呕血，小便略偏黄，尿量可，今晨上楼梯时出现头晕明显伴跌倒，局部有肢体撞伤，无头部着地，及时被同事发现扶住，急送我院急诊，为进一步诊治，送来我科（感染科），拟"感染性腹泻；肝硬化失代偿期"收住入院。

既往史：2011 月 2 月 16 日至 3 月 20 日在我科住院治疗，诊断为"1. 肝硬化失代偿期；2. 脾切除术后；3. 肺动脉高压；"治疗后好转出院。

体检：体温 36.6℃，P 92 次 / 分，R 21 次 / 分，BP 108 / 62mm / Hg，神志清，精神软，皮肤巩膜中度黄染，贫血貌，下颌、上肢等处可见瘀斑，颈胸部未见蜘蛛痣，未见肝掌，两肺呼吸音清，未闻及干湿啰音，心律齐，无杂音，腹平软，左肋下可见 25cm 术后瘢痕，剑突下轻压痛，无反跳痛，肠鸣音无亢进，肝肋下约 2cm，双下肢无水肿。

初步诊断：1. 感染性腹泻；2. 肝硬化失代偿期；3. 脾切除术后；4. 肺动脉高压。

2. 病程记录

2011 年 9 月 30 日 11:03Am 临时医嘱单：肝胆 B 超（取消）、心脏超声（取消）、胸片及心电图（两者均无执行时间及执行者签名）。

2011 年 9 月 30 日 12:34Am 凝血谱：PT 12.1（10～13 秒），FIB 3.09（2.5～5g/L），TT15.6（12～16 秒），APTT 26.3（29～37 秒）。

2011 年 9 月 30 日 13:37Pm 白细胞计数 8.2×10^9/L（3.69～9.16×10^9/L），中性粒 0.854（0.5～0.7×10^9/L），淋巴 0.058（0.2～0.4×10^9/L），红细胞计数 1.76×10^{12}/L（3.68～5.13×10^9/L），血红蛋白 59.0g/L（113～151×10^9/L），血小板计数 14×10^9/L（101～320×10^9/L），血型 B 型。

2011 年 9 月 30 日 2:12Pm 诊疗计划：完善相关辅助检查，如大便常规及培养、凝血谱、肝纤维化、腹部 B 超，以进一步明确诊断；给予"阿托莫兰针、头孢曲松针 2.0g 静脉滴注 qd、泮立苏针"护肝、抗炎、护胃及补液等对症支持治疗。

2011 年 9 月 30 日 4:04Pm 血乙肝六项：乙肝表面抗体阳性 247.3U/L（＜10U/L），其他项均阴性。

2011 年 9 月 30 日 9:00Pm 今输悬浮红细胞 2U，无不良反应。

2011 年 10 月 1 日 8:39Am 长期医嘱：门冬氨酸钾镁针 30ml 静脉滴注 1 次/分。

2011 年 10 月 1 日 10:18Am 大便隐血试验阴性。

2011 年 10 月 1 日 10:25Am 今解烂便，不含黏液脓血，仍有咳嗽咳痰，略感胸闷，无明显气促。

2011 年 10 月 1 日 11:27Am 心电图报告：窦性心动过速、ST-T 改变、电轴右偏。

2011 年 10 月 1 日 3:12Pm 蛋白电泳：白蛋白 54.6%（60.0～71.0%）。

2011 年 10 月 2 日 1:15Pm 总胆红素 112.7（3～22μmol/L），直接胆红素 11.6（0～7μmol/L）间接胆红素 101.1（0.114μmol/L），总蛋白 56.5（60～83g/L），白蛋白 27.1（35～55g/L），白蛋白/球蛋白 0.9（1.4～2.5），AST63（0～25U/L），LDH1345（109～245U/L），CK247（0～165U/L），CK-MB.73（0～25U/L），尿素氮 7.81（2.5～6.4mmol/L），肌酐 97（45～84μmol/L）。

2011 年 10 月 2 日 13:48Pm 患者目前病情较重，有可能出现黄疸进行性加深，凝血酶原时间延长，随时有可能出现上消化道出血、肝性脑病及肝肾综合征等危及患者生命，病情已告知家属。

2011 年 10 月 2 日 3:00Pm 临时医嘱：注射用人白蛋白 1 瓶 10g 静脉滴注立即。

2011 年 10 月 2 日 4:20Pm 停止门冬氨酸钾镁针。

2011 年 10 月 2 日 8:26Pm 临时医嘱：胸片（无执行时间及执行者签名）

2011 年 10 月 2 日 10:35Pm 血常规：白细胞数 12.71×10^9/L（↑），中性粒 0.529×10^9/L，淋巴数 0.410×10^9/L（↑），红细胞数 1.87×10^{12}/L（↓），血红蛋白 65.0g/L（↓），血小板数 20×10^9/L（↓）。

2011 年 10 月 2 日 2:57Am PT15.3（↑），TT21.0（↑），APTT47.1（↑），D-二聚体＞1000（↑）。肌钙蛋白 I（cTn-I）0.420ng/ml（0～0.4），B 型纳尿肽（BNP）2300.9（0～100pg/ml）。

2011 年 10 月 3 日 8:02Am 胸部 X 线报告 X 线所见：两肺纹理增多，右肺门影增大模糊，左上肺内带小片模糊影。肺动脉段瘤样突出，心影不大，两侧膈面光整，肋膈角锐利。印象：右肺门及左上肺感染；肺动脉：段瘤样突出，结合临床。

3.护理记录单

2011年9月30日11:40Am P 92次／分，R 21次／分，BP 108/62mmHg，一级护理，鼻塞吸氧3升／分，注意观察胸闷、腹泻及头晕情况。

2011年10月1日4:00Pm 精神软弱，贫血貌，下颌、上肢等处可见瘀斑，两肺呼吸音清，时感胸闷头晕，无明显气促。

2011年10月2日3:00Pm 20%人血白蛋白针50ml静脉滴注开始，缓慢输入。

2011年10月2日4:00Pm 时感胸闷、头晕，感胃脘部不适，恶心呕吐一次。

2011年10月2日4:56Pm 心电图报告：窦性心动过速、电轴右偏、ST-T改变。

2011年10月2日5:30Pm 心内科会诊：气促明显，烦躁不安，口唇绀，两肺呼吸音粗，未闻及干湿啰音，心率130次／分，律齐，未闻及杂音，双下肢水肿，诊断：气促待查、肝硬化失代偿期、低蛋白血症、重度贫血。

2011年10月2日6:00Pm 102次／分，R：20次／分，BP：93/60mmHg，暂停20%人血白蛋白针。

2011年10月2日6:30Pm P：104次／分，R：25次／分，BP：103/60mmHg，氧饱和度95%，感胸闷气促，改吸氧5升／分。

2011年10月2日7:10 Pm P：110次／分，R：26次／分，BP：98/60mmHg，氧饱和度83%，仍感胸闷气促。

2011年10月2日7:22Pm 呼吸内科会诊，考虑为气促待查：心功能不全？肺栓塞？肝炎肝硬化失代偿期。予甲泼尼针40mg加液中静脉推注，速尿针20ml静脉推注，改面罩吸氧5升／分。

201年10月2日7:38Pm P：132次／分，R：25次／分，BP：96/60mmHg，氧饱和度62%，胸闷气促未好转，伴烦躁不安。

2011年10月2日7:51Pm P：0次／分，R：0次／分，BP：0mmHg，氧饱和度0%，患者突然出现呼吸心跳停止，立即心肺复苏，气管插管，气囊辅助呼吸。

2011年10月2日8:00Pm 心跳出现，68次／分，呼吸未恢复。

2011年10月2日8:25Pm 转入ICU。

4.ICU记录

2011年10月2日8:10Pm 患者转入ICU，P：76次／分，R：12次／分，BP：0mmHg，SP：0，测不出。

2011年10月2日9:51Pm P：0次／分，R：12次／分，BP：0mmHg，SP：0，测不出，四肢末梢冷，即予心脏按压。

2011年10月3日2:10Am 经抢救无效，宣布死亡。

5.死亡病例讨论记录讨论日期2011年10月4日

死亡诊断：1.肝炎肝硬化失代偿期，多脏器衰竭；2.感染性腹泻；3.脾切除术后；4.肺动脉高压。

分析说明

1.被鉴定人金某的死亡原因

金某死亡后由于未作尸体解剖检验，确切（病理）死亡原因不能明确，推断其死亡原因。

据病史记载，患者既往史中已有"肺动脉高压"诊断，本次入院的初步（入院）诊断也有"肺动脉高压"，2011年10月1日11:27Am及2011年10月2日4:56Pm二次心电图报告"电轴右偏、ST-T改变"，2011年10月3日8:02Am X胸部片报告"右肺门影增大，肺动脉段瘤样突出"，因此肺动脉高压临床诊断可以推断，据入院病史记载，患者主诉为"腹泻伴胸闷3天，头晕跌倒1次"，现病史中有"上楼梯伴胸闷""上楼梯时出现头晕明显伴跌倒"，住院后仍诉胸闷、头晕、乏力，从2011年10月2日6:30Pm起出现气促，提示患者先有活动性（上楼梯）呼吸困难，后进展不活动时（卧床）出现呼吸困难，说明患者已存在右心负荷增高症状，并已属WHO肺动脉高压功能分级IV级，即严重肺动脉高压，2011年10月2日5:30Pm心内科会诊查体见双下肢水肿及2011年10月2日10:55Pm脑钠肽（BNP）值明显升高（2300.9）也进一步证实右心功能不全。"胸闷"是肺动脉高压的重要症状之一，患者的上述症状、体征及辅助检查结果，符合肺动脉高压及右心功能不全，肺动脉高压是金某的主要（根本）死亡原因，右心功能不全是金某的直接死亡原因。右心功能不全是所有类型肺动脉高压患者致死的共同唯一途径，而肺动脉高压也是右心功能不全的最主要原因。

2.关于本例肺动脉高压原因

肺动脉高压（PAH）既可以是一个独立性疾病，也可以是其他系统疾病进展过程中的并发症，早期症状不明显，病因又涉及多个学科，容易漏诊误诊，早期诊断率和治疗率均很低，本例PAH原因尚不清楚，与本例有关的的危险因素是：感染（如病毒性肝炎）、门脉高压/慢性肝病及脾切除，本例患者金某在本次住院前均存在这些危险因素。

3.某市人民医院在金某的诊疗过程中是否存在医疗过错

金某2011年9月30日入住某市人民医院后首次病程录中诊疗计划：①完善相关辅助检查，如大便常规及培养、凝血谱、肝纤维化相关检测、腹B超等，以进一步明确诊断；在这些检查中，没有一项是针对"肺动脉高压"的项目，入院后（2011年9月30日11:03Am临时医嘱单中将"心脏超声"取消，对"胸片""心电图"二项检查又没及时执行，医院方是否表示对"肺动脉高压"已经明确诊断？②给予阿托莫兰针、头孢曲松针2.0g静脉滴注qd、泮立苏针护肝、抗炎、护胃等；在这些治疗项目中没有一项是针对"肺动脉高压"的药物；上述诊疗计划中诊断与治疗两者不相配，计划中的所有诊断和治疗都是围绕肝脏和胃肠道疾病说明医院方对"肺动脉高压"有所忽视。肺动脉高压患者的预后不仅取决于病因和疾病的严重程度，还与药物治疗及对治疗的反应有关。医院方没有对肺动脉高压进行更明确诊断，更没有对肺动脉高压进行任何治疗，致患者金某的肺动脉高压病情恶化而死亡，医院方存在医疗过错，该过错与患者死亡后果之间存在因果关系，医疗过错行为应为次要作用。

4.关于人血白蛋白使用问题

人血白蛋白"对防治低蛋白血症以及肝硬化或肾病引起的水肿或腹水有较好的疗效"。禁忌证为"急性肺水肿患者禁用"。"严重贫血、心力衰竭者应严格掌握用量"。本例患者有严重低蛋白血症，使用人血白蛋白治疗有其适应证。根据医嘱单及护理记录单，于2011年10月2日3:00Pm开始接受人血白蛋白静脉滴注治疗，至当日6:00Pm暂停。从结果观察，治疗期间未显示明显的由人血白蛋白注射引起的不良反应。患者死亡前一段时间的临床症状、体征系肺动脉高压晚期合并右心衰竭的表现，而非注射白蛋白所引起的结果。

5.关于本案病历书写存在问题

法院送鉴病历中，心电图上显示检查时间在先，下达医嘱时间在后情况，虽与患者死亡之间无因果关系，但表明院方存在病历书写不规范、不严谨的问题。

鉴定意见

1.被鉴定人金某的主要死亡原因是肺动脉高压，直接死亡原因是右心功能不全；本例肺动脉高压病因不明，可能是肝炎、门脉高压及脾切除的并发症，已属晚期，预后不良，故金某的自身疾病发生演变是其死亡的根本原因。

2.某市人民医院在金某的诊疗过程中，对肺动脉高压的治疗重视不够，措施不力，存在医疗过错，该过错与金某死亡结果之间存在因果关系，医疗过错行为应为次要作用。

二、原发性肺动脉高压致猝死法医学鉴定

（一）案例报道（法医学杂志）

李某，女，24岁。第1胎孕周38W，2005年11月22日11时35分入院待产，查体：T36.60℃，P 99次/min，R 20次/min，Bp12.6/8.0kPa（95/60mmHg），心律齐，各瓣膜区未闻及病理性杂音，双肺呼吸音清，未闻及干湿啰音，WBC12.4×10⁹/L，曾于2005年7月11日、11月9日分别因咯血、咳嗽经对症治疗好后好转。11月23日凌晨3时顺产一男婴，9:20Am自诉心慌、不适，心率140次/min，律齐，未及杂音。1:55Pm左右再诉心慌不适，气喘，心电图示窦性心动过速，右室肥大。3:45Pm患者烦躁，呼吸急促，渐浅慢及停止，同时心跳骤停，经抢救无效死亡。

1.尸体检验

尸表检验尸斑呈暗紫红色位于尸表背侧低位未受压处。睑球结合膜淤血，两侧瞳孔等大等圆，直径均为6mm。唇黏膜、指甲床发绀。余无特殊。

解剖检验脑重1365g，脑回增宽、脑沟变浅。心脏重340g，心、内外膜光滑，房室间隔无缺损：右心室心肌异常肥厚，心内肉柱明显粗大，右室腔明显扩张，右室壁心肌质韧、明显变硬，左室壁心肌质地松软，左心室厚1.2cm、右心室流出道厚1.1cm、室间隔厚1cm；心瓣膜周径：三尖瓣10.5cm，肺动脉瓣71.3cm，二尖瓣8.5cm、主动脉瓣5cm；冠状动脉开口及走行未见明显异常。左肺335g右肺425g，左肺前下缘有片状出血、范围7cm×2.5cm×2cm，其余肺组织有散在的出血灶。肝脏1125g。脾脏重145g。左肾140g，右肾110g，左右肾上腺共8g。子宫、附件共重800g子宫大小19cm×13cm×8cm，前壁中央部厚2.4cm、后壁中央部厚3.8cm，宫腔内壁粗糙、后壁正中部5cm×4cm范围内有丝膜样物质附着，子宫颈口后唇切面呈暗红色：卵巢：左4.5cm×2.4cm×0.9cm右4.6cm×2.7cm×0.9cm，切面未见明显异常。喉部杓状会厌皱襞有皱缩样改变，左、右扁桃体均Ⅱ度肿大，气管、支气管内未见有明显异常：甲状腺22g，胸腺14g，胰腺120g。

2.组织病理学检验

心肌纤维粗大，心肌间有灶性淋巴细胞浸润，有小灶性心肌疤痕形成。肺组织部分自溶改变：肺血管淤血，部分管腔内有白细胞聚集，有的血管腔内可见凝集的纤维蛋白；多数肺泡腔内有水肿液，较多肺泡腔内尚可见心衰细胞，局部肺组织有出血：有的肺动脉壁血管内膜平滑肌异常增殖、伴管壁增厚和管腔狭窄，一处有丛状改变，部分肺泡壁的小动脉亦可见明显增厚,部分肺动脉腔有扩张，管壁弯曲。肝小叶中央2/3带细胞变性，胆囊自溶。

肾上腺皮质空泡样变和类脂质脱失。肾、脾、咽喉、气管黏膜上皮自溶，脑水肿。子宫壁平滑肌间部分血窦扩张、淤血，部分平滑肌变性，子宫颈下部及子宫口处子宫肌间出血伴平滑肌变性坏死和坏死性炎症反应。病理诊断：右心异常肥厚及右心室扩张；肺小动脉内膜及平滑肌异常增殖、管壁肥厚及管腔狭窄符合特发性肺动脉高压病理改变。

3. 毒物化验

提取死者心血送检常见毒物，未检出毒物。

（二）评析

原发性肺动脉高压是一种少见。本病从新生儿到 80 岁均可发病，尤其好发于青年妇女，预后不良，一旦出现症状，则在数月或数年内死亡。轻症或早期患者可无任何症状，心悸、气促、乏力、胸痛及晕厥在中晚期患者中常见。部分重症病例可有咯血、发绀。其主要病理改变有：①肌型动脉中膜肥厚；②小动脉肌化；③内膜纤维弹力增生呈同心圆"洋葱皮"样结构；④丛状病变和扩张病变；⑤肌型动脉的纤维素样坏死或坏死性动脉炎。WHO 认为尤其是 1 ～ 3 条有相对特征性。本病的死亡原因为：肺肌型动脉广泛阻塞，肺动脉压持续增高，继发右心肥大，导致心力衰竭。

本例死者尸表未见明显损伤，提取死者心血送检常见毒物，结果为阴性。解剖及病理学检查发现：右心异常肥厚及右心室扩张，肺小动脉内膜及平滑肌异常增殖、管壁肥厚及管腔狭窄，并可排除其他心、肺疾病诱发的继发性肺动脉高压和羊水栓塞等引起的猝死，符合原发性肺动脉高压的基本病变特征。终因分娩过程机体处于应激状态，突发心力衰竭而死亡。

参考文献：

1. 陆慰，萱王辰. 肺循环病学. 北京：人民卫生出版社，2007
2. 荆志成. 肺动脉高压康复指南. 北京：人民军医出版社，2006
3. 中华医学会临床诊疗指南心血管分册. 人民卫生出版社，2009
4. 中华人民共和国药典（2005 年版）.828 页

第三章 呼吸系统与重症疾病

第一节 普通感冒及流行性感冒

【概述】

普通感冒是一种轻度、自限性的上呼吸道感染。感冒的常见病原体有鼻病毒、冠状病毒、流感病毒、副流感病毒、呼吸道合胞体病毒、柯萨奇病毒和腺病毒等。其中以鼻病毒和冠状病毒最为常见。普通感冒病毒可通过接触和飞沫传播。

成人平均每年患病 2～6 次，儿童平均为 6～8 次。普通感冒大部分由病毒引起，其中鼻病毒是最常见的病原体，其他还有冠状病毒、副流感病毒、呼吸道合胞病毒等。据美国资料显示，30% 的误学、40% 的误工都是由普通感冒引起的。

当引起感冒的病毒到达患者咽喉部腺体区时，病毒与气道上皮细胞特异性结合，之后病毒在呼吸道的上皮细胞及局部淋巴组织中复制，最终将引起细胞病变及炎症反应。

中医学认为，感冒是由于风邪乘人体御邪能力不足之时，侵袭肺卫皮毛所致。风邪是引起感冒的最重要的病因。当气候突然变化寒暖失常之时，风邪病毒最易侵袭人体。风邪虽为六淫之首，但在不同季节，往往夹四时不正之气而入侵。春季之温、夏季之暑、秋季之燥、冬季之寒和梅雨时期之湿固然是自然界正常的气候，但在四时之中，又有气候失常的情况，如春应温而反寒，夏应热而反冷，秋应凉而反热，冬应寒而反温，即所谓"非其时而有其气"，均能侵入人体而致感冒。由此可见，引起感冒的原因，虽然以风邪为主，但并非全由风邪所致，而常有所兼夹。就临床所见，以风寒、风热两种证候最为多见。此外，时令之暑、湿、燥邪亦能杂感而为病，故又有夹暑、夹湿、夹燥等不同的兼证。

若非时之气夹时行疫毒伤人，发为时行感冒，则病情重而多变，往往相互传染，造成广泛流行，且不限于季节性。正如《诸病源候论·时气令不相染易候》说："夫时气病者，此皆因岁时不和，温凉失节，人感乖戾之气而生，病者多相染易。"

流行性感冒（流感）是一种由流行性感冒病毒诱发的急性呼吸系统感染疾病。流感可累及上呼吸道和（或）下呼吸道，常伴有全身症状，如发热、头痛、肌痛和乏力。流感患者和隐性感染者是流感的主要传染源，从潜伏期末到发病急性期都有传染性。流感主要通过空气飞沫传播，也可通过口腔、鼻腔、眼睛等黏膜直接或间接接触传播。接触患者的呼吸道分泌物、体液和被病毒污染物品也可能引起感染。

流感病毒胞膜上有 3 种蛋白突起，即血凝素（H）、神经氨酸酶（N）和 M2 蛋白。根据抗原性不同，流感病毒分为甲、乙、丙 3 型。甲型流感常导致流行，能引起世界性大流行；乙型常引起局部暴发；丙型主要以散发形式出现。由于流感病毒抗原性变异较快，所以人类无法获得持久的免疫力。

流感在流行病学上最显著的特点为：突然暴发，迅速蔓延，波及面广，具有一定的季节性，一般流行 3 ~ 4 周后会自然停止（世界性大流行通常有 2 ~ 3 个流行波），发病率高。除 H5N2 亚型人禽流感外，病死率不高，多发于青少年，通常恢复快，不留后遗症。但流感于每次流行后，在人群中总要造成不同程度的额外死亡，死者多为年迈体衰、年幼体弱或合并有慢性疾病的患者。

1.传染源　主要为流感患者和隐性感染者。人禽流感主要是患禽流感或携带禽流感病毒的鸡、鸭、鹅等家禽及其排泄物，特别是鸡。野禽是否是源头及禽流感患者是否也是传染源之一，至今仍不清楚。

2.传播途径　主要是通过空气飞沫和直接接触。人禽流感是否还可通过消化道或伤口传播，至今尚缺乏证据。

3.易感人群　人对流感病毒普遍易感，新生儿对流感及其病毒的敏感性与成年人相同。一般认为人对禽流感病毒均缺乏免疫力，青少年发病率高，儿童病情较重。与不明原因病死家禽或感染、疑似感染禽流感禽密切接触的人员为高暴露人群。然而，至今尚未发现从事与活禽密切接触职业的人群发病率高，也未发现护理禽流感患者的医务人员发病。

4.季节性　一般多发于冬季。在北半球温带地区，每年活动高峰在 1 ~ 2 月份；南半球温带地区每年活动高峰在 5 ~ 9 月份；热带地区多发于雨季。我国北方每年流感活动高峰一般均发生在当年 11 月底至次年的 2 月底，而南方除冬季活动高峰外，还有一个活动高峰（5 ~ 8 月份）。然而，流感大流行可发生在任何季节。

5.周期性　流感大流行发生，在时间上不存在周期性。但从现有资料来看，每次大流行之间间隔均在 10 年以上。

中医学认为，流行性感冒属中医"时行病"（或称"时气"）"时行感冒"的范畴。该病是由于外感时邪，伤及卫表，肺卫失宣，或体虚抵御力下降，卫外功能失司，邪气趁虚而入所致。

【临床诊断】

一、普通感冒

（一）西医诊断

1.病史　感冒的临床过程个体差异很大。普通感冒的潜伏期较短、起病早期有咽部不适、干燥、打喷嚏、流清涕和鼻塞等。

2.症状　全身症状有畏寒、低热。咳嗽、鼻部分泌物增加是普通感冒的特征性症状。起病初鼻部出现清水样分泌物，以后可变稠，呈黄脓样。鼻塞 4 ~ 5 天。感冒如进一步发展，可出现声音嘶哑、咳嗽加重或有少量黏液痰。症状较重者有全身不适、周身酸痛、头痛、乏力、食欲减退、腹胀、便秘或腹泻。部分患者可伴发单纯性疱疹。

3.并发症　普通感冒后继发性细菌感染并不多见。有时可继发鼻窦炎、扁桃体炎、中耳炎等，此时患者有发热和局部疼痛、肿胀。

流感病毒、柯萨奇病毒等感染后偶可损伤心肌，在感冒 1 ~ 4 周内出现心悸、呼吸困难、心前区闷痛及心律失常，且活动后加剧，应考虑急性病毒性心肌炎的可能。心电图及相关实验室检查有助于诊断。

4. 实验室检查 如有白细胞计数升高，则提示有细菌感染。

5. 鉴别诊断 普通感冒常在冬春季节和季节交替时发病，起病较急，早期以鼻部卡他症状为主，可有喷嚏、鼻塞、流清水样鼻涕。普通感冒需要与下列疾病鉴别。

（1）流行性感冒 简称流感，该病起病急，具有较强的传染性，以全身中毒症状为主，呼吸道症状较轻。老年人及伴有慢性呼吸道疾病、心脏病者易并发肺炎。

（2）急性细菌性鼻窦炎 致病菌多为肺炎链球菌、流感嗜血杆菌、葡萄球菌、大肠埃希菌及变形杆菌等，临床多见混合感染。多于病毒性上呼吸道感染后症状无改善或加重。主要症状为鼻塞、脓性鼻涕增多、嗅觉减退和头痛。急性鼻窦炎患者可伴发热及全身不适症状。

（3）过敏性鼻炎 该病为季节性和常年性，多于接触过敏原后（如花粉等）出现症状，主要症状为阵发性喷嚏，流清水样鼻涕，发作过后如正常人，仅表现为鼻部症状或感疲劳。一般无发热等全身症状，且病程较长，常年反复发作或季节性加重。

（4）链球菌性咽炎 主要致病菌为 A 型 β 溶血性链球菌。其症状与病毒性咽炎相似：发热可持续 3～5 天，一般病程在 1 周左右，好发于冬春季节。以咽部炎症为主，可有咽部不适、发痒、灼热感、咽痛等，可伴有发热、乏力等。检查时有咽部明显充血、水肿，颌下淋巴结肿大并有触痛。链球菌型咽炎诊断主要靠咽拭子培养或抗原快速检测。

（5）疱疹性咽峡炎 多于夏季，常见于儿童，偶见于成人；咽痛程度较重，多伴有发热，病程约 1 周。有咽部充血，软腭、腭垂、咽及扁桃体表面有灰白色疱疹及浅表溃疡，周围环绕红晕。病毒分离多为柯萨奇病毒 A。

（二）中医诊断

症候分类如下：

1. 实证

（1）风寒感冒证

主症：鼻塞声重或鼻痒喷嚏，流涕清稀，喉痒，咳嗽，痰多稀薄，甚则发热恶寒，无汗，头痛，肢体酸痛，舌苔薄白。发热时脉浮数，如恶寒甚则脉见浮紧。如夹湿则身热不扬，头胀如裹，肢体酸痛而重；或见外有风寒证，内有胸闷，泛恶，纳呆，口淡，苔腻等里证；或见外有风寒表证，内有脘闷，纳呆，苔腻等里证。

（2）风热感冒证

主症：发热，微恶风寒，或有汗出，头痛，鼻塞涕浊，咳痰黄稠，口干欲饮、咽喉红肿疼痛，苔薄黄，脉滑数。如夹暑则见身热汗出不解，心烦口渴，尿赤，苔黄腻。

（3）表寒里热证

主症：发热恶寒，无汗，头痛，肢体酸痛，鼻塞声重，咽喉疼痛，咳嗽，痰黏稠或黄白相间。舌边尖红、苔薄白或薄黄，脉浮数。

2. 虚证

（1）气虚感冒证

主症：恶寒发热，或热势不盛，但觉时时形寒、自汗，头痛，鼻塞，咳嗽，痰白，语声低怯，气短，倦怠。苔白，脉浮无力。

（2）阳虚感冒证

主症：阵阵恶寒，甚则蜷缩寒战，或稍兼发热，无汗或自汗，汗出则恶寒更甚，头痛，骨节酸冷疼痛，面色㿠白，语言低微，四肢不温。舌质淡胖，苔白，脉沉细无力。

（3）血虚感冒证

主症：头痛，身热，微寒，无汗或汗少，面色不华，唇淡，指甲苍白，心悸，头晕。舌淡、苔白，脉细，或浮而无力，或脉结代。

（4）阴虚感冒证

主症：发热，微恶风寒，无汗或微汗，或寐中盗汗，头痛，心烦，口干咽燥，手足心热，干咳少痰，或痰中带血丝。舌质红，脉细数。

二、流行性感冒

（一）西医诊断

流行病学资料是诊断流感的主要依据之一，结合典型临床表现不难诊断，但在流行初期，散发或轻型的病例诊断比较困难。确诊往往需要实验室检查。主要诊断依据如下。

1. 流行病学史　在流行季节，一个单位或地区出现大量上呼吸道感染患者或医院门诊、急诊上呼吸道感染患者明显增加。

2. 临床表现　流感的潜伏期一般为 1～3d。起病多急骤，症状变化较多，主要以全身中毒症状为主，呼吸道症状轻微或不明显。发热通常持续 3～4d，但疲乏虚弱可达 2～3 周。根据临床表现可分为单纯型、肺炎型、中毒型、胃肠型。

通常急性起病，有畏寒、高热、头痛、头晕、全身酸痛、乏力等中毒症状，可伴有咽痛、流涕、流泪、咳嗽等呼吸道症状。少数病例有食欲减退，腹痛、腹胀、呕吐和腹泻等消化道症状。

肺炎型：多发生在 2 岁以下的小儿，或原有慢性基础疾病者。特点是在发病后 24h 内出现高热、烦躁、呼吸困难、咳血痰和明显发绀。两肺可有呼吸音减低、湿啰音或哮鸣音，但无肺实变体征。X 线胸片可见双肺广泛小结节性浸润，近肺门较多，肺周围较少。上述症状可进行性加重，应用抗菌药物无效。病程 1 周至 1 个月余，大部分患者可逐渐康复，也可因呼吸循环衰竭在 5～10d 内死亡。

婴儿流感的临床症状往往不典型，可见高热惊厥。部分患儿表现为喉 – 气管 – 支气管炎，严重者出现气道梗阻现象。新生儿流感虽少见，但一旦发生常呈败血症表现，如嗜睡、拒奶、呼吸暂停等，常伴肺炎，病死率高。

一般预后良好，常于短期内自愈。婴幼儿、老年人和合并有慢性基础疾病者，预后较差。个别患者可并发副鼻窦炎、中耳炎、喉炎、支气管炎、肺炎等。

3. 辅助检查

（1）外周血象　白细胞总数不高或偏低，淋巴细胞相对增加，重症患者多有白细胞总数及淋巴细胞下降。

（2）胸部影像学检查　重症患者胸部 X 线检查可显示单侧或双侧肺炎，少数可伴有胸腔积液等。

（3）病毒特异抗原及其基因检查　取患者呼吸道标本或肺标本，采用免疫荧光或酶联免疫法检测甲、乙型流感病毒型特异的核蛋白（NP）或基质蛋白（M1）及亚型特异的血凝素蛋白。还可用反转录聚合酶链反应（RT-PCR）法检测编码上述蛋白的特异基因片段。

（4）病毒分离　从患者呼吸道标本（如鼻咽分泌物、口腔含漱液、气管吸出物）或肺标本中分离出流感病毒。

（5）通过增殖将第（4）项中采集的标本接种到马达犬肾（MDCK）细胞过夜增殖后，进行第（3）项中有关检查。

（6）血清学检查　急性期（发病后7 d内采集）和恢复期（间隔2～3周采集）双份血清进行抗体测定，后者抗体滴度与前者相比有4倍或以上升高，有助于确诊和回顾性诊断［注：测H亚型病毒株抗体需用微量中和实验或特异性高的酶联免疫吸附测定法（ELISA）；微量中和实验需在生物科学实验室（生物安全等级3）内进行；高致病性禽流感病毒分离与传代也需在实验室（生物安全等级3）内进行］。

4.诊断分类　疑似病例；临床确诊病例。

中医诊断依症候分类如下：

（1）轻症

①风热犯卫证

主症：发病初期，发热或未发热，咽红不适，轻咳少痰，无汗。舌质红，苔薄或薄腻，脉浮数。

②热毒袭肺证

主症：高热，咳嗽，痰黏咳痰不爽，口渴喜饮，咽痛，目赤。舌质红，苔黄或腻，脉滑数。

（2）重症

①毒热壅肺证

主症：高热不退，咳嗽重，少痰或无痰，喘促短气，头身痛；或伴心悸，躁扰不安。舌质红，苔薄黄或腻，脉弦数。

②毒热闭肺：

主症：壮热，烦躁，喘憋短气，咳嗽剧烈，痰不易咳出，或伴咯血或痰中带血，咳粉红色血水，或心悸。舌红或紫暗，苔黄腻，脉弦细数。

（3）危重症

①气营两燔证

主症：高热难退，咳嗽有痰，喘憋气短，烦躁不安，甚至神识昏蒙，乏力困倦，唇甲色紫舌质红绛或暗淡，苔黄或厚腻，脉细数。

②毒热内陷，内闭外脱证

主症：神识昏蒙、淡漠，口唇爪甲紫暗，呼吸浅促，咳粉红色血水，胸腹灼热，四肢厥冷，汗出，尿少。舌红绛或暗淡，脉沉细数。

（4）恢复期　气阴两虚，正气未复证。

主症：神倦乏力，气短，咳嗽，痰少，纳差。舌暗或淡红，苔薄腻，脉弦细。

【防未病】

一、防感冒发生

（一）提高正气，减少压力，增强机体免疫力

中医认为，感冒是感受外邪所致。但其发病与人体的正气有关，所谓"正气存内，邪不可干"。预防感冒首先要正气强盛，即提高免疫力才是防患于未然的关键。而扶助正气

的方法，主要应着眼于身心的调养。精神状态对正气的盛衰有很大影响，乐观则情志畅达、脏气和调，能增强抗病能力，防止疾病的发生，是健康长寿的重要因素之一。

（二）起居有常，作息有规律，多动，早睡

"生命在于运动"，适量运动可使气机调畅、气血流通、关节疏利，提高抗病能力，促进健康长寿。但运动应适度，因人而异，循序渐进，持之以恒，动静结合，形神并养；动以养形，静以养神。天气好，多在室外活动，天气不好则在室内，贵在坚持。此外，户外活动时，日光有助抗病毒。紫外线直接照射可破坏病毒感染力。

（三）合理膳食

唐朝名医孙思邈倡导节制饮食，以食疗病、延年益寿。饮食要适时、适量、适温，少进刺激之品，减少膏粱厚味的摄入。此外，应多喝水。在干燥环境下，呼吸道黏膜的纤毛运动能力会大大减弱，抵抗病毒的能力也会降低，流感病毒更易侵袭。因此，多喝水不仅有利于除燥，还可减少病毒的数量，每天至少喝8杯水（约2000毫升）。

（四）服用适当的药物增强体质，提高免疫力

反复感冒者在缓解期应根据不同的体质服用适当的药物，如对阳虚体质经常外感风寒、头身疼痛者，可用玉屏风散加桂枝、芍药；对阴虚体质经常外感风热、咽喉红肿疼痛者，宜用玉屏风散加玄参、知母等。

（五）勤洗手、勤通风

接触传染是感冒病毒传播的一个重要途径，流感通过飞沫传播，尤其是打喷嚏时。很多人感冒打喷嚏时习惯用手遮一下，这样感冒病毒就附着在手上了，在接触把手、桌椅等物品时，容易把病毒带入。

因此，打喷嚏后要注意及时洗手。进出公共场所后也要认真洗手。另外，感冒患者进出公共场所时最好戴口罩，以防病毒传染给他人。办公及居家场所要经常开窗换气。

（六）严禁滥用药物

滥用药物可引起抵抗力下降、菌群失调，并会掩盖症状、耽误病情，导致病情加重。特别是激素、抗生素等滥用，易致抵抗力下降。

（七）穴位按摩

常易感冒者可坚持每天按摩迎香穴。

（八）感冒流行期间易感人群中药预防方

1.三白汤　白萝卜500克，白菜根300克，连须葱白100克。水煎服，可供5人一日量。

2.贯众汤　贯众100克。水煎服，可供8～10人一日量。

3.大蒜　用生大蒜1颗佐餐，分2次或3次生食；或采用10%大蒜汁（内加3%普鲁卡因）每日滴鼻3次，每次6滴左右。

二、防老年人感冒导致社区获得性肺炎

病毒性感冒与社区获得性肺炎（CAP）关系密切。对于老年患者，尤其是合并慢性呼吸疾病、心血管疾病和糖尿病者，感冒后应注意及时治疗，密切注意病情变化，及时就医，防社区获得性肺炎发生。

三、控制流感流行

流感的控制关键是预防。

1.对易感染流感的高危人群包括：①年龄 > 65 岁；②有慢性呼吸系统或心血管系统疾病成人和 > 6 个月的儿童（包括哮喘）；③肾功能障碍；④免疫功能抑制（包括药物性）者；⑤妊娠中期以上孕妇等，进行流感疫苗接种是控制流感的主要措施之一。人群接种后能产生免疫力，但对新的变异病毒株无保护作用，为此，需要不断更新流感疫苗。目前认为抗流感病毒治疗是控制流感流行的手段之一，而早期诊断对开展有效特异性病原治疗有重要意义。

2.发病 48 小时内应用抗流感病毒药物，目前有离子通道 M2 阻滞剂（金刚乙胺，金刚烷胺）和神经氨酸酶抑制剂（奥司他韦、扎那米韦）。上述药物可减轻症状，缩短病程和阻断传播。

3.隔离患者，流行期间对公共场所加强通风和空气消毒。

4.流行期间减少大型集会及集体生活、集体活动，接触者应戴口罩。

5.做好个人卫生工作

（1）勤洗手，室内要勤通风换气，勤晒衣被。

（2）注意饮食卫生，禽肉、蛋类要煮熟煮透，不吃生的或半熟的禽肉、蛋类等食品，不购买未经检疫的禽肉制品。

（3）要特别注意尽量减少直接接触禽畜，尤其是避免接触和食用病死禽畜。

（4）加强体育锻炼，注意补充营养，保证充足的睡眠和休息，以增强抵抗力。

（5）一旦出现发热，咳嗽等急性呼吸道症状，尤其是高热、呼吸困难者，应及时就医，并告诉医生发病前是否有禽类接触史，在医生指导下治疗和用药。

6.流行期间易感人群，中药防治

冬春季节用紫苏 10 克，荆芥 10 克，贯众 10 克，生甘草 5 克，水煎服，每日 2 次，连续 5 ~ 7 天。夏季暑湿当令用藿香 10 克，佩兰 10 克，薄荷 5 克，煎汤代茶（不拘时间，每天饮服 5 次或 6 次）。如果流行广泛，就用贯众 12 克，板蓝根（或大青叶）12 克，生甘草 5 克，水煎服，每天 2 ~ 3 次，连服 5 ~ 7 天。

【治已病】

一、普通感冒

（一）西医治疗

1.对症治疗　这是普通感冒的主要治疗方法。患者需要有一个温暖舒适的环境，病情较重者卧床休息，应多饮水。发热、头痛、全身酸痛时可应用解热镇痛药。如有继发感染，则应用抗生素。消除鼻部充血、缓解鼻塞、流涕可用 1% 麻黄碱滴鼻，也可应用其他缓解鼻充血的药物。如有鼻过敏症状，如流涕、喷嚏等，可应用抗组胺药物，也可鼻腔内应用异丙托溴铵、色甘酸钠减轻鼻部症状。咳嗽剧烈者可应用右美沙芬、愈创甘油醚缓解症状，不建议应用可待因镇咳药。

2.应用感冒药物注意事项　目前尚无特效的抗病毒药物，因此，我们不主张给患者应用抗病毒药物。普通感冒的治疗原则为对症治疗、缓解感冒症状，首选口服药物治疗，切忌盲目静脉补液。同时，注意休息、适当补充水分、保持室内空气流通，避免继发性细菌感染也非常重要。

（1）药物种类如下：

常用的感冒药物包括减充血剂、抗组胺药、镇咳药、祛痰药和非甾体类抗炎药（NSAID）。

①减充血剂　在感冒药中最常用的减充血剂是伪麻黄碱，一般连续使用不宜超过7天。

②抗组胺药　首选马来酸氯苯敏或苯海拉明，有助于减少分泌物、减轻咳嗽症状。

③镇咳药　右美沙芬作用与可待因相似，但无镇痛和镇静作用，对呼吸中枢无抑制作用，亦无成瘾性。

④NSAID　常用药物为对乙酰氨基酚，应注意的是，对乙酰氨基酚超量使用可能造成肝损伤甚至肝坏死。

（2）用药注意事项

尽管治疗感冒的药物品种繁多、名称各异，但其组方成分相同或相近，药物作用大同小异。因此，复方抗感冒药应只选其中一种，如果同时服用两种以上的药物，将导致重复用药、超量用药，增加药物不良反应的发生率。当合并细菌感染时，应考虑在医生指导下应用抗菌药物。另外，普通感冒是自限性疾病，用药不应超过7天，若1周后仍未明显好转应进一步诊治。

（二）中医治疗

中药辨证论治如下：

1. 实证

（1）风寒感冒证

治法：辛温解表，宣肺散寒。

方药：常用葱豉汤、荆防败毒散。前者辛温通阳散寒，可用于轻症；后者乃辛温发汗之剂，其中荆芥、防风、羌活、独活等为驱散风寒之要药，对恶寒无汗、肢体疼痛者，用之最宜，配以前胡、桔梗等旨在宣肺止咳，如鼻塞重者，可加苍耳子。

如受凉冒雨，风寒夹湿邪入侵，而见头胀如裹，肢体酸重，可改用羌活胜湿汤，以散风祛湿。综观全方，以风药为主，使汗出而风湿之邪俱去，盖取风能胜湿之义也。如素体脾运不健，内湿偏胜，复感风寒之邪，可用荆防败毒散加苍术、厚术、半夏、陈皮以运脾燥湿。如饮食不节，食滞中焦，复感风寒之邪，可用荆防败毒散加莱菔子、焦山楂、神曲消食导滞。

（2）风热感冒证

治法：辛凉解表，祛风清热。

方药：常用银翘散、桑菊饮。两方均为辛凉之剂，前者用金银花、连翘、薄荷之辛凉，配荆芥之辛温，退热作用较强，佐以牛蒡子、桔梗、甘草清肺利咽，对风热感冒咽喉疼痛者，尤为适宜。后者作用较弱，可用于风热感冒之轻症。

如夏令感冒，兼受暑邪，每多夹湿夹热。如属暑热熏蒸，除出现风热本证外，兼见身热，有汗不解，心烦，口渴欲饮，小便短赤，苔黄腻，脉濡数。可以新加香薷饮，配用藿香、佩兰、薏苡仁、六一散，以解表清暑退热，使暑热从汗外泄，湿从小便下行。

（3）表寒里热证

治法：疏风宣肺，散寒清热。

方药：麻杏石甘汤加羌活、鱼腥草。麻黄配羌活解表散寒，杏仁、石膏、甘草配鱼腥草以宣肺清热。

如外寒较甚，恶寒骨节疼痛，加苏叶、桂枝以祛风散寒；如里热较甚，咽喉焮红疼痛，可加板蓝根、黄芩以清热解毒；如大便秘结，身热不退，苔腻，脉滑实而数，乃表里俱实之证，可改用防风通圣散，以表里双解。

2.虚证

（1）气虚感冒证

治法：益气解表，调和营卫。

方药：常用参苏饮、黄芪桂枝五物汤。前者用人参、茯苓等益气扶正，苏叶、葛根等疏风祛邪，前胡、桔梗、半夏宣肺化痰，适用于气虚感冒而见气短、神疲、恶寒咳嗽之症者。后者用黄芪为君，以益气固表；桂枝、芍药、生姜、大枣，以调和营卫，适用于气虚感冒而见恶风、肢体酸楚之症者。

如气虚而见自汗、形寒，易感风邪者，可常服玉屏风散以益气固表，增强卫外功能，以防感冒复发。

（2）阳虚感冒证

治法：温阳解表。

方药：用桂枝加附子汤。阳虚之体，感受风寒，宜温里散寒以托邪外出。本方用附子助阳以驱寒，桂枝汤通阳以祛风，使阳气充沛，腠理温煦，则风寒之邪，自能从外而解。如大便溏泻，腹中隐痛，加炮姜、肉桂温运中阳以止泻。

（3）血虚感冒证

治法：养血解表。

方药：可用葱白七味饮加减。本方所以用葱白为君，不仅因本品有辛温解表作用，且取其具有温通血脉之力，对血虚感冒，尤为适宜。方中用葱白、豆豉、葛根、生姜解表的同时，又配合地黄、麦冬以滋阴养血。如恶寒重，可加黄芪、防风、荆芥；如热重，可加金银花、连翘。如血虚感邪，血液运行不畅，脉络痹阻，而见脉象结代者，可加桂枝、红花、丹参以通阳活血宣痹。

（4）阴虚感冒证

治法：滋阴解表。

方药：可用加减葳蕤汤化裁。本方以玉竹为主，取其滋阴生津之功，以奏资助汗源之效；葱白、豆豉、桔梗、薄荷、白薇等以解表宣肺退热，发汗而不峻；甘草、大枣甘润和中而不腻。如心烦口渴较甚，可加黄连、竹叶、天花粉以清热生津除烦；如咳嗽咽干，咳痰不爽，可加牛蒡子、射干、瓜蒌皮以利咽化痰；如咳嗽胸痛，痰中带血，可加鲜茅根、生蒲黄、藕节以清肺凉血化瘀。

3.单方验方

（1）连须葱白与根2根，生姜5片，陈皮6克，加红糖30克。

（2）羌活10克，防风10克，紫苏10克，生姜2片，苍耳子10克。

以上2方，每日1剂，水煎热服，均治风寒感冒。

（3）薄荷3克，鲜芦根80克，鼠曲草15克，板蓝根30克。

（4）大青叶80克，鸭跖草15克，桔梗6克，生甘草6克。

（5）野菊花 10 克，四季青 10 克，鱼腥草 80 克，淡竹叶 10 克。

以上 3 方，每日 1 剂，水煎服，均治风热感冒。

4. 中成药

（1）午时茶（陈皮、柴胡、茅术、山楂、羌活、枳实、甘草、厚朴、桔梗、藿香、六神曲、防风、白芷、前胡、川芎、连翘、干姜、紫苏、红茶），每次水煎 1 袋，日服 2 次或 3 次，热服。

（2）川芎茶调散（薄荷、荆芥、川芎、羌活、防风、白芷、甘草、细辛），每次水煎 1 袋，日服 2 次，热服。

以上 2 方均适用于风寒感冒之轻症。

（3）感冒退热冲剂（大青叶、板蓝根、草河车、连翘），开水冲饮，每次 1 袋或 2 袋，日服 2 次或 3 次。

（4）银翘解毒片（金银花、连翘、荆芥、淡豆豉、板蓝根、桔梗、淡竹叶、甘草、薄荷脑），每次口服 4 片，日服 2 次或 3 次。

以上 2 方均适用于风热感冒。

二、流行性感冒

（一）西医治疗

1. 流感治疗的基本原则

（1）隔离患者，流行期间对公共场所加强通风和空气消毒。

（2）及早应用抗流感病毒药物治疗　抗流感病毒药物治疗只有早期（起病 1 ~ 2d）使用，才能取得最佳疗效。

（3）加强支持治疗和预防并发症　休息、多饮水、注意营养，饮食要易于消化，特别对于儿童和老年患者更应重视。密切观察和监测并发症，抗生素仅在明确或有充分的证据提示继发细菌感染时才考虑应用。

（4）合理应用对症治疗药物　早期应用抗流感病毒药物大多能有效改善症状。病程已晚或无条件应用抗病毒药物时，可对症治疗，应用解热药、缓解鼻黏膜充血药物、止咳祛痰药物等。

儿童忌用阿司匹林或含阿司匹林药物以及其他水杨酸制剂，因为此类药物与流感的肝脏和神经系统并发症，即 Reye 综合征相关，偶可致死。

2. 抗病毒化学治疗药物　现有离子通道 M_2 阻滞剂和神经氨酸酶抑制剂两类（表 3-1-1）。前者包括金刚烷胺和金刚乙胺；后者包括奥司他韦和扎那米韦。

（1）离子通道 M_2 阻滞剂　对甲型流感病毒有活性，抑制其在细胞内的复制。在发病 24 ~ 48 h 内使用，可减轻发热和全身症状，减少病毒排出，防止病毒扩散。

用法和剂量：见（表 3-1-2），疗程 5 ~ 7d。金刚烷胺在肌酐清除率 ≤ 50 ml / min 时酌情减少用量，必要时停药。肌酐清除率 < 10 ml / min 时金刚乙胺应减为 100mg / d；对老年和肾功能减退患者应监测不良反应。

不良反应：中枢神经系统有神经质、焦虑、注意力不集中和轻微头痛等，其发生率金刚烷胺高于金刚乙胺。胃肠道反应主要表现为恶心和呕吐，这些不良反应一般较轻，停药后大多可迅速消失。

（2）神经氨酸酶抑制剂 奥司他韦是一种口服、高选择性流感病毒神经氨酸酶抑制剂，国内外研究均证明它能有效治疗和预防甲、乙型流感，在普通人群和患有慢性心、肺基础疾病的高危人群，于流感发病 48 h 内早期使用均可以明显缩短症状持续时间和减轻症状严重程度，降低并发症发生率，并显示明显减少家庭接触者流感二代发病率。

用法和剂量：奥司他韦：成人 75 mg，每天 2 次，连服 5d，应在症状出现 2d 内开始用药。儿童按体重给药：体重 ≤ 15kg 者用 30mg；16 ~ 23kg 者用 45 mg；24 ~ 40kg 者用 60mg；> 40kg 者用 75mg。6 岁以下儿童不推荐使用。肾功能不全的患者肌酐清除率 <30ml/min 时，应减量至 75mg，每天 1 次。

不良反应：奥司他韦不良反应少，一般为恶心、呕吐等消化道症状，也有腹痛、头痛、头晕、失眠、咳嗽、乏力等不良反应的报道。

表 3-1-1 常用的抗流感病毒药物适应证

抗流感病毒药物				
	甲型流感		乙型流感	
	治疗	预防	治疗	预防
奥司他韦（oseltamivir）	√	√	√	√
扎那米韦（zanamivir）	√		√	√
金刚烷胺（amantadine）	√	√		

表 3-1-2 金刚烷胺和金刚乙胺用法和不同年龄推荐剂量

药名	年龄（岁）			
	1 ~ 9	10 ~ 12	13 ~ 16	≥ 65
金刚烷胺	每天 5mg / kg（最高150mg / d）分 2 次	100mg 每天 2 次	100mg 每天 2 次	≤ 10mg / d
金刚乙胺	不推荐使用	不推荐使用	100mg 每天 2 次	100mg 或 200mg /d

（二）中医治疗

中药辨证诊治如下：

1.轻症

（1）风热犯卫证

治法：疏风清热

方药：银花 15 克，连翘 15 克，桑叶 10 克，菊花 10 克，桔梗 10 克，牛蒡子 15 克，竹叶 6 克，芦根 30 克，薄荷（后下）3 克，生甘草 3 克。

加减：苔厚腻加藿香 10 克，佩兰 10 克；咳嗽重加杏仁 10 克，炙枇杷叶 10 克；腹泻加黄连 6 克，木香 3 克；咽痛重加锦灯笼 9 克；若呕吐可先用黄连 6 克，苏叶 10 克水煎频服。

（2）热毒袭肺证

治法：清肺解毒

方药：炙麻黄5克，杏仁10克，生石膏（先煎）35克，知母10克，浙贝母10克，桔梗10克，黄芩15克，柴胡15克，生甘草10克。

加减：便秘加生大黄（后下）6克；持续高热加青蒿15克，丹皮10克。

2.重症

（1）毒热雍肺证

治法：解毒清热，泻肺活络

方药：炙麻黄6克，生石膏（先煎）45克，杏仁9克，知母10克，鱼腥草15克，葶苈子10克，黄芩10克，浙贝母10克，生大黄（大黄）6克，青蒿15克，赤芍10克，生甘草3克。

加减：持续高热加羚羊角粉0.6克（分冲）；腹胀便秘加枳实9克、元明粉6克（分冲）。

（2）毒热闭肺证

治法：解毒开肺，凉血散瘀

方药：炙麻黄6克，生石膏（先煎）45克，桑白皮15克，黄芩10克，葶苈子20克，马鞭草30克，大青叶10克，生茜草15克，丹皮10克，生大黄（后下）6克，西洋参10g，生甘草3克。

加减：咯血或痰中带血加生侧柏叶30克，仙鹤草30克，白茅根30克，痰多而黏加金荞麦20克，胆南星6克，芦根30克。

3.危重症

（1）气营两燔证

治法：清气凉营，固护气阴

基本方药：羚羊角粉1.2克（分冲），生地黄15克，元参15克，黄连6克，生石膏（先煎）30克，栀子12克，赤芍10克，紫草10克，丹参12克，西洋参15克，麦冬10克，竹叶6克。

加减：痰多加天竺黄10克；神识昏蒙加服安宫牛黄丸；大便秘结加生大黄（后下）10克；痰中带血加生侧柏叶15克，生藕节15克，白茅根30克。

（2）去热，内陷，内闭外脱证

治法：益气固脱，清热解毒

方药：生晒参15克，炮附子（先煎）10克，黄连6克，金银花20克，生大黄6克，青蒿15克，山萸肉15克，枳实10克，郁金15克，炙甘草5克。

加减：胸腹灼热、四肢末端不温、皮肤发花加僵蚕10克、石菖蒲10克。

4.恢复期

（1）气阴两虚，正气未复证

治法：益气养阴

基本方药：太子参15克，麦冬15克，五味子10克，丹参15克，浙贝母10克，杏仁10克，青蒿10克，炙枇杷叶10克，生薏苡仁30克，白薇10克，焦三仙各10克。

（2）妊娠期妇女发病，治疗参考成人方案，避免使用妊娠禁忌药，治病与安胎并举，以防流产，并应注意剂量，中病即止。

（3）儿童用药可参考成人治疗方案，根据儿科规定调整剂量，无儿童适应证的中成药、注射液不宜使用。

5.中成药

（1）疏风清热类药，如疏风解毒胶囊、银翘解毒类、桑菊感冒类、双黄连类口服制剂、藿香正气类、葛根芩连类制剂等。

（2）儿童可选儿童抗感颗粒、小儿豉翘清热颗粒、银翘解毒颗粒、小儿感冒颗粒、小儿退热颗粒、小儿肺热咳喘颗粒（口服液）、小儿咳喘灵颗粒（口服液）、羚羊角粉冲服。清肺解毒类如连花清瘟胶囊、银黄类制剂、莲花清热制剂等。

（3）中药注射剂，如喜葵平、热毒宁、丹参、参附、生脉注射液。

【法医学鉴定】

急性心肌炎误诊为"上呼吸道感染"死亡医疗纠纷法医学鉴定

案例报道（摘自法医学杂志）

某男，56岁。临床症状：发热，咳喘，头晕，恶心，呕吐2天。临床诊断为"上呼吸道感染"，肺内感染。肌内注射安痛定1支，庆大霉素2支，口服复方氨酚烷胺，罗红霉素分散片；5%葡萄糖溶液500ml+青霉素800万单位+病毒唑5支+地塞米松5mg静脉滴注。用药10小时后，因心衰死亡。

尸体检验所见：咽喉黏膜充血，颌下淋巴结肿大，胸腔和心包腔淡黄色液体分别约600ml、65ml；心脏球形肥大，左房内膜下大片瘀斑，心肌呈暗红色与黄色花斑样。外膜、肌层和内膜弥漫大量淋巴细胞、单核细胞为主炎细胞浸润，肌间隙水肿淤血，心肌弥漫颗粒性肿胀、空泡变性。多见胞浆均质凝固样坏死和肌溶性坏死，肌纤维波浪样变形和断裂；脑淤血水肿，脑疝；肺水肿；肝细胞弥漫颗粒性肿胀、空泡变性；胃肠黏膜弥漫淋巴结浸润。淋巴小结增生；胰腺间质及小叶出血，炎细胞浸润。

病理诊断：急性弥漫淋巴细胞性心肌炎，急性胃肠炎，全身炎症反应综合征，肺水肿，脑水肿，胸腔心包腔积液，急性出血胰腺炎，心功能衰竭。

引起"上呼吸道感染"或"胃肠炎"等病毒，如流感病毒、柯萨奇病毒、埃可病毒、腮腺炎病毒、腺病毒等，均为嗜心肌性病毒。感染性心肌炎感染病原体多首先侵犯作为机体与外界接触屏障的上呼吸道或胃肠道黏膜，扩散入血引起相应病症，进而感染心肌，导致心肌炎。所以，医生在诊断"上呼吸道感染"时，应考虑是否有心肌炎存在。

急性心肌炎早期或心脏功能代偿期心脏症状不明显，没有特异诊断指征，特别是往往首先表现为发热、倦怠、咳嗽、头痛头晕，以及恶心、呕吐等，容易与"上呼吸道感染"或"急性胃肠炎"混淆。

心肌炎在临床上是一个比较难确定的诊断，一般临床检查，只在心肌炎发展到较重程度，出现了明显心脏症状时，方提示心肌炎的存在。依据体症和症状，显然不是很敏感的诊断方法。很多病毒或细菌感染者，直到尸体解剖时才发现有心肌炎存在。由于个体差异，病原体感染后，机体反应和耐受性不同，早期多不表现出心脏症状或被类似"上呼吸道感染"症状掩盖，因此，及时、准确诊断病毒性心肌炎至关重要。

评析

本案例中的院方及其医务人员基本知识不全面，临床思维局限，未考虑心肌炎诊断，仅做简单物理检查，未做相应的辅助检查（辅助检查在心肌炎的诊断方面有一定价值，心电图可见ST-T变化，严重患者ST段抬高），R波降低，病理性Q波和各种心律失常；

胸部 X 线可见心影扩大：血清学可有磷酸肌酸激酶（CPK）、谷草转氨酶（AST）、乳酸脱氢酶（LDH）升高，血沉加快，淋巴细胞升高；C 反应蛋白升高。血清病毒中和抗体，补体结合反应需反复测定，一般发病后 3 周内两次血清的抗体滴定浓度有 4 倍增高为病毒感染的阳性指标）。

由此可见，院方医疗行为存在过失，该医疗过失行为与被鉴定人死亡后果之间存在一定因果关系。

第二节 肺炎

【概述】

肺炎分为社区获得性肺炎和医院获得性肺炎。

社区获得性肺炎（CAP），是指在医院外环境中由于微生物入侵引起的肺部炎症，包括在社区受感染而处于潜伏期，因其他原因住院后发病者。

医院获得性肺炎亦称医院内肺炎（HAP），是指患者入院时不存在，也不处感染潜伏期，而于入院 48h 后在医院（包括老年护理院、康复医院）内发生的肺炎。

肺炎是一种急性呼吸道感染，可由多种感染因素引发，包括细菌、病毒、支原体、衣原体、军团菌等，其中肺炎链球菌是主要病原体。

中医学认为，在中医学中无肺炎之名称，中医学认为，西医中的肺炎相当于中医的"咳嗽""风温""痰饮"等范围。

【临床诊断】

一、社区获得性肺炎

（一）西医诊断

1.CAP临床诊断依据 ①发热≥38℃。②近期出现的咳嗽、咳痰，或原有呼吸道症状加重，并出现脓痰，伴或不伴胸痛。③肺部实变体征和（或）湿啰音。④ WBC > 10.0×10^9/ L，中性粒细胞百分比增高，伴或不伴核左移。⑤胸部 X 线检查显示新出现或进展性肺部浸润性病变。

⑤＋①～④中任何 1 项，并除外肺结核、非感染性肺间质性疾病、肺水肿、肺不张、肺栓塞、肺嗜酸性粒细胞浸润病等后，可确立临床诊断。

注意事项：老年人和免疫低下患者应用上述诊断标准时应注意，前者罹患社区获得性肺炎其发热和呼吸道症状可以不明显，而突出表现为神志或精神状态以及心血管系统方面的改变，应及时行 X 线检查；后者并发社区获得性肺炎时发热可以是唯一表现，应严密动态观察，及早做影像学和动脉血气检查。

2.传统非典型肺炎 即肺炎支原体、肺炎衣原体和军团菌所致肺炎：

（1）肺炎支原体和肺炎衣原体肺炎 年龄＜60岁、无基础疾病、社区或家庭中发病，剧咳少痰，胸部体征很少。血白细胞正常，X 线显示毛玻璃状或病灶变化迅速。

（2）军团菌肺炎 急性起病，发热，意识改变或脑病，腹痛或伴腹泻，相对缓脉，显微镜血尿，肾功能损害，低钠血症，低磷酸盐血症，一过性肝功能损害，β－内酰胺类治疗无效。

3.重症肺炎 诊断出现下列征象中 1 项或以上者可诊断为重症肺炎：①意识障碍。②呼吸频率≥30 次 / min。③ PaO_2 < 60mmHg，氧合指数（PaO_2 / FiO_2）< 300，需行机械通

气治疗。④动脉收缩压＜90mmHg。⑤并发脓毒性休克。⑥胸部X线显示双侧或多肺叶受累，或入院48小时内病灶扩大≥50%。⑦少尿：尿量＜20ml／h，或＜80m／4h，或并发急性肾功能衰竭需要透析治疗。

4.社区获得性肺炎（CAP）病原学诊断

（1）CAP常见致病原

①门诊治疗患者 肺炎球菌、肺炎支原体、肺炎衣原体、流感嗜血杆菌、呼吸道病毒。

②普通病房患者 肺炎球菌、肺炎支原体、肺炎衣原体、流感嗜血杆菌、嗜肺炎细菌、呼吸道病毒等。

③ICU患者 肺炎球菌、金黄色葡萄球菌、嗜肺军团菌、革兰阴性杆菌、流感嗜血杆菌。

（2）痰细菌学检查标本的采集、送检和实验室处理 痰是最方便且无创伤性病原学诊断标本，但痰易被口咽部细菌污染。因此，痰标本质量的好坏、送检与否、实验室质控如何将直接影响细菌的检出率和结果解释，必须加以规范。

1）采集 尽量在抗生素治疗前采集标本。嘱患者先漱口，并指导或辅助患者深咳嗽，留取脓性痰送检。无痰患者检查分枝杆菌和肺孢子菌可用高渗盐水雾化导痰。真菌和分枝杆菌检查应收集3次清晨痰标本；对于常见细菌，要先对标本进行细胞学筛选。对于厌氧菌、肺孢子菌，采用支气管肺泡灌洗液进行检查的阳性率可能更高。

2）送检 尽快送检，不得超过2h。延迟送检或待处理标本应置于4C°保存（疑为肺炎链球菌感染不在此列），且在24h内处理。

3）实验室处理 挑取脓性部分涂片进行革兰染色，镜检筛选合格标本（鳞状上皮细胞＜10个／低倍视野，多核白细胞＞25个／低倍视野，或两者比例＜1:2.5）。以合格标本接种于血琼脂平板和巧克力平板两种培养基，必要时多次培养和结合药物敏感试验。用标准4区划线法接种进行半定量培养。涂片油镜见到典型形态肺炎链球菌或流感嗜血杆菌有诊断价值。

（3）血清学标本的采集 采集间隔2～4周急性期及恢复期的双份血清标本，主要用于非典型病原体或呼吸道病毒特异性抗体滴度的测定。

（4）检测结果诊断意义的判断

1）确定 ①血或胸腔积液培养到病原菌。②经纤维支气管镜或人工气道吸引的标本培养的病原菌浓度≥105cfu/ml或=定量培养++），支气管肺泡灌洗液（BALF）标本≥104cfu/ml（+～++），防污染毛刷或防污染BALF标本103cfu/ml（+）。③呼吸道标本培养有肺炎支原体、肺炎衣原体、嗜肺军团菌。④双份血清肺炎支原体、肺炎衣原体、嗜肺军团菌抗体滴度呈4倍或4倍以上变化，同时肺炎友原体抗体滴度（补体结合试验）≥1:64，肺炎支原体滴度（微量免疫荧光试验≥1:32，嗜肺军团菌抗体滴度（间接荧光抗体法）≥1:128。⑤嗜肺军团菌I型尿抗原检测（酶联免疫测定法）阳性。⑥血清流感病毒、呼吸道合胞病毒等抗体滴度呈4倍或4倍以上变化（增高或降低）。⑦肺炎链球菌尿抗原检测（免疫层析法）阳性（儿童除外）。

2）有意义 ①合格痰标本培养优势菌中度以上生长（≥+++）。②合格痰标本细菌少量生长，但与涂片镜检结果一致（肺炎链球菌、流感嗜血杆菌、卡他莫拉菌）。③3日内多次培养有致病菌。④血清肺炎衣原体IgG抗体滴度≥1:512或IgM抗体滴度≥1:16（微量免疫荧光法）。⑤血清嗜肺军团菌凝集试验抗体滴度升高达1:320或间接荧光试验IgG

抗体≥1:1024。

3）无意义 ①痰培养有上呼吸道正常菌群的细菌（如草绿色链球菌、表皮葡萄球菌、致病奈瑟菌、类白喉杆菌等）。②痰培养为多种病原菌少量（＜+++）生长。③不符合①和②中的任何1项。

（5）病原学诊断方法的选择

1）门诊治疗的轻、中度患者不必普遍进行病原学检查，只有当初始经验性治疗无效时才需进行病原学检查。

2）住院患者应同时进行常规血培养和呼吸道标本的病原学检查。凡含胸腔积液并能够进行穿刺者，均应进行诊断性胸膜腔穿刺，抽取胸腔积液行常规、生化及病原学检查。

3）侵袭性诊断技术（经支气管镜、经胸壁肺活检，支气管肺泡灌洗等）仅选择性地适用于以下社区获得性肺炎患者：①经验性治疗无效，病情仍然进展者，特别是患者更换抗菌药物1次以上仍无效时；②怀疑特殊病原体感染，而采用常规方法的呼吸道标本无法明确致病时；③免疫抑制宿主罹患社区获得性肺炎，经抗菌药物治疗无效时；④需要与非感染性肺部浸润性病变鉴别诊断者。

（二）中医诊断

症候分类如下：

1. 风寒袭肺证

主症：发热重恶寒轻，呼吸气促，有汗，口微湿，咽红、苔薄、黄，舌尖红，脉浮。

2. 风热袭肺证

主症：发热、恶寒，无汗，鼻塞，流清涕，咳嗽，干咳或痰多易咳，苔薄、白，脉浮或浮紧或浮滑。

3. 外寒内热证

主症：发热、恶寒，无汗，咳嗽，舌质红，舌苔黄、黄腻，脉数。

4. 痰热壅肺证

主症：咳嗽，痰多，痰黄，痰白干黏，胸痛，舌质红，舌苔黄、腻，脉滑数。

5. 痰湿壅肺证

主症：咳嗽，气短，痰白黏。舌苔腻。

6. 气阴两虚证

主症：咳嗽，无痰，少痰，气短，乏力，舌体瘦小、苔少，脉细沉。

7. 肺脾气虚证

主症：咳嗽，气短，乏力，纳呆，食少，胃脘胀满，腹胀，自汗，舌体胖大、齿痕，舌质淡，舌苔白、薄，脉沉、细、缓、弱。

8. 热入心包证

主症：咳嗽甚则喘息、气促，身热夜甚，心烦不寐，神志异常，舌红绛，脉数滑。

9. 邪陷正脱证

主症：呼吸短促，气短息弱，神志异常，面色苍白，大汗淋漓，四肢厥冷，脉微、细、急促。

二、医院获得性肺炎

（一）西医诊断

1.医院获得性肺炎的临床标准 ①胸部 X 片连续 ≥ 2 次显示新的或进展性的肺部浸润，空洞或实变。②临床符合下列条款之一；发热 > 38℃无其他明确原因；白细胞 < 4×10^9/L 或 > 12×10^9/L；对于 ≥ 70 岁老年人，出现意识改变无其他明确原因。③另加下列条款 ≥ 2 条；新出现脓痰性状改变，或痰量增多；新出现或加重的咳嗽，呼吸困难；肺部啰音或支气管呼吸音；气体交换恶化，吸氧增加或需要通气支持。④微生物学（任选）阳性培养 1 种：血液、胸腔积液、支气管肺泡灌洗（BAL）或保护性毛刷定量培养。

可采用临床肺部感染评分（CPIS）帮助诊断，CPIS > 6 分可诊断 HAP，敏感性为 77%，特异性为 42%。

2.医院获得性肺炎病原学诊断

（1）感染来源和途径 误吸是医院获得性肺炎最主要感染来源和感染途径，可来自口咽定植菌吸入、胃内定植菌、胃液反流。气溶胶吸入是医院获得性肺炎另一发病机制，可来自呼吸机雾化器、氧气湿化瓶水污染。其他来源还有吸痰过程中交叉污染和细菌直接种植、血道播散。

（2）病原菌特点 医院获得性肺炎的病原体以细菌最常见，占 90%，主要有金黄色葡萄球菌、铜绿假单胞菌等。在免疫抑制特别是造血干细胞移植和实体器官移植的患者，真菌、病毒、结核杆菌等是重要的病原体。

（二）中医诊断

参见社区获得性肺炎症候分类。

【防未病】

一、防社区获得性肺炎发生

提高机体免疫功能。平时注意气候变化，防寒保暖，饮食不宜甘肥、辛辣或过咸，戒烟，少量饮酒或不饮酒，避免接触有害刺激性气体。适当参加体育锻炼，增强体质。饭前、便后、接触钱币、锻炼后、去医院后等要洗手使用肥皂，洗手液流动水冲洗，不少于 20 秒。若有感冒就及时诊治。易于感冒者，面部迎香穴按摩，艾灸足三里。久咳自汗出者，酌情服用玉屏风散、生脉饮等。慢性反复发作咳嗽者，注意起居饮食调护，适当选食梨、山药、百合、荸荠、枇杷等。缓解期补虚固本。

对于免疫系统尚未发育完全的 5 岁以下儿童，特别是 2 岁以下儿童，更应采用接种肺炎链球菌疫苗的方式进行保护。

二、已知社区获得性肺炎防重症肺炎

关注重症社区获得性肺炎的危险因素：

1.患者相关因素 年龄、男性、长期酗酒、伴随疾病、抑制或应用皮质激素、肿瘤患者、心脏病、精神或神经疾病。

2.症状和体征 无胸膜痛，无精神、神经状态改变，无呼吸困难、寒战，舒张压降低。

3.实验室检查 白细胞增多、白细胞减少、氮质血症、低蛋白血症、菌血症、多个肺叶受累。

关键是及早规范治疗肺炎，减轻病情。护理应做到安静卧床休息，调节室温防寒保暖。

密切观察血压、脉搏、呼吸等生命体征，注意咳嗽情况，痰量、色、性质。

饮食调理：注意供给营养丰富、容易消化的清淡饮食。患者可根据食欲、消化情况，给以鲜牛奶、豆浆、烂粥、烂面条、蛋糕等。发热时应以流质食物为主，烧热后改为半流质或软饭。因发热、咳嗽、呼吸较快，丢失水分较多，特别要注意少量多次喂水。因呕吐、腹泻，甚至有肠麻痹，应禁忌食坚硬及含纤维高的、有刺激性食物，禁食大蒜、生葱、洋葱等有刺激性食品，以免加重咳嗽、气喘等症状。多吃具有清热化痰作用的水果，如梨、橘子等。保证水分的充足供给，可多喝些粥、汤、果汁等。

三、医院获得性肺炎的防控

（一）医院获得性肺炎发病机制

见（图 3-2-1）：

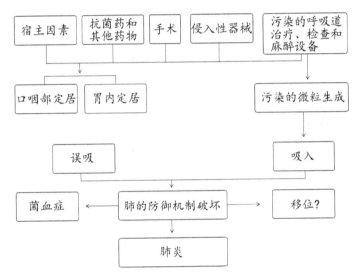

图 3-2-1 医院获得性肺炎发病机制

1. 医护人员　①加强医护人员专业知识和院感知识培训。②加强医护人员的手卫生，防止医源性交叉感染。③做好医疗器械用品消毒灭菌，严格无菌操作。④加强口腔护理，防止菌群易位，延至肺部引发感染。⑤加强气道护理，适当活动，做好翻身叩背，促进排痰。

2. 医疗行为　①尽可能减少各种有创管道留置，尽量缩短留置时间。②尽量减少或慎用抗酸制剂。③加强患者营养支持，增强抵抗力。④肠内营养优于肠外营养（减少中心静脉导管相关并发症，预防小肠黏膜绒毛萎缩致细菌定植转移）。⑤尽量缩短住院时间。

（二）重点人群的监测防控

重点人群包括留置各种管道及合并基础性疾病的患者，老年人、免疫力低下、严重营养不良患者，频繁使用抗菌药的患者，手术后患者等。

1. 监测内容　①临床表现：是否有咳嗽、咳痰，痰液的颜色、性质痰量。②肺部听诊：是否有湿啰音。③生命体征变化：体温、白细胞总数和（或）中性粒细胞百分数。④胸部X线片是否显示肺部有炎性浸润性病变。

2. 防控策略　①推荐在闭合性颅脑损伤患者急诊气管插管后24h内预防性全身应用抗

菌药。②对于血糖偏高的患者，强化治疗使血糖维持在 4.5～6mmol／L。③意识欠清或鼻饲者，应采取半卧位，减少其误吸机会。④免疫力低下者应重点隔离，避免交叉感染，可住层流病房。⑤已存在多重耐药菌感染的患者应做好床边隔离，避免耐药菌的播散。

（三）如何避免因医院感染而引起的医患纠纷

1.保障医院感染防控人员和资金投入　重视医院感染防控工作，防控人员配置应到位。配置必要的手卫生设施、消毒灭菌的硬件设备。新建或改扩建项目前征询感控部门意见，使项目的流程符合医院感染的防控要求。

2.加强医院感染管理　完善医院感染防控的规范和流程，加强医护人员的培训，严格遵守各项操作规范，加强一次性医疗用品的管理。对医疗物品进行消毒灭菌并进行监控记录，对多重耐药菌的感染积极采取隔离措施。

3.加强医院感染告知义务　注重患者的知情权，加强医护人员医院感染的告知义务。

4.医疗证据的保全　所有医疗记录内容必须真实可靠，不得有疏漏，更不得有违反医疗常规的记录。做好各种举证材料的收集记录、保存工作，包括患者症状体征、病原学检查、实验室检查和影像学检查资料等的前后对比分析，抗菌药选择的理由及可能出现的不良反应。

5.感染前重预防，感染后重控制　贯彻各项预防医院感染管理的条例并提高制度规范的执行力，减少医院感染管理的薄弱环节，积极预防医院感染的发生。一旦发生，应积极查找感染原因并迅速落实有针对性、有效的感染控制措施，以避免医院感染的进一步扩散和传播。

【治已病】

一、社区获得性肺炎

（一）西医治疗

1.治疗原则

（1）及时经验性抗菌治疗　在完成基本检查以及病情评估后应尽早给予经验性抗菌治疗。药物选择的依据：CAP病原谱的流行学分布和当地细菌耐药监测资料、临床病情评价、抗菌药物理论与实践知识（抗菌谱、抗菌活性、药动学／药效学、剂量和用法、不良反应、药物经济学）和治疗指南等。抗菌治疗时应考虑我国各地社会经济发展水平等多种因素。在获得可靠的病原学诊断后应及时调整治疗方案。

（2）重视病情评估和病原学检查　应力争在初始经验性治疗 48～72h 后进行病情评价。有效治疗反应首先表现为体温下降，呼吸道症状有所改善，白细胞计数的恢复和胸部X线病灶吸收一般出现较迟。如症状明显改善，可维持原有治疗。如经过通常有效的抗菌治疗 48～72h 或更长时间，临床或影像学仍无明显改善，应注意分析其原因，可能原因有：

①治疗不足：治疗方案未覆盖重要病原体（如金黄色葡萄球菌、假单胞菌）或细菌耐药。

②少见病原体（结核杆菌、真菌、肺孢子菌、肺吸虫等）。

③出现并发症（感染性或非感染性）。

④社区获得性肺炎诊断有误。

如果经过评估认为治疗不足可能性较大时，可以更改抗菌治疗方案再做经验性治疗，倘若经过一次更换方案仍无效，则应进一步拓展思路寻找原因并选择相关检查，如 CT、侵入性采样、免疫学或分子生物学检查，或进行非感染性疾病的有关检测以及肺活检等。

（3）初始经验性治疗要求覆盖社区获得性肺炎最常见病原体 推荐 β 内酰胺类联合大环内酯类或单用喹诺酮类（左氧氟沙星、莫西沙星）。

（4）抗菌治疗疗程视病原体决定 肺炎链球菌和其他细菌肺炎一般疗程 7～10 天，短程治疗可缩短为 5 天。肺炎支原体和肺炎衣原体肺炎 10～14 天；免疫健全宿主军团菌病 10～14 天，免疫抑制宿主则应适当延长疗程。决定疗程需参考基础疾病、药敏及临床病情严重程度等综合考虑。

（5）支持治疗 重症社区获得性肺炎时维持正常的呼吸循环以及营养支持均十分重要，必须保持呼吸道通畅。

2. 药物治疗

（1）初始经验性抗菌治疗推荐药物见表 3-2-1

表 3-2-1 不同人群社区获得性肺炎的初始经验性治疗的推荐

常见病原体	初始经验性治疗的抗菌素
青壮年无基础疾病患者	肺炎链球菌、肺炎支原体、流感嗜血杆菌、肺炎衣原体等	①青霉素类（青霉素 G、阿莫西林等）②多西环素（强力霉素）③大环内酯类④第一代或第二代头孢菌素⑤喹诺酮类（如左氧氟沙星、莫西沙星）
老年人或有基础疾病患者	肺炎链球菌、流感嗜血杆菌、需氧革兰阴性杆菌、金黄色葡萄球菌、卡他莫拉菌等	①第二代头孢菌素（头孢呋辛、头孢丙烯、头孢克罗等）单用或联合大环内酯类；②ß 内酰胺类 / β 内酰胺酶抑制剂（如阿莫西林 / 克拉维酸、氨苄西林 / 舒巴坦）单用或联合大环内酯类；③喹诺酮类
需入院治疗、不必收住 ICU 的患者	肺炎链球菌、流感嗜血杆菌、混合感染（包括厌氧菌）、需氧革兰阴性杆菌、金黄色葡萄球菌、肺炎衣原体、呼吸道病毒	①静脉注射第二代头孢菌素单用或联合静脉注射大环内酯类②静脉注射喹诺酮类③静脉注射 β 内酰胺类 / β 内酰胺酶抑制剂（如阿莫西林 / 克拉维酸、氨苄西林 / 舒巴坦）单用或联合静脉注射大环内酯类④头孢噻肟、头孢曲松单用或联合静脉注射大环内酯类

（2）对症治疗 包括退热、止咳、化痰，缺氧者吸入氧气。

（3）并发症处理 合并胸腔积液者如积液量较多，症状明显者可抽液治疗。

（二）中医治疗

中药辨证论治如下：

1. 外寒内热证

治法：宣肺散寒，清热化痰。

方药：麻杏芩龙汤（炙麻黄 10 克，黄芩 15 克，杏仁 9 克，桑白皮 15 克，半夏 9 克，地龙 15 克，川贝 10 克，鱼腥草 30 克，荆芥 15 克，百部 15 克，甘草 6 克）。

里热甚者，加生石膏 30 克，山栀 15 克，阴虚者加南北沙参各 30 克，麦冬 20 克，往来寒热不解，宜与小柴胡汤同用。

2. 痰热壅肺证

治法：清热解毒，宜肺化痰。

方药：清肺汤（桑白皮 30 克，黄芩 15 克，山栀 15 克，杏仁 9 克，知母 10 克，全瓜蒌 30 克，浙贝母 20 克，白头翁 15 克，鱼腥草 30 克，生大黄 6 克，生甘草 6 克）

咳嗽带血者，加白茅根 30 克，侧柏叶 15 克；胸痛明显者，加延胡索 15 克，赤芍 20 克，郁金 15 克；咳痰腥味者，加金荞麦根 30 克，冬瓜仁 30 克，生薏苡仁 30 克；内热盛伤阴者，加麦冬 15 克，玄参 15 克。

3. 风热袭肺证

治法：疏风清热，清肺化痰。

方药：银花 30 克，连翘 30 克，淡竹叶 20 克，薄荷 6 克，桔梗 12 克，芦根 30 克，牛蒡子 15 克，前胡 10 克，桑白皮 15 克，黄芩 10 克，生甘草 6 克。

无汗者，加荆芥 15 克，防风 10 克；热盛伤津者，加生石膏 30 克，天花粉 30 克；喘促甚者，加炙麻黄 10 克，杏仁 9 克；咽喉肿痛者，加射干 10 克，蒲公英 15 克；胸痛明显者，加延胡索 15 克，郁金 15 克。

4. 风寒袭肺证

治法：疏风散寒，宣肺化痰。

方药：杏苏散合三拗汤加减（炙麻黄 9 克，荆芥 15 克，防风 15 克，葛根 15 克，柴胡 15 克，紫苏叶 15 克，杏仁 9 克，陈皮 12 克，桔梗 12 克，前胡 15 克，生甘草 6 克）。

痰多、舌苔白厚腻者，加厚朴 10 克，姜半夏 9 克，茯苓 15 克；咳嗽甚者加旋覆花 10 克，百部 15 克；咽痒者加牛蒡子 10 克，蝉蜕 15 克；表不解郁而化热者加连翘 30 克，金银花翘 30 克，黄芩 15 克。

5. 痰湿壅肺证

治法：燥湿化痰，宣降肺气。

方药：化痰利肺饮（半夏 9 克，紫菀 20 克，橘红 15 克，杏仁 9 克，茯苓 20 克，款冬花 15 克，前胡 15 克，厚朴 10 克，炒白术 15 克，炒芥子 15 克，炒苏子 15 克，生姜 6 克）。

胸中胀闷甚者，加麻黄 9 克，薤白 15 克；痰从寒化者，加干姜 10 克，细辛 3 克；脘腹胀闷，加木香 10 克，莱菔子 15 克，白蔻仁 10 克。

6. 气阴两虚证

治法：益气养阴、润肺化痰。

方药：参芪润肺汤（太子参 20 克，黄芪 30 克，南北沙参各 30 克，麦冬 30 克，五味子 10 克，石斛 15 克，川贝母 9 克，山药 30 克，玉竹 15 克，地骨皮 15 克，炙甘草 6 克）。

低热不退者，加青蒿 30 克，银柴胡 15 克；咳甚者，可用百部 30 克，炙枇杷叶 20 克；食少纳差者，加炒麦芽 30 克，炒谷芽 30 克；腹胀者，加佛手 15 克，香橼皮 10 克。

7. 肺脾气虚证

治法：补肺健脾。

方药：益肺建中汤（党参 30 克，黄芪 30 克，茯苓 30 克，白术 15 克，山药 30 克，半夏 9 克，陈皮 10 克，桔梗 12 克，防风 10 克，紫菀 15 克，款冬花 15 克，炙甘草 6 克）。

虚汗甚者，加浮小麦 30 克，煅牡蛎 30 克；纳差不食者，加神曲 15 克，焦山楂 15 克，炒麦芽 30 克；脘腹胀闷者，加木香 6 克，莱菔子 15 克，白蔻仁 10 克。

8. 热入心包证

治法：清心凉膈，豁痰开窍。

方药：清营汤合犀角地黄汤加减（水牛角 50 克，生地黄 20 克，玄参 30 克，麦冬 30 克，赤芍 30 克，丹皮 30 克，银花 30 克，连翘 30 克，淡竹叶 30 克，石菖蒲 10 克，炒栀子 10 克，竹茹 30 克，胆南星 6 克，浙贝母 30 克，生甘草 6 克）。

谵语、烦躁不安者，加服安宫牛黄丸：每次 1 丸，每 6 ~ 8 小时 1 次，羚羊角粉 3 ~ 6 克 / 次，每日 2 次冲服或鼻饲。

9. 邪陷正脱证

治法：益气养阴，回阳固脱。

方药：阴竭者以生脉散加味（西洋参 15 克，麦冬 15 克，五味子 10 克，山茱萸 15 克，煅龙骨 30 克，煅牡蛎 30 克）。

阳脱者以四逆散加人参汤加味（人参 10 克，熟附子 12 克，干姜 9 克，煅龙骨 30 克，煅牡蛎 30 克，炙甘草 6 克）。

10. 单方验方

（1）蒲公英 30 克，板兰根 15 克，金银花 30 克，鲜芦根 30 克，水煎服。

（2）鱼腥草 30 克，桔梗 15 克，生石膏 60 克，水煎服。

二、医院获得性肺炎

（一）西医治疗

同社区获得性肺炎治疗。

（二）中医治疗

参见社区获得性肺炎中医治疗。

【法医学鉴定】

一、损伤与肺炎的法医学鉴定

胸部遭受交通伤、高坠伤、钝器伤、枪弹伤、锐器伤等致肺挫伤或者肺穿通伤等，引起肺实质炎变，称为损伤性肺炎。诊断损伤性肺炎必须具备下列条件：

1. 确证胸部遭受外力作用，胸部有挫伤征象。

2. X 线片显示的肺实质阴影应位于胸部损伤的一侧，所占部位常与胸壁损伤部位相对应。

3. 损伤与肺部炎症间隔时间在 48h 内。如肺部炎症发生在胸部损伤后 5 ~ 6 天，则很难证明为损伤性。

4. 有肺炎的证据，除外其他病因肺炎。

损伤程度评定，首先要确定胸部损伤与肺炎的客观存在，再判定损伤与肺炎之间存在直接因果关系。在此基础上，若临床表现为肺炎的常见症状和体征的，评定为轻伤；若临床表现有呼吸困难或者感染性休克的，评定为重伤。

二、肺炎猝死的法医鉴定

（一）肺炎引起猝死机制

肺炎引起猝死示意图（图3-2-2）如下：

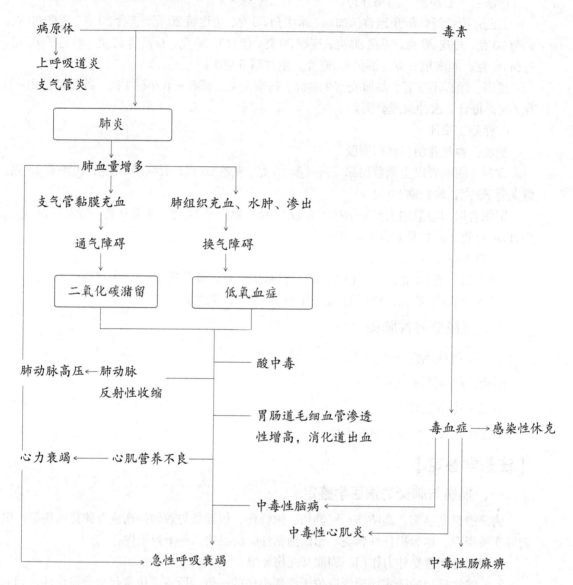

图3-2-2 肺炎所致猝死

（二）猝死鉴定要点

（1）应经尸体解剖和病理组织学检查，可明确肺炎的病变。

（2）婴幼儿有时病变不很重，也可猝死。多为继发性，若能查出原发病，更具鉴定意义。

（3）新生儿肺炎诊断要慎重，因为新生儿肺泡壁较厚，有时误诊为肺炎，必须见到明确的炎症细胞渗出才能诊断。

三、重症肺炎诊治医疗纠纷法医学鉴定

实例资料示：

检案摘要

据介绍：2010 年 5 月 12 日 10 时，李某（男性，61 岁）因发热、咽痛 4 天到某市第一医院急诊内科就诊，后在急诊科留院观察治疗，2010 年 5 月 14 日 6:37Am 入住该院血液科，后转入 ICU 病房。住院后病情加重，出现多脏器功能损害及休克，患者家属要求放弃治疗出院，后死亡。患者家属认为某市第一医院在治疗李某的过程中存在延误治疗及错误用药，应对李某的死亡承担相应法律责任．某市第一医院提出医疗过错鉴定申请，法院同意后委托我所进行司法鉴定。

检验过程

1. 检验方法 遵循医学科学原理、法医学理论与技术，详细审阅并摘录送鉴材料，召开法院法官在场的医患双方听证会，邀请有关专家会诊讨论，进行综合分析后提出鉴定意见。

2. 书证摘录

（1）某市第一医院李某门急诊病历

2010 年 5 月 12 日 10:00Am 急诊内科 发热、咽痛 4 天，进行性加重，在当地对症治疗不好转。既往有 "甲减" 史。体温 39.5℃（无脉搏、呼吸记载），咽充血，扁桃体不肿大。两肺少许湿啰音，心音钝，节律整。脉搏 115 / 81mmHg。初步诊断：发热待查。处理治疗：血常规，急诊全套，胸片，5% 葡萄糖 500ml+ 左氧氟沙星 0.4g 静脉滴注 ×3 天。

X 线报告：心、肺、膈未见异常。白细胞计数 $2.3×10^9$ / L，淋巴细胞和中性粒细胞计数减少。余未见异常（无体温、脉搏、呼吸、血压记载）。给予热毒宁 20ml、地塞米松 5mg 加入补液中 qd，双黄连颗粒口服等。

2010 年 5 月 13 日 8:55Am 复诊：退热后再次发热至 39.5℃，其他体征同前。处理：继续应用左氧氟沙星、地塞米松等。

2010 年 5 月 14 日 5:40Am 复诊：刚才出现气促不适，无明显咳嗽、咳痰。体格检查：体温 39.5℃，脉搏 137 / 97mmHg，神清，双肺闻及少许湿啰音，心率 132 次 / 分，律齐，心音可。印象：发热待查。

考虑：①肺炎；②白细胞及血小板减少待查，感染相关性？收住院

（2）某市第一医院李某住院病历

2010 年 5 月 14 日 6:37Am 入院。

主诉：反复发热、咽痛 5 天，咳嗽 3 天，气促 5 小时。

体检：体温 39.5℃，脉搏 126 次 / 分，呼吸 36 次 / 分，血压 120/80mmHg，急性病容，双下肺可闻及湿啰音。

初步诊断：肺炎，白细胞、血小板减少原因待查：感染相关性？血液系统疾病待排。

2010 年 5 月 14 日 9:00Am 首次病程记录：患者老年男性，以发热咳嗽、咳痰等呼吸系统症状为主要表现。体征：咽充血、双下肺可闻及湿罗音，故肺炎可诊断。白细胞、血小板减少考虑为感染相关性可能。

2010 年 5 月 14 日 09:10Am 血 气 分 析：pH7.39，$PO_2$87mmHg，$PCO_2$28mmHg，$SPO_2$97%。体温 39.5℃，脉搏 125 次 / 分，呼吸频率 34 次 / 分，血压 133 / 82mmHg。

患者高热，遵医嘱给予地塞米松5mg静脉推注退热。

2010年5月14日10:20Am感染科会诊意见：发热待查－肺炎，血培养＋药敏，痰培养＋药敏。

2010年5月14日11:20Am心内科会诊意见：发热、气喘待查，肺部感染。

2010年5月14日12:00Am血液科疑难危重病例讨论：目前考虑肺炎诊断，应进一步观察、检查以排除败血症等其他感染性疾病，发热、白细胞及血小板减少原因除考虑感染相关性外，尚需排除血液系统疾病可能。目前诊断弥散性血管内凝血（DIC）依据不充分，下达病重通知。

2010年5月14日12:20Pm呼吸科会诊：发热原因待查。建议：复查胸片，血培养，痰培养等，并同意转入ICU进一步诊疗。

2010年5月14日1:43Pm转入ICU。转入诊断：发热原因待查，重症感染？血液系统疾病待排，转入后给予"泰能、莫西沙星"抗感染。

2010年5月14日3:15Pm心率180次/分，BP74/58mmHg，报告医生。加速补液，多巴胺应用。15:35Pm，出现房颤，可达龙应用。

2010年5月14日4:19Pm胸骨骨髓穿刺（2010年5月17日报告：①巨细胞成熟障碍，血小板减少性紫癜；②粒系统轻度成熟障碍，原始、早幼粒及组织细胞较常见，请结合临床）。4:40Pm转为窦性心律，血压93/86mmHg。

2010年5月15日11:08Am肺CT（S169183）示：左肺上叶及右肺下叶斑片状及索条状高密度影，双肺纹理走向、分布未见异常，右侧胸膜下见一软组织密度结节影，约18mm×23mm，右侧胸腔背侧见弧形液体密度影，纵隔肿大淋巴结。影像意见：左肺上叶及右肺下叶炎症改变，右侧胸膜下结节，纵隔肿大淋巴结，右胸腔少量积液。

2010年5月15日，4:05Pm血气分析：pH7.3，$PO_2$63mmHg，$PCO_2$39mmHg，$SPO_2$89%。痰培养＋药敏。

2010年5月15日10:00Pm血压94/60mmHg，$SPO_2$86%。无创面罩接呼吸机供氧。

2010年5月16日00:52Am血气分析：pH6.96，$PO_2$59mmHg，$PCO_2$103mmHg，$SPO_2$70%。

2010年5月16日1:30Am尿量减少，神志突然加深，出现严重呼酸＋代酸，行紧急气管插管术。病情危重，向家属告知。1:45Am BP79/39mmHg。

2010年5月16日6:55Am血气分析：pH6.96，$PO_2$77mmHg，$PCO_2$85mmHg，$SPO_2$84%。

2010年5月16日9:20Am24小时入量3877.5ml，出量1875ml，呼吸机辅助通气，心电监护：脉搏107次/分，呼吸频率20次/分，血压73/46mmHg。多巴胺维持血压。神志不清，巩膜黄染，患者病情危重，出现多脏器功能损害，考虑全身炎症反应综合征。目前病原体、感染灶尚未完全明确，建议请医务科协调，相关科室会诊协助治疗。

2010年5月16日6:39Pm疑难病例讨论记录：

急诊科：考虑病毒性感染可能，给予抗病毒、抗感染治疗，并给予"地塞米松"退热处理。内分泌科：应排除伤寒可能，内分泌相关病可能性小。感染科：反复发热，起病时有病毒性感染等症状，入院后病情进展快，故考虑败血症可能。心内科：感染性心内膜炎可能性小，此次出现休克，骨穿提示中毒性颗粒，故考虑感染性休克可能性大。肾内科：根据相关检查，全身炎症反应综合征、多脏器功能衰竭、感染性休克诊断明确，考虑感染性可能性大。

呼吸内科：起病时有可疑病毒感染症状，入院后血象白细胞、血小板下降，生化提示肝肾功能损害、心肌酶及电解质异常，有休克等表现，故多脏器功能损害诊断成立，应注意病毒感染后全身免疫功能减退导致混合性细菌感染。

2010年5月16日 7:00Pm将上述讨论意见告知患者家属，家属商议后要求放弃治疗，自动出院。出院诊断：主要诊断：全身炎症反应综合征，其他诊断：多脏器功能衰竭、感染性休克、DIC、2型呼吸衰竭、电解质紊乱（低钠、低钾、低氯血症）、低蛋白血症、高血压病、高血压性心脏病、心律失常（房颤）。

（3）2011年4月14日 某市医学会医疗事故技术鉴定书 结论：本病例不属于医疗事故。

（4）阅读胸部X线片及CT片 某市第一医院胸部X线片1张示：两肺纹理较多，边缘模糊，有支气管周围炎症表现；胸部CT片2张，示：两肺散在性薄片状、云雾状病灶，右侧胸膜增厚示间质性改变。

分析说明

1.关于被鉴定人李某疾病的性质及死亡原因问题 根据被鉴定人在某市第一医院门急诊及住院的临床资料进行分析综合后认为：

（1）被鉴定人李某5月12日上午首次来某市第一医院急诊时，其主要临床表现为：持续反复发热，轻度咳嗽，伴有呼吸急促（明显气喘），血氧饱和度下降等，肺部一直可闻及湿啰音，胸部CT示两肺散在薄片状、云雾状阴影，右胸腔少量积液，具有肺炎的临床症状及体征，故肺炎的临床诊断可以成立。因其所患肺炎系在院外感染，故可诊断为社区获得性肺炎。由于未见有关病原体检测结果的资料，其感染的病原体难以明确。

（2）被鉴定人李某于5月14日 6:37Am收住入院时，呼吸频率达36次/分（>30次/分），下午开始出现血压下降（血压74/58mmHg），心率加速（180次/分）；入院第二天（5月15日）出现肝肾功能损害，左心功能不全、心肌酶及电解质异常，酸中毒，出凝血时间异常及出血症状（右鼻腔、咽出血）。骨髓穿刺提示：中毒性颗粒可能等。临床表现；入院第三天（5月16日）凌晨1:30Am开始神志不清，尿量减少，出现多脏器功能衰竭，对照《社区获得性肺炎诊断和治疗指南》诊断重症肺炎的标准，属于重症肺炎（社区获得性肺炎）。重症肺炎患者病程进展迅速，病情严重，治疗困难，预后差。

（3）由于被鉴定人李某出院后的病情不明、死亡后未作尸体检验，故无法从病理学上确定其所患疾病的性质及死亡原因。

根据临床资料，从被鉴定人李某2010年5月12日10时到某市第一医院急诊内科就诊至5月16日7:00Pm患者家属要求放弃治疗，自动出院，其后不久回家死亡的全过程分析认为，被鉴定人李某主要死亡原因为自身所患社区获得性肺炎（重症），直接死亡原因可能系感染性休克及多脏器功能衰竭。

2.关于某市第一医院对李某疾病诊疗中是否存在医疗过错，与李某的死亡后果之间是否存在因果关系问题。

（1）某市第一医院对李某疾病诊疗过程中存在医疗不当之处。

（2）临床急诊对发热患者的处置原则之一是"尽快明确病因，需进一步处理，应收入专科进行病因治疗"。被鉴定人李某2010年5月12日10:00Am某市第一医院首次急诊时,发热、咽痛 4 天,进行性加重,当地对症治疗不好转。查体：体温 39.5℃,两肺少许湿啰音,心音钝。胸部 X 线片示：两肺纹理较多,边缘模糊,有支气管周围炎症表现。院方未能首先考虑存在肺部感染疾病,也未同时考虑白细胞计数 $2.3 \times 10^9/L$（$WBC < 4 \times 10^9/L$）、血小板减少（$PLT 50 \times 10^9/L$）的异常改变可能为病情严重的表现。因而,对具有肺炎临床表现且多日高热不退、血白细胞及血小板低下的患者,未留院密切观察,处理不当。

（3）被鉴定人李某 2010 年 5 月 14 日 6:37Am 以"反复发热、咽痛 5 天,咳嗽 3 天,气促 5 小时"入住血液内科。首次病程记录：患者老年男性,以发热咳嗽、咳痰等呼吸系统症状为主要表现。体征：咽充血、双下肺可闻及湿啰音,故肺炎可诊断。白细胞、血小板减少考虑为感染相关性可能。我们同意血液内科的分析。患者当时呼吸频率达 36 次 / 分（ > 30 次 / 分）,提示肺炎病情已属重症。在医院有条件的情况下,当时应考虑直接收住 ICU 治疗。但急诊科仍以"发热待查"先入血液内科,12:20Am 呼吸科会诊后,同意转入 ICU 进一步诊疗,1:43Pm 转入 ICU。院方在该阶段的诊疗过程不符合通常临床思维及处理原则,表明院方对重症肺炎的严重性认识不足,关注不够,存在不当之处。

（4）临床急诊对于发热患者,在积极明确病因的同时,应强调维持其生命体征的稳定,因而对体温、脉搏、呼吸、血压等生命体征变化的观察和记录十分重要。某市第一医院在被鉴定人李某急诊过程中,虽对病情给予多次诊察并记录,但对呼吸、心率、血压记载不完整。尤其是 5 月 14 日 5:40Am 出现气促不适后,3 次病情记录均无呼吸频率记载。6:37Am 入血液科时体检,其呼吸达 36 次 / 分。表明急诊期间对病情观察上存在不足之处,可能影响对病情进展及严重程度的判断和相应处理。

（5）由于糖皮质激素的使用可降低机体免疫功能,感染加重、扩散甚至危及生命,因而临床上对感染性疾病原则上不使用糖皮质激素治疗。也不能单纯以退热和止痛为目的使用糖皮质激素。本案医方在患者急诊当天、第二天、入院后第一天,在诊断"发热待查",且无依据显示抗感染药物有效的情况下,作为"退热对症"处理措施,给予地塞米松 5mg,qd 静脉滴注,表明医方未能严格掌握糖皮质激素的适应证,增加可能诱发或加重各种生物源感染及干扰疾病症状而影响诊断的风险,存在医疗处置不当。

3. 关于某市第一医院对李某疾病诊疗存在的医疗过错与李某的死亡之间是否存在因果关系问题。

如前所述,被鉴定人李某所患重症肺炎病情严重,病程进展迅速,治疗困难,预后差,其主要死亡原因为社区获得性肺炎（重症）,直接死亡原因可能是感染性休克及多脏器功能衰竭。某市第一医院存在上述医疗不当之处与李某的死亡后果之间存在一定因果关系。

鉴定意见

1. 被鉴定人李某所患重症肺炎病情严重,病程进展迅速,治疗困难,预后差,其主要死亡原因为社区获得性肺炎（重症）,直接死亡原因可能是感染性休克及多脏器功能衰竭。

2. 某市第一医院在被鉴定人李某急诊期间,对呼吸、脉搏等生命体征观察、记载不完整；在诊断"发热待查"、且无依据显示抗感染药物有效的情况下,给予地塞米松静脉滴注作为"退热对症"处理措施；在患者具有肺炎临床表现且多日高热不退、血白细胞及血小板低下的病情下,未留院密切观察；在临床具有诊断重症肺炎的条件下,未能妥善处理重症肺炎的救治与需要排除血液系统疾病之间的关系,先入住血液科再转入 ICU,不符合通常临床思维及处理原则。上述医疗行为均存在过错，其医疗过错与李某的死亡后果之间存在因果关系，医疗过错行为应为次要作用。

参考文献

1.刘朝晖.临床肺部感染病学.广州：广东科学技术出版社，2010

2.中华医学会呼吸病学会.社区获得性肺炎诊断和治疗指南.中华结核和呼吸杂志，2006，29（10）：651-655

3.中华医学会.临床诊疗指南.急诊医学分册.北京：人民卫生出版社，2009

第三节 慢性阻塞性肺疾病

【概述】

慢性阻塞性肺疾病（COPD）简称慢阻肺，是一种以持续气流受限为特征的可以预防和治疗的疾病，其气流受限多呈进行性发展，与气道和肺组织对烟草烟雾等有害气体或有害颗粒所的慢性炎症反应增加有关。慢阻肺主要累及肺脏，但也可引起全身（或称肺外）的不良效应。慢阻肺可存在多种合并症。慢阻肺的病程可分为：①急性加重期：患者呼吸道症状超过日常表现的持续恶化，并需改变药物治疗方案。在疾病过程中，患者常有短期内咳嗽、咳痰、气短和（或）喘息加重，痰量增多，脓性或黏液脓性痰，可伴有发热等炎症明显加重的表现。②稳定期：患者的咳嗽、咳痰和气短等症状稳定或症状减轻，病情基本恢复到急性加重前的状态。急性加重和合并症影响患者整体疾病的严重程度。肺功能检查对确定气流受限有重要意义。在吸入支气管舒张剂后，FEV1/FVC < 70% 表明存在持续气流受限。慢性咳嗽、咳痰常早于气流受限许多年存在，但不是有咳嗽、咳痰症状的患者均会发展为慢阻肺，部分患者可仅有持续气流受限改变，而无慢性咳嗽、咳痰症状。

慢阻肺与慢性支气管炎和肺气肿密切相关。通常慢性支气管炎是指在除外慢性咳嗽的其他已知原因后，患者每年咳嗽、咳痰 3 个月以上，并连续 2 年以上者。肺气肿则是指肺部终末细支气管远端气管腔出现异常持久的扩张，并伴有肺泡壁和细支气管破坏而无明显的肺纤维化。当慢性支气管炎和肺气肿患者的肺功能检查出现持续气流受限时，则能诊断为慢阻肺；如患者仅有"慢性支气管炎"和（或）"肺气肿"，而无持续气流受限，则不能诊断为慢阻肺。

吸烟和吸入有害气体及颗粒引起肺部炎症反应，导致了慢阻肺典型的病理过程。除炎症外，蛋白酶抗蛋白酶失衡和氧化应激在慢阻肺的发病中也起重要作用，慢阻肺中已提到这些内容，但新指南作了详细的阐述。

1. 炎症反应　慢阻肺的特点是肺内各个部分中性粒细胞、巨噬细胞、T 细胞（尤其是 $CD8^+$ 细胞）数增加。部分患者可能为有嗜酸性粒细胞数增加，尤其在急性加重期。炎性细胞能够释放多种细胞因子和炎性介质，最重要的有白三烯肿瘤坏死因子。这种炎症特点与哮喘有着明显的不同。炎症反应在停止吸烟后仍持续存在，其机制并不清楚。

2. 蛋白酶/抗蛋白酶失衡　这是由于蛋白酶产量（或者活性）增加或抗蛋白酶失活（或者产生减少）所致。吸烟（以及其他危险因素）和炎症本身均可引起氧化应激，一方面触发炎性细胞释放多种蛋白酶，另一方面通过氧化作用使抗蛋白酶减少或失活。慢阻肺发病过程中主要的蛋白酶有中性粒细胞产生的蛋白酶（如弹性蛋白酶、组织蛋白酶 G、蛋白酶 -3）、巨噬细胞产生的蛋白酶（如组织蛋白酶 B、L、S）及各种各样的基质金属蛋白酶。慢阻肺发病过程中主要的抗蛋白酶有 α1 抗胰蛋白酶、分泌性白细胞蛋白酶抑制物和基质金属蛋白酶组织抑制因子。中性粒细胞弹力蛋白酶不仅引起肺实质破坏，也能促进黏液分泌和黏液腺增生。

3.氧化应激 目前已在吸烟者和慢阻肺患者的肺内、呼出气冷凝液和尿中检测出大量的、不同种类的氧化应激标志物，包括过氧化氢、一氧化氮和脂质过氧化反应产物异构前列腺素 F2a-Ⅲ。氧化应激通过多种途径促进慢阻肺发病：氧化多种生物分子从而导致细胞功能障碍或坏死，破坏细胞外基质，使关键的抗氧化反应失活（或者激活蛋白酶），或者增强基因表达（通过激活转录因子如核因子 -κB，或者通过促进组蛋白乙酰化）。

中医学认为，慢性阻塞性肺疾病总属本虚标实，虚实夹杂。发作期以标实为急，缓解期则以本虚为主。标实主要为外邪、痰浊、水饮、瘀血。早期以痰浊为主，渐而痰瘀并重，并可兼见气滞、水饮错杂为患。后期痰瘀壅盛，正气虚衰，标实与本虚并重。本虚为肺、脾、肾三脏虚损，但有偏重主次之不同。早期以气虚或气阴两虚为主，病位在肺、脾、肾，后期气虚及阳虚或可出现阴阳两虚，甚至阴竭阳脱之证，以肺肾为主。

【临床诊断】

一、西医诊断

（一）危险因素

1.吸烟史 长期大量吸烟史。

2.职业史、环境有害物质接触史。

3.室内外空气污染，如生物燃烧史。

4.家族史 慢阻肺有家族聚集倾向。

（二）临床表现

1.症状

（1）慢性咳嗽 常为首发症状。初起咳嗽呈间歇性，晨起为甚，后期早晚或整日均有咳嗽，但夜间咳嗽不明显。

（2）咳痰 通常咳白色黏液或泡沫样痰，偶带血丝，一般晨起较多；合并感染时痰量增多，常有脓性痰。少数病例咳嗽不伴咳痰。

（3）气短或呼吸困难 最主要的临床症状，早期于劳力时出现，后渐加重，日常活动甚至休息时也感气短。

（4）喘息和胸闷 部分患者，特别是重度患者常有喘息；胸部紧闷感通常于劳力后发生。

（5）全身性症状 体重下降、食欲减退、肌肉萎缩和活动障碍、精神抑郁和(或)焦虑等。

2.体征 早期体征可不明显。疾病进展可出现以下体征：

（1）视诊及触诊 缩唇呼吸；皮肤及黏膜发绀；呼吸变浅快；桶状胸，肋间隙增宽；并发右心功能不全时可见颈静脉充盈，肝-颈回流征阳性，肝脏肿大、双下肢水肿。

（2）叩诊 心浊音界缩小，肺肝界降低，叩诊呈过清音。

（3）听诊 两肺呼吸音可减低，呼气相延长，可闻及干啰音和（或）湿啰音；心音遥远，剑突部心音较清晰。

（三）辅助检查

1.肺功能检查 肺功能检查是判断气流受限的重复性较好的客观指标，对慢性阻塞性肺疾病（慢阻肺）的诊断、严重程度评价、疾病进展、预后及治疗反应等均有重要意义。气流受限是以 FEV1 和 /FEV1/FVC 来确定的。FEV1/FVC 是慢阻肺的一项敏感指标，可检出轻度气流受限。FEV1占预计值百分比是评价中、重度气流受限的良好指标，因其变异性小，易于操作，应作为慢阻肺的肺功能检查基本项目。患者吸入支气管舒张剂后的FEV1/FVC < 70%，可以确定为持续存在气流受限。目前已经认识到，正常情况下随着年龄的增长，肺容积和气流可能受到影响，应用FEV1/FVC < 70%，这个固定比值可能导致某些健康老年人诊断为轻度慢阻肺，也会对 < 45岁的成年人造成慢阻肺的诊断不足。因此，目前很难科学地确定用哪项标准诊断慢阻肺更合适。应用固定比值造成个别患者产生慢阻肺的误诊和诊断过度，其风险有限。因为肺功能仅仅是确立慢阻肺临床诊断的一项参数，其他参数包括症状和危险因素。

气流受限可导致肺过度充气，使肺总量、功能残气量和残气容积增高，肺活量减低。肺总量增加不及残气容积增加的程度大，故残气容积与肺总量之比增高。肺泡隔破坏及肺毛细血管床丧失可使弥散功能受损，一氧化碳弥散量（DLCO）降低，DLCO与肺泡通气量之比较单纯DLCO更敏感。深吸气量是潮气量与补吸气量之和，深吸气量与肺总量之比是反映肺过度膨胀的指标，在反映慢阻肺呼吸困难程度甚至预测慢阻肺生存率方面具有意义。

支气管舒张试验作为辅助检查，不论是用支气管舒张剂还是口服糖皮质激素（简称激素）进行支气管舒张试验，患者在不同的时间进行支气管舒张试验不能预测疾病的进展，也不能可靠预测患者对治疗的反应。目前气流受限的可逆程度没有作为慢阻肺的诊断条件，也未用于哮喘和慢阻肺的鉴别诊断。

2.胸部X线检查 X线检查对确定肺部并发症及其他疾病(如肺间质纤维化、肺结核等）鉴别具有重要意义。慢阻肺早期X线胸片可无明显变化，以后出现肺纹理增多和紊乱等非特征性改变：主要X线征象为肺过度充气：肺容积增大，胸腔前后径增长，肋骨走向变平，肺野透亮度增高，横膈位置低平，心脏悬垂狭长，肺门血管纹理残根状，肺野外周血管纹理纤细稀少等，有时可见肺大泡形成。并发肺动脉高压和肺源性心脏病时，除右心增大的X线特征外，还可有肺动脉圆锥膨隆，肺门血管影扩大及右下肺动脉增宽等。

3.胸部CT检查 CT检查一般不作为常规检查。但是在鉴别诊断时，CT检查有益，高分辨率CT对辨别小叶中心型或全小叶型肺气肿及确定肺大疱的大小和数量，有很高的敏感性和特异性，对预计肺大疱切除或外科减容手术等的效果有一定价值。

4.动脉氧饱和度（SPO2）监测和血气分析 慢阻肺稳定期患者如果FEV占预计值 < 40%，或临床症状提示有呼吸衰竭或右侧心力衰竭时应监测SPO2。如果SPO2 < 92%，应该进行血气分析检查。呼吸衰竭的血气分析诊断标准为海平面呼吸空气时 PaO_2 < 60mmHg（1mmHg = 0.133kPa），伴有不伴有 $PaCO_2$ > 50mmHg。

5.其他实验室检查 低氧血症（PaO_2 < 55mmHg）时血红蛋白和红细胞可以增高，血细胞比容 > 0.55可诊断为红细胞增多症，有些患者表现为贫血。患者合并感染时，痰涂片中可见大量中性粒细胞，痰培养可检出各种病原菌。

（四）鉴别诊断

慢阻肺应与哮喘、支气管扩张症、充血性心力衰竭、肺结核和弥漫性泛支气管炎等相鉴别，尤其要注意与哮喘进行鉴别。慢阻肺多于中年后起病，而哮喘则多在儿童或青少年初期起病；慢阻肺症状缓缓进展，逐渐加重，而哮喘症状起伏较大；慢阻肺多长期吸烟史和（或）有害气体和颗粒接触史，而哮喘伴有过敏体质、过敏性鼻炎和（或）湿疹等，部分患者有哮喘家族史。然而，应用目前的影像学和生理测定技术对某些慢性哮喘与慢阻肺患者进行明确的鉴别诊断是不可能的，这两种疾病可同时在少数患者中存在，应个体化应用抗炎药物和其他各种治疗方法。其余可能潜在的疾病通常容易与慢阻肺相鉴别。

（五）慢阻肺急性加重期的诊断

慢阻肺急性加重的诊断要依靠患者急性起病的临床过程，其特征是呼吸系统症状恶化超出日间的变异，并由此需要改变其药物治疗。主要表现有气促加重，常伴有喘息、胸闷、咳嗽加剧、痰量增加、痰液颜色和（或）粘度改变及发热等，也可出现全身不适、失眠、嗜睡、疲乏、抑郁和意识不清等症状。当患者出现运动耐力下降、发热和（或）胸部影像学异常时也可能为慢阻肺急性加重的征兆。气促加重，咳嗽痰量增多及出现脓性痰常提示有细菌感染。

与急性加重前的病史、症状、体征、肺功能测定、血气检测结果和其他实验室检查指标进行对比，对判断慢阻肺急性加重及其严重程度评估甚为重要。对于严重慢阻肺患者，意识变化是病情恶化和危重的指标，是否出现辅助呼吸肌参与呼吸运动，胸腹矛盾呼吸、发绀、外周水肿、右心衰竭和血流动力学不稳定等征象，也有助于判定慢阻肺急性加重的严重程度。

二、中医诊断

（一）稳定期

症候分类如下：

1. 肺气虚证

主症：咳嗽，乏力，易感冒。次症：喘息，气短，动则加重，神疲，自汗，恶风，舌质淡，舌苔白，脉细、沉、弱。

2. 肺脾气虚证

主症：咳嗽，喘息，气短，动则加重，纳呆，乏力，易感冒，舌体胖大、齿痕，舌质淡，舌苔白。次症：神疲，食少，脘腹胀满，便溏，自汗，恶风，脉沉、细、缓、弱。

3. 肺肾气虚证

主症：喘息，气短，动则加重，神疲，乏力，腰膝酸软，易感冒，舌质淡，舌苔白，脉细。次症：恶风，自汗，面目水肿，胸闷，耳鸣，夜尿多，咳而遗溺，舌体胖大、有齿痕，脉沉、弱。

4. 肺肾气阴两虚证

主症：咳嗽，喘息，气短，动则加重，乏力，自汗，盗汗，腰膝酸软，易感冒，舌质红，脉细、数。次症：口干，咽干，干咳，痰少，咳痰不爽，手足心热，耳鸣，头昏，头晕，舌质淡，舌苔少、花剥，脉弱、沉、缓、弦。

（二）慢阻肺急性加重期

症候分类如下：

1. 风寒袭肺证

主症：咳嗽，喘息，恶寒，痰白，清稀，舌苔薄、白，脉紧。次症：发热，无汗，鼻塞，流鼻涕，肢体酸痛，脉浮。

2. 外寒内饮证

主症：咳嗽，喘息气急，痰多，痰白稀薄、泡沫，胸闷，不能平卧，恶寒，舌苔白、滑，脉弦、紧。次症：痰易咳出，喉中痰鸣，无汗，肢体酸痛，鼻塞、流清涕，脉浮。

3. 痰热壅肺证

主症：咳嗽，喘息，胸闷，痰多，痰黄、白黏干，咳痰不爽，舌质红，舌苔黄、腻，脉滑、数。次症：胸痛，发热，口渴喜冷饮，大便干结，舌苔厚。

4. 痰浊阻肺证

主症：咳嗽，喘息，痰多，痰白黏，口黏腻，舌苔白、腻，脉滑。次症：气短，痰多泡沫，痰易咳出，胸闷，胃脘痞满，纳呆，食少，舌质淡，脉弦。

5. 痰热壅肺，气阴亏虚证

主证：气喘、动则喘甚，咳嗽，痰多黏稠、色黄，自汗，盗汗。次症：渴喜冷饮，口咽干燥，便秘，舌质红，苔黄腻，脉滑数。

6. 痰瘀阻肺，肺肾气虚证

主证：咳嗽，痰多、色白黏稠或呈泡沫，气喘不能平卧，动则喘甚，呼多吸少，气不得续，舌质暗。次症：喉间痰鸣，呕恶纳呆，自汗畏风，唇甲紫暗，舌质淡暗，苔白或腻，脉细滑或沉弱。

7. 正虚喘脱证

主证：喘逆甚剧，张口抬肩，鼻扇气促，端坐不能平卧，稍动则咳喘欲绝。次症：痰鸣，心慌动悸，烦躁不安，面青唇紫，汗出淋漓，肢冷，脉浮大无根，或有歇止，或模糊不清。

【防未病】

一、防慢阻肺发生，关注危险因素

引起慢阻肺的危险因素包括个体易感因素和环境因素，两者相互影响。

（一）个体因素

某些遗传因素可增加慢阻肺发病的危险性，即慢阻肺有遗传易感性。已知的遗传因素为 $\alpha 1-$ 抗胰蛋白酶缺乏，重度 $\alpha 1-$ 抗胰蛋白酶缺乏与非吸烟者的肺气肿形成有关，迄今我国尚未见 $\alpha 1-$ 抗胰蛋白酶缺乏引起肺气肿的正式报道。哮喘和气道高反应性是慢阻肺的危险因素，气道高反应性可能与机体某些基因和环境因素有关。

（二）环境因素

1. 吸烟 吸烟是慢阻肺最重要的环境发病因素。吸烟者的肺功能异常率较高，FEV1 年下降较快，吸烟者死于慢阻肺的人数多于非吸烟者。被动吸烟也可能导致呼吸道症状及慢阻肺的发生。孕妇吸烟可能会影响胎儿肺的生长及其在子宫内的发育，并对胎儿的免疫系统功能有一定影响。

2. 空气污染 化学气体（氯、氧化氮和二氧化硫等）对支气管黏膜有刺激和细胞毒性作用。空气中的烟尘或二氧化硫明显增加时，慢阻肺急性发作显著增多。其他粉尘也刺激支气管黏膜，使气道清除功能遭受损害，为细菌入侵创造条件。大气中直径 $2.5 \sim 10 \mu m$ 的颗粒物，即 PM（颗粒物质 particulate matter）2.5 和 PM10 可能与慢阻肺的发生有一定关系。

3. 职业性粉尘和化学物质 当职业性粉尘（二氧化硅、煤尘、棉尘和蔗尘等）及化学物质（烟雾、过敏原、工业废气和室内空气污染等）的浓度过大或接触时间过久，均可导致慢阻肺的发生。接触某些特殊物质、刺激性物质、有机粉尘及过敏原也可使气道反应性增加。

4.生物燃料烟雾　生物燃料是指柴草、木头、木炭、庄稼秆和动物粪便等，其烟雾的主要包括碳氢化合物颗粒与多环有机化合物等。使用生物燃料烹饪时产生的大量烟雾可能是不吸烟妇女发生慢阻肺的重要原因。生物燃料所产生的室内空气污染与吸烟具有协同作用。

5.感染　呼吸道感染是慢阻肺发病和加剧的另一个重要因素，病毒和（或）细菌感染是慢阻肺急性加重的常见原因。儿童期重度下呼吸道感染与成年时肺功能降低及呼吸系统症状的发生有关。

6.社会经济地位　慢阻肺的发病与患者的社会经济地位相关，室内外空气污染程度不同、营养状况等与社会经济地位的差异也有一定内在联系；低体重指数也与慢阻肺的发病有关，体重指数越低，慢阻肺的患病率越高。吸烟和体重指数对慢阻肺存在交互作用。

二、已知慢阻肺防急性加重，关注原因

（一）慢阻肺急性加重原因

慢阻肺急性加重可由多种原因所致，最常见的有气管、支气管感染，主要为病毒、细菌感染。部分病例急性加重的原因难以确定，一些患者表现出急性加重的易感性，每年急性加重≥2次，被定义为频繁急性加重。环境、理化因素改变，稳定期治疗不规范等均可导致急性加重。肺炎、充血性心力衰竭、心律失常、气胸、胸腔积液和肺血栓栓塞症等的症状酷似慢阻肺急性发作，需要仔细加以鉴别。

对于中、重度慢阻肺患者要在医生指导下，每天规范地使用药物治疗，以减少慢阻肺急性加重发生。其他预防措施有：

1.戒烟　是降低发生慢阻肺的危险和阻止疾病进展的最有效的方法之一。慢阻肺患者戒烟后可以明显延缓肺功能的减退，使咳嗽、气喘等症状好转，减少上感、支气管炎、肺炎的发生。戒烟是COPD患者控制病情的关键，而且可以降低发生肺癌的机会。

2.饮食调理　慢阻肺患者常伴有营养不良，耗损较多的热量和蛋白质。其饮食原则是高热量、高蛋白质、高维生素，少食肥腻之物，患者每天摄入的热量应在2500千卡以上，少量多餐。除普通谷米、面食外，增加牛奶、鸡蛋、瘦肉等蛋白质丰富食物的摄入。另外，B族维生素和维生素C可提高机体代谢能力，增进食欲；维生素A和维生素E可改善肺部防御功能，这些维生素在新鲜蔬菜水果中含量丰富。慢阻肺患者多有咳痰不尽，这与咳痰无力及水分丢失过多有关。因此患者需要大量饮水，每天饮水2000ml左右，使痰液稀释，利于咳出。但有心肺功能不全者不宜大量饮水。选食治痰之品（白果、雪梨、金橘饼、百合、银耳、胖大海等），少食滞痰之物（带鱼、臭豆腐、高糖类、高脂类食物），多用清蒸慢炖，少用油炸煎爆制作食物。

食疗：①豆腐、生萝卜、饴糖煮服——豆腐200克，生萝卜汁30毫升，饴糖或蜂蜜50克，每日一剂，分2次服。②川贝母、雪梨、猪肺煮服——川贝母10克、雪梨2个切片，猪肺250克切片。加冰糖少许，小火熬煮3小时后服用。③南瓜、红枣、红糖煮服，鲜南瓜500克去皮，红枣15～20枚去核、红糖适量，加水煮服，对支气管哮喘也宜。④藕汁，蜂蜜——鲜藕汁100～150毫升，蜂蜜15～30克，调匀内服，每日一剂，对肺热咳嗽、血

痰、咽干痛较好。⑤杏仁粥：杏仁60克去皮壳，研成泥状（或等量杏仁霜）加米煮成粥，也可再加猪肺同煮。

3.运动锻炼　患者应当做一些适合自己的运动，例如步行锻炼、呼吸体操、气功锻炼等，可以收到改善症状的效果。现推荐以下几种适合肺气肿患者的运动方法：

（1）腹式呼吸　患者卧床，双手掌压在腹部肚脐周围，呼气时双手向下稍用力压，腹部下陷；吸气时双手向上提起，腹部隆起。练习时应注意用鼻吸气，用口像吹口哨那样呼气。呼气时间要长，吸气时间要短，呼气与吸气时间之比约为2∶1。每天数次，每次10～15min。进行腹式呼吸训练可以增加横膈的上下活动，呼吸深长缓慢，从而明显地改善通气功能及换气功能。

（2）呼吸操　患者立正，双臂向上，向外展开，然后用鼻吸气。伴随着吸气的过程，双手慢慢向胸部靠拢，当吸气尽时，双臂交叉抱在胸前；接着便像吹口哨那样用口呼气，并收腹下蹲，身体前倾，提起双脚跟，还原，开始做第二遍。每天2次，每次5～10min。

（3）散步与慢跑　一般患者经过上述两种锻炼1～2周后，便可逐步进行散步、慢跑运动，活动范围扩大到户外，运动量应从小到大。距离可先从数百米开始，逐渐增加。有严重肺气肿合并有肺源性心脏病及半年内有自发性气胸的患者，不宜参加慢跑锻炼。

4.心理调整　首先积极控制患者病情，消除躯体痛苦及由此带来的不良心理刺激。其次，消除消极悲观态度及焦虑情绪，克服对疾病症状的恐惧心理，改善其依从性，从而能够积极配合治疗。同时医护人员要以自己的乐观情绪来影响患者，鼓励患者尽可能做一些力所能及的活动，指导进行体能锻炼，帮助患者提高活动能力。

5.保暖　春天慢阻肺患者要保暖以预防感冒、避免受凉。俗话说"寒从脚底起"，所以要特别注意"暖脚"。

6.室内通风　加强屋内的通风系统，在雾霾严重时，佩戴防霾口罩、应用空气净化设备、减少室外活动等措施，对预防慢阻肺的频发、加重有一定的作用。

7.家庭氧疗　对于慢性呼吸衰竭患者，长期吸氧可以增加生存时间。低流量吸氧（1～2L/min）12～15h/d，使动脉血氧分压至少达到60mmHg才能得到较好的氧疗效果。

8.冬病夏治　慢阻肺患者冬季发作加重，阳气不足，体质虚弱的虚寒证者，宜"冬病夏治"，达到预防发作或减少发作及减轻发病程度为目的。冬病夏治的最佳时间一般是每年夏季农历三伏天时期。

（二）慢阻肺冬病夏治

主要方法如下：

1.穴位敷贴　中药穴位敷贴主要是采用具有温阳散寒渗透作用的中药，如白芥子、细辛、白芷、甘遂等多味药物，将其磨成粉末，用姜汁调制成药饼，贴敷于人体特定的穴位，如天突、肺俞、大杼、膏肓等，通过透皮吸收方式，使药物有效成分进入人体，发挥治疗作用，也可配合微波照射或电离子导入增强其作用。

2.穴位注射　主要是采用具有温阳补肾、纳气定喘作用的纯中药针剂等，注射于具有调节机体免疫功能作用的穴位，如足三里穴位，通过针刺、药液对穴位的渗透刺激作用与药物治疗的双重作用，起到扶正固本、防病治病的作用。

3.内服中药　运用中医辨证论治理论，根据患者不同的体质状况，予以益肺健脾补肾等扶正固本为主治疗，从而提高患者免疫功能，预防或减少疾病发作，控制病情进展。

4.冬病夏治注意事项　接受冬病夏治的患者要治养结合才能达到最佳效果。如要远离空调或空调温度不要太低；少食寒凉饮食；生活规律，保持睡眠充足和乐观的情绪；适度锻炼，增强体质。另外，根据病情按需使用其他治疗药物。

5.预防接种　对于经常急性加重的慢阻肺患者每年接种一次流感疫苗和每5年接种一次肺炎链球菌疫苗，可避免或减轻流感和肺炎链球菌肺炎发生。

6.所有的慢阻肺患者在居室平地行走，出现呼吸困难时，康复治疗对其有益。

7.药物预防　应用长效吸入支气管扩张剂联合或不联合吸入糖皮质激素治疗、使用磷酸二酯酶4抑制剂治疗等都可以减少急性加重和住院的次数。

我国的研究显示，小剂量减少患者的急性加重。长期口服具有抗炎、抗氧化作用的祛痰药物，例如羧甲半胱氨酸，应用免疫调节剂等治疗慢阻肺也可显著减少患者急性加重的发生，降低严重程度及急性加重频率。

【治已病】

一、西医治疗

慢阻肺的治疗目标包括近期目标（减轻症状、增加运动耐量和提高生活质量）和远期目标（减少急性发作、减缓肺功能的减退和降低死亡率），近期目标和远期目标同样重要。目前大多数患者关注的是减轻症状，而忽略了对急性加重的预防，应给予积极纠正。

（一）稳定期治疗

稳定期治疗包括非药物治疗和药物治疗。

1.非药物治疗

（1）戒烟　可在最大程度上影响慢阻肺自然进程，医生应鼓励所有患者戒烟。

（2）预防吸烟　鼓励综合控烟措施。

（3）防治职业粉尘接触　强调一级预防，最好在工作场所消除或减少各种粉尘污染；二级预防，即加强监管和早期检测也是非常重要的。

（4）防治室内空气和大气污染　应采取措施以减少或避免在通风不良的住所中烹饪和取暖而燃烧生物燃料。呼吁患者关注空气质量公告，并根据病情严重程度，避免在室外进行剧烈运动或留在空气污染的室内。

（5）体育活动　所有慢阻肺患者均可从规律的体育活动中获益，医生应反复鼓励患者运动。

（6）其他治疗

①康复治疗　任何疾病阶段的患者均可从康复运动训练项目中获益，改善运动耐力、呼吸困难和疲劳症状。

②氧疗　对于慢性呼吸衰竭、合并严重的静息状态下低氧血症的患者，长期氧疗（每天大于15h）可提高生存率。

③辅助氧气治疗　联合无创氧气和长期氧疗可能对一部分患者有用，特别是明显的日间高碳酸血症患者。该治疗可能有改善生存率的作用，但不能提高生活质量。

④手术治疗　对于经过适当选择的、非常严重的慢阻肺患者，肺移植术可以改善生活质量和肺功能。

2.药物治疗

（1）支气管扩张剂 这类药物是控制慢阻肺症状的主要治疗措施。主要包括 β_2 受体激动剂和抗胆碱能药，首选吸入治疗。

短效制剂适用于各级慢阻肺患者，按需应用可缓解症状；长效制剂适用于中度以上患者，规律应用可预防和减轻症状，缓解急性加重，增加运动耐量。规律应用长效支气管扩张剂（无论是长效 β_2 受体激动剂 LAMA 还是长效抗胆碱药 LABA）比短效支气管扩张剂更方便、更有效，并且可以显著改善患者的生活质量。

（2）吸入糖皮质激素 在第 1 秒用力呼气容积占预计值百分比（FEV1%pred）< 60% 的慢阻肺患者中，规律吸入糖皮质激素治疗可改善症状、改善肺功能、提高生活质量、降低急性加重频率。但是吸入糖皮质激素可能增加肺炎的发生风险，同时，吸入糖皮质激素治疗停药可能导致一部分患者发生急性加重，不建议长期单一吸入糖皮质激素治疗。

（3）吸入糖皮质激素 / 支气管扩张剂治疗 对于中度至非常严重的慢阻肺患者，联合吸入糖皮质激素和长效 β_2 受体激动剂疗效优于各自单用，更有利于改善肺功能和健康状况，减少急性加重的发生。联合治疗可能增加肺炎的发生风险。长效 β_2 受体激动剂 / 吸入糖皮质激素联合噻托溴铵可能有额外获益。

（4）口服糖皮质激素治疗不建议长期应用。

（5）磷酸二酯酶 4（PDE-4）抑制剂 该类药物可减少慢阻肺急性加重的发生。

（6）其他药物治疗

①疫苗 慢阻肺患者接种流感疫苗可降低疾病的严重性，降低死亡率。建议年龄 ≥ 65 岁或 < 65 岁伴 FEV1%pred < 40% 的慢阻肺患者接种肺炎球菌多糖疫苗，可减少社区获得肺炎的发生。

② α_1 抗胰蛋白酶补充疗法 对于 α_1 抗胰蛋白酶缺乏不相关的慢阻肺患者，不建议用此法治疗。

③抗生素 用于治疗慢阻肺感染性加重以及其他细菌感染。不建议常规应用抗生素治疗。

④祛痰药 对某些痰液黏稠的患者可能有一定作用。

⑤镇咳药 不建议使用。

⑥血管扩张药剂 稳定期慢阻肺患者禁用一氧化氮；不建议应用内皮素调节剂治疗慢阻肺合并肺动脉高压。

（二）急性加重期治疗

1.控制性氧疗 可采用鼻导管、文丘里（Venturi）面罩，目的使 SaO_2 > 90%（PaO_2 ≥ 60mmHg）而不使 $PaCO_2$ 上升超过 10mmHg 或 pH < 7.25。氧疗后 30min 应复查血气以确认氧合满意而未引起 CO_2 潴留或酸中毒。一般鼻导管吸氧 2 ~ 3L / min。

2.抗生素 当患者呼吸困难加重，咳嗽伴有痰量增加及脓性痰时，应根据患者所在地常见病原菌类型及药物敏感情况积极选用抗生素。如 β 内酰胺类（青霉素类、头孢菌素类）、大环内酯类、氟喹诺酮类、氨基糖苷类等。在有条件的医疗机构，应作痰培养、药敏和尽早做痰革兰染色，为选用抗生素提供资料。

3.茶碱类 轻度：①氨茶碱 0.1g，3 次 / 日，口服；②茶碱缓释片 0.4g，1 次 / 日，睡前口服。中、重度：氨茶碱 0.25g 加入 250ml 液体中，2 次 / 日，静脉滴注。

4. 短效 β_2 受体激动剂　①特布他林气雾剂 2 喷 / 次，3 次 / 日，吸入。②沙丁胺醇气雾剂 2 喷 / 次，3 次 / 日，吸入。

5. 抗胆碱药物　溴化异丙托品 1 ~ 3 喷 / 次，3 ~ 4 次 / 日，吸入。

6. 祛痰药　盐酸氨溴索（沐舒坦）每次 30mg，3 次 / 日，静脉注射。

7. 糖皮质激素　在应用支气管扩张剂的基础上加用，症状好转后需迅速减量。①泼尼龙：30 ~ 40mg/d，连续 10 ~ 14 天口服。②甲泼尼龙（甲基强的松龙）：每次 40mg，1 ~ 3 次 / 日，静脉注射，连续 5 ~ 7 天。不主张大剂量使用激素。

8. 机械通气

（1）无创性机械通气　选用标准：①中至重度呼吸困难，伴辅助呼吸肌参与呼吸并出现胸腹矛盾运动；②中至重度酸中毒（pH7.30 ~ 7.35）和高碳酸血症（$PaCO_2$45 ~ 60mmHg）；呼吸频率 > 25 次 / 分。神志清楚、呼吸规律、分泌物较少的患者符合其中两项且无禁忌证者可试用。

（2）有创性机械通气　在积极药物治疗的条件下，患者呼吸衰竭仍进行性恶化，出现危及生命的酸碱异常和（或）神志改变时宜用有创性机械通气治疗。

9. 全身支持治疗　注意水电解质平衡。

10. 长期使用广谱抗生素和激素易继发真菌感染，宜采用预防性抗真菌措施。

（三）个体化处置

（1）慢阻肺加重早期、病情较轻的患者，给予抗感染、解痉、平喘等初步治疗后，症状好转者可院外治疗。

（2）经上述治疗无效，要留观察室接受进一步观察治疗。

（3）患者症状显著加剧，出现了发绀、外周水肿等新体征，有严重的伴随疾病，诊断不明确及高龄患者，需入院治疗。

（4）患者对初始治疗反应不佳，出现精神症状，经氧疗和无创正压通气后，低氧血症仍持续或恶化和（或）高碳酸血症（$PaCO_2$ > 70mmHg）严重或恶化和（或）呼吸性酸中毒（pH < 7.30）严重或恶化，应收入 ICU 病房治疗。

治疗中注意事项

（1）体弱无力，咳痰费力及痰量较多的患者，应避免使用强镇咳药，如可卡因等。

（2）积极排痰治疗（如用刺激咳嗽、叩击胸部，体位引流等方法）是疾病治疗的重要部分，需要特别注意。

（3）氨茶碱静脉推注或滴注速度过快，可导致烦躁不安、惊厥、心律失常、血压剧降，甚至心跳、呼吸骤停等，故必须稀释后缓慢注射。有条件应监测血药浓度。

（4）慎用地西泮等镇静药，以免抑制呼吸，引发肺性脑病。

（5）肺炎链球菌、流感嗜血杆菌以及卡他莫拉菌是慢阻肺加重最常见的病原菌。抗感染治疗时，如患者对最初选择的抗生素反应欠佳，应及时根据痰培养及抗生素敏感试验指导临床治疗。

总之，急性加重期治疗，首选支气管扩张剂、全身用糖皮质激素和抗菌药物可加快疾病康复。

二、中医治疗

（一）稳定期

慢阻肺总属本虚标实，虚实夹杂。稳定期以本虚为主，本虚为肝、脾、肾三脏虚损，但有偏重、主次之不同。

1.中药辨证论治

（1）肺脾气虚证

治法：补肺健脾。

方药：补肺健脾方。党参15克，黄芪30克，白术15克，茯苓15克，紫菀10克，浙贝母15克，杏仁9克，薤白10克，枳壳10克，地龙15克，淫羊藿15克，陈皮10克，炙甘草6克。

临证加减：偏阳虚怕冷者，加桂枝12克，干姜10克；脘腹胀闷，加木香6克，白蔻仁10克，食少纳差者，加鸡内金20克，炒麦芽30克；大便秘结，加瓜蒌仁30克，枳实10g。

（2）肺肾气虚证

治法：益气补肺，纳气定喘。

方药：补肺益肾方。党参20克，黄芪30克，茯苓15克，五味子15克，熟地黄12克，沉香3克，紫菀15克，淫羊藿30克，补骨脂15克，山萸肉15克，紫石英15克，山药30克，白术15克，陈皮12克，川芎15克，苏子12克，甘草6克。

加减：肾阳虚甚者，加制附子6克（先煎），肉桂10克等。食少纳差者，加鸡内金20克，炒麦芽30克，大便秘结，加瓜蒌仁30克，肉苁蓉30克。

（3）肺肾气阴两虚证

治法：益气养阴补肺，滋肾纳气定喘。

方药：益肺滋肾方。太子参15克，黄芪30克，熟地黄12克、天冬和麦冬各30克，五味子15克，百合30克，山萸肉15克，枸杞子30克，女贞子15克，苏子10克，赤芍15克，川贝母10克，陈皮15克，甘草6克。

临证加减：手足心热，盗汗甚者加鳖甲15克，龟板15克，知母15克，地骨皮15克，食少纳差者，加鸡内金20克，炒麦芽30克；大便秘结，加瓜蒌仁30克，厚朴10克。

2.中成药

（1）肺脾气虚证　参苓白术颗粒10克/次，每日3次，口服；玉屏风颗粒9克/次，每日3次，口服；健脾丸、补中益气丸8粒/次，每日3次，口服。

（2）肺肾气虚证　可选择回力口服液30ml/次，每日3次，口服；金水宝胶囊、蛤蚧定喘胶囊每次3粒，每日3次，口服。

（3）肺肾气阴两虚证

黄芪生脉饮30ml/次，每日3次，口服；六味地黄丸8粒/次，每日3次，口服。知柏地黄丸8粒/次，每日3次，口服。生脉注射液或参麦注射液静脉滴注。

（二）急性加重期

1.应急措施　慢阻肺急性加急期出现呼吸衰竭和其他严重并发症时，应积极采取措施予以救治。

（1）出现口唇、手指、甚至颜面发绀的患者，立即给予吸氧。

（2）痰热蒙闭清窍者，可用醒脑静注射液 20～40ml/次或清开灵注射液 20～40ml/次静脉滴注，每日 1 次。

（3）出现喘脱的患者可以选择具有扶正作用的中药注射液，如参附注射液 50～100ml、参麦注射液 20～40ml、生脉注射液 20～40ml 静脉注射。

（4）出现呕血、便血者，给予云南白药 0.5～1 克，白芨粉 5～10 克/次，每日 2 次冲服或鼻饲。

（5）高热不退者，给予清开灵注射液 20～40ml 或痰热清注射液每日 20ml/次，静脉滴注，每日 1 次，或羚羊角粉 3～6 克/次，每日 2 次冲服或鼻饲。

2. 中药辨证论治

（1）痰热壅肺证

治法：清肺化痰，降逆平喘。

方药：清肺平喘汤。桑白皮 15 克，苏子 10 克，炙麻黄 9 克，黄芩 15 克，半夏 9 克，山栀子 10 克，炒杏仁 9 克，川贝 10 克，芦根 30 克，胆南星 10 克，紫菀 15 克，鱼腥草 30 克，甘草 6 克。

临证加减：咳痰带血者，加白茅根 30 克，侧柏叶 15 克等；胸痛明显者，加延胡索 20 克，赤芍 30 克，郁金 15 克；咳痰腥味者，加金荞麦根 30 克，生薏苡仁 30 克，冬瓜仁 30 克；喘息甚者，加炒葶苈子 30 克，地龙 20 克，射干 10 克；大便秘结，加大黄 10 克，瓜蒌仁 30 克；热盛伤津者，加麦冬 15 克，天花粉 20 克，玄参 15 克；舌暗红或有瘀点、瘀斑等血瘀征象者，加赤芍 30 克，丹皮 30 克，地龙 15 克等。

（2）痰浊阻肺证

治法：化痰祛瘀，降气平喘。

方药：祛痰平喘汤。炙麻黄 10 克，苏子 15 克，葶苈子 30 克，胆南星 10 克，陈皮 10 克，法半夏 9 克，薏苡仁 30 克，皂刺 10 克，白芥子 10 克，赤芍 20 克，川芎 20 克，炒莱菔子 15 克，云苓 10 克，白术 10 克，甘草 3 克。

临证加减：胸中胀闷甚，加薤白 10 克，枳壳 10 克；痰从寒化者，加桂枝 12 克，干姜 10 克，细辛 3 克；脘腹胀闷，加木香 6 克，白蔻仁 10 克；食少纳差者，加鸡内金 20 克，炒麦芽 30 克；大便秘结，加大黄 10 克，瓜蒌仁 30 克，枳实 10 克。

（3）风寒束肺，痰浊壅塞证

治法：宣肺散寒，平喘化痰。

方药：小青龙汤加减。炙麻黄 9 克，桂枝 12 克，白芍 15 克，细辛 3 克，干姜 10 克，五味子 15 克，半夏 9 克，白芥子 15 克，苏子 15 克，紫菀 15 克，前胡 15 克，甘草 6 克等。

临证加减：痰多、舌苔白厚腻者，加厚朴 9 克，茯苓 15 克，苍术 10 克；若风寒入里化热者，加生石膏 30 克或黄芩 15 克，桑白皮 20 克；往来寒热不解者，宜与小柴胡汤同用。

（4）痰瘀阻肺，肺肾气虚证

治法：祛痰化瘀平喘，益气补肺温肾

方药：金水定喘汤。葶苈子 30 克，苏子 15 克，黄芪 30 克，胆南星 10 克，陈皮 12 克，清半夏 9 克，云苓 15 克，白术 20 克，淫羊藿 30 克，补骨脂 15 克，山茱萸 15 克，山药 30 克，川芎 15 克，丹皮 15 克，白芥子 10 克，甘草 6 克。

临证加减：痰多稀薄、舌苔白厚腻者，加厚朴 9 克，桂枝 10 克，苍术 10 克；瘀血明显者可加当归 15 克，红花 10 克；咳喘甚者加炙麻黄 9 克，射干 10 克。

（5）正虚喘脱证

治法：扶阳固脱。

方药：参附汤。人参 15～30 克，制附子 10 克。急煎频服。

生脉饮。西洋参 15～30 克，麦冬 30 克，五味子 15 克，急煎频服。

2. 中成药

（1）痰热壅肺证　可选择痰热清注射液 20ml／次加入 0.9% 生理盐水注射液或 5% 葡萄糖注射液 250ml 静脉滴注，每日 1 次。麻杏苓龙合剂 30ml／次，每日 3 次，口服。葶贝胶囊每次 4 粒，每日 3 次，口服。鲜竹沥口服液 20～30ml，每日 3 次，口服等。

（2）痰浊阻肺证　苏子降气丸，6 克／次，每日 3 次，口服。麻蒌合剂 30ml／次，每日 3 次，口服。

（3）风寒束肺，痰浊壅塞证　可选择一种具有散寒化痰功效的中药口服。如麻蒌口服液 20ml／次，每日 3 次，口服。桂龙咳喘宁胶囊，5 粒／次，每日 3 次，口服。若表寒里热证可选用麻杏苓龙合剂 30ml／次，每日 3 次。

（4）痰瘀阻肺，肺肾气虚证　可选择苏子降气丸、桂龙咳喘宁胶囊、麻蒌合剂等具有化痰平喘功能的药，联合血府逐瘀口服液 20ml／次，每日 3 次，口服以活血化瘀；回力口服液 30ml／次，每日 3 次，口服；肾气丸 8 粒／次，每日 3 次，金水宝胶囊等口服。偏阳虚者也有应用参附注射液。

（5）正虚喘脱证　中成药：阳脱者静脉滴注参附注射液 40～100ml／次，每日 1 次。阴脱者，静脉滴注生脉注射液 30～60ml／次，每日 1 次。

【法医学鉴定】

慢阻肺死亡医疗纠纷法医学鉴定

实例资料示：

案情摘要

摘自某人民法院判决书：2002 年 2 月 7 日下午 3 时左右，患者蒋某某（男性，1934 年 7 月出生）因胸闷、气喘去职工医院就诊，经诊断为慢性支气管炎急性发作，采取 50% 葡萄糖 40ml+ 氨茶碱 0.5 静脉推注及氧气进行治疗并嘱转院。同日下午 5：30Pm 左右蒋某某转至某市二院门诊，后住入某市二院内科治疗。入院诊断：蒋某某患有慢性支气管炎急性发作、慢性阻塞性肺气肿、慢性肺源性心脏病、呼吸衰竭Ⅱ型、心功能Ⅳ级。随后被告采取治疗措施，静脉滴注氨茶碱药物。在治疗过程中，蒋某某出现呼吸困难。经进一步治疗，病情未见好转，当晚 12：00Pm 左右蒋某某心脏停止跳动后死亡。

蒋某某亲属认为，蒋某某的死亡与被告在治疗过程中过量注射氨茶碱和未及时采取相关急救措施所致。庭审中双方争议的焦点是被告在给蒋某某治疗中使用的氨茶碱剂量，原告提交丁某某主治医生在 2004 年 4 月 18 日手写的用药记录，氨茶碱剂量为 0.5g；在被告提交的住院病历的（医嘱）记载的氨茶碱剂量为 0.25g。

某人民法院于 2006 年 1 月 5 日委托我所对医方医疗行为（包括用药剂量）与患者死亡之间是否存在因果关系及是否存在医疗过错进行鉴定。

书证摘要

1.2002 年 2 月 7 日，某职工医疗保险证（由家属蒋某签字的"病历为某市二院诊所"）记载摘抄：

2002 年 2 月 7 日 (3:00Pm) 胸闷、哮喘加重 1 天，体检：神清、端坐位，口唇发绀，呼吸较促，听两肺布满干湿啰音，心率 100 次 / 分，律齐，无杂音，全身水肿，余（-）。印象：慢性支气管炎急性发作。

Rx：① 50% GS 40ml+ 氨茶碱 0.5 静脉推注，st；②低流量吸氧；③转院。

2.2002 年 2 月 7 日，某市二院住院病案记载摘抄：

患者蒋某某入院日期 2002 年 2 月 7 日 5:30 Pm，代诉反复咳痰、哮喘 20 年，加重半天，在当地诊所吸氧后转入本院。门诊诊断"慢性支气管炎急性发作"。体检：体温 36.2℃，脉搏 85 次 / 分，呼吸频率 24 次 / 分，血压 24 / 14kPa。双瞳孔等大、等圆，口唇发绀、气管居中，颈静脉怒张、桶状胸、肋间隙增宽，两肺呼吸音粗，可闻及大量干湿啰音，双下肢可凹性水肿。入院诊断：1. 慢性支气管炎急性发作；2. 慢性阻塞性肺气肿；3 慢性肺源性心脏病，呼吸衰竭 II 型，心功能 IV 级。

3.2003 年 11 月 20 日，某市医学会医疗事故技术鉴定书记载摘抄：按照患者入院时的诊断，有使用氨茶碱的临床指征。蒋某某的氨茶碱使用剂量、方法在安全范围。氨茶碱的实际使用剂量应以病历原件记录为准。该危重患者的诊治中未进行病危告知义务、未进行相关急诊辅助检查、病历记录不够完整等不足之处，但与死亡无直接的因果关系。

4.2005 年 1 月 20 日，某省医学会医疗事故技术鉴定书记载摘抄：患者入院的诊断，有使用氨茶碱的指征。根据病历原件记载，蒋某某的氨茶碱使用剂量，方法在安全范围。二院在危重患者的诊治中，未进行病危告知义务，未进行相关急诊辅助检查，病历记录不够完整等不足之处，但与死亡无直接的因果关系。

分析说明

在缺乏尸体解剖和病理组织学检查资料的条件下，现仅根据提供的病案资料及其他相关材料分析说明如下：

1. 关于蒋某某疾病诊断和病情演变问题

蒋某某于 2002 年 2 月 7 日 (时间下午 3 时左右) 因胸闷、气喘加重 1 天去职工医院就诊。查体：神清、端坐位、口唇发绀、呼吸较促，两肺布满干、湿性啰音、心率 100 次 / 分，律齐，全身水肿。于当天 5:30Pm 去某市二院就诊住院。代主诉：反复咳、痰、喘 20 余年，加重半天。查体：脉搏 85 次 / 分，呼吸 24 次 / 分。血压 24 / 14kPa，神清，高枕位、口唇发绀，颈静脉怒张，两肺可闻及大量干、湿性啰音及哮鸣音，心率 85 次 / 分，律齐，双下肢水肿。诊断：1. 慢性支气管炎急性发作；2. 慢性阻塞性肺气肿；3. 慢性肺源性心脏病；呼吸衰竭（II）型，心功能 IV 级。由此可以说明，蒋某某所患原发疾病病程长，病情危重，临床症象错综复杂，瞬息万变，客观上给医方急救治疗带来一定困难。

2. 关于蒋某某疾病实验室检查和治疗问题

蒋某某于 2002 年 2 月 7 日（时间下午 3 时左右）在职工医院就诊，诊断慢支急性发作，给予 50% 葡萄糖 40ml+ 氨茶碱 0.5 静脉推注；低流量吸氧；转院。同日 5:30Pm 转入二院，在医嘱单上记载给予 5% 葡萄糖注射液 250ml+ 氨茶碱 0.25g+ 可拉明 3 支 + 洛贝林 3 支 +

地塞米松 5mg 静脉滴注（在 2002 年 4 月 18 日由丁某某医生出具的内科护理常规中记载：5% 葡萄糖注射液 250ml+ 氨茶碱 0.5g 静脉滴注）。9:40Pm 续 5% 葡萄糖注射液 300ml+ 可拉明 3 支 + 洛贝林 3 支 + 地塞米松 5mg 静脉滴注，速尿 20mg 静脉注射，5% 葡萄糖注射液 250ml + 阿奇霉素 0.5g 静脉滴注，每日一次。12:00Pm 蒋某某突然出现呼吸困难及心跳骤停，立即给予肾上腺素 2mg 静脉推注及捶击复律，自主呼吸及心跳未能恢复。

病案中未见有血液基本检查、血液气体分析、酸碱平衡和电解质测定、胸部 X 线检查以及心电图检查报告单。未见有病危告知书。病程记录不规范、不详细。

由此可以说明：①某市二院在对蒋某某的诊治过程中未履行病危告知义务，临床观察不严密、不仔细，未进行相关的实验室辅助检查，这样就难以及时采取有效的针对性措施，为治疗基础疾病和诱发因素如感染赢得时间。②某市二院按照蒋某某入院诊断，具有使用氨茶碱的临床适应证：按照提供的资料所见，蒋某某在 2 月 7 日下午去某市二院前首次接受氨茶碱 0.5g 静脉推注，在转至二院后可能被使用的氨茶碱剂量为 0.25 ~ 0.5g，是通过 5% 葡萄糖注射液 250ml 内静脉滴注，该氨茶碱剂量是在成人常用量范围内，且使用方法（静脉滴注）适当。若经委托人查证核实某市二院确实使用氨茶碱 0.5g 加入 5% 葡萄糖注射液中静脉滴注，则表明某市二院在使用氨茶碱时未注意到在一位患慢性阻塞性肺疾病、肺源性心脏病、充血性心力衰竭、感染的老年人，可延长氨茶碱半衰期（清除率减低），用量应减少。在有条件的医疗机构，若能定时监测氨茶碱血浆药物浓度，制定个体化给药方案，则可发挥氨茶碱的治疗效果，还可减少不良反应。

综上所述，蒋某某死亡的根本原因是自身基础疾病发生演变的结果；某市二院在急救危重疾病时存在不足，对蒋某某的死亡结果产生一定影响（轻微因果关系）。

鉴定结论

被鉴定人蒋某某患有慢性阻塞性肺疾病（COPD）急性加重，并发肺源性心脏病，呼吸衰竭（Ⅱ）型，心功能Ⅳ级。死亡的根本原因是自身基础疾病发生演变的结果；某市二院在急救危重疾病时存在不足，对蒋某某的死亡后果产生一定影响（轻微因素）。

第四节 深静脉血栓形成与肺栓塞

【概述】

深静脉血栓形成（DVT）是血液在深静脉内不正常凝结引起的病症、多发生于下肢。血栓脱落可引起肺栓塞（PE），合称为静脉血栓栓塞症（VTE）。深静脉血栓形成是常见的一种病症、后果主要是肺栓塞和深静脉血栓形成后综合征，严重者可导致死亡和显著影响生活质量。

深静脉血栓形成的临床分期：急性期：指发病后 7h 以内；亚急性期：指发病第 8h ~ 30 天（1 个月）；慢性期：发病 30 天以后。早期包括急性期和亚急性期。

一、病因

（一）深静脉血栓形成的病因

血栓形成的三要素为血管壁改变、血液成分改变以及血液流变学的变化，血液的正常状态是通过血管内皮系统，凝血和纤溶系统之间的相互作用及调控来完成，其中任一因素发生异常均可能出现病理性出血或血栓形成。

深静脉血栓形成的危险因素包括原发性和继发性危险因素。原发性危险因素由遗传变异引起，包括 V 因子突变、蛋白 C 缺乏、蛋白 S 缺乏和抗凝血酶缺乏等，临床上常以反复静脉血栓栓塞为主要临床表现。继发性危险是指后天获得的易发生深静脉血栓形成的多种病理生理异常，包括骨折、创伤、手术、恶性肿瘤和口服避孕药等。上述危险因素可单独存在，亦可同时存在，有协同作用。

中医学认为，深静脉血栓在中医学中属"脉痹"，证属血瘀证，是由于下肢骨折或大手术后，患者因疼痛、肢体活动减少等造成血流缓慢，瘀血阻滞经脉，血行不畅，气滞血瘀，故有肢体疼痛，瘀血留于皮下则肢体肿胀。同时因老年患者多伴气虚，气为血之帅，气虚无力推动血液运行，更进一步加重局部瘀血，故老年患者多见。本病的主要临床表现是下肢肿胀。《素问·至真要大论》曰："诸湿肿满，皆属于脾。"据此认为本病的发生与脾关系密切，若脾失运化，水湿内困，湿郁化热，浸淫血脉，脉络瘀阻，则致成本病。

（二）肺栓塞的病因

肺栓塞（PE）是以各种栓子阻塞肺动脉系统为其发病原因的一组疾病或临床综合征的总称，包括肺血栓栓塞症（PTE）、脂肪栓塞综合征、羊水栓塞、空气栓塞等。

肺血栓栓塞症为来自静脉系统或右心的血栓阻塞肺动脉及或其分支所致的疾病，以肺循环和呼吸功能障碍为其主要临床和病理生理特征。

肺血栓栓塞症为肺栓塞最常见的类型，占肺栓塞中的绝大多数（约 90% 以上），通常所称的肺栓塞即指肺血栓栓塞症。

引起 PTE 的血栓主要来源于深静脉血栓形成（DVT）。肺血栓栓塞症常为深静脉血栓形成的并发症。深静脉血栓形成与肺血栓栓塞症为同一疾病过程在不同部位、不同阶段的两种表现形式，两者共属于静脉血栓栓塞症（VTE）。老年肺血栓栓塞症，即老年人患的肺血栓栓塞症。老年肺血栓栓塞症的发病机制如下：

第一，老年人血管壁弹性减退，血管内膜斑块形成、脱落、血流缓慢等。

第二，老年人多合并各种基础疾病，例如糖尿病、冠状动脉粥样硬化性心脏病（冠心病）、恶性肿瘤、高脂血症等，均可导致血黏度增加。

第三，老年人活动量减少，坐位或卧床时间明显延长，这些都可促使静脉血栓形成。

二、老年肺血栓栓塞症的病理生理改变

肺栓塞发病病因为周围静脉中的栓子或右心系统内的栓子脱落，随血流阻塞肺动脉而造成。

1.栓塞部位　大多急性肺动脉栓塞可累及多支肺动脉，栓塞的部位以右肺多于左肺，下叶多于上叶，少见栓塞在右或左肺动脉主干或骑跨在肺动脉分叉处。

2.病理生理机制　肺栓塞后引起生理死腔增加，通气血流比值失调，导致低氧血症的产生。同时，由于肺动脉血管床阻塞，诱发肺动脉高压，右心室后负荷增加，从而导致右心室扩大，发生右心功能不全。左心室前负荷减少，心搏出量减少，发生血流动力学改变，可出现低血压、休克和心肌损伤等。

3.老年肺血栓栓塞症临床特点　老年肺血栓栓塞症的临床特点为症状多种多样且缺乏特异性。由于反应比较迟钝，且表现多不典型，常会导致误诊漏诊。老年肺血栓栓塞症患者常见的症状有活动后呼吸困难、胸痛（多数为胸膜性疼痛，少数为心绞痛发作）、咯血、咳嗽、咳痰、晕厥。呼吸困难是老年肺血栓栓塞症患者常见的症状，晕厥在老年肺血栓栓塞症患者中的发生率远高于青年人。

不少老年肺血栓栓塞症患者还表现有非特异性的症状，包括持续低热，精神状态变化，无呼吸道症状或类似呼吸道感染表现。常见临床表现为发热、呼吸变快、心率增加（＞100次/分）、突发心房颤动、肺部可闻及哮鸣音、湿啰音和胸膜摩擦音。P2亢进、胸骨左缘第2肋间可闻及收缩期杂音等。颈静脉充盈、搏动及下肢深静脉血栓形成所导致的肿胀、压痛、僵硬、色素沉着和浅静脉曲张等。

中医学认为，中医没有肺血栓栓塞症的病名，肺血栓栓塞症在中医学中根据临床表现不同可归属于胸痹、喘证、血证、厥证等范畴。临床大量研究显示肺栓塞常继发于创伤、术后、长期卧床等诱因引起深静脉血栓形成。中医认为久卧伤气，金刃损伤耗气伤血，气虚则血瘀，瘀血阻络，气血津液运行不畅，留津为痰为毒，痰浊瘀毒随经而行，闭阻心肺，心不主血脉，肺治节失调，气血运行不畅而发为本病。

【临床诊断】

一、深静脉血栓形成

（一）西医诊断

1.临床表现

（1）症状　患肢肿胀、疼痛、活动后加重，抬高患肢可好转。偶有发热、心率加快。

（2）体征　血栓远端肢体或全肢体肿胀是主要特点，皮肤多正常或轻度瘀血，重症可呈青紫色，皮温降低。如影响动脉，可出现远端动脉减弱或消失。血栓发生在小腿肌肉静

脉丛时，可出现血栓部位压痛（Homans 征和 Neuhof 征阳性）。

Homans 征：患肢伸直，踝关节背屈时，由于腓肠和比目鱼肌被动牵拉刺激小腿肌肉内病变的静脉，引起小腿肌肉深部疼痛，为阳性。

Neuhof 征（即腓肠肌压迫试验）：刺激小腿肌肉内病变的静脉，引起小腿肌肉深部疼痛，为阳性。

后期血栓机化，常遗留静脉功能不全，出现浅静脉曲张、色素沉着、溃疡、肿胀等，称为深静脉血栓形成后综合征（post thrombosis syndrome，PTS）。

血栓脱落可引起肺动脉栓塞的表现。

（一）辅助检查

1.阻抗体积描记测定　对有症状的近端深静脉血栓形成具有很高的敏感性和特异性，且操作简单，费用较低。但对无症状深静脉血栓形成的敏感性差，阳性率低。

2.血浆 D- 二聚体测定　用酶联免疫吸附法（ELISA）检测，敏感性较高（＞99%）。急性 DVT，D- 二聚体大于 $500\mu g/L$ 有重要参考价值。

由于术后短期内患者 D- 二聚体几乎都呈阳性，因此对深静脉血栓形成的诊断或者鉴别诊断价值不大，但可用于术前深静脉血栓形成高危患者的筛查。另外，它对静脉血栓栓塞的诊断并非特异，如肿瘤、炎症、感染、坏死等可产生纤维蛋白的情况，D- 二聚体也可大于 $500\mu g/L$，故预测价值较低，不能据此诊断深静脉血栓形成。该检查对 80 岁以上的高龄患者特异性较低，不宜用于这些人群。

3.彩色多普勒超声探查　其敏感性、准确性均较高，为无创检查，适用于对患者的筛选、监测。仔细的非介入性血管超声可以使敏感性保持在 93% ～ 97%，特异性保持在 94% ～ 99%。高度可疑者，如阴性应每日复查。

结合有无血栓的好发因素，在进行超声前可以将患者分为高、中、低深静脉血栓形成可能性。如果连续两次超声检查均为阴性，对于低可能性患者可临床观察；对于中度和高度可能性患者可给予抗凝治疗；对于高发病率组的患者，如果第 2 次扫描仍阴性应考虑进行静脉造影。

4.放射性核素血管扫描检查　利用核素在下肢深静脉血流或血块中浓度增加，通过扫描而显像，对深静脉血栓形成诊断是有价值的无创检查。

5.螺旋 CT 静脉造影（CTV）　是近年出现的新的深静脉血栓形成诊断方法，可同时检查腹部、盆腔和下肢深静脉情况。

6.静脉造影　是深静脉血栓形成诊断的"金标准"。

（二）中医诊断

症候分类如下：

1.湿热下注，水湿停留证

主症：患侧下肢突然肿胀，疼痛较剧，步履艰难，伴有发热，皮肤苍白或青紫，小腿水肿，按之没指，股三角区疼痛或压痛，或有其他感染病灶。血检白细胞增高。舌质稍红胖大、苔稍黄或厚腻，脉滑数或弦数。

2.血瘀络阻证

主症：患侧下肢肿胀，活动困难，皮肤发紫，毛细血管扩张，浅静脉怒张，股三角区压痛。舌质暗红或有瘀斑、苔薄白或厚，脉沉涩或数。

3.脾虚失健，水湿外渗证

主症：患侧下肢肿胀，活动疼痛，日久不消，朝轻暮重，站立加重。肿胀以午后为甚，按之没指，腹股沟三角区压痛，腿重乏力，食少纳差。舌质淡白、苔薄白，脉沉缓无力。

4.湿热下注，水湿停留证

主症：患侧下肢突然肿胀，疼痛较剧，步履艰难。伴有发热，皮肤苍白或青紫，小腿水肿，按之没指，股三角区疼痛或压痛，或有其他感染病灶，血检白细胞增高。舌质稍红胖大、苔稍黄或厚腻，脉滑数或弦数。

5.血瘀络阻证

主症：患侧下肢肿胀，活动困难，皮肤发紫，毛细血管扩张，浅静脉怒张，股三角区压痛。舌质暗红或有瘀斑、苔薄白或厚，脉沉涩或数。

6.脾虚失健，水湿外渗证

主症：患侧下肢肿胀，活动疼痛，日久不消，朝轻暮重，站立加重。肿胀以午后为甚，按之没指，腹股沟三角区压痛，腿重乏力，食少纳差。舌质淡白、苔薄白，脉沉缓无力。

二、静脉血栓栓塞症（VTE）

（一）西医诊断

1.临床表现

静脉血栓栓塞症的临床表现变化多样，且缺乏特异性，其常见临床症状可出现在许多其他累及心肺的疾病中，单靠这些临床表现很难诊断肺血栓栓塞症。但在许多情况下其临床表现有很高的提示诊断价值。

静脉血栓栓塞症的发病往往是急性的，症状的出现较突然，并迅速达到较严重的程度。如突然出现的呼吸困难和胸痛，右心功能恶化；急性心外梗阻性休克等。呼吸困难和胸痛是静脉血栓栓塞症最常见的症状。当突然出现呼吸困难和胸痛或在原有疾病基础上呼吸困难突然加重时，尤其是如果这种改变发生在肢体活动之后，应考虑疑诊静脉血栓栓塞症。原因不明的右心功能不全，当心功能不全突然出现并伴有肺动脉高压证据时，则强烈提示静脉血栓栓塞症。出现右心功能不全，如果发现突然出现的肺动脉压力升高，在除外缺氧加重和肺静脉瘀血等因素的作用后，也可作为拟诊静脉血栓栓塞症的依据。

心外梗阻性休克是大面积肺血栓栓塞症较特征性的表现，其主要特点是体循环血压下降和体循环静脉系统瘀血。心外梗阻休克大面积肺血栓栓塞症。但需除外心脏泵功能下降和心包疾患。

静脉血栓栓塞症也可表现为慢性病程。如果栓子间断脱落，可以间断晕厥发作或渐进性加重的活动后呼吸困难为主要临床表现。

2.辅助检查

（1）实验室检查

实验室检查包括动脉血气分析、血浆D-二聚体、心肌肌钙蛋白、脑钠肽等。11%～50%急性静脉血栓栓塞症患者心肌肌钙蛋白水平明显升高，可用于急性静脉血栓栓塞症患者的危险分层及预后评估的独立指标。脑钠肽水平对于急性静脉血栓栓塞症患者右心室功能的判断具有一定的价值。

2.影像学检查

①胸部 X 线片　胸部 X 线片敏感性、特异性均较低，但是对于评价老年患者和心肺情况及鉴别诊断（例如肺炎）有重要的价值。

②心电图　心电图为一把"双刃剑"，尤其对于患冠心病、肺心病的老年人，要仔细观察心电图动态细微变化，密切结合临床表现，避免误诊或漏诊，提高心电图诊断肺血栓栓塞症的价值。

③超声心动图　通过直接征象和间接征象来观察肺血栓栓塞症患者肺动脉和心脏情况。并与心肌梗死、感染性心内膜炎等疾病鉴别。

④下肢深静脉检查　PTE 患者 50% ~ 80% 存在下肢静脉血栓（DVT），老年 DVT 的患病率明显高于非老年人，并与静脉血栓栓塞症关系密切。因此对怀疑肺血栓栓塞症的老年人，进行下肢深静脉超声检查很有意义。

⑤肺灌注和通气扫描　肺灌注和通气扫描对老年静脉血栓栓塞症的诊断有一定的局限性。仅在患者对碘过敏或肾功能受损的情况下可考虑应用肺灌注 / 通气扫描。

⑥螺旋 CT 肺动脉造影（CT-PA）　CT-PA 在老年静脉血栓栓塞症的诊断中非常重要。由于造影剂碘对肾脏的潜在损害，对肾功能不好的老年人，特别是肌酐清除率 < 30ml/min 的患者不建议做 CT-PA 检查，可由肺灌注和通气扫描替代。

⑦肺动脉磁共振成像（MRI）　其类似于血管造影，可显示肺动脉第 4 级分支内的血栓。但其扫描时间长，老年静脉血栓栓塞症患者不能完全配合，且费用高，诊断意义与 CT-PA 相比无显著差异，因此目前应用不多。

⑧肺动脉造影　一直是诊断肺血栓栓塞症的"金标准"，对于静脉血栓栓塞症诊断有很高的敏感性和特异性。仅在临床高度怀疑静脉血栓栓塞症而静脉超声和 CT-PA 检查阴性时，或需要介入碎栓或外科手术取栓时可考虑。

3.鉴别诊断

静脉血栓栓塞症的临床表现很不一致，常常被漏诊或误诊为其他疾病，如以发热、咳嗽、气短为主要表现的，常被误诊为上呼吸道感染或肺炎；以胸痛、胸闷伴气短、心电图改变为主要表现的，容易被误诊为其他心脏病如冠心病、心肌病；以晕厥为主要表现的，常被误诊为癫痫发作；而静脉血栓栓塞症往往又可与其他心肺疾病同时存在，所以鉴别诊断非常重要。常需与静脉血栓栓塞症进行鉴别的疾病有：对有气短、胸痛、咳嗽、咯血、晕厥等症状的患者，应仔细询问病史，看是否存在血液高凝、静脉血栓栓塞危险因素，并行进一步的检查，如动脉血气、心电图、心脏超声、下肢静脉情况等，必要时行放射性核素肺通气 / 灌注显像、肺动脉造影等检查，明确诊断。

二、中医诊断

症候分类如下：

1.肺气阴虚证

主症：胸闷憋气，呼吸困难，胸痛，咳嗽，晕厥，舌质淡，脉细。

2.肝气郁结证

主症：乳房胀痛结块，推之可移，伴嗳气胁痛，腰膝无力，或见遗精早泄，失眠多梦，情绪急躁或抑郁，大便溏泄或秘结，舌质红、苔薄或薄黄，脉弦或滑。

3.肝肾阴虚证

主症：乳房结块隐痛，腰膝酸软，心烦头昏，耳鸣耳聋，两胁隐痛，双目干涩，手足心热，舌红少苔，脉细数。

4. 肾阳虚衰证

主症：乳房结块，疼痛或不痛，伴有腰膝酸软，手足不温，大便不实，舌淡苔薄白，脉沉细。

5. 气滞血瘀证

主症：乳房结块较硬，推之可移，病程较长，伴手足麻木，面色黎黑，舌质紫黯，舌边尖有瘀斑瘀点，舌下系带黯紫，脉弦细。

【防未病】

一、防深静脉血栓形成

（一）关注深静脉血栓形成的危险因素

深静脉血栓形成的主要原因是静脉壁损伤、血流缓慢和血液高凝状态，其危险因素包括原发性因素（表3-4-1）和继发性因素（表3-4-2）。深静脉血栓形成多见于大手术或创伤后、长期卧床、肢体制动、晚期肿瘤患者或有明显家族史者。

表 3-4-1 深静脉血栓形成的原发危险因素

原发因素	危险因素
抗凝血酶缺乏	蛋白缺乏
先天性异常纤维蛋白原血症	V 因子 Leiden 突变（活性蛋白 C 抵抗症）
血栓调节蛋白（thrombomodulin）	纤溶酶原缺乏
高同型半胱氨酸血症	异常纤溶酶原血症
抗心磷脂抗体	蛋白 S 缺乏
纤溶酶原激活物抑制剂过多	XⅡ因子缺乏
凝血酶原 20210A 基因变异	

表 3-4-2 深静脉血栓形成的继发危险因素

继发因素	危险因素
损伤 / 骨折	血小板异常
脑卒中	手术
高龄	制动
中心静脉插管	恶性肿瘤化疗
下肢静脉功能不全	肥胖
吸烟	心功能衰竭
妊娠 / 产后	长途旅行
Crohn 病（克罗恩病）	口服避孕药
肾病综合征	狼疮抗凝物
血液高凝（红细胞增多症）	
Walden –Strom 巨球蛋白血症	人工材料应用

（二）预防多发创伤及手术后下肢深静脉血栓形成

1. 基本预防　手术操作轻巧、精细避免损伤深静脉内膜；规范使用止血带；术后早期进行主动规律的锻炼，抬高患肢促进静脉回流；对患者进行预防静脉血栓知识教育，鼓励患者勤翻身，做一些早期、易行的功能锻炼；术后或术中适当补液，避免脱水致血黏度增加。

2. 药物预防　常用西药预防如下：

（1）抗凝血药　临床中应用的抗凝血药物有：阿司匹林、华法令、肝素、依诺肝素（IMWH）等，其中 IMWH 被认为是目前最安全有效的药物，它是一种有效的抗凝剂，可以结合到纤维蛋白上的凝血酶失活，起效迅速，较低剂量即可达到较高的生物利用度。

（2）纤维蛋白溶解药　又称为血栓溶解药。可使纤维蛋白溶解酶原转变为纤维蛋白溶解酶，包括链激酶（SK）和尿激酶（UK）均可使纤维蛋白溶解酶原转变为纤维蛋白溶解酶，纤维蛋白溶解酶迅速水解血栓中纤维蛋白而发挥溶血栓作用。

（3）抗血小板药物　抗血小板药物即抑制血小板黏附、聚集以及释放等功能的药物，又称血小板抑制药，包括抑制血小板代谢和凝血酶抑制药。阿司匹林为抑制血小板代谢的药物，对预防动脉血栓形成作用确切。但现已证明阿司匹林对 AHA 术后 DVT 形成没有预防作用，不建议作为预防药物单独使用。而新药 M elagateam/Ximolagtean 以及水蛭素（hirudin）是凝血酶抑制药，在关节成形术术后的预防作用等同于或优于 LMWH 或华法令而不增加出血危险。其中 Ximolagtean 在人工全膝关节置换及全髋关节置换（TKA/THA）的应用已通过Ⅲ期临床验证，已被欧洲 13 个国家批准用于骨科手术的术后预防。

常用中药预防如下：

经典方剂府逐瘀汤（当归、生地黄、桃仁、红花、枳壳、赤芍、柴胡、川芎、牛膝、桔梗、甘草）及其他中药三七、毛冬青、九节茶、红花、七叶一枝花等配伍应用在临床实践中证实有预防 DVT 的作用。

3. 机械方法预防　药物预防的同时也应积极采取机械方式预防，联合应用会增强疗效。在术后指导患者做踝泵练习、股四头肌等长收缩、膝关节屈伸活动等主动活动，并且可通过周期性充气压力泵（IPC）和下肢关节活动仪（CPM）进行被动活动，加速下肢静脉血流速度，促进瘀血静脉排空及下肢血液循环，预防凝血因子聚集及对血管内膜的黏附；IPC 还增加纤溶系统的活性，刺激内源性纤维蛋白溶解活性，从而起到防止血栓的形成；术后弹力绷带（弹力袜）的使用阻止深静脉扩张，保护了血管内皮组织免受破坏，促使了下肢血液回流，防止组织内血液瘀滞；下肢静脉泵能增加静脉回流，减少血液瘀滞，也能增加血浆纤维蛋白的溶解作用。

二、防肺栓塞的发生

（一）关注肺栓塞的高危因素

绝大多数 PTE 患者存在高危因素，仅 6% 找不到原因。

对老年人而言，发生 PTE 的高危因素有以下几种。

1. 血栓性深静脉炎和深静脉血栓形成（DVT）　此两者为肺血栓栓塞症发生的主要原因。60% ~ 85% 的栓子来源于下肢静脉和盆腔静脉。

2. 心肺疾病　最常见于心房颤动、心力衰竭合并风湿性心脏病（肺心病）也易合并肺血栓栓塞症，右心房（室）附壁血栓脱落可致肺血栓栓塞症。

3.肿瘤　肺、胰腺、消化道和生殖系统的肿瘤易合并转移性瘤栓，或肿瘤导致高凝状态造成血栓阻塞肺动脉，其中肺癌最为常见。

4.其他　长期卧床、肥胖、骨折、关节置换术后、外科手术（尤其腹部手术）后。

（二）老年肺血栓栓塞症的预防

避免输入对静脉壁有刺激性的药物，尽早排除深静脉导管，积极治疗静脉曲张。长期卧床者应鼓励其在床上做下肢的主动活动和咳嗽动作，下肢穿长筒弹力袜或采用间歇充气加压泵，鼓励早期下床活动。

积极治疗高凝状态及下肢深静脉血栓形成；有外周深静脉血栓形成的患者尤其要保持排便顺畅；纠正心房颤动等易患疾病。

（1）以下人群应警惕下肢深静脉血栓形成导致肺栓塞的发生，必须提高预防意识和采取积极的预防措施。具有高危因素并接受外科手术的患者，尤其是在接受骨科关节相关的手术之后。

（2）某些内科疾病急性期，例如患充血性心力衰竭、严重的呼吸系统疾病、脑血管病而需要长期卧床的患者。

（3）重症监护病房的大多数患者需要接受预防。

（4）长途旅行者，飞行或久坐时间超过6小时。

（5）肥胖者，特别是有肾病、免疫系统疾病、妊娠、长时间坐位（例如长途旅行等）者。

三、已知肺栓塞防反复发生

（一）生活调摄

"怒则气上、思则气结。"上则逆而不下，结则聚而不行，人之气血，贵于条达，则百脉畅遂，苟或拂郁，则气阻者血必滞，于是随其经之所属而为痈肿。故本病患者当修身养性，保持心情舒畅，加强体育锻炼，节制房事，避免过劳。饮食宜为富含营养而易消化的食物，忌肥腻，寒冷及刺激性食品。

（二）抗凝治疗

一旦确认肺栓塞，患者一定要遵医嘱坚持足疗程的抗凝治疗。

【治已病】

一、深静脉血栓

（一）西医治疗

1.早期深静脉血栓形成的治疗　抗凝治疗是静脉血栓栓塞的标准治疗，大量临床随机对照试验已证实抗凝治疗可抑制血栓蔓延，降低肺栓塞发生率和病死率，以及复发。深静脉血栓形成的早期可皮下注射低分子肝素或肝素（指普通肝素，下同）。

根据病情需要，在治疗的第一天可以开始联合应用维生素K拮抗剂，在国际标准化比率（INR）稳定并大于2.0后，停用肝素。

（1）普通肝素的应用　对于有客观依据确诊为深静脉血栓形成的患者，推荐使用皮下注射低分子肝素或静脉、皮下注射肝素。对于临床高度怀疑深静脉血栓形成的患者，如无禁忌，在等待检查结果期间，可考虑抗凝治疗，根据确诊结果决定是否继续抗凝治疗。

推荐在治疗的第1天开始联合应用维生素K拮抗剂和低分子肝素或肝素,在INR达到2.0后,停用肝素。对于急性深静脉血栓形成的患者皮下注射肝素可替代静脉肝素的治疗。

(2)低分子肝素的应用 对于急性深静脉血栓形成患者,推荐皮下注射低分子肝素1次/12h;对于严重肾功能衰竭的患者,建议使用静脉肝素,谨慎考虑低分子肝素的应用。

(3)溶栓治疗 治疗急性期的严重髂股静脉血栓在适当的抗凝治疗下,可考虑使用溶栓治疗。

(4)导管溶栓 导管溶栓与全身溶栓相比具有一定的优势,但有报道导管溶栓与局部和全身出血有关系,并且需要在与常规抗凝比较,对效益风险进行仔细的评估后,方可适用于患者。

推荐:导管溶栓的使用应限定于某些选择性患者,如较严重的髂股静脉血栓患者。

(5)手术取栓 手术静脉取栓主要用于早期近端深静脉血栓形成,手术取栓通常的并发症是血栓复发。但其远期疗效如静脉血栓形成综合征(PTS)、通畅率等仍不确定。因此对于严重患者,如某些严重的髂股静脉血栓形成,股深静脉血栓形成青肿患者可考虑应用。

推荐:对于某些选择性患者,如较严重的髂股静脉血栓形成,可考虑使用取栓术。

(6)下腔静脉滤器 可以预防和减少肺栓塞的发生。放置下腔静脉滤器的适应证是抗凝治疗有禁忌或有并发症的近端深静脉血栓形成患者;充分抗凝的治疗下反复发作的血栓栓塞;肝素诱发性血小板减少综合征;反复肺栓塞发作合并肺动脉高压;行肺动脉手术取内膜剥脱术时同时应用。置入滤器后应该立即行抗凝治疗,在抗凝治疗基础上转入。下腔静脉滤器虽然可减少肺栓塞的发生,但不能提高初患静脉血栓栓塞症患者的早期和晚期生存率。但随着时间的延长,放置滤器患者有更高的深静脉血栓复发的趋势。国外资料显示,在充分抗凝治疗后致死性肺栓塞发生率可以在1%以下。因此,下腔静脉滤器适用于肺栓塞的高危患者。

推荐:对于大多数深静脉血栓形成患者,推荐不常规应用下腔静脉滤器。对于抗凝治疗有禁忌或有并发症,或者充分抗凝治疗的情况下反复发作血栓栓塞症的患者,建议放置下腔静脉滤器。

(7)体位治疗 早期深静脉血栓形成患者在进行抗凝治疗的同时推荐进行一段时间严格的卧床休息以防止血栓脱落造成肺栓塞。但对慢性深静脉血栓形成患者,运动和腿部加压的患者比卧床休息的患者其疼痛和肿胀的消除速率要显著快,因此并不严格要求患者卧床休息。

推荐:早期深静脉血栓患者建议卧床休息为主,抬高患肢。

2.深静脉血栓形成的长期治疗 深静脉血栓形成患者需长期抗凝治疗以防止出现(15%~50%)有症状的血栓发展和(或)复发性静脉血栓事件。

通常应用长期抗凝治疗的患者的最佳疗程,根据观察可以分为5个等级。分级如下:①继发于一过性危险因素的首次发作的深静脉血栓形成。②伴有癌症并首次发作的深静脉血栓形成。③首次发作的自发性深静脉血栓形成(定义为无已知的危险因素下发生的深静脉血栓形成)。④首次发作的深静脉血栓形成,具有与血栓栓塞复发危险性增高有关的凝血酶原基因和预后标志(包括抗凝血因子Ⅲ,蛋白C或蛋白S缺乏,凝血酶原基因突变,如因子 V Leiden 或凝血酶原20210位基因突变),有抗磷脂抗体、高半胱氨酸血症,或者凝血因子Ⅷ的水平高于正常90%,或经反复检查的B超证实持续性残留血栓的患者。⑤反复多次发作的深静脉血栓形成（两次或更多次的静脉血栓栓塞症发作）。

维生素 K 拮抗剂在深静脉血栓形成的应用：调整剂量的维生素 K 拮抗剂，如华法令对防止复发性的静脉血栓栓塞症非常有效。检测维生素 K 拮抗剂抗凝效果的标准是凝血酶原时间和 INR。

（1）抗凝强度　国外对于维生素 K 拮抗剂抗凝治疗强度已由随机试验得到证实。低标准强度（INR1.5–1.9）治疗的效果差，而且并未减少并发出血的发生率。而高强度的华法令治疗（INR3.1–4.0）并不能提供更好的抗血栓治疗效果。高强度治疗与临床高危险（20%）的严重出血有关。国内仅有小样本的观察报道，尚缺乏有力的证据。

推荐：维生素 K 拮抗剂在整个治疗过程中应使 INR 维持在 2.0 ~ 3.0，需定期监测。

（2）长期治疗的疗程　随机试验和前瞻性队列研究显示，继发于一过性危险因素的首次发作的深静脉血栓形成患者进行 3 个月的治疗已足以减少静脉血栓栓塞症的复发。在原发性深静脉血栓形成患者中进行的延长抗凝治疗疗程的随机试验，疗程延至 1 ~ 2 年与按传统进行 3 ~ 6 个月治疗的对照组患者作对比，发现延长疗程能够非常有效地降低复发性静脉血栓栓塞症的发生率，但治疗期间出血的危险增加。因此，对于原发性深静脉血栓形成的患者是否进行延长疗程的抗凝治疗应充分考虑其利弊后再作决定。

具有血栓形成倾向的患者静脉血栓栓塞症复发的危险性较高，其中包括蛋白 C、蛋白因子 V Leiden、凝血酶原 G20210A 突变、凝血因子Ⅷ水平上升、同型半胱氨酸水平升高和出现抗磷脂抗体阳性等。随机试验的分层分析和非随机临床试验研究证明延长华法令的疗程是有益的。

静脉血栓形成综合征（PTS）定义为曾患过静脉血栓形成的患者出现的一系列症状体征群，PTS 发生率为 20% ~ 50%，通常与慢性静脉功能不全有关。最主要的症状是慢性体位性肿胀、疼痛或局部不适。症状的严重程度随着时间的延长而变化，最严重的表现是踝部的静脉性溃疡。通常症状均非急性，是否需要治疗由患者自觉症状的程度决定。随机试验证实穿弹力袜对 PTS 是有效的。

（3）静脉血栓形成后综合征的物理治疗　目前仅有小样本的对照试验显示间歇性气压治疗和弹力袜有助于减轻症状。

推荐：对于 PTS 导致下肢轻度水肿的患者，建议使用弹力袜，对于因 PTS 导致下肢严重水肿的患者，建议使用间歇性加压治疗。

（二）中医治疗

中药辨证论治如下：

1.湿热下注，水湿停留证

治法：清热利湿，佐以活血化瘀。

方药：土茯苓、萆薢、牛膝、黄柏、苍术、玄参、红花、丹参、木通、甘草。若湿盛，重用土茯苓、萆薢以利湿热，一般药量在 50 克以上。

2.血瘀络阻证

治法：活血化瘀，通经达络。

方药：当归、赤芍、丹参、红花、牛膝、地龙、桃仁、益母草、甘草。

3.脾虚失健，水湿外渗证

治法：健脾益气，利湿消肿。

方药：黄芪、党参、白术、茯苓、薏苡仁、萆薢、牛膝、丹参、红花、地龙、当归。若脾虚者，重用黄芪，药量可用至50克。

二、静脉血栓栓塞症（VTE）

（一）西医治疗

治疗原则是度过危急期，缩小或消除血栓，缓解栓塞引起的心肺功能紊乱及防止肺血栓栓塞症再发。

1.抗凝治疗　虽然不能直接促进血栓溶解和减少深静脉血栓，但可阻止血栓的进一步发生和发展，并可使致死性肺血栓栓塞症发病率下降60%～70%，明显减少复发性血栓栓塞事件。

（1）初始抗凝治疗　目的是减少死亡及再发栓塞事件。采用静脉注射普通肝素、皮下注射低分子量肝素或磺达肝癸钠。磺达肝癸钠主要经肾脏排泄，肾功能不全的老年患者慎用。

（2）长期抗凝治疗　目前是预防致死性及非致死性静脉血栓栓塞事件，防止血栓复发。目前长期抗凝的主要药物为华法令。一般抗凝治疗的疗程至少3～6个月，使得国际标准化比值（INR）维持在2～3之间。抗凝期间需要严密观察，及早发现出血征象，及时处理；监测凝血指标以减少出血并发症。

2.溶栓治疗　对高危肺血栓栓塞症患者应立即用肝素初始抗凝治疗，之后进行溶栓治疗。目前溶栓药物有链激酶、尿激酶和重组组织型纤溶酶原激活剂（rt-PA）。有报道显示老年肺血栓栓塞症患者年龄（＞70岁）和年龄（＜70岁）溶栓治疗的有效率相似，并未见主要脏器出血并发症的危险性增加。对老年年龄＞70岁的肺血栓栓塞症患者应综合评估临床情况，权衡溶栓治疗带来的益处与可能的出血风险，制定个体化治疗方案。

3.介入治疗　若老年肺血栓栓塞症或深静脉血栓栓塞患者因存在禁忌证而不能接受抗凝治疗可以通过导管置入下腔静脉滤器，以期在大的血栓栓子进入肺循环前将其截获，从而防止复发。介入治疗为有创治疗，在老年患者中应权衡利弊。导管下碎栓与局部溶栓要慎重选择。

4.外科手术治疗　鉴于内科治疗的进展及外科手术治疗的病死率高、老年患者不易耐受，目前老年肺血栓栓塞症患者仅在下列情况下考虑肺动脉取栓术：肺动脉主干或左右肺动脉骑跨栓塞，短期内危及生命者；溶栓治疗失败；溶栓治疗有禁忌证。

（二）中医治疗

中药辨证论治如下：

1.肺气阳虚证

治法：益气温阳，通脉化瘀

方药：附子汤合枳实薤白桂枝汤加减。人参、黄芪、附子、茯苓、白芍、桂枝、薤白、瓜蒌、杏仁、桔梗、枳实、厚朴等。

2.肝气郁结证

治法：疏肝理气，化痰散瘀。

方药：逍遥散加减。柴胡、青陈皮、香附、橘叶、橘核、丝瓜络、蒲公英、茯苓、半夏、瓜篓、贝母、海藻、昆布、夏枯草、白芥子、牡蛎、莪术、赤芍、丹皮、王不留行、乳香、没药、山楂等。

3. 肝肾阴虚证

治法：补益肝肾，化痰散瘀

方药：左归饮加减。熟地黄、山药、山萸肉、沙参、枸杞子、白芍、贝母、牡蛎、瓜蒌等。

4. 肾阳虚衰证

治法：温补肾阳，化痰散瘀

方药：右归饮加减。仙茅、淫羊藿、锁阳、肉桂、巴戟天、菟丝子、鹿角霜、炙龟板、橘核、丝瓜络、合欢皮、荔枝核、当归、白芍等。

5. 气滞血瘀证

治法：活血化瘀，散结行气

方药：桃仁、红花、当归、白芍、三棱、莪术、乳香、没药、穿山甲、蜈蚣、丹参、生黄芪、青皮、柴胡、郁金、夏枯草、蒲公英、天冬、瓜蒌、鸡内金、海藻、贝母、牡蛎、白芥子、金银花等。

【法医学鉴定】

一、损伤与深静脉血栓形成的法医学鉴定

（一）伤病关系分析

根据明确的外伤史，确有因外伤造成腰椎骨折、骨盆骨折、下肢骨折等，需手术治疗或者因损伤需要长期制动卧床等，伤后突然出现的单侧下肢肿胀、疼痛、活动后加重。结合彩色多普勒超声、下肢静脉造影等检查，可以诊断为下肢深静脉血栓形成存在直接因果关系。由于在鉴定实践中，完全排除伤者自身的原发性因素及继发因素相当困难，常规检测技术尚达不到。根据现有文献资料，考虑到骨科大手术后下肢深静脉血栓形成发生率是比较高的，在不能认定存在血管损伤的前提下，上述情况判定为"临界型"（相当）因果关系为宜。

对于有损伤，但尚未达到一定严重程度的（如骨科大手术程度），也不能确证血栓部位遭受到血管损伤，而在操作后的确出现了下肢深静脉血栓形成，又存在自身继发血栓形成的不利因素如髂总静脉压迫综合征（Cockett 综合征）、高龄、妊娠产后、肥胖、吸烟；治疗因素（制动、止血药物使用等），未发现自身的其他原发因素，如原发性下肢深静脉关闭不全、原发性高凝状态等，判定外伤与下肢深静脉形成存在间接因果关系为宜。

（二）损伤程度鉴定

判定损伤与下肢深静脉血栓形成存在直接因果关系，往往较为困难，大多系多因一果，一般不评定损伤程度为宜，只说明因果关系。肺栓塞是深静脉血栓形成的并发症，严重者可导致猝死，症状轻者经临床治疗不会遗留明显的后遗症，其损伤程度评定应视具体判定。

（三）伤残等级评定

下肢深静脉血栓形成经非手术治疗没有遗留肢体功能障碍的，不构成伤残等级。若静脉血栓形成后综合征（下肢静脉瓣不全），可根据严重程度进行评定。

静脉血栓形成后综合征临床表现为下肢水肿、浅静脉曲张、疼痛及皮肤改变（包括色

素沉着、皮肤脂质硬皮病、白色萎缩、湿疹、静脉性溃疡）等表现。

有学者将下肢深静脉瓣功能不全分为三级：

Ⅰ级：踝部轻度水肿，周径比对侧增加＜1cm；久站后下肢沉重感；浅静脉扩张；不伴有皮肤改变。

Ⅱ级：踝部中度水肿，周径比对侧增加＞1cm；下肢沉重感明显；浅静脉曲张范围广泛；伴有轻度皮肤色素沉着及脂质硬皮病。

Ⅲ级：明显水肿并累及小腿，周径比对侧增加＞2cm；短时间活动后即出现小腿胀痛或沉重感；伴有明显的皮肤改变，或伴有静脉性溃疡（活动性或已愈合）。

交通伤致下肢静脉血栓形成，依照《人体损伤致残程度分级》中鉴定原则、伤病关系处理和致残程度等级划分依据，比照相关条款进行鉴定。

二、肺栓塞猝死的法医学鉴定

实例资料示：

案情摘抄

吴某（男性，1951出生）于2006年1月6日拟诊胆囊结石在某医院住院手术治疗，手术后不足24小时死亡。其妻唐某认为该院医疗行为在主观上有过错，客观上实施了违法行为且该行为与患者死亡后果存在因果关系。

资料摘要

据某人民医院住院病案记载：

吴某，男，1951年出生，于2006年1月6日因反复右上腹腹痛半年再发1天入院。

入院时体检：体温37.2℃，脉搏82次/分，呼吸20次/分，血压140/80mmHg，全身皮肤、巩膜无黄染，腹平、软、未扪及腹部包块，右上腹轻压痛，无反跳痛，墨菲征（＋）。

辅助资料：腹部彩超（某市甲医院2006年1月1日）示胆囊结石、胆囊炎。

入院诊断：胆囊结石、胆囊炎。

据体温单记录，入院日体重77kg。

术前化验示：

1月7日B超：胆囊结石并慢性胆囊炎急性发作，脂肪肝。

1月7日肝功能总胆红素（TBIL）50.30μmol/L（0.25μmol）、谷丙转氨酶（ALT）122u/L（4～43u/L）、直接胆红素（DBIL）12.4μmol/L（0～7μmol）、谷草转氨酶（AST）93u/L（0～40u/L）

1月12日肝胆B超基本与1月7日相同。

经准备于2006年1月16日9:30Am-11:00Am在全麻插管下施胆囊切除术。术中见胆囊明显肿大，约11cm×4cm×3cm，术毕切开胆囊壁。见明显水肿、增厚0.5～0.8cm，内见结石多枚，颈部有一枚，约0.5cm大小的结石嵌顿，术中出血约80ml。术后第一天（2006年1月17日）病程录示：8:00Am温氏孔引流出约6ml淡血色血性液，无明显腹痛。腹平软、无压痛，今停吸氧，停心电监护。患者9:00Am下地活动突然晕倒，抽搐，呼之不应，呼吸不规则，颈动脉搏动消失。抢救40分钟无效死亡。

死后在当地指定的某医院作尸体解剖及病理组织学检查，认为吴某死因系急性胰腺炎猝死。

当地某司法鉴定中心鉴定意见，吴某死因系胆汁性腹膜炎致反射性心搏停止。

本所检验过程

1. 对吴某尸检脏器重新检查　两肺和气管没有断离，气管及左右主支气管已剪开，肺门部左右动脉腔内有凝血块样物质堵塞，后者干燥，切面有灰白色条纹，与血管壁紧贴。取左右肺门部肺动脉（含腔内凝血块样物质）及其周边支气管壁各三块备作组织切片。

心脏：未见明显异常，取房室结部组织二块作组织切片。

胰：外膜光滑透亮。

肝、脾外膜、小肠及结肠浆膜面均光滑。

2. 对吴某尸检原病理切片（编号G-2）53张进行光镜观察

（1）G-2，1、2、3、4、5：心脏，心外膜层冠状动脉壁无明显增厚，内膜轻度纤维增生，但无明显粥样斑块；心肌层内部分心肌纤维断裂，无明显坏死、出血、疤痕及炎性浸润，心肌间质内细小动脉壁无明显增厚。

（2）G-2，6：主动脉壁未见增厚，无粥样斑块。

（3）G-2，7、8、9、10、11：肺泡壁及肺间质内小血管充血，部分小血管及毛细血管腔内充满空泡，肺泡腔内充满淡红色水肿液，未见明显出血、坏死及炎性浸润。

（4）G-2，12：支气管壁黏膜上皮多数脱落，上皮下固有膜少量炎细胞浸润。

（5）G-2，13、14：食管上皮部分脱落，上皮下及导管周围少量炎细胞浸润。

（6）G-2，15-24：中枢神经组织小血管周围间隙增宽，未见出血、坏死及炎性病灶。

（7）G-2，25-29：肝小叶结构保存，肝窦轻度扩张、瘀血，肝细胞内散在空泡，以小叶中央区为主，汇管区内及肝包膜内少量淋巴细胞浸润。肝一侧纤维结缔组织（胆囊窝处-25、26号）充血、水肿、急性炎性浸润及少量纤维蛋白渗出，未见出血和坏死。部分肝细胞有胆汁污染。

（8）G-2，30-32：脾小体可见，脾血窦瘀血。

（9）G-2，33-37：肾小球毛细血管扩张瘀血，肾曲管颗粒变性。

（10）G-2，38：胰腺泡及胰岛结构轮廓保存，部分腺上皮结构不清，胰小管壁结构消失，但未见出血、水肿及炎性反应。部分胰组织结构清晰，胰岛可见。

（11）G-2，39-41：胰腺及部分十二指肠，胰腺外导管未见炎症。十二指肠黏膜结构轮廓保存但结构不清，尤其绒毛及腺体部分（自溶）。

（12）G-2，42-44：胃黏膜部分结构不清（自溶）。

（13）G-2，45-52：小肠及结肠，部分黏膜结构不清（自溶）。部分浆膜面受肠内容物（包括胆汁）污染。

（14）G-2，53：垂体充血。

3. 吴某尸检脏器重检后病理切片光镜观察

（1）左右肺门部肺动脉腔内见大块血凝固，后者显示混合血栓图象结构，肺动脉周围为支气管壁及肺门淋巴结。

（2）心脏房室结未见异常。冠状动脉未见粥样斑块。

（3）胰：固定较好的周边部位胰腺结构清楚，可见胰岛，无出血、水肿及炎性反应，固定不良的部分呈自溶现象。

（4）肺小支气管腔内充满水肿液，肺泡充满水肿液，肺泡壁充血、增厚。

法医病理学诊断

1.左右肺动脉血栓栓塞。

2.肺水肿。

3.肝细胞轻度脂肪变性。

4.多脏器组织（胰、肾曲管上皮、胃肠黏膜层等）自溶。

分析说明

1.对吴某尸检原病理切片显微镜观察，胰腺结构轮廓保存，腺上皮细胞形态消失，但无出血、水肿及炎性反应，切片周边部位胰组织结构清晰，可见胰岛，也无出血、水肿及炎性反应，其形态学符合胰组织死后及固定不良后自溶改变，尤其在解剖后没有按常规及时切开及固定，造成胰酶释放后消化自身组织所致。结合胰腺重新肉眼检查观察，胰包膜光亮，无炎性或坏死改变，重新切片未见任何炎性反应，故病理上可排除急性胰腺炎诊断。

2.综合原病理切片中肝、胰、胃、肠组织显微镜观察，这些脏器组织均有肠液（含胆汁）污染，污染区域无任何炎性反应，这种污染系尸检时操作不当所致，因此病理形态上可排除胆汁性腹膜炎的病理诊断。

3.对吴某尸检脏器重新肉眼检查，发现左右肺动脉主干腔内均有血凝块样物质紧密填塞，该血凝块干燥、有条纹结构。光镜下系混合血栓的形态结构，因此肺动脉血栓栓塞的诊断完全确立，并与本例的死前临床表现突然晕倒、抽搐、呼吸不规则，颈动脉搏动消失等肺循环和呼吸功能障碍的症状相符。本例病理的肺动脉几乎全部栓塞，而当其栓塞只要达80%以上时即可致死，故本例的死因原因应与肺动脉栓塞直接相关。

4.医学理论上混合血栓的形成有血管内膜损伤、血流改变及血液性质改变三个原因，结合本案例"营养好"，入院时体重77kg、原发病系胆囊结石伴脂肪肝等情况，可能与胆囊手术前后血液凝固性增高有关。肺动脉内混合血栓多数来自其下肢静脉或盆腔静脉，属致死性并发症，临床医师极难预防和治疗。

鉴定结论

1.被鉴定人吴某生前并发肺动脉血栓栓塞，导致急性循环衰竭而猝死。

2.当地指定的某医院病理科尸体勘验笔录：吴某系急性胰腺炎并发猝死的结论不能成立。

3.当地某司法鉴定中心司法鉴定书证审查意见书：吴某系急性胆汁性腹膜炎致反射性心搏停止而猝死的审查意见不能成立。

参考文献

外科理论与实践，2000，5（2）：122-4

第四章　消化系统疾病

第一节　胃食管反流病及食管裂孔疝

【概述】

一、胃食管反流病

胃食管反流病（GERD）系指胃内容物反流入食管，引起不适症状和（或）并发症的一种疾病。GERD 可分为非糜烂性反流病（NERD）、糜烂性食管炎（EE）和 Barrett 食管(BE)3 种类型。在 GERD 的 3 种类型中，NERD 约占 70%；EE 可合并食管狭窄、溃疡和消化道出血；BE 有可能发展为食管腺癌。

胃食管反流病既常见又"陌生"。据统计，我国每 100 人中就有 5.7 人患有此病，经济发达地区发病率甚至高达 16.9%，并且发病率逐年攀升。但是，许多人甚至一些医务工作者对其食管外症状和严重性并不了解，过半患者得病而不自知，主动就医率不足 10%。该病患者除了有反流、烧心、胸痛等常见的食管症状以外，还会出现声嘶、咽痛、干咳、哮喘等食管外症状，容易被误诊。因此，不少患者被"分散"在耳鼻喉科、呼吸科等其他科室。

（一）病因和发病机制

1.食管下端括约肌功能降低及一过性食管括约肌松弛

（1）食道下端括约肌(LES)抗反流的屏障功能减弱　LES 是食管与胃交界线上 3～5cm 范围内的高压区，该区的静息压依据胃内压力的变化在 1.3～4.0kPa（10～30mmHg）。近来的资料显示，国人的正常 LES 静息压为 13.6～20.8mmHg，这一静息压构成防止胃反流的压力屏障。反流性食管炎患者的 LES 静息压明显低于正常，一般在 0.67～1.3kPa（5～10mmHg）以下。LES 张力的维持机制尚未完全清楚，资料提示其张力可以通过磷酸肌醇介导的细胞内 Ca^{2+} 的持续释放而维持，已发现 LES 中磷酸肌醇的浓度高于邻近的环形肌。LES 的舒缩受神经－体液控制，也受消化道及其他激素的影响，胃泌素、胃动素、P 物质和蛙皮素可使 LES 收缩，胆囊收缩素、胰泌素、胰高糖素、血管活性肠肽、前列腺素 E_1、E_2、A_2 使其松弛。胆碱能和 β 肾上腺素能拟似药、α 肾上腺素能拮抗剂、多巴胺、地西泮（安定）、钙离子拮抗剂、吗啡等药物，脂肪、咖啡等食物，抽烟、酗酒等不良嗜好和不良精神刺激可引起 LES 的动力异常。此外，妊娠期、月经周期后期和口服含黄体酮避孕药等血浆黄体酮水平增高也可影响 LES 的功能。现已发现正常人也可见胃食管反流，这往往是由于一过性 LES 松弛。如果出现一过性 LES 松弛时 LES 压力下降至 2mmHg 以下，且持续时间超过 10 秒（正常为 8 秒），可造成过度的胃食管反流。

（2）食管对胃反流物的廓清能力障碍　胃反流物中的胃酸和胃蛋白酶是食管黏膜的

主要损害因子，尤以胃酸更为重要。当胃内 pH < 4.0 时，胃蛋白酶被激活，引起黏膜上皮的损害；除胃酸和胃蛋白酶外，反流液中还常混有含胆汁和胰酶的十二指肠液，由这类物质引起的食管黏膜损害又被称为碱反流性食管炎。酸和胆酸在食管黏膜的损害中具有协同作用，正常食管对反流物的廓清能力包括食管排空和唾液中和两部分，进入食管下端的反流物扩张食管或刺激食管黏膜，引起食管继发性蠕动，这种蠕动只要 1 ~ 2 次（10 ~ 15秒）即可排空几乎所有反流物。

（3）食管黏膜屏障功能的损害　食管黏膜屏障功能由前上皮屏障、上皮屏障和后上皮屏障三部分组成。上述三部分的屏障功能的损害，可引起 GERD。

2. 小肠细菌过度生长

引起胃食管反流的机制还不清楚，但流行病学资料提示，小肠细菌过度生长的患者中，胃食管反流的发生率有明显增加。

3. 心理社会因素

心理社会因素可以通过精神内分泌途径影响食管和胃的动力。极少的资料提示，催眠疗法、行为认知疗法、抗抑郁或抗焦虑治疗可能对反流性食管炎的治疗有益。

中医学认为 GERD 属于中医学"反酸""食管瘅"等范畴。其病因病机为情志失调、饮酒所伤、饮食不调、劳累过度或禀赋虚弱，导致脾胃升降失调、胃失和降、胃逆、上犯食管而形成。本病病位在食管和胃，与肝、胆、脾关系密切，病性多虚实相兼、寒热错杂。

二、食管裂孔疝

食管裂孔疝（HH），是指腹腔内脏器（主要是胃）通过膈食管裂孔进入胸腔所致的疾病。食管裂孔疝是膈疝中最常见者，达 90% 以上。

（一）病因

本病病因知之甚少，一般认为，与某些先天性和后天性因素有关，归纳如下：

（1）食管发育不全的先天因素。

（2）食管裂孔部位的结构异常　如肌肉有萎缩或肌肉张力减弱。

（3）长期腹腔压力增高的后天因素　如妊娠、腹水、慢性咳嗽、习惯性便秘等可使胃体疝入膈肌之上而形成食管裂孔疝。

（4）手术后裂孔疝　如胃上部或贲门部手术，破坏了正常的结构亦可引起疝。

（5）创伤性裂孔疝。

（二）发病机制

食管裂孔疝的发病机制尚不完全清楚，目前公认的机制主要有以下几种：

1. 腹内压增加　腹内压增加使得胃食管连接部上移致胸腔。许多学者推测在肥胖或妊娠的患者中，由于腹内压增加引起胃食管连接部解剖结构破坏，导致其被迫上移致胸腔。

2. 食管短缩　各种原因（先天或后天）导致食管短缩使胃食管连接部上移致胸腔。在早期的动物实验中已经发现通过兴奋迷走神经可以引起食管缩短导致食管裂孔疝形成。当个体发生食管炎导致食管纤维化和瘢痕时也可能导致食管裂孔疝的发生。

3. 肌肉或结缔组织成分改变　由于年龄或遗传因素相关的肌肉或结缔组织成分改变导致膈肌食管裂孔扩大引起胃食管连接部的迁移。一项研究中阐述了食管裂孔疝的神经学发病机制。贲门上区分布的神经可以阻止食管的纵行肌在每次吞咽时上提胃的作用，因此，一旦出现神经病变将会导致这种抑制作用的丧失从而发生食管裂孔疝。更多的研究集中于第三种理论，也就是从细胞水平解释食管旁韧带和膈肌脚的改变导致食管裂孔疝的发生。这里主要涉及细胞外基质（弹性蛋白、胶原、糖蛋白及蛋白多糖）的完整性以及肌纤维的改变。

（1）弹性蛋白 细胞外基质（ECM）富含以弹性纤维形式存在的弹性蛋白。弹性蛋白的减少或扭曲变形可能促成食管裂孔疝的发生。尽管胶原的沉积与食管裂孔疝形成之间的关系尚不清楚，但既往的一些研究表明胶原在其他类型的疝（如腹壁疝、腹股沟疝等）的形成中发挥重要作用，因此推测它在食管裂孔疝的形成中也同样发挥作用，但仍需进行更多的临床研究加以证实。

（2）膈肌脚肌纤维的改变 除了 ECM 的完整性与食管裂孔疝的形成有关，膈肌脚肌纤维细胞水平的改变同样促进食管裂孔疝的形成。

（3）肌纤维的破坏 存在 4 种改变：肌纤维间隙的扩张（1 级），微观结构肿胀（2 级），肌纤维的局部降解（3 级），肌肉结构的广泛破坏和降解（4 级）。

胶原是一种由 3 条多肽链组成的右旋超螺旋结构，它主要为 ECM 提供力量。目前研究发现的胶原共有 19 种类型。

（三）分类

目前公认的解剖学分类可将食管裂孔疝分为 4 个亚型：

（1）Ⅰ型 滑动型食管裂孔疝，该型中胃食管连接部上移至横膈以上，胃保持正常的垂位形态，胃底在胃食管连接部之下。

（2）Ⅱ型 单纯型食管裂孔旁疝，此型胃食管连接部保持在正常的解剖学位置，但一部分胃底通过膈肌裂孔向上疝入纵隔，与食管毗邻。

（3）Ⅲ型 Ⅰ型与Ⅱ型的混合型，胃底与胃食管连接部均疝入胸腔，胃底在胃食管连接部之上。

（4）Ⅳ型 该型中除了胃以外，其他结构如网膜、结肠或小肠都成为疝囊的一部分。

其中Ⅱ～Ⅳ型统一称作食管裂孔旁疝，主要是因为胃食管连接部周围的膈食管韧带的后外侧得以保留而有别于滑动型食管裂孔疝。

【临床诊断】

一、胃食管反流病

（一）西医诊断

1.临床表现

GERD 的临床表现可分为典型症状、非典型症状和消化道外症状。典型症状有胃灼热、反流；非典型症状为胸痛、上腹部疼痛和恶心、反胃等；消化道外症状包括口腔、咽喉部、肺及其他部位（如脑、心）的一些症状。

（1）胸骨后烧灼感或疼痛 此为本病的主要症状，多在食后 1 小时左右发生；半卧位、前屈位或剧烈运动可诱发，而过热、过酸食物则可使之加重，口服制酸剂后症状多可消失。但胃酸缺乏者烧灼感主要由胆汁反流所致，故服用制酸剂效果不显著。烧灼感的严重程度与病变的轻重不平行。严重食管炎，尤其在瘢痕形成者可无或仅有轻微烧灼感。

（2）胃、食管反流 每于餐后、躯体前屈或夜间卧床睡觉时，有酸性液体或食物从胃、食管反流至咽部或口腔。此症状多在胸骨后烧灼感或烧灼痛发生前出现。

（3）咽下困难 初期常可因食管炎引起继发性食管痉挛而出现间歇性咽下困难。后期由于食管瘢痕形成狭窄，烧灼感或烧灼痛减轻，而出现永久性咽下困难，进食固体食物时可在剑突处引起堵塞感或疼痛。

（4）消化道外症状 反流的胃液尚可侵蚀咽部、声带和气管而引起慢性咽炎、慢性声带炎和气管炎，临床上称之 Delahunty 综合征。胃液反流及胃内容物吸入呼吸道尚可致吸入性肺炎。近年来研究表明 GERD 与部分反复发作的哮喘、咳嗽、声音嘶哑、夜间睡眠障碍、咽炎、耳痛、龈炎、癔球症、牙釉质腐蚀等有关。婴儿食管下括约肌（LES）尚未发育，易发生 GERD 并引起呼吸系统疾病，甚至营养、发育不良。

（5）老年患者特点 老年人症状多不典型，30% 的老年重度 GERD 患者无烧心等症状，年龄 ≥ 65 岁的患者中以烧心为主诉的患者比例仅为年龄 < 65 岁患者的一半，而老年人食管狭窄的发生率为年轻患者的 2 倍。老年患者的症状与内镜下所见病变程度不一致，可能与食管敏感性下降有关。

（6）并发症

1）食管狭窄、出血、溃疡。

2）长期胃食管反流病者的食管腺癌发病率增加、与巴雷特食管的形成有关。

3）Delahunty 综合征：反流的胃液侵蚀咽部、声带和气管而引起慢性咽炎、慢性声带炎和气管炎。

4）胃食管反流还是支气管哮喘发病的重要原因之一，资料提示，支气管哮喘患者中有 25% 的人伴有胃食管反流，用药物控制反流可减少哮喘的发作。

5）出血及贫血，患者可有轻度出血，出现间接性粪隐血阳性。长期少量出血可出现贫血症状。巴雷特食管可引起大量出血。

2.辅助检查

（1）X 线检查 食管钡餐检查可显示有无黏膜病变、狭窄、食管裂孔疝等，并能显示钡剂的胃食管反流，因而对诊断有互补作用，但敏感性较低。

（2）内镜检查 对拟诊 GERD 患者一般先行内镜检查，特别是对症状发生频繁、程度严重、伴有报警征象或有肿瘤家族史的患者。与先行诊断性治疗相比，先行内镜检查能有效缩短诊断时间。活组织检查既是评价食管炎的灵敏指标，也是排除食管癌的最好方法。因此，内镜及病理检查对诊断及评估本病的严重度有重要价值。目前 GERD 的内镜下分级标准采用最多的仍是 1994 年制定的洛杉矶分类：A 级：一条或一条以上黏膜破损，长度 ≤ 5mm；B 级：一条或一条以上黏膜破损，长度 > 5mm，无融合；C 级：两条或两条以上黏膜破损，有融合但周径 < 75%；D 级：两条或两条以上黏膜破损，有融合且周径 > 75%。BE 约占 GERD 患者的 10% ~ 15%。发生肠化生的巴雷特（Barrett）上皮抗酸能力高于鳞状上皮。内镜检查时如发现上皮呈微红色，自胃延伸至食管腔，即可疑及此症。当长度 > 3cm 时，称为长段 Barrett 食管，< 3cm 时为短段 Barrett 食管。

（3）24 小时食管 pH 监测 目前为鉴定反流的"金标准"，即将一微探头固定在食管 LES 上方 5cm 处，记录 24h 时的酸反流活动。24h 食管 pH 监测能显示酸反流、昼夜酸反流规律、酸反流与症状的关系以及患者对治疗的反应，有助于个体化治疗。一般主张在内镜检查和 PPI 试验后仍不能确定时应用 24h 食管 pH 监测。检测指标主要包括三项基本内容：①总酸暴露时间：24h 内总的食管 pH < 4 的时间以及立位、卧位时 pH < 4 的时间

及其分别占总时间 t（24h）的百分率；②酸暴露频率：pH < 4 的次数；③酸暴露的持续时间：反流持续时间 ≥ 5 分钟的次数和最长反流持续时间。根据 pH 监测的有关参数由计算机测算酸反流积分：> 15 分为阳性。近来又面世了无线 pH 监控系统，可以提高患者的舒适度及依从性，有助于更好地了解酸反流与临床症状之间的相关性。

（4）24h 胆汁反流监测 部分 GERD 患者的发病有非酸反流因素参与，特别是与胆汁反流相关。可通过监测胆红素以反映是否存在胆汁反流及其程度，目前使用较多的是 Bilitec-2000 胆汁监测仪，但有一定局限性。

（5）食管测压 食管测压不直接反映胃食管反流，但能反映食管胃交界处的屏障功能。在 GERD 的诊断中，食管测压除帮助食管 pH 电极定位、术前评估食管功能和预测手术外，还能预测抗反流治疗的疗效和是否需长期维持治疗。因此，食管测压能帮助评估食管功能，尤其是对治疗困难者。

（6）多通道腔内阻抗仪 多通道腔内阻抗技术采用了最新的介质无关接口 (MII/pH)：能够不借助胃酸来确认食管内食物团块的存在。该阻抗仪可以借助一个微探头同时监测酸性、弱酸（pH > 4）或非酸性反流物（pH > 7）的存在。

3. 病理检查 肉眼可见食管黏膜充血、水肿，脆而易出血。急性食管炎时黏膜上皮坏死脱落，形成糜烂和浅表溃疡；严重者整个上皮均可脱落，但一般不超过黏膜肌层。慢性食管炎时，黏膜糜烂后可发生纤维化，并可越过黏膜肌层而累及整个食管壁。食管黏膜糜烂、溃疡和纤维化反复形成，则可发生食管瘢痕性狭窄。显微镜下可见鳞状上皮的基底细胞增生，乳突可延伸至上皮的表层，并伴有血管的增生，固有层中有中性粒细胞浸润。在食管狭窄者，黏膜下或肌层均可见瘢痕形成且因溃疡过大，溃疡边缘的鳞状上皮无法通过再上皮化加以修复，致溃疡部位出现柱状上皮细胞，这种以柱状上皮代替正常鳞状上皮的食管溃疡病，被称为巴雷特（Barrett）食管。

4. 鉴别诊断 完整而准确的病史是 GERD，诊断的基础。在一些难治性胃灼热伴有咽下困难的患者必须与以下疾病相鉴别。

（1）感染性食管炎 常好发于免疫功能低下的患者。白色念珠菌、单纯疱疹病毒（HSV）-1 型、巨细胞病毒（CMV）感染是最常见的原因。溃疡面多点活检的病理学检查为诊断提供明确依据。念珠菌食管炎内镜下可见无数黄白色小斑块，黏膜含有微生物、炎性细胞和坏死的黏膜。在高碘酸—希夫试剂或特殊银试剂中刷检和活检组织染色可见念珠菌假菌丝。HSV 食管炎的内镜表现为无数囊泡，以后破溃形成浅小呈火山状的溃疡。溃疡边缘活检组织的鳞状上皮细胞—嗜酸性核内发现有 HSV 感染的病理表现。CMV 食管炎特点是直径大（> 2cm）且深的线性溃疡，活检取溃疡基底部组织，在成纤维细胞和血管内皮细胞—嗜碱性包裹体内有 CMV 感染的病理表现。

（2）嗜酸性粒细胞性食管炎 为免疫介导的罕见疾病。好发于儿童和 20 ~ 40 岁成人，男女发病率约 3:1。半数患者有哮喘、皮肤反应、外周嗜酸性粒细胞增多。内镜检查发现食管波纹状红肿，糜烂或纤维化，一处或多处环形食管僵硬、狭窄，无扩张。食管活检是诊断依据，在高倍视野下可发现嗜酸性粒细胞聚集。

（3）腐蚀性食管炎 常有吞服化学腐蚀剂的诱因；导致口咽、食管接触性液化坏死，急性溃疡、穿孔、狭窄。如果泛影葡胺和钡餐检查排除穿孔，可使用内镜评估食管损伤，若损伤严重，有穿孔危险，应避免检查。

4.放射性食管炎　在胸部放疗剂量>30Gy（3000r）时可发生。放疗剂量 > 60Gy 可引起严重食管炎和溃疡，导致出血、穿孔或形成瘘。同时用细胞毒药物如多柔比星化疗，可加重放射性损伤。典型症状如胸骨后疼痛、咽下疼痛、吞咽困难等。吞钡和内镜检查能了解黏膜炎症、溃疡形成和管腔狭窄的范围与程度。

（5）碱性反流性食管炎　是一种发病率低且临床定义较模糊的疾病，即食管黏膜长时间反复接触非酸性胃或肠内容物所致，常发生在全胃切除后或胃空肠毕Ⅱ式吻合术后。使用与胆盐结合药物治疗，如铝碳酸镁、硫糖铝或胶体铋可有效缓解症状。

（6）食管源性吞咽困难　GERD 继发的食管狭窄及吞咽困难要与食管性吞咽困难相鉴别。后者是由于食管平滑肌疾病所致的动力障碍，对固体和流体均有吞咽困难，与食团的大小无关。弥漫性食管痉挛和贲门失弛缓症是原发性食管运动障碍，而硬皮病是最常见的继发性障碍。食管吞钡造影是鉴别动力性或机械性吞咽困难的首选。当提示动力性疾病时，食管测压是诊断和提供食管蠕动和括约肌功能定性和定量的指标。

（二）中医诊断

症候分类如下：

1.肝胃郁热证

主症：烧心，反酸，可伴胸骨后或胃脘灼痛，脘腹胀满，嗳气，心烦，口干口苦，嘈杂易饥，舌红，苔黄，脉弦数。

2.气郁痰阻证

主症：咽喉不适如有痰梗，胸膺不适，可伴嗳气或反流，吞咽困难，声音哑，半夜呛咳，舌质淡红，舌苔白腻，脉弦滑。

3.肝胃不和证

主症：反酸或泛吐清水，嗳气，可伴胃脘隐痛，胃痞胀满，食欲不振，神疲乏力，大便溏薄，舌淡苔薄，脉细弱。

4.胃阴亏虚证

主症：反酸，嘈杂，饥不欲食，嗳气，干呕，或上脘隐痛，口燥咽干，五心烦热，消瘦乏力，大便干结，舌红少苔，脉细数。

5.寒热错杂证

主症：胸骨后或胃脘部烧心反酸，口干思热饮，胃中隐痛，喜温喜按，可伴泛吐清水，大便稀溏，舌质红、苔白，脉虚弱。

二、食管裂孔疝

（一）西医诊断

1.临床表现

（1）滑动型 HH（Ⅰ型）　最常见的症状是并存胃食管反流症状（GERD），最终可能引起溃疡和出血。

（2）单纯型 HH（Ⅱ型）　患者可能表现出餐后饱胀感、心悸、气短、疼痛、吞咽困难、反流，也可能出现胃溃疡，并导致出血或穿孔。随着时间的推移，一些症状如餐后不适、气促、恶心、呕吐以及疼痛会进一步发展，食管裂孔旁疝可能会引起严重的并发症，包括嵌顿、肠扭转、黏膜溃疡、坏死、穿孔和梗死。

（3）混合型（Ⅲ型） 此型为Ⅰ型和Ⅱ型的混合型，故该型患者可表现出Ⅰ型以及Ⅱ型的典型临床表现，如胃食管反流、腹胀、吞咽困难等。

（4）食管裂孔旁疝（Ⅳ型） 最常见的表现包括餐后饱胀或疼痛、吞咽困难、缺铁性贫血以及随着呼气引起的反流。

2.辅助检测

（1）胸片 不可复性食管裂孔疝在胸部平片上，显示为膈上心影重叠处的含气疝囊影，立位可见液气平面；不含气时表现为左心膈角模糊或消失，心影或局部密度增高。当小肠疝入胸腔时也可以看到气体影；当结肠疝入时可以看到疝囊内出现以一种不常见的垂直形式排列的肠袢以及特征性的横结肠向上移位或变形。

（2）上消化道造影 是目前诊断食管裂孔疝的主要方法。对于可复性裂孔疝（特别是轻度者），一次检查阴性也不能排除本病.临床上高度可疑者应重复检查，并取特殊体位如仰卧头低足高位等，其钡餐造影可显示直接征象及间接征象。

直接征象包括：①膈上疝囊；②食管下括约肌环（A环）升高和收缩；③疝囊内有粗大迂曲的胃黏膜皱襞影；④食管胃环（B环）的出现；⑤食管旁裂孔疝可见食管一侧有疝囊（胃囊），而食管–胃连接部仍在横膈裂孔下；⑥混合型可有巨大疝囊或胃轴扭转。间接征象包括：①横膈食管裂孔增宽（＞4cm）；②钡剂反流入膈上疝囊；③横膈上至少3cm外有凹环，食管缩短。

内镜检查对食管裂孔疝的诊断率较前提高，可与X线检查相互补充，协助诊断。镜下可有如下表现：①食管下段齿状线升高；②食管腔内有潴留液；③贲门口扩大和（或）松弛；④His角变钝；⑤胃底变浅；⑥膈食管裂孔宽大而松弛。

（3）胸部或腹部CT 食管裂孔疝在CT上表现为膈肌脚间距增宽，后纵隔下部椎体前方或偏左侧胸腔内特定部位区软组织肿块，向下通过食管裂孔与胃相连。CT上可见食管裂孔增宽扩大和形态异常。健康成人食管裂孔直径1～2cm，凡直径＞2cm者称为食管裂孔增宽。食管裂孔疝的典型CT表现有：①"胸腔胃黏膜"征象。②"电缆线"征，即其外周环绕一圈均匀且较薄的疝囊，类似电缆线的外层绝缘皮，其下方的一层脂肪密度好比电缆线绝缘皮下的屏蔽网，中央的食管和胃底恰似其中的2根电线，中心出现的水样密度影就似线芯。③病变内含有不规则形积液、积气或气液平面。

（4）食管测压 可出现异常图形，有助于诊断。主要有以下表现：①食管下括约肌(LES)测压时出现双压力带；②食管下括约肌压力（LESP）下降，低于正常值。

（5）其他检查 核医学方法、经食管超声心动以及超声内镜等检查均可以发现食管裂孔疝，但并不作为常规的诊断方法。

3.鉴别诊断 食管裂孔疝并发症所引起的临床症状需与以下疾病进行鉴别：①心绞痛；②下食管和贲门癌；③慢性胃炎；④消化性溃疡；⑤胆道疾病。

（二）中医诊断

症候分类如下：

参见胃食管反流症症候分类。

【防未病】

一、防胃食管反流病和食管裂孔疝发生

（一）关注高危人群

40 ~ 60 岁为高危人群。尤以关注他们的饮食不当、不良生活习惯以及巨大的精神压力。

（二）日常养胃保胃

1.调整作息　从生活作息上做起，一日三餐要定时定量，严格遵守。早餐和中餐一块吃的习惯必须要改。

2.睡前勿饮食　晚上多吃的话，会因为胃部滞胀而影响入睡。入睡前两三个小时最好不要吃东西，否则容易影响入睡，如果觉得肚子空可以多喝水。

3.多吃瓜果　木瓜适合当作养胃食物，不过对于胃酸较多的人，不要食用太多。菜和果皮的纤维比较多，可以适度食用，但不宜太多，不容易消化。

4.餐后不宜运动　有胃病的人饭后不宜运动，最好休息一下等胃部的食物消化得差不多了再开始工作，或者慢步行走。

5.不轻易吃药　长期吃药都有不良反应，而胃病是一种慢性病，不可能在短期内治愈。因此在非急性情况下不轻易吃药。

6.少吃寒食　一定要记住，胃喜燥恶寒，除了冰的东西以外，其他寒凉的食物，如绿豆沙等也都不宜多吃。

7.戒刺激性饮料　胃病患者应该戒烟、酒、咖啡、浓茶、碳酸性饮料。

8.勿用豆奶取代牛奶　豆奶虽好，但为寒性，不能取代牛奶。

9.多吃馒头　可以养胃，不妨试试将馒头作为主食。

（三）及时就诊

每周有两次或两次以上烧心者可能患有胃食管反流病，应该去医院检查、治疗。

二、已知胃食管反流病和食管裂孔疝防复发和并发症

平时注意戒烟、少喝咖啡和酒，避免吃一些会降低下食管括约肌张力和增加胃酸分泌的食物，如酸性饮料、高脂饮食、薄荷、巧克力和辛辣食物，也要避免吃饱及过食高脂肪和高蛋白饮食。肥胖会使腹部压力增高，相对更容易把胃内物体'挤'回到食管中，所以要控制体重、避免肥胖。饭后不要立即躺下。睡前 2h 禁食禁饮，让胃处于非充盈状态。睡眠时可尝试把床头稍微垫高，防止胃内食物回流。同时，别忘了通过日常生活调节来减轻精神压力。

老年人胃食管反流，通过抑酸剂常规治疗，大部分患者经 4 ~ 8 周的初期治疗效果很好，但停药半年后有 60% ~ 80% 的人会复发，因此需要维持治疗。维持方案有持续治疗和按需治疗两种。年轻人治疗效果相对较好，有望彻底停药。除了药物治疗，生活中还要注意少量多餐、避免过饱，餐后适当站立走动，睡前不要进食；避免饮用含气或酸性饮料和刺激性食品，如橘汁、柠檬汁、烟酒、浓茶、咖啡、辣椒等，少食甜品；睡眠时抬高床头部 15 ~ 20cm 或垫高肩部。

【治已病】

一、胃食管反流病

（一）西医治疗

治疗目的：愈合食管炎症，消除症状；防治并发症；提高生活质量，预防复发。治疗

包括调整生活方式以及内科、外科和内镜治疗。具体措施有：抑酸以提高胃内 pH；增加食管对酸、碱反流物的清除；促进胃排空；增加 LES 张力。

1.调整生活方式 合适的体位是减少反流的有效方法，如餐后保持直立，避免过度负重，不穿紧身衣，抬高床头等。肥胖者应减肥。睡前 3h 勿进食，以减少夜间食物刺激胃酸分泌。饮食宜少量、高蛋白质、低脂肪和高纤维素，限制咖啡因、酒精、酸辣食品、巧克力等；戒烟。许多药物能降低 LES 的压力，使抗反流屏障失效，如黄体酮、茶碱、前列腺素、PGE、抗胆碱药、β 受体激动药、α 受体阻滞药、多巴胺、地西泮和钙拮抗药等。

2.内科药物治疗 药物治疗的目的在于加强抗反流屏障功能，提高食管清除能力，改善胃排空与幽门括约肌功能以防止胃、十二指肠内容物反流，保护食管组织。

（1）抑酸药 质子泵抑制药（PPI）能持久抑制基础与刺激后胃酸分泌，是治疗 GERD 最有效的药物，目前临床应用的有奥美拉唑、兰索拉唑、泮托拉唑、雷贝拉唑和埃索美拉唑等，药物剂量分别为每次 20mg、30mg、40mg、10mg、20mg，每天 1 次或 2 次口服。PPI 常规或双倍剂量治疗 8 周后，多数患者症状完全缓解，糜烂性食管炎（EE）得到愈合。但由于患者 LES 张力未能得到根本改善，故停药后约 80% 的病例在 6 个月内复发。所以推荐在愈合治疗后继续维持治疗 1 个月。若停药后仍有复发，建议在再次取得缓解后给予按需维持治疗：即在 PPI 中任选一种，当有症状出现时及时用药以控制症状，可大大节省患者的治疗费用。为防止夜间酸突破的发生，对部分须严格控制胃酸分泌的患者，可以在 PPI 早晨 1 次的基础上，临睡前加用 H_2 受体拮抗药 1 次，有协同作用。

（2）抗酸药和黏膜保护药 抗酸药沿用已久，如氢氧化铝、碳酸钙等，近来较常用的有铝碳酸镁，常用方法为 2 片 / 次，每日 3 次，饭后 1 ~ 2h 嚼碎服下。铝碳酸镁对黏膜也有保护作用，同时能可逆性吸附胆酸等碱性物质，使黏膜免受损伤，尤其适用于非酸反流相关 GERD 患者。黏膜保护药主要包括硫糖铝和铋剂，此类药能在受损黏膜表面形成保护膜以隔绝有害物质的侵蚀，从而有利于受损黏膜的愈合。硫糖铝的常用剂量为 1g，每日 4 次，饭前 1h 和睡前服用。

（3）促动力药 如多潘立酮、莫沙必利等，多潘立酮为多巴胺受体拮抗药，对食管和胃平滑肌有显著促动力作用；莫沙必利是 5- 羟色胺受体 4（5-TH4）的激动药，对全胃肠平滑肌均有促动力作用，同时还能提高 LES 的张力，治疗用量为 5 ~ 20mg，每日 3 次，饭前 30min 服用，其单独应用的效果与 H_2 受体拮抗药相似。

（4）联合用药 抑酸与促动力药物的联合应用是目前治疗反流性食管炎最常用的方法，其中 PPI 与多潘立酮或莫沙必利合用的疗效较为明显。巴氯芬（baclofen）是一种 γ 氨基丁酸（GABA）β 受体激动药，有文献证实给予巴氯芬 20mg，每日 3 次，可以明显抑制食管下端括约肌短时松弛，MⅡ/pH 阻抗仪监测显示巴氯芬可以明显减少非酸反流，但对食管酸暴露没有影响。巴氯芬停药前要逐渐减量，以防症状反跳。

（5）用药个体化 不同患者用药要个体化。可根据临床分级，轻度 GERD 及 RE 可单独选用 PPI 或促动力药；中度 GERD 及 RE 宜采用 PPI 和促动力药联用；重度 GERD 宜加大 PPI 口服剂量，或 PPI 与促动力药联用。对久治不愈或反复发作伴有明显焦虑或抑郁者，应加用抗抑郁或抗焦虑治疗。5- 羟色胺再摄取抑制药（如氟西丁）或 5- 羟色胺及去甲肾上腺素再摄取抑制药（如文拉法辛）可用于伴有抑郁或焦虑症状的 GERD 患者的治疗。根除幽门螺杆菌是否增加胃食管反流病 (GERD) 发生危险性问题尚有争议，我国第四次全国幽门螺杆菌感染处理共识报告支持对长期需要 PPI 治疗的患者根除幽门螺杆菌（Hp）。

（6）内科药物治疗疗效不佳需找原因　反流性食管炎是否存在解剖缺陷，或是否属于药物控制不佳的类型。

首先，需明确是否存在食管裂孔疝。食管裂孔疝是反流性食管炎的一个常见原因，由于食管穿过膈肌的孔洞（食管裂孔）明显扩大，使得食管向胸腔上移，严重削弱了食管括约肌的阀功能，不能控制胃酸逆向移动产生症状。随着时间推移，食管裂孔疝会越来越大，甚至使食管缩短，进一步加重反流症状。食管裂孔疝导致的反流性食管炎是一种只有通过手术才能治愈的疾病，手术越早、效果越好。各种补片的应用，使得腹腔镜食管裂孔疝修补手术成为治疗食管裂孔疝 – 反流性食管炎安全有效的手段。

其次，需明确食管括约肌功能，即食管测压和 24h pH 监测。通过这项检查，能筛查出食管括约肌阀门功能明显缺陷并伴有酸反流的患者。在这种情况下，唯有通过腹腔镜微创手术，在胃食管交界处人工建一个"围脖"，患者才有机会改善症状。

此外，还有些患者需长期服药，停药后症状很快复发，或因为药物治疗的不良反应无法坚持内科治疗。

总之，反流性食管炎并非只有内科治疗一条途径，应具体情况具体分析，根据检查结果决定内科治疗或外科手术，有助于在病程早期纠正病因，避免陷入病情迁延的恶性循环。

3.GERD 的内镜治疗　虽然内镜下抗反流手术创伤小、安全性较好，但疗效不理想，并发症也需进一步评估。方法包括：射频能量输入法、注射法和折叠法等。PPI 治疗有效的患者不主张用该类方法。禁忌证有 C 级或 D 级食管炎、Barrett 食管、> 2cm 的食管裂孔疝、食管体部蠕动障碍等。

（四）GERD 的手术治疗

GERD 抗反流手术的主要适应证是：①年龄较轻，手术条件好的患者，可作为药物维持疗法的另一选项；②控制反流及其伴随的吸入性肺炎。药物治疗失败，一般不是手术治疗的指征，因为这表明症状不是 GERD 引起的，往往与内脏敏感性增高或焦虑、抑郁有关。

目前常用的抗反流手术有完全胃底折叠术（Nissen）及部分胃底折叠术（Toupet）。手术目的是建立腹段食管，在胃食管连接处以胃底肌肉包围食管下段，并建立一个"活瓣"以提高 LES 压力。术后症状缓解率及食管黏膜损伤的愈合有效率可达 85%，但长期随访发现仍有 10% 的患者复发。手术常见的并发症为吞咽困难。

（二）中医治疗

1.中药辨证论治　中医治疗胃食管反流病，重在恢复肝、胆、脾、胃脏腑的生理功能，以求恢复脾升胃降、肝随脾升、胆随胃降的生理状态。

（1）肝胃郁热证

治法：疏肝泄热，和胃降逆。

方剂：柴胡疏肝散合左金丸加减。

处方药：柴胡、枳壳、白芍、牡丹皮、栀子、香附、旋覆花、代赭石、黄连、吴茱萸、煅瓦楞子、甘草。

（2）气郁痰阻证

治法：解郁化痰，降气和胃。

方剂：旋覆代赭汤（出自《伤寒论》）合半夏厚朴汤（出自《金匮要略》）加减。

处方药：旋覆花、代赭石、半夏、厚朴、茯苓、紫苏、枳壳、香附、桔梗、黄芩、浙贝母、桑白皮、生姜、大枣、甘草。

（3）肝胃不和证

治法：健脾和胃，疏肝理气。

方剂：六君子汤（出自《医学正传》）合四逆散（出自《伤寒论》）加减。

处方药：柴胡、白芍、枳壳、党参、白术、茯苓、半夏、陈皮、生姜、大枣、乌贼骨、白芨、甘草。

（4）胃阴亏虚证

治法：养阴益胃，和中降逆。

方剂：益胃汤（出自《温病条辨》）合芍药甘草汤（出自《伤寒论》）加减。

处方药：沙参、麦冬、生地黄、玉竹、白芍、茯苓、半夏、陈皮、延胡索、香橼、煅瓦楞子、甘草。

（5）寒热错杂证

治法：辛开苦降，和胃降逆。

方剂：半夏泻心汤（出自《伤寒论》）加减。

处方药：半夏、黄芩、干姜、黄连、煅瓦楞子、陈皮、茯苓、白术、扁豆、延胡索、竹茹、大枣、甘草。

2.中成药

（1）加味左金丸　由黄连、吴茱萸、黄芩、柴胡、木香、香附、郁金、白芍、青皮、枳壳、陈皮、延胡索、当归、甘草组成。功效：清肝泻火，降逆止痛，适用于肝胃郁热证。一次6克，每日2次。

（2）香砂六君丸　由木香、砂仁、人参、白术、茯苓、炙甘草、陈皮、半夏等组成。功效：益气健脾和胃，适用于脾胃气虚、湿阻痰聚、气滞胃逆证。一次6～9克，每日2次或3次。

（3）养胃舒胶囊　由党参、白术、黄精、山药、干姜、菟丝子、陈皮、玄参、乌梅、山楂、沙参组成。功效：益气养阴，健脾和胃，行气导滞，适用于胃阴亏虚证。一次3粒，每日2次。

3.针灸治疗

采用局部、远道和辨证取穴，以任脉、足阳明、手厥阴经腧穴为主。主穴：中脘、内关、足三里、脾俞、胃俞、梁门。配穴：肝胃郁热加太冲、侠溪；气郁痰阻加丰隆、期门；气滞血瘀加梁丘、血海；寒热错杂加气海、关元；脾肾阳虚加肾俞、三阴交、关元；气阴两虚加水分、气海。耳针穴位：胃、肝、脾、神门。

操作：毫针刺，用补泻兼施法。得气后可接脉冲电针治疗仪1对或2对，连续波或疏密波，强度以局部肌肉轻微收缩为度。中脘、脾俞、胃俞、关元、足三里、三阴交穴可配合相应的灸法。耳穴毫针轻、中度刺激，或用王不留行籽贴压，两耳交替。

二、食管裂孔疝

（一）西医治疗

无症状、无并发症的滑动型裂孔疝患者无须治疗，大多数有症状的裂孔疝患者仅内科治疗就可控制；有严重并发症的滑动型裂孔疝患者和食管旁疝患者均应考虑手术治疗。

1.内科治疗　主要目的是降低腹腔压力，防止或减少反流，缓解症状，减少并发症。治疗原则是消除疝形成的因素，控制胃食管反流，促进食管排空以及减少胃酸的分泌。具体治疗方法同胃食管反流病。

2.外科治疗　2%～4%的患者需要手术。手术指征：症状明显、经内科长期治疗无效；有重度胃食管反流病、食管狭窄、上消化道大出血、食管癌等严重并发症；长期消化道出血合并贫血；裂孔疝发生急性嵌顿或绞窄；食管旁疝，尤其是疝囊较大。

手术方法：主要是疝修补术及抗反流手术。常用的术式有：①贲门前固定术；②后方胃固定术（Hill 修复法）；③经腹胃底折叠术（Nissen 手术）；④ Belsey 四点手术（或可称 Mark Ⅳ）。同时近年来由于微创手术的迅速发展，上述部分手术可通过胸腔镜或腹腔镜完成。文献报道，术后早期症状完全缓解率可高达 80%～90%，少数为 47%，仅 5%完全失败，约 10%复发反流。

（二）中医治疗

参见胃食管反流中医治疗。

【法医学鉴定】

损伤与食管裂孔疝的法医学鉴定

（一）外伤性食管裂孔疝

腹部钝性损伤既可以造成正常膈肌损伤，也可以使已经受过损伤变得薄弱的膈肌形成新的缺损，或者使正常膈肌裂孔变大从而形成食管裂孔疝。而锐性外伤如刀刺伤则直接穿透膈肌造成破裂。破裂后，因胸腔负压，腹腔内脏逐渐吸入胸腔形成食管裂孔疝。左侧疝入的器官通常为胃、结肠、脾脏及肾脏，右侧疝入的通常为肝脏，偶尔结肠也可疝入。若裂口较小并被大网膜堵塞可暂无膈疝出现，当疝入的器官尚未发生梗阻或绞窄时，症状无特异性，可表现为消化不良或上腹部隐痛，然而 85% 的患者在发生膈疝后 3 年内疝入器官产生梗阻或绞窄。

（二）伤病关系分析

明确食管裂孔疝是由于胸腹部外伤或食管、胃手术造成，则两者之间为直接因果关系；如果伤者存在膈肌缺损，则外伤与疝的形成之间为共同因果关系。

（三）损伤程度鉴定

外伤与食管裂孔疝之间存在直接因果关系，须手术治疗的，评定为重伤。

（四）伤残等级评定

依照《人体损伤致残程度分级》标准中的鉴定原则，伤病关系处理以及致残程度等级划分依据，比照相关条款，评定伤残程度。

第二节 慢性胃炎及消化性溃疡

【概述】

一、慢性胃炎

胃炎是指各种原因引起的胃黏膜炎症，是胃黏膜对各种损伤的反应过程，包括上皮损伤、黏膜炎症反应和上皮再生。仅有上皮损伤和细胞再生过程，而无黏膜炎症反应，则称为胃病。临床上通常分为急性胃炎、慢性胃炎和特殊类型胃炎三类。

慢性胃炎是指多种病因引起的胃黏膜慢性炎症，病理上以淋巴细胞浸润为主要特点，部分患者在后期可出现胃黏膜固有腺体萎缩和化生，继而出现上皮内瘤变，与胃癌发生密切相关。慢性胃炎分成非萎缩性、浅表性胃炎、萎缩性胃炎和特殊类型胃炎三大类。

慢性胃炎病因与发病机制有：

（一）生物因素

幽门螺杆菌（Helicobacter pylori，Hp）感染是慢性胃炎的主要病因，90% 以上的慢性胃炎有 Hp 感染。Hp 为革兰阴性微需氧菌，呈弯曲螺旋状，一端带有 2～6 根鞭毛，仅寄居于胃上皮细胞表面，在胃小凹上部胃上皮表面和黏液层中最易找到，亦可侵入到细胞间隙中，其致病机制与以下因素有关：①Hp 产生多种酶如尿素酶及其代谢产物氨、过氧化氢酶、蛋白溶解酶、磷脂酶 A 等，对黏膜有破坏作用；②Hp 分泌的细胞毒素（Cytotoxin）如含有细胞毒素相关基因（CagA）和空泡毒素基因（VagA）的菌株，可导致胃黏膜细胞的空泡样变性及坏死；③Hp 抗体可造成自身免疫损伤。

（二）免疫因素

胃体萎缩为主的慢性胃炎发生在自身免疫基础上，又称之为自身免疫性胃炎，或称 A 型萎缩性胃炎，患者血清中能检测到壁细胞抗体（parietal cell antibody，PCA），伴有恶性贫血者还能检出内因子抗体（intrinsic factor antibody，IFA）。壁细胞抗原和 PCA 形成的免疫复合体在补体参与下，破坏壁细胞。IFA 与内因子结合后阻断维生素 B_{12} 与内因子结合，导致恶性贫血。

（三）物理因素

长期饮浓茶、烈酒、咖啡，吃过热、过冷或过于粗糙的食物，可导致胃黏膜的反复损伤。

（四）其他

长期大量服用非甾体类抗炎药如阿司匹林、吲哚美辛等可抑制胃黏膜前列腺素的合成，破坏黏膜屏障；烟草中的尼古丁不仅可影响胃黏膜的血液循环，还可导致幽门括约肌功能紊乱，造成胆汁反流；各种原因的胆汁、胰液和肠液反流均可破坏黏膜屏障造成胃黏膜慢性炎症改变。

慢性胃炎的萎缩性病变的发生率随年龄而增加。

中医学认为，慢性胃炎属于中医学"胃痞""胃痛"等范畴。中医认为该病的发生主要与饮食不节、情志因素、感受邪气、禀赋不足等有关，其基本病机是胃膜受伤、胃失和降。病位在胃、与肝、脾两脏关系密切。

二、消化性溃疡（PU）

指胃肠道黏膜被胃酸和胃蛋白酶消化而发生的溃疡，好发于胃和十二指肠，也可发生在食管下段、小肠、胃肠吻合术后吻合，以及异位的胃黏膜，如位于肠道的 Meckel 憩室。胃溃疡（GU）和十二指溃疡（DU）是最常见的消化性溃疡。

消化性溃疡发生的病因与发病机制是一种或多种侵袭损害因素对黏膜破坏超过黏膜抵御损伤和自身修复能力所引起的综合结果。

引起黏膜损伤的因素包括：

（一）胃酸和胃蛋白酶

胃酸和胃蛋白酶的自身消化是形成消化性溃疡的主要原因。盐酸是胃液主要成分，由壁细胞分泌。胃蛋白酶原由胃体和胃底部的主细胞分泌，胃蛋白酶原经盐酸激活转化成胃蛋白酶，pH 值 $1 \sim 3$ 时胃蛋白酶最活跃，能水解食物蛋白、胃黏膜中糖蛋白，甚至自身组织蛋白，pH > 4 时活性迅速下降。胃酸和胃蛋白酸增高均可引起消化性溃疡，但胃蛋白酶原激活依赖胃酸的存在，因此胃酸的存在是溃疡发生的决定性因素。

DU 者胃酸分泌量明显增高，而 GU 发病过程中除幽门前区溃疡者外胃酸分泌量大多正常甚至低于正常。

（二）幽门螺杆菌

大多数研究已证实消化性溃疡与 Hp 有密切相关性。70%GU 及 95% ~ 100%DU 均感染 Hp。前瞻性调查显示 Hp 感染者溃疡发生率 13% ~ 23%，显著高于不伴 Hp 感染者。根除 Hp 可有效促进溃疡愈合、缩短溃疡愈合时间和减少溃疡复发。Hp 感染导致消化性溃疡的发病机制尚未完全阐明。Hp 造成的胃炎和胃黏膜屏障的损害是促使消化性溃疡发生和难于愈合的重要因素。

（三）非甾体类抗炎药（NSAIDs）

近年来临床应用越来越广泛，是引起消化性溃疡另一个重要因素，常见的药物有阿司匹林、吲哚美辛、舒林酸、吡罗昔康、乙酰氨基酚和保泰松等。NSAIDs 通过局部作用和系统反应两方面导致黏膜损伤。NSAIDs 溃疡的发生危险与服用，NSAIDs 的总剂量、疗程长短、患者年龄（> 60 岁）及抗凝药物和肾上皮质激素使用有关。女性、Hp 感染、吸烟、饮酒、心血管疾病是可能的危险因素。约 66% 长期使用 NSAIDs 者胃十二指肠黏膜可出现病变，大多数为浅表性损伤，如糜烂、出血等，长期服药者可诱发消化性溃疡。由于胃黏膜接触摄入 NSAIDs 时间较十二指肠黏膜长，故溃疡好发于胃窦部和幽门前区，GU 发病率为 10% ~ 20%，DU 发病率为 2% ~ 5%。NSAIDs 妨碍溃疡的愈合，使溃疡者出现严重并发症的危险性增加 4 ~ 6 倍，如出血、穿孔。

（四）其他危险因素

1. 不良的饮食和生活习惯 如长期吸烟使消化性溃疡发病率显著增高，并且不利于溃疡的愈合和容易复发。咖啡、浓茶、烈酒、辛辣食品等，以及偏食、饮食过快等不良饮食习惯，均易引起消化不良症状，但尚无确切资料证明可增加溃疡的发病率。高盐饮食可损伤胃黏膜，增加 GU 发生的危险性。

2.心理因素 长期精神紧张、焦虑或情绪波动者易患消化性溃疡。应激事件如车祸等因素往往可引起应激性溃疡或促发消化性溃疡急性穿孔。心理因素可能通过迷走神经兴奋影响胃十二指肠分泌、运动及黏膜血流的调节，愤怒使胃液分泌增加，抑郁则使胃液分泌减少。

3.与消化性溃疡相关疾病 有些消化性溃疡发病率明显升高，密切相关的疾病有胃泌素瘤、多发内分泌肿瘤Ⅰ型、系统性肥大细胞增多症、慢性肺部疾病、尿毒症、肝硬化、肾结石等。可能有关的疾病有原发性甲状腺功能亢进、原发性红细胞增多症、克罗恩病、慢性胰腺炎等。

4.遗传因素 消化性溃疡患者一级亲属中发病率明显高于对照人群，单卵双生儿患溃疡病者高于双卵双生，因此遗传素质可能是消化性溃疡发病的因素之一。流行病学调查示，O 型血者 DU 发病率较其他血型高 30% ~ 40%，然而 O 型血者上皮细胞表面的黏附受体更有利于 Hp 定植，同时家庭中感染的 Hp 多为同一菌株，提示家族溃疡聚集现象与 Hp 感染有关，而不仅仅是遗传起作用。

中医学认为，在中医古籍中并无"消化性溃疡"病名，其属于中医学"胃脘痛""泛酸"等范畴。本病多因虚而致病，起病缓慢，反复发作，多因饮食、情志、寒邪等诱发。初起在气，多为气滞；久病入血，可兼见血病。病变部位主要在胃，与肝和脾关系密切。病性总属本虚标实，脾胃虚弱是其发病基础，若郁热内蒸而近血妄行，或中阳虚弱致气不摄血，血溢脉外，则变生呕血、便血等。

【临床诊断】

一、慢性胃炎

（一）西医诊断

1.临床表现

（1）慢性浅表性胃炎 大多数患者常无明显症状或有程度不同的消化不良症状，例如上腹隐痛、食欲减退、餐后饱胀感、反酸等，其中上腹部疼痛最为多见，严重时可出现上腹部广泛压痛，进食后更明显，常伴嗳气。胃镜检查：以胃窦部最为明显，多为弥漫性胃黏膜表面黏液增多，有灰白色或黄色渗出物，病变处黏膜红白相间或花斑状，仅麻疹样改变，有时有糜烂。

（2）慢性萎缩性胃炎 常见腹痛、贫血、消瘦、腹泻等症状，伴黏膜糜烂者上腹痛明显，并可有呕血、黑便等出血征象。本病症状多反复发作，疼痛经常出现于进食过程中或餐后，多数位于上腹部、脐周，部分患者部位不固定，轻者间歇性隐痛或钝痛、严重者为剧烈绞痛。胃镜检查：慢性萎缩性胃炎的黏膜多呈苍白或灰白色，亦可呈红白相间，白区凹陷；皱襞变细或平坦，由于黏膜变薄可透见呈紫蓝色的黏膜下血管；病变可弥漫或主要在胃窦部。

（3）老年慢性胃炎表现 老年人因需服用阿司匹林等非甾体类药物而出现消化道不良反应，或因感染幽门螺杆菌（Hp）导致的慢性胃炎患者可表现为上腹痛或不适、上腹胀、早饱、嗳气、恶心等消化不良症状，严重者可出现厌食、消瘦；自身免疫性胃炎患者还可伴有贫血表现。

2. 辅助检查

（1）胃液分析　测定基础胃液分泌量（BAO）及注射组胺或五肽胃泌素后测定最大泌酸量（MAO）和高峰泌酸量（PAO）以判断胃泌酸功能。

（2）血清学检测　包括胃泌素水平、壁细胞抗体、内因子抗体、胃泌素抗体、血清维生素 B_{12} 浓度和胃蛋白酶原 I/II（PGI/II）等。

（3）胃镜和活组织检查　是诊断慢性胃炎的主要方法。包括内镜诊断两部分。内镜下可描述为充血消肿（单纯性胃炎），或伴有平坦糜烂、隆起糜烂、出血、粗大皱襞或胆汁反流等征象。新型内镜技术应用于临床，对于胃癌癌前状态和癌前病变的检出率大大提高。

1）黏膜慢性炎症　固有膜内有炎性细胞浸润为特征，炎症细胞以淋巴细胞为主。可见灶性出血。根据慢性炎症细胞密集程度和浸润深度分级，以前者为主。①正常：单个核细胞每高倍视野不超过 5 个，如数量略超正常而内镜无明显异常；②轻度：慢性炎症较少并局限于黏膜浅层，不超过黏膜层的 1/3；③中度：慢性炎症细胞较密集，超过黏膜层 1/3，达到 2/3；④重度炎症：慢性炎症细胞密集，占黏膜全层。活动性炎症表现为在慢性炎症背景上有中性粒细胞浸润。

2）腺体萎缩　胃黏膜萎缩是指胃固有腺体（幽门腺或泌酸腺）减少，组织学上有两种类型；①化生性萎缩：胃固有腺体被肠化或假幽门化生腺替代；②非化生性萎缩：胃黏膜层固有腺体被纤维组织或纤维肌性组织替代或炎性细胞浸润引起固有腺体数量减少。萎缩程度以固有腺体减少量来计算。

3）化生　慢性胃炎黏膜萎缩性病变中常见有肠上皮化生（肠化）和假幽门腺化生。前者指肠腺样腺体替代了胃固有腺体；后者指胃体泌酸腺的颈黏液细胞增生，形成幽门腺样腺体，它与幽门腺在组织学上一般难以区别，病理检查时应注意所取黏膜确实来自胃体部而非幽门部。一般的胃黏膜化生指肠化生。根据细胞形态及分泌的黏液类型，用组织化学和酶学方法将其分为小肠型完全肠化、小肠型不完全肠化、大肠型完全肠化、大肠型不完全肠化。肠化是一种老年改变，与胃癌关系有限。临床定义为癌前状态。

4）上皮内瘤变　上皮内瘤变（intraepithelial neoplasia）与异型增生（dysplasia）、不典型增生同义，系指腺管及表面上皮在增生中偏离正常分化所产生的形态和功能异常。细胞核多形性，核染色过深，核浆嗜碱性，细胞极性消失。黏液细胞、主细胞和壁细胞之间差别消失，胃上皮分泌产物改变或消失，腺管结构不规则。上皮内瘤变可见于炎症、糜烂、溃疡、胃息肉或胃癌边缘黏膜上，本身尚不是癌，但可能恶变，也可能长期保持原状，甚至自然地或在某些药物作用下退变恢复。上皮内瘤变是 WHO 国际癌症研究署推荐使用的术语，更强调肿瘤演进的过程，分为低级别（low grade neoplasia）和高级别（high grade neoplasia）上皮内瘤变。

5）其他组织学特征　分非特异性和特异性两类，不需要分级。前者如淋巴滤泡、小凹上皮增生、明显上皮内淋巴细胞浸润和特异性病原体等。

（4）幽门螺杆菌检查　包括有创检查和无创检查。有创检查主要指通过胃镜检查获得胃黏膜标本的相关检查，包括快速尿素酶试验、病理学 Hp 检查（HE 或 Warthin Starry 或 Giemsa 染色）、组织细菌培养、组织 PCR 技术。前两种检查常应用于临床，后两种作为科研在特殊患者采用。无创检查指不需要通过胃镜检查获得标本，包括血清抗体检测、C^{13} 或 C^{14} 尿素呼吸试验、胃幽门螺杆菌抗原检测（多用于儿童）等方法。前者通常应用于流行病学调查，后两种方法应用于临床，并作为幽门螺杆菌根除治疗后评价疗效的主要方法。需要注意的是，抗生素及抑酸药物影响 Hp 检查，复查时需要停用抑酸药物 2 周或者抗生素 4 周。

3.鉴别诊断

（1）胃癌 初期有类似慢性胃炎的症状，例如上腹不适、食欲不振、贫血等，绝大多数患者胃镜检查及活检可鉴别。

（2）消化性溃疡 两者均有慢性上腹痛，但消化性溃疡以上腹部规律性、周期性疼痛为主，而慢性胃炎疼痛很少有规律性并以消化不良的症状为主，可行胃镜检查鉴别。

（3）慢性胆道疾病 慢性胆囊炎、胆石症常有慢性右上腹痛、腹胀、嗳气等消化不良的症状，易误诊为慢性胃炎。胆囊造影及 B 超异常可最后确诊。

（二）中医诊断

症候分类如下：

1.脾胃气虚证

主症：胃脘胀满或胃痛隐隐，餐后明显，饮食不慎后易加重或发作，纳呆，疲倦乏力，少气懒言，四肢不温，大便溏薄，舌淡或有齿印，苔薄白，脉沉弱。

2.脾胃虚寒证

主症：胃痛隐隐，喜温喜按，空腹痛甚，得食痛减，泛吐清水，纳差，神疲乏力，甚则手中不温，大便溏薄，舌淡苔白，或舌边有齿痕，脉虚迟缓。

3.肝胃不和证

主症：胃脘胀满或胀痛，胸胁胀痛，情绪不遂时加重或复发，纳少泛恶，心烦易怒，善太息，舌淡红，苔薄白，脉弦。

4.脾胃湿热证

主症：脘腹痞满，食少纳呆，口干口苦，恶心欲呕，身重困倦，小便短黄，舌质红，苔黄腻，脉滑或数。

5.肝胃郁热证

主症：胃脘嘈杂不适或灼痛，心烦易怒，嘈杂反酸，口干口苦，大便干燥，舌红苔黄，脉弦或弦数。

6.胃阴不足证

主症：胃脘灼热疼痛，胃中嘈杂，似饥而不欲食，口干舌燥，大便干结，舌红少津或有裂纹，苔少或无，脉细或数。

7.胃络瘀阴证

主症：胃脘痞满或痛有定处，胃痛拒按，黑便，面色暗滞，舌质暗红或有瘀点、瘀斑、脉弦涩。

二、消化性溃疡

（一）西医诊断

1.临床表现 本病患者临床表现不一，多数表现为中上腹反复发作性节律性疼痛，少数患者无症状，或以出血、穿孔等并发症发生作为首次症状。

（1）胃溃疡 通常情况下胃溃疡患者会表现为精神不振、食欲减退、口鼻周围有黏液。

发生慢性胃溃疡时，体重会逐渐下降，吞咽疼痛，或发生呕吐，呕吐中带有血液。还有些表现为食管触诊敏感，颈前部食管触诊疼痛；前腹部触压，可致食物反流。一般胃溃疡的出血较轻微，但也可能引起吐血或解柏油样便。

（2）十二指溃疡　遗传因素对本病的易感性起到较重要的作用，患者家属发病率比一般人群高 2.6 倍。主要临床表现为上腹部疼痛，可为钝痛、灼痛、腹痛或剧痛，也可表现为仅在饥饿时隐痛不适。典型者表现为轻度或中度剑突下持续性疼痛，服用制酸剂或进食后缓解。临床上约有 2/3 的疼痛呈节律性；早餐后 1～3h 开始出现上腹痛，如不服药或进食则要持续至午餐后才缓解。食后 2～4h 又腹痛，进餐后可缓解。约半数患者有午夜痛，患者常可痛醒。节律性疼痛大多持续几周，可反复发生。

2. 并发症

（1）上消化道出血　是本病最常见并发症，发生率 20%～25%。DU 多于 GU。10%～15% 患者以出血为消化性溃疡的首见症状，出血容易复发。

临床表现取决于出血的部位、速度和出血量。如十二指肠后壁溃疡，因溃穿毗邻的胰十二指肠动脉而致异常迅猛的大量出血。出血速度快而量多者，表现为呕血及黑便；也可引起休克。出血量少，仅表现为黑便。并发出血前，溃疡局部的充血致上腹疼痛加重，出血后则因充血缓解使疼痛减轻，同时血液对胃酸的中和与稀释作用，腹痛可随之缓解。

（2）穿孔　溃疡穿透浆膜层达游离腹腔导致急性穿孔，穿孔部位多为十二指肠前壁或胃前壁。十二指肠后壁和胃后壁溃疡穿透至浆膜层，与邻近器官、组织粘连，胃肠内容物不流入腹腔在局部形成包裹性积液，称为穿透性溃疡或溃疡慢性穿孔。

急性穿孔时，临床上突然出现剧烈腹痛。常起始于右上腹或中腹，持续而较快慢延至全腹。也可放射至肩部（大多为右侧）。因腹痛剧烈而卧床，两腿蜷曲而不愿移动。体检腹肌强直，有压痛和反跳痛。腹部 X 线透视膈下有游离气体，无膈下游离气体并不排除穿孔存在。严重穿孔患者或溃疡累及胰腺时，血清淀粉酶增高。亚急性或慢性穿孔者可有局限性腹膜炎、肠粘连或肠梗阻征象。后壁溃疡穿透时，疼痛节律可发生改变，向后背放射，抗酸治疗效果差。

（3）输出道梗阻　大多由 DU 和幽门管溃疡所致，溃疡周围组织的炎性充血、水肿致幽门反射性痉挛，内科治疗通常有效，称为功能性或内科性输出道梗阻。反之，由于溃疡愈合，瘢痕组织收缩或与周围组织粘连而阻塞幽门通道，则属持久性，需内镜下扩张治疗或外科手术治疗，称为器质性或外科性输出道梗阻。梗阻引起胃潴留、呕吐是幽门梗阻的主要症状。呕吐时量大，可超过 1L，内含发酵宿食，呕吐后患者便感舒适轻松。因反复大量呕吐，或致低氯低钾性代谢性碱中毒，出现呼吸短促、四肢无力、烦躁不安，甚至手足搐搦征。空腹时上腹部饱胀和逆蠕动的胃型以及上腹部振水音，是幽门梗阻的特征性体征。

（4）癌变　大多数资料报道 GU 癌变的发生率约 1%～3%，DU 不会引起癌变。但是对中年以上、有长期 GU 病史、顽固不愈、近来疼痛节律性消失、食欲缺乏、体重明显减轻者应警惕癌变可能。

3. 辅助检查

（1）内镜检查　是确诊消化性溃疡的主要方法，在内镜直视下可确定溃疡的部位、大小、形态与数目，结合活检病理结果，判断良恶性胃溃疡的生命周期。

内镜下将溃疡分为三期：①活动期（A 期）：圆形或椭圆形，基底覆厚黄或白色色苔，边缘光滑，充血水肿，呈红晕环绕；②愈合期（H 期）：溃疡变浅缩小，表面薄白苔，周围充血水肿消退后可出现皱襞集中；③瘢痕期（S 期）：底部白苔消失，溃疡被红色上皮覆盖，渐变为白色上皮，纠集的皱襞消失，出血性消化性溃疡内镜下一般采用 Forrest 分组方法初步评估溃疡的再出血风险（Ia：喷射性出血；Ib：活动性渗血；Ⅱa：溃疡见裸露血管；Ⅱb：溃疡附着血凝块；Ⅱc：溃疡有黑色基底；Ⅲ：溃疡基底洁净）。

（2）X 线钡餐检查 钡剂填充溃疡的凹陷部分所造成的龛影是诊断溃疡的直接征象。切面观，壁龛突出胃壁轮廓以外，呈半圆形或长方形。下面观，龛影呈圆形或椭圆形的密度增深影，因溃疡周围组织炎症水肿，龛影周围可见透亮带，或因溃疡纤维组织的收缩，四周黏膜皱襞放射状向壁龛集中，达壁龛边缘。而局部组织痉挛、激惹和变形等征象为溃疡间接表现，特异性相对有限。

（3）病理检查

1）溃疡的形态特征

①部位 GU 多发生于胃小弯，尤其是胃角。也可见于胃窦或高位胃体，胃大弯和胃底少见。在组织学上胃溃疡常发生于胃窦幽门腺和胃体胃底腺移行交界处的腺区侧，随着年龄增大幽门腺区沿胃小弯向胃的近端上移扩大，故老年人溃疡有时发生于胃体中上部，称高位溃疡。胃大部切除术后发生的吻合口溃疡，则多见于吻合口空肠侧。DU 主要见于球部，约 5% 见于球部以下部位。在球部的前后壁或大、小弯侧同时见有溃疡，称对吻溃疡。

②数目 消化性溃疡绝大多数是单个发生；2 个以上溃疡并存时，称多发性溃疡。GU 与 DU 并存时称复合性溃疡。

③大小 DU 的直径一般 < 1cm；GU 直径一般 < 2.5cm，但直径 > 2.5 ~ 4cm 的巨大溃疡并非罕见，需与恶性肿瘤鉴别。

④形态 典型的活动期溃疡呈圆形或卵圆形，溃疡边缘常有充血水肿，称为"环堤"。溃疡基底光滑、清洁，表面常覆以白或灰黄色苔膜。

⑤深度 溃疡有不同深度，浅者仅累及黏膜肌层，深者可贯穿肌层，造成穿孔。

2）溃疡组织病理变化 溃疡活动期，在溃疡的底部，由表面向深部依次分为 4 层：①第一层为急性炎性渗出物，系由坏死的细胞、组织碎片和纤维蛋白样物质；②第二层以中性粒细胞为主的非特异性细胞浸润形成；③第三层为肉芽组织层，含有增生的毛细血管、炎症细胞和结缔组织的各种成分；④最底层为纤维样或瘢痕组织层，呈扇形，可扩展到肌层，甚至可达浆膜层。溃疡边缘的黏膜有明显的上皮细胞再生和炎症性变化，并常见腺体有肠化生。

3. 鉴别诊断 病史是诊断消化性溃疡的初步依据，根据本病具有慢性病程、周期性发作和节律性中上腹疼痛等特点，可作出初步诊断。内镜检查是确诊的手段。

本病需与下列疾病作鉴别：

（1）胃癌 主要手段为内镜活组织病理检查。对于怀疑恶性溃疡的患者，应行多处内镜下活检，阴性者必须短期内复查内镜并再次活检。内镜下恶性溃疡形状不规则，底凹凸不平，苔污秽，边缘结节样隆起。X 线钡餐为鉴别诊断提供一定依据，龛影位于胃腔之内，边缘不整，龛影周围胃壁僵硬，呈结节状隆起，向溃疡聚集的皱襞有融合和中断现象。

（2）功能性消化不良 患者常表现为上腹疼痛、反酸、嗳气、胃灼热、上腹饱胀、恶心、呕吐、食欲减退等，部分患者症状可酷似消化性溃疡，诊断易混淆。内镜检查则示完全正常或轻度胃炎。

（3）慢性胆囊炎和胆石症　对疼痛与进食油腻有关、位于右上腹、并放射至背部且伴发热、黄疸的典型病例不难与消化性溃疡作出鉴别。对不典型的患者，鉴别需借助腹部B超或内镜下逆行胆管造影检查。

（4）胃泌素瘤（gastrinoma）　胃泌素瘤又称卓-艾综合征（Zollinger-Ellison综合征），由胰腺非B细胞瘤分泌大量胃泌素所致，肿瘤往往较小，生长慢，多为恶性。大量胃泌素导致胃酸分泌量显著增高，引起顽固性多发性溃疡，不典型部位溃疡（如十二指肠降段、横段或空肠近端等），易并发出血、穿孔，多伴有腹泻和明显消瘦。胃液分析、血清分析、血清胃泌素检测和激发试验（胰泌素试验或钙输注试验阳性）有助于胃泌素瘤定性诊断，而超声检查（包括超声内镜）、CT、MRI、选择性血管造影术等有助于定位诊断。

（5）克罗恩病　累及胃和十二指肠的克罗恩病较少，不超过5%。少数有胃灼热、上腹痛、吞咽困难和呕吐，甚至幽门梗阻，大多数可无症状。内镜下表现为深溃疡或阿弗他溃疡，周围充血、结节样隆起或狭窄。部分活检标本可见肉芽肿病变有助于鉴别诊断。鉴别还可借于超声内镜、CT、MRI和肠镜检查。

4.分型及分期

（1）根据部位分型　可分为胃溃疡、十二指肠溃疡和复合性溃疡。

（2）根据内镜所见分期　有活动期、愈合期和瘢痕期。

1）活动期（A期：A1、A2）　溃疡基底部有白色溃疡或灰白色厚苔，边缘不齐，周围黏膜充血；水肿消退，黏膜向溃疡集中。十二指溃疡有时表现为一片充血黏膜上散在小白苔，形如霜斑，称"霜斑样溃疡"。A1期：溃疡呈圆形或椭圆形，中心覆盖白苔，可伴有渗血或血痂，周围潮红，充血水肿明显。A2期：溃疡覆盖黄色或白色苔，无出血，周围充血水肿减轻。

2）愈合期（H期：H1、H2）　溃疡变浅，周围黏膜充血水肿消退，基底出现薄苔，薄苔是愈合期的标志。H1期：溃疡处于愈合中，其周围充血、水肿消失，溃疡苔变薄、消退，伴有新生毛细血管。H2期：溃疡继续变浅、变小，周围黏膜皱襞向溃疡集中。

3）瘢痕期（S期：S1、S2）　溃疡基底部有白苔消失，留下红色瘢痕转为白色瘢痕，其四周黏膜呈辐射状，表示溃疡完全愈合，可遗留轻微凹陷。S1期：溃疡白苔消失，呈现红色新生黏膜，称红色瘢痕期。S2期：溃疡的新生黏膜由红色转为白色，有时不易与周围黏膜区别，称白色瘢痕期。

（二）中医诊断

症候分类如下：

1.肝胃不和证

主症：胃脘胀痛，窜及两胁，善叹息，遇情志不遂时胃痛加重，急躁易怒，嗳气频繁，嘈杂泛酸，舌质淡红，苔薄白或薄黄，脉弦。

2.脾胃气虚证

主症：胃脘隐痛，腹胀纳少，食后尤其，大便溏薄，少气懒言，肢体倦怠，面色萎黄，舌质淡，苔薄白，脉弱。

3.脾胃虚寒证

主症：胃脘隐痛，喜温喜按，空腹痛重，进食痛减，纳呆食少，泛吐清水，便溏腹泻，畏寒肢冷，舌质淡胖、边有齿痕，苔薄白，脉沉细或迟。

4.胃阴不足证

主症：胃脘隐痛或灼痛，饥而不欲食，纳呆干呕，口干不欲饮，大便干燥，失眠多梦，手足心热，舌红少津裂纹，少苔、无苔或剥脱苔，脉细数。

5.肝胃郁热证

主症：胃痛急迫，有灼热感，口干口苦，喜冷饮，嘈杂泛酸，急躁易怒，大便干燥，舌质红，苔黄，脉弦数。

6.瘀血阻络证

主症：胃脘疼痛，如针刺或如刀割，痛处不移、拒按，食后加重，甚至呕血或黑便，舌质紫暗或见瘀斑，苔薄白，脉涩或沉弦。

【防未病】

一、防慢性胃炎、消化性溃疡的发生

（一）降低 Hp 感染，预防是关键

我国是 Hp 感染较高的国家，治疗费用大、经济负担重、治疗中产生不良反应和耐药不断增加等原因，都给抗 Hp 感染带来很大困难。因此，为降低 Hp 感染，预防是关键。

1.了解 Hp 感染的传播方式，做好预防　Hp 是世界范围内导致慢性感染的最常见的细菌之一。已证明人是主要宿主，Hp 的传播可以为直接从人到人。绝大多数学者均认为粪—口或口—口这两个途径是最可能的传播途径。

（1）粪—口途径　胃黏膜不断更新，Hp 可在胃液中找到，胃液和 Hp 经常排入肠中，Hp 可在粪便中成活并排出到环境中；接触粪便污染的物质即可能造成传播。

（2）口—口途径　胃液中的 Hp 通过胃液反流到口腔，因而 HP 可定居于口腔，特别是牙菌斑中，唾液可以是传播媒介物。

（3）也有可能胃—胃传播　有报道胃插管可造成 HP 传播，未经过充分消毒的内镜等也可造成传播；呕吐物中的黏液样物质可以是传播的载体。

2.预防 Hp 感染的具体措施

（1）污染物处理　Hp 感染者所排出的呕吐物及粪便等要保证及时处理，应尽量做到消除。

（2）分餐制　集体用餐时采用分餐制和公筷、公勺或自助餐 . 家中有 HP 感染者更应采取分餐制，一定要改掉"一碗汤人人涮"的陋习。对婴幼儿不要采取口对口喂食，不要将食物用嘴吹凉后喂食。

（3）注意食品与饮水卫生　要喝开水不喝生水，有研究表明 Hp 在河水中存活 3 年，可在自来水中存活 4 ~ 10 天。吃熟食不吃生食，应饮用经消毒的牛奶。

（4）亲密接触也需要注意　接吻也是传播 Hp 的方式之一，应加以注意。

（5）养成良好卫生习惯　饭前便后要洗手，喂小孩之前要洗手，勤给小孩洗手。

（6）碗筷加强消毒处理，注意口腔卫生，认真刷牙，饭后漱口。

（7）经口检查的设备器具、器械要认真消毒或一次性使用　口腔科、消化科、耳鼻喉科、呼吸科等检查治疗过程中使用的设备、器械都有污染的机会，所以应做好消毒以防交叉感染。

（二）保持良好的生活习惯

1.保持良好情绪　胃肠道疾病的发生、发展与人的情绪、心态密切相关。因此，患者应保持精神愉快和情绪稳定，避免紧张、焦虑、恼怒等不良情绪的刺激。

2.调节饮食　冬季包含应以温、软、淡、素、鲜为宜，不吃过冷、过烫、过硬、过辣、过粘的食物。

3.准确服药　阿司匹林、布洛芬等药物对胃肠黏膜有刺激性，服后可出现吸肠道不良反应。若须服用，应选择在餐后或餐中服用，必要时同服胃黏膜保护剂。

4.揉腹　夜间入睡前和起床前、取仰卧位，双膝微曲，将左手按在腹部，手心对着肚脐，右手叠放在左手上。按顺时针方向绕脐揉腹50次，再逆时针方向揉50次，按揉时用力要适度，精力集中，呼吸自然。

5.防寒保暖　患有慢性胃肠病的患者，应特别注意胃部的保暖，适时增添衣服，夜晚睡觉盖好被褥，以防腹部着凉而引起疾病或复发。

6.适当运动　胃肠疾患者要结合自己的实际身体状况，进行适度的运动锻炼，提高机体抗病能力，减少疾病的复发。

二、已知慢性胃炎随访观察

（一）慢性胃炎患者应了解几个问题

1.Hp感染问题　我国成人年Hp感染率约50%，随年龄增加，感染率升高，但并不是所有感染者都需要根除Hp。建议根除治疗的人群为：有确定的上消化道症状、有一级亲属（父母、兄弟姊妹、子女）胃癌家族史、有溃疡病史、有较重的癌变问题。

2.萎缩性胃炎癌变问题　萎缩性胃炎是伴有萎缩的胃黏膜炎症，其危害程度不在于萎缩，主要在于伴随的炎症和萎缩伴随的肠化生与不典型增生。不稳定的肠化和不典型增生才会使恶变的概率升高。

（1）胃黏膜萎缩问题　随着年龄增加，胃黏膜腺体减少（即萎缩）是正常生理现象。故胃窦黏膜在一定程度上的萎缩是不可避免的。与年龄相关的轻、中度萎缩就像皮肤上的皱纹一样，是正常老化的伴随现象，不会完全逆转，也不需要彻底逆转。对于超越年龄因素的过度萎缩改变，只要去除病因，就会伴随炎症减轻而有一定程度上的恢复。

（2）肠化生与癌变关系问题　肠化生是胃黏膜损伤后，修复的胃黏膜呈现肠黏膜的特征。从某种意义上讲，肠化生是局部环境下（胆汁酸、炎症活动）的一种适应现象，即轻度的小肠型化生，并没有危害。如果病因（幽门螺杆菌、胆汁酸、炎症等）持续存在，损伤不断发生，肠化生加重，或呈现不稳定的大肠化生，就存在进一步恶变的风险。

（3）不典型增生、上皮内瘤变、异型增生癌变风险问题　不典型增生、上皮内瘤变、异型增生都是相同的概念，即不稳定的增生现象，存在恶性病变风险。轻度的不典型增生、低级别上皮内瘤变和轻度异型增生，需积极治疗和内镜随访（一般要求一年内复查）。重度的不典型增生、重度的异型增生和高级别上皮内瘤变，需立即行内镜复查，如有局限性改变，一般推荐内镜下微创治疗。

（4）抑酸药　如奥美拉唑、雷贝拉唑等长期使用安全性问题。

（5）质子泵抑制剂　具有良好的安全性，尚未发现长期使用有促发类癌或胃癌及对孕妇和胎儿有不良反应的证据，但可能会增加感染机会与骨质疏松风险。

（二）对慢性胃炎患者的随访

慢性胃炎一般预后良好，但伴有萎缩、肠化生、不典型增生应定期随访胃镜检查及病理组织学检查。2011年欧洲发表了胃癌前状态（萎缩、肠化生）和胃癌前病变（上皮内瘤变）的处理指南，建议伴有萎缩和（或）肠化生的患者：轻中度病变且局限于胃窦的患者无其他危险可不需要随访，而重度或累及胃体胃窦的患者需3年随访一次胃镜；上皮内瘤变患者：有明确病灶，均应行内镜下切除；未发现明确病灶的，低级别者建议12个月内随访胃镜，高级别者需立即行内镜下切除大块病灶活检并至少于6～12个月内复查。

三、已知消化性溃疡防复发

消化性溃疡抑制分泌疗法治愈溃疡者1年内复发率为30%～50%。吸烟、胃酸分泌高、以前有过并发症、使用NSAIDs药、Hp感染等是导致溃疡复发的重要危险因素，应尽可能地消除上述危险因素。对Hp感染阳性的溃疡者根除Hp感染后，溃疡的复发率明显降低。溃疡的预后不仅是缺损黏膜的修复，更需要黏膜下组织结构的修复与重建，从而具备完整的黏膜防御功能。溃疡高质量愈合者1年溃疡复发率明显低于低质量愈合者，因此应同时加强胃黏膜保护剂的应用。

维持治疗是预防溃疡复发的一种治疗方法，但维持治疗需长期服药，停药后溃疡仍会复发，而根除Hp后，大部分溃疡患者复发率明显降低。因此维持治疗和根除Hp互补治疗能更有效预防溃疡复发和减少并发症。维持治疗的指征：有复发史的非Hp、非NSAIDs溃疡者，根除Hp感染后溃疡仍复发者；Hp相关性溃疡而Hp感染未能根除者；长期服用NSAIDs者；高龄或伴有并发症不能耐受者以及伴有严重疾病者需使用药物维持治疗。维持治疗方法：每日2次或睡前1次服用H_2RA，也可用标准PPI剂量，根据病情维持3～6个月，长者1～2年，3个月后可减为半量维持，对于老年人治疗时间甚至更长。与此同时，注意饮食调养、情志调摄、劳逸适度、起居有节。

【治已病】

一、慢性胃炎

（一）西医治疗

慢性胃炎的治疗包括病因治疗、对症治疗、无症状的慢性非萎缩性胃炎可不做任何处理，慢性胃炎需要根据不同的临床症状和内镜及病理改变选择不同的治疗。

1.明确病因是治疗的前提　老年慢性胃炎中，萎缩性胃炎约占27%，胃溃疡伴萎缩性胃炎肠上皮化生者（即癌前病变）高达63.8%。因此，明确患者慢性胃炎病因，并进行有针对的治疗，是防治老年性胃肠病的关键点之一。

老年慢性胃炎病因复杂，与以下因素密切相关：

（1）感染Hp　是老年慢性胃炎的最主要的病因，Hp感染主要通过人与人之间密切接触的口—口或粪—口传播。Hp感染人体后引起胃黏膜炎症，此后，由于机体难以将其清除而转变成慢性感染。此外，Hp感染还与胃黏膜相关淋巴组织淋巴瘤密切相关。

（2）吸烟、酗酒、高盐饮食、新鲜疏果摄入量缺乏等　与胃黏膜萎缩、肠化生以及胃癌的发生密切相关。

（3）老年人常患有全身性、多系统退化疾病　如心、脑血管、慢性肾病等，长期服用刺激性药物如阿司匹林、布洛芬、激素等可加重胃肠负担，并反复损伤胃黏膜，使得慢性胃炎与高血压、糖尿病等全身性疾病伴存现象时有发生。

（4）胃肠道疾病的发生发展与人的情绪、心态密切相关　老年人常置于"空巢"状态，易产生忧郁、烦躁等情绪。

（5）幽门括约肌功能不全　导致含胆汁胰液的十二指肠液反流入胃，可削弱胃黏膜屏障功能。

（6）自身免疫因素　可导致胃体黏膜萎缩为主的胃炎。

（7）其他　例如细菌及其毒素侵入、胃黏膜长期瘀血缺氧、急性胃炎治疗不当、胃酸缺乏、营养缺乏、内分泌功能障碍、免疫功能异常、物理因素等。

2.提倡个体化、综合性治疗　治疗方法　慢性胃炎的治疗应遵循个体化及综合性治疗原则。

（1）对无症状且 Hp 阴性的非萎缩性胃炎，无须特殊治疗；面对 Hp 阳性伴临床症状者常须进行 Hp 根除治疗（表4-2-1）。

（2）消化不良等患者主诉症状的治疗。

（3）自身免疫性胃炎：目前尚无特殊性治疗。

（4）有恶性贫血时，可注射维生素 B_{12} 予以纠正。

（5）异型增生的治疗：异型增生是胃癌的癌前病变，应予高度重视。对轻度异型增生除给予上述积极治疗外，关键在于定期随访。对确定的重度异型增生则宜予预防性手术，目前多采用内镜下胃黏膜切除术。

3.帮患者走出误区　患者存在的误区包括服药多而杂、随意使用抗生素以及要求"完全治愈"。医生应与患者充分沟通，使患者遵医嘱治疗。

表4-2-1　Hp 阳性伴临床症状慢性胃炎患者治疗方案

治疗目的	具体方案
根除 Hp	推荐铋剂 +PPI+2 种抗菌药物的四联疗法，疗程 10 天或 14 天；抗菌药物可为阿莫西林 + 克拉霉素、阿莫西林 + 左氧氟沙星、阿莫西林 + 阿莫西林 + 或四环素 + 甲硝唑 / 阿莫西林
抑酸	根据病情或症状严重程度，选用组胺 2（H_2）受体拮抗剂或质子泵抑剂（PPI）
针对胆汁反流或服用非甾体类抗炎药（NSAIDs）	促胃肠动力药（多潘立酮、莫沙必利等）可消除或减少胆汁反流；质子泵抑剂（PPI）可减轻 NSAIDs 等对胃黏膜的损害
增强胃黏膜防御	用于胃黏膜糜烂或症状显著者，药物包括胶体铋、硫糖铝、替普瑞酮等
促胃动力药预防癌变	促胃肠动力药用于症状为上腹饱胀或早饱者；维生素C、维生素E、β-胡萝卜素和微量元素硒等抗氧化剂，可清除 Hp 感染所致炎症产生的氧自由基，并抑制胃内亚硝胺化合物形成，对预防胃癌有一定作用
抗抑郁治疗	必要时在精神科医生指导下应用

（二）中医治疗

1.中药辨证论治

（1）脾胃气虚证

治法：益气键脾，和胃除痞。

方药：香砂六君子汤加减。

党参、炒白术、茯苓、法半夏、陈皮、木香、砂仁、炙甘草、鸡内金。

（2）脾胃虚寒证

治法：温中健脾，和胃止痛。

方药：黄芪建中汤合理中汤加减。

黄芪、桂枝、干姜、炒白术、法半夏、陈皮、党参、茯苓、炙甘草、神曲。

（3）肝胃不和证

治法：疏肝和胃，理气止痛。

方药：柴胡疏肝散加减。

柴胡、香附、枳壳、白芍、陈皮、佛手、百合、乌药、延胡索、甘草。

（4）脾胃湿热证

治法：清热除湿，理气和中。

方药：黄连温胆汤加减。

黄连、半夏、陈皮、茯苓、枳实、竹茹、黄芩、滑石、大腹皮、白蔻仁、薏苡仁。

（5）肝胃郁热证

治法：疏肝清热，和胃止痛。

方药：化肝煎合左金丸加减。

柴胡、赤芍、青皮、陈皮、龙胆草、黄连、吴茱萸、乌贼骨、浙贝母、牡丹皮、栀子、甘草。

（6）胃阴不足

治法：养阴益胃，和中止痛。

方药：益胃汤加减。

北沙参、生地黄、麦冬、白芍、佛手、石斛、乌药、甘草。

（7）胃络瘀阻证

治法：活血通络，和胃止痛。

方药：丹参饮合失笑散加减。

丹参、砂仁、生蒲黄、莪术、五灵脂、三七、延胡索、川芎、当归、白芨。

2.中成药

（1）香砂六君丸　适用于脾胃气虚证。一次6～9克，每日2～3次。

（2）附子理中丸　由附子、党参、白术、干姜、甘草组成。功效：温中健脾，适用于脾胃虚寒证。一次1丸，每日2～3次。

（3）气滞胃痛颗粒　由柴胡、延胡索、枳壳、香附、白芍、炙甘草组成。功效：疏肝理气，和胃止痛，适用于肝胃不和证。一次5克，每日3次。

（4）胃苏颗粒　由紫苏梗、香附、陈皮、香橼、佛手、枳壳等组成。功效：理气消胀，和胃止痛，适用于肝胃不和证。一次1袋，每日3次。

（5）加味左金丸　由黄连、吴茱萸、黄芩、柴胡、香附、郁金、白芍等组成。功效：平肝降逆，疏郁止痛，适用于肝胃郁热证。一次6克，每日2次。

（6）养胃舒胶囊　由党参、陈皮、黄精、山药、玄参、乌梅、北沙参等组成。功效：滋阴养胃，适用于胃阴不足证。一次3粒，每日2次。

3.针灸治疗　采用局部、远道和辨证取穴，以任脉、足阳明、足太阴经腧穴为主。主穴：中脘、内关、足三里。配穴：脾胃气虚加脾俞、胃俞、三阴交；脾胃虚寒加脾俞、胃俞、关元、公孙；肝胃不和加期门、太冲、章门；脾胃湿热加内庭、厉兑、阴陵泉；肝胃郁热加太冲、行间、章门、期门；胃阴不足加胃俞、太溪、三阴交；胃络瘀阻加膈俞、血海。耳针穴位：神门、胃、交感、十二指肠、肝、脾。

操作：毫针刺，用补泻兼施法。得气后可接脉冲电针治疗仪1~2对，连续波或疏密波，强度以局部肌肉轻微收缩为度。中脘、脾俞、胃俞、关元、足三里、三阴交穴可配合相应的灸法。耳穴毫针轻、中度刺激，或用王不留行籽按压。

4.推拿按摩治疗　揉法、击法、拍法、拿法、搓法；取穴与部位中脘、气海、天枢、肝俞、脾俞、胃俞、三焦俞、肩井、足三里、内关等穴位及胃脘部。

操作：①用"一指禅"推法、摩法在胃脘部治疗，使热量渗透入胃腑，时间约5~8分钟；②按揉中脘、气海、天枢等穴，每穴半分钟，再点按揉足三里穴，以酸胀为度；③沿脊柱两侧膀胱经自上而下推5~10次；④用较重按揉肝俞、脾俞、胃俞、三焦俞，每穴半分钟，再用指尖点击上述各穴，然后拍击背部膀胱经约2分钟；⑤拿肩井循臂肘而下，点按手三里、内关、合谷等穴；⑥搓两胁理气止痛。

基本治法：治则为理气止痛手法为"一指禅"推法、摩法，随证增减。

二、消化性溃疡

（一）西医治疗

本病一般采取综合性治疗措施。治疗目的在于缓解临床症状，促进溃疡愈合，防止溃疡复发，减少并发症。

1.一般治疗　避免过度紧张与劳累。溃疡活动期伴并发症时，需卧床休息。戒烟酒，避免食用咖啡、浓茶、辛辣刺激性食物；不过饱，以防止胃窦部过度扩张而增加胃泌素的分泌。对少数伴有焦虑、失眠等症状的患者，可短期给予一些镇静药，如地西泮（安定）等。对可诱发溃疡病的药物使用时应慎重，如NSAIDs、肾上腺皮质激素、利血平等。

2.常用治疗药物

（1）降低胃酸药物

1）碱性制酸药　中和胃酸，降低胃蛋白酶活性，缓解疼痛，促进溃疡愈合。此类药物曾是治疗溃疡主要药物之一，如碳酸氢钠、氢氧化铝等，目前常作为止痛的辅助用药。

2）H_2受体阻断药（H_2RA）　选择性竞争结合H_2受体，使胃酸分泌明显减少，促进溃疡愈合。已进入市场的品种有西咪替丁（cimetidine）、雷尼替丁（ranitidine）法莫替丁（famotidine）。H_2RA有良好的疗效，价格低廉，是治疗溃疡中应用广泛的药物。DU治疗4周的愈合率为75%~95%，GU治疗8周的愈合率为80%。

（3）质子泵抑制药（PPI）　明显减少任何通路引起的酸分泌。奥美拉唑（OME）是一种苯咪唑硫氧化物，需酸性环境才能被激活。血浆内OME进入壁细胞后，在分泌小管的酸间隙内质子化，转化为活性物质次磺酰胺，后者与质子泵管腔面上的2个巯乙共价结合，对ATP产生不可逆的抵制作用从而阻断酸分泌的最后步骤。待新的ATP酶合成后，酸分泌才能恢复。80% 奥美拉挫通过肾脏排泄。常用的 PPI 有奥美拉唑（治疗溃疡量 20mg/d）、兰索拉唑（30mg/d）、泮托拉唑（40mg/d）、雷贝拉唑（10mg/d）和埃索美拉唑（20mg/d）等。常规剂量下 PPI 可迅速控制症状和使溃疡愈合。DU 治疗 2 周的愈合率为 70%，4 周为 90%，6 ~ 8 周几乎全部愈合。

对长期应用 PPI 者血清胃泌素可以中度升高（达正常的 2 ~ 3 倍），但临床上尚无明显肠嗜铬细胞（ECL）增生和类癌报道。长期抑酸可引起上腹饱胀、腹痛、便秘、恶心等消化不良表现，也可诱发肠道菌群过度繁殖。

（2）胃黏膜保护药

1）铋剂 在酸性环境下铋与溃疡面的黏蛋白形成螯合剂，覆盖于胃黏膜上发挥治疗作用，促进胃上皮细胞分泌黏液，抑制胃蛋白酶活性，促进前列腺素的分泌，对胃黏膜起保护作用。能干扰 Hp 的代谢，可用于根除 Hp 联合治疗。慢性肾功能不全者慎用，有舌苔、牙齿黑染、黑便等不良反应。为避免铋在体内过量积聚，引起脑病，不宜长期使用。

2）硫糖铝 在酸性胃液中，凝聚成糊状黏稠物，附着黏膜表面，阻止胃酸、胃蛋白酶侵袭溃疡面，有利于黏膜上皮细胞的再生和阻止氢离子向黏膜内逆弥散，促进内源性前列腺合成。不良反应轻微，主要为便秘。

3）米索前列醇（Misoprostol） 能抵制胃酸分泌，增加胃十二脂肠黏膜黏液 / 碳酸氢盐分泌，增加黏膜血流量，加速黏膜修复。主要用于 NSAIDs 溃疡的预防。不良反应主要是腹泻。能引起子宫收缩，孕妇慎用。

4）其他 用于保护胃黏膜的药物还有铝碳酸镁、替普瑞酮、膜固思达等。

（3）胃动力的药物 当部分患者出现恶心、呕吐和腹胀等症状，提示有胃潴留、排空迟缓、胆汁反流或胃食管反流者，可予促进胃动力药物，如甲氧氯普胺、多潘立酮、莫沙比利、伊托比利等。

3.药物治疗的选择

（1）治疗 Hp 感染 对消化性溃疡 Hp 阳性者，不论是溃疡补发或复发，活动或静止，有无并发症都应行 Hp 感染的治疗已得到国际上的共识。

胃酸 pH 值较低的环境中大多数抗生素不能穿透黏液层到达细菌，因此对 Hp 感染不易根除，迄今为止，也尚无单一药物能有效根除 Hp 感染，因而根治 Hp 感染通常采用以 PPI 或铋剂为基础联合应用 2 个抗生素的三联疗法或四联疗法（具体方案见胃炎章节）。

抗 Hp 感染治疗完成 4 周后应进行再次检测，了解是否达到根除 Hp，可选用呼气试验和粪类 Hp 抗原检测进行复查，呼气试验复查前 1 周停止使用抗酸药物，防止检测中出现假阴性。

（2）抑制胃酸治疗 H$_2$RA 和 PPI 是胃、十二指肠溃疡的抑酸首选 - 线药物，普遍认为 PPI 疗效优于 H$_2$RA，这是由于 PPI 使胃内 pH > 3 以上的时间每天长达 15 ~ 17 小时，而 H$_2$RA 仅为 8 ~ 12 小时。碱性制酸药由于溃疡愈合率低，仅作为加强止痛的辅助用药。

Hp 相关性溃疡根除后，再予 2 ~ 4 周（DU）或 4 ~ 6 周（GU）抑酸分泌治疗；非 Hp 相关溃疡如 NSAIDs 溃疡，则常规抑酸治疗，DU 疗程为 8 周。

（3）NSAIDs 溃疡的治疗和预防 NSAIDs 相关性溃疡者应尽可能停用或减少 NSAIDs 用量。若病情需要长期服用 NSAIDs 宜选择 COX-2 抑制药，减少胃肠道反应，提高患者耐受性和安全性。PPI、米索前列醇大剂量 H$_2$RA 能促进溃疡的愈合。然而大剂量的米索前列醇可导致胃痉挛和腹泻，而小剂量治疗效果差，故预防性治疗应在个体化基础上选择用药。

Hp 感染和 NSAIDs 是引起溃疡的两个最重要并且相互独立的致病因素。已发生 NSAIDs 相关性溃疡者，停用 NSAIDs 同时应根除 Hp 治疗。

（4）难治性溃疡的治疗 首先需排除 Hp 感染、服用 NSAIDs 和胃泌素瘤的可能，排除其他病因如克罗恩病所致的良性溃疡及早期溃疡型恶性肿瘤等。对难治性溃疡去除病因后，如根除 Hp 感染、停服 NSAIDs 使用 PPI 或大剂量 H_2RA 大多数溃疡均可愈合。如果药物治疗失败宜考虑手术。

（5）并发症治疗

1）大量出血 ①有休克者：密切观察生命体征，补充血容量，纠正酸中毒。②局部止血药的使用：用冰水或在冰盐水 150ml 中加入去甲肾上腺素 8mg 反复灌洗胃腔，观察胃液。也可口服。老年人慎用强烈血管收缩剂。③全身用药：H_2RA 和 PPI 抑制胃酸分泌，如奥美拉唑 40mg，每 12 小时 1 次，静脉滴注或静脉推注，必要时可增至剂量 80mg 或 8mg/h 静脉泵入，维持使用。PPI 止血效果显著优于 H_2RA。生长抑素可直接抑制胃酸和胃泌素分泌，促进前列腺素合成，减少胃黏膜血流量。④内镜下止血：是快速而有效的手段。

2）急性穿孔 禁令并放置胃管抽吸胃内容物，防止腹腔继发感染。饱食后发生穿孔，常伴有弥漫性腹膜炎，需在 6～12 小时内旅行急诊手术。慢性穿孔进展缓慢，穿孔毗邻脏器可引起粘连和瘘管形成，必须外科手术。

3）输出道梗阻 幽门或十二指肠梗阻的初期，功能性或器质性梗阻治疗方法基本相同，包括：①静脉输液，纠正水、电解质代谢紊乱和代谢性碱中毒，补充能量；②放置胃管，以解除胃潴留；③口服或注射 H_2RA 和 PPI；④不全性梗阻可应用促进胃动力药，减少胃潴留。

4.外科治疗

适应证：①急性溃疡穿孔；②穿透性溃疡；③大量或反复出血，内科治疗无效者；④器质性幽门梗阻；⑤胃溃疡癌变或癌变不能除外者；⑥顽固性或难治性溃疡，如幽门管溃疡、球后溃疡多属此类。

（二）中医治疗

1.中药辨证论治

（1）肝胃不和证

主要治法：疏肝理气，健脾和胃。

推荐方剂：柴胡疏肝散（出自《景岳全书》）加减。

推荐处方：柴胡、炒折芍、炙甘草、枳壳、川芎、香附、沉香、郁金、青皮、川楝子。

（2）脾胃气虚证

主要治法：益气健脾。

推荐方剂：四君子汤（出自《太平惠民和剂局方》）加减。

推荐处方：党参、白术、茯苓、炙甘草、砂仁、厚朴、薏苡仁、延胡索。

（3）脾胃虚寒证

主要治法：温中散寒，健脾和胃。

推荐方剂：黄芪建中汤（出自《金匮要略》）加减。

推荐处方：黄芪、桂枝、白芍、高良姜、香附、木香、炙甘草、生姜。

（4）胃阴不足证

主要治法：养阴益胃。

推荐方剂：益胃汤（出自《温病条辩》）加减。

推荐处方：沙参、麦冬、炒白芍、甘草、生地黄、玉竹、石斛、香橼、山楂。

（5）肝胃郁热证

主要治法：疏肝泄热。

推荐方剂：化肝煎（出自《景岳全书》）加减。

推荐处方：栀子、牡丹皮、青皮、陈皮、黄连、茯苓、甘草。

（6）瘀血阻络证

主要治法：活血化瘀止痛。

推荐方剂：失笑散（出自《太平惠民和剂局方》）合丹参饮（出自《时方歌括》）加减。

推荐处方：蒲黄、五灵脂、丹参、延胡索、三七、郁金、枳壳、川楝子。

2.中成药

（1）气滞胃痛颗粒：由柴胡、延胡索、枳壳、香附、白芍、甘草组成。功效：疏肝理气，和胃止痛，适用于肝胃不和证。一次5克，一日3次。

（2）胃苏合剂：由紫苏梗、香附、陈皮、香橼、佛手、枳壳组成。功效：理气消胀，和胃止痛，适用于肝胃不和证。一次15克，一日3次。

（3）香砂六君丸：由木香、砂仁、人参、白术、茯苓、炙甘草、陈皮、半夏、生姜、大枣组成。功效：益气健脾和胃，适用于脾胃气虚证。一次6～9克，一日2～3次。

（4）温胃舒颗粒：由党参、附子、黄芪、肉桂、山药、肉苁蓉、白术、山楂、乌梅、砂仁、陈皮、补骨脂组成。功效：温胃止痛，适用于脾胃虚寒证。一次1～2袋，一日2次。

3.针灸治疗

采用局部取穴，以足阳明、任脉、足太阴经腧穴为主。主穴：中脘、足三里、胃俞、梁丘。配穴：肝胃不和加太冲、内关；肝胃郁热加合谷、阴陵泉；脾胃虚寒加关元；胃阴不足加太溪、三阴交；瘀血阻络加膈俞、血海、三阴交。耳针穴位：胃、腹、十二指肠、肝、三焦。

操作：毫针刺，补泻兼施法。足三里、内关、天枢、中脘可接脉冲电针治疗仪，连续波，强度以局部肌肉轻微收缩为度。脾胃虚寒证可配合温针灸、艾条灸等方法。耳针中等刺激，或用王不留行籽加压，两耳交替。

【法医学鉴定】

消化性溃疡穿孔医疗纠纷法医学鉴定

实例资料示：

案情摘要

被鉴定人，男，40岁，因反复腹痛入住某市医院，经两次手术病情未见好转，转入某医科大学附属医院进行第3次手术，治愈出院。患者认为某市医院的行为违背诊疗规范，构成医疗事故。该市医学会鉴定结论为四级医疗事故，被告负次要责任。原告不服，申请再次鉴定，该省医学会鉴定结论为四级医疗事故，被告负主要责任。某市医院提出司法医学鉴定。

病历摘录

1. 某市医院病历摘录 患者因中上腹轻度、持续性疼痛 20 天余，加剧 9h 而收住院。

体格检查：血压为 130/100mmHg。急性痛苦面容，巩膜无黄染。腹稍膨隆，腹肌紧张，全腹压痛、反跳痛，以中上腹、右下腹明显，肠鸣音消失。血常规：白细胞计数 $19.0×10^9/L$，中性粒细胞分类 0.802，血红蛋白 150g/L。腹部平片示右膈下游离气体。拟诊上消化道穿孔可能，阑尾炎并穿孔可能。经胃肠减压、抗生素、补液等治疗后症状无好转，再次腹部 X 线平片检查示仍有气腹，腹腔诊断性穿刺获黄色稀脓样液体，故于入院后 39h 实施手术。

（1）第 1 次手术及术后情况

1）手术记录 术式为剖腹探查 + 腹腔引流术，术中先作麦氏切口，发现腹膜内脓性液体约 200ml、回肠大网膜轻度粘连、肠管轻度充血、回肠壁大量脓苔附着、阑尾无异常，故作上腹正中切口探查。空肠、胆囊、胃体、贲门、胃前、后壁和十二指肠球部前、后壁和十二指肠降部、侧腹膜无肿胀、无液体。右下腹置引流管关腹。

2）护理记录单 术后第一天 7:00Pm，胃肠减压管通畅，抽出褐色液体。

3）病程录 术后第 2 天起发现咖啡肠减压液；术后第 4 天排黑便 3 次，患者自行进食稀饭，无腹水、呕吐；术后第 5 天晨，患者已无明显不适，肛门仍有排气，胃肠减压管无血性液体，腹胀缓解，拔除胃肠减压管，进流质，医嘱停止禁食、改为流质食；术后 1～3d，仅少量腹腔引流量，术后 1～6d 最高体温为 39℃，术后第 6 天夜自切口处涌出大量黄色混浊液；术后第 7 天晨切口大部分组织裂开，考虑肠漏可能性大，漏出液多，应再行剖腹探查并禁食。

4）3 次空腹血糖报告 入院当日为 8.07mmol/L，术后第 2 天为 12.54mmol/L，术后第 4 天为 10.2mmol/L。

（2）第 2 次手术及术后情况

1）手术记录 第 2 次剖腹探查腹腔引流术中见右上腹局限性胆汁样液体约 600ml，胃、十二指肠球部及胆囊未见穿孔，十二指肠降部粘连、肠管水肿。于十二指肠降部、右肝叶下、右下腹部各置引流管。

2）第 2 次手术后基本情况表见表 4-2-2。术后第 4 天，B 超检查示右上腹腔内（胆囊下方）可见包裹性不均质、无回声区，约 6.0cm×4.0cm，边界欠清晰。术后第 5 天患者脉搏增快，呼吸稍促，出冷汗，血压 95/75mmHg。应患者家属要求，转上级医院继续治疗。

表 4-2-2 手术后基本情况

术后	当天	第 1 天	第 2 天	第 3 天	第 4 天	第 5 天
最高体温（℃）	39.5	39.1	39	38.5	38	38.1
黄褐色腹腔引流液（ml）	1214	1425	1804	1080	1920	—
胃肠减压液（ml）	650	1150	1150	1350	1100	—

2. 某医科大学附属医院住院病历摘录

入院体格检查：体温 37.6℃，脉搏 102 次/min，呼吸 20 次/min，血压 110/70mmHg；嗜睡，右下肺呼吸音弱，双下肺可闻及啰音；腹膨隆，正中切口红肿、见脓液，右上、下腹各见 1 根引流管，引流液为墨绿色；腹肌紧张，全腹压痛，以右上腹明显，无反跳痛；

肠鸣音弱，2次/min。入院第2天晨胃肠道水溶性造影剂检查示消化道穿孔，穿孔部位在十二指肠球部；双下肺炎，右下肺肺不张。初步诊断为十二指球部溃疡穿孔腹腔感染；两次腹部探查、腹腔引流术后；双下肺炎症，右下肺肺不张。

经准备后于当天实施（第3次）剖腹探查、十二指肠穿孔修补造瘘、肠粘连松解、腹腔冲洗、空肠造瘘术。术中见：原手术切口腹壁组织水肿，脓液多，腹腔内大量混浊、胆汁样脓性液体约1200ml；大网膜水肿明显，厚达3.5cm与腹壁切口粘连明显，胃窦部与肝门部粘连；横结肠肝曲及部分右半结肠与胆囊、胆总管及十二指肠粘连致密，小肠间肠系膜粘连明显，但未见明显梗阻；胃、肝脏、脾脏、胰腺未触及明显肿物，内脏水肿明显，表面可见脓苔；分离肝门部粘连，暴露十二指肠，见十二指肠球部与降段起始部交界处侧后壁穿孔约3cm，肠黏膜外翻明显，多量肠内容物外溢，周围组织多量脓苔附着。

术中诊断：十二指肠穿孔伴弥漫性腹膜炎、腹腔脓肿、感染性休克；术后并发腹壁切口感染、双侧肺炎、右下肺不张、真菌血症及肺部真菌感染。2个月余后，治愈出院。

分析说明

1. 某市医院的治疗过程中是否存在医疗过错

（1）手术操作是否规范　患者因中上腹持续性疼痛20d余，入院前9h突然加剧呈持续性剧痛伴腹膜刺激征并且于膈下发现游离气体，消化道穿孔诊断成立。虽然手术记录中描述十二指降部、侧腹膜无肿胀、无液体，但根据手术操作原则，若要完整探查十二指肠降部，必须先作十二指肠降部旁侧腹膜切开（Kocher切口），将降部全部游离，并向左侧掀起，才能全面探查其侧面及背（后）面情况，而该手术记录中求未见相关描述。因此，第1次手术未找到病灶的原因，可能与穿孔病灶小且隐蔽及探查十二指降部的手术操作不规范有关。

（2）医方在处理高糖血症中存在过错　患者在某市医院检测的3次空腹血糖值均高于正常，而住院期间不仅未予相应治疗，反而静脉滴注葡萄糖溶液10d，直至空腹血糖高达13.68mmol/L，才开始胰岛素治疗。无疑，高糖血症也是影响伤口愈合及易发或加重感染的因素之一。

（3）第2次手术时，众多外科医师参与台边会诊，认为炎症已局限，不宜详细分离，容易导致炎症扩散，加重中毒症状，选择有效的腹腔引流，穿孔病灶也可自行愈合。故炎症是否局限、病灶是否与腹腔相通是选择手术方式的关键。

据当时病程记录，术后第6天上午拔胃管，当夜便自切口处涌出大量黄色混浊液体，又据第2次手术记录记载"见右上腹局限性胆汁样液体约600ml"，提示腹腔内有胆汁样液体来自病灶。故应考虑炎性肿块内的病灶仍与腹腔相通。若在术中未找到穿孔病灶，可于术中在腹腔内灌满0.9%氯化钠溶液后行胃内注气试验，这有助于发现病灶。此外，第2次手术前准备也欠充分，虽术前进行讨论，但未作更细致的进一步检查，寻找客观依据，如术前水溶性造影剂胃肠道检查等，至少可明确是否有穿孔病灶及其大致部位，以及病灶是否与腹腔相通等。

2. 第2次手术仅作单纯性引流是否有效　据术后第4天B超检查示右上腹包裹性不均质无回声区6.0cm×4.0cm；术后第5天上午即出现脉搏增快（130次/min）、呼吸急促（42次/min）、血压下降的感染性休克前期症状，说明单纯引流疗效不佳；再据第3次手术证实十二指肠穿孔达3cm，且肠黏膜外翻，腹腔内混浊、胆汁样脓性液体达1200ml左右，更证实不作原发穿孔病灶的处理是错误的。

3. 该过错是否导致原告的损害后果及其相关程度　虽然在第 1 次手术时可能因穿孔病灶小且隐蔽难以发现，但探查十二指肠降部的手术操作不规范是遗漏病灶的主要原因，且在术后高糖血症的处理中存在过错。第 2 次手术前未作详细的客观检查，术中错误地估计病灶已局限而仅行引流术。致使术后第 5 天出现休克前期症状（脉搏增快、呼吸稍促、出冷汗、血压下降），从而实施第 3 次手术，并给第 3 次手术及术后恢复带来较大的困难，出现各种并发症。故医方过错与被鉴定人的损害后果存在因果关系，医方承担主要责任。

综上所述，医方在为被鉴定人诊治过程中虽尽较大努力，进行组织讨论及术中台边会诊等。在临床诊断、第 2 次手术指征及手术时机掌握方面较正确，但由于十二指肠球部与降部交界处后壁穿孔甚少见、第 1 次手术时穿孔部位较小且隐蔽手术探查中操作欠规范，导致遗漏穿孔病灶；高糖血症的处理存在过错，致使两次术后疗效均不佳，甚至出现休克前期征象；院方对原告进行的两次手术均遗漏十二指肠穿孔病灶，延误了治疗的最佳时机，并给第 3 次手术后恢复带来了较大困难，出现多种并发症。

鉴定意见

被鉴定人焦某所患的十二指肠球后溃疡穿孔因临床上极少见，而某市医院的医师经验不足，在治疗过程中存在过错，该过错可导致被鉴定人损害后果的出现。因此，医院医疗过错行为在被鉴定人损害后果中应为主要作用。

第三节　慢性乙型肝炎

【概述】

病毒性肝炎是由肝炎病毒引起的一种传染病，属于乙类法定传染病，具有传染性较强、传播途径复杂、流行面广泛及发病率高等特点。目前从病原学上把病毒性肝炎主要分为5型，即甲、乙、丙、丁、戊型，另外两型"肝炎病毒"，庚型和输血传播病毒，其致病性未证实。

乙型病毒性肝炎是有乙型肝炎病毒（HBV）引起的。

HBV感染呈世界性流行，但不同地区HBV感染的流行强度差异很大。据世界卫生组织报道，全球约20亿人曾感染过HBV，其中3.5亿人为慢性HBV感染者，每年约有100万人死于HBV感染所致的肝衰竭、肝硬化和原发性肝细胞癌（HCC）。

2006年全国乙型肝炎流行病学调查，我国1～59岁一般人群HBsAg携带者为7.18%，5岁以下儿童的HBsAg携带者为0.96%。据此推算，我国现有的慢性HBV感染者约9300万人，其中慢性乙型肝炎患者约2000万例。

（一）流行病学

1.传染源　主要是HBV携带者和乙型肝炎患者。由于HBV慢性携带者人数众多，多无症状，活动范围大，因而是乙型肝炎最重要的传染源。

2.传播途径　HBV主要经血和血制品、母婴、破损的皮肤和黏膜及性传播。日常工作或生活接触，如同一办公室工作、握手、拥抱、同住一宿舍、同一餐厅用餐和共用厕所等无血液暴露的接触，一般不会传染HBV。经吸血昆虫（蚊、臭虫等）传播未被证实。

3.人群易感性　人群对HBV普遍易感。新生儿、HBsAg阳性者的家庭成员、经常接触乙型肝炎患者的医务人员等是重点的易感人群。

4.流行特征　我国长江以南人群HBsAg携带率高于长江以北；农村高于城市；南部沿海地区高于西部边疆。男性HBsAg携带者、HBV感染率和乙型肝炎的发病率均高于女性。在HBsAg携带者中，HBsAg平均阳性率31.94%，1～14岁组维持在较高水平，平均为53.32%，15岁以后随年龄增长而下降，40～59岁组下降到12.3%。HBV感染无明显季节性，多呈散发性发病。

（二）临床类型

1.急性乙型肝炎　分7类：①急性黄疸性肝炎；②急性无黄疸性肝炎；③慢性乙型肝炎；④乙型肝炎肝硬化；⑤携带者；⑥隐匿性慢性乙型肝炎；⑦肝衰竭。

中医学认为，乙肝属于中医学"肝着""黄疸""胁痛"等范畴。肝着多因人体正气不足，感受湿热疫毒之邪，侵入血分，内伏于肝，影响脏腑功能，损伤气血，导致肝脏气血瘀滞，着而不行。病情的发生、发展可与饮食节、思虑劳欲过度有关。本病病程多久，缠绵难愈。常见胁痛、乏力、纳差、腰膝酸软、目黄、尿黄等症候，部分患者可见蜘蛛痣及肝掌，脾脏一般无明显肿大。

肝病病程超过 6 个月，症状持续和肝功能异常者，即为肝着。部分病例因病时日久，病史可不明确，而于检查后发现。

【临床诊断】

一、西医诊断

既往有乙型肝炎病史或 HBsAg 阳性超过 6 个月，现 HBsAg 和（或）HBV DNA 仍为阳性者，可诊断为慢性 HBV 感染。根据 HBV 感染者的血清学、病毒学、生物化学试验及其他临床和辅助检查结果，可将慢性 HBV 感染分为若干临床类型。

（一）临床表现

1.慢性乙型肝炎

（1）HBeAg 阳性慢性乙型肝炎　血清 HBsAg、HBeAg 阳性、抗 –HBe 阴性，HBV DNA 阳性，ALT 持续或反复升高，或肝组织学检查有肝炎病变。

（2）HBeAg 阴性慢性乙型肝炎　血清 HBsAg 阳性，HBeAg 持续阴性，抗 –HBe 阳性或阴性，HBV DNA 阳性，ALT 持续或反复异常，或肝组织学检查有肝炎病变。

根据生物化学试验及其他临床和辅助检查结果，上述两型慢性乙型肝炎也可进一步分为轻度、中度和重度。

2.乙型肝炎肝硬化　乙型肝炎肝硬化是慢性乙型肝炎发展的结果，其病理学定义为弥漫性纤维化伴有假小叶形成。

（1）代偿期肝硬化　一般属 Child–Pugh A 级。影像学、生化学或血液学检查有肝细胞合成功能障碍或门静脉高压症（如脾功能亢进及食管 – 胃底静脉曲张）证据，或组织学符合肝硬化诊断，但无食管 – 胃底静脉曲张破裂出血、肝性脑病、腹水等严重并发症。

（2）失代偿期肝硬化　一般属 Child–Pugh B、C 级。患者已发生食管 – 胃底静脉曲张破裂出血、肝性脑病、腹水等严重并发症。亦可将代偿期和失代偿期肝硬化再分为活动期或静止期。

3.乙肝病毒携带者

（1）慢性 HBV 携带者　多为处于免疫耐受期的 HBsAg、HBeAg 和 HBV DNA 阳性者，1 年内连续随访 3 次以上均显示血清 ALT 和 AST 在正常范围，肝组织学检查无明显异常。

（2）非活动性 HBsAg 携带者　血清 HBsAg 阳性、HBeAg 阴性、抗 HBe 阳性或阴性，HBV DNA 低于最低检测限，1 年内连续随访 3 次以上，ALT 均在正常范围。肝组织学检查显示：knodel 肝炎活动指数（HAI）< 4 或根据其他的半定量计分系统判定病变轻微。

4.隐匿性慢性乙型肝炎　血清 HBsAg 阴性，但血清和（或）肝组织中 HBV DNA 阳性，并有慢性乙型肝炎的临床表现。除 HBV DNA 阳性外，患者可有血清抗 HBs、抗 HBe 和（或）抗 HBc 阳性，但约 20% 隐匿性慢性乙型肝炎患者的血清学标志均为阴性。诊断需排除其他病毒及非病毒因素引起的肝损伤。

5.感染乙肝病毒后可导致相关疾病　如乙肝病毒引起肝炎而影响肠胃道消化功能，导致腹部不适、腹泻和消化不良，临床上称为"肝炎性肠炎"；又如，因乙肝病毒感染机体产生大量的免疫复合物随血液循环，经过肾脏时，免疫复合物沉积在肾脏，临床上称为免疫性肾炎；因乙肝病毒感染导致其他脏器疾病称为乙肝相关并发症。

（二）辅助检查

1.常规检查　外周血白细胞总数正常或偏低，淋巴细胞增多，可出现异型淋巴细胞，但在10%以下。少数患者，如较重的慢性乙型肝炎、合并肝硬化者、重型肝炎患者可出现血小板值减少。有黄疸者，可出现尿胆红素阳性，尿胆原和尿胆素增多。合并乙型肝炎相关性肾炎者，可出现蛋白尿、血尿。淤胆型肝炎时，尿胆红素强阳性，但尿胆原和尿胆素减少或消失。

2.生化学检查

（1）血清 ALT 和 AST　血清 ALT 和 AST 水平一般可反映肝细胞损伤程度，最为常用。

（2）血清胆红素　通常血清胆红素水平与肝细胞坏死程度有关，但需与肝内和肝外胆汁淤积所引起的胆红素升高鉴别。肝衰竭患者血清胆红素可呈进行性升高，每天上升 ≥1 倍正常值上限（ULN），可 ≥10×ULN；也可出现胆红素与 ALT 和 AST 分离现象。

（3）血清白蛋白　反映肝脏合成功能，慢性乙型肝炎、肝硬化和肝衰竭患者可有血清白蛋白下降。

（4）凝血酶原时间（PT）及凝血酶原活动性（PTA）　PT 是反映肝脏凝血因子合成功能的重要指标，PTA 是 PT 测定值的常用表示方法，对判断疾病进展及预后有较大价值，近期内 PTA 进行性下降至 40% 以下为肝衰竭的重要诊断标准之一，<20% 者提示预后不良。亦有采用国际标准化比值（INR）来表示此项指标者，INR 值升高与 PTA 值下降意义相同。

（5）胆碱酯酶　可反映肝脏合成功能，对了解病情轻重和监测肝病发展有参考价值。

（6）甲胎蛋白（AFP）　AFP 明显升高主要见于肝细胞性肝癌（HCC），但也可提示大量肝细胞坏死后的肝细胞再生，故应注意 AFP 升高的幅度、动态变化及其 ALT、AST 的消长关系，并结合患者的临床表现和肝脏超声显像等影像学检查结果进行综合分析。

3.HBV 血清学检测　HBV 血清学标志包括 HBsAg、抗 HBs、HBeAg、抗 HBe、抗 HBc 和抗 HBc-IgM。HBsAg 阳性表示 HBV 感染；抗 HBs 为保护性抗体，其阳性表示对 HBV 有免疫力，见于乙型肝炎康复及接种乙型肝炎疫苗者；HBsAg 转阴且抗 HBs 转阳，称为 HBsAg 血清学转换；HBeAg 转阴且抗 HBe 转阳，称为 HBeAg 血清学转换；抗 HBc-IgM 阳性提示 HBV 复制，多见于乙型肝炎急性期，但亦可见于慢性乙型肝炎急性发作；抗 HBc 总抗体主要是抗 HBc-IgG，只要感染过 HBV，无论病毒是否被清除，此抗体多为阳性。

临床根据 HBV 血清学检测结果所见，习称乙肝"大三阳"和"小三阳"。"大三阳"是指乙肝三系（乙肝五项）检测中出现的下述结果：乙肝表面抗原（HBsAg）（+）阳性；乙肝表面抗体（Anti-HBs）（-）阴性；乙肝 e 抗原（HBeAg）（+）阳性；乙肝 e 抗体（Anti-HBe）（-）阴性；乙肝核心抗体（Anti-HBc）（+）阳性。"大三阳"的临床意义："大三阳"意味着病毒在体内大量复制、有很强的传染性。这类人群 HBV DNA 定性检测，大多数人属于阳性（+），定量检测结果发现病毒高拷贝复制。其原因是自身免疫功能低下，自体免疫卫士几乎没有履行其职能去攻击体内的乙肝病毒，导致乙肝病毒在体内大量复制。

因此，"大三阳"传染性强，需要注意个人卫生，防止传染周边的亲人和朋友，要求定期做检查，防止因乙肝病毒大量复制引发肝损伤和机体免疫反应，导致相关的肝炎、肝硬化及并发症。

"小三阳"是指乙肝三系（乙肝五项）检测中出现的下述结果：乙肝表面抗原（HBsAg）（＋）阳性；乙肝表面抗体（Anti-HBs）（－）阴性；乙肝 e 抗原（HBeAg）（－）阴性；乙肝 e 抗体（Anti-HBe）（＋）阳性；乙肝核心抗体（Anti-HBc）（＋）阳性。"小三阳"的临床意义："小三阳"意味着体内有病毒的存在，但自身的免疫功能具有一定抗病毒的能力，只是没有足够的力量去消灭体内的病毒。因此，HBV DNA 阴性的"小三阳"这类人群传染性相对较弱。，HBV DNA 阳性"小三阳"是病毒变异的结果，如果长期持续，人体免疫长期处于抗病毒消耗状态，长此下去会导致免疫功能紊乱易形成细胞突变（肝癌）。在自身免疫力低下时，病毒也会大量复制（向"大三阳"转换，使病情加重），当自身免疫功能获得提高时也可能会自然转阴。

4.HBV DNA、基因型和变异检测

（1）HBV DNA 定量检测　可反映病毒复制水平，主要用于慢性 HBV 感染的诊断、治疗适应证的选择及抗病毒疗效的判断。HBV DNA 检测值可以国际单位（IU）/ ml 或拷贝 /ml 表示，根据检测方法的不同，1IU 相当于 5.6 拷贝。

（2）HBV 基因分型和耐药突变株检测　常用的方法有：①基因型特异性引物 PCR 法；②限制性片段长度多态性分析法（RFLP）；③线性探针反向杂交法（INNO-LiPA）；④基因序列测定法等。

5.肝组织学检查　根据慢性乙型肝炎病变轻重不同，可分：①轻度慢性肝炎（G1-2，S0-2）：病理特点有肝细胞变性、嗜酸性小体形成、点状及灶状坏死、汇管区轻度炎性细胞浸润，可见轻度碎屑样坏死，小叶结构完整；②中度慢性肝炎（G3，S1-3）：病理特点位汇管区及肝小叶边缘炎症明显，肝小叶边缘出现明显的碎屑样坏死，肝小叶界板破坏达 50% 以上。小叶内炎症较重，可见融合坏死或伴少数桥接坏死、纤维间隔形成，但大部分小叶结构仍保持完整；③重度慢性肝炎（G4，S1-4）：汇管区炎症及纤维组织增生严重，并伴重度碎屑样坏死，多数小叶有范围广泛的桥接坏死，小叶结构紊乱，有较多的纤维间隔形成或已形成早期肝硬化。由此可以了解肝脏炎症和纤维化的程度，对抗病毒药物的选择、疗效考核、预后判断具均有很大意义，同时也有助于肝脏疾病的鉴别诊断。

6.影像学检查　可对肝脏、胆囊、脾脏进行超声显像、电子计算机断层扫描（CT）和磁共振成像（MRI）等检查。影像学检查的主要目的是监测慢性乙型肝炎的临床进展，了解有无肝硬化，发现和鉴别占位性病变性质，尤其是筛查和诊断 HCC。

瞬时弹性成像测定（hepatic elastography）的优势在于无创伤性、操作简便、可重复性好，能够比较准确地识别出轻度肝纤维化和重度肝纤维化 / 早期肝硬化。但其测定成功率受肥胖、肋间隙大小等因素影响，其测定值受肝脏脂肪变、炎症坏死及胆汁淤积的影响。

（三）鉴别诊断

根据流行病学资料、临床症状、体征和实验室检查等，很容易诊断出 HBV 感染。对诊断不明的患者应争取作肝组织学检查。

乙型肝炎需与其他病毒引起的肝炎以及其他引起 ALT 升高的疾病相鉴别。

二、中医诊断

症候分类如下：

（一）肝郁脾虚证

主症：右胁胀闷不适或有疼痛，喜叹息，情志抑郁，胸胁胀满窜痛，纳呆腹胀，便溏，舌质红，苔白腻，脉虚弦。

（二）肝胆湿热证

主症：胁肋不适或隐痛，口苦心烦，呕恶腹胀，厌食油腻，或皮肤、巩膜黄染，大便秘结或溏垢，身热汗出，小便短赤，舌质淡红，苔薄黄或黄腻，脉滑数。

（三）痰湿阻滞证

主症：胁痛口淡，倦怠乏力，脘腹痞满，纳差，舌胖，苔白厚，脉弦滑。

（四）肝阴不足证

主症：胁肋不适或隐痛，两目干涩，口干口苦，五心烦热，舌质红，少苔或无苔，脉弦细数。

（五）气滞血瘀证

主症：胁肋刺痛，痛处固定而拒按，或胁下有积块，或面色晦暗，舌质紫暗，舌有瘀斑，脉沉弦。

【防未病】

一、防乙型肝炎发生

（一）保护易感人群，接种重组乙型肝炎疫苗

接种乙肝疫苗是预防 HBV 感染最有效方法，接种对象主要是新生儿，其次为婴幼儿、15岁以下未免疫人群，以及高危人群如医务人员、经常接触血液的人员、托幼机构工作人员、器官移植患者、经常接受输血或血液制品者、免疫功能低下者、易发生外伤者、HBsAg 阳性者的家庭成员、男性同性恋或有多个性伴侣和静脉内注射毒品者等。

单用乙肝疫苗阻断母婴传播的阻断率为 87.8%。对 HBsAg 阳性母亲的新生儿，应在出生后 24h 内尽早（最好是 12h 内）注射乙型肝炎免疫球蛋白（HBIG），同时在不同部位接种乙肝疫苗，1 个月和 6 个月时分别接种第 2 和第 3 针乙肝疫苗，可显著提高阻断效果；或者可在出生后 12h 内先注射 1 针 HBIG，1 个月后再注射第 2 针，同时在不同部位接种 1 针乙肝疫苗，间隔 1 个月和 6 个月分别接种第 2 和第 3 针乙肝疫苗。新生儿出生 12h 内注射 HBIG 和乙肝疫苗后，可接受 HBsAg 阳性母亲哺乳。接种乙肝疫苗后有抗体应答者的保护效果一般至少可持续 12 年，高危人群可进行监测。

少数人接种乙肝疫苗后仍然可发生乙肝，而其主要原因是未产生抗体或抗体滴度不高等。因此，完成乙肝疫苗全程接种后应进行乙肝全套检查。如果没有产生抗体，还应重新接种疫苗。

（二）切断传播途经

大力推广安全注射（包括针灸的针具），并严格遵循医院感染管理中的标准防护（Standard Precaution）原则。服务行业所用的理发、刮脸、修脚、穿刺和纹身等器具也应严格消毒。注意个人卫生，不和任何人共用剃须刀和牙具等用品。进行正确的性教育，若性伴侣为 HBsAg 阳性者，应接种乙型肝炎疫苗或采用安全套；在性伙伴健康状况不明的

情况下，一定要使用安全套以预防乙型肝炎及其他血源性或性传播疾病。对 HBsAg 阳性的孕妇，应避免羊膜腔穿刺，并缩短分娩时间，保证胎盘的完整性，尽量减少新生儿暴露于母血的机会。

（三）意外暴露后 HBV 预防

在意外接触 HBV 感染者的血液和体液后，可按照以下方法处理：

1.血清学检测　应立即检测 HBV DNA、HBsAg、抗 HBs、HBeAg、抗 HBc、ALT 和 AST，并在 3 个月和 6 个月内复查。

2.主动和被动免疫　如已接种过乙型肝炎疫苗，且已知抗 HBs ≥ 10mIU / ml 者，可不进行特殊处理。如未接种过乙型肝炎疫苗，或虽接种过乙型肝炎疫苗，但抗 HBs < 10mIU / ml 或抗 HBs 水平不详，应立即注射 HBIG200 ~ 400IU，并同时在不同部位接种 1 针乙型肝炎疫苗（20μg），于 1 个月和 6 个月后分别接种第 2 和第 3 针乙型肝炎疫苗（各 20μg）。

（四）管理传染源（患者和携带者）

诊断为乙肝时，应按规定向当地疾控中心报告，并建议对患者的家庭成员进行血清 HBsAg、抗 HBc 和抗 HBs 检测，并对其中的易感者（该 3 种标志物均阴性者）接种乙肝疫苗。需要提醒的是，乙肝患者和携带者的传染性高低，主要取决于血液中 HBV DNA 水平，而与血清 ALT、AST 或胆红素水平无关。对慢性 HBV 携带者及 HBsAg 携带者，除了不能捐献血液、组织器官及从事国家明文规定的可能导致乙肝传播的职业或工种外，可照常工作和学习，但应定期随访。

二、已知乙肝防肝硬化、肝癌及其并发症

（一）已知乙肝防肝硬化、肝癌要讲究战略战术

已感染 HBV 的患者，有效的抗病毒治疗是降低远期并发症（肝硬化、肝癌）的唯一途径。核苷（酸）类药物长期治疗可显著降低肝癌发生的风险，并有效延缓肝病进展，使肝硬化发生率明显降低。在治疗前、中、后期均应定期监测 ALT、AST、HBsAg、HBeAg、HBV DNA 等。推荐 2 种简便的非创伤性监测方法来评估疾病分期。

APRI 评分：天冬氨酸氨基转移酶计数　即 AST 和 PLT 的比值指数，其计算公式为 APRI=（AST / ULN）×100/PLT（10^9 / L），ULN 为 AST 正常值上限。APRI 评分 > 2 提示肝硬化（有较高特异性，很少假阳性）；APRI 积分 ≤ 2 提示无肝硬化（有较高敏感性，很少假阴性）。例如，患者 AST 82U / L，ULN 40U / L，PLT 90×10^9 / L，APRI=（82 / 40）×100 / 90=2.28，提示肝硬化。

瞬时弹性成像（FibroScan）肝脏硬度值（LSM）> 7 ~ 8.5kPa 提示肝纤维化，LSM > 11 ~ 14kPa 提示肝硬化。上述两种监测方法评估肝硬化，可避免做肝活组织检查。

（二）调养精神

在春天应做到疏泄条达、心胸开阔、情绪乐观、戒郁怒以养性。在夏天振作精神、勿生厌倦之心，使气宣泄，免生郁结、切忌火爆脾气，心存善良，保持泰然自若的心理状态。在秋季精神内守、修德养性、调和七情、顺时调神。在冬天养心，要正心、静心、清心、操心、耐心、宽心。

特别提醒：情绪波动和疲劳是乙肝复发的最主要诱因，因为精神心理状态变化，会引

起免疫内分泌的改变。

（三）调节饮食

在春天饮食宜甘而温，富含营养，以健脾扶阳为食养原则。"春宜养肝"，以脏补脏（首选鸡肝）；以味补肝（多吃草莓、青梅、杏、李、桑椹、樱桃等味酸水果），酸入肝以养肝；补肝血（多食鸭血以养肝血）；舒肝养血（多食菠菜舒肝养血）。宜吃如瘦肉、豆制品、蛋类、胡萝卜、大白菜、芹菜等。不宜吃如肥猪肉、鹅肉、胡椒、虾、蟹、公鸡、竹笋、狗肉、酒以及辛辣刺激和油炸、熏烤等食品。在夏天饮食以清淡质软，易于消化为主，少吃高脂厚味及辛辣上火之品。多吃营养丰富的水果、蔬菜，如西瓜、黄瓜、西红柿、芹菜等。多吃绿豆汤（粥）、赤小豆汤（粥）、冷饮要适度，尤其注意饮食卫生，以防发生消化道疾病和甲肝、戊肝。在秋天饮食"人应已饥方食"，应当平补，可食茭白、南瓜、莲子、桂圆、黑芝麻、红枣、核桃等。秋末冬初可适当服用白木耳、芝麻、蜂蜜、冰糖、梨等食品。在冬天饮食，增加产热营养素的适当比例（蛋白质占13%～15%，脂肪占25%～35%，糖类占60%～70%）。摄入足够动物性食品和大豆保证优质蛋白质供应；适当增加油脂，以植物油最好；保证蔬菜、水果、奶类供给充足；特别注意补充维生素C。适宜吃羊肉、鹅肉、萝卜、鸭肉、核桃、栗子、白薯等食品。

（四）运动锻炼

在春天，春令之气生发舒畅，环境气温在20℃左右，是较好的运动条件。活动如打太极拳、慢跑、散步、放风筝、春游踏青、园艺等。在夏天，气候炎热，注意防暑降温，结合个人体质，选择游泳、散步、广播操、保健功、太极拳等。在秋天，气候宜人，健身好时机，可选择登山、登楼、慢跑、冷水浴等。锻炼前做好准备活动、防感冒、补充水分防秋燥、防低血糖。在冬天，气候寒冷，注意御寒，结合个人爱好，选择室外锻炼如长跑、跳绳、球类、滑冰等；选择室内锻炼如动静相兼宜的气功等。

【治已病】

一、西医治疗

慢性乙肝治疗的长期目标"持续改善患者的生活质量"、"预防疾病进展以延长生存时间"。慢性乙肝的治疗，包括精神疗法、饮食疗法、运动疗法、药物治疗以及长期监测等5个方面。

（一）精神疗法

乙肝是严重危及健康、危害生命的进展性疾病。患者应认识到乙肝的致病原因、传播途径和治疗目标；应提高预防和控制乙肝的知识，形成良好的行为方式和保持良好的精神状态。在认识疾病的基础上，患者千万要善待自己，欢享快乐，在任何境遇下都要快乐，只有这样才会有健康每一天。只有从乙肝的阴影中解脱出来才能健康生存下去。最好的医生是自己，掌握自我监测及做好家庭护理，提高乙肝治疗依从性。

（二）饮食疗法

科学饮食，保证充足的热量摄入，调节糖、蛋白质、脂肪摄入比例，供给充足的液体，注意烹调方法，采用少量多餐。

（三）运动疗法

依据患者的疾病病情和功能状况，利用体育锻炼增强机体抵抗力，战胜疾病，恢复健康。常用的锻炼方法有散步、做广播操、打太极拳、打球、骑自行车、划船、游泳、登山、登楼、跑步、步行等，以步行更为合适，能长期坚持。运动形式与运动量"因人制宜"，要求适度、有规律的运动。

（四）药物治疗

药物治疗的总体目标是：最大限度地长期抑制 HBV，减轻肝细胞炎症坏死及肝纤维化，延缓和减少肝脏失代偿、肝硬化、HCC 及其并发症的发生，从而改善生活质量和延长存活时间。

药物治疗主要包括抗病毒、免疫调节、抗炎和抗氧化、抗纤维化和对症治疗，其中抗病毒治疗是关键，只要有适应证，且条件允许，就应进行规范的抗病毒治疗。

1. 抗病毒治疗

（1）治疗对象　首先，患有 CHB 和具有代偿期或失代偿期肝硬化临床证据 [或成人患者，APRI 评分 > 2，即门冬氨酸氨基转移酶（AST）/ 血小板（PLT）指数] 的成人，青少年，和儿童，无论其丙氨酸氨基转移酶（ALT）浓度、乙肝病毒 e 抗原（HBeAg）状态或乙肝病毒（HBV）DNA 水平如何，均应优先进行抗病毒治疗。

其次，推荐临床上没有肝硬化证据（或成人患者 APRI 评分 ≤ 2）、年龄 > 30 岁，ALT 水平持续异常、HBV 复制率较高，（HBV DNA > 20000 IU / ml）的 CHB 患者，无论 HBeAg 状态如何，须进行抗病毒治疗。

此外，在暂无条件对 CHB 患者进行 HBV DNA 检测的地区，也可仅依据 ALT 水平持续异常，而无论 HBeAg 状态如何，便考虑进行抗病毒治疗，但必须排除糖耐量受损，血脂异常和脂肪肝等其他常见原因所引起的 ALT 水平异常，

暂不需要治疗而应持续监测的患者。临床上没有肝硬化证据（或成人患者 APRI 评分 ≤ 2）、ALT 水平持续正常、HBV 复制率较低（HBV DNA < 20000IU / ml）的患者，无论 HBeAg 如何或年龄大小，均不推荐进行抗病毒治疗或可以推迟治疗。

（2）治疗方法　一线抗病毒治疗　所有符合抗病毒治疗，适应症的成人，青少年（年龄 ≥ 12 岁），都推荐应用高耐药屏障的核苷酸类似物（替诺福韦酯或恩替卡韦）。2 ~ 11 岁的儿童推荐使用恩替卡韦。低耐药屏障的核苷酸类似物（拉米夫定，阿德福韦酯或替比夫定）可导致耐药抵抗，不推荐使用。

NAs 中，替诺福韦酯，和恩替卡韦是 HBV 的强抑制剂，是 CHB 患者最有效的抗病毒治疗药物（可实现 HBV DNA 检测不到、ALT 恢复正常），且长期治疗耐药性低。

（3）治疗期限　终生 NAs 治疗：所有临床上有肝硬化证据（或成人患者 APRI 评分 > 2）的患者需终身服用 NAs 治疗。由于存在复发风险，且一旦复发会引起慢加急性肝损伤，因此，不可停药。

一线治疗失败后的二线抗病毒治疗：治疗失败可以是原发或继发。原发抗病毒治疗失败是指启动治疗 3 个月后 HBV DNA 浓度下降小于 10 次方；继发抗病毒治疗失败，是指在初始抗病毒治疗有效的最低点上出现 HBV DNA 反弹大于 10 次方。确认或怀疑患者对抗病毒药物（拉米夫定，恩替卡韦，阿德福韦酯或替比夫定）耐药（例如以前应用过或原无应答）的，均推荐改用替诺福韦酯进行治疗。

停药指征：仅在以下情况考虑停止 NAs 治疗：临床上没有肝硬化证据的患者（或成人患者 APRI 评分 ≤ 2）；可以对病毒再激活情况长期随访者；HBeAg 阳性 CHB 患者达到 HBeAg 转阴和乙肝病毒 e 抗体（抗 HBe）转阳后，至少已巩固疗效一年；ALT 浓度持续正常、HBV DNA 持续检测不到的患者；在不能检测情况下，有证据显示 HBeAg 持续转阴并已巩固治疗至少 1 年的患者。

再次治疗：停用 NAs 后可能会复发，例如，HBV DNA 可检出，HBsAg、HBeAg 转阳性等提示 HBV 再激活，推荐再次治疗。

（4）目前临床使用药物

1）核苷（酸）类似物

已应用于临床的抗 HBV 核苷（酸）类似药物有 5 种。

①拉米夫定（lamivudine, LAM）：每日 1 次口服 100mg 拉米夫定可明显抑制 HBV DNA 水平，慢性乙型肝炎伴明显肝纤维化和代偿期肝硬化患者经拉米夫定治疗 3 年可延缓疾病进展、降低肝功能失代偿及肝癌的发生率。拉米夫定不良反应发生率低，安全性类似安慰剂。

②阿德福韦酯（adefovir dipivoxil, ADV）：HBeAg 阳性慢性乙型肝炎患者口服阿德福韦酯可明显抑制 HBV DNA 复制、促进 ALT 复常、改善肝组织炎症坏死和纤维化。

阿德福韦酯联合拉米夫定，对于拉米夫定耐药的慢性乙型肝炎能有效抑制 HBV DNA、促进 ALT 复常，且联合用药者对阿德福韦酯的耐药发生率更低。

③恩替卡韦（entecavir, ETV）：恩替卡韦有强效抑制 HBV、高耐药基因屏障和安全性，用于一线单药治疗。

④替比夫定（telbivudine, LDT）：替比夫定抗病毒活性和耐药发生率均优于拉米夫定，其总体不良事件发生率和拉米夫定相似。

⑤替诺福韦酯（tenofovir disoproxil fumarate, TDF）：替诺福韦酯与阿德福韦酯结构相似，但肾毒性较小，治疗剂量为每日 300mg。本药在我国尚未被批准上市。

2）干扰素治疗 我国已批准普通干扰素 a（2a，2b 和 1 b）和聚乙二醇化干扰素 a（2a 和 2b）用于治疗慢性乙型肝炎。

①干扰素抗病毒疗效的预测因素：有下列因素者常可取得较好的疗效：治疗前 ALT 水平较高；HBV DNA $< 2 \times 10^8$ 拷贝 / ml；女性；病程短；非母婴传播；肝组织炎症坏死较重，纤维化程度轻；对治疗的依从性好；无 HCV、HDV 或 HIV 合并感染；HBV 基因 A 型；治疗 12 或 24 周时，血清 HBV DNA 不能检出；其中治疗前 ALT、HBV DNA 水平和 HBV 基因型，是预测疗效的重要因素。

有研究表明，在 PEG IFN-a2a 治疗过程中，定量检测 HBsAg 水平或 HBeAg 水平对治疗应答有较好预测作用。

②干扰素治疗的禁忌证：干扰素治疗的绝对禁忌证包括：妊娠、精神病史（如严重抑郁症）、未能控制的癫痫、未戒断的酗酒 / 吸毒者，未经控制的自身免疫性疾病、失代偿期肝硬化、有症状的心脏病。

干扰素治疗的相对禁忌证包括：甲状腺疾病、视网膜病、银屑病、既往抑郁症史、未控制的糖尿病、高血压、治疗前中性粒细胞计数 $< 1.0 \times 10^9$ / L 和（或）血小板计数 $< 50 \times 10^9$ / L，总胆红素 51mmol / L（特别是以间接胆红素为主者）。

2. 免疫调节治疗　免疫调节治疗是治疗慢性乙型肝炎的重要手段之一。胸腺肽 α_1 可增强机体非特异性免疫功能，不良反应小、耐受性良好，对于有抗病毒适应证，但不能耐受或不愿接受干扰素或核苷（酸）类似物治疗的患者，如有条件可用胸腺肽 α_1 1.6mg，每周 2 次皮下注射，疗程 6 个月。但单纯应用效果不满意。

3. 抗炎、抗氧化治疗　甘草酸制剂、水飞蓟素制剂、多不饱和软磷脂制剂、双环醇制剂等，有不同程度抗炎、抗氧化促进肝细胞膜和细胞器等作用，临床应用可改善肝脏生化学指标。

4. 抗纤维化治疗　肝纤维化是指肝组织内细胞外基质（ECM）成分过度增生和异常沉积导致肝脏结构或（和）功能异常的病理变化，主要是一种组织病理学概念。

肝纤维化的发生、发展、涉及多个环节与因素，病因是慢性乙型肝炎，故病因治疗是抗纤维化的首要对策。在此基础上抗纤维化治疗的近期目标在于抑制肝纤维化，进一步发展；远期目标在于逆转肝纤维化，改善患者的肝脏功能与结构，延缓肝硬化及其失代偿期的发生，改善生活质量，延长患者生存期。

重组人干扰素 γ：1MU/ 支，肌肉注射，9 个月为 1 个疗程。前 3 个月 1 日 1 次，1 次 1 支；后 6 个月隔日 1 次，1 次 1 支。可选用于肝纤维化的辅助治疗。

苦参素胶囊适应证：慢性乙型肝炎病毒的治疗，乙型肝炎病毒性肝炎患者肝纤维化的辅助用药。用法：口服 1 次 300 毫克，1 日 3 次。

5. 对症治疗，改善肝功能　甘草酸制剂，如复方甘草酸苷、异甘草酸镁等有抑制炎症、改善肝功能作用。异甘草酸镁 150mg，加入 5% 葡萄糖液 250ml 中静脉滴注，每日 1 次有降 ALT 和退黄疸效果。

此外，联苯双酯、垂盆草冲剂、山豆根（肝炎灵）注射液均有降 ALT 效果。

（五）长期监测

慢性乙型肝炎患者预后，轻度良好，重度较差，约 85% 5 年内发展成肝硬化，少部分可能转为 HCC。中度居于轻度和重度之间。慢性乙肝患者须有持久战准备。治疗结束后，不论有无治疗应答，停药后半年内至少每 2 个月监测 1 次 ALT、AST、血清胆红素（必要时）、HBV 血清学标志和 HBV DNA，以后每 3 ~ 6 个月检测 1 次，至少随访 12 个月随访中如有病情变化，应缩短随访间隔。

对于 ALT 持续正常且 HBV DNA 阴性者，建议至少每 6 个月进行 HBV DNA、ALT、AFP 和超声显像检查。对于 ALT 正常带 HBV DNA 阳性者，建议每 3 个月检测 1 次 HBV DNA 和 ALT，每 6 个月进行 AFP 和超声显像检查；必要时应做肝组织学检查。

对于慢性乙型肝炎、肝硬化患者，特别是 HCC 高危患者（> 40 岁，男性，嗜酒，肝功能不全或已有 AFP 增高者，应每 3 ~ 6 个月，检测 AFP 和腹部超声显像（必要时作 CT 或 MRI），以早期发现 HCC。对肝硬化患者还应每 1 ~ 2 年进行胃镜检查或上消化道 X 线造影，以观察有无食管胃底静脉曲张及其进展情况。

二、中医治疗

（一）中药辨证论治

1. 肝郁脾虚证

治法：疏肝健脾。

方药：逍遥散加减。柴胡、白术、白芍、当归、茯苓、薄荷、甘草、生姜等。

临证加减：气滞甚者加疏肝理气之品；脾虚甚者加用健脾益气之品；兼有血瘀者加活血化瘀之品；恶心呕吐者加和胃降逆止呕药物；气郁化火者清泄肝经之热之品。

2.肝阳湿热证

治法：清热利湿。

方药：龙胆泻肝汤或茵陈蒿汤加减。茵陈、大黄、栀子、泽泻、丹皮、金钱草等。

临证加减：口干口苦便秘者加清热泻火之品；脘腹胀甚加疏利气机之品；胁痛甚加疏肝化瘀止痛药物。

3.痰湿阻滞证

治法：燥湿化痰。

方药：二陈汤加减。半夏、陈皮、茵陈、猪苓、茯苓、白术、泽兰、泽泻等。

临证加减：腹胀甚者加理气消胀之品；热毒偏盛者加清热解毒之品。

4.肝阴不足证

治法：滋阴柔肝。

方药：一贯煎加减。北沙参、麦冬、当归、生地黄、枸杞子、川楝子等。

临证加减：纳差者加和胃健脾之品；大便干结者加润肠通便药物；五心烦热者加清虚热药物。

5.气滞血瘀证

治法：行气化瘀。

方药：血府逐瘀汤。当归、生地、桃仁、红花、枳壳、赤芍、柴胡、甘草、川芎、牛膝、桔梗等。

临证加减：兼气滞者加疏肝理气之品；兼湿热者加清热利湿之品；瘀血严重者加活血祛瘀，散结止痛药物。

在中医临床实践中，常非单一证型，而是多个证型兼夹一起，因此必须根据患者具体病情辨法论证，才能取得较好的疗效。

（二）中成药

1.逍遥丸

功效：疏肝理气，健脾和胃。

用法：每次8粒，一日2次，口服。

2.人参鳖甲煎丸

功效：活血化瘀，软坚散结。

用法：每次3克，一日3次，口服。

3.复方甘草酸苷片

功效：具有皮质激素样作用，可调节免疫作用，保肝和抗纤维化。

用法：每次150毫克，一日2～3次，口服。疗程1～3个月。

4.鸡骨草片（丸剂）

功效：清肝利胆，消炎解毒。

用法：每次4丸，一日3次，口服。

5.季德胜蛇药

功效：清热解痛，消肺止痛（现试用于治疗急、慢性乙肝）。

用法：每次 10 片，一日 2 次，口服。

6. 灭澳灵（冬虫夏草、板蓝根、刺五加）

功效：清热解毒，益肝补肾。

用法：每次 4 片，一日 3 次，口服。慢性乙肝患者疗程 3 个月。

7. 舒肝丸

功效：舒肝和胃，理气止痛。

用法：水密丸每次 1 丸，一日 2～3 次，口服。

（三）非药物治疗

1. 穴位注射疗法　可取穴足三里、阳陵泉、三阴交、血海。均取双侧。每次选一穴。白细胞低下者可用肌苷针 2ml 穴位注射；而对于下肢乏力者可用黄芪针 2ml 穴位注射效果佳。

2. 针刺疗法

实证：取穴期门、足三里、太冲等。以足厥阴肝经、足少阳胆经为主。针用泻法。

虚证：取穴肝俞、肾俞、足三里、三阴交。以足厥阴肝经穴、背俞穴为主。针用补泻兼施。

3. 艾灸疗法　神疲乏力者，加灸脾俞、胃俞。神疲畏寒甚者，加灸关元。小便不利者，加灸水道、关元、阳陵泉。白细胞减少者，加肝俞、脾俞、肾俞。

【法医学鉴定】

一、损伤与乙型肝炎的法医学鉴定

损伤后乙型肝炎是指损伤后感染了乙型肝炎病毒（HBV）所引起的一种感染性疾病。

（一）病因和发病机制

损伤后乙型肝炎病毒经血液、体液途径传播引起。若为首次感染，又未接种肝炎疫苗时，属易感状态，容易发病。传播途径比较复杂，经血传播，如带甲的血液的凶器损伤乙，又如同一子弹多人贯通伤，再如带伤者互殴时，尤其是皮肤黏膜损伤，均可有不同人之间的乙肝病毒携带者血液交互传染。人咬伤导致乙型肝炎已有过报道。性交、接吻传染乙型肝炎的可能性也存在。

（二）临床检验

1. 了解案情　损伤的类型、程度、加害人、受害人既往病史，是否有肝炎家族史，有乙肝疫苗接种史，损伤与发病的间隔时间，尽可能收集损伤现场的可疑传染源。

2. 临床表现　大多数为食欲不振、恶心、呕吐、黄疸、疲乏、厌油等消化道症状，极少数可发生出血、血凝障碍、精神神经症状、终因重症肝炎肝功能衰竭死亡。乙型肝炎的 10%～20%，出现肝掌、蜘蛛痣，疾病迁延不愈，经 10～30 年可发展为肝硬化腹水，甚至肝癌，从而丧失劳动能力，终因肝性脑病、感染、出血等死亡。

3. 实验室检查　包括对加害人、受害人两方面及有关污染血液、唾液、精液等进行有关病原学检测，内容包括乙型肝炎病毒检测。必要时利用免疫学方法检测病毒亚型，用分子生物学方法检测变异，进行病毒同一性认定。结合受害人病史、临床表现有针对性地做有关实验室检查，如常规肝功能、肝穿刺活检、超声、CT、MRI 肝脏脾脏检查以判断肝脏病变程度、有无慢性化、肝硬化、肝癌等。

（三）伤病关系及程度评定

损伤与乙型肝炎发生有无直接因果关系必须具备：①损伤前受害人无相应肝炎病毒携带，并有相应肝炎的易感性。②确经损伤接种，有相应的传染源依据。③损伤与发病间期符合相应肝炎潜伏期。若具备以上 3 条，可以判定损伤与肝炎之间存在直接因果关系，损伤参与程度为 75% ~ 100%，评定为轻伤害；若发生重症肝炎死亡或经抢救才免于一死，或疾病后期发生肝硬化或肝癌，从而丧失劳动能力的，评定为重伤害；若外伤前已携带有相应肝炎病毒，而后因外伤而促发此病，则外伤与肝炎之间系间接因果关系（诱因形式），损伤参与程度为 15%。

二、输血与乙肝的法医学鉴定

输血后肝炎医疗事件发生后，只有当事人向人民法院提起诉讼、进入诉讼程序需要时，才作输血后肝炎的司法鉴定，法医鉴定时需了解案件情况，审查病历资料、调查材料以及检验所见，进行综合分析。

（一）受血者

1. 审查受血者是否具有输血适应证　正是由于血液及血液制品的潜在危害性，需严格审查输血的适应证、禁忌证。如全血的使用适应证仅适用于急性失血较多等少数情况，而慢性失血应采用浓缩红细胞等。具体可参见教科书内科学中输血和输血反应等章节。临床工作中是否做到尽量不输血或少输血，尽量采用无危险或低危险成分血、单采血、少用或不用高、中危险的凝血因子、全血、血浆、冷沉淀剂、浓缩白细胞及血小板。是否属于那些无明确适应证而作为"补针""营养针""人情针""安慰血"使用而发生问题。另外，怀疑由医疗操作，移植等引起的，同样须严格审查其使用适应证。

2. 审查受血者输血前血样是否按规定留置，留置方法是否存在污染。

3. 审查受血者输血前有关临床记录，输血前肝炎病毒感染情况（包括输血前采血样检测 HBsAg+，抗 HCV+，ALT 等），特别是输血用医疗器具是否为一次性，用后是否销毁，还是重复利用。

4. 输血后肝炎临床表现及实验室检查

（1）临床表现　输血后肝炎一般病情较轻，大多在体检或偶然肝功能检查时发现 ALT，AST 升高才确诊。仅少数于输血后，经一定潜伏期（乙肝 90 天，最短 50 天，最长 205 天），出现食欲不振，恶心、呕吐、黄疸、尿黄、疲乏、厌油腻等典型消化道症状。重者可出现极度疲乏、严重恶呕、高度黄疸，甚至发生腹水、全身腔道内脏器官出血等终因肝功能衰竭死亡。输血后肝炎虽属急性肝炎，但乙型、丙型输血后肝炎则分别有 10% ~ 20%，40% ~ 60% 转化为慢性肝炎。甚至一部分转化为肝硬化、肝癌。丁型输血后肝炎可加重原有的乙型肝炎。另外须严格核查受血者输血适应证。

（2）实验室检查　①肝功能：可了解肝功能损害情况，如 ALT，AST，SB 升高，重者胆酶分离，胆固醇及白蛋白下降，凝血酶原时间（PT）延长。②血尿常规：血常规淋巴细胞增加，重者白细胞增加，核左移，尿常规尿三胆增加。③病原学检测：各型肝炎 IgM 型抗体提示急性感染，基因扩增可测定病毒，并定量。

（3）其他辅助检查　①肝穿刺活检：可显示肝脏炎性病理变化类型及程度。有无肝硬化，肝癌，可直接提示肝脏病变程度并可做相应各种肝炎病毒免疫组化染色，免疫电镜，原位杂交等，可确定肝炎型别，并可预测疾病发展趋向。检查肝细胞有无 HBV DNA 整合，后者提示 HBV 感染时间较长。另外对肝组织中病毒基因也可做同一性鉴定。②肝纤维化指标：血清透明质酸（HA），Ⅲ型前胶原（PⅢP），Ⅳ型胶原（ⅣC），层粘蛋白（LN）等指标对肝硬化诊断有一定意义，但缺乏特异性，更多的只是表明现症患者肝纤维化活动程度。③B超、CT、MRI 等检查：有助于判断病情程度，有无肝硬化，腹水，肝癌等并发症。

（二）供血者

供血者是否属无偿献血者，以往献血筛选情况及以往病史资料。供血者所在地区肝炎流行情况，供血者是否按卫生部规定在献血前严格进行筛选。检测必须包括抗 HIV，HBsAg，抗 HCV，ALT，梅毒抗体五项并在献血前筛查和采血血样确定两次检测，实验室检测试剂是否系卫生部批准通过的灵敏度，特异性均好的试剂。供血者是否接受过肝炎疫苗接种及其接种时间、种类。供血者输血前血样是否留置及其方法，是否存在污染。输血后肝炎医疗事件发生后供血者能否找到。

（三）输血是否严格执行用血规章制度

采供血机构是否严格执行各项相关制度。输血前除一些特殊情况外，患者或家属是否被告知输血的必要性及其可能的危害性，并签署《输血治疗同意书》。

（四）病毒同一性认定

利用免疫学方法检测病毒亚型，用分子生物学方法检测变异，最常用的方法为基因扩增，分子杂交，基因芯片技术，单链构象多态性法（SSCP），限制性片段长度多态性分析（RFLP），特别是病毒核酸碱基序列测定等以对比供 / 受血者感染病毒的同一性。但对少见的无优势株的混合株感染，判断时须注意其局限性。

广州采用微板核酸杂交 - 酶联免疫吸附法（ELISA），对 HBV DNA 进行了基因分型，结果可分为 A、B、C、D、E、F 六个基因型，我国主要为 C 型占 41.6%，B 型 35.1%。E 抗原分 E1、E2 抗原。乙型肝炎表面抗原又分为 adr、ady、ayr、ayw 四个亚型，国人多为 adr 型。HBV 复制需通过 RNA 的反转录过程，因而复制时缺乏校读功能，每年每个位点核苷酸的替代率为 $(1.4 \sim 3.2) \times 10^{-5}$，因此病毒变异率高。变异可发生在自然慢性感染或其他免疫压力下，如接种疫苗，被动接受乙肝特异免疫球蛋白（HBIG）和抗病毒治疗等（如拉米夫定治疗易发生 YMDD 变异）。第 519 位核苷酸 A 或 G 决定 HBV 的 d 或 y 亚型。第 63 位核苷酸 G 或 A 决定 HBV 的 r 或 w 亚型。如第 145 位甘氨酸被精氨酸取代后抗 HBs 不能与之结合，从而引起对该变异株感染的血清学诊断和免疫预防等方面的问题。此种变异为最常见的免疫逃逸变异株。前核心（pre-C）区 1896 位核苷酸由正常的 G 变异为 A，可使 HBeAg 合成终止。可能是抗 HBe 阳性的带毒者最常见的变异。易变区基因同义突变，无义突变较多，尽管对生物特性意义不大，但对同一性认定有重要意义。

（五）输血与肝炎的因果性

分析输血与肝炎的因果关系，应以哲学因果关系为基础，运用医学和法医学知识综合考虑，判定输血与肝炎之间存在有直接因果关系，应具有以下 4 条依据：①供血者在供血时血中或供血者留验血样中，或使用的同一批号血液制品中存在有相关病毒，或自采血至输注一系列过程中，或使用的针头、器械、仪器等医疗设备，有肯定的相关病毒污染，也即存在传染源。②受血者在受血前或受血者留验血样中，不存在相关病毒，也不存在相关病毒的保护性抗体，即确定受血者为易感人群。③受血者在受血后或使用血液制品后，经一定的潜伏期，发生肝炎的症状体征和有关化验异常，并新近出现肝炎病毒或出现符合现症患者规律的病原学，免疫学变化，即临床确诊。④排除其他可能传播肝炎的因素。对于缺乏有关重要证据，可考虑对供／受血两者作病毒同一性认定。

三、慢性乙型肝炎医疗纠纷法医学鉴定

实例资料示：

案情摘要

据法医技术鉴定委托书记载：2005年10月16日，原告张某某（男，1979年2月出生）到被告某市某人民医院治疗慢性肝炎、肝功能不正常疾病。现双方对原告医治结果产生纠纷。

资料摘要

1.起诉状摘录　原告张某于2005年10月16日到被告医院治疗慢性肝炎、肝功能不正常。诊断为慢性乙型肝炎重度。原告于当天办理住院手续。原告住院后，被告未及时向原告告知病情、医疗风险的义务，不经原告同意进行高风险治疗，导致患者不能做出正确选择，错过了治疗良机。被告在实施医疗活动中不经患者同意使用过敏性药物，导致病情加重。

2.答辩状摘录　被答辩人因患慢性乙型重症肝炎住院，经答辩人全力救治后好转出院，全部诊疗行为符合相关医疗规程。

3.某市某人民医院门诊病历摘　HBsAg（＋）三年，肝功能反复轻度异常。近2周来出现乏力、纳差，逐渐加重，尿黄如浓茶水样，当地化验肝功能明显异常，为求明确诊断，来我院就诊。体格检查：巩膜、皮肤黏膜黄染，肝、脾肋下未及，下肢不肿。诊断：病毒性乙型肝炎、重度。处理：住院。

4.某市某人民医院住院病案摘录

（1）现病史　患者三年前献血时发现HBsAg（＋），当时肝功能正常，未给予任何治疗。二年前因乏力来我院住院检查肝功能异常，给予护肝、降酶等治疗后好转出院，住院期间注射干扰素1个月后自动停药，之后肝功能反复异常。2周前无明显诱因下，再次出现四肢乏力、胃纳减退、小便颜色加深变黄似浓茶水样。

（2）化验检查报告单

日期 （月/日）	谷草转氨酶 （IU/L）	谷丙转氨酶 （IU/L）	碱性磷酸酶 （IU/L）	总胆红素 （umol/L）	直接胆红素 （umol/L）	胆碱脂酶 （U/L）	白蛋白 （g/L）	球蛋白 （g/L）	血糖 （mmol/L）
10/17	774.0	1002.0	188.0	246.90	132.89	4984	42.12	27.87	2.96
10/22	110.0	357.0	161.0	307.11	168.38	4136	31.10	31.59	
10/27	48.0	91.00	114.0	521.58	273.21	4024	35.07	29.68	8.87
10/31 （10:31Am）	55.0	52.0	110.0	728.71	329.45	3456	37.35	32.18	
10/31 （15:31Am）	34.0	26.0	60.0	405.06	214.52	3778	33.87	21.91	
11/02	38.0	31.00	91.0	467.39	246.14	3702	31.61	21.33	6.67
11/04	43.0	31.0	108.0	510.26	265.17	4505	34.92	23.53	9.12
11/05	26.0	16.0	78.0	248.74	127.14		36.72	19.77	

11/07	42.00	30.00	123.00	392.65	220.10		35.57	19.80	4.19
11/10	57.0	40.0	127.0	549.06	272.14	4491	38.02	21.99	4.68
11/12	32.0	22.0	85.0	319.71	163.12		37.87	20.08	
11/15	56.0	42.0	125.0	471.32	245.9		38.47	25.00	
11/19	58.0	39.0	122.0	598.12	292.23		33.93	27.59	4.47
11/23	63.0	41.0	125.0	552..40	268.10	4160	30.59	24.93	5.84
11/28	89.0	54.0	147.0	521.40	256.70	3785	29.59	28.16	4.67
12/03	108.0	60.0	146.0	423.0	219.60	3538	25.71	28.89	5.02

10月17日凝血酶原时间、国际标准化比例分别为33.1 s、3.76；10月27日：21.4 s、2.03；10月31日（11:08Am）：20.3 s、1.87；10月31日（15:35Pm）：27.1 s、2.83；11月2日：18.30 s、1.62；11月4日：17.4 s、1.51；11月10日：18.40 s、1.64。

10月18日：乙肝表面抗原阳性，乙肝e抗原阴性，乙肝e抗体阴性，乙肝核心抗体IgG阳性，乙肝病毒前S1蛋白阳性。HBV-DNA：10月19日：10×10^8 拷贝/ml；11月2日：3.7×10^4 拷贝/ml；11月16日：2.0×10^3 拷贝/ml。甲胎蛋白83.58 ng/ml，铁蛋白>1000.00 ng/ml。尿、便常规正常。

10月26日 2:00Pm科室讨论记录（摘要）：患者肝细胞大片损害，致胆红素进行性升高，病情危重。在加强基础护肝治疗上，因HBV DNA高，可加用拉米夫定抑制病毒。

（3）治疗措施 10月16日～10月20日：肝炎护理常规Ⅱ级护理；10月20日～11月29日：Ⅰ级护理11月29日－出院：Ⅱ级护理

入院后先后予甘利欣＋维生素C＋门冬氨酸钾镁、罗美泰、肝乐宁、丹参、青霉素、氧哌嗪青霉素、维生素K、洛赛克、亮菌甲素、PGE1、白蛋白、血浆、人工肝支持系统等治疗。于10月28日、11月3日签署人工肝支持系统知情书。

检验过程

1. 检验方法 遵循医学科学原理，参照《慢性乙型肝炎防治指南》和法医学因果关系准则，运用详细审查委托单位送检的病历、起诉状、答辩状以及其他相关资料并摘抄；对被鉴定人张某某进行询问、体格检查和实验室相关检查，邀请专家会诊等方法。

2. 体格检查 神清，气平，活动自如。皮肤、巩膜无黄染，无肝掌、蜘蛛痣。心、肺无异常。腹软，无压痛，肝、脾肋下未及，腹水征（－）。双下肢无水肿。

3. 实验室检查 10月31日，生化检查示：谷丙转氨酶27IU/L，谷草转氨酶30IU/L，总胆红素10.2μmol/L，直接胆红素3.5μmol/L，间接胆红素6.7μmol/L，白蛋白55 g/L，白球比例2.0，碱性磷酸酶105 IU/L，谷氨酰转肽酶（γ-GT）86 IU/L。凝血酶原时间15.0 s。（除谷氨酸肽酶结果升高外，余均在参考值范围内）标准化比值1.17 L。

分析说明

根据委托单位提供的临床资料，遵循医学科学原理、中华人民共和国药典、法医学因果关系准则，并听取专家意见，分析如下。

1. 关于慢性乙型重症肝炎的诊断问题 有乙型肝炎或HBsAg阳性史超过6个月，现HBsAg（＋）和（或）HBV-DNA仍为阳性者，可诊断为慢性乙型肝炎。慢性乙型肝炎分为轻、中、重度。重度乙型肝炎的诊断标准：有明显或持续的肝炎症状，可伴肝病面容、肝掌、蜘蛛痣或肝脾肿大而排除其他原因者，实验室检查血清转氨酶反复或持续升高外，同时有白蛋白（≤32 g/L），胆红素大于正常5倍正常上限、凝血酶原活动度60%～40%，胆碱酯酶<41.7 μmol·s⁻¹·L⁻¹（<2500 U/L），四项检测中有一项达到以上程度者即可诊断为重度慢性肝炎。

张某某的谷丙转氨酶最高值达1002.0 U/L（正常值0～50 U/L），约为正常值的20倍；胆红素最高值为728.71 μmol/L，约为正常值的35倍，入院时（10月17日）胆红素为246.90 μmol/L，入院后进行性升高，至10月31日达到728.71 μmol/L；血清白蛋白最低值为25.71 g/L；甲肝抗体IgM、丁肝抗原、丁肝抗体IgM、戊肝抗体IgM、庚肝抗体IgG、丙肝抗体IgG均阴性；乙肝表面抗原阳性，乙肝核心抗体IgG阳性，乙肝病毒前S1蛋白阳性，HBV-DNA高于正常。故慢性乙型重症肝炎诊断可以成立。

血清总胆红素大于257 μmol/L，凝血酶原时间大于20s，提示有严重肝损伤。

2. 慢性乙型重症肝炎的治疗问题　目前对于慢性乙型肝炎尚无特效疗法，治疗的总体目标是：最大限度地长期抑制或消除HBV，减轻肝细胞炎症坏死及肝纤维化，延缓和阻止疾病进展，减少和防止肝脏失代偿、肝硬化、癌变及其并发症的发生，在失代偿期肝硬化患者也能改善肝功能，延长生存期。由于重症肝炎的形成是肝细胞以不同速度发生大量坏死和凋亡而陷入肝衰竭的过程。肝衰竭能否逆转，决定因素是尚存活肝细胞数量多寡，如果肝细胞死亡殆尽，丧失再生基础，欲用药物使肝衰竭逆转的机会甚少，所以必须在尚有相当数量存活肝细胞早期或较早期抓紧监护和治疗。因此，重症肝炎的治疗主要是支持性的，目的是赢得肝细胞再生的时间。

（1）关于抗病毒治疗　国内外随机对照试验表明，每日口服拉米夫定100mg可明显抑制HBV DNA水平，长期治疗可以减轻炎症，降低肝纤维化和肝硬化的发生率。全国专家组共识，对于HBsAg阳性者，HBV DNA>10⁵拷贝/ml伴有丙氨酸氨基转移酶（ALT）升高和（或）炎症活动，应该进行抗病毒治疗。被鉴定人张某某入院后10月19日的报告示：HBV DNA高达10×10⁸拷贝/ml，直至10月26日的病程录上才见相关记载，于10月27日才开始加用抗病毒进展药物拉米夫定。

（2）关于人工肝支持系统　人工肝支持系统是基于肝细胞的强大再生能力，通过一系列体外的机械或生物装置，清除各种有害物质，补充生物活性物质，从而使肝细胞得以再生直至自体肝脏恢复或等待机会进行肝移植的治疗方法。其包括血浆置换、血液和（或）血浆灌流、血液滤过、分子吸附再循环系统。适应证：①急性肝衰竭；②肝移植后初期无功能；③慢性肝病急性肝功能失代偿：部分病例通过治疗可使肝功能恢复到治疗前状态，避免病情进一步恶化，不能恢复且适用于肝移植者可通过体外生物人工肝支持系统过渡到肝移植；④有助于行肝极量切除术；⑤预防和治疗多脏器功能衰竭。

张某某的谷丙转氨酶最高值达1002.0 U/L（正常值0～50 U/L），约为正常值的20倍；胆红素最高值为728.71 μmol/L，约为正常值的35倍，入院时（10月17日）胆红素为246.90 μmol/L，入院后进行性升高，至10月31日达到728.71 μmol/L；血清白蛋白最低值为25.71 g/L。HBV DNA高于正常，故有人工肝的应用指征。某市某人民医院有开展非生物型人工肝的资格，且在应用人工肝治疗前告知张某某在治疗过程可能出现的并发症：①血浆及肝素、鱼精蛋白等药物引起的过敏、休克；②穿刺部位血肿及全身其他部位大出血；③体外循环凝血及血浆分离器、血滤器、透析器破膜；④水、电解质、酸碱平衡障碍；⑤感染；⑥血栓形成和血管狭窄；⑦空气栓塞；⑧营养丢失；⑨心律失常；⑩其他：人工肝作为一种治疗方法不一定使肝功能逐渐好转，病情好转；患者知情并签署了知情同意书。在治疗过程中，患者感皮肤瘙痒，并出现皮疹，予 10% 葡萄糖酸钙 10ml 及地塞米松 4mg 抗过敏治疗，病史中未反映出其他并发症的表现。故无不当。

（3）关于护肝、降酶、退黄治疗方案 入院后先后予甘利欣、维生素 C、门冬氨酸钾镁、思美泰、肝乐宁、丹参、青霉素、氧哌嗪青霉素、维生素 K、洛赛克、亮菌甲素、PGE1、白蛋白、血浆等。

甘利欣（甘草酸二铵），适应证：伴有丙氨酸氨基转移酶（ALT）升高的慢性迁延性肝炎。用量用法：注射液 150 mg（3 支）+ 10% 葡萄糖注射液 250ml 缓慢静脉滴注，每日 1 次；禁忌证：严重低血钾症、高血钠症、高血压、心力衰竭、肾功能衰竭患者。张某某无严重低血钾症、高血钠症、心力衰竭、肾功能衰竭、高血压，故可以应用甘利欣。

门冬氨酸钾镁注射液适应证：用于低钾血症、低钾及洋地黄中毒引起的心律失常，病毒性肝炎，肝硬化和肝性脑病的治疗。用法：静脉滴注 1 次 10～20ml，加入 5% 或 10% 葡萄糖注射液 500ml 中缓慢滴注，一日 1 次。文献检索显示，欧贝注射液、氨基糖甙类药物、庆大霉素、乳酸环丙沙星与甘利欣注射液间有配伍禁忌，无资料显示，甘利欣不能与维生素 C、门冬氨酸钾镁配伍。

肝乐宁（肝水解肽注射液）能促进蛋白质合成，减少蛋白质分解，促进正常肝细胞的增殖和再生，对四氯化碳诱导的肝细胞损伤有较好的保护作用，降低谷丙转氨酶，促进病变组织恢复。适应证：用于慢性肝炎、肝硬化等疾病的辅助治疗。用法与用量：静脉滴注：一次 100mg，一日 1 次，用 5% 或 10% 葡萄糖注射液 500ml 稀释后缓慢滴注。张某某被给予肝乐宁 100 mg + 5% 葡萄糖 250ml 静脉滴注，每日 1 次。

思美泰（丁二磺酸腺苷蛋氨酸）用于治疗肝硬化前和肝硬化所致肝内胆汁淤积，用法用量：初始治疗：每天 500～1000 mg，1 次静脉滴注或分 2 次肌肉或静脉注射，共 2～4 周。维持治疗：每天 1～2 g，共口服 4 周。张某某被给予思美泰 1.5g + 5% 葡萄糖 250ml 静脉滴注，每日 1 次。

亮菌甲素为肝胆疾病辅助用药，可用于治疗急性胆道感染、病毒性肝炎。用法：治疗病毒性肝炎，肌肉注射，每次 2 mg，1 日 2 次，疗程 1 个月。张某某被给予亮菌甲素 10 ml + 5% 葡萄糖 250 ml 静脉滴注。

大量的临床试验证实，丹参是治疗慢性病毒性肝炎的有效药物。用法：一次 250ml 静脉滴注，每日一次。张某某有应用丹参的适应证，用法与说明书相符。

国内外研究证实，前列地尔（PGE1）制剂治疗各型肝炎（包括肝硬化）确有疗效，尤其是重症肝炎疗效较好。

双益健（还原型谷胱甘肽）可用于肝脏疾病的治疗。用法：重症：每日 1 次或 2 次，每次 0.6g 肌内注射或经静脉滴注。

纵观上述药物使用，基本合理、规范，并无不当。

（4）关于抗生素问题 原告入院时（10 月 17 日）外周血象：白细胞 6.2×10^9 / L，中性粒细胞 51.0%，淋巴细胞 41.0%。10 月 18 日，B 超示胆囊壁水肿。10 月 27 日：血白细胞 7.6×10^9/L，中性粒细胞 79.9%，淋巴细胞 15.4%；10 月 31 日：血白细胞 8.1×10^9/L，中性粒细胞 91.0%，淋巴细胞 6.5%；11 月 15 日：血白细胞 14.8×10^9 / L，中性粒细

胞 66.1%，淋巴细胞 20.7%；11 月 28 日：血白细胞 7.1×10^9/L，中性粒细胞 73.8%，淋巴细胞 20.0%。应用青霉素、氧哌嗪青霉素，血白细胞降至正常范围。

青霉素常见有过敏反应和毒性反应，其钾、钠盐大剂量静脉给药可发生高钾、高钠血症。用药前需进行皮肤敏感试验，有哮喘、湿疹、枯草热、荨麻疹等过敏疾病史及肾功能严重损害者慎用。氧哌嗪青霉素静脉注射过快可致恶心、胸部不适、咳嗽、发热、口腔异味、眼结膜充血等，减慢给药速度可减轻反应。偶有发热、头晕、麻木、血尿，少数患者可有肝功能异常和血象改变。以上均为一过性反应，一般不影响用药。出现严重反应时，则应立即停药。经中国生物医学文献数据库检索示，无应用青霉素、氧哌嗪青霉素发生肝功能损害的报道。故应用青霉素和氧哌嗪青霉素对病情影响不大。

（5）关于人血白蛋白治疗 经中国生物医学文献数据库检索，未见应用人血白蛋白会引起肝功能损害的报道。且有文献报道，白蛋白置换对于肝炎具有良好的临床疗效，未发现不良反应。故无不当。

（6）其他药物 详见医嘱单，这些药物的说明书中均未注明不能在慢性重症肝炎患者中应用。故无不当。

（7）关于出院问题 张某某住院期间，12 月 3 日的肝功能报告示：谷草转氨酶 108.0 U/L，谷丙转氨酶 60.0 U/L，碱性磷酸酶 146.0 U/L，总胆红素 423.0μmol/L，直接胆红素 219.60μmol/L，胆碱脂酶 3538U/L，白蛋白 25.71g/L，球蛋白 28.89g/L；11 月 16 日 HBV-DNA 为 2.0×10^3 拷贝/ml。在当时病情尚较重的情况下，张某某于 2005 年 12 月 5 日出院，但在病程录中未见记录患者为何原因出院，无签字及交代，存在不足。

3. 关于张某某的伤残等级、误工和护理时间 被鉴定人张某某患重度慢性乙型肝炎，于 2005 年 10 月 16 日住某市某人民医院治疗，12 月 5 日出院，并经出院后康复，目前（2006 年 10 月 31 日）经本所体格检查未发现异常体征，无腹水。实验室检查示血谷丙转氨酶、总胆红素、白蛋白、凝血酶原时间在参考值范围内，γ-GT 稍高。对照《人体损伤残疾程度鉴定标准（试行）》有关条款之规定，目前未能达到残疾程度。

特别说明：被鉴定人张某某目前仅距上次出院时间 1 年，不能排除日后病情反复，肝功能损害、病情演变出现不良后果。无论有无治疗应答，必须加强随访，每 3～6 个月检测 ALT、AST、血清胆红素、HBV 血清学标志物、HBV DNA 和 AFP，以及超声检查。随访中有病情变化，应缩短随访间隔。

鉴定意见

1. 被鉴定人张某某因患慢性乙型重症肝炎入住某市某人民医院，某市某人民医院对被鉴定人的诊疗行为符合医学科学原理和诊疗基本规范，但是被鉴定人入院后 10 月 19 日的报告示：HBV DNA 高达 10×10^8 拷贝/ml，直至 10 月 26 日的病程录上才见相关记载，于 10 月 27 日才开始加用抗病毒药物拉米夫定。被鉴定人于 2005 年 12 月 5 日出院，当时病情尚较重，但在病程录中未见记载患者为何原因出院，无签字及交代，存在一定不足。

2. 被鉴定人张某某目前病情（2006 年 10 月 31 日）对照《人体损伤残疾程度鉴定标准（试行）》有关条款规定，尚未达到残疾程度。但是，无论有无治疗应答，必须加强随访（见分析说明部分）。

3. 被鉴定人张某某发病期间需要休息、护理。目前其行动自如，肝功能基本正常，毋需护理。但须遵医嘱长期检测。

第四节 脂肪性肝病

【概述】

脂肪性肝病（Fatty Liver Disease，FLD），也称脂肪肝，是一种由多种原因引起的，以肝细胞脂肪堆积为病理基础的疾病。可分为酒精性和非酒精性脂肪性肝病。

肝脏是脂肪代谢的重要场所，在脂肪的消化、吸收、分解、合成及运输等过程中，均起着重要作用。肝脏从血液中摄取游离脂肪酸，合成三酰甘油；随后再以极低密度脂蛋白的形式，将三酰甘油转运出肝。肝细胞内的脂类主要以脂滴的形式存在，在某些病理情况下，肝细胞合成脂肪的能力增加，或转运脂肪入血的能力减退，肝细胞内就会堆积大量脂滴，即形成肝脂肪变。

脂肪肝是各种原因引起的肝脏脂肪蓄积过多的一种病理状态。将肝组织病理切片染色，包括常规苏木素/伊红（H&E）染色和脂肪苏丹Ⅲ特殊染色，若在光学显微镜下出现5%以上的肝细胞脂肪变，就可诊断为脂肪肝。脂肪肝时，肝细胞内异常积聚的脂质主要是中性脂肪，即三酰甘油（>50%)，其他脂类成分也相应增加，并伴有磷脂/胆固醇酯比例的下降。

与病毒性肝炎一样，脂肪肝也有急性和慢性之分。前者通常起病急、病情重，表现为急性脂肪肝；后者起病隐匿，临床非常少见，目前日益增多的是慢性脂肪肝。

在慢性脂肪肝的发生发展中，可以主要由一种病因引起，也可以由多种病因同时作用或先后参与。肥胖、糖尿病、酒精滥用是目前我国居民脂肪肝的三大病因，营养不良性脂肪肝仅流行于部分经济落后地区，遗传性疾病引起的代谢性脂肪肝非常少见。

酒精性肝病是由于长期大量饮酒导致的肝脏疾病。酒精可引起严重的肝脏损伤，但有时可以没有任何肝病相关症状和体征。部分患者是通过健康体检或因肺炎、肋骨骨折、脑损伤，以及胰腺、心脏、脑、周围神经等其他器官的酒精性损害就诊时偶然发现。

酒精性肝病可分为几个发展阶段：初期为酒精性脂肪肝，继而逐渐发展为酒精性肝炎、酒精性肝纤维化和酒精性肝硬化。一般情况下，酒精性脂肪肝患者症状较轻，酒精性肝炎和酒精性肝硬化患者特别是发展为失代偿期出现并发症的患者症状较重。酒精性肝硬化患者发生肝癌的风险很高。一旦发生肝硬化，即使戒酒，往往也不能防止肝癌的发生。

非酒精性脂肪性肝病（NAFLD）是一种与胰岛素抵抗(IR)和遗传易感密切相关的代谢应激性肝脏损伤，其病理学改变与酒精性肝病（ALD）相似，但患者无过量饮酒史，疾病谱包括非酒精性单纯性脂肪肝（NAFL）、非酒精性脂肪性肝炎（NASH）及其相关肝硬化和肝细胞癌。

NAFLD患病率随年龄而增加，危险因素包括：高脂肪高热量的膳食结构、多坐少动的生活方式、体质指数（BMI）、胰岛素抵抗（IR）、腰围、代谢综合征及其组分（肥胖、高血压、血脂异常和2型糖尿病）等。

按病因可分为原发性和继发性：原发性是指与IR和遗传易感性相关的代谢应激性肝

损伤，常见的病因有超重或肥胖、糖尿病、高脂血症等，绝大多数 NAFLD 属于这一类；继发性 NAFLD 见于药物与环境的影响、毒物中毒、营养不良、减肥手术后体重急剧下降等。

此外，有文献报道，除上述因素外，多囊卵巢综合征以及甲状腺、垂体、性腺功能减退和睡眠呼吸暂停综合征也是 NAFLD / NASH 发展的危险因素。

中医学认为，脂肪性肝病属中医"胁痛""肝着""肝壅""积聚""痰浊""淤血"等范畴。祖国医学虽无脂肪肝的病名，但对其病因病机症状表现很早就有论述。中医理论认为本病肝脏以痰湿内停、淤阻气滞为主要病机，多因饮食失调、肝气郁结、湿热蕴结、中毒所伤等致病。临证治疗宜标本兼治，以确定祛邪扶正以孰为主。

【临床诊断】

一、酒精性肝病

（一）西医诊断

1. 病史

有长期饮酒史，一般超过 5 年，折合乙醇量男性 ≥ 40g/d，女性 ≥ 20g / d，或 2 周内有大量饮酒史，折合乙醇量 > 80g / d。但应注意性别，遗传易感性等因素的影响。乙醇量（g）换算公式 = 饮酒量（ml）× 乙醇含量（%）×0.8。

2. 临床症状

为非特异性，可无症状，或有右上腹胀痛、食欲不振、乏力、体重减轻、黄疸等；随着病情加重，可有神经精神症状和酒精性面容、蜘蛛痣、肝掌等表现。

3. 实验室检查

血清天冬氨酸氨基转移酶（AST）、丙氨酸氨基转移酶（ALT）、γ 谷氨酰转肽酶（GGT），总胆红素（TBil），凝血酶原时间（PT），平均红细胞容积（MCV）和缺糖转铁蛋白等指标升高。其中 AST/ALT > 2、GGT 升高、MCV 升高为酒精性肝病的特点，而 CDT 测定虽然较特异但临床未常规开展，禁酒后这些指标可明显下降，通常 4 周内基本恢复正常（但 GGT 恢复较慢），有助于诊断。

4. 肝脏 B 超或 CT 检查

有典型表现（见下文）。

5. 其他

排除嗜肝病毒感染以及药物、中毒性肝损伤和自身免疫性肝病等。

符合第 1、2、3 项和第 5 项或第 1、2、4 项和第 5 项可诊断酒精性肝病；仅符合第 1、2 项和第 5 项可疑诊酒精性肝病。符合第 1 项，同时有病毒性肝炎现症感染证据者，可诊断为酒精性肝病伴病毒性肝炎。

符合酒精性肝病临床诊断标准者，其临床分型诊断如下。

1. 轻症酒精性肝病　肝脏生物化学指标、影像学和组织病理学检查基本正常或轻微异常。

2. 酒精性脂肪肝　影像学诊断符合脂肪肝标准，血清 ALT、AST 或 GGT 可轻微异常。

3. 酒精性肝炎　是短期内肝细胞大量坏死引起的一组临床病理综合征，可发生于有或无肝硬化的基础上，主要表现为血清 ALT、AST 升高和血清 TBil 明显增高，可伴有发热、外周血中性粒细胞升高。重症酒精性肝炎是指酒精性肝炎患者出现肝功能衰竭的表现，如凝血机制障碍、黄疸、肝性脑病、急性肾功能衰竭、上消化道出血等，常伴有内毒素血症。

4. 酒精性肝硬化　有肝硬化的临床表现和血清生物化学指标的改变。酒精性肝硬化又可分代偿期和失代偿期，后者出现腹水和失代偿并发症如食道胃底静脉曲张破裂出血、肝性脑病等。

（六）影像学诊断

影像学检查用于反映肝脏脂肪浸润的分布类型，粗略判断弥漫性脂肪肝的程度，提示是否存在肝硬化，但其不能区分单纯性脂肪肝与脂肪性肝炎，且难以检出 < 33% 的肝细胞脂肪变。应注意弥漫性肝脏回声增强以及 CT 密度值降低，也可见于其他慢性肝病。

1. 超声显像诊断　具备以下三项腹部超声表现中的两项者为弥漫性脂肪肝：①肝脏近场回声弥漫性增强，回声强于肾脏；②肝脏远场回声逐渐衰减；③肝内管道结构显示不清。

2. CT 诊断　弥漫性肝脏密度降低，肝脏与脾脏的 CT 值之比 ≤ 1。弥漫性肝脏密度降低，肝 / 脾 CT 比值 ≤ 1.0 但大于 0.7 者为轻度；肝 / 脾 CT 比值 ≤ 0.7 但 >0.5 者为中度；肝 / 脾 CT 比值 ≤ 0.5 者为重度。

（七）组织病理学诊断

酒精性肝病病理学改变主要为大泡性或大泡性为主伴小泡性的混合性肝细胞脂肪变性。依据病变肝组织是否伴有炎症反应和纤维化，可分为单纯性脂肪肝、酒精性肝炎、肝纤维化和肝硬化。酒精性肝病的病理学诊断报告应包括肝脂肪变程度（F0-4）、炎症程度（G0-4）、肝纤维化分级（S0-4）。

1. 单纯性脂肪肝　依据脂肪变性肝细胞占肝组织切片的比例，依据肝细胞脂肪变性占据所获取肝组织标本量的范围，分为 4 度（F0-4）：F0 < 5% 肝细胞脂肪变；F1 5% ~ 33% 肝细胞脂肪变；F2 33% ~ 66% 肝细胞脂肪变；F3 66%-75% 肝细胞脂肪变；F4 75% 以上肝细胞脂肪变。

2. 酒精性肝炎和肝纤维化　酒精性肝炎时肝脂肪变程度与单纯性脂肪肝一致，分为 4 度（F0-4），依据炎症程度分为 4 级（G0-4）：①G0 无炎症；②G1 腺泡 3 带呈现少数气球样肝细胞，腺泡内散在个别点灶状坏死和中央静脉周围炎；③G2 腺泡 3 带明显气球样肝细胞，腺泡内点灶状坏死增多，出现 Mallory 小体，门管区轻至中度炎症；④G3 腺泡 3 带广泛的气球样肝细胞，腺泡内点灶状坏死明显，出现 Mallory 小体和凋亡小体，门管区中度炎症伴和（或）门管区周围炎症；⑤G4 融合性坏死和（或）桥接坏死。

依据纤维化的范围和形态，肝纤维化分为 4 期（S0-4）：①S0 无纤维化；②S1 腺泡 3 带局灶性或广泛的窦周 / 细胞周纤维化和中央静脉周围纤维化；③S2 纤维化扩展到门管区，中央静脉周围硬化性玻璃样坏死，局灶性或广泛的门管区星芒状纤维化；④S3 腺泡内广泛纤维化，局灶性或广泛的桥接纤维化；⑤S4 肝硬化。

酒精性肝病的病理学诊断报告需包括肝脂肪变程度（F0-4）、炎症程度（G0-4）、肝纤维化分级（S0-4）。

3. 肝硬化　肝小叶结构完全毁损，代之以假小叶形成和广泛纤维化，为小结节性肝硬化。根据纤维间隔有否界面性肝炎，分为活动性和静止性。

（二）中医诊断

症候分类如下：

1.痰湿阻滞证

主症：形体肥胖、脘腹胁满、纳呆口黏、大便黏腻不爽，舌苔白腻，脉弦滑。

2.肝郁脾虚证

主症：胸胁胀满窜痛，喜叹息，情志抑郁，便溏，舌质红，苔白腻，脉虚弦。

3.肝胆湿热证

主症：胁肋不适或胀痛，口苦心烦，呕吐腹胀，大便秘结或溏，身热汗出，小便短赤，舌质淡红，苔薄黄或黄腻，脉滑数。

4.气滞血瘀证

主症：右胁胀满或刺痛，痛处固定不移，胁下有积块，压痛明显，质硬，脘腹胀满，纳差，面色晦暗或紫暗，有蜘蛛痣或肝掌，舌质暗或有瘀点，脉弱或细涩。

二、非酒精性脂肪性肝病

（一）西医诊断

1.临床诊断

（1）无饮酒史或饮酒折合乙醇量小于140g／周（女性＜70g／周）。

（2）除外病毒性肝炎、药物性肝病、全胃肠外营养、肝豆状核变性、自身免疫性肝病等可导致脂肪肝的特定疾病。

（3）肝活检组织学改变符合脂肪性肝病的病理学诊断标准。鉴于肝组织学诊断难以获得，NAFLD 工作定义为：①肝脏影像学表现符合弥漫性脂肪肝的诊断标准且无其他原因可供解释和（或）；②有代谢综合征相关组分的患者出现不明原因的血清 ALT 和（或）AST、GGT 持续增高半年以上。减肥和改善 IR 后，异常酶谱和影像学脂肪肝改善甚至恢复正常者可明确 NAFLD 的诊断。

2.病理学诊断 NAFLD 病理特征为肝腺泡 3 区大泡性或以大泡为主的混合性肝细胞脂肪变，伴或不伴有肝细胞气球样变、小叶内混合性炎症细胞浸润以及窦周纤维化。与成人不同，儿童 NASH 汇管区病变（炎症和纤维化）通常较小叶内严重。推荐 NAFLD 的病理学诊断和临床疗效评估参照美国国立卫生研究院 NASH 临床研究网病理工作组指南，常规进行 NAFLD 活动度积分（NAFLD activity score，NAS）和肝纤维化分期。

NAS 积分（0～8分）：①肝细胞脂肪变：0分（＜5%）；1分（5%～33%）；2分（34%～66%）；3分（＞66%）。②小叶内炎症(20倍镜计数坏死灶)：0分，无；1分（＜2个）；2分（2～4个）；3分（＞4个）。③肝细胞气球样变：0分，无；1分，少见；2分，多见。NAS 为半定量评分系统而非诊断程序，NAS＜3分可排除 NASH，NAS＞4分则可诊断 NASH，介于两者之间者为 NASH 可能。规定不伴有小叶内炎症、气球样变和纤维化但肝脂肪变＞33%者为 NAFL，脂肪变达不到此程度者仅称为肝细胞脂肪变。

肝纤维化分期（0～4）：0期—无纤维化；1a: 肝腺泡 3 区轻度窦周纤维化；1b：肝腺泡 3 区中度窦周纤维化；1c: 仅有门脉周围纤维化；2期—腺泡 3 区窦周纤维化合并门脉周围纤维化；3期—桥接纤维化；4期—高度可疑或确诊肝硬化，包括 NASH 合并肝硬化、脂肪性肝硬化以及隐源性肝硬化（因为肝脂肪变和炎症随着肝纤维化进展而减轻）。不要轻易将没有脂肪性肝炎组织学特征的隐源性肝硬化归因于 NAFLD，必须寻找有无其他可能导致肝硬化的原因。

3.影像学诊断　规定具备以下3项腹部超声表现中的两项者为弥漫性脂肪肝。①肝脏近场回声弥漫性增强（"明亮肝"），回声强于肾脏；②肝内管道结构显示不清；③肝脏远场同声逐渐衰减。CT诊断脂肪肝的依据为肝脏密度普遍降低，肝/脾CT值之比小于1.0。其中，肝/脾CT比值小于1.0但大于0.7者为轻度，≤0.7但大于0.5者为中度，≤0.5者为重度脂肪肝。

4.代谢综合征的诊断　推荐代谢综合征组分的诊断采用改良的2005年国际糖尿病联盟标准，符合以下5项条件中3项者诊断为代谢综合征：①肥胖症：腰围 > 90 cm（男性），腰围 > 80 cm（女性），和（或）BMI > 25 k/m^2。②三酰甘油（TG）增高：血清 TG ≥ 1.7mmol / L，或已诊断为高 TG 血症。③高密度脂蛋白胆固醇（high-density lipoprotein cholesterol，HDL-C）降低：HDL-C < 1.03mmol / L。（男性），< 1.29 mmol / L（女性）。④血压增高：动脉血压 ≥ 130 / 85 mmHg 或已诊断为高血压病。5.空腹血糖（fasting plasma glucose，FPG）增高：FPG ≥ 5.6 mmol / L 或已诊断为 2 型糖尿病。

（二）中医诊断

参见酒精性肝病症候分类。

【防未病】

一、防脂肪性肝病的发生

（一）改变不合理的膳食结构

随着经济的发展，我国居民膳食结构和营养组成发生了明显变化，表现为粮食消耗量呈下降趋势，动物性食物消耗量成倍增长。高脂肪、高热量食品（包括含糖饮料）摄入过多与肥胖症和脂肪肝关系密切。

（二）改变不良的饮食习惯

过量进食、吃零食、喜甜食和荤食、常吃夜宵，以及不吃早餐等不良饮食习惯，为肥胖和脂肪肝的发病提供了条件。与同等热量的早餐或午餐相比，一顿丰盛的晚餐更容易导致肥胖和脂肪肝。

（三）改变多坐少动的生活方式

绝大多数脂肪肝患者习惯久坐，有些患者甚至从不参加体育运动。而人体主要通过体力活动消耗多余热量，没有被消耗的热量会转化为脂肪储存。在肥胖的形成原因中，活动过少通常比摄食过多更重要。当脂肪沉积于皮下时，表现为肥胖；当脂肪堆积在肝脏时，就出现了脂肪肝。

（四）避免酒精滥用

近30年来，中国居民酒类产品的消费量增长迅速，我国现已成为全球酒精消耗量最大的国家之一。当前，我国习惯性饮酒者数量不断增多，儿童和青少年饮酒也不少见，人均酒精消耗量逐年增加。虽然少量饮酒并不增加脂肪肝的发病率，但过量饮酒肯定会导致脂肪肝。

（五）注意遗传易感性

有肥胖症、糖尿病、高脂血症、高血压、冠心病、脑卒中，以及脂肪肝家族史者，容易发生脂肪肝。家族中有上述疾病的成员越多，特别是母亲或双亲有上述疾病者，发生脂肪肝的风险越高；发病年龄越小，发病后疾病进展速度越快。

二、已知脂肪肝防进展

（一）加强随访

每1～3个月测量体重、腰围、臀围、血压；每3～6个月检查全血细胞（血常规）、超敏C反应蛋白、肝功能、血脂、血糖和血尿酸；每半年至一年，检查上腹部B超，有条件者可做肝脏瞬时弹性检测，定量检测肝纤维化和肝脂肪变程度。经常规检查和诊断性治疗仍未能明确脂肪肝性肝炎，特别是进展性肝纤维化的患者，可考虑进行肝穿活检病理学检查。

空腹血糖 ≥ 5.6mmol／L 且无糖尿病史者，应做糖耐量试验、空腹血胰岛素和糖化血红蛋白检测，判断有无胰岛素抵抗、糖耐量异常和糖尿病，并明确有无代谢综合征。另外，还须根据患者实际情况并参照指南定期筛查结直肠癌等恶性肿瘤，判断无代谢综合征及糖尿病相关心、脑、肾、眼病变或并发症。

（二）提高防范意识

（1）降低脂肪肝引发其他肝脏疾病（如肝硬化等）的风险。

（2）减少脂肪肝诱发或加重心脑血管疾病（如高血压、冠心病、动脉粥样硬化、糖尿病等）的威胁。

（3）平时科学保健，心态平衡、饮食结构平衡、适量运动。

【治已病】

一、酒精性肝病

（一）西医治疗

1. 评估方法

有多种方法用于评价酒精性肝病的严重程度及近期存活率，主要包括Child-Pugh分级、凝血酶原时间－胆红素判别函数（Maddrey判别函数）以及终末期肝病模型（MELD）积分等，其中 Maddrey 判别函数有较高价值，其计算公式为：4.6×PT 延长（秒）差值 +TBil（mg／dl）。

2. 治疗

酒精性肝病的治疗原则是：戒酒和营养支持，减轻酒精性肝病的严重程度；改善已存在的继发性营养不良和对症治疗酒精性肝硬化及其并发症。

（1）戒酒　戒酒是治疗酒精性肝病的最重要的措施，戒酒过程中应注意防治戒断综合征。

（2）营养支持　酒精性肝病患者需良好的营养支持，应在戒酒的基础上提供高蛋白质、低脂肪饮食，并注意补充 B 族维生素、维生素 C、维生素 K 及叶酸。

（3）药物治疗

1）糖皮质激素可改善重症酒精性肝炎（有脑病者或 Maddrey 指数＞32）患者的生存率。美他多辛可加速酒精从血清中清除，有助于改善酒精中毒症状和行为异常。

2）S-腺苷蛋氨酸、多烯磷酰胆碱、甘草酸制剂、水飞蓟素类、多烯磷脂酰胆碱和还原型谷胱甘肽等药物有不同程度的抗氧化、抗炎、保护肝细胞膜及细胞器等作用，临床应用可改善肝脏生物化学指标。双环醇治疗也可改善酒精性肝损伤。但不宜同时应用多种抗炎保肝药物，以免加重肝脏负担及因药物间相互作用而引起不良反应。

3）酒精性肝病患者肝脏常伴有肝纤维化的病理改变，故应重视抗肝纤维化治疗。目前有多种抗肝纤维化中成药或方剂，今后应根据循证医学原理，按照新药临床研究规范（GCP）进行大样本、随机、双盲临床试验，并重视肝组织学检查结果，以客观评估其疗效和安全性。

4）积极处理酒精性胜肝硬化的并发症（如门静脉高压、食管胃底静脉曲张、自发性细菌性腹膜炎、肝性脑病和肝细胞肝癌等）。

5）严重酒精性肝硬化患者可考虑肝移植，但要求患者肝移植前戒酒3～6个月，并且无其他脏器的严重酒精性损害。

（二）中医治疗

1.中药辨证论治

（1）痰湿阻滞证

治法：燥湿化痰

方药：二陈汤加减。陈皮、半夏、枳壳、厚朴、山楂、茯苓、泽泻等。

临证加减：便溏者加健脾止泻之品；胁肋痛甚者加理气止痛之品；口苦加清肝利胆药物；胃脘满者加理气消胀之品。

（2）肝郁脾虚证

治法：疏肝健脾

方药：逍遥散加减。柴胡、炒白术、薄荷、白芍、半夏、茯苓、甘草等。

临证加减：胀痛较甚者加理气止痛药物；肝气犯胃，胃失和降而出现恶心呕吐者加和胃降逆止吐之品；大便溏泄、头重身困者加健脾利湿之品。

（3）肝胆湿热证

治法：清热利湿

方药：龙胆泻肝汤加减。龙胆草、黄芩、醋柴胡、生地黄、泽泻、子、竹茹、赤芍等。

临证加减：口干口渴加滋阴生津之品；身热溲赤者加清热泻火药物；鼻衄、齿龈衄者加凉血止血药物。

（4）气滞血瘀证

治法：行气化瘀

方药：血府逐瘀汤加减。桃仁、红花、当归、川芎、赤芍、枳壳、炮山甲、牡蛎。

临证加减：目黄尿黄者加清热利湿退黄之品；阴伤口干燥者加养阴生津之品；脘腹胀满、纳差明显者，加健脾理气消胀之品。

2.名方（张之鹏）降脂理肝汤

治法：降脂理肝法

方药：降脂理肝汤（泽泻、决明子、丹参、郁金、海藻、荷叶）。

临证加减：脂肪肝患者出现谷丙转氨酶轻度升高且持续不降，可以用垂盆草、六月雪等清热降酶。血浆白蛋白－球蛋白比例失调，γ球蛋白增高，可以用太子参、当归等益气养血。脂肪肝伴有乙型肝炎的患者可以用白花蛇舌草、叶下珠、生黄芪等解毒扶正。脂肪肝伴有高血压的患者可以用黑芝麻、黄芩、羚羊角粉等益肾平肝。脂肪肝伴有冠心病的患者可以用桑寄生、生黄芪、丹参等补肾益气活血。脂肪肝伴有心律失常的患者，快速型可用苦参，缓慢型可用桂枝，以达到心阴、心阳的平衡。脂肪肝伴糖尿病的患者可用地黄、玉米须等补肾降糖。脂肪肝伴内分泌失调的女性患者可用女贞子、巴戟天、黄柏等调理冲任。

3.中成药

（1）胆宁片　具有抗肝细胞脂肪变性的作用。每次3～5片，3次／日口服。

（2）复方玉岑胶囊　具有舒肝消脂，微清化积，行气活血的作用。每次3粒，每日3次。

（3）化滞柔肝颗粒　具有清热利湿，化浊解毒，祛瘀柔肝作用。每次1袋，每日3次。

4.常用中药　丹参、川芎、泽泻、何首乌、枸杞子、黄芩、黄精、姜黄、大黄等。

5.非药物疗法

（1）普通针刺　主穴：中脘、天枢、曲池等。每日一次，一个月为一疗程，痰湿阻滞加脾俞、胃俞；肝郁脾虚加阳陵泉、脾俞、阴陵泉；痰湿瘀阴加脾俞、膈俞；肝肾阴虚、痰瘀阻滞加太溪、三阴交。

（2）穴位埋线　主穴：中脘、天枢、关元、足三里等。埋线多选肌肉比较丰满部位的穴位，以背腰部及腹部穴最常用。一般采用穿针埋线法：常规消毒局部皮肤，镊取消毒的羊肠线，左手拇指绷紧或捏起进针部位皮肤，右手持针，刺入到所需的深度，将羊肠线埋植在穴位的皮下组织或肌层内，针孔处覆盖消毒纱布25天1次，3次1个疗程。

二、非酒精性脂肪性肝病

（一）西医治疗

1.健康宣传教育，改变生活方式　通过健康宣教纠正不良生活方式和行为，参照代谢综合征的治疗意见，推荐中等程度的热量限制，肥胖成人每日热量摄入需减少2092～4184 kJ（500～1000千卡）；改变饮食组分，建议低糖低脂的平衡膳食，减少含蔗糖饮料以及饱和脂肪和反式脂肪的摄入并增加膳食纤维含量；中等量有氧运动，每周4次以上，累计锻炼时间至少150min。通常需要有一定程度的体质量下降才能有益于包括NAFLD在内的代谢综合征的康复。

2.控制体重，减少腰围　合并肥胖的NAFLD患者如果改生活方式6～12个月体重未能降低5%以上，建议谨慎选用二甲双胍、西布曲明、奥利司他等药物进行二级干预。除非存在肝功能衰竭、中重度食管－胃静脉曲张，重度肥胖症患者在药物减肥治疗无效时可考虑上消化道减肥手术 NAFLD患者的血清酶谱异常和肝组织学损伤通常伴随体质量下降而显著改善，但是最有效的减肥措施以及减肥药物的安全性和如何防止体质量反弹都有待进一步探讨。

3.改善胰岛素抵抗，纠正代谢紊乱　根据临床需要，可采用相关药物治疗代谢危险因素及其并发症。除非存在或出现明显的肝损害（例如血清转氨酶大于3倍正常值上限）、肝功能不全或失代偿期肝硬化等情况，NAFLD患者可安全使用血管紧张素受体阻滞剂、胰岛素增敏剂（如双胍类药物二甲双胍、格列酮类药物吡格列酮、罗格列酮）以及他汀类等药物，以降低血压和防治糖脂代谢紊乱及动脉硬化。但这些药物对 NAFLD 患者血清酶谱异常和肝组织学病变的改善作用，尚有待进一步临床试验证。

4. 减少附加打击以免加重肝脏损害　NAFLD 特别是 NASH 患者应避免体质量急剧下降，禁用极低热卡饮食和空－回肠短路手术减肥，避免小肠细菌过度生长，避免接触肝毒物质，慎重使用可能有肝毒性的中西药物和保健品，严禁过量饮酒。

5. 保肝抗炎药物防治肝炎和纤维化　保肝抗炎药物在 NAFLD 防治中的作用和地位至今仍有争论，目前并无足够证据推荐 NAFLD/NASH 患者常规使用这类药物。在基础治疗的前提下，保肝抗炎药物可作为辅助治疗主要用于以下情况：①肝组织学确诊的 NASH 患者；②临床特征、实验室改变以及影像学检查等提示可能存在明显肝损伤和（或）进展性肝纤维化者，例如合并血清转氨酶增高、代谢综合征、2 型糖尿病的 NAFLD 患者；③拟用其他药物固有可能诱发肝损伤而影响基础治疗方案实施者，或基础治疗过程中出现血清转氨酶增高者；④合并嗜肝病毒现症感染或其他肝病者。建议根据疾病活动度和病期以及药物效能和价格，合理选用多烯磷脂酰胆碱、水飞蓟素、甘草酸制剂、双环醇、维生素 E、熊去氧胆酸、S- 腺苷蛋氨酸和还原型谷胱甘肽等 1 种或 2 种中西药物，疗程通常需要 6 至 12 个月以上。

5. 积极处理肝硬化的并发症　根据临床需要采取相关措施，防治肝硬化门静脉高压和肝功能衰竭的并发症。NASH 并肝功能衰竭、失代偿期肝硬化以及 NAFLD 并发肝细胞癌患者可考虑肝移植手术治疗。肝移植术前应全面评估代谢危险因素及其合并症，术后仍需加强代谢综合征组分的治疗，以减少 NAFLD 复发和提高患者的生存率。

（二）中医治疗

参见酒精性肝病中医治疗。

【法医学鉴定】

一、损伤与非酒精性脂肪性肝病的法医学鉴定

某人遭受外力作用后经检查发现有脂肪肝，该伤者指控加害人的伤害行为致其脂肪肝向人民法院提起诉讼。委托法医鉴定。法医从损伤原因、机制及脂肪肝发病原因和发病机制分析认为，损伤与脂肪肝之间不存在因果关系。不属损伤程度评定范畴。

二、脂肪肝医疗纠纷法医学鉴定

患者脂肪肝服用降血脂药物后，出现肝功能损害、黄疸等临床表现。患者以根据医嘱服药加重病情为由向法院提起诉讼，要求人身损害赔偿。司法鉴定机构受理法院委托，对患者使用降脂药物与病情加重之间有无因果关系进行法医临床司法鉴定。

法医受理后，法医司法鉴定要从医学医理层面、法学法理层面、哲学哲理层面着手，全面分析。首先，脂肪肝的诊断是否可以成立；其次，脂肪肝治疗是否采取综合性的治疗方法，审查其使用降脂药物适应证、禁忌证、用药途径、用药剂量、注意事项等。使用该类药物医方是否向患者及其家属说明可能会发生的不良反应，以及为防范不良反应而采取检测肝功能等严密临床观察。如果出现肝功能损伤，还需排除病毒性肝炎等其他肝脏疾病，据此作出全面分析、综合判定。

第五节 痔

【概述】

痔是一种位于肛门部位的常见疾病。

目前，广为接受的理论是 Thomson 的肛垫下移学说，即痔原本是肛管部位正常的解剖结构，不是曲张静脉，而是血管垫，是齿状线及以上 1.5cm 的环状海绵样组织带。只有肛垫组织发生异常并出现症状时，才能称为痔，才需要治疗，治疗目的是解除症状，而非消除痔体。值得注意的是痔的静脉曲张学说并未完全推翻，治疗静脉曲张的药对痔有效。

痔的发病率高，在美国痔的发病率约为5%。

痔按发生部位的不同分为内痔、外痔、混合痔。

在肛管皮肤与直肠黏膜的连接处可见一条锯齿状的线叫肛管齿状线。在齿状线以上为内痔，是肛垫的支持结构、静脉丛及动静脉吻合支发生病理改变或移位，被覆直肠黏膜，由于内括约肌收缩，肛垫以 Y 形沟左侧、右前侧、右后侧三块、因此，内痔常见于左侧、右前侧及右后侧；在齿状线以下为外痔，被覆肛管黏膜可分为结缔组织性外痔、静脉曲张性外痔、血栓性外痔；兼有内痔和外痔的为混合痔，是内痔通过静脉相应的外痔融合，即上、下静脉丛的吻合，混合痔脱出肛门外，呈梅花状时，称为环形痔，若被括约肌嵌顿形成嵌顿性痔。

中医学认为痔是直肠末端黏膜下和肛管皮下的静脉丛发生扩大、曲张所形成柔软的静脉团。中医学对痔的定义，《医学纲目》谓："在人九窍中，凡有小肉突出皆曰痔。不独生于肛门边也。"有关痔的成因，早在《黄帝内经》中已有论述，如"因而饱食，筋脉横解，肠澼为痔。"《外科正宗》又曰"不论老幼男妇皆然，盖有生于肛门之内，又突出于肛外之傍。"更明确区分了内痔、外痔的不同。而后，历代医学家对痔的辨证治疗，不断充分发展，并在实践中积累了丰富的经验。痔的成因，在《外科正宗》《外科大成》中有概括性的叙述，"夫痔者，乃素积湿热过食炙煿，或因久坐而血脉不行，又因七情而过伤生冷，以及担轻负重，竭力远行，气血纵横，经络交错；又或酒色过度，肠胃受伤，以致浊气淤血，流注肛门，俱能发痔"。"然饱食而成此癥者必有其因。其因惟何：盖因饱食之后，或暴怒，或努力，或枯坐，或酒色，妇人或难产，小儿或夜啼等因，致气血纵横，经络交错，流注肛门而成此痔矣。如其肿者湿也，痛者火也，痒者风也，闭结者燥也"。

【临床诊断】

一、西医诊断

（一）临床表现

1.排便时出血　是内痔和混合痔最常见的症状。便血时无痛感，血色鲜红，呈滴血、喷射状或便纸上染色，与大便不相混，便后自行停止。常因大便干硬、饮酒及食刺激性食物而诱发出血。反复便血有时可引起严重贫血。

2.痔块脱出　内痔和混合痔发展到一定程度（二、三期），便可脱出肛门外。

3.疼痛　是外痔的常见症状，内痔一般无疼痛，但伴有感染、糜烂和血栓形成时或脱垂嵌顿时，即可出现疼痛。血栓性外痔也可伴有剧烈疼痛。

4.瘙痒　由于痔块脱出及括约肌松弛，黏液流出肛门刺激周围皮肤，引起瘙痒甚至湿疹。

（二）检查

1.视诊患者排便后应立即观察脱出的痔块，并记录其严重程度。

2.肛管镜检查可看清内痔的部位、大小和数目。

3.血栓性外痔时肛周局部呈紫色椭圆性肿块，表面皮肤水肿，有压痛。

（三）鉴别诊断

重要的是须与直肠新生物鉴别，因两者的症状有相似之处，也可同时发生。因此须常规行直肠指检，必要时做直肠内镜检查，以免漏诊。

（四）分期

临床上根据痔的发展过程分成三期、四期、五期三种分期方法。三期分类法尽管出之较早，但仍沿用至今，本书所提及的分期，均属此种分类法。

1.三期（1919年）

一期：痔核较小，如黄豆大，质柔软，色鲜红，出血较多，痔核不脱出肛外，亦无疼痛。

二期：痔核较大，如花生米樱桃大，色紫红，便时脱出肛门外，便后可自行回纳恢复，便血量或多或多或少。

三期：痔核更大，如杨梅、胡桃、番茄大，黄褐灰白色纤维化，便后脱出肛外，甚则咳嗽、行走、久站亦会脱出。脱出后，不能自行回复，须以手推回或平卧后才能回复，最后经常脱出，不易复位。

2.四期（1961年）将三期中后阶段咳嗽、行走、久站后痔脱出不易复位的划为第四期。

3.五期　1974年日本宇井丰氏。

一期：以便血为主，齿线上方内痔呈轻度突起。

二期：以便血为主，齿线上方内痔呈半球状隆起。

三期：内痔接近球状，大便时脱出肛外，便后可自行复位。

四期：便时内痔脱出肛外，便后需用手纸托回，才能复位。

五期：在第四期基础上并发静脉曲张性混合痔。

认为五期分类优点是便于选择应用不同的治疗方法。

二、中医诊断

（一）内痔辨证

1.辨痔的分期

一期：痔核较小，质柔软，表面色鲜红或青紫，大便时痔核不脱出肛外，常摩擦出血。

二期：痔核较大，大便时痔核能脱出肛外，大便后自行回纳，出血量较多，可呈喷射状。

三期：痔核更大，表面微带灰白色（纤维型内痔），大便时经常脱出肛外，走、咳嗽、喷嚏、站立时也会脱出，不能自行回纳，需用手推回或平卧、热敷后回纳，便血不多或不出血。

并发症：二、三期内痔，痔核脱出而嵌顿时，可致肿痛加剧，痔核糜烂、坏死；便血，可引起贫血。

2. 辨出血

（1）实证 《见闻录》说，"色如烟尘者，湿也，鲜红者，热也。"故风夹热者红，或便前便后，或量多量少，或如射如滴；湿热下注者，其血色污浊，苔黄弦滑。

（2）虚证 下血色淡而清，或晦而不鲜，面少华，神疲倦怠，舌质淡，脉细或

3. 辨脱出

（1）气虚 痔核脱出不纳，肛门有下坠感，气短懒言，食少乏力，舌质淡无力。

（2）血虚 痔核脱出，便血量多色清，头晕目眩，面色㿠白，心悸，唇舌色淡。

4. 辨肿胀痒痛 此证多以实证为主，证见痔核脱出嵌顿，表面色黯糜烂，全身可有发热不适，便干；便秘，小便短赤，苔黄脉数。

5. 辨便秘

（1）实证 腹胀满疼痛，拒按，口干，嗳气，心烦，苔黄燥，脉数实。

（2）虚证 腹胀满喜按，头晕眼花，心悸汗出，咽干，唇白，舌质淡，苔中剥，脉细数。

（二）外痔辨证

本病多因湿热下注或肛门裂伤毒邪外侵等，致气血运行不畅，经脉阻滞，或因热迫血下行，郁结不散而成。

1. 结缔组织外痔 多由急慢性炎症反复刺激，使肛门缘皮肤皱襞的结缔组织增生、肥大所致，痔内无曲张的静脉丛。肛门边缘外赘生皮瓣，逐渐增大，质地柔软一般无疼痛，不出血，仅自觉肛门有异物感，偶尔染毒而肿胀时，才觉疼痛，待肿胀消失后，赘皮依然存在；若发生于截石位6、12点处的外痔，多由肛裂引起；若发生于3、7、11点处的外痔，多由急慢性炎症反复发作而引起；若呈环状的，多发生于经产妇。

2. 静脉曲张性外痔 多因为二、三期内痔反复脱出，或因经产妇妊娠后腹压增高等，而致浅部静脉及皮下淋巴回流受阻，引起肛管齿线以下痔外静脉丛扩大和曲张而成。表面呈青紫色而光滑。其形呈椭圆形或环状不规则。便后、久蹲或吸引时，可见曲张的静脉团，并有肛门坠胀或异物感，不能立即消散。有静脉曲张外痔的患者，多伴有内痔。

3. 血栓性外痔 因便秘而在排便时用力过猛，或剧烈运动后，致痔静脉破裂，血块凝结而形成血栓。肛门部突然剧烈疼痛，并出现肿物，该肿物十分敏感，稍触碰即引起疼痛，因此排便、坐下、走路，甚至咳嗽等动作时可加重。检查时在肛门两侧可发现皮肤表面上隆起一暗紫色圆形硬结节，与周围皮肤分界明显，触痛较甚，自觉有异物感。

（三）混合痔辨证

内、外痔静脉丛曲张，相互沟通吻合，括约肌间沟消失，使内痔部分和外痔部分形成一整体者为混合痔。本病多发生于肛门截石位3、7、11点处，以11点处多见。

【防未病】

一、痔发生相关因素及预防

（一）行为习惯

当人体长期处于一种体位或姿势，会导致静脉血回流不畅，极易引起痔静脉充血，血管曲张隆起形成痔疮。因此，应改变久坐、不运动等不良习惯，通过做广播体操、打太极拳等，促进人体的血液循环、促进胃肠蠕动、改善盆腔和肛门部位的充血，以预防痔疮的发生。

（二）生活习惯

"饮食为肥腻、胡椒、辛辣，风热下冲乃生五痔。"这句话说明古人已经认识生活习惯可能导致痔疮的发生。如饮酒过多、喜食辛辣食物，可直接刺激肛门直肠黏膜，具有诱发和加重痔疮的作用。合理调配饮食、纠正便秘、改善胃肠道功能，是预防痔疮产生、减轻痔疮症状、减少痔疮复发的关键。

（三）腹压增高

大便过干过稀，都会影响肛肠活动。便干损伤肛门，造成肿胀和裂伤；便稀可使肛肠充血、发炎引起疾病。因此，要养成定时排便的习惯，如有便意应马上入厕排出，不可强行排便，纠正久蹲习惯。妇女妊娠后可腹压增高，特别是妊娠后期，腔静脉受日益膨大的子宫压迫，直接影响痔静脉的回流，容易诱发痔疮。此外，孕妇活动量对减少胃肠道功能活动相对受抑制，易产生便秘，故应多饮水、多吃蔬菜、水果等。

（四）肛周卫生

肛门和结直肠均为贮存和排泄粪便的地方，由于粪便含有大量的细菌，如便后擦拭不干净，肛周极易引起感染，导致痔疮的发生和加重。保持肛门周围的清洁卫生、便后或睡前清洗肛门部位或坐浴、勤换内裤，对于预防痔疮发生发展具有重要作用。

二、已知痔 防复发

（一）保持正常的排便习惯

温度较高时，中医认为这样的环境容易造成人体耗津伤气，气阴两伤是造成大便秘结的主要原因之一，久之则容易导致各种肛门疾病。因此，平时通过科学合理的方法来保持正常的排便非常重要。最好能养成每天定时排便的习惯。每到时间就去上厕所，养成一个良好的排便习惯。

（二）清淡饮食

要注意多吃新鲜蔬菜和水果，含纤维素多的蔬菜如韭菜、芹菜、丝瓜、白菜、菠菜等，能增加大便容积，促进肠蠕动。同时夏天最好少吃辛辣刺激性食物，如辣椒、胡椒和酒类等。"湿热"食品如羊肉、驴肉、鸽肉、桂圆、荔枝等，应适可而止。

（三）适当多做提肛运动

向上提缩肛门，持续5秒左右，重复做10～20次，每日做2～3次，可改善局部血液循环。可每天做提肛锻炼30～50次。适当的活动有助于促进肠道蠕动和肛门周围血管的血液循环。

（四）及时治疗有关疾病预防便秘

有关疾病的治疗对预防大便秘结亦有一定的作用，如过敏性结肠炎、大肠憩室炎、结肠肿瘤、结肠狭窄、甲状腺功能低下、糖尿病、子宫肌瘤等。

【治已病】

一、西医治疗

以非手术治疗为主，仅少数有严重出血、脱垂、嵌顿或血栓形成者才考虑手术治疗。

（一）非手术治疗

1.一般治疗　保持大便通畅，养成定时大便习惯，多食用富含粗纤维、少刺激的食物，保持肛门清洁，及时治疗直肠炎症性疾病。

2.药物治疗　①迈之灵：成人每日2次，每次1～2片。用于痔静脉曲张引起的内、外痔急性发作症状；②草木屑流浸片：成人一日3次，每次4片，用于痔急性发作，病情稳定之，每日3次，每次2片；③地奥司明片：常用量每日2片，急性期发作症状，如疼痛，便血等，前四日每天6片，以后3日，每日4片，总量平均，在午餐时及晚餐时服用。

3.注射疗法　适用于一、二期内痔出血者，对轻度脱出的痔块亦有良好疗效。其法为将硬化剂2～3ml注入痔核内黏膜下的小血管周围，每次注射2～3个痔核，必要时1周后重复，使痔核内血管闭塞，纤维组织增生而硬化萎缩。常用的硬化剂为5%酚甘油、复方明矾注射液和消痔灵注射液等。

4.冷冻疗法　适用于较小的出血性内痔。方法是应用液体氮（－196℃）通过特制探头与痔核接触，使痔核坏死、脱落，以后创面逐渐愈合。

5.激光疗法　适用于二、三期内痔及混合痔。方法是应用Nd－YAG激光，每个痔核点射4～6点，每秒1次点射，7～10d后痔核脱落，创面逐步愈合，出血脱垂症状消失。

（二）手术疗法

1.结扎切除术　主要适用于较孤立的混合痔。方法是将外痔部分游离，将内痔部分在基底部钳夹后缝扎，切除缝扎上方的痔核。

2.痔核摘除术　适用于二、三期内痔和混合痔等。手术中切开皮肤及黏膜，将曲张静脉团细致地解剖分离后切除。

3.胶圈套扎疗法　适用于一、二期内痔及以内痔为主的混合痔。方法是将特制的乳胶圈套扎于痔核根部，使其缺血、坏死、脱落，以后创面逐渐愈合。

4.痔环形切除术　适用于严重的环形痔。此术式优点是一期将环形痔全部切除；缺点是手术创面大，术后容易感染，感染后易形成环状瘢痕而使肛门狭窄，故应慎重使用。

5.血栓外痔剥离术　适用于病程较短，疼痛严重的血栓性外痔。可在局麻下切开痔表面皮肤，取出血块，创面放置凡士林纱布，以后每日用1:5000高锰酸钾溶液坐浴或换药，直至愈合。

6.纤维性外痔切除术　外痔呈纤维性皮垂体积大，引起肛门瘙痒严重者，可在局麻下切除。

二、中医治疗

（一）内痔

1.内治　内治多数适用于一二期内痔；或内痔嵌顿伴有继发感染；或年老体弱；或内痔兼有其他严重慢性疾病，不宜手术者。本病常见症状主要表现为出血、脱出、肿胀、痒痛、便秘等，在临床上针对风、燥、湿、热等病因治疗。

（1）出血　实证宜清热凉血祛风，用凉血地黄汤加减。若为湿热下注者，宜清热利湿，用脏连丸加减。虚证宜养心健脾，益气补血，用归脾汤或十全大补汤。

（2）脱出　气虚宜补气升提，用补中益气汤。血虚宜补血养血，用四物汤加味。

（3）肿胀痒痛　宜清热祛风，除湿活血，用止痛如神汤。

（4）便秘　实证宜通腑泄热，用大承气汤；虚证宜润肠通便，用五仁丸。

2.外治　多适用于内痔初期，或内痔后期因体弱、年老或患严重疾病而不能胜任手术者。外治法包括针灸、熨法、熏洗、外敷、塞药等。

（1）针灸法　常用穴：白环俞，长强，承山治痔，有镇痛消炎止血的功效。

（2）熏洗法　五倍子汤，苦参汤尚可用槐花散和却毒汤熏洗。或用：朴硝30克，置痰盂内，开水冲入溶化，先熏后洗；或用毛巾蘸药汁，乘热敷患处，每日1～2次。

（3）外敷法　有五倍子散、枯矾粉、消痔膏或痔疮消肿止痛膏等，用新鲜蒿子叶（俗名野艾）捣烂外敷痔核，敷3～4次。

（4）塞药　近年来国内用凉血止血的中西药物制成痔疮锭塞于肛门外用。例如麝香痔疮栓、普济痔疮栓、复方角菜酸酯栓等。

3.手术

（1）枯痔疗法　枯痔疗法肇始于南宋魏岘。是将含有腐蚀、收敛作用的药物直接涂于痔核表面，使其逐渐坏死、干枯、脱落的治疗方法。其药物以砒矾为主。近代所用枯痔疗法，为减少毒性反应，两天前先注射10%氯化钙溶液，使痔静脉血管凝固性坏死，以减少吸收砒毒，称氯化钙加枯痔疗法，或改进枯痔疗法。

适应证：①二、三期脱出的内痔，以环形、大型的内痔更为适宜；②内痔兼有轻度贫血患者；③绞窄性内痔；④老年患者或血压稍高患者。

禁忌证：①一期内痔和外痔；②肛周有急性脓肿或湿疹或泻痢者；③兼有腹腔肿瘤，或有严重的肺结核、高血压、肝脏病、肾脏病或有血液病的患者；④临产期的孕妇。

（2）插药疗法　又名枯痔钉疗法，本法具有疗效确实，操作简便，痛苦少等优点，但对痔面呈灰白色（纤维化），质较硬的后期内痔疗效较差，适应于：①质地柔软，痔面暗红色或青紫色的二、三期内痔；②绞窄性内痔，指痔核不能回纳，伴有肿胀疼痛者；③轻度贫血、肺结核、高血压、年老体弱者，以及妊娠期妇女等因出血较多而必须治疗之二、三期内痔。

（3）内痔改进灰皂散疗法

适应证：①一期内痔；②二、三期较小的内痔。

禁忌证：①肛门周围有急性脓肿或湿疹者；②痢疾或腹泻患者；③因直肠肿瘤引起的内痔；④严重的肺结核、高血压、肝脏、肾脏疾患和血液病的患者；⑤临产期的孕妇。

（4）内痔明矾压缩术　其优点是疗效可靠，痛苦较少，缺点是经压缩后之创面愈合较慢，操作时间较长。

适应证：同"内痔改进灰皂散疗法"。

禁忌证：①外痔和不能回纳的内痔；②肛门周围有急性脓肿或湿疹者；③痢疾或腹泻患者；④因直肠肿瘤引起的内痔；⑤严重的肺结核、高血压、肝脏、肾脏疾患和血液病患者；⑥临产期的孕妇。

（5）注射疗法　注射疗法治疗内痔已有一百多年的历史。内痔注射疗法可分为硬化萎缩和坏死脱落两种方法。前者以内痔产生无菌性炎症通过纤维化达到治愈,后者以内痔坏死脱落,疮面经组织修复后达到治愈。目前欧美、日本对注射疗法的概念,一般指的是注射硬化剂的方法,国外多采用 5% 石炭酸植物油,适应证是早期内痔出血而没有明显脱出性的内痔。国内则多以明矾注射为主要硬化剂药物。近年来注射疗法不断改进,尤其采用宁西医结合注射药物,扩大了注射疗法适应证。

适应证:各期内痔或兼有体弱贫血及较严重疾患者,对于出血患者,止血效果显著。

禁忌证:内痔感染、嵌顿坏疽、炎性水肿及外痔。

（6）结扎疗法

结扎又可以分成:单纯结扎法,穿线结扎法,结扎加注射法,胶圈套扎法以及内痔原位缝扎法等:

1）单纯结扎法　对头大蒂小的痔或肉,可用双套结结扎法,用 7 号丝线,作成瓶口结扣住痔核根部,渐抽渐紧,可见痔核变深紫色,将线头绞紧,线头留在肛外,以胶布粘住贴在肛边,已扎住的痔核推进肛门复位,外盖纱布保护。

2）穿线结扎法　适用于蒂大头小,状形的二、三期痔核,对纤维型者更为合室:操作时,以带双股缝线的缝针,贯穿痔核的根部,将二线交叉,作"8"字形结扎,亦可采用"回"字形结扎法,然后用弯形血管钳或麦头血管钳挤压被结扎的痔核,或用剪刀修除一部分(一般不超过痔核的1/2)已结扎的痔核,然后将结扎的痔核推回肛内复位。

3）结扎注射法　在已结扎的痔核中注封 15% 明矾溶液,可加速痔核之坏死,且明矾溶液可使已结扎的痔核发生凝固性坏死,当痔核脱落时,可减少出血的机会。

4）胶圈套扎法　是利用小橡圈套于痔核的根部,阻止血循环,促使痔核缺血,坏死,脱落而达到治愈内痔的目的。

5）内痔原位缝闭术　其方法是在骶麻或鞍麻下,扩肛 5 分钟,用"00"铬制细肠线,无损伤中弯圆针,缝扎 3、7、11 痔上动脉终末支（术前用食指触摸,发现有搏动处）。再以连续锁边法缝闭 3、7、11 内痔静脉丛和痔上动脉分支。每针间距 0.3 厘米,深度可接近内括约肌,一直缝到齿线上 0.4 厘米处打结固定,约每痔核缝 5 针,适用于二、三期内痔或伴有肛门挛缩、肛裂的患者。此法优点是手术比较彻底,估计远期复发率低,对直肠黏膜损伤少,术后反应轻,并发症少,缺点是手术操作尚欠简便。

（7）挑治疗法　民间流传的挑治疗法治疗内痔出血,肛门肿痛,疗效显著。

适应证:内痔、血栓痔、内外痔、肛裂。尤其在急性炎症期,效果最明显,已成皮瓣则无效。

禁忌证:老年人,大便失禁者,疑有结肠炎者,合并有排稀便者。

（二）外痔

1.结缔组织外痔

一般无需治疗,当外痔发炎肿痛时,可用熏洗法和外敷黄连膏。对于结缔组织外痔反复发炎或赘皮较长影响清洁卫生者,可考虑手术切除。

2.静脉曲张性外痔

（1）内治　宜清热除湿,活血散瘀,用萆薢化毒汤合活血散瘀汤加减。

（2）外治　一般不需外治,当肿痛时,可用苦参汤加减熏洗,外敷黄连膏。

（3）手术治疗（静脉丛切除）

1）适应证 单纯性静脉曲张性外痔。

2）操作方法 取截石位或侧卧位，在局麻或腰椎麻醉下，肛门局部消毒，用组织钳提起外痔组织，用剪刀环绕其痔根四周，做一梭形切口，切口上端，必须以肛门为中心，再用剪刀分离皮下曲张的静脉丛，将皮肤连同皮下组织一并切除；若肛门不松弛，皮肤不多余者，可做放射切口，将曲张静脉丛剥离切除。术后用凡士林纱条引流，无菌纱布压迫，宽胶布固定。术后每日便后用质量浓度为1:5000的高锰酸钾溶液坐浴，更换敷料至痊愈。

3.血栓性外痔

（1）内治宜清热凉血，解毒消肿，用凉血地黄汤加减。

（2）外治初用苦参汤熏洗，外敷黄连膏。

（3）手术治疗（做血栓外痔剥离术）

1）适应证 血栓外痔较大，血块不能吸收，局部炎症水肿局限者。

2）操作方法 取侧卧位，病侧在下方，局部消毒。用质量浓度为10g/L(1%)的普鲁卡因溶液做局部浸润麻醉后，在肿块中央做放射状或梭形切口，用止血钳将血块分离并摘除，然后修剪伤口两侧皮瓣，使伤口敞开，用凡士林纱条引流，外盖无菌纱布，宽胶布固定。术后注意保持肛周清洁，以利伤口愈合。

（三）混合痔

1.内治 见内痔的内治法。

2.外治 见内外痔的外治法。

3.手术治疗 一般作外痔剥离、内痔结扎操作方法为取截石卧位，局部消毒，局部浸润尉醉或腰俞穴位麻醉，将混合痔充分暴露，在其外痔部分作"V"字形皮肤切口，用血管钳钝性剥离外痔皮下静脉丛，一直剥离到齿线梢上。然后用弯形血管钳夹住被剥离的外痔皮瓣和内痔基底部，在内痔基底正中用圆针粗丝线贯穿作"8"字形结剪去"V"字形内的皮肤及静脉丛，使在肛门部呈一放射状伤口。同法一处理其痔核1:5000用止血散、凡士林纱条敷盖，术后当日限制大便，以后每次便后用质量度为1:5000高锰酸钾溶液或温水坐浴、换药。

如混合痔、外痔静脉丛不很明显，可在外痔中间做一放射状切口，然后用止血钳离静脉丛剪修两侧皮瓣，成一小"V"字形伤口，剥离外痔时要选好切口，照顾外痔分的整体关系，手术中注意保留痔核的健康皮肤，以防术后肛门狭窄。术后处理参阅贯穿结扎法。

【法医学鉴定】

痔术后突发脑梗死的法医学鉴定

实例资料示：

案情摘要

刘某，男性，56岁，2008年3月17日因痔疮入住某市人民医院并行手术治疗，同年4月3日，因便血再次就诊，急诊CT示脑梗死，最终遗留严重偏瘫、癫痫等。刘某及其家属认为某市人民医院在诊疗过程中存在过错，遂诉至人民法院要求赔偿。为正确审理此案人民法院委托某司法鉴定机构就某市人民医院在对刘某的诊疗过程中是否存在过错；如存在过错，其与刘某的损害后果有无因果关系及其参与程度等事项进行法医学鉴定。

病史摘要

1. 2008 年 3 月 17 日至 3 月 21 日某市人民医院住院病历：

入院情况：肛门肿物突出 10 年，加重 1 天。初始肛门肿物突出，尤其便秘时明显，可自行回纳，无出血、肛门疼痛等不适，病情进行性加重，后出现肛门肿物突出，不能回纳，近 1 周出血，大便带血，多与大便不相混，非手术治疗无明显疗效。查体：体温36.3℃，呼吸 20 次／分，脉搏 80 次／分，血压 120／80mmHg；痛苦面容；胸膝位见环状痔，均为跨齿状线肿物，无黏膜糜烂，有皮赘性坠生物。入院诊断：混合痔。

2008 年：3 月 17 日 3:00Pm 手术，术中见 6～8 点处有一炎性混合痔，11 点为外痔，1、4 点可见内痔痔核，黏膜糜烂，行混合痔外剥内扎、结缔组织外痔切除术、内痔硬化治疗。术毕检查创面无活动性出血，凡士林纱条压迫止血，塔形纱布覆盖，丁字带固定，安返病房。3 月 18 日术后第 1 天，无出血；目前给予以换药、预防感染、止血等对症支持处理，保持大便通畅。既往有高血压史，拟加用络活喜降压治疗。3 月 21 日出院。

血压观察记录：3 月 18 日 9:00Am，140／100mmHg，4:50Pm，150／118 mmHg；9:00Pm，140／90 mmHg。3 月 1 9 日 9:00Am，150／100mmHg；4:00Pm，145／95mmHg。3 月 20 日9:00Am，150／100 mmHg；4:00Pm，140／100 mmHg。

3 月 17 日凝血酶原时间 9.7 秒，国际标准化比值 0.82，活化部分凝血活酶时间 7.1 秒，纤维蛋白原 2.38，凝血酶时间 23.2 秒。

3 月 17 日血常规：WBC 9.37×10^9／L，RBC5.00×10^{12}／L，血红蛋白 161g／L，血小板167×10^9／L。

3 月 18 日大便隐血（＋），镜检（－）。

3 月 17 日长期医嘱：一级护理，软食，派纾 2.5g，bid，静脉滴注，氨甲环酸 2g，qd，静脉滴注。3 月 18 日测血压 bid。络活喜 5mg，口服，qd。

3 月 17 日 10:31Am 临时医嘱：氨甲环酸 2g 静脉滴注。3 月 18 日 5:24Pm 常药降压片1 片口服。3 月 20 日 3:18Pm 常药降压片 1 片口服；10:31Pm 络活喜 5mg 口服；10:51Pm络活喜 5mg 口服，海超胶囊 1.0g 口服。

出院诊断：混合痔；高血压病 3 级。

2. 2008 年 4 月 3 日至 4 月 21 日某市人民医院住院病历

入院科别：消化科。入院时间：6:32Pm。入院情况：半月前行混合痔外剥内扎、外痔切除、内痔硬化治疗手术，近日活动锻炼，1d 前开始解鲜红色血样液体，自述共 6～7次，总量约 1500ml，内见血块及粪便，2h 前出现头晕，双手发麻，有恶心，急诊拟诊混合痔术后出血。既往有高血压病史 13 年，最高血压为 160／110 mmHg，否认糖尿病史。查体：体温 36.4℃，呼吸 20 bpm，脉搏 80 bpm，血压 150／76 mmHg；神志清，口角不歪，伸舌不偏；四肢活动自如。4 月 3 日血常规：RBC 3.86×10^{12}／L，Hb128g／L，RBC 压积 0.365；凝血酶原时间 12.7 秒，国际标准化比值 1.06，活化部分凝血活酶时间 30.5 秒，纤维蛋白原 3.09，凝血酶时间 18.1 秒。入院诊断：混合痔术后出血，高血压病 3 级。

4 月 4 日 0:38Am，请痔科主任会诊，建议保守对症治疗，密切观察出血等病情变化，予止血治疗后未再解血便，但 10 时左右双手发麻，口齿不清。查体：BP 150／90 mmHg，口角不歪，伸舌右偏，四肢肌力 5 级。停用氨甲环酸（已输 1/2），急诊查头颅 CT 提示两侧基底节腔梗。4 月 4 日 8:14Am 病程记录：患者 3:00Am 解血便 1 次约 100

ml，今晨 7：00Am 又解鲜红色血便 1 次约 150ml，，伴头晕、站立不稳，右侧肢体麻木，活动差，口齿不清。BP160／95mmHg，右侧肌力 4 级。肛肠科急诊手术，术中见 9 点处齿线上 3cm 可见陈旧性瘢痕撕裂伴出血，余瘢痕愈合良好；用 4 号丝线 8 字贯穿缝扎，止血确切，效果满意。术后诊断：内痔术后大出血。术后请内科会诊后转内科治疗。内科查体：BP 135／95 mmHg，运动性失语；右侧鼻唇沟浅，伸舌右偏，口角左歪；右上肢肌力 0 级，下肢肌力 4 级，肌张力减低，左上、下肢肌力及肌张力正常，病理征阴性。予适度脱水、清除自由基、脑保护、维持水电解质平衡等对症治疗。由于患者存在活动性出血，抗血小板聚集、降纤等药物暂不能使用，且可能为进展型脑梗死，偏瘫症状可能加重，给予病重通知。4 月 8 日病程记录：今大便 3 次，呈暗红色，无新鲜便血。4 月 10 日病程记录：今大便 1 次呈暗红色，量约 50 ml。4 月 11 日：大便 1 次，暗红色，无新鲜便血。BP140／80 mmHg，大便隐血 4+，RBC（+），给予奥西康 40mg，bid，静脉滴注抑制胃酸分泌。4 月 11 日下午行肠镜检查，置入内镜约 15 cm，见肠腔内有柏油样便，齿线上 2～3 cm 可见原手术结扎瘢痕，同时原 9 点出血处未见出血。4 月 13 日，输浓缩 RBC 1 U。输血前 RBC 2.64×10^{12}／L，血红蛋白 85g／L，输血后 RBC 2.84×10^{12}／L，血红蛋白 91g／L。4 月 21 日生命体征平稳，肛门水肿明显。查体：BP 135／90 mmHg；贫血貌，混合性失语，查体欠合作，额纹对称，双瞳孔等大等圆，对光反射灵敏；右鼻唇沟浅，伸舌右偏，口角左歪；右上肢肌力 1～2 级，下肢肌力 3 级，肌张力稍高，左上、下肢肌力及肌张力正常。今出院进一步康复治疗；

出院科别：神经内科。

3. 2008 年 5 月 26 日至 6 月 19 日某省中医院出院记录 经中医治疗及功能锻炼，出院时右上肢近端肌力 3 级，远端肌力 2+ 级，肌张力增高，右下肢肌力近端 4 级，远端 3+ 级，肌张力轻度增高，腱反射亢进，右侧病理征（+）。

4. 2008 年 6 月 19 日至 7 月 11 日某中医学院附属医院出院记录

经抗凝、降压、化瘀、通络等综合治疗，出院时右上肢肌力 3 级，右下肢肌力 4 级，肌张力正常，病情好转。

5. 2008 年 12 月 8 日某省中医院脑电地形图报告 异常脑电地形图（θ频域功率稍增强，以左侧半球为甚）。

6. 2009 年 3 月 18 日至 3 月 24 日某省人民医院出院小结 因反复发作性意识丧失伴四肢抽动 1 年，再发 1d 入院。入院查体：BP145／100mmHg，右鼻唇沟浅，伸舌右偏，口角左歪；右上肢肌力 4 级，下肢肌力 4 级。入院诊断：症状性癫痫，脑梗死后遗症期；高血压病。

入院后给予抗癫痫、降压、活血化瘀等治疗。出院时运动性失语，右鼻唇沟浅，伸舌右偏，口角左歪；右上肢肌力 4 级，下肢肌力 4 级。

7. 2009 年 11 月 4 日至 11 月 18 日某省中医院出院记录 入院时右鼻唇沟稍浅，伸舌居中；右上肢肌力 4 级，下肢肌力 4 级。

入院经中西医结合治疗，出院时右足内翻及右上、下肢肌张力较前好转，无癫痫发作。

8. 2010 年 11 月 15 日至 11 月 24 日某中医学院附属医院出院记录 经抗凝、降压等综合治疗，出院时右侧肢体肌力 3 级，肌张力稍增高，病情好转。

鉴定人阅片所见

2009年3月19日颈椎正侧位X线片示：颈椎生理弧度存在，椎体前缘可见唇样增生，并见点状钙化影，符合颈椎退行性变。

2008年4月3日头颅CT片示：两侧大脑半球放射冠区腔隙性脑梗死。

2008年4月5日头颅CT片示：左侧颞叶、左大脑中动脉供血区出现较大范围的低密度缺血灶，提示左大脑中动脉梗死，脑干区也可见腔隙性梗死灶。

2008年9月8日及2009年3月18日头颅CT片示：左枕叶及左颞顶叶大片脑梗死，右侧放射冠区腔隙性梗死同前，幕上脑室略扩大，以左侧侧脑室较明显。

2009年6月11日颅脑MRI片示：左枕叶及左颞顶叶大片脑梗死，左侧放射冠区腔隙性梗死征象同前，幕上脑室略扩大，以左侧侧脑室较明显。

2010年6月3日头颅CT片示：左枕叶及左颞顶叶大片软化灶，并左侧侧脑室扩大。

分析讨论

刘某因"肛门肿物突出10年"就诊于某市人民医院，根据医方当时查体情况，混合痔的临床诊断可以成立。根据其病史特点，应属第4期，具有手术治疗的适应证。医方对不同部位的痔采取了不同的手术方式，如"混合痔外剥内扎、结缔组织外痔切除术、内痔硬化治疗"等，不违反外科基本原则。

痔手术后2周左右从肛门排出红色血样便，应考虑与痔手术有关。痔术后常见的可能引起出血的因素包括：①痔蒂缝扎线松脱；②内痔硬化剂注射部位坏死、创面组织脱落等。就本例而言，医方于急诊手术中见刘某肛管9点处齿线上方"可见陈旧性瘢痕撕裂伴出血"，符合与上述痔手术有关。经确切缝扎止血后，便血基本停止（其后肛门仍有少量便血可能为直肠内积血）。

我们认为，如本例痔疮手术后出现肛门便血，与肛管部位解剖生理特点及手术方式等存在密切关系，临床医师难以完全避免此类并发症的发生，因此，并不能据此认定医方存在明显的过错行为。当然，医方在刘某以肛门便血并出现"头晕、双手发麻"等不适症状入院，已考虑"混合痔术后出血"的情况下，若能尽早实施肛管探查术，可能提前明确出血病因并达到止血效果。而当时医方仍考虑"保守对症治疗"，说明其措施尚不够积极，存在一定的不足。

刘某于肛门便血的同时并发右侧肢体感觉减退、活动不利及口齿不清等症状，经头颅CT扫描、摄片证实为脑梗死。

脑梗死的发生主要与自身病理基础有关，多发生于高血压、高血脂、动脉硬化等疾病患者。一般情况下，处于出血状态的人体会调节血供分配并首先保障心、脑等重要器官。就本例而言，刘某肛门便血因混有粪水及黏液等物质，出血量难以确切评估，但从出血生命体征变化来看，并未出现明显的失血性休克的表现，故难以认为其肛门便血加重了脑血供障碍，痔术后出血与脑梗死存在因果关系的依据显然不足。同时，医方在刘某出血情况，使用了止血药物，但此类药物的剂量在规定范围内，并不存在过错，因此也难以认定其止血药物使用与脑梗死的发生有关。

脑梗死为缺血性脑卒中，往往遗留不同程度的后遗症；其后遗症的严重程度与病变范围等因素密切相关。从送鉴病历来看，本例刘某脑梗死范围广泛，病变实属严重，虽经对症治疗，但终于遗留神经系统后遗症。我们认为，刘某脑梗死后遗症主要与其自身疾病有关，与医疗行为难以直接联系。

鉴定意见

某市人民医院在对刘某的诊治过程中，不存在明显的医疗过错，与其后发生的脑梗死及其后遗症不存在明确的因果关系。

第五章　内分泌代谢性疾病

第一节　糖尿病

【概述】

糖尿病（Diabeties，DM）是一组长期血葡萄糖（简称血糖）水平增高为特征的代谢疾病群。引起血糖增高的病理生理机制主要是胰岛素分泌缺陷和（或）胰岛素作用缺陷。目前国际上将糖尿病主要分为四大类，即1型糖尿病、2型糖尿病、其他特殊类型糖尿病和妊娠期糖尿病。①1型糖尿病因自身免疫反应引起胰岛炎而破坏β细胞，致胰岛素严重缺乏。多发生在儿童或青少年，起病急、病情重，血中可测到不同种类的针对胰岛的自身抗体，有酮症酸中毒倾向，需注射胰岛素维持生命（因此曾被称为胰岛素依赖型糖尿病）。部分成年起病者，病程进展缓慢，在一段时间内可不依赖胰岛素，血中可测到胰岛自身抗体，称为成人隐性自身免疫糖尿病（简称LADA）。②2型糖尿病在糖尿病群体中占大多数（约95%）。其发病与遗传及环境因素有关，其病理生理改变可从胰岛素抵抗为主伴胰岛素不足到胰岛素分泌不足为主伴胰岛素抵抗不等，可发生在任何年龄，但通常多见于成人，尤以40岁起病较多。多数发病缓慢，症状相对较轻，约半数无症状，一些患者因慢性并发症、伴发病或仅于健康检查时发现。多数患者不需要依赖胰岛素治疗维持生命（因而曾被称为非胰岛素依赖型），但在疾病某些阶段，可能需用胰岛素控制代谢紊乱。③其他特殊类型糖尿病共有8个类型数十种疾病，包括因某些基因变异引起胰岛β细胞功能遗传性缺陷、胰岛素作用遗传性缺陷以及各种继发性糖尿病等。④妊娠期糖尿病（简称GDM）是指在妊娠过程中初次发现的任何程度的糖耐量异常。

糖尿病是常见病、多发病，其患病率正随着人民生活水平的提高，人口老化，生活方式的改变而迅速增加，而2型糖尿病的发病趋向低龄化，其儿童中的患病率升高，对社会和经济带来沉重负担，成为威胁人类健康的世界性公共卫生问题。因此，必须积极治疗。

中医学认为，糖尿病（DM）属于中医"消渴""肥胖"等范畴。糖尿病前期属于中医"脾痹""食郁"等范畴。

一、发病因素

禀赋异常、五脏柔弱、素体阴虚、过食肥甘、情志失调、久坐少动、运动量减少等为糖尿病发生的原因。禀赋异常为内因，饮食情志为外因，内外因相合而致糖尿病。

1.饮食因素　过食肥甘厚味及饮食结构或质量改变为主要病因。《黄帝内经》云："饮食自倍，肠胃乃伤"；"肥者令人内热，甘者令人中满"。多食肥甘，滞胃碍脾，中焦壅滞，升降受阻，运化失司，聚湿变浊生痰，日久化热伤津，导致糖尿病。

2.久作少动　久座少动，活动减少，脾气呆滞，运化失常；脾气既耗，胃气亦伤，脾胃虚弱；脾不散精，精微物质不归正化，则为湿痰、为浊为膏，日久化热，导致DM。

情志失调　情志失调，肝失疏泄，则中焦气机郁滞、肝胃气滞；脾胃运化失常，饮食壅而生热，滞而生痰，变生 DM。

二、病机及演变规律

糖尿病为食、郁、痰、湿、热、瘀交织为患。其病机演变基本按郁、热、虚、损四个阶段发展。发病初期以六郁为主，病位多在肝，在脾（胃）；继则郁久化热，以肝热、胃热为主，亦可兼肺热、肠热；燥热既久，壮火食气，燥热伤阴，阴损及阳，终至气血阴阳俱虚；脏腑受损，病邪入络，络损脉损，变证百出。

三、糖尿病出现的常见慢性并发症

1.糖尿病肾病　本病属中医"水肿""虚劳""关格"等范畴。

2.糖尿病视网膜病变（DR）分属于"视瞻昏渺""云雾移睛""暴盲"及"血灌瞳神"等内障眼病范畴。

3.糖尿病周围神经病变　本病属中医"麻木""血痹""痛证""痿证"等范畴。

4.糖尿病足　属中医"筋疽""脱疽"等范畴。

5.糖尿病勃起功能障碍　属中医"阳痿""阴痿""阴器不用""宗筋弛纵"等范畴。

6.糖尿病心脏自主神经病变　属于中医"心悸""怔忡"等范畴。

【临床诊断】

一、西医诊断

（一）临床表现

1.症状

（1）糖尿病期　典型的糖尿病具有多饮、多食、多尿及体重下降；在 2 型糖尿病患者中约 50% 无症状，80% 糖尿病患者以皮肤或外阴瘙痒、皮肤化脓性感染、视物模糊等为首发症状。其他症状还包括心烦易怒、失眠多梦、健忘、腰膝酸软等，女子带下量多，月经不调。

（2）并发症期　糖尿病急性并发症或慢性并发症引起的脏器功能障碍等可出现相应的表现，如四肢麻木、视力障碍、便秘或大便时干时稀、心悸心慌、眩晕、水肿以及男子性欲低下、阳痿等。

2.体征

早期病情较轻，大多无明显体征。病情严重时出现急性并发症有失水等表现，病久则发生大血管、微血管、周围或内脏神经、肌肉、骨关节等各种并发症而出现相应的体征。

（二）辅助检查

1.血液检查

（1）血糖检查　空腹血糖，糖尿病诊断必须采用静脉血浆血糖，糖尿病监测可用指血检测毛细血管血糖。

（2）OGTT　糖尿病前期人群（有糖尿病家族史者，反复早产、死胎、巨大胎儿、难产、流产的经产妇，或屡发疮疖痈疽者，或皮肤及外阴瘙痒者）及糖尿病高危人群（肥胖、高血压、冠心病、血脂异常）均需进行 OGTT。

（3）糖化血红蛋白（HbA1C）检查　血糖与红细胞膜血红蛋白逐渐结合形成

HbA1C，存在于红细胞生成到破坏的全过程中，可以反映 2～3 个月的平均血糖水平。

（4）糖化血清蛋白检查　血糖与血清白蛋白结合形成糖化血清蛋白，可以反映近 1～2 周的血糖情况。

（5）空腹血浆胰岛素与胰岛素释放试验　可以反映胰岛 β 细胞的贮备功能。

（6）C 肽释放试验　外源性注射胰岛素的患者更适合测定 C 肽。C 肽水平测定反映 β 细胞合成与释放胰岛素功能。

（7）胰岛细胞自身抗体检查　常见的有胰岛细胞抗体（ICA）、胰岛素自身抗体（IAA）和谷氨酸脱羟酶抗体（GADA）。

（8）血脂检查　糖尿病患者的三酰甘油、总胆固醇与低密度脂蛋白胆固醇均升高，而高密度脂蛋白胆固醇降低。其中三酰甘油升高最常见。

2.尿液检查

（1）尿糖　正常人肾糖阈为 8.96～10.08mmol/L（160～180mg/dl），超过此水平时才出现尿糖。

（2）尿蛋白　一般无糖尿病肾病者阴性或偶有微量白蛋白。

（3）尿酮体　见于糖尿病酮症酸中毒时，也可因进食少发生饥饿性酮症。

（4）其他　糖尿病尿路感染时常规尿检或尿液镜检可见大量白细胞。

3.人体测量学

（1）体重指数（BMI）　BMI＝实际体重/身高^2（kg/m^2）。BMI 在 24.0～27.9 时为超重，≥28 时为肥胖。

（2）腰围与腰围臀围比率（WHR）　中国人腰围：男性≥85cm、女性≥80cm 为腹肥胖。WHR＝腰围÷臀围，WHR 是区分体脂分布的指标，正常人：男性＜0.90、女性＜0.85 为中心性肥胖。

4.其他检查

当出现急性并发症时要进行血酮、电解质、渗透压、酸碱度等相应的检查。

（三）诊断标准

按照 1999 年 WHO 专家咨询委员会对糖尿病的定义、分类与诊断标准。

1.DM 症状（多尿、多饮及不能解释的体重下降），并且随机（餐后任何时间）血浆静脉葡萄糖（VPG）≥11.1mmol/L（200mg/dl）；或

2.空腹（禁热量摄入至少 8 小时）静脉血浆葡萄糖（VPG）≥7.0mmol/L，（126mg/dl）；

3.口服葡萄糖（75g 脱水葡萄糖）耐量试验（OGTT）中 2 小时的血浆葡萄糖（2hPG）水平≥11.1mmol/L（200mg/dl）。

4.在无引起急性代谢失代偿的高血糖情况下，应在另一日重复上述指标中任何一项，以确定糖尿病的诊断，不推荐做第三次 OGTT 测定。

（四）鉴别诊断

1.非葡萄糖尿

（1）乳糖尿　见于哺乳妇女或孕妇及婴儿，果糖及戊糖见于进食大量水果后，为罕见的先天性疾患。

（2）非糖尿病葡萄糖尿　当过度饥饿后，一次进食大量糖类食物，可产生饥饿性糖尿；

少数正常人在摄食大量糖类食物，或因吸收过快，可出现暂时性滋养性糖尿；胃切除或甲亢可出现暂时性糖尿及低血糖症状。肾炎、肾病等可因肾小管再吸收功能障碍而发生肾性糖尿。怀孕后期或哺乳期妇女由于乳腺产生过多乳糖，且随尿排出产生乳糖尿。脑出血、大量消化道出血、脑瘤、窒息等，有时血糖呈暂时性过高伴尿糖为应激性糖尿。尿酸、维生素C、葡萄糖醛酸等具有还原性物质或异烟肼、青霉素、强心苷、噻嗪类利尿剂等随尿排泄的药物使尿糖出现假阳性。

2. 甲状腺功能亢进症　表现为多食、易饥、口干口渴、怕热多汗、急躁易怒等高代谢状态，血甲状腺激素水平升高。

（五）糖尿病前期与并发病的诊断

1. 糖尿病前期的诊断　诊断标准

（1）IGF：空腹血糖异常　空腹静脉血浆血糖 ≥ 6.1mmol／L（110mg／dL）且 < 7.0 mmol／L（126mg／dL）；以及负荷后2小时血糖 < 7.8 mmol/L（140mg／dL）。

（2）IGT：葡萄糖耐量异常　空腹静脉血浆血糖 < 7.80mmol／L（126mg／dL）；及负荷后2小时血糖 ≥ 7.8mmol／L（140mg／dL）且 < 11.1 mmol／L（200mg／dL）。

2. 临床糖尿病　糖尿病病史更长，尿蛋白阳性，甚至出现大量蛋白尿及肾病综合征，即应考虑临床糖尿病。

诊断糖尿病需除外其他肾脏疾病，必要时作肾脏病理穿刺。组织病理检查如小球无明显细胞增生，仅系膜基质弥漫性增宽及肾小球基底膜（GBM）广泛增厚（早期需电镜病理证实），尤其出现 Kimmelstiel-Wilson 结节（结节性肾小球硬化）时，即可确诊。

3. 糖尿病视网膜病变的诊断　诊断标准如下：

（1）糖尿病病史　糖尿病病程、既往血糖控制水平、用药史等。

（2）眼底检查　可见微动脉瘤、出血、硬性渗出、棉絮斑、静脉串珠状、黄斑水肿、新生血管、视网膜前出血及玻璃体积血等。

眼底荧光血管造影可帮助确诊。

4. 糖尿病周围神经病变（DPN）的诊断　诊断标准如下：

DPN 的确诊需结合病史、体检和电生理学检查资料，除病史和临床表现外，物理学检查、QST 和 NCS 中至少两项异常，才能确诊。主要诊断依据包括：①有糖尿病病史或诊断糖尿病的证据；②出现感觉、运动神经病变的临床表现；③神经电生理检查的异常改变。

为了给临床治疗和随访提供定量判断的依据，近年来国外先后提出多个评分系统，较为简便和广泛使用的是 Toronto 临床评分系统。

5. 糖尿病足　诊断标准如下：

（1）糖尿病患者有肢端血管和（或）神经病变和（或）合并感染者。

（2）糖尿病患者有肢端湿性坏疽或干性坏疽的临床表现和体征，并符合0~5级坏疽标准者。

（3）手臂血压指数小于0.9者。

（4）超声彩色多普勒检查，提示肢端血管变细，血流量减少造成缺血或坏疽者。

（5）血管造影证实，CTA、MRA 提示血管腔狭窄或阻塞，并有临床表现者。

（6）电生理检查，可见周围神经传导速度减慢或肌电图、体感诱发电位异常改变者。

（7）X线检查，可见骨质疏松脱钙、骨质破坏、骨髓炎或关节病变、手足畸形及夏科关节（无痛性关节病，关节肿大、积液，肿胀，关节多无疼痛或仅轻微胀痛）等改变者。

具备前2条，并结合后3～7条中任何1条即可确诊。

6.糖尿病肾病（DN）的诊断 诊断标准如下：

DN的确诊应根据糖尿病病史、临床表现、辅助检查，以及肾功能等综合作出判断。

早期DN 糖尿病病史（常在6～10年以上），出现持续性微量白蛋白尿（UAER达20～200μg/min或30～300mg/d），即应拟诊早期糖尿病。

7.糖尿病勃起功能障碍 诊断标准如下：

具有确切的糖尿病诊断，男性患者阴茎不能勃起，或临房举而不坚，不能正常进行性生活；除外其他因素导致勃起功能障碍。

8.糖尿病心脏自主神经病变的诊断 诊断标准如下：

（1）糖尿病史 有静息心动过速、固定心率、体位性低血压、无痛性心肌梗死等，伴有其他脏器神经病变，如胃轻瘫、糖尿病神经源性膀胱等。

（2）乏氏动作指数（乏氏比值即心电图Ⅱ导联最长R-R间期与最短间期的比例≤1.10为异常反应）。深呼吸试验、卧立位心率差（记录立位心电图心率，算出心率差。卧立位心率差＜15次/分为轻度异常，心率差＜10次/分为明显异常）等功能检查符合糖尿病心脏自主神经病变。

二、中医诊断

症候分类如下：

（一）脾胃热盛证

三多症状，形体消瘦，烦热，便燥，舌边尖红，苔黄，脉洪数或滑实有力。

（二）脾虚痰湿证

形体肥胖，或纳呆便溏，舌质淡有齿痕，苔薄白或腻，脉迟缓。

（三）湿热困脾证

胸脘腹胀，心胸烦闷，体形肥胖，小便赤，大便不爽，舌红苔黄腻，脉滑数。

（四）气阴两虚证

三多症状，咽干口燥，五心烦热，心悸失眠，溲赤，便秘，舌红少津液，苔薄或花剥，脉细数无力或细弦。

（五）阴阳两虚证

神疲乏力，咽干口燥，或手足畏寒，夜尿频多，颜面肢体水肿，尿多浊沫，或小便量少，男子阳痿，女子性欲淡漠，舌体胖大有齿痕，脉沉细。

（六）血瘀脉络证

胸、胁、腰、背痛固定，肢体麻木，口唇紫暗，舌质暗，有瘀斑，舌下脉络青紫迂曲，脉弦或沉细。

【防未病】

一、防糖尿病发生

防糖尿病关键是对环境因素的干预。

（一）关注危险人群

家族史：单亲患 2 型糖尿病，其子女患病机会为 20% ~ 30%；双亲患 2 型糖尿病，其子女患病机会为 60% ~ 70%。中老年人；肥胖者：尤其是腹型肥胖；高血压和血脂异常者；吸烟者；日常生活中高能量饮食及缺乏运动者。

（二）筛查糖尿病高危因素人群

（1）成人　体重减轻，找不到原因，而食欲正常者；妇女分娩巨大儿(体重 > 4000g)者；有过妊娠并发症，如多次流产、妊娠中毒症、羊水过多、胎死宫内、死产者（特别有先天性畸形及尸检发现有胰岛细胞增生者）；年龄超过 45 岁；肢体溃疡持久不愈；40 岁以上有糖尿病家族史者；肥胖或超重，特别是腹部肥胖者；有高血压、高血脂者；有反应性低血糖者；会阴部瘙痒、视力减退、重复皮肤感染及下肢疼痛或感觉异常而找不到原因者。

（2）儿童　有糖尿病家族史者；青春期（会出现生理性胰岛素抵抗）；超重、肥胖、高血压；有脂肪肝或血脂异常；有黑棘皮症（胫后、腋下、腹股沟等皮肤皱褶部位皮肤又黑又厚）等。这些儿童需定期做血糖筛查，一般可采用检测血糖指标筛查糖尿病。在血糖检测正常的人群中，可采用胰岛素敏感性测定、高胰岛素与葡萄糖钳夹技术筛查糖尿病易感者。其对糖尿病前期积极干预，采取饮食控制、运动治疗、科学减肥等中西医结合防治措施。

（三）降低高危人群糖尿病发病率

目前对糖尿病的预防可通过药物和非药物方式进行。非药物方式主要是健康平衡饮食及适当体育锻炼。通俗地说，"管住嘴、迈开腿"是预防糖尿病发生简单、经济且行之有效的方法。日常饮食方面，要注意控制每天总热量的摄入，避免体重增加，但也要保证每天充足蛋白质、丰富维生素和各种矿物质元素及食物纤维的供给，同时应远离烟草，限量饮酒或不饮酒。

二、已知糖尿病防并发症

（一）定期体检及化验检查

1. 血糖　反映瞬间血糖值，是重要的检测手段，包括空腹血糖及餐后 2 小时血糖。空腹血糖高，提示基础的胰岛素分泌能力差，肝糖原分解为葡萄糖的能力强。餐后血糖高，提示胰岛素储备能力差，或存在胰岛素抵抗。

2. 尿液检查　帮助了解是否有尿路感染，有否糖尿病酮症。尿常规检查对于女性糖尿病患者尤为重要，因为一部分女性患者可出现无症状的尿路感染。尿蛋白及尿常规检查有问题，应进一步检查血肌酐和尿素氮以及肾脏 B 超。若血肌酐和尿素氮明显升高，说明肾脏排除血液中的废物或有毒物质能力下降了。

3. 体重　我国 2 型糖尿病患者典型的特点是肥胖，了解自己的体重，可根据实际情况制定饮食和运动的治疗方案。

4. 血压　高血压对于糖尿病患者而言，无疑是雪上加霜，因为高血压可促进和加重糖尿病并发症如眼底病变、肾脏病变等。

5. 血脂　临床证实，糖尿病患者中较常出现合并血脂异常。合并高胆固醇血症、高三酰甘油血症并高低密度脂蛋白，或低高密度脂蛋白血症，患心血管疾病的危险性更高，且加重胰岛素抵抗。因此，纠正血脂紊乱是糖尿病治疗中的重要环节。

6.尿白蛋白　尿中出现微量白蛋白，说明肾脏已经受损。对于肾脏受损的糖尿病患者，加强血糖、血压控制，及时调整治疗方案是非常重要的。

7.心电图　临床发现患者有心血管并发症却无症状，继而定期检查心电图就显得尤为重要。需要时做24小时动态心电图或加做心脏彩超。

（二）防慢性并发症

1.微血管并发症　糖尿病肾病、糖尿病视网膜病变和糖尿病周围神经病变。

2.大血管并发症　糖尿病心血管病变、糖尿病脑血管病变和糖尿病外周血管病变。

3.综合病变并发症　糖尿病足、糖尿病性神经膀胱、糖尿病性阴茎勃起功能障碍。

早期干预控制血糖，进行糖尿病及并发症的筛查是关键。

（三）防急性并发症

糖尿病酮症酸中毒、高渗性非酮症糖尿病昏迷。

总之，持续性生活方式干预是糖尿病预防的基础。护理监测，科学指导，随访到位，早发现，早治疗是关键。

【治已病】

一、西医治疗

由于对糖尿病的病因、发病机制尚未充分明了，缺乏针对病因的治疗。目前强调早期治疗，长期治疗、综合治疗、治疗措施个体化的原则。国际糖尿病联盟（IDF）提出了糖尿病现代治疗的5个要点包括饮食控制、运动疗法、血糖监测、药物治疗和糖尿病健康教育。

（一）心理疗法

Dunbar在1963年指出糖尿病患者的人格特点为：性格不成熟、神经过敏、情绪不稳定、被动依赖、适应能力差、做事优柔寡断、缺乏自信、内向、抑郁、不安全感、攻击倾向、有类似A型行为特征（A型行为特征为竞争意识强，对他人敌意，过分抱负，易紧张和冲动）。生活事件是发病和疾病反复的心理社会因素。

治拟正心、收心、养心。

（二）饮食疗法

1.基本要求

（1）营养素合理比例　当前糖尿病饮食疗法是在总热量控制之下的高碳水化合物、低脂肪饮食结构。每日饮食中的三大营养素所占全日总热量的比例为：碳水化合物占55%~65%；蛋白质占15%~20%；脂肪占20%~25%。

（2）进食分配原则　每日以三餐为主，早餐占总热量的1/5，午餐占总热量的2/5，晚餐占总热量的2/5，再从三餐中匀出25~50g主食，放在上午10~11时和下午3~4时，或放在睡前，做到少食多餐，以减轻胰岛素负荷。

（3）要控制全日总热量

（4）确定三大营养素的量　蛋白质需要量是按成人每天每千克体重0.8~1.2g计算；脂肪需要量是按成人每天每千克体重0.6~1.0g计算；碳水化合物需要量是按成人每天每

千克总热量减去蛋白质和脂肪的热量，但要达到总热量的一半以上。

（5）饮食中主副食品数量应基本固定

（6）规避杂食摄入：避免各种食糖、糖果、零食、冷饮及各种酒类，不宜吃黏性食物，可适当吃些水果。进食不要过快。

2. 调理饮食 应该选择的食品如下：

（1）蛋白质 肉类、禽蛋类、不含糖的乳品、豆类、各种豆制品、米面类。

（2）脂肪类 花生油、豆油、芝麻油、玉米油、茶油等。碳水化合物：糙米、粗粮较精米及细粮好，含粗纤维的食物（绿色蔬菜、果皮、麦麸、玉米麸、甜菜屑及海藻）。

（3）有益糖尿病的食物：南瓜、苦瓜、黄鳝、甜菊糖、玉米须、白参、天花粉等。糖尿病患者可将苦瓜作为家常菜。

（4）禁忌的食品 含大量碳水化合物的食物：白糖、红糖、冰糖、葡萄糖、麦芽糖、蜂蜜、巧克力、奶糖、水果糖、蜜饯、水果罐头、汽水、各种果汁、甜饮料、冰激凌、甜饼干、蛋糕、果酱、甜面包及糖制的各种糕点等。

（5）相对禁忌的食品 高脂食品及高胆固醇食品。如猪油、牛油、羊油、黄油、奶油、肥肉、猪脑、牛脑、羊脑、猪肝、鸡肝、猪肾、牛肾、羊肾、鸡蛋黄、鸭蛋黄、松花蛋等。

（三）运动疗法

运动疗法是指主要适用于 2 型糖尿病。空腹血糖超过 16.5mmol/L，有酸中毒、酮血症或严重心肾并发症者禁忌运动疗法。

1. 运动项目 选择符合个人兴趣而能长期坚持的项目，包括散步、快步行走、跑步、上下楼梯、骑自行车、体操、打太极拳、各种球类运动、郊游、跳舞等。

2. 运动量 总体上运动所消耗的热量应与摄入的热量保持平衡，但对肥胖或超体重者，运动所消耗的热量要大于摄入量，才能达到减肥目的。适宜的运动量，运动后有微汗感，有轻度肌肉酸痛，休息后可恢复，次日精力充沛，有继续运动欲，食欲和睡眠良好。

3. 运动的时间 从 10 分钟开始，逐步延长到 30 ～ 40 分钟，用 20 ～ 30 分钟达到靶心率，简易靶心率计算法是 170 - 年龄（岁）。例如一位 60 岁的患者，运动中适合保持的心率 =170 - 60 = 110 次 / 分。但具体如何应视个人耐受情况进行调整。

不宜在清晨开始运动锻炼。餐后的运动锻炼应在餐后 1 小时开始为好，在相对空腹时运动锻炼，应注意发生低血糖反应，随身带些糖果。

（四）药物治疗

1. 降糖治疗

（1）原则 一般要求空腹或餐后血糖控制达标，按美国糖尿病学会（ADA）（2002）或国际糖尿病联盟（IDF）西太区目标，FPG：空腹血糖 < 6.1mmol/L，PPG：餐后血糖 < 7.8mmol/L，HbAIC：糖化血红蛋白 < 7% 或 < 6.5%。妊娠糖尿病 FPG ≤ 5.8mmol/L，1hPPG ≤ 8.6mmol/L，2hPPG ≤ 7.2mmol/L。特殊情况考虑老幼，已有较重晚期并发症或反复发作低血糖者，血糖控制标准可适当放宽（FPG < 7.8mmol/L，PPG < 12mmol/L）。

（2）经糖尿病饮食营养疗法（MNT）及运动疗法 1 个月血糖控制不达标者，应在继续上述处理基础上加用降糖药物治疗。

1. 口服降糖药，见表 5-1-1。

表 5-1-1　口服降糖药

种类	药物名	商品名	常用日剂量（mg）	日服次数（次）	注意事项
磺脲类	甲苯磺丁脲	D860	500 ~ 3000	2 ~ 3	肾脏有轻度损害也可选用。发生低血糖的危险性较低。经常忘记服药者不宜选用
	格列本脲	优降糖	2.5 ~ 15	1 ~ 2	降低空腹血糖效果好，年龄较大、肝肾功能不全者慎用。易导致严重的低血糖
	格列吡嗪	美吡达迪沙片	2.5 ~ 3.0	2 ~ 3	降低餐后血糖效果佳，不易发生严重的低血糖
	格列吡嗪控释片	瑞易宁	5 ~ 20	1	应完整吞服本药
	格列波脲	克糖利	12.5 ~ 75	2 ~ 3	有轻、中度肾功能损害者，也可选用。发生严重低血糖的危险性较少。与其他磺脲类药物相比，可降低体重，增加胰岛素的敏感性，低血糖发生率较低
	格列齐特	达美康	40 ~ 320	1 ~ 2	
	格列喹酮	糖适平	15 ~ 180	2 ~ 3	
	格列美脲	亚莫利	1 ~ 8	1	
双胍类	二甲双胍	美迪康	500 ~ 1500	2 ~ 3	单用不会致低血糖，当与磺脲类和（或）胰岛素使用时容易导致低血糖。有降低体重作用。开始服用时长见副作用：恶心、腹泻、食欲不振。进餐过程中或餐后即服、从小剂量开始，缓慢增加剂量可减轻上述副作用。极少数患者可引起严重的并发症－乳酸酸中毒。故患有肾脏、肝脏及心功能不全等疾病者禁用
		格华止	500 ~ 1500	2 ~ 3	
	苯乙双胍	降糖灵	25 ~ 75（不能超过75mg）	2 ~ 3	
α-糖苷酶抑制剂	阿卡波糖	拜唐苹	50 ~ 600	1 ~ 3	不引起低血糖或增加体重。主要不良反应：胃胀、腹泻和腹胀。有小剂量开始并逐渐加大剂量可减轻不良反应
	伏格列波糖	倍欣	0.2 ~ 0.9		
噻唑烷二酮类	罗格列酮	文迪雅	4 ~ 8	1	经常与磺脲类、双胍类、胰岛素联合使用。后三者的剂量通常要减少，检测肝功能
	吡格列酮	艾汀	15 ~ 45	1	
氯茴苯酸类	瑞格列奈	诺和龙孚来迪	0.5 ~ 16	进餐时服用	加餐量较多时应由医生指导使用，因上市时间较短，尚需观察

　　上述各类可单用或联合应用（2种或3种），并可与胰岛素合用，联合用药时各制剂均应减少剂量。对每一患者药物的恰当选择，取决于病情（血糖高低、系空腹或餐后高血

糖，胰岛功能，肝、肾功能，并发症，肥胖与消瘦）、药物特点、患者对药物的反应、年龄、价格、货源等因素。磺脲类降糖药宜在饭前30分钟服；双胍类降糖药宜在饭中或饭后即服，α－糖苷酶抑制剂宜与第一口饭同时嚼服。

2.胰岛素：常用胰岛素制剂的使用见下表

表 5-1-2 常见胰岛素制剂

剂型		皮下注射作用时间（h）			用法
		开始	最强	持续	
短效	正规胰岛素（RI）	0.5	2～4	6～8	餐前 15～30min，2～4次/日
中效	中性鱼精蛋白锌	2～4	8～12	18～24	早、晚餐前 15～30min，2～4次/日
	预混（30R、50R）	0.5	2～8	18～24	每日早晚各1次
长效	鱼精蛋白锌胰岛素（PZI）	4～6	14～20	24～36	早、晚餐前1h，1次/日
	特慢胰岛素锌混悬液	1～1.5	16～24	30～36	多加用短效胰岛素

适应证：1型糖尿病；2型糖尿病胰岛功能差，饮食控制及经过较大剂量多种口服药联合治疗后糖化血红蛋白（HbAIC）水平仍大于 7.0%；2型糖尿病遇严重应激时（如较大手术、较严重感染、心肌梗死、脑血管意外等）；妊娠糖尿病或2型糖尿病伴妊娠和分娩时；2型糖尿病有严重心、眼、肾、神经等并发症；2型糖尿病合并急性并发症，如酮症酸中毒、高渗综合征；禁忌使用口服降糖药时，可改用胰岛素。

剂量：根据病情先给予 10～30U/d，以后根据血糖控制情况逐步调整。

用法：一般于餐前 30min 皮下注射。①轻型患者可将每日剂量早上一次注射（通常长效和短效胰岛素各占 1/3 和 2/3，或用预混胰岛素）；②病情较重或胰岛素用量大于 30U/d 者，应每日早晚各1次或每餐前各1次；严重者每日3次或4次或使用胰岛素泵。

制剂品种：动物及人胰岛素均可，但人胰岛素的应用日益普及，妊娠糖尿病推荐使用人胰岛素。

最常见和严重的不良反应为低血糖，治疗时务必进行血糖监测。

胰岛素使用有《中国糖尿病患者胰岛素使用教育管理规范》可遵循。

2.降压治疗　糖尿病患者伴高血压。降压目标：＜130/80mmHg，伴糖尿病肾病者，收缩压降至 125/75mmHg 以下。首选 ACE 抑制剂或血管紧张素Ⅱ受体阻断剂（ARB）单用，或与β受体阻断剂或利尿剂或钙通道拮抗剂合用。

3.调脂　推荐年龄 40～75 岁的所有冠心病患者，即使没有其他心血管疾病危险因素，也应接受中等强度的他汀类药物治疗。如合并其他心血管疾病危险因素的糖尿病患者，应接受高强度他汀类药物治疗。对于年龄超过 75 岁且合并心血管疾病危险因素的糖尿病患者，要求使用中等强度或高强度他汀类药物治疗。年龄小于 40 岁且无心血管疾病或心血管疾病危险因素的糖尿病患者，需个体化地确定是否服用他汀类药物治疗。

4.抗血小板治疗　可用肠溶阿司匹林 75～150mg/d，晨服，长期服用，以减少心脑血管事件的发生率。

5.无严重或活动性并发症者，鼓励适当增加体力活动。

6.伴有活动性并发症或合并心脏病、脑血管病、高血压病、脂质代谢紊乱等宜在基础治疗情况下，中西医结合多科学综合治疗。

（五）外科手术治疗

适应证：2 型糖尿病有效，且患者需要满足多个条件：年龄 16 至 65 岁；糖尿病的病程 ≤ 15 年，体重指数（BMI）≥ 27.5；体形肥胖，男性腰围 ≥ 90 厘米。女生腰围 ≥ 85 厘米；尚有一定的胰岛功能。

1.手术方式　国际共识的糖尿病手术方式一般有两种：腹腔镜下袖状胃成形术和腹腔下胃旁路术。

胃成形术是通过手术把胃的容量变小。减少了食物的摄入，进而也就减少了能量的摄取与糖代谢负荷。胃旁路术是"把肠道重新装修"，改变食物经过消化道的途径，缩短小肠，降低吸收。通过腹腔镜进行手术其安全性很高，并发症的发生率与胆囊切除术相同。约 83% 的 2 型糖尿病患者手术后停药可恢复正常血糖。

2.术后注意事项　手术也并非是一劳永逸的，术后护理监测，康复指导，随访到位，术后的生活行为的改变也很关键，尤其是在饮食方面，吃东西要比以前少、进食速度也要变慢。而对于少部分患者在术后可能出现的维生素及微量元素缺乏的情况，可根据医生建议来服用特殊维生素。

（六）糖尿病管理

1.糖尿病患者血糖控制目标：0 ~ 6 岁儿童餐前血糖 5.6 ~ 10.0mmol / L，6 ~ 12 岁儿童餐前血糖 5.0 ~ 10.0mmol / L，13 ~ 19 岁青少年餐前血糖 5.0 ~ 7.2mmol / L。成人血糖控制目标见表（5-1-3）

表 5-1-3 血糖控制目标

	满意	可接受	差
空腹血糖 mmol/L（mg/dL）	6.39（115）	7.8（140）	> 11.1（200）
餐后 2 小时血糖 mmol/L（mg/dL）	7.8（140）	11.1（200）	> 13（234）
糖化血红蛋白（%）	≤ 6	≤ 8	> 10

"糖尿患者最好的医生是他自己"，要自我管理，达到血糖控制目标。

二、中医治疗

（一）中药辨证论治

1.肺胃热盛证　治法清肺胃热、养阴生津。方药玉女煎（石膏、知母、麦冬、熟地黄、川牛膝）或消渴方（天花粉、葛根、麦冬、生地、藕汁、黄连、黄芩、知母）。

2.脾虚痰湿证　治法健脾化痰。方药六君子汤（陈皮、半夏、人参、白术、茯苓、甘草）或参苓白术散（莲子肉、薏苡仁、砂仁、桔梗、白扁豆、茯苓、人参、炙甘草、白术、山药）加减。

3.湿热困脾证　治法健脾化湿。方药黄连温胆汤（半夏、竹茹、枳实、陈皮、茯苓、黄连、甘草）或三仁汤（杏仁、滑石、通草、白蔻仁、竹叶、厚朴、薏苡仁、半夏）加减。

4.气阴两虚证　治法益气养阴。方药玉液汤加减或黄芪生脉饮合增液汤加减。山药、生黄芪、知母、葛根、天花粉、五味子、鸡内金、玄参、麦冬、生地黄。

5.阴阳两虚证　偏阴虚者，治法滋补肝肾。方药六味地黄丸（熟地黄、山茱萸、牡丹皮、山药、茯苓、泽泻）加减；偏阳虚者，治法温补肾阳。方药金贵肾气丸（干地黄、山药、山茱萸、牡丹皮、泽泻、桂枝、炮附子、牛膝、车前子）或真武汤（茯苓、芍药、白术、生姜、附子）加减。

6.血瘀脉络证　治法活血化瘀、通络止痛。方药黄芪桂枝五物汤（黄芪、桂枝、芍药、生姜、大枣）或桃红四物汤（当归、赤芍、熟地黄、川芎、桃仁、红花）加减或补阳还五汤（黄芪、当归、赤芍、地龙、川芎、红花、桃仁）。也可根据淤血的部位选用王清任身痛逐瘀汤（秦艽、川芎、桃仁、红花、甘草、羌活、没药、当归、灵脂、香附、牛膝、地龙）加减。

对于伴有兼瘀、兼痰或兼湿的证型，可酌加活血化瘀、通络止痛或健脾利湿化痰之品。

（二）经典方

消渴方：《丹溪心法》卷3方，黄连末、天花粉末、人乳（或牛乳）、藕汁、生地黄汁、生姜汁、蜂蜜。搅拌成膏，开水送服。治消渴。

（三）中成药

中成药的选用必须适合该品种的证型，切忌盲目使用。中成药建议选用无糖颗粒剂、胶囊剂、浓缩丸或片剂。

六味地黄丸：用于肾阴亏损，头晕耳鸣，腰膝酸软等。

麦味地黄丸：用于肺肾阴亏，潮热盗汗等。

杞菊地黄丸：用于肝肾阴亏，眩晕耳鸣，羞明畏光等。

金匮肾气丸：用于肾虚水肿，腰酸腿软等。

同时要注意非糖尿病药物的选用以治疗兼证，如肠热便秘者选复方芦荟胶囊或新清宁，阴虚肠燥者选麻仁润肠丸，失眠者选安神补心丸或天王补心丹，易感冒者选玉屏风颗粒，心烦易怒者选丹栀逍遥丸。

（四）消渴候导引法

气功疗法。静功。做法：①躺下，闭目，闭气不息，到极限时慢慢吐出12次。理气消食。治饮食不消。②松衣宽带，躺下，静心存想，伸腰，吸气时鼓小腹使气充满，呼气时收腹聚气，呼吸五次为止。升肾水，调阴阳，益气力。治消渴，虚劳诸症。注意，刚进食后和饥饿时不练；导引完毕，要步行120步，甚至千步后才能进食；所进食物不宜太冷太热，要五味调和，不吃陈腐食物；进食要细嚼慢咽；食后不要立即睡觉。同时，要注意情志修养，使气机和顺（出自《诸病源候论》卷5）。

（五）针灸、按摩、拔罐

糖尿病患者进行针法治疗时要严格消毒，一般慎用灸法，以免引起烧灼伤。针法调节血糖的常用处方有：上消（肺热津伤）处方：肺俞、脾俞、胰俞、尺泽、曲池、廉泉、承浆、足三里、三阴交；配穴，烦渴、口干加金津、玉液。中消（胃热炽盛）处方：脾俞、胃俞、胰俞、足三里、三阴交、内庭、中脘、阴陵泉、曲池、配穴。大便秘结加天枢、支沟。下消（肾阴亏虚）处方：肾俞、关元、三阴交、太溪；配穴，视物模糊加太冲、光明。阴阳两虚处方：气海、关元、肾俞、命门、三阴交、太溪、复溜。

耳针、耳穴巾压以内分泌、肾上腺等穴位为主。耳针疗法取穴胰、内分泌、肾上腺、缘中、三焦、肾、神门、心、肝，配穴偏上消者加肺、渴点；偏中消者加脾、胃；偏下消者加膀胱。

　　按摩　肥胖或超重糖尿病患者可腹部按摩中脘、水分、气海、关元、天枢、水道等。点穴减肥常取合谷、内关、足三里、三阴交。也可推拿面颈部、胸背部、臀部、四肢等部位以摩、撒、揉、按、捏、拿、合、分、轻拍等手法。

【法医学鉴定】

一、损伤与糖尿病的法医学鉴定

　　损伤时糖尿病：是指在损伤期间（围损伤期）人体遭受机械因素、物理因素或化学因素作所致糖尿病，属特殊型糖尿病。

　　机械性损伤时糖尿病多由颅脑损伤特别是伴有颅骨骨折的严重损伤和（或）腹部损伤弥漫性胰腺组织损害所致，其特征是胰岛素分泌绝对或相对不足，引起体内糖类、蛋白质及脂肪代谢异常；化学性损伤时糖尿病见于药物或化学品所致，可能是永久性破坏脑组织，亦可能是损害胰岛素功能所致。

　　损伤时糖尿病按病程和病情可分为急性和慢性两种。

　　损伤，甚至心理社会应激，在糖尿病遗传因素存在条件下，都是糖尿病显现的诱发因素。在这些应激过程中，涉及的体液因素非常复杂，但主要为肾上腺皮质激素和肾上腺素，可能还有生长激素、甲状腺素、胰高血糖素等，这些都作为胰岛素的拮抗因素。

　　1.临床检验

　　（1）了解案情　确证颅脑损伤或胰腺损伤客观存在。

　　（2）临床表现　损伤时急性糖尿病，一般在受伤后 8～12h 出现症状，如多尿、烦渴、多饮、饥饿贪食、疲乏无力等，多属一过性。上述症状大多于 5～8 日内消失。

　　损伤时慢性糖尿病有的症状进行性，或者永久性，或者经过相当长时间达到相对的痊愈；有的开始时是急性临床表现，然后转变成慢性；有的一开始症状进行很慢。是否能引起永久性糖尿病尚不能确定。

　　2.伤病关系及程度评定　案情中损伤史明确，临床糖尿病诊断明确，存在损伤与糖尿病在时间上联系，存在损伤部位与糖尿病间联系，判定损伤与糖尿病之间存在直接因果关系，损伤参与度为 75%～100%；若损伤时糖尿病急性症状于 5～8 日内消失，又不遗留后遗症的，评定为轻伤；若损伤时糖尿病症状持续不愈的，评定为重伤。判定损伤与糖尿病之间系间接因果关系（诱因形式），损伤参与度为 10%～15%；若损伤加重业已存在的糖尿病症状，损伤与糖尿病之间系间接因果关系（辅因形式），损伤参与度为 20%～30%。不宜评定损伤程度。

　　在法医临床鉴定工作中，损伤后糖尿病需与原发性糖尿病相鉴别。不能忽视糖尿病的易感性，在环境因素诱发下发病的情况。

　　附：实例资料

　　案情摘要

　　据送检材料记载：范某某，男性，1961 年 12 月 21 日出生，因道路交通事故受伤。为正确审理此案，委托人委托本所对范某某糖尿病、阴茎勃起功能受损与道路交通事故之间的因果关系进行法医学鉴定。

　　检验过程

　　（一）检验方法

遵循医学科学原理和法医学因果关系准则，按照《法医临床学检验规范》《男子性功能障碍法医学鉴定规范》对被鉴定人进行检验。

（二）病史摘要

1.2008 年 4 月 4 日至 2008 年 5 月 13 日某市第四人民医院住院病史出院记录摘录：

入院时情况：患者因"胸腹部撞击伤后疼痛 2 小时余"入院。查体：神清，痛苦貌，面色苍白，两侧锁骨中线第 6 肋间压痛明显，腹平，全腹压痛，反跳痛，肌紧张，呈"板状腹"，中上腹压痛明显，移动性浊音（＋）。CT 示：两侧第 6 肋骨骨折，腹腔积血。行腹腔穿刺，抽出不凝血。

既往史：既往健康，否认肝炎、结核、伤寒等传染病史，无手术外伤史。

个人史：否认有血吸虫接触史，适龄结婚，婚后正常性生活，家庭和睦。

家族史：否认家族中存在有"高血压、糖尿病"等家族遗传史。

住院经过：入院后完善检查，给予补液、抗休克治疗，积极术前准备，于 2008 年 4 月 4 日行肝裂伤修补＋胃大部切除＋胰体部分切除术，术中见胰腺组织自胰颈向左呈斜形横断，断面出血较剧，先于胰头近侧找胰管，见其已回缩，遂在胰管周围行"8"字缝合将其结扎，然后将该断面以 7 号丝线全层间断行"8"字缝合，以关闭其断面，循胰体斜行断面游离胰包膜，将挫裂的胰腺游离，切除挫烂的胰体组织，并将胰管缝扎。术后予抗炎、止血、抑胰腺分泌、补液等治疗。

出院诊断：肝破裂，十二指肠横断伤，胰腺横断伤，十二指肠周围挫伤伴血肿，胰瘘，特殊类型糖尿病，多发性肋骨骨折（双侧第 6 肋）。

出院医嘱：糖尿病低脂饮食，继续控制血糖，定期检查，择期拔管。

2.某男科医院多次门诊病史摘录

2009 年 11 月 11 日门诊，主诉：外伤后阴茎勃起困难一年余。术后继发糖尿病，现阴茎不能勃起，无法完成性生活。

（三）体格检查

神清，步入检查室，对答切题，查体合作。上腹部见一长 15.0cm 条状手术瘢痕，其左下腹见一长 2.0cm 条状引流瘢痕，其两侧分别见 1.5cm 和 1.0cm 条状引流瘢痕。腹平软，无明显压痛及反跳痛。

男科检查：阴毛呈成人男性分布，阴茎外观无畸形，触之无结节。尿道口干燥，双侧睾丸大小及质地正常。双侧腹壁反射、提睾反射、肛门反射存在。

（四）实验室检查

1.阴部皮质生殖体感神经诱发电位潜伏期与波幅在正常范围，但重复性欠佳。阴部皮质生殖运动神经诱发电位潜伏期与波幅均在正常范围。生殖骶髓反射未引出。

2.阴茎皮肤交感反应潜伏期延长。

3.阴茎多普勒血流检查：双侧阴茎背动脉及海绵体深动脉血流信号未见明显异常。

4.阴茎夜间勃起功能监测（NPT）：监测 3 夜，阴茎最大勃起时头部及根部周径分别增加 0.60cm 和 2.05cm，最大硬度分别为 52% 和 58%，持续时间＜10 分钟。

分析说明

根据送鉴材料，结合本所检验所见，综合分析如下：

被鉴定人范某某因交通事故受伤，致肝破裂，十二指肠横断伤，胰腺横断伤，十二指肠周围挫伤伴血肿，胰瘘，双侧第6肋骨骨折等。经临床行肝裂伤修补＋胃大部切除＋胰体部分切除术，后继发糖尿病。

根据WHO分类，糖尿病分为4型：1型糖尿病（免疫性，特发性），2型糖尿病（胰岛素抵抗为主或胰岛素分泌不足为主），特殊类型糖尿病（包括一大类病因明确的糖尿病，如胰腺炎、胰腺切除术等），妊娠糖尿病。

范某某本次胰腺损伤并部分切除术后继发糖尿病，符合特殊类型糖尿病。此外，其严重的腹部损伤（肝破裂、十二指肠离断伤、胰腺离断伤等）所致的创伤应激，亦可以引起血糖急剧升高，造成创伤性糖尿病。根据病史记载，范某某无高血压、糖尿病等家族遗传史，既往无手术外伤史，目前无证据表明其伤前即存在糖尿病，分析认为其糖尿病与本次交通事故之间存在直接因果关系。

据报道男性糖尿病患者35%～75%合并有勃起功能障碍（ED），糖尿病伴有神经损害性疾病者往往不可避免地合并有ED。目前本所实验室检见范某某夜间自主性勃起功能受限，阴部神经传导功能受损。根据病史记载范XX适龄结婚，家庭和睦，并有生育史。综上分析认为，范某某此次交通事故致胰腺等损伤后继发糖尿病，并伴有阴部神经传导障碍，从而影响阴茎勃起功能，其阴茎勃起功能受损与本次交通事故之间存在直接因果关系。

鉴定意见

被鉴定人范某某因道路交通事故受伤，致肝破裂，十二指肠横断伤，胰腺横断伤，十二指肠周围挫伤伴血肿、胰瘘等。上述损伤后继发糖尿病，并影响阴茎勃起功能，其糖尿病、阴茎勃起功能受损与本次道路交通事故之间存在直接因果关系。

二、糖尿病猝死法医学鉴定

（一）猝死机制

糖尿患者的死亡原因主要是慢性并发症心血管病、肾功能衰竭等。糖尿患者若生前未知患有糖尿病，可猝死于急性并发症（糖尿病酮症酸中毒、高渗性高血糖状态、乳酸性酸中毒）糖尿病性昏迷。有的昏迷出现非常迅速，在数小时内死亡。

猝死与严重高血糖及血浆渗透性增高导致脱水及各种神经系统症状、昏迷有关。亦与血糖、血酮明显升高，导致失水、电解质紊乱、代谢性酸中毒、昏迷等有关。糖尿病昏迷合并钾代谢障碍或心肌疾病致猝死亦是不可忽视的。

（二）鉴定要点

1.了解案情（病史） 生前有糖尿病"三多一少"症状及诱因，或未知有糖尿病但有诱因，如感染、药物、手术、创伤、饮食不节等，出现严重高血糖及糖尿病症状。

2.尸检所见 糖尿病猝死的尸检是非特异性的。胰腺内胰岛病理学改变可表现为胰腺正常、透明变性、纤维化、水肿变性、淋巴细胞浸润。组织新鲜的或作化学染色，可见产生胰岛素的β细胞减少。其他组织可见动脉粥样硬化、肝脂肪浸润等。

3.血、尿糖及血酮体检测 在尸检时分别取尿、左右心室血液，或四肢血液、脑脊液、眼球玻璃体液做体液糖检测。若在死亡24h仍可在脑脊液中检出糖，有助于糖尿病诊断。若血酮阳性，有助于糖尿病酮症酸中毒昏迷诊断。

4.鉴别诊断 排除缺氧、一氧化碳中毒、创伤等情况下血糖升高，应与糖尿病昏迷猝死鉴别。

三、服用中药后发现患糖尿病医疗纠纷法医学鉴定

附：实例资料

检案摘要

张某某，女性，19岁。因多月未来月经，2010年6月10日起在某中医门诊部诊治，三次处方，每方7帖，共服21天（21帖）。2010年10月28日某医院诊断其为糖尿病、糖尿病酮症酸中毒，右肺肺炎，住院28天。张某某以中药处方中有仙茅、淫羊藿等药物导致其糖尿病，诉诸法院，请求经济赔偿，申请司法鉴定。

检验过程

（一）检验方法

遵循医学科学原理、法医学理论与技术，详细审阅并摘录送检材料，邀请有关专家会诊讨论，进行综合分析后作出鉴定意见。

（二）书证摘抄

1. 原告张某某《民事诉状》摘抄

2010年6月10日，原告因多月未来月经去某中医门诊部诊治诊断为闭经，需吃21天中药。服21帖中药后病情不但没有明显好转，反而越加严重。2010年10月28日在某医院诊断为"糖尿病酮症酸中毒，右肺肺炎"等。中医门诊部开具仙茅、淫羊藿等药物，导致原告雌激素大量分泌，并抑制包括胰岛素在内的其他激素的分泌，从而导致原告糖尿病的发生，被告存在完全的过错。

2. 某中医门诊部中药处方抄录

（1）2010年6月10日：当归15克，覆盆子15克，川牛膝15克，三棱15克，白芍15克，菟丝子15克，枸杞子15克，莪术15克，川芎15克，五味子15克，仙茅15克，红花5克，熟地15克，车前子15克，淫羊藿15克，桃仁10克，康祥15克，制香附15克，益母草15克，共7帖（处方中康祥为甘草，仙灵脾为淫羊藿，下同）。

（2）2010年6月17日：党参15克，当归15克，覆盆子15克，牛膝15克，三棱15克，白术10克，白芍10克，菟丝子15克，枸杞子15克，莪术15克，茯苓15克，川芎15克，五味子15克，仙茅10克，红花5克，康祥12克，熟地黄15克，车前子15克，淫羊藿15克，桃仁10克，制香附15克，益母草15克，焦三仙15克，共7帖。

（3）2010年6月24日：党参15克，当归15克，覆盆子15克，牛膝15克，三棱15克，白术15克，白芍15克，菟丝子15克，枸杞子15克，莪术15克，茯苓15克，川芎15克，五味子15克，仙茅15克，红花5克，康祥12克，熟地黄15克，车前子15克，淫羊藿15克，桃仁10克，水蛭6克，高良姜15克，制香附15克，益母草20克，焦三仙各15克，香条草15克，共7帖。

3. 张某某某医院住院病案（住院日期2010年10月28日至2010年11月24日）。

（1）主诉：烦渴、多饮、多尿1个月余，加重伴乏力、嗜睡2天。

现病史：缘于1个月前无明显诱因出现烦渴、多饮、多尿，每日饮量达2500ml，饮水与排尿量基本相当。2天前于"着凉"后上述症状加重，伴乏力明显，嗜睡，可唤醒，无肢体活动障碍，无恶心、呕吐，查血糖升高，尿酮+++，诊断"糖尿病酮症酸中毒"收

入院。经期规则。未婚。

查体：一般情况可，体温 36.5℃，脉搏 86 次 / 分，呼吸 20 次 / 分、血压 110 / 70mmHg。

实验室及器械检查结果：随时血糖 34.0mmol / L（静脉），随时血糖 24.6mmol / L，血钠 124.0mmol / L，二氧化碳结合力 7.0mmol / L；WBC 25.0×10^9/L，中性粒细胞 14.8×10^9/L；尿常规：葡萄糖 ++++，酮体 ++，蛋白 +；X 线胸片（11 月 1 日）：双肺纹理增强，右肺中下野见斑片状高密度阴影，边缘模糊，密度不均，考虑炎症。

入院诊断：糖尿病，糖尿病酮症酸中毒。

入院后给予胰岛素（胰岛素针静脉滴注、门冬胰岛素特充针诺和锐皮下注射，甘精胰岛素针来得时笔皮下注射）降血糖。住院治疗好转。出院继续胰岛素治疗。

分析说明

（一）关于被鉴定人张某某糖尿病的诊断问题

2010 年 10 月 28 日，被鉴定人诉述：1 个月前无明显诱因出现烦渴、多饮、多尿症状，尚未影响正常生活及学习。2 天前"着凉"后上述症状加重，伴乏力明显，嗜睡、胸闷、气短等。检测某医院随机血糖 34mmol/L（静脉），尿常规：葡萄糖 ++++，酮体 ++，蛋白 +；以"糖尿病，糖尿病酮症酸中毒"收入院。入院后经胰岛素静脉滴注、皮下注射及补液、纠正电解质紊乱、纠正酸中毒，抗感染，支持对症治疗后，病情好转，血糖控制良好。根据被鉴定人发病后临床症状、体征、辅助检查资料及诊治过程，其糖尿病的临床诊断可以成立。

被鉴定人张某某所患糖尿病的临床特征有：①发病时年龄 19 岁；②起病较急，无明显诱因出现烦渴、多饮、多尿症状前无糖尿病史；③1 个月前出现症状，但在"着凉"2 天（入院后诊断右肺肺炎）后上述临床症状加重，且迅速发生糖尿病酮症酸中毒（尿葡萄糖 ++++，酮体 ++，蛋白 +；随机血糖 34.0mmol / L）；④血 C 肽水平低（2010 年 11 月 14 日检测血 C 肽，空腹 0.33mg/L、餐后 30 分钟 0.31mg / L、餐后 1h0.51mg / L、餐后 2h 0.90mg / L）；⑤持续使用胰岛素才能控制血糖和临床症状（依赖胰岛素治疗）；⑥病程中检测糖化血红蛋白增高不如血糖增高显著。因此，被鉴定人张某某所患糖尿病具有 1 型糖尿病的临床特征。1 型糖尿病患者胰岛相关的自身抗体阴性者则被归入 1B 型糖尿病，张某某住院期间检测抗胰岛素自身抗体（IAA）、抗胰岛素细胞抗体（ICA），谷氨酸脱羧酶抗体（CAD）均为阴性，结合临床表现，考虑其所患可能系 1B 型糖尿病。发病机制至今尚未完全清楚，多数学者认为与遗传有关，感染可成为 1 型糖尿病发病诱因。

（二）关于某中医门诊部对张某某中药处方用药有无过错问题

张某某因"多月未来月经"于 2010 年 6 月 10 日去暨某中医门诊部就诊，诊断为闭经，给予服中药 21 天（7 帖 ×3）。应行经女性患者"多月未来月经"，中医妇科称"经闭"，在临证上一般分为脾虚、血虚、气滞血瘀、寒湿阻滞等类型。辨证论治。本案 3 次处方，所用中药共 28 味，3 张处方中均应用中药 19 味（三棱、莪术、红花、桃仁、川芎、五味子、菟丝子、仙茅、淫羊藿、车前子、制香附、益母草、白芍、熟地黄、当归、覆盆子、川牛膝、枸杞子、甘草），其功效以活血通经、温补肾阳、滋养肾精为主。第 2、3 次处方增加党参、白术、茯苓、焦三仙、高良姜等，补中益气（调气）中药（第 3 次处方同时加用水蛭）。

分析3次处方所用中药组成，均为中医治疗"经闭"处方的常用中药物，故认为某中医门诊部对张某某"多月未来月经"用药中存在过错，并无依据。

（三）关于处方中淫羊藿、仙茅等中药是否导致张某某糖尿病的问题

淫羊藿、仙茅都是临床使用悠久的传统中草药。淫羊藿又名仙灵脾，现代药理研究表明，其主要有效成分为含有异戊烯基取代的黄酮类化合物。另外，尚含有木脂素类、多糖、生物碱、酚苷类、紫罗酮类、苯乙醇苷类和微量元素等，故具有广泛的药理作用。淫羊藿总黄酮对雄性生殖系统和生殖内分泌有促进作用；淫羊藿中含有微量元素锰，并易被人体吸收，而锰在人体中有促进性腺功能和性器官发育的作用。动物实验研究表明为：淫羊藿对动物模型2型糖尿病大鼠具有降糖、改善血脂、提高胰岛素敏感性的作用，其疗效与二甲双胍相似。淫羊藿消渴冲剂能降低肾上腺素高血糖小鼠和四氧嘧啶高血糖大鼠的空腹血糖，其机制是增加肝糖元含量及保护胰岛 β 细胞。

仙茅功效温肾壮阳，祛寒湿。现代药理研究发现，其具有增强下丘脑 - 垂体 - 性腺轴功能，雄性激素样作用等，与淫羊藿相似。

临床上，由仙茅、淫羊藿、巴戟天、当归、知母、黄柏组成的二仙汤加味，用以治疗糖尿病性高血压（阴阳两虚）。2005年版《中华人民共和国药典（中药卷）》所载的"调经促孕丸"，其药物组成，有淫羊藿、仙茅、菟丝子、枸杞子、覆盆子、茯苓、白芍等中药。"调经促孕丸"的临床应用范围包括脾肾阳虚、瘀血阻滞所致的月经不调、闭经等。目前尚未检索到该药的不良反应报道。注意事项：月经过多者，孕妇不宜服用；患有外感疾病禁用。

本案中药处方中淫羊藿、仙茅等中药是导致张某某糖尿病的发生原因，目前尚缺乏理论和临床客观的依据。

鉴定意见

1.被鉴定人张某某糖尿病的临床诊断可以成立。临床表现具有 I 型糖尿病的特征。

2.某中医门诊部3张处方所用中药均为中医治疗"经闭"方中常用药物，无依据认定某中医门诊部对张某某"多月未来月经"用药存在过错。

3.目前尚缺乏理论与临床客观依据确定张某某糖尿病的发病原因系某中医门诊部处方中淫羊藿、仙茅等中药所导致。

第二节 血脂异常症

【概述】

血脂异常症是指血浆脂蛋白紊乱血症，是脂质代谢障碍的表现，属于代谢性疾病，其对健康的危害主要是导致心血管疾病，包括冠心病及其他动脉粥样硬化性疾病。

一、名词术语

（一）血脂与脂蛋白

血脂是血浆中胆固醇、三酰甘油（TG）和类酯（例如磷脂等）的总称。与临床密切相关的血脂主要是胆固醇和TG，其他还有游离脂肪酸（FFA）和磷脂等。在人体内胆固醇主要以游离胆固醇及胆固醇酯形式存在。TG是甘油分子中的三个羟基被脂肪酸酯化而形成。循环血液中的胆固醇和TG必须与特殊的蛋白质及载脂蛋白（apo）结合形成脂蛋白，才能被运输至组织进行代谢。

应用超速离心方法，可将血浆脂蛋白氛围乳糜微粒（CM）、极低密度脂蛋白（VLDL）、中间密度脂蛋白（IDL）、低密度脂蛋白（LDL）和高密度脂蛋白（HDL）。此外，还有一种脂蛋白被称为脂蛋白（a）[Lp（a）]。

1. 低密度脂蛋白（LDL） LDL由VLDL转化而来，LDL颗粒中含胆固醇酯40%、游离胆固醇10%、TG6%、磷脂20%、蛋白质24%，是血液中胆固醇含量最多的脂蛋白，故称为富含胆固醇的脂蛋白。血液中的胆固醇约为60%在LDL内，单纯性高胆固醇血症时，血清胆固醇浓度升高与血清LDL-C水平呈平行关系。LDL将胆固醇运送到外周组织，大多数LDL由肝细胞和肝外的LDL受体进行分解代谢。

高密度脂蛋白（HDL）

2. 高密度脂蛋白（HDL） 主要由肝脏和小肠合成。HDL是颗粒最小的脂蛋白，其中脂质和蛋白质部分几乎各占一半。HDL将胆固醇从周围组织（包括动脉粥样硬化斑块）转运到肝脏进行再循环或以胆酸的形式排泄，此过程成为胆固醇的转运。

3. 极低密度脂蛋白（VLDL） VLDL是由肝脏合成，其TG含量约为55%，胆固醇含量为20%，磷脂含量为15%，蛋白质含量约为10%。由于CM和VLDL中都是以含TG为主，所以将其统称为富含TG的脂蛋白。在没有CM存在的血清中，其TG的水平主要反映VLDL的多少。

（二）脂肪酸

脂肪酸是由碳、氢、氧三种元素组成的一类化合物，是中性脂肪、磷脂和糖脂的主要成分，其基本结构是含有偶数碳原子的直链羧酸，在个别油质中发现带有支链、脂环或羧酸的脂肪酸。

脂肪酸的分类根据脂肪酸碳链长度、含双键的情况、空间结构及不饱和脂肪酸第一个双键位置可将其分为不同类型。

脂肪酸的食物来源：①饱和脂肪酸：主要来源于动物性食物如畜、禽肉类（肥肉、畜、禽的皮等）和乳类及制品（如全脂牛奶、奶酪、黄油等）；植物中椰子油、棉籽油等也为饱和脂肪酸。②不饱和脂肪酸存在于植物油、坚果及鱼类等。其中单不饱和脂肪酸主要存在于橄榄油、茶油及坚果如开心果、腰果、榛子、杏仁、山核桃、夏威夷果等；多不饱和脂肪酸存在于豆油、玉米油、芝麻油、芝麻油、葵花籽油、花生油及核桃仁、葵花籽、松子、亚麻籽和鱼类，特别是深海鱼，富含二十二碳烯酸（DHA）和二十碳五烯酸（EPA）。

（三）乳糜微粒（CM）

CM 是血液中颗粒最大的脂蛋白，含 TG 近 90%，因而其密度也最低。正常人空腹 12h 后采血时，血清中无 CM。餐后及某些病理状态下血液中含有大量的 CM 时，因其颗粒大，能使光发生散射，血液外观浑浊。将含有 CM 的血清放在 4℃静置过夜，CM 会漂浮到血清表面，状如奶油，这是检查有无 CM 存在的简便方法。

外源性途径，即饮食摄入的胆固醇和三酰甘油在小肠中合成 CM 及其代谢过程。

内源性途径，即胆固醇代谢过程中，部分 HDL 可将内源性胆固醇转移至血液及其他器官。

二、发病机制

1.原发性血脂异常症　其发病机制未明，但与脂代谢相关基因缺陷和获得性因素有关。

（1）脂代谢相关基因缺陷　与脂代谢有关的基因发生突变可导致脂蛋白降解酶活性降低，脂蛋白结构或受体缺陷使脂蛋白的清除减少，分解减慢，或脂蛋白的合成增加等。

（2）获得性因素　主要包括高脂肪饮食与高热量饮食、肥胖、增龄和不良生活习惯等。

2.继发性血脂异常症引起血浆脂蛋白水平升高的疾病很多。无论是脂蛋白的产生或由组织排泌入血浆过多，还是清除或从血浆中移去减少，均可导致一种或多种脂蛋白在血浆中过度堆积。继发性血脂异常主要见于：①高脂肪饮食；②体重增加；③增龄；④雌激素缺乏；⑤系统性疾病（糖尿病、甲状腺功能减退症、胆道疾病、肾脏疾病、慢性酒精中毒等）；⑥药物（糖皮质激素、噻嗪类利尿剂和 β 受体阻滞剂）。

三、病理

1.黄色瘤血脂谱异常症　患者可因过多的脂质沉积在局部组织而形成黄色瘤。通常表现为局限性皮肤隆凸，颜色可为黄色、橘黄色或棕红色，多呈结节、斑块或丘疹等形状，质地柔软。根据瘤的形态与发生部位不同，可分为扁平黄色瘤、掌皱纹黄色瘤、结节性黄色瘤、疹性黄色瘤、结节疹性黄色瘤及肌腱黄色瘤等。各种黄色瘤的病理改变基本相似。真皮内有大量吞噬脂质的巨噬细胞(泡沫细胞)，又称为黄色瘤细胞。早期常伴有炎症细胞，晚期可发生成纤维细胞增生，有时可见核呈环状排列的多核巨细胞。冷冻切片用猩红或苏丹红进行染色，可显示泡沫细胞内含有胆固醇和胆固醇酯。

2.动脉粥样硬化　早期动脉粥样硬化可见泡沫细胞堆积于动脉管壁内。随着病程进展，动脉管壁则形成纤维化斑块，并使管腔缩窄。动脉粥样硬化斑块破裂和斑块破裂后的血栓形成是导致心血管事件的病理基础。

3.内脏器官脂质沉积　异常增多的脂质沉积在肝脏和脾脏，导致其体积增大，镜下可见大量的泡沫细胞。此外，骨髓中亦可见类泡沫细胞。

【临床诊断】

一、西医诊断

（一）诊断标准

根据《中国成人血脂异常防治指南》（2007 年）的标准，血清总胆固醇（TC）正常值 < 5.18mmol / L（200mg/dL），5.18 ～ 6.19mmol / L（200 ～ 239mg / dL）为边缘性升高，≥ 6.22mmol / L（240mg/dL）为升高；血清 LDL- 胆固醇正常值 < 3.37mmol / L（130mg / dL），3.37 ～ 4.12mmol / L（130 ～ 160mg / dL）为边缘性升高，≥ 4.14mmol / L（160mg / d L）为升高；血清 HDL- 胆固醇正常值 ≥ 1.04mmol/L（40mg / dL），≥ 1.55mmol / L（60mg / dL）为升高，< 1.04mmol / L（160mg / dL）为降低；三酰甘油（TG）的正常值 < 1.70mmol / L（150mg / dL），1.70 ～ 2.25mmol / L（150 ～ 199mg/dL）为边缘性升高，≥ 2.26mmol / L（200mg/ dL）为升高。

根据病史、体征和血脂测定可确立诊断。原发性血脂异常要进行病因诊断，需进行相关基因 LDL 受体分析、酶活性或其他特殊检查才能诊断。例如，家族性载脂蛋白 B100 缺陷症和Ⅲ型高脂蛋白血症可分别通过 apo-B、apo-E 基因突变分析确诊，家族性脂蛋白酶缺陷症需进行肝素注射后脂蛋白酶活性测定才能确诊。

血脂谱异常症的临床表现主要包括两个方面：①脂质在真皮内沉积所引起的黄色瘤；②脂质在血管内皮沉积所引起的动脉粥样硬化，产生冠心、脑血管病和周围血管病等。此外，少数患者可因乳糜微粒栓子阻塞胰腺毛细血管导致胰腺炎。但是，多数患者并无明显症状和异常体征，不少人是由于其他原因进行血液生化检验时才被确诊。

肥胖、高血压、胰岛素抵抗和代谢综合征是血脂异常的主要危险因素。脂质在血管内皮沉积导致心脑血管病和周围血管病是血脂异常的临床后果。

（二）辅助检查

1.常用的血脂检测项目、方法及参考值

（1）胆固醇检测方法　TC 测定方法分为化学法和酶法两大类。①化学法：主要包括抽提、皂化、洋地黄皂苷沉淀纯化和显色比色 4 个阶段。②酶法测定：胆固醇脂在胆固醇酯酶的作用下，被水解成游离胆固醇和游离脂肪酸，游离胆固醇在胆固醇氧化酶的催化下，被氧化为△ 4 胆甾烯酮和过氧化氢。通过定量氧的消耗或过氧化氢的生成量，作为游离胆固醇的定量依据。其中，在过氧化物酶的催化下，过氧化物和 4- 氨基安替比林与酚形成红色的醌亚胺，而显色强度直接和胆固醇浓度成比例，是目前检测胆固醇最常用的方法。

参考范围：< 5.18mmol / L 为合适范围；5.18 ～ 6.19 mmol / L 为边缘升高；≥ 6.22 mmol / L 为升高。

（2）三酰甘油检测方法

决定性方法为核素稀释 - 质谱法，参考方法为三氯甲烷抽提、变色酸显色法，常规方法为酶法 GPO-PAP 法：脂蛋白脂肪酶甘油磷酸氧化酶 - 过氧化物酶 -4 氨基安替比林和酚法。用脂蛋白脂肪酶使血清中 TG 水解成甘油和脂肪酸，生成的甘油在甘油激酶和三磷酸腺苷作用下磷酸化生成 3- 磷酸甘油。以磷酸甘油氧化酶（GPO）氧化 3- 磷酸甘油，再以过氧化物酶、4- 氨基安替比林与 4- 氯酚（三者合称 PAP）反应显色，测定生成的 H_2O_2。目前国内外多数 TG 商品试剂根据上述原理测定。但该方法测定的 TG 结果中包含了血清中游离甘油，为去除游离甘油的影响，已开发出两步法检测试剂，即在无脂蛋白脂肪酶存在时，游离甘油在甘油激酶和 GPO 作用下生成 H_2O_2，生成的 H_2O_2 在过氧化酶作用下被消耗。其余反应同一步法，实际测定的是 TG 水解生成的甘油。

参考范围：< 1.70mmol/L 为合适范围；1.70 ~ 2.25mmol / L 为边缘升高；≥ 2.26 mmol / L 为升高。

（3）HDL-C 检测方法　脂蛋白是一种既有蛋白质又有胆固醇和磷脂的复合体，磷脂测定较麻烦，尚无理想的定量脂蛋白的方法，不同脂蛋白分子中胆固醇含量相对稳定，故以测定脂蛋白中胆固醇总量的方法作为脂蛋白定量依据，即测定高密度脂蛋白中胆固醇（HDL-C）。参考方法是用超速离心方法除去极低密度脂蛋白（VLDL），在用肝素 -Mn^{2+} 沉淀低密度脂蛋白（LDL），最后用化学法或酶法测定上清液中 HDL-C 含量。但这需要特殊设备，操作繁琐。目前多用大分子多阴离子化合物及两价阳离子沉淀血清中 VLDL 和 LDL，再用化学法或酶法测定上清液中 HDL-C。

参考范围：≥ 1.04mmol/L 为合适范围：≥ 1.55mmol / L 为升高；< 1.04mmol / L 为降低。

（4）LDL-C 检测方法　测定低密度脂蛋白（LDL）中的胆固醇，即 LDL-C。LDL-C 的测定没有决定性方法，参考方法为超速离心结合沉淀法。具体方法是用超速离心除去 VLDL 和乳糜微粒（CM），再用肝素 -Mn^{2+} 沉淀法分离，同时测定除去 VLDL 和 CM 的组分，即含 HDL、LDL、IDL 和脂蛋白（a）Lp（a）]沉淀后的上清液（HDL）中胆固醇含量，两者之差即 LDL-C 含量 [包括 LDL、IDL 和 Lp（a）的胆固醇含量]。中华医学会检验医学分会推荐匀相法作为临床实验室测定 LDL-C 常规方法，该方法操作简单，适用于全自动生化分析仪作大批量标本测定。此外，也可以根据胆固醇、TG 和 HDL-C 的浓度通过 Friecle-wald 公式计算 LDL-C 的浓度（仅用于不含 CM 和 TG 浓度低于 400mg / dL 的空腹血清）。

参考范围：< 3.37mmol / L 为合适范围；3.37 ~ 4.12mmol / L 为边缘升高；≥ 4.14 mmol / L 为升高。

2. 血脂检测影响因素　为避免或减少上述所示因素对个体血脂水平的影响，在测量前及测量中应注意以下方面。

（1）受检者的准备　①血脂测定前 2 周内保持平时膳食、运动习惯及体重的稳定，且 24h 内应避免剧烈运动。②服用调脂药、避孕药、降压药（β 受体阻滞剂）及激素等药物应记录。③发生脑卒中等严重疾病、严重创伤及急性感染等情况后，8 周内不宜检测血脂；发生急性心肌梗死后，可在 24h 内检测血脂，否则须在 8 周后再检测血脂。④若只检测 TC，空腹或非空腹状态下均可采血，而检测 TG 或其他脂蛋白时，则应在空腹（除饮水和必须药品外）12h 后采血，故检测血脂采血时须询问和记录空腹情况。⑤若在不同季节采血，应了解个体饮食、运动等的季节变化情况。

（2）采血　①取坐位，且应安静休息 5 分钟后采血。②扎止血带时间一般不应超过 1 分钟，静脉穿刺成功后即松开止血带采血。

（3）标本处理和保存　①TC、TG、HDL-C 测定可用血清或血浆样本，若选择 EDTA 抗凝，血浆中血脂测定结果则须乘以 1.03，折算为血清中血脂浓度。②若用血清样本，采血后须将标本置于室温约 45 分钟并进行分离，此外，还应尽量在采血后 3 小时内对血清或血浆进行分离。③血清或血浆分离后最好及时测定，若不能在采血当日测定，可将标本加盖密封后置于 4℃保存不超过 3 天，长期保存须置于 −70℃以下，应避免样本反复冻融。

（4）测定方法 2003 年，中华医学会检验分会《关于临床血脂测定的建议》中，对血脂的临床常规测定方法、仪器设备、试剂及校准方法选择和质量控制措施提出具体规定，建议在以上环节中建立质量保障措施，尽量避免或减小测定误差。

（5）实验室质量控制和标准化实验室质量控制 分为室内（内部）质控和室间（外部）质控。室内质控是对实验室日常工作中血脂测定精密度（重复性）的监督和评价；室间质控是由专门机构统一组织的阶段性质量控制评价。而建立血脂测定标准化计划的主要目的是对临床实验室血脂测定准确度进行评价。

（三）鉴别诊断

引起胆固醇升高的原发因素主要是家族性高胆固醇血症和家族性载脂蛋白 B100 缺陷症，多发性因素主要有甲减与肾病综合征；引起三酰甘油升高的原发因素主要是家族性高三酰甘油血症、脂蛋白脂酶缺陷症、家族性载脂蛋白 C Ⅱ缺陷症和特发性高三酰甘油血症。而继发性因素主要是糖尿病、酒精性高脂血症和雌激素治疗等。常见的继发性血脂谱异常症见于糖尿病、甲减、垂体性矮小症、肢端肥大症、神经性厌食、脂肪营养不良、肾病综合征、尿毒症、胆道阻塞、系统性红斑狼疮和免疫球蛋白病等。由于这些疾病的临床表现明显，故其鉴别一般无困难。

（四）血脂异常的分类

1.临床分型见表 5-2-1

表 5-2-1 血脂异常的临床分型

分型	TC	TG	HDL-C	相当于 WHO 表型
高单纯血症	增高	–	–	Ⅱa
高三酰甘油血症	–	增高	–	Ⅳ、Ⅰ
混合型高脂血症	增高	增高	–	Ⅱb、Ⅲ、Ⅳ、Ⅴ
低密度脂蛋白胆固醇血症	–	–	降低	–

血脂异常通常指血浆中胆固醇和（或）TG 升高，俗称高脂血症。实际上高脂血症也泛指包括低高密度脂蛋白胆固醇血症在内的各种血脂异常，分类较为繁杂。

2.分类

分为继发性或原发性高脂血症。

继发性高脂血症是指全身系统性疾病所引起的血脂异常。可引起血脂升高的系统性疾病包括糖尿病、肾病综合征、甲状腺功能减退，其他疾病有肾功能衰竭、肝脏疾病、系统性红斑狼疮、骨髓瘤、脂肪萎缩症、急性卟啉病、多囊卵巢综合征等。

此外，某些药物，如利尿剂、β 受体阻滞剂、糖皮质激素等也可引起继发性血脂升高。

在排除了继发性高脂血症后，即可诊断为原发性高脂血症。已知部分原发性高脂血症是由于先天性基因缺陷所致，例如 LDL 受体基因缺陷引起家族性高胆固醇血症等；而另一部分原发性高脂血脂的病因目前尚未明确。

3.高脂蛋白血症表型分型法 世界卫生组织（WHO）制定了高脂蛋白血症分型，共分为 6 型，包括：Ⅰ、Ⅱa、Ⅱb、Ⅲ、Ⅳ和Ⅴ型，该分型方法对指导临床上诊断和治疗高脂血症有很大的帮助，但也存在不足之处，其最明显的缺点是过于繁杂。从实用角度出发，血脂异常可进行简易的临床分型（表5-2-1）。

4.高脂血症的基因分型法

随着分子生物学的迅速发展，人们对高脂血症的认识已逐步深入到基因水平。已发现有部分高脂血症患者存在单一或多个遗传基因的缺陷。由于基因缺陷所致的高脂血症多具有家族聚积性，有明显遗传倾向，故临床上通常称为家族性高脂血症。

二、中医诊断

症候分类如下：

（一）痰浊内蕴证

主症：头晕目眩，身重乏力，口苦；舌白腻，脉滑。

（二）气滞血瘀证

主症：胸裂胀痛，痛处固定；舌紫暗有瘀点，脉弦涩。

（三）肝肾阴虚证

主症：腰膝酸痛，头晕目眩，耳鸣口干；舌红苔少，脉细数。

【防未病】

一、防血脂异常症发生

（一）生活方式干预

生活干预主要包括以下方面：①控制饮食中胆固醇摄入，减少饱和脂肪酸和胆固醇摄入；②鼓励适度体力活动；③维持理想体重，若超重或肥胖，鼓励减重；④控制吸烟等其他心血管危险因素⑤可考虑咨询营养师。

（二）关注高危人群

以下人员须每年检查血脂：①已罹患冠心病、脑血管病或周围动脉粥样硬化性疾病的患者；②高血压患者、糖尿病患者、肥胖者、吸烟者；③有冠心病、卒中或其他动脉粥样硬化性疾病家族史者，尤其是直直系亲属中有早发病或早病死者，家族中有高脂血症者；④有黄色瘤或黄疣的人；⑤45岁以上的男性和绝经后的女性；⑥头晕、头痛、失眠、胸闷气短、记忆力下降、注意力不集中、健忘、体型偏胖、四肢沉重或肢体麻木等人；⑦其他健康成年人最好每年检验1次，至少每隔3~5年检查1次血脂。

（三）关注血脂异常是动脉粥状硬化性心血管疾病（ASCVD）最重要的危险因素

动脉粥状硬化性心血管疾病（ASCVD）患者最重要的危险因素之一是低密度脂蛋白胆固醇（LDL-C）水平增高。我国居民中血脂异常流行日趋严重，对ASCVD的防治工作形成了严峻的挑战，而血脂异常恰恰是动脉粥样硬化的基本病理变化。

动脉粥样硬化是动脉硬化血管病中常见的、最重要的一种形式，受损的动脉病变是从内膜开始的。动脉内膜病变出现胆固醇、类脂等的黄色物质，多由脂肪代谢紊乱、神经血管功能失调等引起，导致发生血栓形成、供血障碍等病理改变。诱发动脉粥样硬化形成的主要是低密度脂蛋白（LDL），同时还包括胆固醇量较多的、富含三酰甘油的脂蛋白残粒，当过量LDL水平升高就能引发ASCVD。家族性高胆固醇血症（FH）患者可出现无症状性动脉粥样硬化，或发展为症状性ASCVD，其他任何危险因素均无此种效应。在低LDL水平的个体，即便有吸烟、高血压、低高密度脂蛋白胆固醇（HDL-C）水平或糖尿病等其他危险因素，也可能不会导致早发 ASCVD，当 LDL 水平足以诱发动脉粥样硬化时，以上危险因素可以起到加速病变发展的作用。因此，降低 LDL-C，并维持其处于较低水平，是预防 ASCVD 的关键。

建议：食物多样化，以达到充足营养。

充足的热量以保证生长和发育，并维持理想体重。

推荐下述营养摄入模式：①饱和脂肪酸供能小于总热量的 10%；②平均总脂肪功能不能超过总热量的 30%；③饮食中胆固醇小于 300mg/d。

远离烟酒、避免被动吸烟、适量运动和心理平衡。

二、已知高脂血症防并发症

（一）高脂血症常见并发症

可引起高尿酸血症、动脉粥样硬化、胆石症、脂肪肝、皮肤损害、葡萄糖耐量降低、高胰岛素血症、胰腺炎等并发症。

（二）防并发症发生对策

1. 生活方式干预 对于高脂血症尽管他汀等药物治疗至关重要，但仍须充分强调生活方式干预的重要性。不进行充分的生活方式干预（特别是控制饮食、增加运动维持理想体质量、戒烟限酒），任何药物治疗措施均难以达到理想的效果。因此，在充分合理的药物治疗的同时，必须为患者做出有针对性的生活方式干预方案，防止 ASCVD 等并发症的基石，应贯穿于整个预防的治疗中。

2. 坚持他汀类药物治疗 所有确诊冠状动脉粥样硬化性心脏病（冠心病）或其等危症（其他 ASCVD 或糖尿病）患者在血脂异常危险分层中均属于高危人群，建议将其 LDL-C 控制 < 2.6 mmol/L。急性冠状动脉综合征或 ASCVD 合并糖尿病的患者发生不良心血管事件的风险进一步增高，被视为极高危人群，建议将其 LDL-C 控制于 < 2.1 mmol/L。

明确治疗目标值，有助于临床医生根据患者基线胆固醇水平选择适宜的药物种类与剂量，保证治疗有效性的同时最大程度降低治疗相关的不良反应风险与治疗费用。鼓励患冠心病等心血管疾病的患者，坚持长期充分他汀类药物治疗。

【治已病】

一、西医治疗

（一）高胆固醇血症

1. 调整饮食和改变生活方式 美国心脏协会建议：每天的胆固醇摄入量应少于 300 毫克；总脂肪摄入量应等于或少于总热量的 30%；饱和脂肪应等于或少于每日总热量的 10%；反式脂肪应少于所摄入总热量的 1%。另外，保持一个健康的体重并坚持运动。定期的有氧运动，如骑车、步行和游泳，能强壮心脏，降低胆固醇并帮助你减掉多余体重。对于吸烟的人，戒烟也能帮助降低患心脏病的风险。

2. 控制胆固醇 ①食谱中多使用低胆固醇食物：水果、蔬菜、全麦食物（例如面包和麦片）、豆类和鱼类；降低食谱中的饱和脂肪和反式脂肪的含量：用不饱和脂肪代替饱和脂肪和反式脂肪；用液体植物油或不含反式脂肪的人造黄油来代替黄油、起酥油和硬黄油；

不要使用含有氢化植切掉并把加热过程中溢出的油脂物油的产品。②如果要食用肉类，尽量选购瘦肉和去皮的禽肉。要确保所有可见的脂肪在烹饪前都被切掉并把加热过程中溢出的油脂都滤去。③不要使用煎炸的方式，尽量用煮、烤、焙、烘、炖、蒸或炒的烹饪方法。④选购低脂或无脂牛奶更好，因为它们包含所有的营养却不含脂肪。其他的奶制品如酸奶、奶酪也要选择低脂或无脂的。⑤使用无反式脂肪的人造黄油。⑥尽可能摄食除肉以外的蛋白质如鱼类、豆类、坚果、豆腐或其他豆制品中的蛋白质。⑦相对于鸡蛋，尽量仅使用蛋白或者采用不含胆固醇的鸡蛋替代品。⑧不要购买烘烤的产品，因为它们常常是由氢化油或反式脂肪制成的。⑨摄食脂肪和胆固醇含量低的零食。

3. 药物治疗

（1）甲羟戊二酰辅酶 A（HMG-CoA）抑制剂　又称为他汀类药：洛伐他汀（美降之）一般口服每次 1 片（每片 20 毫克），每晚 1 次。可增至每日 80 毫克。长期服用可引起肌痛及转氨酶增高。孕妇及哺乳期妇女禁用。

辛伐他汀（舒降之）每晚口服 20 毫克。长期服用可致消化道反应、头痛、肌痛、转氨酶升高等。孕妇、哺乳期和育龄期妇女禁用。

普伐他汀（普拉固）每晚口服每次 10～40 毫克（每片 10 毫克）。长期服用偶有消化道反应、头痛、肌痛、转氨酶升高等孕妇、哺乳期、育龄期妇女禁用。是目前常用的首选的有效的降胆固醇药物，但价格较贵。

氟伐他汀（来适可）每晚口服胶囊每次 20 毫克（每粒 20 毫克）。副作用较少。孕妇及哺乳期妇女禁用。

阿托伐他汀（立普妥）为较新上市的调脂药。其降血胆固醇和三酰甘油效果显著。一般口服每晚 10 毫克（每片 10 毫克）。不良反应较少。

（2）硫乙胺（潘特生）　适用于肝肾功能不良的高胆固醇血症患者。口服每次 200 毫克（每片 100 毫克），每日 3 次。不良反应很少。

（3）普罗布考（丙丁酚）　有抑制甲羟戊二酰辅酶 A 还原酶使胆固醇生成减少的作用。本品最大特点是降总胆固醇不依赖于低密度脂蛋白受体，对受体缺乏导致的家族性高胆固醇血症有效，且有抗氧化作用和延迟动脉粥样硬化斑块形成作用。近年来，还发现其对血管内皮细胞功能有保护作用。口服每次 0.5～1.0 克（每片 0.5 克），每日 1～2 次。偶有胃肠道反应。

（4）胆酸螯合剂（树脂类降脂）　如考来烯胺（消胆胺）、来替泊（降胆宁）和降胆葡胺（降脂 3 号树脂）。均为每次口服 4～5 克（每块 4 克），每日 3 次。这类药物若足量应用，其降血胆固醇的效果与他汀类药物相似。遗憾的是这类药物口服剂量大，消化道不良反应多，患者难以接受，国内较少应用。

（二）高三酰甘油血症

1. 改变生活方式　生活方式干预也是治疗高三酰甘油血症的基石。不管基线三酰甘油水平如何，健康饮食、经常运动和适度减肥都能有效地帮助患者调脂，且安全、经济。饮食上，控制脂肪的摄入量可使三酰甘油水平降低，若脂肪提供的热量低于每日摄入总热量的 10%，就能使三酰甘油水平降低 20%～25%；体力活动可使三酰甘油水平降低 10%；而体重较原水平降低 5%，三酰甘油水平会显著下降。

（1）控制体重　避免超重或肥胖，按照国人标准体质指数（BMI）≥ 24kg / m² 为超重，BMI ≥ 28kg / m² 为肥胖。应力争使高三酰甘油血症患者的 BMI 正常化，或 1 年内使其体重降低至少 10%。

（2）合理饮食　通过控制饮食总热量、限制碳水化合物与脂肪的摄入量、增加蔬菜和优质蛋白质的摄入量等措施可使三酰甘油降低 20% ~ 50%。

限制饮酒和酗酒是导致三酰甘油升高的常见原因。三酰甘油严重升高者应戒酒；其他患者应将每日酒精摄入量 [酒精摄入量（g）= 饮酒量（ml）× 酒精度数（%）×0.8] 控制在 30g（男性）或 20g（女性）之内。

（3）适量运动　规律性的体力活动有助于减轻体重，还可直接降低三酰甘油。建议每日进行至少 30 分钟的中等强度有氧运动，每周至少 5 次，包括快走、慢跑、骑车、游泳等简单、易行的运动方式。超重或肥胖者还应进一步增加运动量。

（4）戒烟　戒烟也可显著降低患者的心血管疾病整体风险。

2. 药物治疗　若通过治疗性生活方式干预，三酰甘油水平仍未得到满意控制，则须考虑药物治疗。在这方面，他汀类药物的优势仅在于可降低 LCL-C，对于高三酰甘油血症却效果不明显。降低三酰甘油的理想药物是贝特类药物（如苯扎贝特、非诺贝特和吉非罗齐等），若患者须同时应用他汀类药物和贝特类药物，则应注意两者剂量均不宜过高，服用时间也须错开，可早晨服用贝特类药物，晚上服用他汀类药物，以使两种药物的血药浓度峰值相互避开。此外，烟酸、ω-3 脂肪酸对于高三酰甘油血症也有显著的降低作用，与贝特类药物一起常被医生推荐给以三酰甘油增高为主的血脂异常患者。

临床上可选用下列药物：

（1）非诺贝特（又名普鲁脂芬）　是一种较强效的降脂新药。用法：口服每次 1 片，每日 3 次。用后可引起轻度肝功能损害，少数患者出现胃肠症状或血清尿素氮暂时性轻度增高，停药后可恢复正常。在服药期间应定期复查肝、肾功能，原有肝、肾功能减退者慎用，孕妇禁用。

（2）益多酯（又名多利脂）　是安妥明衍生物，有明显的降脂作用，还有很强的抗微血栓形成和降低血尿酸作用。用法：口服每次 1 粒，每日 2 次。偶见胃部不适，血清尿素氮增高，溃疡病和肝、肾功能有损害者慎用。

（3）去脂舒（呋喃甲氢龙）　为蛋白同化激素，有降低胆固醇和三酰甘油的作用，降脂效果明显。用法：口服每次 1 片，每日 3 次。对肝脏功能有损害，并可使血糖增高，原有肝脏疾病或糖尿病者慎用。

（4）降脂平　由安妥明、烟酸、肝乐、B 族维生素、康力龙等组成，有降脂及降压作用。用法：口服每次 1 片，每日 3 次，本药降脂效果明显，但对肝脏有轻度损害作用。

（5）烟酸肌醇酯　是烟酸的酯类。对降血清三酰甘油有一定作用。用法：口服每次 1 片，每日 3 次，可有轻度恶心或面部潮红等不良反应。

（6）安妥明（又名氯贝丁酯）　降脂效果明显。用法：口服每次 1 片，每日 3 次或 4 次，可有胃肠道不良反应及暂时性肝功能减退，原有肝脏病者应用要小心，此外，菜蓟、水飞蓟素等药物，有降脂及保护肝脏作用，适用于高脂血症伴有肝功能减退的患者。

（三）老年人血脂异常

1. 老年人调脂治疗的目标 （见表5-2-2）

表5-2-2 老年人调脂治疗的目标值 [mmol/L （ mg / dL ）]

临床疾患和（或）危险因素	LDL-C 目标值	非 HDL-C 目标值
动脉粥样硬化性心血管疾病	< 1.8（70）	< 2.6（100）
糖尿病 + 高血压或其他危险因素	< 1.8（70）	< 2.6（100）
糖尿病	< 2.6（100）	< 3.4（130）
慢性肾脏病（3 期或 4 期）	< 2.6（100）	< 3.4（130）
高血压 +1 项其他危险因素	< 2.6（100）	< 3.4（130）
高血压 +3 项其他危险因素	< 3.4（130）	< 4.1（160）

2. 老年人调脂治疗的药物选择 见表5-2-3

表5-2-3 药物对血脂参数的影响

药物	LDL-C	HDL-C	TG
贝特类	降低约 20%	升高 5% ~ 20%	降低 25% ~ 50%
烟酸	降低约 20%	升高 30%	降低 35%
ω-3 脂肪酸	轻微升高或无影响	升高或无影响	降低 25% ~ 30%
他汀类	降低约 30% ~ 40%	升高 4% ~ 8%	降低 15% ~ 25%
依折麦布	降低约 17% ~ 23%	升高或无影响	降低 5% ~ 10%

3. 老年人调脂治疗的风险和注意事项 见表5-2-4

表5-2-4 慢性肾脏病患者推荐应用的他汀类药物剂量 （ mg / d ）

药物	慢性肾脏病1 ~ 2期	慢性肾脏病3a ~ 5 期 包括接受透析或肾移植患者
洛伐他汀	一般人可接受的剂量	无相关研究
氟伐他汀	一般人可接受的剂量	80
阿托伐他汀	一般人可接受的剂量	20
瑞舒伐他汀	一般人可接受的剂量	10
辛伐他汀 / 依折麦布	一般人可接受的剂量	20/10
普伐他汀	一般人可接受的剂量	40
匹伐他汀	一般人可接受的剂量	20

（1）调脂药物与肝酶异常 丙氨酸氨基转移酶（ALT）异常是他汀类药物最常见的不良反应之一，ALT升高大于正常值上限3倍的发生率为0.50% ~ 2.0%，多发生在药物应用的前3个月内，呈剂量依赖性。老年人使用常规剂量他汀类药物时，较少发生 ALT 异常，在使用大剂量他汀类药物治疗时，ALT 异常发生率增高。贝特类药物在使用过程中同样需

要定期监测肝功能。

治疗初期每 4～8 周应复查氨基转移酶 [ALT 和门冬氨酸氨基转移酶（AST）] 和肌酸激酶（CK），轻度氨基转移酶升高（<3× 正常值上限）和无症状的轻度 CK 升高不需要停药。若 AST 或 ALT＞3× 正常值上限，应暂停给药，停药后仍需要每周复查肝功能直至恢复正常。

（2）调脂药物与肌损害 老年患者因为多病共存、多药共用的特点，更容易在应用他汀类药物时出现他汀相关的肌损害，主要表现为：①肌痛或乏力，不伴有 CK 增高；②肌炎、肌痛或乏力等肌肉症状伴有 CK 增高；③横纹肌溶解，有肌痛或乏力等肌肉症状并伴有 CK 显著增高（超过 10× 正常值上限）、血肌酐升高，常有尿色变深及肌红蛋白尿，可引起急性肾衰竭。贝特类药物应用期间应询问患者有无肌痛、肌压痛、肌无力、乏力和发热等症状，CK 升高超过 5× 正常值上限应停药。用药期间如有其他可能引起肌溶解的急性或严重情况，例如创伤、大手术、低血压和抽搐等，应暂停给药。贝特和他汀单药治疗均与肌病风险增加相关，但不同品种的贝特类药物的安全性存在显著差异。吉非罗齐联合他汀类药物治疗时发生横纹肌溶解和肌病风险显著高于非诺贝特。非诺贝特干预降低糖尿病事件研究（FIELD）和控制糖尿病心血管风险行动（ACCORD）研究中接受非诺贝特单药或联合他汀治疗的患者，均无横纹肌溶解病例发生。

（3）合并慢性肾脏病的剂量调整 他汀类药物并无明显的肾毒性，但是因为老年人肾功能随年龄增加而减退，故在应用他汀类药物时需要认真评估肾功能，慢性肾脏病患者他汀类药物推荐使用的剂量和种类可参考《血脂异常老年人使用他汀类药物中国专家共识》。关于贝特类药物的肾脏安全性研究，FIELD 研究观察到非诺贝特组患者发生血清肌酐上升的现象，但在停药 8 周内均可自行恢复；与之相似，ACCORD 试验中非诺贝特组和安慰剂组患者血肌酐变化及终末期肾病或需要透析治疗的发生率无差异，提示其具有良好的肾脏安全性。

（4）调脂药物与新发糖尿病 他汀类药物虽可增加新发糖尿病风险，但其心血管获益远大于风险，故对于患有代谢综合征的老年人，在应用他汀类药物时应加强随访，若治疗过程中确诊糖尿病，应同时接受降糖治疗。贝特类药物尚未有报道新发糖尿病的相关不良反应。对老年患者的调脂治疗应充分评估患者的心血管风险及获益，在生活方式干预的基础上选择合适的药物治疗，密切观察药物的不良反应和与其他治疗用药之间的药物相互作用，密切监管，加强随访使其发挥最大的心血管获益。

（四）儿童青少年血脂异常症状治疗

1. 儿童青少年血脂异常的饮食干预 根据我国《儿童青少年血脂异常防治专家共识》中所提出的，对于原发性儿童青少年血脂异常，治疗方案以饮食干预为主，必要时辅以药物治疗；对于继发性儿童青少年血脂异常，应积极防治原发病，必要时可选用降脂药物；对于严重病例，饮食及药物治疗疗效不佳的患儿，可考虑血浆净化治疗。

饮食干预是治疗原发性儿童青少年血脂异常的基础措施，目标是降低胆固醇水平，但必须保证足够的营养摄入，不能影响生长发育。定期监测非常重要，目前不主张对 2 岁以下婴幼儿进行饮食干预。

可分为第一套和第二套膳食方案。第一套膳食方案要求饱和脂肪酸平均摄入＜总热量

10%，总脂肪产热平均占总热量＜30%，胆固醇摄入＜300mg／d，定期检查血脂以判断疗效。经第一套膳食方案干预3个月以上疗效不佳者，改用第二套膳食方案，即饱和脂肪酸摄入进一步减少至总热量7%以下，胆固醇摄入＜200 mg／d，同时确保足够的能量、维生素和矿物质供给。干预的最低目标是降低胆固醇水平，理想目标是低密度脂蛋白胆固醇LDL-C＜2.85mmol/L（110 mg／dl）、总胆固醇＜4.40mmol／L（170mg／dL）。

2.儿童青少年血脂异常的药物治疗　药物治疗适应证：饮食干预6个月到1年后无效，年龄在10岁以上的儿童，LDL-C≥4.92mmol／L（190mg／dl）或LDL-C≥4.14 mmol／L（160mg／dl）并伴有：①确切的早发心血管疾病家族史（一级男性亲属发病时＜55岁，一级女性亲属发病时＜65岁）；②同时存在两个或两个以上的心血管危险因素，且控制失败。对纯合子型家族性高胆固醇血症患儿．药物治疗的年龄可适当提前。可用的药物如下：

（1）他汀类药物　即胆固醇生物合成限速酶抑制剂（羟甲基戊二酰辅酶A还原酶抑制剂），通过抑制此酶的活性，减少肝细胞内胆固醇合成，进而上调低密度脂蛋白（LDL）受体表达，进一步清除血浆LDL-C。常用药物包括瑞舒伐他汀、阿伐他汀、辛伐他汀、洛伐他汀、普伐他汀和氟伐他汀；通常治疗剂量为10～40 mg／d。

使用他汀类药物治疗时须注意以下事项。①从最低的剂量开始，定期复查，逐渐加量至推荐的最大剂量。②治疗目标：LDL-C＜3.37 mmol／L（130mg/dL），理想状态：LDL-C＜2.85 mmol／L（110 mg/dL）。③注意他汀类药物的不良反应，特别是可能导致的肌病（例如肌肉痛性痉挛、软弱、无力等），用药前后须检测患儿的肌酸激酶（CK）、丙氨酸氨基转移酶（ALT）和门冬氨酸氨基转移酶（AST）。

（2）胆汁酸螯合剂　胆汁酸螯合剂的作用机制为药物与胆酸结合，抑制肠道对胆固醇的重吸收，抑制肠肝循环，使肝内胆固醇减少，从而使肝脏LDL受体活性增加而去除血浆中LDL-C。此类药物主要有考来烯胺、考来替泊、考来维仑等。考来烯胺用于治疗儿童高胆固醇血症时，应从小剂量（4g／d）开始，最大剂量为16g／d。考来维仑用于儿童青少年高胆固醇血症的治疗，一般剂量为3.75 g/d。

使用胆汁酸螯合剂时同样需要注意药物的不良反应，主要表现为胃肠道不适症状及脂溶性维生素的缺乏，也可引起血浆TG升高。因此，长期应用此药物时应补充维生素，合并TG水平升高时应慎用或停用。

二、中医治疗

（一）中药辨证论治

1.痰浊内蕴证

治法：清热利湿，补肾泻浊。

药品名称（成分）及用法用量：六味清热茶（制何首乌、山楂、虎杖、大枣、泽泻、绿茶），开水泡饮，一次1袋，一日1次。

2.气滞血淤证

治法：理气活血，降低脂药。

药品名称（成分）及用法用量：蒲黄片（孕妇慎用）（蒲黄），口服一次3片，一日3次。

3.肝肾阴虚证

（1）治法：滋肾养肝。

药品名称（成分）及用法用量：杞菊地黄胶囊（枸杞子、茯苓、牡丹皮、山药、熟地黄、山茱萸（制）、菊花、泽泻），口服，一次 5～6 粒，一日 3 次。

（2）治法：滋肾补阴

药品名称（成分）及用法用量：左归丸（熟地黄、菟丝子、牛膝、龟板胶、山药、山茱萸、枸杞子），口服。一次 9 克，一日 2 次（孕妇忌服；儿童禁用）。

（二）有降脂作用的中草药

现代药理研究发现，有降脂作用的中草药有几十种，如蒲黄、泽泻、人参、灵芝、当归、川芎、山楂、沙棘、荷叶、大豆、陈皮、半夏、怀牛膝、柴胡、大黄、何首乌、银杏叶、女贞子、枸杞子、桑寄生、葛根、水蛭、茶叶、虎杖、决明子等。

1.大黄 药用其干燥根茎，味苦性寒，归脾、胃、大肠、肝、心包五经，具泻热通便、破积行淤、清湿热功能。大黄主要含两种成分：一为蒽醌衍生物，包括大黄素、大黄酚、大黄酸、芦荟大黄素等。二为大黄鞣苷类，主要为葡萄糖没食子鞣苷。大黄配枳实、白术等，能消食行滞。蒽醌衍生物在体内易于吸收，口服后血中浓度 2～3 小时达高峰，其后慢慢下降，最后由胆汁、粪便排出。同时，大黄能引起肠管收缩，分泌增多而产生泻下作用。

2.虎杖 药用其根，性微温，具活血通经、利湿功能，传统用于治疗风湿、痹痛、黄疸、闭经、痛经等。据现代药理证明，虎杖禽蒽醌类化台物和黄酮类多种成分，从其根茎中可提取具有降血脂成分的白藜芦醇苷等。有关试验证明，虎杖有降低胆固醇和三酰甘油的作用。

3.灵芝药 用其子实体，性温，味甘、淡。灵芝含甾醇、生物碱、蛋白质、多糖、氨基酸、酶类等，具益精气、强筋骨之功效，主治精神疲乏、心悸失眠、高血压、高胆固醇血症、脑血管硬化等。

4.人参 药用其干燥根，味甘微苦性微温，归脾、肺二经。人参含有多种药用元素，如人参苷，当高胆固醇血症发生时，能使胆固醇降低。注意：人参为补虚证之要药，实证慎用。

5.何首乌 用其干燥块根，味苦、甘、涩，性温，归肝、肾二经。何首乌含丰富的卵磷脂、淀粉等，有助于脂肪运转，并含蒽酯衍生物，主要为大黄酚及大黄泻素，其次为大黄酸、大黄素甲醚等，能使肠蠕动增强和抑制胆固醇吸收。何首乌还能阻止胆固醇在肝内沉积、在血清中滞留或渗透到动脉内膜中，以减缓动脉粥样硬化形成。血脂下降可能与首乌有效成分与胆固醇结合有关。何首乌配银杏叶、钩藤等治疗心脑血管病，能消除或改善症状。注意：何首乌对夺别患者有腹泻的不良反应。另外，首乌浸出液可能含有肾上腺皮质激素类似物。

6.山楂 药用其干燥成熟果实。味酸、甘，性微温。山楂果实含山楂酸、苹果酸、枸橼酸、咖啡酸、内脂、脂肪、金丝桃苷、解脂酶、鞣质、蛋白质、槲皮素、核黄素、胡萝卜素、糖类及维生素类等多种成分。药理研究发现，家兔连服山楂制剂 3 周后，血清胆固醇显著下降。山楂与菊花、丹参、元胡、银花、红花、麦芽等配伍，可用于治疗高脂血症、高血压、冠心病所致之胸闷隐痛。

7.草决明 又叫决明子，主要含有植物固醇及蒽醌类物质，具有抑制血清胆固醇升高和动脉粥样硬化斑块形成的作用，降血脂效果显著。临床上常用草决明 50 克，加水适量，煎后分2次服用，连服1个月，可使胆固醇逐渐降至正常水平。

（三）饮食疗法

1. 菊花山楂草决明茶　白菊花3克、山楂15克、草决明15克。将这些药放入保温杯中，以沸水冲泡，加盖泡30分钟。每日分数次饮服。其功效为降脂、明目、通便。

2. 山楂荷叶茶　山楂15克、荷叶12克。将两味药切细，加水煎汤，取浓汁即可。每日不时饮服。该茶可降脂、减肥，适合高脂血症与心血管患者食用。

3. 绞股蓝枸杞茶　绞股蓝5克、枸杞子5克。将这些药放入保温杯中，以沸水冲泡，加盖焖30分钟。每日饮服。该茶可滋阴、降脂、减肥，适合高脂血症与脂肪肝患者食用。

4. 首乌芹菜粥　何首乌25克、芹菜250克、瘦肉末25克、粳米50克。将上述食品共洗净，少许芹菜250克、瘦肉、芹菜，煲至黏稠，加盐适量。每日饮服1次或2次。该粥可降脂、降压、益肾养肝。

5. 大蒜粥　紫皮大蒜40克、粳米250克。大蒜去皮，入沸水中煮，1分钟左右捞出，将粳米放入大蒜水中煮，八成熟时放入蒜头，同煮至熟，加盐适量。每日饮服1次或2次。该粥具有降脂、降压、软化血管的作用。

6. 何首乌红枣粥　何首乌20克、红枣10枚、粳米50克。将何首乌洗净、晒干、碾碎，粳米、红枣淘洗干净，放适量水煮沸，待粥煮沸后放入何首乌碎末搅匀，煮至粥稠，即可。每次一小碗、每日2次食用。该粥能乌发与生发、平肝降脂，是脂肪肝、高脂血症的辅助食疗。

【法医学鉴定】

1. 损伤与血脂异常症关系

血脂异常症属代谢性疾病，其发生与人体遭受外力作用之间，不存在因果关系。

2. 职业（环境）损害与血脂异常症疾病关系

法医学鉴定时具体情况具体分析。

第三节 高尿酸血症与痛风

【概述】

痛风是指嘌呤代谢障碍所致高尿酸血症、反复发作的痛风性急性关节炎、痛风石、尿酸性尿路结石、间质性肾炎，严重者致关节畸形及功能障碍等一系列临床表现的异质性疾病。高尿酸血症是导致痛风发作的根本原因。体温在37℃时，血中尿酸饱和度为420μmol/L（7mg/dL），如血尿酸长时间持续超过这个饱和点则称为高尿酸血症。如发生组织或关节的急性炎症则称为痛风。实际上，只有5%～8.8%的高尿酸血症会发展为痛风，有1%的痛风患者血尿酸始终不高。按病因可分为原发性和继发性两类。原发性占绝大多数，多由多基因遗传缺陷引起肾小管分泌尿酸功能障碍，使尿酸排泄减少或嘌呤代谢缺陷导致尿酸生成增多所致。继发性少见，多由某些遗传性疾病，如1型糖原累积病等、某些血液病如白血病、多发性骨髓瘤、淋巴瘤及其他恶性肿瘤化疗和放疗后或慢性肾病等，都可因尿酸生成过多或肾小管分泌尿酸减少而致高尿酸血症。本节着重讨论的是原发性高尿酸血症。

中医学认为，痛风属中医中"风湿痹痛"范畴。身体受风、寒、湿、热之邪侵袭，使气、血、经络闭阻引起临床各种证候。

【临床诊断】

一、西医诊断

好发于40岁以上的中老年男性（约占95%），患者常有家族遗传史。

（一）临床表现

1.无症状期　仅有血尿酸波动性或持续性增高，称为无症状性高尿酸血症。高尿酸血症同时伴痛风性关节炎，才可诊断为痛风。

2.急性关节炎期　是原发性痛风最常见的首发症状。初发以脚拇趾的趾关节内侧面为好发部位，出现红、肿、热、痛，并伴有发热、白细胞增多与血沉增快等全身症状。凌晨发病，天亮后好转。若不治疗，持续3～20日自行缓解。夜间痛醒而难以忍受。受寒、劳累、酗酒、食物过敏、进食含嘌呤食物、感染、创伤和手术等，为常见的诱发因素。

3.间歇期　多数在6个月至2年内会第二次发作。少数患者终身可只发作一次便不再复发，也有偶尔5～10年后复发。

4.慢性关节炎与肾病变期

（1）慢性关节炎期　此期关节炎发作较频，间歇期缩短，疼痛日益加剧，甚至发作后不能完全缓解。其病理基础是痛风石在骨关节周围组织中形成并引起关节的慢性损伤，称为痛风性慢性关节炎。本期为痛风常见的特征性表现。痛风石表面的皮肤可变得十分薄弱，一旦溃破可排出白色粉末状尿酸盐结晶。痛风石毁损关节可致手足畸形、功能障碍。

此时病变一般已至晚期。

（2）肾脏病变 病程较长的痛风患者约1/3有肾脏损害，表现为三种形式：

①痛风性肾病 为过多的尿酸盐沉积在肾间质内所致。

②尿酸性肾结石 较大结石常引起肾绞痛、血尿及尿路感染等症状。

③急性肾衰竭 由于大量尿酸盐结晶堵塞在肾小管、肾盂及输尿管内，引起尿路梗塞。

（二）辅助检查

1.血尿酸测定 用尿酸酶法所测得的血清尿酸正常范围150～380μmol/L [2.5～6.38mg/dL 男性和100～300μmol/L [1.68～5.04mg/dL（女性）]。男性高尿酸血症者一般血尿酸值大于420μmol/L，女性大于360μmol/L。

2.尿尿酸测定 痛风患者在限制嘌呤饮食后尿尿酸仍超过3.57μmol/L（600mg/dL），提示尿酸生成增多。

3.滑囊液检查 急性痛风性关节炎时，关节滑囊穿刺液内可发现白细胞内有双折光性针形尿酸盐结晶，常伴多形核白细胞增多。

4.痛风结节内容物检查 痛风结节破溃物或穿刺液内可发现尿酸结晶，显褐色，旋光显微镜检查具有双折光性。

5.其他辅助检查 X线检查可发现受累关节的骨软骨缘邻近关节的骨质可有圆形或不整齐、穿凿样透亮缺损，系尿酸盐侵蚀骨质所致，为痛风的X线特征。

（三）排除性检查和诊断

急性关节炎期确诊有困难时，可试用秋水仙碱作诊断性治疗，如为痛风，服秋水仙碱后症状迅速缓解，具有诊断意义。排除其他原因关节炎及继发性痛风。

二、中医诊断

症候分类如下：

（一）风湿热郁证

主症：关节红肿热痛，痛不可触，遇热痛增，得冷痛减，病势较急，伴发热、心烦口渴、汗出不解。舌红，苔黄，脉滑数。

（二）风寒湿阻证

主症：肢体关节呈游走性疼痛，屈伸不利，或痛处不移，或关节重着肿痛，肌肤麻木，遇阴雨天加重。舌苔薄白，脉弦紧或濡缓。

（三）痰瘀阻络证

主症：关节肿痛日久，反复发作，时轻时重，屈伸不利，强直畸形，皮下结节。舌淡胖或紫黯，有瘀斑、瘀点。苔白腻或黄腻，脉细涩或细滑。

（四）肝肾亏虚证

主症：久病不愈，反复发作，关节呈游去性疼痛，或酸楚重着，甚则强直畸形，屈伸不利，或麻木不仁，腰脊酸痛，神痰乏力，气短自汗，面色无华。舌淡，脉细或细弱。

【防未病】

一、防高尿酸血症和痛风发生

（一）高危人群定期检查

1.关注高危人群

（1）男性　痛风存在"重男轻女"的性别分布，其中95%是男性，由于雌激素能够促进尿酸的排泄，因此女性患者仅占5%，且多数患者于绝经后才出现症状。

（2）遗传　痛风是一种遗传代谢性疾病，具有遗传倾向，因此，对于家族中有痛风患者，应注意患痛风的可能。

（3）肥胖　据统计，40岁以下的痛风患者中，约85%的人超重。痛风患者中，相当多的为白领、领导干部、经商者，他们常常超负荷工作，休息时间短，应酬多，以车代步，较少运动。

（4）营养过剩　随着人们饮食结构的变化，特别是高糖、高嘌呤类食物摄入显著增加，发病率随之升高。

（5）饮酒　乙醇代谢会使血液中乳酸浓度增高，肾脏排泄尿酸明显降低，引起痛风发作。研究表明，乙醇对痛风的影响比膳食严重得多，特别在饥饿后同时大量饮酒（包括啤酒）和进食高蛋白质、高嘌呤食物，常可引起痛风性关节炎急性发作。

（6）肾脏排泄功能的强弱　体内的尿酸绝大多数是从肾脏经尿液排出体外，如果我们的肾脏因为高血压、高血糖、高血脂等受到损害，尿酸排泄就会出现问题，体内的尿酸就会升高。

2.检查项目

（1）空腹抽血　正常人血中尿酸有0.15～0.43mmol，如尿酸增加而无症状，属于"高尿酸血症"，痛风的诊断必须结合临床症状及有关检查。

（2）X线摄片　早期只能发现软组织肿胀，反复发作才有骨质改变和痛风石沉积，痛风石可做活组织检查。

（3）滑囊液检查　在踝、膝等大关节肿胀时可抽取滑囊液，检查有无尿酸盐结晶。

一个中年以上男性，突然发生单侧关节肿痛、血尿酸高，应考虑痛风，根据痛风石和滑囊液检查有助于确诊。

（二）饮食调控，适当运动

1.饮食控制　痛风的发病与食物中的嘌呤密切相关。若进食高嘌呤饮食就会增加体内尿酸，诱发痛风。食物中嘌呤的含量与食物种类、烹调方法等有关。正常人每日嘌呤摄入量可达600～1000mg。

2.应避免暴饮暴食或饥饿　每天脂肪摄入量应低于50克，以植物性油脂为主，不食或少食油炸、油煎食品，因脂肪会影响尿酸的排泄。

3.为促进尿酸排泄，宜多饮水　要使每日尿量保持在2000ml以上。因尿路结石与小便尿酸浓度及酸碱度有关，必要时可服用碱性药物，以预防尿路结石发生。

4.严格忌酒　尤其不能酗酒。酒中所含的乙醇能使血中乳酸浓度升高，它可抑制肾小管对尿酸的分泌，可降低尿酸的排出；同时乙醇还能使尿酸合成增加。

5.积极治疗与痛风相关的疾病　如高血压、高血脂、糖尿病和冠心病等，防止体重超重。肥胖者要积极减肥，注意平衡膳食，减少热量摄入。

6.适当运动　可预防痛风发作。

（三）避免服用引起高尿酸血症的药物

如噻嗪类利尿剂、环孢素、他克莫司、尼古丁、吡嗪酰胺等。

二、已知痛风防痛风危象

痛风危象，一般是指痛风性关节炎急性发作，以及用尿酸性肾结石引起肾绞痛和血尿。

（一）良好生活习惯

应避免过度劳累、紧张、受冷，不饮酒，龙其是啤酒，肥胖者应减少热量摄入，以减轻体重。

（二）饮食调养

在限制总热量的前提下，三大营养素的分配原则为高碳水化合物、中等量蛋白质和低脂肪。

1. 糖类（碳水化合物）　每天的碳水化合物需包括蔬菜和水果，应占总热量的55%～60%。如此，可以减少脂肪分解产生酮体，有利于尿酸盐的排泄。

2. 蛋白质　应占总热量的15%～20%，通常每千克体重每天为0.57～1.0克，可选用牛奶、奶酪、脱脂奶粉和蛋类的蛋白部分。因为它们既富含必需氨基酸的优质蛋白质，能够提供代谢不断更新的需要，又含嘌呤甚少且对患者几乎不产生不良影响。但酸奶因含乳酸较多，对患者会有不利影响，故不宜饮用。

3. 脂肪　总热量的剩余部分，则以脂类补充，通常每天为40～50克。由于脂肪氧化产生的热量约为碳水化合物或蛋白质的2倍，无疑应该重点限制。

4. 避免含嘌呤高的饮食　因嘌呤经过代谢，在体内最终分解为尿酸，故限制某些饮食在治疗方面至关重要。动物内脏、骨髓、海味、鱼籽、蛤和蟹含嘌呤特别多，应禁食；鱼虾类、肉类、豆类、菠菜、花菜、菌藻类也含较多的嘌呤，在急性期禁食，缓解期可酌情少量食用；水果和大多数蔬菜可不受限制；牛奶和蛋不含嘌呤，是获得动物性蛋白质的主要来源。

嘌呤是亲水性物质，故在缓解期可适量摄入豆制品，食用豆制品前经热水浸泡，清洗可加油吧减少嘌呤的摄入。可少量吃些肉而必须弃其汤。根据食物中嘌呤的含量，可分为高、中、低嘌呤3类食物。

（1）高嘌呤食物（每100g食物含嘌呤150～1000mg）

1）畜肉类　肝、肠、心、胰、肺、胃、肾等动物内脏，浓汤汁等。

2）水产类　鱼类（沙丁鱼、风尾鱼、鲭鱼、带鱼、海鳗、鲳鱼、鲨鱼等海鱼、鱼皮、鱼卵、鱼干等），贝壳等（蛤蜊、淡菜、干贝等），虾类（虾米、海虾、海参等）。

3）豆类和菌藻类　黄豆、扁豆、紫菜、香菇等。

4）其他　酵母粉、各种酒类等。

（2）中嘌呤食物（每100g食物含嘌呤25～150mg）

1）畜禽肉类　猪、牛、羊、狗等畜肉，鸡、鸭、鹅、鸽、鹌鹑等禽肉。

2）水产类　鱼类（草鱼、鲤鱼、鳕鱼、比目鱼、鳝鱼、河鳗、鲈鱼、刀鱼等）及其制品（鱼丸、鱼翅等）、蟹、香螺。

3）豆类及其制品　干豆类（绿豆、赤豆、黑豆、蚕豆等）、豆制品（豆腐、豆腐干、腐乳、豆奶、豆浆、豆芽等）、豆苗。

4）蔬菜类 菠菜、笋（冬笋、笋干等）、芦笋、鲜豆类（四季豆、毛豆、蚕豆、豇豆、豌豆等）、海带、金针、银耳、花菜、龙须菜、蘑菇等。

5）其他 花生、腰果、芝麻、栗子、杏仁、莲子。

3. 低嘌呤食物 每 100g 食物含嘌呤低于 25mg。

1）主食类 米面及其制品（面包、糕点、饼干等）、淀粉。

2）奶蛋类 奶类及其制品（鲜奶、奶酪、炼乳、奶粉等），蛋类及其制品（鸡蛋、鸭蛋、鹌鹑蛋等）。

3）蔬菜类 青菜、鸡毛菜、白菜、卷心菜、苋菜、芹菜、芥菜、韭菜、韭黄、莴笋、茼蒿菜、番茄、茄子、瓜类（黄瓜、冬瓜、丝瓜、南瓜、苦瓜、倭瓜、西葫芦等）、萝卜（白萝卜、胡萝卜等）、土豆、芋艿、甘薯、甘蓝、荸荠、橄榄菜、柿子椒、辣椒、洋葱、葱、大蒜、蒜头、姜、木耳等。

4）水果类 各类鲜果及干果、果酱、果汁。

5）饮料 淡茶、碳酸饮料（苏打水、汽水、可乐等）、矿泉水。

6）其他 各类油脂和糖类（本身不含嘌呤，但应适量选用）。

尿酸主要通过尿液排出，一天的尿量不能少于 2000ml，故应多饮水。人在冬天，一天尿量保持 2000ml 并不困难。而夏天，挥汗如雨，即使饮了不少水，尿液还是不多。因此还必须采取一些措施如减少体力劳动，使用空调，以减少出汗。饮水的主要时间宜放在三餐之前和临睡时，以免饭后大量饮水而引起胃胀。

选择普通自来水烧制的白开水为好，也可选矿泉水。茶和咖啡无需禁忌。

（三）规则药物治疗

一定要按照医生医嘱进行西医、中医药物规则治疗。

1. 痛风发作时，使用四环素等抗生素进入体内后，因尿酸自肾脏排出减少而使血尿酸反而升高。又如双氢氯噻嗪、速尿、利尿酸、小剂量阿司匹林、抗结核病药吡嗪酰胺等均会抑制尿酸排泄。再如食母生由酵母菌体挤压而成，经分解最终产生尿酸。痛风患者应避免使用这些药物。

2. 痛风发作时，促尿酸排泄的苯溴马隆及抑制尿酸合成的别嘌呤醇，不应使用。若服用这类药物，引起所谓的转移性痛风发作，临床痛风最常见的类型，多发生在降尿酸过程中，由于血液中尿酸浓度急剧降低使得关节腔及周围尿酸盐晶体溶解，渗入血液后又渗入关节腔所致。主要临床特点是疼痛较以往轻，红肿一般不明显，偶尔出现高热、关节疼痛。反而会使病情加重。这些药物主要适用于痛风的慢性期。在急性期首选的药物为秋水仙碱，可口服或静脉注射。另外可选用怡美力、扶他林、英太青、莫比可等非甾体类抗炎药。如以上药物反应不佳、不能耐受或有禁忌时，可考虑应用糖皮质激素等。

3. 间歇期及慢性期治疗时，可服用抑制尿酸合成药物如别嘌呤醇，促进尿酸排泄药物如丙磺舒、黄吡酮等。

4. 慢性期合并有痛风患者，需加强宣教，强调达标治疗和综合治疗，只有这样才能缩小痛风石，减少体内尿酸库，改善关节功能和肾功能，预防和治疗并发症，提高患者生活质量。若不治疗或伴发心血管疾病糖尿病、其他肾病，这不仅加重关节内的病理进程，同时也使肾功能、心功能恶化，而使日常生活能力下降甚至危及生命。

【治已病】

一、西医治疗

（一）一般处理

蛋白质摄入量，限制在每日 1g／kg 左右。不进食高嘌呤食物（心、肝、肾、沙丁鱼等），严格戒酒，避免诱发因素。鼓励多饮水，使尿量在 2000ml／d 以上。当尿酸浓度在 1000μmol／L（pH6.0 以下）时，宜服碱性药物，如碳酸氢钠 1～2g，3 次／日，使尿 H^+ 浓度维持在 630.9～316.3nmol／L（pH6.2～6.5）为宜。若晨尿呈酸性时，晚上加服乙酰唑胺 250mg，可使尿保持碱性，增加尿酸溶解度，防止结石形成。同时，不应使用抑制尿酸排泄的药物，如双氢克尿噻、呋塞米、乙胺丁醇、吡嗪酰胺和烟酸等。

（二）急性关节炎期的治疗

应绝对卧床休息，抬高患肢，避免受累关节负重，持续至关节疼痛缓解后 72 小时左右方可逐渐活动。应尽早应用下列药物控制关节炎，缓解症状。

1.秋水仙碱　对控制痛风性关节炎具显著性疗效，当为首选。常规剂量为首次剂量 1mg，以后每小时 0.5mg 或每 2 小时给 1mg 口服，直至症状缓解或出现腹泻等胃肠道副作用或虽用至最大剂量 6mg 而病情尚无改善时，则应停用。静脉注射秋水仙碱能迅速奏效，肠胃道副作用少。用法：秋水仙碱 2mg，溶于 20ml 生理盐水，缓慢注射（注射时间不短于 5 分钟），如病情需要，每隔 6h 后可再给予 1mg，一般 24 小时总剂量应控制在 3mg 以内。但应注意：如果静脉注射时药液外漏，则可引起组织坏死，应严加防范。此外，秋水仙碱除可引起胃肠道反应外，尚可导致骨髓抑制、肝细胞损害、脱发、精神抑郁、上行性麻痹、呼吸抑制等。因此，原有骨髓抑制及有肝、肾功能损害患者剂量应减半，并密切观察。血白细胞减少者禁用。秋水仙碱治疗后 48 小时无效应疑及其他诊断。若诊断肯定也应更换其他药物。

2.非甾体类抗炎镇痛药　对不能耐受秋水仙碱的患者尤为适用。此类药物与秋水仙碱合用可增强止痛效果，但应在餐后服用，以减轻胃肠道反应。常用的药物有吲哚美辛、炎痛昔康、萘普生、布洛芬、保泰松和羟保泰松等。

（1）吲哚美辛　开始剂量为 50mg，每 6 小时一次，症状减轻后逐渐减至 25mg，每日每日 2 次或 3 次。

（2）布洛芬　常用剂量为 0.2～0.4g，每日 2 次或 3 次，通常 2～3 天可控制症状。

（3）保泰松或羟保泰松　初始剂量为 0.2～0.4g，以后每 4～6 小时 0.1g。症状好转后减为 0.1g，3 次／日。

（4）炎痛昔康　20mg／d，一次顿服。

（5）萘普生　0.25g，每日 2 次或 3 次，口服。

3.糖皮质激素　一般不主张应用，仅对用秋水仙碱、非甾体类抗炎药治疗无效、不能耐受或有禁忌证者，可考虑短期使用。一般用泼尼松片 10mg，3 次／日。症状缓解后逐渐减量，以免复发。

（三）间歇及慢性期的治疗

1.预防急性痛风关节炎复发　①秋水仙碱维持治疗，方法：0.5～1.0mg／d，在用药过程中应密切注意秋水仙碱对骨髓的可能抑制作用和定期复查肝、肾功能。②吲哚美辛

25mg，每日 2 次口服。

2.抑制尿酸合成的药物　主要有别嘌呤醇。常用剂量为 100mg，2 ~ 4 次 / 日。病情需要时可增至 200mg，3 次 / 日。直至血尿酸浓度降至 360μmol/L（6mg / dL）后，逐渐减量。用药初期可能会因血尿酸转移性增多而诱发急性关节炎发作，此时可加用秋水仙碱治疗。少数患者使用本药可发生过敏综合征。应提高警惕，一般经停药和对症治疗均可恢复。个别患者可发生严重的上皮组织中毒性坏死溶解、急性脉管炎、严重的肝、肾功能损害等，甚至大面积的肝坏死，病情危重，应积极抢救治疗。通常副作用多见于有肾功能不全者。因此，伴有肾功能损害的患者，使用剂量应酌情减少并密切观察。此外，老年患者使用此药也应谨慎。

3.促进尿酸排泄的药物　适用于 60 岁以下、肾功能正常、每日尿酸排泄量不高的患者。对于 24 小时尿尿酸排泄量大于 3.57mmol（600mg）或已有尿酸性结石形成者，应用此类药有可能造成尿路梗塞或促进尿酸性结石的形成，故不宜使用。为避免用药后因尿中尿酸排泄量急剧增多而引起肾脏损害及肾结石，故应注意从小剂量开始，同时应口服碳酸氢钠 3 ~ 6g/d 以碱化尿液；并多饮水，保持尿量在 2000ml/d 以上。

（1）丙磺舒（羟苯磺胺）　初始剂量为 0.25g，2 次 / 日，2 周后逐渐增至 0.5g，3 次 / 日。最大剂量不应超过 2g / d。

（2）磺吡酮（苯磺吡酮）　初始剂量一般为 50mg，2 次 / 日，渐增至 100mg，3 次 / 日，最大剂量为 600mg / d。与丙磺舒合用具有协同作用。

（3）苯溴马隆　常用剂量为 25 ~ 100mg，1 次 / 日。不并用其他降尿酸药，合用碱性药，多饮水。

4.其他　若伴有肥胖、高血压、冠心病、尿路感染、肾衰竭等，需作相应的治疗。关节活动有障碍者，可作适当的锻炼和理疗。痛风石较大或溃破形成瘘管者，应行手术。有关节畸形者，应手术矫正。

（四）并发急性肾衰竭的治疗

由尿酸性肾病所致者，应立即给予乙酰唑胺 500mg，其后为 250mg，3 次 / 日。同时，静脉补充足够的水分，适量滴注 1.25% 碳酸氢钠液。为增加尿量，可静注呋塞米 40 ~ 100mg。此外，应尽早给予别嘌醇，初始剂量为每日 8mg / kg·d，3 ~ 4 天减为 100 ~ 300mg / d。血尿素氮和肌酐升高显著者，可行血液透析或腹膜透析。

肾盂或输尿管尿酸性结石所致尿路梗阻也可引起急性肾衰竭，除使用别嘌醇和碱化尿液外，可先行经皮肾造口术，以缓解尿路梗阻，待病情稳定后再去除尿路结石。

达标治疗和治疗中需要注意的问题已有临床观察和多项 RCT 研究已经证实，积极降尿酸治疗对患者是有利的，当血尿酸水平低于 6mg / dL 时可以减少痛风发作次数；当血尿酸水平下降至 5mg / dL 以下时，可以缩小痛风石，甚至消除痛风石。上述研究结果成为目前痛风治疗达标理念依据。对于有痛风石，或呈慢性持续性痛风性关节炎患者，建议按上述降尿酸治疗要求实现达标治疗。

目前存在的问题是降尿酸治疗不规范，表现为关节疼痛时治疗，不痛时不治疗；治疗药物剂量不足，血尿酸浓度未达到 6mg / dL 以下；仅满足于临床不发作，未消除痛风石或关节周围组织尿酸盐结晶库，慢性炎症或发作风险仍存在。故强调坚持达标治疗，实现放射学缓解。降尿酸治疗和实现达标治疗中，最主要风险是诱发医源性痛风性关节炎发作。为使治疗过程顺利和避免畸形痛风性关节炎发作，降尿酸药物治疗应从小剂量开始逐渐增加，避免血尿酸浓度急剧波动。联合应用非甾体抗炎药或（和）小剂量秋水仙碱（0.5～1mg/d），预防急性发作。从现有的文献资料和我们的临床经验，联合治疗不良反应小，患者依从性好。一般认为，如果患者有痛风石，达标治疗后，至少需继续治疗3个月。

只有持续保持体内尿酸池在安全的限度内，才有望根治痛风。目标美好，过程很艰难。希望每位痛风患者保持治疗的决心和信心，远离痛风的折磨并不难。

二、中医治疗

（一）中药辨证论治

1.风湿热郁证

治法：清热通络，祛风胜湿。

方药：白虎加桂枝汤加减。

2.风寒湿阻证

治法：祛风散寒，除湿通络。

方药：蠲痹汤加减。

3.痰瘀阻络证

治法：化痰祛瘀，搜风通络。

方药：桃红饮加减。

4.肝肾亏虚证

治法：补益肝肾，祛风散寒，除湿。

方药：独活寄生汤加减。

（二）良方

胡熙明主编，中国中医秘方大全。

1.原发性痛风，急性关节炎期，湿热型。

处方：苍术9克，黄柏12克，牛膝12克，海桐皮12克，姜黄12克，威灵仙12克，猪苓草15克，毛冬青30克，黑老虎30克，落地金牛30克，每日一剂口服。侧板叶30克，大黄30克，黄柏15克，蒲荷15克，泽兰15克，共研末，加适量，再加水调糊外敷。

2.原发性痛风，急性关节炎期，寒湿型。

处方：桂枝10克，川黄10克，羌活12克，桑枝12克，秦艽12克，苍术12克，牛膝15克，丹参15克，防己15克，甘草6克，水煎服。大黄30克，槐花30克，积雪草30克，煎液保留灌肠。

3. 原发性痛风，肾变期，气血两虚型。

处方：生地黄15克，山茱萸10克，茯苓10克，泽泻10克，黄芪15克，丹参15克，益母草15克，桑寄生15克，秦艽20克，水煎服。辨证加减：肾阳虚加淫羊藿10克，仙茅10克；脾气虚加党参10克，炒白术10克；热甚加黄芩10克，黄柏10克，或山楂10克；肝阳上亢加钩藤10克，菊花10克，明天麻10克。

4. 原发性痛风，肾变期，肾阳不足型。

处方：车前子（包）30克，丹参30克，淫羊藿30克，仙茅10克，知母10克，黄柏10克，山药 10 克，泽泻 10 克，茯苓 10 克，萆薢 10 克，木瓜 5 克，水煎服。猪苓丸每日 2 次，每次 1 粒。

5. 原发性痛风，肾结石期，脾肾两虚型。

处方：太子参 15 克，丹皮 5 克，炒白术 10 克，茯苓 10 克，生地黄 10 克，熟地黄 10 克，山药 10 克，泽泻 10 克，当归 10 克，海藻 10 克，海带 10 克，贝母 10 克，车前子（包）30 克，生牡蛎（先煎）30 克，花龙骨（先煎）15 克，水煎服。

【法医学鉴定】

痛风漏诊、误诊医疗纠纷法医学鉴定如下：

少数患者因关节痛就诊，诊断类风湿关节炎，经久治疗不愈，进展至关节活动障碍。或因出现蛋白尿、显微镜下血尿就医，而无明显关节炎的临床表现，临床诊断肾小球肾炎，给予以对症治疗不愈，进展至肾衰竭。最后对上述病因分别做出痛风性关节炎、痛风性肾病诊断。患方以院方延误诊断，延误治疗，造成人身损害为由，向人民法院提起诉讼，请求医疗损害赔偿。

法院委托法医鉴定，法医应遵循医学科学原理和我国有关法律、法规及临床技术操作规范，详细审查鉴定材料（包括病历及其他相关材料），召开听证会听取医患双方陈述，并对患者进行体格检查，聘请专科专家会诊，独立、公正地做出司法鉴定结论。

第六章　骨关节病

第一节　骨质疏松症与骨折

【概述】

骨质疏松症（osteoporosis，OP）是一种因骨量低下、骨微结构破坏，导致骨脆性增加、易发生骨折为特征的全身性骨病（世界卫生组织，WHO）。骨质疏松症的严重后果是骨折，称为骨质疏松性骨折。是以低骨量的骨组织微结构退变为特征的骨脆性增加，在遭受外力，即便是轻微外力而发生骨折。轻者丧失自理能力，重者危及生命。骨折常发生于椎体、髋部和腕部。骨质疏松症分为原发性和继发性二大类。原发性骨质疏松症又分为绝经后骨质疏松症（Ⅰ型）、老年性骨折疏松症（Ⅱ型）和特发性骨质疏松（包括青少年）3种。妇女的绝经时间越长，其发生骨质减少的概率越高。绝经后骨质疏松症一般发生在妇女绝经后5~10年内；老年性骨质疏松症一般指70岁后发生的骨质疏松；特发性骨质疏松症病因尚不明，主要发生在青少年。

继发性骨质疏松症是由于疾病、药物、器官移植等原因所致的骨量减少，骨微结构破坏、骨脆性增加和易于骨折的代谢性疾病。病因很多，常见有内分泌代谢疾病，如甲状旁腺功能亢进症等；结缔组织疾病，如系统性红斑狼疮等；慢性肾脏疾病导致的肾性骨营养不良；胃肠疾病，如吸收不良综合征；药物，如糖皮质激素等。

中医学认为骨质疏松症是以肢体的筋骨、关节、肌肉等发生疼痛、抽搐、乏力、酸痛以及身体缩短、驼背、骨折等为主要临床表现的病征。属于"骨痹""骨痿""骨枯"的范畴。骨质疏松性骨折是外因作用下产生的，是"外受有形之物所伤，乃血肉筋骨受病"。又与内在因素密切相关，年老体弱，气血亏损，肝肾不足，筋骨萎弱，动作迟缓，容易遭受外力而发生骨折。

【临床诊断】

一、西医诊断

骨质疏松症的诊断主要根据临床表现（特别是年龄、性别和非暴力性骨折史）和骨密度检查，同时排除骨形成刺激剂，包括活性维生素D、氟化物、合成类固醇等。

（一）临床表现

1.骨痛　以腰背、髋部、肩部、大腿等部位多见。轻者乏力、四肢麻木和腰背酸痛和（或）不适，重者有严重骨痛，甚至行走困难。

2.骨变形　以椎体压缩性骨折引起身高变矮，脊柱后凸（驼背）以及由此而引起胸廓畸形，严重时可影响肺功能。

3.骨折　可发生于任何部位，但多发生在承受压力最大的部位如脊柱胸腰段、髋部、股骨颈和桡尺骨远端等。

（二）辅助检查

1.骨矿物质指标　血清钙、磷及碱性磷酸酶多正常，尿钙、磷正常或偏高。

2.骨形成指标　血清碱性磷酸酶（ALP）、骨钙素（BGP），有条件的可测骨源性碱性磷酸酶（BALP），特异性更好。

3.骨吸收指标　空腹2小时尿钙/肌酐比值，尿羟脯氨酸/肌酐比值，血浆抗酒石酸酸性磷酸酶（TRAP），有条件的可测定吡啶啉（Pyr）和脱氧吡啶啉（dPyr）。

骨形成及骨吸收指标均增高提示为高转换型，均正常或降低提示为低转换型。分型有助于药物选择及动态观察。

4.放射学检查　骨质疏松症是一种全身性疾病，松质骨和皮质骨均可累及。松质骨病变出现较早，椎体几乎全为松质骨所构成。常用的X线检查部位包括脊柱、骨盆、股骨颈、腕部及颅骨。早期表现为骨小梁减少、变细和骨皮质变薄，晚期椎体骨小梁结构模糊不清，骨小梁呈稀疏格子状。为维持骨的支持作用，沿应力线排列，上下垂直小梁比较明显，呈栅栏状。单纯X线检查对诊断骨质疏松症意义不大，只有当骨量丢失至少30%～50%时，X线片上才呈现上述骨质疏松表现。

5.骨密度测定　骨骼矿物质密度（BMD）简称骨密度，是目前诊断骨质疏松、预测骨质疏松性骨折风险、监测自然病程以及评价药物干预疗效的最佳定量指标。骨密度仅能反映人约70%的骨强度。骨折发生的危险与低BMD有关、若同时伴有其他危险因素会增加骨折的危险性。

（1）测定方法　双能X线吸收法（DXA）是目前国际学术界共认的骨密度检查方法，其测定值作为骨质疏松症的诊断金标准。其他骨密度检查方法如各种单光子（SPA）、单能X线（SXA）、定量计算机断层照相术（QCT）等、根据具体条件也可用于骨质疏松症的诊断参考。

（2）诊断标准　建议参照世界卫生组织（WHO）推荐的诊断标准。基于DXA测定：骨密度值低于同性别、同种族健康成人的骨峰值不足1个标准差属于正常；降低1～2.5个标准差为骨量低下（骨量减少），降低程度等于和大于2.5个标准差为骨质疏松；骨密度降低的程度符合骨质疏松的诊断标准，同时伴有一处或多处骨折时为严重骨质疏松（WHO：Guidelines for Preclinical Evaluation and Clinical Trials in Osteoporosis, 1998, Geneva）。现在也通常用于Score（T值）表示，即$-1.0 \leqslant$T值< 1.0为正常，$-2.5 <$T值< -1.0为骨量减少，T值$\leqslant -2.5$为骨质疏松。测定部位的骨矿物密度对预测该部位的骨折风险价值最大，如髋部骨折危险用髋部骨密度预测最有意义。DXA骨密度测定值受骨组织退变、损伤、软组织异位钙化和成分变化以及成分变化以及体位差异等影响会产生一定的偏差，也受仪器的精确度及操作的规范程度影响。因此，应用DXA测定骨密度要严格按照质量控制要求（参考国际临床骨密度学会ISCD的共识意见）。临床上常用的推荐测量部位是腰椎1～4和股骨颈，诊断时要结合临床情况进行分析。

（3）临床指征　①女性65岁以上和男性70岁以上，无其他骨质疏松危险因素；②女性65岁以上和男性70岁以下，有一个或多个骨质疏松危险因素；③有脆性骨折史和（或）脆性骨折家族史的男、女成年人；④各种原因引起的雌激素水平低下的男、女成年人；⑤X线摄片已有骨质疏松改变者；⑥接受骨质疏松治疗进行疗效检测者；⑦有影响骨矿物质代谢的疾病和药物史。

6.骨活检和骨计量学检查　因此检查为创伤性，一般不做常规检查用。

骨计量学检查或定量组织形态测量能观察骨代谢及骨量的细微改变。一般多自髂骨横向取材，常用部位距髂前上棘后方及下方各 2cm 处，可同时得到两层皮质骨及其中间的小梁骨，可以帮助鉴别其他骨代谢疾患如甲状旁腺功能亢进、骨软化、多发性骨髓瘤或转移瘤。

骨质疏松症的诊断主要根据临床表现（特别是年龄、性别和非暴力性骨折史）和骨密度检查，同时排除骨形成刺激剂，包括活性维生素 D、氟化物、合成类固醇等。

骨质疏松诊断流程见图 6-1-1。

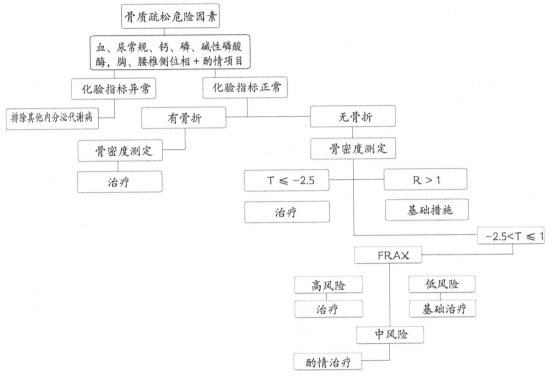

图 6-1-1　骨质疏松诊断流程

二、中医诊断

症候分类

（一）精不足证

主症：神疲乏力，腰背部疼痛，膝胫酸痛软弱，头晕耳鸣，记忆力减退，畏寒肢冷，面色白，虚浮无华，舌质淡或淡胖，脉沉弱或沉细无力。

（二）肝肾不足证

主症：腰脊疼痛，酸软少力，不能持重久立，目眩，舌质或偏红或淡，脉沉弦细。

（三）脾气亏虚证

主症：神疲乏力，腰背部疼痛有定处，肢倦懒动，腹胀，大便时溏，或形体消瘦，或肌肉松软等，舌淡苔白，脉细弱。

（四）气血亏虚证

主症：腰脊疼痛，肌肉枯萎瘦削，神疲倦怠，肢体软弱乏力，渐致缓纵不收，食少便溏，舌质淡，脉弱。

（五）瘀阻脉络证

主症：腰背疼痛，无力；或肌肉关节刺痛，位置固定，按压加重，活动不利，入夜尤甚；或关节肌肤紫暗有瘀斑，苔白，脉细。

【防未病】

一、防骨质疏松症发生

（一）预防骨质疏松症从儿童青少年开始

从儿童青少年起注意合理营养。多吃富含钙、磷的食品，如鱼、虾、虾皮、海带、紫菜、奶制品、骨头汤、鸡蛋、豆类、芝麻、花生、杂粮、瓜子、绿叶蔬菜等，多饮用牛奶。

坚持健康的生活方式，如坚持户外体育锻炼，避免少动多坐，要多晒太阳，不吸烟，不酗酒，少吃碳水饮料和咖啡，少吃糖和盐。

（二）高危人群骨质疏松筛查

1.高危人群 ①绝经后女性，特别是过早绝经者（45 岁以下）；②高龄 70 岁以上；③体重过低者；④本人或直系亲属中 40 岁以后有骨折史者；⑤有不良生活习惯：酗酒、抽烟、户外运动不足、偏食、不喝奶等；⑥长期使用类固醇激素、肝素、甲状腺素等药物，患有某些疾病（内分泌疾病如甲亢、甲旁亢，慢性肝肾疾病、胃肠切除、子宫卵巢切除、肿瘤等）。

2.筛查方法

（1）IOF（国际骨质疏松基金会）和中国骨质疏松协会 2011 年新的指南都强调用 1 分钟测试 10 个小问题，如果有一项或者几项出现问题了，你需要马上去医院做骨密度检测，以确定是否存在骨质疏松。这 10 个小问题是：

第一，是否父母中任何一方曾诊断为骨质疏松或曾有轻微撞击或跌倒后骨折？

第二，是否曾受轻微撞击或跌倒后骨折？

第三，是否曾服用糖皮质激素超过 3 个月？

第四，是否你的身高变矮大于 3cm（大于 1 英寸）？

第五，是否经常饮酒？

第六，是否每天吸烟量大于 20 支？

第七，是否经常腹泻？

第八，是否 45 岁前绝经？

第九，是否曾停经 12 个月以上？

第十，针对男性是否有心烦、性欲减低或雄激素降低？

（2）定量超声测定法（QUS） 对骨质疏松的诊断有参考价值、目前尚无统一的诊断标准。在预测骨折的风险性时有类似于 DXA 的效果，更适合用于筛查，尤其适用于孕妇和儿童。

（3）X 线摄片法 可观察骨组织的形态结构，是对骨质疏松所致各种骨折进行定性和定位诊断的一种好的方法，也是一种将骨质疏松与其他疾病进行鉴别的方法。

（4）骨密度测定（BMD） 骨矿密度简称骨密度，是目前诊断骨质疏松、预测骨质疏松性骨折风险、监测自然病程以及评价药物干预疗效的最佳定量指标。骨密度仅能反映大约 70% 的骨强度。骨折发生的危险与低 BMD 有关，若同时伴有其他危险因素会增加骨折的危险性。

测定方法 双能 X 线吸收法（DXA）是目前国际学术界公认的骨密度检查方法，其测定值为骨质疏松症的诊断金标准。其他骨密度检查方法如各种单光子（SPA）、单能 X 线（SXA）、定量计算机断层照相术（QCT）等，根据具体条件也可用于骨质疏松症的诊断参考。以 DXA 为最佳测试手段，能快速、无创伤、精确地定量。

3. 中年妇女 40 岁以后，每年要做一次骨密度检查，及早发现骨量快速减少者，应及早采取防治对策。

妇女在绝经后 3 年内开始雌激素代替治疗，同时坚持适量补钙和维生素 D。避免过量补钙（可引起肾结石）。

同时积极治疗有关疾病，如糖尿病、脂肪肝、慢性肝炎、慢性肾炎、甲亢等疾病。

（三）饮食调养和良好生活习惯

1. 富含钙的合理均衡饮食。骨骼的快速生长、发育、需要提供骨形成的物质保证（表 6-1-1）。如牛奶、鸡蛋、膳食中摄取钙的不足部分可由钙剂补充。

牛奶是所有食品最接近完善的食品，同时也是最价廉物美的营养食品。1 瓶牛奶 250ml 约含有 250mg 钙。

表 6-1-1 主要食品（每 100 克）含钙量（mg）

种类	钙	种类	钙	种类	钙	种类	钙	种类	钙
牛肉	9	黄鱼	43	牡蛎	118	牛乳	104	大豆	191
羊肉	11	带鱼	24	海蟹	384	炼乳	290	豌豆	195
猪肉	6	鲤鱼	25	河蟹	129	干酪	799	绿豆	80
猪肝	11	鲫鱼	54	虾皮	991	鸡蛋	55	红豆	76
牛肚	22	鳝鱼	38	人乳	30	鸡肉	11	油菜	108
芹菜	181	扁豆	116	黄瓜	19	土豆	149	胡萝卜	32
韭菜	105	苹果	11	红果	68	海带	348	黄豆芽	68
柑橘	56	紫菜	264	桃	8	梨	5	西红柿	8
香蕉	9	蘑菇	131	木耳	247	西瓜子	237	南瓜子	235
松子仁	78	榛子仁	104	核桃仁	108				

2. 戒烟限酒，适量饮茶和咖啡，减少碳酸饮料，参加体育锻炼，保持体重适中。情绪要稳定，心情要开朗。

二、已知骨质疏松症防骨折

（一）骨质疏松与老年骨折

骨质疏松骨折属于病理性骨折，是由于骨质疏松导致骨骼骨量丢失，骨的脆性增加，机械应力和强度减弱的结果。骨质疏松是导致骨折的病理基础。而外伤引起的骨折，主要是由于暴力所致，一般与骨骼的组织结构改变无关。

骨质疏松骨折具有以下特点：

1.年龄较大　骨质疏松引起的骨折，与骨质疏松发生的年龄相一致。女性多发生于50岁以上，男性多发生于60岁以上，而且随着增龄，骨质疏松加重，骨折可以先后多次或多部位发生。

2.引起骨折的暴力较小　骨质疏松骨折常在极轻微的暴力下发生，如日常生活中持拿重物、开窗、碰撞、滑倒、变化体位、颠簸、弯腰、突然站立等均可导致骨折，甚至没有明显外因也可发生腰椎压缩性骨折。

3.有较固定的好发部位　骨质疏松的骨折最容易发生于脊柱的胸椎和腰椎曲度改变处（椎体压缩性骨折）、髋骨（股骨颈和股骨粗隆骨折）、桡骨远端等部位。这是因为这些部位承受压力较大，骨质疏松又比较严重的缘故。

4.女性多于男性　中老年妇女发生骨质疏松骨折的比例明显高于男性。原因是妇女绝经期后体内雌激素水平明显降低，而雌激素能刺激成骨细胞的活性，促进骨胶原的合成和骨的钙化，并且抑制破骨细胞对骨质的分解。所以女性一般从45岁开始出现骨质疏松，称"高转换性骨质疏松"，男性一般从60岁开始才发生骨质疏松，称"低转换性骨质疏松"。因此，女性骨折发生比男性年龄要早，而且机会增多。

5.治疗难度大，康复时间长　骨质疏松骨折不仅要进行常规骨折治疗，更要兼顾骨质疏松的特点，无形中加大了治疗的难度。特别是70岁以上的老年性髋骨骨折患者，由于肢体活动受到限制，容易出现肌肉萎缩，关节僵硬，影响肢体功能的恢复。此外患者骨质疏松的中老年人体内相对缺乏蛋白质、钙、磷等骨折愈合所需的"原料"，同时老年人脏腑机能下降，气血循环也较差。"骨失所养"造成骨折愈合较慢。

（二）防治骨质疏松症，根本目标就是防骨折

1.在正规医院医生指导下首先进行正规药物治疗，可有效减少骨折发生风险及防止再次发生骨折，提高生活质量。药物如激素替代疗法、双膦酸盐类、降钙素类、选择性雌激素受体调节剂等。

2.充足的钙与维生素D的补充是药物治疗的基础，是治疗骨质疏松症的重要组成部分。可以减少跌倒和骨折的风险。补充钙剂之前测血钙、尿磷，在补充钙剂一段时间后复检血钙、尿磷，以免过量补钙，补钙过量可导致其他疾病发生。

3.养成良好的生活习惯，避免嗜烟、酗酒和慎用影响骨代谢的药物。

4.防止跌倒。注意安全，警惕身边隐性危险，室内跌倒隐患，例如：

（1）地面堆放过多杂物。

（2）室内地面湿滑。

（3）地毯地垫不平整。

（4）开关不方便开启。

（5）没有供换鞋使用的座椅。

（6）室内照明不足。

（7）经常需要使用梯子或凳子取物。

（8）沙发高度和软硬度不适合，起身时吃力。

（9）常用椅子没有扶手或椅子下有滚轮。

（10）从一个房间到另一个房间时必须绕过家具。

（11）走动时必须从电话线、电灯线等上走过或绕过。

（12）卧室至厕所走道没有装小夜灯。

（13）床位高低不合适，上下床有困难。

（14）取用常用物品时费力或需要攀高。

（15）厨房地面油腻。

（16）卫生间地面不平整或有门槛。

（17）马桶旁没有扶手。

（18）浴缸或淋浴房旁没有扶手。

（19）淋浴间没有防滑冲凉垫、防滑垫。

（20）阳台被雨淋湿、水不及时擦干。

5.膳食中保证钙摄入量和适量蛋白质的均衡膳食

（1）调整膳食结构，进食富含钙的食物如乳制品、水产品（鱼、虾）、菌藻类（海带、紫菜、黑木耳、磨菇）、豆制品、果仁（瓜子、芝麻、核桃仁等）、深绿叶蔬菜（菠菜、苋菜等）。

（2）膳食中摄入钙的不足部分由钙剂补充。

6.注意日常活动及运动

（1）不要做会引起肌肉过度疼痛的运动。

（2）太极拳、交谊舞、步行是最适合骨质疏松症患者的运动。

（3）不要弯曲身体进行工作。

（4）坐位时身体要挺直，把手中的物体提高，而不要弯曲脊柱来适应，必要时可在膝盖上放一个枕头。

（5）卧位时，保持身体不要弯曲，睡硬质床，枕头不要太高，膝下可放一个枕头。

（6）鞋要合脚，以免跌绊，上下楼梯时尽量使用扶手，避免在暗处行走，不要在湿滑地面及冰上行走。

（7）日常生活中不要举重物，不要试图打开紧闭的窗，拾物时应先下蹲，保持上身平直，不要把头弯曲至腰以下拾物，不要爬上凳子从高处取物。

7.摔倒后，如何快速自我检查有无骨折呢？自我检查有三个比较实用的小方法：

（1）压痛的检查　老年人摔倒受伤后，可以通过自己或者家人用手指轻轻地进行按压，从感觉疼痛的部位开始，向最痛的部位逐步检查，寻找到压痛最明显的地方。如果这个明显压痛的部位在骨头上，那么发生骨折的几率就比较大；如果压痛在骨头旁的软组织内，可能只是伤筋了。

（2）骨的纵向挤压痛检查　这种监测办法也叫做骨传导痛，就是沿着骨头的走行"路线"，敲击或者挤压肢体的两端，看看当中的部位有没有疼痛。如果有，绝大多数就是发生骨折了。但在做这个动作时需要注意，注意先不要挤压到受伤的部位，因为受伤部位疼痛是必然的。只有拿捏远离受伤的地方，才能做出正确的判断。此外，检查的时候应该直接挤压，不要做扭转的动作，因为扭转会引发韧带的牵拉疼痛，就有可能把韧带扭伤的患者误判为骨折了。

（3）脊柱骨折的自我检查　老年人骨质疏松所导致的脊柱骨折最常发生在胸椎和腰

椎交界部位，如果外伤后感觉背部疼痛，就请家人用拳头轻轻地从下往上或从上往下叩击脊柱后方正中，如果在背部下方腰部上方有某一点特别明显疼痛的话，发生脊柱骨折的几率就比较高，若同时伴随腹胀便秘的话，骨折几率就更高。

8.院内骨折患者如何预防法律纠纷　入院时充分评估患者，做好跌倒风险的评估。医疗—护理—护工对跌倒风险要引起重视，跌倒风险人群要求活动时要有专人看护。反复地告知患者及家属，对患者进行宣教，包括环境、安全、药物、疾病、锻炼等。进行心理护理，通过沟通了解患者心理。发生外伤后，要逐级汇报、现场取证，保存告知书及病列资料，给予家属交流和安慰。

【治已病】

一、西医治疗

（一）骨质疏松症治疗

1.骨健康基本补充剂

（1）钙剂　我国营养学会制定成人每日钙摄入推荐量800mg（元素钙量）是获得理想骨峰值、维护骨骼健康的适宜剂量，如果饮食中钙供给不足可选用钙剂补充，绝经后妇女和老年人每日钙摄入量为1000mg。用于治疗骨质疏松症时，不是单纯补钙，应与其他药物联合使用。

（2）维生素D　成人推荐量为200IU（5μg/d），老年人推荐量为400～800IU（10～20mg）/d。维生素D用于治疗骨质疏松症时，应与其他药物联合使用。临床应用时应注意个体差异和安全性，定期监测血钙和尿钙，酌情调整剂量。

（二）药物治疗

药物治疗适应证：已有骨质疏松症（T≤-2.5）或已发生过脆性骨折；或已有骨量减少（-2.5＜T＜-1.0）并伴有骨质疏松症危险因素者。

1.抗骨吸收药物

（1）双磷酸盐类　有效抑制破骨细胞活性，降低骨转换。阿仑磷酸盐（alendronate）（福善美）可明显提高腰椎和髋部的骨密度，显著降低椎体及髋等部位发生骨折的危险。目前临床上应用的阿仑磷酸钠10mg/片（每日1次）和70mg/片（每周1次）2种，后者服用方便，对消化道刺激更小，有效且安全，因而有更好的依从性。应在早晨空腹时站着以200ml清水送服，进药后走动15分钟，30分钟内不能平卧和进食。长期服药的人，半年或一年应做一次骨密度检查。有食管炎、活动性胃及十二指肠溃疡、反流性食管炎者慎用。其他有唑来磷酸、利赛磷酸和伊木磷酸等可供选择使用。

（2）降钙素类　破骨细胞有降钙素受体，降钙素能抑制破骨细胞的生物活性和减少破骨细胞降钙素受体的数量，可预防骨量丢失并增加骨量。应用于临床的降钙素类制剂有2种：鲑鱼降钙素和鳗鱼降钙素类似物。适合有疼痛症状的骨质疏松症患者。降钙素类制剂的应用疗程要视病情及患者的其他条件而定。一般情况下应用剂量为鲑鱼降钙素50IU/次，皮下或肌内注射，根据病情每周2～5次，鲑鱼降钙素鼻喷剂200IU/d；鳗鱼降钙素20IU/w，肌内注射。应用降钙素时，少数患者可有面部潮红、恶心等不良反应，偶有过敏现象。

（3）选择性雌激素受体调节剂（SERMs）　有效抑制破骨细胞的活性，降低骨转换至妇女绝经前水平。该药只用于女性患者。少数患者服药期间会出现潮热和下肢痉挛症状。潮热症状严重的围绝经期妇女暂时不宜用。有静脉栓塞病史及有血栓倾向者如长期卧床和久坐期间禁用。

（4）雌激素类　此类药物只能用于女性患者。雌激素类药物能抑制骨转换，阻止骨丢失。是防止绝经后骨质疏松的有效措施。基于对激素补充治疗利与弊的全面评估，建议激素补充治疗遵循以下原则：

①适应证　有绝经期症状（潮热、出汗等）和（或）骨质疏松症和（或）骨质疏松危险因素的妇女，尤其提倡绝经早期开始用，收益更大，风险更小。

②禁忌证　雌激素依赖性肿瘤（乳腺癌、子宫内膜癌）、血栓性疾病、不明原因阴道出血及活动性肝病和结缔组织病为绝对禁忌证。子宫肌瘤、子宫内膜异位症、有乳腺癌家族史、胆囊疾病和垂体泌乳素瘤者慎用。

③有子宫者应用雌激素时应配合适当剂量的孕激素制剂，以对抗雌激素对子宫内膜的刺激，已行子宫切除的妇女应只用雌激素，不加孕激素。

④激素治疗的方案、剂量、制剂选择及治疗期限等，应根据患者情况个体化。

⑤应用最低有效剂量。

⑥坚持定期随访和安全性监测（尤其是乳腺和子宫）。

⑦是否继续用药应根据每位妇女的特点每年进行利弊评估。

2.促进骨形成药物　甲状旁腺激素（PTH）：小剂量 rhPTH（1-34）有促进骨形成的作用能有效地治疗绝经后严重骨质疏松症，增加骨密度，降低椎体和非椎体骨折的发生危险，适用于严重骨质疏松症患者。一定要在专业医师指导下应用。治疗时间不宜超过2年。一般剂量是 20ug/d，肌内注射，用药期间要监测血钙水平，防止高钙血症的发生。

3.其他药物

（1）活性维生素 D　适当剂量的活性维生素 D 能促进骨形成和矿化，并抑制骨吸收。老年人更适宜选用活性维生素 D，它包括 1α 羟维生素 D（α-骨化醇）和 1,25-（OH）2维生素 D（骨化三醇）2种，前者在肝功能正常时才有效，后者不受肝功能的影响。应在医师指导下使用，并定期监测血钙和尿钙水平。骨化三醇剂量为 $0.25 \sim 0.5 \mu g/d$，α-骨化醇为 $0.25 \sim 0.75 \mu g/d$。在治疗骨质疏松症时，可与其他抗骨质疏松药物联合使用。

（2）氟化物　如特氟乐定片 1 片/日，进餐时口服。

（二）老年骨质疏松骨折的治疗

1.跌跤后的应对措施　老年人由于脑动脉硬化，反应迟钝，步履蹒跚，往往在上楼、爬坡或攀高时，步态不稳而跌跤。

一种是向前扑倒，常可引起股骨、髋骨、上肢前臂骨折。此时患者可出现局部疼痛、明显肿胀，有时可伴创口；有些老年人痛觉不敏感，即使已形成了骨折，但不觉疼痛，甚至骨折两端成角相嵌，还可跛行走路。这是极其危险的，因为骨折端很易刺伤周围的神经或血管。对这类患者经检查，一旦怀疑有骨折时，应立即禁止走动，可用夹板或扫帚柄等固定骨折部位。搬运时急救者还应托住患肢，避免骨折部位移动而加重损伤。

另一种是臀部着地，常可造成股骨颈骨的骨折。患者往往主诉局部剧烈疼痛，患肢移动时疼痛加剧。有时臀部着地受间接外力冲击而引起腰椎骨折。也可因臀部猛力着地。突然增大的间接冲力引起颅内出血。这类患者会立即出现神志不清、剧烈呕吐、耳鼻出血。因此，对臀部着地的老年人，应在现场详细检查。如发现股骨颈有骨折，则可用夹板对局部加以固定。如患者主诉剧烈腰痛时，尤其两下肢失去知觉，应怀疑腰椎发生了骨折。此时可由三人同时托起患者至硬木板上，搬起时需同步，各司其位，避免再次损伤。取仰卧位，并在患处用枕头袋卷好的毛毯垫好，使脊柱避免屈曲压迫脊髓，再用绷带把患者捆绑在木板上。对口鼻腔内出血者，应不断用棉花将外溢的血液擦干，避免用不洁物填塞压迫，并适当处理。

（三）老年骨质疏松性骨折个性化治疗

老年骨折往往是众多疾病的共同结果，治疗老年骨质疏松性骨折应有整体意识。老年骨折的治疗目的是减轻疼痛、尽快获得基本日常生活能力，避免畸形和并发症的出现，促进骨折愈合及改善骨质状态，避免骨折再次发生。老年骨折最为显著的特点就是低能量损伤，骨质疏松的治疗应是老年骨折治疗的要点。骨折的治疗方法有手术及非手术性两种。至于采取何种治疗方法，在医方充分告知的前提下，病方知情后有选择权。手术是骨质疏松性骨折的一个重要治疗方法，值得注意的是，老年人生理机能减退，常合并有老年性疾病，如冠心病、高血压、糖尿病、肺部疾患、脑梗死等。手术前要对老年人进行全面、系统的检查，迅速、有效地控制治疗内科并发症后再行手术，这是减少术后并发症、提高手术成功率的关键。

（四）骨折后康复治疗

骨折的治愈标准不仅仅是骨折断端的愈合，还包括骨折处邻近关节、肌肉的功能恢复。很多骨折、尤其是肘关节和膝关节周围骨折，由于手术后得不到及时和真确的康复治疗，往往遗留关节功能障碍，导致关节黏连或僵硬。所以患者要重视预防这一常见的骨折后遗症。

关节黏连、僵硬、即是关节挛缩，诱发原因很复杂，有关节内和关节外原因。如何预防关节黏连？关键是在不影响骨折愈合的情况下进行早期关节功能断练。骨折后，患者一般应在术后第二天开始在专业康复医生的指导下进行康复治疗，不同的疾病及不同阶段安排特定的关节功能锻炼。术后第一周至第十二周，是骨折术后康复的"黄金期"；术后3个月至半年为骨折康复的晚期。但是晚期不代表无计可施，此时康复治疗依然有效，只是疗效减退，要花费更多的时间和精力去跟关节黏连、僵硬作斗争，治疗的手段也要比之前的"黄金期"复杂很多，需要依靠更多专业人士的手法治疗、关节松动术和支具的牵伸等方法来做最后努力。经过3个月这样密集、高强度的康复治疗，还是有机会最大可能挽救已经丧失的关节功能。

关节挛缩的治疗技术包括软组织松解术、关节松动术、关节牵引、持续进展性牵伸等。这些治疗技术都不会引起患者明显的疼痛，而且黏连的关节在一次治疗后总能获得明显的活动度的增加。对于关节僵直，施以简单粗暴的压、掰是不可取的，因为这样不仅不能解决全部问题，而且会带来新的损伤和并发症如异位骨化，甚至造成骨折等严重后果。要选择以骨科康复为特色的专科进行关节松解治疗。

晚期患者，根据情况或直接转至骨科做微创松解术，术后及时进行康复锻炼。或者经过一段时间康复治疗后，再根据疗效反应来决定是否手术。

二、中医治疗

（一）中药辨证论治

1. 肾精不足证 治疗以填精补髓。方药用右归丸加减（熟地黄、山药、山萸肉、枸杞子、菟丝子、鹿角胶、杜仲、肉桂、当归、熟附片）。

2. 肝肾不足证 治疗以滋补肝肾。方药用左归丸加减（熟地黄、山药、枸杞子、山茱萸、川牛膝、鹿角胶、龟板胶、菟丝子）或六味地黄丸（熟地黄、山茱萸、牡丹皮、山药、茯苓、泽泻）加减。

3. 脾气亏虚证 治疗以健脾益气。方药参苓白术散加减（莲子肉、薏苡仁、砂仁、桔梗、白扁豆、茯苓、人参、炙甘草、白术、山药）或补中益气汤（黄芪、人参、白术、炙甘草、当归、陈皮、升麻、柴胡、生姜片、大枣）。

4. 气血亏虚证 治以益气养血。方用归脾丸（党参、白术、炙黄芪、炙甘草、茯苓、远志、酸枣仁、龙眼肉、当归、木香、大枣）或八珍汤（当归、川芎、白芍药、熟地黄、人参、白术、茯苓、炙甘草）加减。

5. 瘀阻脉络证 治疗以活血化瘀、通络止痛，方用身痛逐瘀汤加减（秦艽、川芎、桃仁、红花、甘草、羌活、没药、当归、灵脂、香附、牛膝、地龙）或补阳还五汤（黄芪、当归、赤芍、地龙、川芎、红花、桃仁）加减。

（二）强肾壮骨中药

如淫羊藿、杜仲、骨碎补等可试用。

药物治疗期间复查骨吸收标志物 [血清 1 型胶原交联 C- 末端肽（S-CTX）] 和骨形成标志物 [1 型原胶原 N- 端前肽（PINC）]、骨密度，观察疗效，并及时调整治疗方案。目前主张不同药物间的联合治疗。根据病情个体化治疗。

（三）骨质疏松性骨折治疗

中医对骨折的分期，主要分为早、中、晚三期。早期为炎症期和修复期，治疗原则为攻利之法为主，具体有攻下逐瘀法、清热凉血法、补气摄血法。中期为骨折修复期，即伤后 3 ~ 4 周，治疗原则以调和为主，具体方法有和营止痛法、接骨续筋法、舒筋活络法。后期为骨折塑形期，约为骨折 1 月半以后，治疗原则以补为主，具体方法有补气养血法、健脾益胃法、补益肝肾法。

【法医学鉴定】

损伤时骨质疏松性骨折的法医学鉴定

（一）伤病关系分析与判断

应详细了解受伤的过程，暴力作用的部位，暴力大小、方向等，了解暴力作用部位有无软组织损伤及损伤程度。

（1）如现有的材料可以证实损伤当时遭受的暴力足够强大，以致作用在正常人体上亦可造成骨折时，且暴力作用部位局部软组织损伤明显，则即便伤者具有明显的骨质疏松，也可不考虑伤病关系，判定损伤与骨折之间存在直接因果关系。

（2）如现有材料证实伤者具有明显骨质疏松的基础疾病，实验室检查及影像学检查均提示具有较为严重的骨质疏松症时，且遭受的暴力作用又相当轻微，局部软组织损伤又不甚明显，则可判定损伤与骨折之间存在间接因果关系，但在实际鉴定过程中对于暴力作用大小界定，需法医鉴定人仔细辨别。

（3）对于因外伤致骨折制动或者疼痛部位继发局部骨质疏松，在正常活动中发生的骨折，应判断与前一次的外伤存在直接因果关系。

（4）在鉴定实践中，对于原有疾病造成的局部性的骨质疏松，如臂丛/腰骶丛重要分支损伤或者疾病、单肢体的废用性骨质疏松，以及骨折内固定或者骨关节炎后制动造成局部骨质疏松，遭受外力造成的骨折，如果对于骨质疏松的程度难以用仪器测定时，只能从影像片反映，但难以量化，鉴定人应分析外力大小、骨质疏松程度，并综合判断。外力较大时，一般不考虑骨质疏松的因素，只有外力轻微、一般正常情况会造成骨折时才进行伤病关系分析。

（二）损伤程度鉴定

首先，依据骨折的部位及其程度和医疗处置结果，对照《人体损伤程度鉴定标准》相关条款，鉴定损伤程度（重伤、轻伤、轻微伤）。

其次，依照《人体损伤程度鉴定标准》伤病关系处理原则，判断损伤与骨折的因果关系。

（三）伤残等级评定

对损伤与骨折存在因果关系的，经治疗后遗留脊柱、四肢形态结构改变或者功能障碍的，依照《人体损伤致残程度分级》相关条款评定伤残等级，必要时提出可参考性损伤参与度意见。

附：实例资料

检案摘要

据委托书记载：2008 年 7 月 20 日，李某某（女性，1920 年 12 月 5 日出生）在一起纠纷中受伤。为正确审理此案，要求对李某某所遭受外力作用与其目前后果的因果关系及其损伤后的伤残等级进行法医学鉴定。

检验过程

1. 检验方法　遵循医学科学原理和法医学因果关系准则，审查、摘抄鉴定材料，并对被鉴定人进行体格检查。

2. 适用标准　GB18667-2002 道路交通事故受伤人员伤残评定。

3. 资料摘录

（1）2008 年 7 月 20 日某医院急诊病史及验伤单摘录

主诉：腰部及左前臂外伤 1 小时。检查：神清，左前臂皮下淤血。腰部压痛明显（胸腰段），活动受限。X 线片示：T_{11}、T_{12} 椎体压缩骨折；CT 片示：T_{11}、T_{12} 压缩骨折，胸腰椎脊柱退变。

（2）2009 年 1 月 8 日某医院门诊病史摘录

主诉：腰部受伤后 5 月，诉腰背部疼痛不适 5 天。检查：腰部活动受限。X 线片和 CT 片示：胸 11、12 椎体陈旧性骨折。

4. 体格检查　乘坐轮椅由他人推入检查室。神清，查体尚能合作。双大腿周径（髌上缘上方 15cm 处）：左侧 41.0cm，右侧 41.0cm；双小腿周径（髌下缘下方 10cm 处）：左侧 30.0cm，右侧 29.8cm。双侧膝关节活动无明显受限。双下肢皮肤触觉存在，末梢血供可。

生理反射存在，病理反射未引出。

5.阅片所见　2008年7月20日，某医院胸腰椎正侧位X线片2张、胸椎CT片2张示：第11、12胸椎椎体前缘呈楔形变，第11、12胸椎椎体左侧骨皮质连续性中断、折裂，左侧椎旁软组织稍肿胀，提示第11、12胸椎椎体新鲜压缩性骨折；所见椎体骨小梁结构模糊不清，稀疏，骨小梁呈格子状，椎体边缘骨质增生，附件骨质增生，符合椎体骨质疏松、退行性改变征象。

2009年1月8日，某医院胸腰椎正侧位X线片1张和胸椎CT片2张示：第11、12胸椎椎体前缘可见硬化征象，第12胸椎椎体左侧骨皮质折裂处可见少量骨痂生长征象，椎旁软组织肿胀较前好转，符合椎体新鲜骨折修复改变；椎体骨质疏松、退行性改变同前。

分析说明

根据委托人提供的现有材料，检验所见并专家会诊意见，分析如下：

1.关于椎体骨折　被鉴定人李某某在一起纠纷中受伤，临床诊断：第11、12胸椎椎体压缩性骨折。临床予对症治疗并嘱卧床制动等。

本所阅读李某某受伤当天胸腰椎X线片及CT片显示：第11、12胸椎椎体符合新鲜骨折征象；其伤后五月余复查胸腰椎X线片显示：第11、12胸椎椎体骨折呈基本愈合征象。结合其伤后病史记载有腰部活动受限、局部压痛等症状，本所认为其第11、12胸椎椎体存在骨折。另外，本所阅李某某伤后影像学资料显示：其各椎体（包括第11、12胸椎椎体）存在退行性改变并伴有骨质疏松。

老年性骨质疏松，在影象学资料中常表现为骨量减少和骨微结构破坏等。由于骨量的减少和骨微结构破坏，可引起骨的脆性增加、骨力学强度下降，从而导致骨承受的抵抗力的能力降低，即发生脆性骨折的危险性增加。当脊柱椎体受到轴向外力作用时（如臀部着地、腰部前屈等），可造成椎体的压缩性骨折等。

根据李某某椎体骨折的部位、程度并结合其致伤力轻微和致伤方式等综合分析认为，不排除第11、12胸椎骨折系在其自身骨质疏松的基础上遭受外力作用所致，外力作用为次要作用。

2.关于伤残等级

比照GB18667-2002《道路交通事故受伤人员伤残评定》标准第4.8.3b条之规定，其第11、12胸椎椎体压缩性骨折相当于道路事故八级伤残。外力作用在致伤残中为次要作用。

鉴定意见

被鉴定人李某某遭外力作用致第11、12胸椎椎体新鲜骨折。外力作用与其两椎体骨折存在因果关系，外力作用为次要因素。李某某两椎体压缩性骨折相当于道路交通事故八级伤残。

评述

只要患者发生了脆性骨折就可以诊断为骨质疏松症；对于那些没有发生脆性骨折的人可以通过骨密度测定，按照世界卫生组织的诊断标准进行诊断。本案例临床表现骨折，若能以影像学资料所见结合骨密度检查与骨吸收标志物、骨形成标志物测定结果综合判定，则鉴定意见更加明确。

第二节 肩袖损伤及肩周炎

【概述】

一、肩袖损伤

肩袖损伤是指肩袖受力作用受伤。肩袖（rotator cuff）是指由冈上肌、冈下肌、肩胛下肌、小圆肌的肌腱在肱骨头前、上、后方形成的袖套样肌样结构。Clark 等认为，肩袖肌群在近肱骨大结节止点处融合为一。喙肱韧带在冈上肌、冈下肌之间的深浅两面使肩袖的联结得到加强。肩袖的冈上肌起自肩胛骨冈上窝，经盂肱关节上方止于肱骨大结节近侧，由肩胛上神经支配，主要功能是上臂外展并固定肱骨头于肩盂上，使盂肱关节保持稳定；此外，冈上肌还能防止三角肌收缩时肱骨头的向上移位。冈下肌起自肩胛骨冈下窝，经盂肱关节后方止于肱骨大结节外侧中部，也属肩胛上神经支配，其功能在上臂下垂位时使上臂外旋。肩胛下肌起自肩胛下窝，经盂肱关节前方止于肱骨小结节前内侧，受肩胛下神经支配，在臂下垂位时具有内旋肩关节功能。小圆肌起自肩胛骨外侧缘后面，经盂肱关节后方止于肱骨大结节后下方，由腋神经支配，功能是使臂外旋。

肩袖的共同功能是在任何运动或静止状态使肱骨头与肩盂保持稳定，使盂肱关节成为运动的轴心和支点，维持上臂各种姿势和完成各种运动功能。此外，冈上肌还能够防止肱骨头在三角肌收缩时向上移位。

（一）病因

对肩袖损伤的病因与发生机制有血运学说、退变学说、撞击学说及创伤学说等 4 种主要论点。

1. 退变学说 Yamanaka 从尸检标本描述肌腱退变的组织病理表现，肩袖内细胞变形；坏死，钙盐沉积，纤维蛋白样增厚，玻璃样变性，部分性肌纤维断裂，原纤维形成和胶原波浪状形态消失，小动脉增殖，肌腱内软骨样细胞出现。肩袖止点（enthesis）退化表现为潮线的复制和不规则，正常的四层结构（固有肌腱、潮线、矿化的纤维软骨和骨）不规则或消失，或出现肉芽样变。这些变化在 40 岁以下的成人中很少见，但随年龄增长呈加重的趋势。

Uhtoff 等研究表明肌腱止点病变，成为肩袖断裂的重要原因。肌腱的退化变性、肌腱的部分断裂及至完全性断裂在老年患者中是常见病因。

2. 血运学说 Codaman 最早描述了危险区位于冈上肌腱远端 1cm 内，这一无血管区域是肩袖撕裂最常发生部分。Brooks 发现冈下肌腱远端 1.5cm 内也存在乏血管区。但冈上肌的撕裂发生率远高于冈下肌腱，因此除了血供因素外，应当还存在其他因素。

3. 撞击学说 认为肩袖损伤是由于肩峰下发生撞击所致。这种撞击大多发生在肩峰前 1/3 部位和肩锁关节下面或喙肩穹下方。Neer 依据撞击征发生的解剖部位分为冈上肌腱出口撞击征和非出口部撞击征。Neer 认为 95% 肩袖断裂由于撞击征引起。冈上肌腱、肱二头肌长头腱及肩胛下肌腱的撞击性损伤。早期为滑囊病变，中晚期出现肌腱的退化和断裂。

4.创伤　作为肩袖损伤的重要病因已被广泛接受。劳动作业损伤、运动损伤及交通事故都是肩袖创伤的常见原因。Neviaser 等在 40 岁以上的患者中发现，凡发生盂肱关节前脱位者，在复位之后，患肩仍不能外展者，其肩袖损伤的发生率为100%，而腋神经损伤仅占78%。在老年人中，未引起骨折或脱位的外伤也可以引起肩袖撕裂。任何移位的大结节骨折都表明存在肩袖撕脱性骨折。创伤就其暴力大小而言分为重度暴力创伤与反复的微小创伤，后者在肩袖损伤中比前者更重要。日常生活活动或运动中反复微小损伤造成肌腱内肌纤维的微断裂，这种微断裂为部分肌腱或全层撕裂。这种病理过程在从事投掷运动的运动员中常见。

急性损伤常见的暴力作用形式，有 ①上臂受暴力直接牵拉，致冈上肌腱损伤；②上臂受外力作用突然极度内收，使冈上肌腱受到过度牵拉；③腋部在关节盂下方受到自下向上的对冲性损伤，使冈上肌腱受到相对牵拉，并在肩喙穹下受到冲击而致伤；④来自肩部外上方的直接暴力，对肱骨上端产生向下的冲击力，使肩袖受到牵拉性损伤。此外，较少见的损伤有锐器刺伤及火器伤等。

综上所述，肩袖损伤的内在因素是肩袖肌腱随增龄而出现的肌腱组织退化，以及其解剖结构上存在乏血管区的固有弱点。而创伤与撞击加速了肩袖退化和促成了断裂的发生。正如 Neviaser 强调指出 4 种因素在不同程度上造成了肩袖退变过程，没有一种因素能单独导致肩袖的损伤，其中的关键性因素应依据具体情况分析得出。

（二）分类

中医学认为肩袖损伤多发生于中年以上体力劳动者、家庭妇女和运动员，它包括冈上肌腱炎、冈上肌腱钙化、肩袖断裂等疾患。

1.冈上肌腱炎　当肩关节外展至 90°时，肩峰下滑囊完全回缩进肩峰下面，冈上肌腱很容易受到肩峰的摩擦。由于局部反复遭受慢性摩擦，日久形成劳损，特别是中年以后，气血渐亏，冈上肌腱发生缺血性硬化，不同程度的弹性纤维消失、纤维变粗糙、肿胀，尤其大结节部的纤维退行性变更为明显，甚至部分纤维撕裂而患病；运动员可由猛力投掷而发生急性损伤。

2.冈上肌腱钙化　在冈上肌腱退行性变的基础上，发生钙盐沉着，形成钙化性肌腱炎。钙化性肌腱炎常因肩部扭伤或过度使用后，钙化块软化，使腱内压力加大而引起剧痛，也可因钙化部张力过大，溃破入肩峰下滑囊内，而引起钙化性滑囊炎。

3.肩腱袖断裂　肩腱袖的退行性变常是肩袖断裂的内因，而外伤仅为其诱因，故断裂多发生在 40 岁以后。青年发生断裂者，多有剧烈而严重的外伤史，或为关节脱位、肱骨外科颈骨折的并发症。由于肩腱袖受肩峰的保护，所以直接暴力很少造成肩袖断裂。间接暴力多由于上肢外展手掌触地，骤然地内收而断裂，或当肩关节过度用力外展，或外展时突然遭受向下的重力冲击而断裂。因冈上肌位于肩袖中央，且中年后常发生退变，损伤时承受牵拉力最大，故易断裂，约占 50%。

二、肩关节周围炎

简称"肩周炎"，是以肩周围疼痛，活动功能障碍为特征的常见病。其名称较多，如本病好发于 50 岁以上患者而称"五十肩"，常因睡眠时肩部感受风寒而使疼痛加重，故称"露肩风"，因患肩局部常畏寒怕冷，且功能活动明显受限，形同冰冷而固结故称"冻结肩"。此外还有"肩凝风""肩凝症"等名称，因此它是一种多因素的病变。

本病的原因目前认识不一，说法甚多，目前国外比较新的理论有以下几种：

1. 免疫　Bulgen 检查 40 例肩周炎患者中的免疫复合体水平，治疗前 C 反应蛋白增高，8 个月后基本恢复正常水平。

2. 退行性改变　Sarkarie 认为肩关节周围炎不是多核细胞浸润的炎症，而是肩袖肌腱的增殖和退行性改变。从 25 岁开始，移行于肩关节囊内的冈上肌、冈下肌、小圆肌和肩胛下肌开始发生退变，以致肩峰下的滑囊与关节腔发生粘连。

3. 解剖结构上的因素　现在认为，肩关节应包括盂肱关节，肩锁关节和肩胸连结等运动。其中某一部分的损伤都会影响肩关节的运动。另外，关节囊比较松弛，上肢下垂时关节前下方有许多皱襞，同时肩关节周围还有滑液囊及肌腱袖，其中空隙积留渗液容易发生粘连。

4. 精神因素　Conventry 同泰江辉雄认为肩关节周围炎发病与患者本身精神因素有很大关系。本病开始时，症状很轻，但由于精神过度紧张，以致影响血管运动神经而使症状加重，因恐惧而不能主动活动关节，逐渐导致关节运动障碍。心因性肩凝症的发病机理有两点：①当肩部肌肉负荷增加或肌肉紧张性增加使肩部酸痛时，患有神经官能症的人 70% 可因强烈的情绪不安而过度注意自身症状，从而变得更加敏感，更加注意自身症状，使原来比较轻的症状，逐渐加重，形成心身相互作用，久而久之形成肩凝症；②有神经官能症倾向者，可因精神紧张、心绪不佳，使肩部肌肉紧张性增加而导致肩部酸痛，进一步加重心理因素而造成恶性循环。

5. 其他因素　如外伤、扭伤、骨折、脱位，受风寒湿等也是致病因素之一。通过临床实践，我们认为形成本病的主要病因是内在因素。由于年老体衰，气血不足，可使肩关节周围得不到必要的营养而引起该部位的退行性改变、炎症渗出和粘连。由于肩关节周围的肌腱、韧带、滑囊较多，而且与肩关节囊相贴，关系甚为密切。如肱二头肌短头喙突附着处外缘与喙肱韧带伴行，此韧带与关节囊同止于肱骨大小结节，架桥于肱骨结间沟之上，有约束肱骨外旋作用，该肌腱、韧带的变性、粘连，可影响肩上举外旋的功能。肱二头肌长头在结节间沟的经常反复运动，可发生变性，如肿胀、肥厚与腱鞘的狭窄，势必影响肩关节的功能。除此之外，肩峰下滑囊与肩袖变性、粘连与挛缩，也可产生肩上举困难。

另外，发生肩周炎后，肩胛骨可产生单一位置的移动，既有向内或向上的，也有肩胛骨下角向外或外上的，这样不仅破坏了"肩肱节律"，而且关节盂和肱骨头的对合角度也发生了改变。肩胛骨不参与运动，盂肱关节也达不到肱骨单独运动时应有的角度。这就是肩关节主动或被动活动受限的原因之一。

中医学认为，肩周炎病因病机是，五旬之人，肾气不足，气血渐亏，加之肩部过度劳作、损伤，又露卧受凉，寒凝筋膜而引起本病。

肩关节是人体活动频繁、幅度较大、范围较广的关节，由于反复轻伤，慢性劳损，或风寒湿邪侵袭，而至慢性筋伤。其最初为冈上肌肌腱炎或肱二头肌长头腱鞘炎等，进而波及整个肩关节周围软组织。所以气血虚弱，血不荣筋，肩部软组织广泛的退行性变常为其内因，在此基础上由于外因的作用而发病。后期因肩部周围软组织的慢性炎症反应而引起肩关节周围软组织广泛性粘连。

少数患者可继发于外伤而发病，如肱骨外科颈骨折、肩关节脱位、上肢骨折固定时间太长或在固定期间不注意肩关节功能锻炼等。

【临床诊断】

一、肩袖损伤

（一）西医诊断

1.临床表现

（1）外伤史 凡有急性损伤史，重复性或累积性损伤史者，对本病的诊断有参考意义。

（2）疼痛与压痛常见部位 是肩前方痛，位于三角肌前方及外侧。急性期疼痛剧烈，持续性；慢性期呈自发性钝痛，在肩部活动后或增加负荷后症状加重。被动外旋肩关节或过度内收也使疼痛加重。夜间症状加重是常见的临床表现之一。压痛多见于肱骨大结节近侧，或肩峰下间隙部位。

（3）功能障碍 肩袖大型断裂者，肩上举及外展功能均受限。外展与前举范围均小于45°，主动上举受限，而被动上举无明显受限，是肩袖大型撕裂的一个重要临床特征。

（4）肌肉萎缩 病史超过3周以上，肩周肌肉有不同程度的萎缩，以三角肌、冈上肌及冈下肌较常见。

（5）关节继发性挛缩病程超过3个月，肩关节活动范围有程度不同的受限。以外展、外旋及上举受限程度较明显。

2.特殊体征

（1）肩坠落试验（arm drop sign） 被动抬高患臂至上举90°～120°范围，撤除支持，患臂不能自主支撑而发生臂坠落和疼痛，即为阳性。

（2）撞击试验（impingement test） 向下压迫肩峰，同时被动上举患臂，如在肩峰下间隙出现疼痛或伴有上举不能时为阳性。

（3）疼痛弧征（pain arc syndrome） 患臂上举60°～120°。范围内出现肩前方或肩峰下区疼痛。对肩袖挫伤和部分撕裂有一定诊断意义。

（4）盂肱关节内摩擦音 盂肱关节在主动运动或被动活动中出现摩擦声或碾轧音，常由肩袖断端的瘢痕组织引起。

对肩袖断裂做出正确诊断并非易事。凡有肩部外伤史，肩前方疼痛伴大结节近侧或肩峰下区域压痛的患者，若同时合并存在上述四项中任何一项特殊阳性体征者，都应考虑肩袖撕裂的可能性。如同时伴有肌肉萎缩或关节挛缩，则表示病变已进入后期阶段，对肩袖断裂可疑病例应做进一步的辅助检查。

3.影像学诊断

（1）X线摄片 X线平片检查对本病诊断无特异性。

（2）关节造影 在正常解剖情况下盂肱关节与肩胛下肌下滑液囊及肱二头肌长头腱腱鞘相通，但与肩峰下滑囊或三角肌下滑囊不相交通。若在盂肱关节造影中出现肩峰下滑囊或三角肌下滑囊的显影，则说明其隔断结构肩袖已发生破裂。

（3）CT断层扫描检查 单独使用CT扫描对肩袖病变的诊断意义不大。CT扫描与关节造影合并使用，对肩胛下肌及冈下肌的破裂以及发现并存的病理变化有一定意义。

（4）磁共振成像 是诊断肩袖损伤的一种重要方法。磁共振成像能依据受损肌腱在水肿、充血、断裂以及钙盐沉积等方面的不同信号显示肌腱组织的病理变化。

（5）超声诊断方法　对肩袖损伤能做出清晰分辨。高分辨率的探头能显示出肩袖水肿、增厚等挫伤性病理改变，肩袖部分断裂则显示肩袖缺损或萎缩、变薄。完全性断裂能显示断端和裂隙，并显示肌腱缺损范围。对肌腱部分断裂的诊断优于关节造影。

4.关节镜诊断

肩关节镜技术是一种微创性检查方法，一般用于疑诊为肩袖损伤、盂唇病变、肱二头肌长头腱止点撕裂肩关节上盂唇前后部损伤(SLAP)病变以及盂肱关节不稳定的病例。

5.病理分类

（1）按损伤程度分类

（2）按肌腱断裂后裂口方向分　与肌纤维方向垂直者，称为横形断裂；裂口方向与肌纤维方向一致者，称作纵形断裂。肩袖间隙的分裂也属于纵形断裂，是一种特殊损伤类型。

（3）按肌腱断裂范围分　Lyons的分类法可分为小型撕裂、大型撕裂与广泛撕裂三类。

（4）按肌腱断裂时间分　可分为新鲜和陈旧断裂。新鲜肌腱断裂断端不整齐，肌肉水肿，组织松脆，盂肱关节腔内渗出。陈旧性断裂断端已形成瘢痕，光滑圆钝，比较坚硬，关节腔有少量纤维素样渗出物，大结节近侧的关节面裸区被血管翳或肉芽组织覆盖。

（二）中医诊断

冈上肌腱炎多数为缓慢发病，或受轻微外伤发病，肩外侧及三角肌止点部疼痛，冈上肌腱止点压痛明显，用力肩外展时疼痛明显加重，可出现疼痛弧综合征，即当肩外展60°～120°时发生疼痛，甚至可因疼痛不能完成外展及上举动作，但可被动外展及上举，肩外展小于60°或大于120°时，则疼痛不明显。病程较长者，疼痛常因受凉或寒湿而骤然发生，并常与劳累有关，休息后减轻，日久可发生肩部肌肉萎缩。

冈上肌腱钙化者如钙化在肌腱的深部可无明显症状，但在肩部外伤或劳损后，疼痛可突然加剧。有的无明显外伤而突然发病，表现为肩外侧疼痛，并可向三角肌止点甚或手指放射，剧痛时可影响睡眠和饮食，一般止痛药或镇静剂均难以达到止痛作用。查体可见：患部温度增高，常伴有红肿，压痛点在肱骨大结节处最明显。肩关节外展运动严重受限，个别病例可由于钙化部破溃减压而使疼痛突然减轻，一般疼痛可在数周后减轻或消失，但肩部肌肉痉挛、运动受限都明显存在。

二、肩周炎

（一）西医诊断

1.临床表现

（1）多发生于40岁以上的中老年，起病缓慢，病程较长。

（2）疼痛逐渐加重，稍有行动或触碰即疼痛难忍，严重影响睡眠。

（3）渐进性肩活动障碍，不同程度影响日常生活和工作。

（4）肩部疼痛点较广泛，如肩峰下、喙突、结节间沟等。

2.检查

X线平片仅见肩部质疏松，有时可见尖峰下钙化阴影，肩关节造影或肩关节镜检查有助于诊断。

（二）中医诊断

慢性发病，女性多于男性，多数无明显外伤史，夜间疼痛较重，严重时不敢侧卧于患侧。

常不能梳头、洗脸、摸背，甚至穿上衣困难，病程长者可达数年之久。检查时，肩部周围有广泛压痛点。肩关节主动和被动上举、后伸、内收 – 外展、内旋等动作均受限制，后期肩部肌肉痉挛转为肌肉萎缩。X 线检查摄片常为阴性，实验室检查亦常为阴性。本病常须与风湿性关节炎、冈上肌肌腱炎、肱二头肌长头腱鞘炎、肩关节结核及肩部肿瘤相鉴别。

【防未病】

一、防肩袖损伤的发生

1. 在日常生活、生产、运动中，尽量减少肩部劳损、损伤，尤其是外伤，其后局部肿胀、渗出、小血管出血致使肿胀、疼痛。

2. 要注意肩部保暖。肩部经常外露，风寒湿邪侵袭，使肌肉炎性反应和变性。

3. 颈肩部疼痛，如颈椎病、冻结肩等得到及时有效治疗，以免继发肩袖损伤。

二、防肩周炎发生

1. 提高人体的免疫功能，免疫力低下易患肩周炎。

2. 肩部保暖，风寒湿邪入侵局部是发病因素之一。

3. 防止局部外伤、扭伤、骨折、脱位，以免继发肩周炎。

4. 肩周炎发生与患者本身精神因素有关。由于精神因素使关节活动减少，以致关节功能发生障碍，要进行心理治疗。

5. 退行性改变、解剖结构上的因素、遗传等是不可控的，但在生活、生产、运动中注意避免局部劳损、损伤，也是转不可控为可控方法之一。

三、已知肩袖损伤，促进功能恢复

肩袖损伤早期即应采取综合治疗方法，控制创伤性炎症反应，局部减少活动促进损伤组织愈合等，尽可能不演变成后期病变。

四、已知肩周炎，防慢性病变过程

肩周炎的急性阶段，要积极有效地治疗，如消炎止痛、医疗体操、推拿等，防止演变成慢性阶段及病情的反复。

【治已病】

一、肩袖损伤

（一）西医治疗

治疗方法的选择取决于肩袖损伤的类型及损伤时间。肩袖挫伤、部分性断裂或完全性断裂的急性期一般采用非手术疗法。

1. 肩袖挫伤的治疗　包括休息，三角巾悬吊、制动 2 ～ 3 周，同时局部物理疗法，消除肿胀及止痛。疼痛剧烈者可采用 10% 利多卡因加皮质激素做肩峰下滑囊或盂肱关节腔内注射，疼痛缓解之后即开始做肩关节功能康复训练。

2. 肩袖断裂急性期　于卧位上肢零位（zero position）牵引上肢于外展及前上举各 155° 位皮肤牵引持续时间 3 周。牵引同时做床旁物理治疗，2 周后，每日间断解除牵引 2 次或 3 次，做肩、肘部功能练习，防止关节僵硬。也可在卧床牵引 1 周后，改用零位肩人字石膏或零位支具固定，便于下地活动。零位牵引有助于肩袖肌腱在低张力下得到修复和愈合。在去除牵引之后，也利于利用肢体重力促进盂肱关节功能的康复。

3.手术治疗　适应证是肩袖大型撕裂，非手术治疗无效的肩袖撕裂，以及合并存在肩峰下撞击因素的病例。大型的肩袖撕裂一般不能自行愈合，影响自行愈合的因素是：①断端分离、缺损；②残端缺血；③关节液漏；④存在肩峰下撞击因素。

经4～6周的非手术治疗，肩袖急性炎症及水肿消退，未能愈合的肌腱残端形成了较坚硬的瘢痕组织，有利于进行肌腱修复和止点重建。

肩袖修补的手术方法很多，应根据临床实际情况选择不同的疗法。

（二）中医治疗

1.理筋手法　急性期以轻手法为主，慢性期可用较重手法，肩腱袖断裂早期则禁用手法。

施法时，先用揉法、拿法，点按肩周诸穴，以活血舒筋，然后，医者一手拿患腕，一手拿患肩，在拔伸下，直臂摇肩5～7次。拿腕之手外展高举约140°后，将肘关节屈曲内收、后伸，再外展，伸肘高举，作回旋运动，同时，拿肩之手在肩峰上，作掌按及柔散手法以解除组织痉挛，恢复其外展功能。最后以肩部为重点，用抖法、推法、搓擦法做结束手法。

2.药物治疗　急性期内服治宜舒筋活血、消肿止痛为主，用舒筋活血汤加减；慢性期可服舒筋丸；局部疼痛畏寒者可服小活络丸或活血酒；体弱血虚者可内服当归鸡血藤汤。

急性期肿痛较重时，外敷消瘀止痛膏、双柏散膏，或用展筋丹局部外揉，后期可外贴宝珍膏或痹症膏药，亦可用熥药热熨患处。

3.针灸治疗　取穴如天宗、肩髎、肩贞、肩髃、曲池等用泻法，提插捻转，以扁臂部酸麻胀痛为度，留针20分钟，可加艾灸。

4.水针疗法　可用当归注射液3～5ml，1%普鲁卡因5ml，醋酸氢化可的松25ml，混合后，封闭袖状肌腱，每周1次，5次为一疗程。

5.手术治疗

（1）冈上肌钙化范围较大或钙质较硬，反复发作，非手术治疗无效和影响肩关节活动并有疼痛者。

（2）完全的肩腱袖断裂者应早期手术；晚期病例及老年人的冈上肌腱完全断裂不必手术。

6.固定和练功疗法　急性期肿痛难忍者，可用三角巾悬吊，作短期制动，肿痛缓解后即进行肩关节的外展。前屈、后伸，外旋等功能锻炼，以恢复肩关节的活动功能。

二、肩周炎

（一）西医治疗

肩周炎是慢性病，经正规治疗能逐渐好转而痊愈。

1.一经确诊治疗，首先是使用非甾体类消炎镇痛药物。

2.压痛部位理疗，热敷。压痛点局部封闭治疗，用醋酸氢化可的松12.5～25mg加0.5%普鲁卡因5～10ml局部封闭，每周1次，共3次或4次。注意严格无菌操作以免发生化脓性肩关节炎。

3.适当的推拿按摩不仅能减轻疼痛，而且也有利于增加活动范围。在能耐受的疼痛范围内进行自动运动是十分重要的。自动运动的方法有多种，常用的方法是：弯腰使垂下的上肢作顺时针随后逆时针的旋肩运动；其次是让患者用患侧手指练习爬墙活动；最后是双手扶颈，使双肘后伸。每日练习2～3次，每次15分钟。随着活动范围的增大，疼痛也逐渐减轻；侧卧时病肩受压不再疼痛，表明急性期已过去，而肩关节的内旋及后伸内旋（摸背）功能最后恢复。未经治疗的晚期患者肩关节已僵硬者，可试用上法治疗，无效者可在全麻下用轻柔手法，渐渐使患侧肩关节内旋、外旋后外展，以达到正常的活动范围。甩手法时，术者必须握肱骨上部，助手以拳顶住肱骨头，以预防骨折和脱位。手法完毕后，可考虑进行肩关节穿刺，抽出关节内积血，再注入醋酸氢化可的松 25mg 加 1% 普鲁卡因 5～10ml，用外展支架保持肩关节外展。第二天即开始理疗，并在外展支架上作肩部活动练习。一般在 2～3 周后可达到无痛的肩部活动，但要注意继续坚持作肩部活动练习 2～3 个月。预后良好。如能早期诊断，尽快治疗，治疗所需时间还能缩短。

4.坚持功能训练，以主动运动为主。

（二）中医治疗

1.理筋手法

（1）擦肩法　用擦法在肩前缘、外缘、后缘各施擦法 5 分钟，并配合以肩外展和上举等被动活动。施法时要由轻到重，缓慢进行，以缓解肩部软组织的痉挛，松解部分粘连。①内旋擦肩；②外旋擦肩；③外展擦肩；④内收擦肩；⑤后伸擦肩。

（2）点穴舒筋法　依序以指代针点按肩井、天鼎、缺盆、云门、肩髃、秉风、天宗、肩贞、曲池、合谷等穴，然后在肩前（肱二头肌长短头）、肩外（三角肌）、肩后（冈上肌、冈下肌）各痛点处施以揉按拨络及捋顺手法以剥离肩部粘连，松解肩部肌。

1）医者站在患者肩后外方，用一手拿住患肩，拇指在肩后，余四指在肩前，另一手握住伤肢腕部，在轻轻牵引下，环旋摇晃上肢 6 次或 7 次；然后拿肩之手改放至腋下，向健侧用力撑之，握腕之手与之相对拔伸，在保持拔伸力量的同时，使伤肢由外向前下，再屈肘向前上，内收逐渐触摸健侧肩部，同时术者应随手法的活动也由肩后外方移步到患者前方，最后将伤肢放回到施法前的位置。医者站在患者前方；拿肩之手改拿肘部，使肩关节左右摆动 5～7 次。

2）重复上述手法1），然后在患者手部触肩时，医者腋下之手撤出，改按肩部，拇指在前，四指在后，另一手之肘部脱患者肘部，被动使患者尽量从头顶绕至患肩，绕头活动可进行 6～7 次，然后将患臂向上方拉直，同时医者在肩部之手拇指揉捻患肩前侧。

3）使患者上肢内旋、后伸，医者呈弓箭步塌腰，以医者之肩顶住患者之肩前方，使患者屈肘，患手尽量后背，并可上、下颤动 3～5 次，然后医者平身，使患肢由后背转向前外方伸直。令一助手托扶患臂，医者用合掌散法，先从患者肩部起前后抖散到腕部，再从肩部起上下抖散到腕部。

4）顿筋法　如患者肩部疼痛较重者，再重复摇拔曲转第2）基础上，医者拿肩之手改握患肢腕部，拿腕之手改拿肩部仍拇指在前，四指在后，然后拿腕之手令患者屈曲，医者同时以肘托患肢之肘使之抬高，当抬高到一定的限度时，用力将患肢斜向前下方拔伸，同时拿肩之手戳按肩前痛点，此手法可行 3 次或 4 次。

5）抖筋法　如患者肩后部为疼痛较重者，医者可站于伤侧，握住伤侧食、中、无名、小四指，将患肢斜向前下方拉直，嘱其放松肌肉，将患肢用手上、下抖颤 5～7 次。

2.药物治疗　治疗宜补气血、益肝肾、温经络、祛风湿为主，可内服独活寄生汤或三痹汤等，体弱血亏较重者，可用当归鸡血藤汤加减，疼痛较重者可配合用上肢洗药，蒸熥后局部热敷或外贴化坚膏药。

3. 针灸治疗　取穴有肩髃、扁井、肩外俞。巨骨、臂臑、曲池等，并可以痛点为俞，结合艾灸，每日或隔日一次。

4. 水针及封闭疗法　可用当归注射液 4ml，加入 1% 普鲁卡因 4ml，作肩周穴位注射，亦可用 1% 普鲁卡因 10ml，加入醋酸泼尼松龙 25mg，作关节囊内注射，或以痛为俞，局部封闭治疗。

5. 练功疗法　鼓励患者作肩外展、内收、前屈、后伸以及旋转等活动。由于锻炼时会出现患部疼痛，因此须消除患者顾虑，说明练功疗法的重要性，坚持每日早晚多加锻炼。锻炼的方式很多，如：弯腰使垂下的上肢作顺时针的旋肩运动；然后作"手指爬墙"活动，最后可使双手挟颈，双肘作后伸贴墙练习，其他如"手拉滑车"等，皆可辅助练习肩部运动。

【法医学鉴定】

损伤与肩袖损伤的法医学鉴定

实例资料示:

检案摘要

据送鉴材料摘录：2014 年 8 月 30 日，闫某因交通事故受伤。

2015 年 4 月 30 日，某市医学科技有限公司司法鉴定所鉴定意见书。鉴定意见：闫某（男性，60 岁）肢体交通伤，后遗左上肢功能障碍，构成十级伤残。损伤后休息 150 日，营养 60 日，护理 60 日。

检验过程

（一）病历摘要

1. 2014 年 8 月 30 日某市第十人民医院急诊病历记录摘录：

主诉：车祸伤致左胸部疼痛，左肩部疼痛，左肘部擦伤半小时。

查体：左胸部压痛（+），左肩部活动受限，压痛（+），左肘部可见皮肤擦伤。

X 线片示左侧肋骨未见明显外伤错位性骨折征象。

诊断：软组织损伤。

处理：云南白药等对症治疗。

2. 2014 年 9 月 3 日至 2014 年 9 月 9 日某市第十人民医院出院小结摘录：

入院时情况：因"左肩关节疼痛 4 天"入院。查体：左肩疼痛，无肿胀，无畸形，Dugas 征(-)（有肩关节前脱位时患侧上肢屈肘时肘部贴近胸壁时，手掌才能摸到健侧肩峰，若以手掌触摸健侧肩峰时，则肘部不能贴近胸壁，视为阳性），上举及后伸活动明显受限。MRI 检查示左肩关节撞击综合症，肩关节退行性变，肩袖远端部分撕裂，左肩前上关节盂唇撕裂，左肱二头肌腱腱鞘炎。

诊疗经过：2014 年 9 月 5 日行肩关节镜下肩峰成形术，肩关节镜下肩胛上盂唇修补术等治疗。

出院诊断：肩袖损伤。

（二）法医学检验

1. 检验方法　按照《法医临床检验规范》(SF/Z　JD010 3 00 3-2 011) 对被鉴定人进行

检验。

2.体格检查　步入检查室。神清，查体合作，对答切题。左肩外观无明显畸形，左肩部见手术切口瘢痕。左肩部压痛（−）。左肩关节活动度：前屈上举110°，后伸40°，外展上举110°，内收30°，水平位外旋65°，水平位内旋70°；右肩关节活动度：前屈上举170°，后伸45°，外展上举170°，内收40°，水平位外旋80°，水平位内旋80°。左上肢肌力5级，肌张力正常。

3.阅片所见　2014年9月1日左肩部MRI片1张示：左侧冈上肌腱条状高信号影，肱二头肌肌腱积液，左肩前上关节盂唇撕裂，提示左侧肩袖损伤。左肩关节退行性改变。

2015年4月22日左肩部MRI片1张示：左侧肩袖损伤术后改变。

分析说明

根据现有送鉴材料，结合本中心鉴定人检验所见并参考专家会诊意见，综合分析认为：被鉴定人闫某因交通事故受伤，损伤当天病史记载"左肩部活动受限，压痛（＋）"等，说明其左肩部确曾遭受到一定程度的外力作用。伤后5日临床病史记载"MRI检查示左肩关节撞击综合症，肩关节退行性变，肩袖远端部分撕裂，左肩前上关节盂唇撕裂，左肱二头肌腱腱鞘炎"，给予行肩关节镜下肩峰成形术、肩关节镜下肩胛上盂唇修补术等治疗。本中心阅闫某伤后3日影像学资料示其左侧冈上肌腱条状高信号影，肱二头肌肌腱积液，左肩前上关节盂唇撕裂，提示左侧肩袖损伤，同时有左肩关节退行性改变。现本中心检见其左肩关节活动部分受限，相当于左上肢功能丧失10%以上（尚未达25%），依照GB18667−2002《道路交通事故受伤人员伤残评定》标准中第4.10.101条之规定，其目前遗留的左上肢功能障碍评定为道路交通事故十级伤残。

肩袖主要有冈上肌、冈下肌、小圆肌和肩胛下肌的肌腱构成，其中冈上肌在肩袖中是肩部四周力量集中的交叉点，因而较易受损。尤其是在肩部外展活动频繁时，由于冈上肌肌腱穿过肩峰下和肱骨头上的狭小间隙，所以很容易受到挤压、摩擦而损伤，产生无菌性炎症或肌腱损伤，创伤与撞击可加速肩袖退化并导致其损伤的发生。本例中，闫某伤后摄片显示其左肩关节退行性改变，但尚无证据证明其在本次外伤前业已存在左上肢功能障碍等表现。同时，闫某外伤后3日影像学资料示其左侧冈上肌腱条状高信号影，肱二头肌肌腱积液，左肩前上关节盂唇撕裂，提示左侧肩袖损伤，并行手术治疗，该损伤为引起左肩关节功能障碍的损伤基础。据此认为，被鉴定人闫某目前遗留左上肢功能障碍等表现与本次交通伤之间存在直接因果关系，外伤为主要作用。

根据闫某本次损伤后临床治疗及康复的实际情况，考虑年龄因素并参照GA/T1193−2014《人身损害误工期、护理期、营养期评定规范》及参考沪司鉴办[20081]1号《人身损害受伤人员休息期、营养期、护理期评定标准（试行）》相关条款，其损伤后休息期为150日，护理期为60日，营养期为60日。

鉴定意见

被鉴定人闫某在自身左肩部疾病的基础上遭受交通伤，治疗后遗留左上肢功能障碍，评定为十级伤残（外伤为主要作用）。伤后休息150日，护理60日，营养60日。

第三节 骨关节炎

【概述】

骨关节炎（OA）是一种以关节软骨的变性、破坏及骨质增生为特征的慢性关节病。本病在中年以后多发。研究表明，骨关节炎在 40 岁人群的患病率为 10% ~ 17%，60 岁以上则达 50%，而在 75 岁以上人群中，80% 患有骨关节炎，女性比男性多见。该病的最终致残率为 53%。临床上以关节肿痛、骨质增生及活动受限最为常见。骨关节炎的发病无地域及种族差异。年龄、肥胖、炎症、创伤及遗传因素等可能与本病的发生有关。

骨关节炎分为原发性骨关节炎和继发性骨关节炎。

一、原发性骨关节炎

是指到了一定年龄，关节软骨和骨发生退行性改变的结果。按病变范围可分为局限性和全身性两种。局限性骨关节炎指病变累及一个部位，如手、足、膝、髋、脊柱等中的一个；全身性骨关节炎则指 3 个部位以上，且几乎均累及小关节。原发性骨关节炎患者一般发病原因不明，无遗传缺陷，且没有全身代谢及内分泌异常。关节没有创伤、感染、先天性畸形等病史，多见 50 岁以上肥胖型患者。

二、继发性骨关节炎

是指继发于某种原因的基础上得骨关节炎，常见原因有：①先天性关节畸形，关节面形状或结构异常等；②儿童期发生骨关节病，如股骨骨骺滑脱等；③外伤或机械性刺激，如骨折损伤骨关节面、习惯性关节脱位、半月板切除或运动员关节外伤后后遗症；④关节软骨代谢病，如褐黄病等；⑤缺血性坏死，如股骨头缺血性坏死等。

与原发性者比较，继发性骨关节炎好发于成年人，常侵犯个别关节，以上下肢关节多见，关节症状与原发性相似。

三、特殊类型的骨关节炎

1. 原发性全身性骨关节炎　以远端指间关节、近端指间关节和第一腕掌关节为好发部位。膝、髋、跖趾关节和脊柱也可受累。症状呈发作性，可有受累关节积液、红肿等表现。可根据临床和流行病学特点将其分为两类：

（1）结节型：以远端指间关节受累为主，性别和家族聚集现象。

（2）非结节型：以近端指间关节受累为主，性别和家族聚集特点不明显，但常反复出现外周关节炎。重症患者可有血沉增快及 C 反应蛋白增高等。

2. 侵蚀性炎症性骨关节炎　常见于绝经后女性，主要累及远端及近端指间关节和腕掌关节，有家族倾向性及反复急性发作的特点。受累的关节出现疼痛和触痛，可最终导致关节的畸形和强直。患者的滑膜检查可见明显的增生型滑膜炎，并可见免疫复合物的沉积和血管翳的生成。X 线片可见明显的骨赘生物生成和软骨下骨硬化，晚期可见明显的骨侵蚀和关节骨性强直。

3. 弥漫性特发性骨质增生症（DISH）　好发于中老年男性。病变累及整个脊柱，呈弥漫性骨质增生，脊柱韧带广泛增生骨化伴临近骨皮质增生。但是，椎小关节和椎间盘保持完整。一般无明显症状，少数患者可有肩背痛、发僵、手指麻木或腰痛等症状，病变严重时会出现椎管狭窄的相应表现。X线片可见特征性椎体前纵韧带及后纵韧带的钙化，以下胸段为著，一般连续4个或4个椎体以上，可伴广泛骨质增生。

中医学认为骨关节炎为"骨痿"，因肾主藏精，其充在骨，年老体衰，肾虚则骨无以充；营养不良，脾胃虚弱，气血生化之源受到影响，筋骨得不到濡养；或肢体长期制动，气血运行缓慢，筋骨濡养不足，均可导致骨痿。

【临床诊断】

一、西医诊断

美国风湿病学会经多中心前瞻性研究提出的手、膝、髋、脊柱骨关节炎的分类标准，可单纯根据临床表现，也可结合临床和X线表现对骨关节炎进行诊断。

诊断标准如下：

1.膝骨关节炎诊断标准

（1）1个月来大多数日子膝痛。

（2）关节活动响声。

（3）晨僵小于30分钟。

（4）年龄大于38岁。

（5）膝关节骨性肿胀伴弹响。

（6）膝关节骨性肿胀不伴响声。

符合（1）（2）（3）（4）或（1）（2）（3）（5）或（1）（6）者。

临床加X线标准：

（1）1个月来大多数日子膝痛。

（2）X线关节边缘骨赘。

（3）骨关节炎性滑液（透明、黏性、白细胞 $< 2 \times 10^6 / L$ ）。

（4）不能检查滑液，年龄 ≥ 40岁。

（5）晨僵 ≤ 30分钟。

（6）关节活动响声。符合（1）（2）或（1）（3）（5）（6）或（1）（4）（5）（6）者。

2.手骨关节炎诊断标准

（1）1个月来大多数日子手疼痛或僵硬。

（2）10个指间关节中骨性组织肿大 ≥ 2个。

（3）掌指关节肿胀 ≤ 2个。

（4）1个以上远端指间关节肿胀。

（5）10个指间关节中1个或1个以上畸形。符合（1）（2）（3）（4）或（1）（2）（3）（5）者。

3.髋骨关节炎诊断标准

（1）1个月以来大多数日子髋关节疼痛。

（2）髋关节内旋 ≤ 15°。

（3）髋关节内旋 > 15°。

（4）ESR ≤ 45mm / 1h。

（5）ESR 未查，髋屈曲 ≤ 115°。

（6）晨僵 ≤ 60 分钟；

年龄 > 50 岁，符合（1）（2）（4）或（1）（2）（5）或（1）（3）（6）者。

临床和 X 线标准：（1）1 个月以来大多数日子髋关节疼痛。

（2）血沉 ≤ 20mm / 1h。

（3）X 线股骨头或髋臼骨赘。

（4）X 线髋关节狭窄。

符合（1）（2）（3）或（1）（2）（4）或（1）（3）（4）者。

4.脊柱骨关节炎诊断标准

（1）常累及椎间盘及椎体后突关节，第 3、4 腰椎最常受累。

（2）局部疼痛、僵硬以及邻近神经根受压所致的放射痛、麻木、反射消失和神经分布区的肌肉萎缩。

（3）颈椎前缘的大骨赘偶尔引起咽下困难和呼吸道症状，向后突的骨赘可引起脊髓受压症状和体征，若椎动脉受压，可引起眩晕、复视、视野缺失、眼球震颤和共济失调等。

5.继发性骨关节炎诊断标准　症状与原发性骨关节炎相似，表现为受累关节疼痛、肿胀、僵硬。全身各关节均可受累，有与各原发病有关的特征性 X 线表现和临床表现。

二、中医诊断

症候分类如下：

（一）风寒湿痹证

主症：肢体关节酸楚疼痛，痛处固定，有如刀割或有明显重着感，或患处表现肿胀感、关节活动欠灵活、畏风寒，得热则舒。舌质淡，脉紧或濡。

（二）风湿热痹证

主症：起病较急，病变关节红肿、灼热、疼痛，得冷则舒，伴有全身发热。舌质红，苔黄，脉滑数。

（三）瘀血闭阻证

主症：肢体关节刺痛，痛处固定，局部有僵硬感，或麻木不适。舌质紫暗，苔白而干涩。

（四）肝肾亏虚证

主症：关节隐隐作痛，腰膝酸软无力，酸困疼痛，遇劳更甚。舌质红，少苔，脉沉细无力。

【防未病】

一、防骨关节炎发生

（一）关注骨关节炎发生的危险因素

1.年龄　在所有骨关节炎发病的危险因素中，年龄是最明显的，本病患病率随年龄增长而增高。这是由于人在中年以后，肌肉的功能逐渐减退，加上外周神经功能减低，反射减弱，神经传导时间延长，导致神经和肌肉运动不协调，容易引起关节损伤。同时，骨和关节软骨随着年龄增长，骨的无机物含量增多，骨的弹性和韧性较差。此外，随着年龄增长，供应关节的血流减少，软骨因营养供给减少而变薄，软骨基质减少而发生纤维化，软骨容易损伤。关节损伤和过度使用的人容易得骨性关节炎。某些职业劳动、剧烈运动、损伤，可使关节形成过度的压力，它可促使软骨细胞发生退行性变化，而退变的细胞又使基质合成减少，更加剧了软骨细胞的破坏，形成不良循环。在毫无准备的情况下，即使看来是很轻微的损伤，如失足踏空等就可成为骨关节炎的致病原因。

2. 肥胖　早在 20 世纪 30 年代就已注意到肥胖者容易发生骨关节炎。有人收集资料发现，37 岁时超过标准体重 20% 的男性，患骨关节炎的危险性比标准体重者高 2.1 倍。因体重负荷主要集中于膝关节内侧软骨，这正好是大多数肥胖者发生膝骨关节炎的常见部位。肥胖引起骨关节炎的原因，除了因体重增加关节的负重外，还与肥胖引起的姿势，步态及运动习惯的改变有关。虽然髋关节也是负重关节，但肥胖者髋关节骨关节炎的发生率并不高；手的远端指间关节并非负重关节，可是指骨关节炎却随体重的增加而增多，因而推测可能与肥胖并存的脂类，嘌呤和糖类代谢异常相关。

3. 遗传因素　也不容忽视，先天性关节结构异常和缺陷（如先天性髋关节脱位、髋臼发育不良等），软骨或骨代谢异常，与遗传因素有关的肥胖和骨质疏松症等均会引起骨关节炎。

（二）加强自我保健

增强防治骨关节炎的自我保护意识，提高防治骨关节炎的能力。

1. 减肥　如果您的身体超重，那么毫无疑问，减肥是最重要的，体重下降后能够防止或减轻关节的损害，并能减轻患病关节所承受的压力。有报告说减肥可能会降低妇女膝骨关节炎出现症状的概率，还有研究报告说减肥 5 千克以上的妇女患骨关节炎的概率可降低一半。

2. 尽可能避免受伤和劳损　关节的外伤和反复的应力刺激也都是应该尽量避免的，这样能降低关节软骨受损害的危险性。

3. 运动　有规律的运动能够通过加强肌肉、肌腱和韧带的支持作用而有助于保护关节，实际上也能营养、刺激软骨的生长。

4. 雌激素　新的研究证明雌激素可促进妇女的关节健康，研究发现激素替代疗法可明显降低绝经期后妇女患骨关节炎的危险程度，特别是膝关节。

5. 饮食　一项关于摄取抗氧化维生素 C、维生素 E 和 β 胡萝卜素的研究报告指出，维生素 C 可能具有某些保护性的作用。应该大力强调这些对健康的益处，从新鲜水果和蔬菜中充分摄取抗氧化维生素和其他重要的营养成分。虽然补充维生素 D 是必要的，但是注意，高剂量的维生素 D 可能会引起中毒，每天摄入量不应超过 1200IU。

（三）已知骨关节炎防关节功能丧失

1. 坚持锻炼　适度、有规律的锻炼不仅可以使关节周围的肌肉更有力，使关节得到更强的支持，而且可以使紧张的肌肉放松，缓解由于肌紧张造成的疼痛。锻炼还有益于维持各关节的活动度，避免关节僵硬，失去功能。

锻炼的注意事项：患者应避免长时间跑、跳、蹲，减少或避免爬楼梯。在急性发作期不宜锻炼，以休息为主；运动强度应适可而止，以不引起关节疼痛为限度；应选择能够增加关节灵活性、伸展度以及加强肌肉力度的运动项目，如游泳、散步、骑自行车等；运动过程中注意防止关节承受不恰当的外力。

2. 避免过度使用关节　日常生活应注意避免关节的过度使用，如尽量分担负重（用两只手拿重物），使用大关节（如推门时，尽量使用肩而不是手），站立时保持良好的姿势。膝，髋关节炎患者避免长久站立、跪位和蹲位。由坐位站起时，双手扶撑支持物或膝盖。

3. 保护患病的关节　首先应给关节以足够的休息，必要时，可用支架来减轻关节的负担，如肩或肘关节疼痛严重者，可使用三角巾悬吊患肢，局部热敷也有助于缓解疼痛，促进恢复。穿有弹性的鞋，用适当的鞋垫，也可穿戴护膝或缠绕弹性绷带，都可减轻疼痛。

注意事项膝骨关节炎患者应避免在睡眠时为减轻疼痛在膝下垫枕头；颈椎骨关节炎患者避免长期伏案、仰头或转颈，睡眠时用适当高度的枕头；腰椎患者最好睡硬板床。

4. 使用辅助工具　可以使用手杖、助步器等辅助工具，这些器材可以提升患者在日常生活中的独立性，不至于因关节疼痛而活动受限。

5. 症状加重，及时就医　当关节疼痛、乏力等症状明显时，应该去医院进行常规影像学检查，明确情况后才能进行有针对性的、正确的功能锻炼。

【治已病】

一、西医治疗

治疗的目的在于缓解疼痛，阻止和延缓疾病的发展及保护关节功能。治疗方案应依据每个患者的病情而定。

（一）一般治疗

1. 患者教育　使患者了解本病的治疗原则、锻炼方法，以及药物的用法和不良反应等。

2. 物理治疗　包括热疗、水疗、经皮神经电刺激疗法、针灸、按摩和推拿、牵引等，均有助于减轻疼痛和缓解关节僵直。

3. 减轻关节负担，保护关节功能　受累关节应避免过度负荷，膝或髋关节受累患者应避免长久站立、跪位和蹲位。可利用手杖、步行器等协助活动，肥胖患者应减轻体重。肌肉的协调运动和肌力的增强可减轻关节的疼痛症状。因此，患者应注意加强关节周围肌肉的力量性锻炼，并设计锻炼项目以维持关节活动范围。

（二）药物治疗

主要可分为控制症状的药物、改善病情的药物及软骨保护剂。

1. 控制症状的药物

（1）止痛剂　由于老年人对非甾体类抗炎药易于发生不良反应，且骨关节炎中的滑膜炎症，尤其在初期并非主要因素，故可先选用一般镇痛剂，如对乙酰氨基酚。该药因对骨关节炎疼痛的疗效确切，长期应用安全性较高，且费用低。此外，曲马多为一种弱阿片类药物，耐受性较好而成瘾性小，平均剂量每日 200～300mg，但应注意不良反应。

（2）非甾体类抗炎药（NSAIDs）　NSAIDs 是最常用的一类骨关节炎治疗药物，其作用在于减轻疼痛及肿胀，改善关节的活动。主要的药物包括双氯芬酸等，如果患者发生 NSAIDs 相关胃肠道不良反应的危险性较高，则塞来昔布及美洛昔康等选择性环氧化酶 -2 抑制剂较为适用。药物剂量应个体化，并注意对老年患者合并其他疾病的影响。

（3）局部治疗　外用 NSAIDs 或关节腔内注射药物。关节腔注射糖皮质激素可缓解疼痛、减少渗出，疗效持续数周至数月，但在同一关节不应反复注射（1年内注射次数应少于4次）。

关节腔内注射透明质酸类制剂对减轻关节疼痛、增加关节活动度、保护软骨有效，治疗效果可持续数月，适用于对常规治疗不能耐受或疗效不佳者。有抑制炎症、修复组织的特点。

2. 改善病情药物及软骨保护剂　此类药物具有降低基质金属蛋白酶、胶原酶等活性的作用，既可抗炎、止痛，又可保护关节软骨，有延缓骨关节炎发展的作用。一般起效较慢。主要的药物包括硫酸氨基葡萄糖、葡糖胺聚糖、S-腺苷蛋氨酸及多西环素等。双醋瑞因也可明显改善患者症状，保护软骨，改善病程。

骨关节炎的软骨损伤可能与氧自由基的作用有关，近年来的研究发现，维生素A、B_1、B_6、C、D、E可能主要通过其抗氧化机制而有益于骨关节炎的治疗。服用一定量复合维生素、多种矿物质（锌、硒等）方剂，达到这些营养成分的充足摄入量。

（三）外科治疗

对于经内科治疗无明显疗效，病变严重及关节功能明显障碍的患者可以考虑外科治疗。

1. 关节镜微创手术　要想知道膝骨关节炎的病情发展到了什么程度，最准确的方式就是直接看到膝关节的关节软骨面，关节镜就能做到这一点，而且不切开关节，创伤很小，目前看来是最为理想的方式。

通过关节镜不仅能看到关节腔内的情况，还能在关节镜下用无菌生理盐水冲洗膝关节，清理关节内的滑膜和软骨碎片，并在磨损严重、比较粗糙的区域钻孔，以促进新生软骨的修复。当然，新生的软骨和原来的关节软骨不一样，是纤维软骨而不是"原装的"透明软骨，纤维软骨在生物力学功能上远不及透明软骨，但能起一定代偿作用，而且能延缓软骨的进一步破坏。因此，许多膝骨关节炎患者经关节镜手术治疗后，都取得了较好的近期效果。

（1）关节清理术　适用于40岁以上，关节肿胀、疼痛、关节边缘骨质增生明显，关节内有游离体，保守治疗效果不佳的中期骨关节炎患者，不愿或不能做人工关节置换手术的患者可以选择这种术式。该手术主要是切除炎性滑膜组织、增生的骨刺或破裂的半月板，摘除游离体，彻底清除机械性阻碍因素和刺激物。目前技术条件较好的医院都是在关节镜下进行关节清理术，不需切开关节。但是关节清理术只能缓解症状，延缓病情的进展，并不能使关节恢复正常的状态，数年之后，骨质增生会继续发生，关节疼痛和功能障碍可能复发。因此，患者在术后应尽量避免过多负重，坚持功能锻炼，以延长症状缓解的时间。

（2）软骨成形术　先在关节镜下清除退变的软骨，同时也切取少量健康的正常关节软骨组织，将正常的关节软骨组织在实验室内培养两周，再重新植入关节内，培养的软骨组织能够刺激原先破坏的软骨组织再生。这种手术方法对年轻人早期骨关节炎的软骨缺损治疗效果较好，但因条件限制，目前这种手术方法在国内还未广泛开展。

2. 截骨矫形术　截骨术适用于关节负重力线不正，负荷分布不均，一侧负荷过重而另一侧完好，或者膝内翻、膝外翻畸形的患者。截骨术能够矫正力线异常，使比较完好的一侧关节面承担较多的体重，改善关节负重状态，从而减轻症状。原则上膝内翻应做胫骨截骨，而膝外翻应做股骨髁上截骨。胫骨截骨又可分为胫骨上端高位截骨和胫骨上端低位截骨。具体手术方法应由医生根据患者的具体病情决定。有时也要结合关节镜同时解决关节内的一些问题。

3.关节融合术　这种手术是将关节面切除，使骨与骨之间融合，能够解除疼痛，恢复稳定的承重功能，但以牺牲关节活动为代价，适用于关节严重感染、破坏和年轻的重体力劳动者。

4.膝关节人工关节置换术　膝骨关节炎的最终解决办法就是用人工膝关节置换关节面，一般60岁以上的患者才考虑人工关节置换技术。目前，这种方法是对中晚期骨关节炎治疗最有效的、最成功的方法。对年轻患者除非是没有其他的选择，一般不予考虑。对老年患者而言：人工膝关节置换术对人体身体状况的要求较高，术后注意事项也较多。因此，做好充分的术前准备是取得手术良好疗效的前提和基础。

（1）心理准备　老年患者应在心理上消除对人工膝关节置换的恐惧。绝大部分患者经过手术后膝关节疼痛能明显改善，功能明显改善，日常活动能自理，生活质量提高。患者需要正确看待人工膝关节与自然关节的不同，多数患者不能使关节像年轻时那样做大于130°的极度屈曲，仍存在完全蹲下困难等问题，术后不希望患者进行包括奔跑、接触性运动、跳跃运动等剧烈的有氧运动。人工膝关节有一定的使用寿命，仍应尽可能爱护自己的关节，不要过度使用。

（2）家庭准备　家庭准备包括如何合理选择假体、手术费用准备、人员照顾及居家活动安排等。人工关节假体的选择需考虑到患者对人工关节使用年限的期望值、对人工关节活动功能的期望值及家庭经济能力等多种因素。年龄是决定人工关节使用时期长短的关键因素，对于原来比较僵硬的膝关节患者，选用普通假体即可。目前，各种进口假体的价格各不相同，普通假体的费用在3万元左右，一些耐磨性好的假体或高屈曲度假体的费用在4万～6万元，各地根据人工关节医保比例不同可酌情报销一部分费用，根据具体病情选用。患者在术后3个月内仍需要有人照顾做饭、购物、洗澡及洗衣等。建议患者家庭准备这些物品：安装座位较高的座便器或座便架、一个助行器或一副拐杖、一个稳定的洗澡椅或凳子、牢固的椅子，其高度在坐位时能使双膝低于髋部，椅子应有硬背及两个扶手。

（3）身体准备　当患者决定接受人工膝关节置换手术后，先要进行全面的身体检查，排除任何可能影响手术及疗效的疾病。术前还要加强膝关节周围肌肉的锻炼。不能行走者，需在床上做伸膝抬腿锻炼。正确的术前准备是确保获得满意手术疗效的前提和保障。

（4）膝关节置换术后出院后的锻炼　手术伤口良好，未发生严重手术并发症，患者在膝关节置换手术后10～14天拆线，并可以出院。但需要提醒的是：此时膝关节功能并未达到理想范围，故出院后康复练习仍应坚持，否则将前功尽弃。

1）术后第15～28天

①终末伸膝锻炼　膝下垫一枕头，保持屈膝约30°，而后使足跟抬离床面直至患膝伸直，保持7秒。每天3组，每组30次。同时，做俯卧主动屈膝练习，3次/日，重复30下，每10下反手抱足下压一次。

②在陪护人员保护下，继续辅助行器做行走练习　膝关节负重30～50千克，21天后可去除助行器逐渐完全负重行走，每天练习3次或4次，每次15～30分钟。

③利用门框练习　将手抬高至肩的高度，抓住门框，拇指朝上。尽量不要用上肢去支撑身体，大腿肌肉绷紧。两腿分开，与骨盆同宽，站成走路的姿势，两个脚掌都踩在地上。下肢弯曲，尽量将重心前移。脚跟不要离开地面，感觉小腿肌肉处于紧张状态。回到刚开始的姿势站好，重复3次或5次。

④还可以做一些被动练习　如请家人为患者做下肢肌肉按摩放松练习。通过本阶段锻炼应使患者主动、被动屈膝达到或超过120°。能自主有力地屈伸膝关节，可自己穿鞋袜，完全负重行走。

2）术后30～60天

①康复师指导下的机械练习　包括：水中行走练习，跑步机上行走练习，静态自行车练习，负重伸膝练习。

②无辅助平路行走练习　每天3次或4次，每次30分钟。垫高弓步练习，在前一阶段弓步练习的基础上，将患侧足下垫高，而后进行弓步练习，可逐渐增加高度直至约0.5米，每天3组。每组30次。

③上下楼梯练习　可与行走练习相结合，每天3次，每次持续15分钟左右。

通过本阶段锻炼，膝关节屈伸应活动自如，并具有一定的力量和柔韧性，可蹲便、正常行走，可不需辅助自主上下楼梯。

需要提醒的是，患者手术2个月后应去门诊拍片复查，由专业骨伤科医师诊断，无异常后再继续上述康复练习，直至恢复正常或接近正常生活。此阶段已可以开始游泳等一些较为剧烈的运动。3个月后，应完全恢复正常生活。

关节置换术后的3个月，往往是康复锻炼的关键时期。在此期间，康复锻炼的效果逐渐定型；对于术后康复锻炼效果不佳的患者，采用针灸推拿等方法来补救，也最好在此期间进行，建议患者可寻求专业针灸推拿医师的帮助。一般术后3个月至半年后，受手术部位纤维瘢痕组织的影响，康复锻炼很难再取得进展。

上述提及的康复锻炼主要是针对膝关节置换术的患者，而髋关节置换术后的康复锻炼则完全不同，早期一般是以卧床静养为主，下地活动为辅。另外，髋关节置换术后患者早期的活动应归纳为坐、站、上厕所、翻身夹枕头。具体的功能锻炼方案，还是需要求助专业的骨伤科医师加以制订，切莫完全照搬其他患友。

二、中医治疗

（一）中药辨证论治

1.风寒湿痹证

治法：祛寒去湿止痛。

方药：防己黄芪汤合防风汤加减（防风12克、防己6克、黄芪15克、羌活12克、独活12克、桂枝9克、秦艽9克、当归12克、川芎12克、木香6克、乳香6克、甘草6克）。

2.风湿热痹证

治法：清热疏风，通络止痛。

方药：大秦艽汤加减（秦艽15克、当归12克、甘草6克、羌活12克、防风9克、白芷9克、熟地黄10克、茯苓9克、石膏30克、川芎9克、白芍12克、独活9克、黄芩12克、生地黄12克、白术12克、细辛3克）。

3.瘀血闭阻证

治疗：活血化瘀、通络止痛。

方药：身痛逐瘀汤加减（桃仁10克、红花6克、当归10克、五灵脂9克、地龙9克、川芎9克、没药6克、香附12克、羌活12克、秦艽20克、牛膝9克、甘草3克）。

4.肝肾亏虚证

治法：滋补肝肾，强壮筋骨。

方药：熟地黄 30 克、淫羊藿 15 克、骨碎补 15 克、土茯苓 30 克、川牛膝 15 克、炒莱菔子 12 克、秦艽 10 克、白芍 10 克、鸡血藤 15 克、鹿含草 15 克、全蝎粉 1 克（冲）。

（二）中成药

1. 骨刺片

功能主治：散风邪、祛寒湿、舒筋活血、通络止痛。

用法用量：饭后服用，一次 3 片，一日 3 次。严重心脏病、高血压、肝肾疾病患者及孕妇禁用。

2. 香桂活血膏

功能主治：祛风散寒、活血止痛。

用法用量：外用，贴于患处 2 ~ 3 日换药一次。孕妇慎用。

3. 关节镇痛巴布膏

功能主治：祛风除湿、活血止痛。

用法用量：贴于患处，1 ~ 2 日换药一次。胃病患者、孕妇、新生儿禁用。

4. 木瓜酒

功能主治：祛风活血。

用法用量：口服，一次 20 ~ 30ml，一日 2 次。儿童禁用，孕妇慎用。

5. 参桂再造丸

功能主治：舒筋活络，祛风行血。

用法用量：开水化服。一次 0.5 丸，一日 2 次。孕妇禁用。

6. 复方补骨脂颗粒

功能主治：温补肝肾，强壮筋骨，活血止痛。

用法用量：开水冲服，一次 20 克，一日 2 次。1 ~ 2 周为一疗程。

7. 宝珍膏

功能主治：除湿祛风，温经行滞。

用法用量：加温软化，贴于患处。孕妇慎用。

8. 狗皮膏

功能主治：祛风散寒，活血止痛。

用法用量：外用。用生姜擦净患处皮肤，膏药加温软化，贴于患处或穴位。孕妇慎用。

（三）非药物治疗

1. 推拿手法治疗　按照膝骨关节炎早、中、晚期，采用不同的推拿手法治疗。

2. 针灸治疗　局部取穴和远道取穴。关节明显肿胀者，只以远道取穴方式治疗。

3. 针刀微创治疗。

4. 运动疗法　进行肌力训练和关节活动度训练。

5. 其他　牵引、外敷、熏洗、矫形鞋垫、中药离子导入疗法。

【法医学鉴定】

损伤与骨关节炎的法医学鉴定

（一）伤病关系分析与判定

应详细了解受伤的过程，暴力作用的部位、暴力的大小等，了解受伤部位有无软组织损伤等。

判定外伤性骨关节炎需以下几方面考虑：①骨关节部位存在较为严重的骨折，累及关节面，造成关节面破坏，有发生骨关节炎的损伤基础；②损伤后经过手术治疗或保守治疗，骨折愈合后损伤部位的关节仍有疼痛、肿胀、活动受限；③影像片显示原损伤部位的骨关节面不平整，关节间隙变窄有骨关节炎的影像学表现；在损伤后经过相当一段时间后，该部位的影像学资料显示具有明显的骨关节炎征象，且在这段时期内影像学表现具有明显的动态性变化；④损伤早期关节镜检查或者手术时未见软骨、滑膜具有明显的退变、增生等。可认定为创伤性关节炎，判定损伤与骨关节炎之间存在直接因果关系。

若在损伤后早期的影像学资料中已可见明显的骨关节炎表现，而损伤部位的骨关节面又未遭受明显破坏，且在较短时期内其骨关节炎的影像学征象较前片有明显加重的表现时，则说明外伤在一定程度上使原已存在的骨关节炎有所加重，或使其发生发展速度有所加快，可判定损伤与骨关节炎之间存在间接因果关系。

若经过医疗终结后其原有的骨关节炎的影像学征象与损伤后早期的影像学资料相比较未见明显动态性变化，则可判定损伤与骨关节炎之间无因果关系。

在实际鉴定中可能存在一种较为少见的情况，即损伤后早期具有损伤部位 MRI 检查资料，并能显示局部软骨明显退变的表现，实验室检查也能发现骨关节炎的某些指标的异常（主要指滑液检查等），其具有年龄增大、肥胖、应力累及等自身因素，而 X 线片中却尚未见骨关节炎表现时，经过较短时期内却在 X 线片中又显现出骨关节炎的征象时，则很可能是外伤和自身因素共同作用，可判定损伤与骨关节炎之间存在相当因果关系。

（二）损伤程度鉴定

若判定与损伤直接联系的创伤性骨关节炎，依照《人体损伤程度鉴定标准》相关条款评定损伤程度。

（三）伤残等级评定

对于损伤与骨关节炎之间存在因果关系的，若经过治疗后仍遗留肢体功能障碍的，依照《人体损伤致残程度分级》伤病关系处理及相关条款作出伤残等级鉴定。

第四节 颈椎病

【概述】

目前颈椎病的定义为，因颈椎或颈椎间盘退变本身及其继发性改变刺激或压迫邻近组织引起各种症状和（或）体征。包括两层含义：①颈椎或颈椎间盘退变，以及引起相应的继发性改变；②必须合并有上述退变引起的相应的症状。

国内大部分专家认为国人颈椎病的患病率为 10% 左右。颈椎病的性别因素各家报道不一。患病年龄以 40 ~ 60 岁人群更多见，但目前有年轻化趋势。有调查发现重体力劳动者较非重体力劳动者的人群患病率高。在职业方面，综合国内外资料，会计、电脑工作人员、教师、缝纫工、仪表、装配人员患病率明显较高。相当多的颈椎病患者有外伤史，尤其是交感型颈椎病，日本报道 70% 的患者有外伤史。颈椎病患者部分可有解剖变异。颈椎病的发生与生活习惯有关，习惯高枕睡眠、用头顶物（如印度、朝鲜族妇女等）和嗜酒者患病率明显高于常人。此外，颈椎病可能与遗传也有一定关系。

颈椎病发病常见原因如下：

1. 颈椎间盘退行性变　这是颈椎病最基本的原因，20 岁左右即开始，以颈 5-6、颈 6-7 椎间盘最易退变，表现为软骨板半透膜功能的退变，髓核水分脱失和吸水功能的降低，纤维环的变性、破裂。

2. 慢性劳损　常见的慢性劳损因素包括睡姿、工作姿势不良等日常生活习惯。在屈颈状态下，椎间盘压力大大高于正常体位，长期处于这种体位易加速颈椎间盘的退变和颈部软组织的劳损。

3. 外伤　轻者可造成前纵韧带和后纵韧带不同程度的撕裂，加剧骨膜下出血与骨化进程。暴力致颈椎骨折、脱位引起的脊髓和脊神经根损害不属于颈椎病范畴。

4. 发育性因素　发育性椎管狭窄、小关节畸形、黄韧带肥厚、椎板增大等。

5. 先天性畸形　先天性畸形对颈椎病发病的影响主要表现在两个方面，应力改变和神经血管的刺激和压迫。例如先天性椎体融合、棘突畸形。

中医学认为，颈椎病依据其临床表现属于中医学"痹证""痿证""项强""眩晕"等范畴。本病的病因病机为中年以后体质渐弱，肝肾之气渐失旺盛，致气血亏虚，筋脉失养，如遇寒湿或外伤、劳损等因素，则筋肉僵紧或弛纵、骨失维固而发病。

【临床诊断】

一、西医诊断

主要依靠临床表现、详细的神经系统检查及 X 线、CT、磁共振检查结果，排除其他疾病引起的类似症状之后，才能确诊。

（一）临床表现

颈椎病的主要临床表现为头、颈、肩、臂麻木疼痛，肢体酸软无力。

当病变累及椎动脉、交感神经、脊髓时，患者可出现头晕、心慌、大小便失禁、瘫痪等症状。

（二）辅助检查

1. X 线平片检查　了解颈椎曲度、椎间隙狭窄部位与程度、骨赘的部位与大小，观察后纵韧带与项韧带的钙化与骨化，另外可观察椎间孔、各小关节的滑移情况及测量颈椎椎管的矢径是否异常。

2. 脊髓造影　看是否有压迹和充盈缺损。

3. 椎动脉造影　可明确椎动脉有无畸形、狭窄、受压、扭曲、阻塞等情况。

4. CT 及磁共振成像技术　能更精确地测出数据，更有助于诊断。

5. 其他　脑电图、脑血流图、经颅多普勒、放射性核素检查有各自行之有效的适应证，亦有一定局限性，对诊断有一定的帮助。

（三）分类

根据颈椎病不同临床表现和辅助检查结果可将颈椎病分为 5 种类型（见表 6-4-1）

表 6-4-1　颈椎病类型

颈椎病	临床特点	辅助检查
颈型	反复出现"落枕"现象 平时肩胛骨内上角和内侧缘常有酸胀疼痛感 排除颈、肩软组织风湿及颈椎损伤	颈椎 X 线片可见退行性变化
神经根型	有颈型颈椎病的临床表现 出现颈神经走行部位放射性疼痛 排除脊髓内、神经丛、神经肝病变的可能性	颈椎 X 线片显示与受害神经相对应的活动节段存在退行性象征
脊髓型	有颈型颈椎病的临床表现 出现脊髓长传导束受压的症状体征 脊髓损伤的平面不易确定，下肢运动与感觉障碍呈不完全性 脊髓损害症状呈波浪型逐渐发展和短暂缓解的趋势	X 线片显示椎体后缘明显骨质增生 CT 和磁共振成像显示脊髓受骨及膨出的颈椎间盘组织压迫
椎动脉型	有颈型颈椎病的临床表现 出现椎动脉供血不足的症状 椎动脉供血不足症状与头颈的位置有关	X 线片显示颈椎退行性变化 椎动脉造影可见椎动脉扭曲或狭窄
交感神经型	有颈型颈椎病的临床表现 排除椎动脉瘤等动脉本身的病变 有慢性头痛史 出现上象限交感神经功能紊乱的症状和体征 排除器官的器质性病变	X 线片显示颈椎退行性变化

二、中医诊断

症候分类如下：

（一）风寒痹阻证

主症：颈、肩、上肢窜痛、麻木，以痛为主，头沉重，颈僵硬，活动不利，寒畏风，舌淡红、苔薄白，脉弦紧。

（二）血瘀气滞证

主症：颈肩部、上肢刺痛，痛处固定，伴肢体麻木，舌质暗，脉涩。

（三）痰湿阻络证

主症：头晕目眩，头重如裹，四肢麻木，纳呆，舌暗红，苔厚腻，脉弦滑。

（四）肝肾不足证

主症：眩晕，头痛、耳聋耳鸣，失眠多梦，肢体麻木，面红目赤，舌红少苔。

（五）气血亏虚证

主症：头晕目眩，面色苍白，心烦气短，四肢麻木，倦怠乏力，舌淡苔少。

【防未病】

一、防颈椎病发生

（一）保护颈椎，从枕头开始

使用枕头过高，就会改变颈正常的生理弯曲，使得肌肉疲劳、韧带牵拉，引发肌肉痉挛、局部充血水肿等，出现颈肩酸痛、发麻、头昏、耳鸣等症状。

枕头过低易造成鼻黏膜充血肿胀，影响呼吸。因此，枕头的选择应以维持颈椎的生理前凸的曲度为准则。

第一，枕头高度要适当，高度约相当于人的肩宽，15～20厘米较为合适，具体尺寸还要因每个人的生理弧度而定。

第二，软硬也要适度。过硬的枕头，与头的接触面积小、压强增大，头皮不舒服；反之，枕头太软，难以保持必需的高度和支撑力度，颈肌易疲劳，也不利于睡眠，并且头陷其间，影响血液循环。但"弹簧枕""气枕"等弹性过强，使头部不断受到外加的弹力作用，易产生肌肉疲劳和损伤，不能算是有利于健康的枕头。

第三，枕头应分高、低两部分，高的部分呈现弧形，用于垫于颈椎部位，低的部分较为平坦，头就枕于其上。这样可有利于颈椎的充分放松。

此外，枕芯的好坏对健康影响很大，因为人在睡觉时，口、鼻、皮肤都会排出分泌物污染枕芯，所以应选择透气性好的枕芯，否则使用时间久了，易滋生细菌，危害健康。

当然也可根据不同的年龄、体质、季节来自制一些枕芯。如儿童适宜选不凉不燥的小米枕，以利头部发育；老年人宜选取玉石枕，对心血管疾病的防治有益；阴虚火旺者可考虑清热降火的绿豆枕、黑豆枕；阳亢体质者宜选夏枯草枕、蚕砂枕；目暗眼花者不妨试试由菊花枕、茶叶、决明子等制作的明目枕；神经衰弱者、心脏病患者可选择琥珀枕头或柏子仁枕头。

（二）"低头族"姿势要注意

如今，上微信刷朋友圈、玩热门手游、追电视剧已不单是年轻人的专利，在地铁上、在公交车上、在各种闲暇时，都可以看到各个年龄段的"低头族"在忙着看手机或平板电脑，长此以往，颈椎的问题随之而来。

（三）颈椎操，预防颈椎病

颈椎操主要适合长期伏案工作和轻度颈椎病的人群，而对颈椎病症状较重的患者，特别是有颈部动脉血管狭窄或者粥样斑块形成的患者慎做，最好不做颈椎操。

一般常用的有颈部米字操和坐位、站位操，这些操要求做到：松、慢、稳、展、恒。

1. 米字操

先写"十"字——头部依次向前屈—复位—向左侧屈—复位—向后仰—复位—向右侧屈—复位。

再添"四点"——头部依次向左前侧屈—复位—左后仰—复位—右后仰—复位—右前侧屈—复位。

2. 坐式操

（1）绕颈 头向右转，将头向前低下，使下颌尽量靠近胸部；然后头向左转，再后仰，完成绕颈一圈。

（2）耸肩 双手叉腰，使肩用劲往上耸，力争去碰耳朵，然后放下。

（3）绕肩 双手叉腰，使双肩用劲往后舒展，做以肩关节为中心的绕环动作。

（4）挺胸 双臂向后伸，双手抓住椅背，尽量向前顶胸，头向上仰呈45°角。

（5）转腰 双手叉腰，肩膀下沉。用腰带动身体依次向左、右旋转。

（6）压腕 双手掌心相对，轻轻相压，以拉抻手臂及手腕。

3. 站式操

（1）基本姿势 自然站立，双目平视，双脚分开与肩同宽，双手自然下垂，全身放松，做动作时，要充分调节气息。

（2）前屈后伸 双手叉腰，先抬头后仰，双眼望天，停留片刻；然后缓慢地向前低头，双眼看地。抬头要尽量后仰，低头时下颌尽量紧贴前胸，停留片刻。

（3）左右旋转 双手叉腰，先将头缓慢转向左侧，停留片刻，再缓慢转向右侧，停留片刻。

（4）耸肩缩颈 双肩慢慢提起，颈部尽量往下缩，停留片刻后，双肩慢慢放下，还原自然；然后再将双肩用力往下沉，头颈部相对向上拔伸，停留片刻后，双肩放松。

（5）左右侧屈 头部缓缓向左肩倾斜，使左耳尽量贴于左肩，停留片刻后，头部返回中位；然后再向右肩倾斜，同样使右耳尽量贴近右肩，停留片刻后，再回到中位。动作以慢而稳为佳。

二、已知颈椎病防发展

（一）正确认识和早期治疗颈椎病

颈椎病是常见病，颈椎病患者初期并不重视，认为多休息，症状得到缓解即可。却不知颈椎病早期治疗的积极作用，一旦病情发展造成不可逆变性损伤，会引发较严重的症状，恢复起来也较为困难。

颈椎病的主要治疗方式有：

1. 康复治疗　主要是进行牵引、手法、针灸、艾灸、火罐、中低频等康复理疗。

2. 星状神经节阻滞疗法　通过星状神经节前和节后纤维阻滞，抑制其分布区的交感纤维，促使脑血管舒缩功能趋于平衡，改善血液循环。

3. 针刀治疗　通过针刺、松解和调节手法，松解病变组织，剥离粘连，疏通阻滞，调节平衡。

4. 射频治疗　通过射频仪发出高频射电电流产生突变电场，使电极靶点组织周围水分子振荡摩擦生热，利用这一范围可控、温度可控、治疗时间可控、热凝靶点可控的精确热凝作用于人体不同的治疗部位，以达到疗效。

5. 等离子椎间盘消融减压术　是一种针眼微创技术，具有创口小、痛苦轻的特点，术后即可正常活动。

6. 手术治疗　颈椎手术包括前路或后路手术，技术上已经相当成熟，康复治疗、综合治疗、微创治疗无效的颈椎病患者，可考虑手术治疗方案。

（二）颈椎病自我康复操

经常练习这套操可以改善患者颈部的血液循环，松解黏连和痉挛的软组织。无颈椎病者也可起到预防作用。

准备姿势：两脚分开与肩同宽，两臂自然下垂，全身放松，两眼平视，均匀呼吸，站坐均可。

1. 左顾右盼　头先向左后向右转动，幅度宜大，以自觉酸胀为好，30次。

2. 前后点头　头先前再后30次，前俯时颈项尽量前伸拉长。

3. 旋肩舒颈　双手置两侧肩部，掌心向下，两臂先由后向前旋转20～30次，再由前向后旋转20～30次。

4. 摇头晃脑　头向左—前—右—后旋转5次，再反方向旋转5次。

5. 头手相抗　双手交叉紧贴后颈部，用力顶头颈，头颈则向后用力，互相抵抗5次。

6. 双手托天　双手上举过头，掌心向上，仰视手背5秒。

7. 还有些穴位按摩手法，可以避免过长时间保持一个姿势，造成身体损伤。

（1）按摩百会穴　用中指或食指按于头顶最高处正中的百会穴，用力由轻到重按揉20～30次。功效为健脑宁神、益气固脱。

（2）对按头部　双手拇指分别放在额部两侧的太阳穴处，其余四指分开，放在两侧头部，双手同时用力做对按揉动20～30次。功效为清脑明目。

（3）按揉颈部　分别按在同侧风池穴（颈后两侧凹陷处），其余手指附在头的两侧，由轻到重地按揉20～30次。功效为疏风散寒、开窍镇痛。

（4）拿捏颈肌　将左（右）手上举置于颈后，拇指放置于同侧颈外侧，其余四指放在颈肌对侧，双手用力对合，将颈肌向上提起后放松，沿风池穴向拿捏至大椎穴20～30次。功效为解痉止痛、调和气血。

（5）按压肩井　以左（右）手中指指腹按于对侧肩井穴（在大椎与肩峰连线中点，肩部筋肉处），然后由轻到重按压10～20次，两侧交替进行。功效为通经活络、散寒定痛。

（6）按摩大椎　用左（右）手四指并拢放于上背部，用力反复按摩大椎穴（位于后颈部颈椎中最大椎体下方的空隙处）各20～30次，至局部发热为佳，两侧交替进行。功效为疏风散寒、活血通络。

（7）对按内、外关　用左（右）手拇指尖放在右（左）手内关穴（掌横纹以上2寸，两肌腱之间），中指放在对侧的外关穴（内关穴对面），同时对合用力按揉0.5～1分钟，双手交替进行。功效为宁心通络、宽胸行气。

（8）掐揉合谷　将左（右）手拇指指尖放在另一手的合谷穴（即虎口处），拇指用力掐揉10～20次，双手交替进行。功效为疏风解表、开窍醒神。

（9）梳摩头顶　双手五指微曲分别放在头顶两侧，稍加压力，从前发际沿头顶至脑后做"梳头"状动作20～30次。

【治己病】

一、西医治疗

（一）治疗思路、目的和疗法

1.治疗的一般思路　①停止或减缓病情的进展：药物、理疗、颈椎制动和休息；②纠正颈椎病的病理解剖与病理生理状态：颈椎牵引、纠正不良体位等；③自我保健、及时治疗以预防复发。

2.治疗的目的　减轻神经根、硬膜囊、椎动脉和交感神的受压和刺激；解除神经根的粘连和水肿；缓解颈肩部肌痉挛、疼痛；改善颈部肌肉力量和活动度，保持颈椎稳定。

3.治疗的方法　包括非手术治疗和手术治疗。非手术治疗包括物理治疗、传统疗法、药物治疗、矫形器应用、纠正不良姿势等，其中物理治疗包括运动疗法（颈椎牵引疗法和医疗体操）和物理因子治疗（声、光、电、磁、热等）。手术治疗包括颈前路手术和颈后路手术。

（二）非手术治疗

非手术治疗是治疗颈椎病的基本方法。同时也是手术治疗的基础，既是术前的必经阶段，又是术后康复的必要措施。

1.适应证

轻度颈椎间盘突出症及颈型颈椎病；神经根型颈椎病；早期脊髓型颈椎病；颈椎病的诊断尚未肯定而需要一边治疗一边观察者；全身情况差，不能耐受手术者；手术恢复期的患者。

2.主要治疗方法

（1）一般治疗　良好的睡眠和工作体位，勿长时间低头；颈部制动及颈椎牵引，宜轻重量全日候持续牵引，颈围保护，注意避免外伤、超限活动及推拿；并辅以有效治疗。

（2）药物治疗　颈椎病可以引起颈、肩、手臂或下肢无力等一系列的症状和体征。有些药物可缓解颈椎病的病理改变和疼痛、眩晕等症状，治疗颈椎病常见的药物有：

1）消炎镇痛药　适用于颈、肩、手臂疼痛为主的患者。

①芬必得　为布洛芬缓释胶囊，有解热、镇痛及抗炎作用.适用于减轻或消除以下疾病的疼痛或炎症：扭伤、劳损、下腰或颈肩疼痛、肩周炎、滑囊炎、肌腱及腱鞘炎，牙痛等。通常剂量为早、晚各1次，饭后服，每次1～2粒。

②双氯芬酸（双氯灭痛、扶他林）　为一种新型的消炎镇痛药，特点为药效强，不良

反应少、剂量小、个体差异小。口服吸收迅速，服后 1 ~ 2 小时内血液浓度达峰值。排泄快、长期应用无蓄积作用：用于类风湿关节炎、神经炎、红斑狼疮及癌症、手术后疼痛，以及各种原因引起的发热。饭后服，每次 25mg，每日 3 次；栓剂，每次 50mg，每日 2 次；肌内注射，每次 75mg，每日 1 次，深部臀肌内注射。

2）激素类药物　仅用于症状严重的颈椎病患者常用的有强的松、地塞米松等，部具有抗炎抗过敏等作用。对颈椎病的治疗主要能减轻神经根水肿，提高脊髓、神经根对创伤的耐受性、常用的药物为：

①泼尼松（强的松、去氢可的松）　口服，每次 10mg，每日 3 次。

②地塞米松　口服，每次 0.75 ~ 1.5mg，每日 3 次。

3）减缓颈椎骨质增生的药物

①壮骨关节丸　主要成分为中药狗脊、淫羊藿、独活、骨碎补等，具有补益肝肾、养血活血、舒筋活络、理气止痛功效，早、晚饭后各服 6g，30 天为 1 疗程。

②硫酸软骨素 A（康德灵）　此种酸性黏多糖主要由动物结缔组织及软骨中提取。本品可通过改善血液循环、促进新陈代谢、扩张末梢血管、抑制胆碱酸的酸性化来调节血液的胶体状态。以达到对中枢神经的镇静，对软骨病变的修复以及对早期骨刺的吸收，均起到积极的作用、本品多为片装，每片含量 120mg，每次服 8 ~ 10 片，每日 3 次连服 8 ~ 10 瓶（每瓶 100 片）。

③复方软骨素片（复方康德灵片）　本品在前药的基础上增加了制附子、白芍、甘草等，更增加了活血化瘀功效。服法用量同硫酸软骨素 A。

④骨刺片（此处指上海中药制药二厂生产）　成分由熟地黄、威灵仙、肉苁蓉、骨碎补等 8 味中药组成。能补肾活血、祛风软坚。用于骨质增生引起的颈椎肥大、腰椎肥大及四肢关节增生。口服 1 次 5 片，每日 3 次。其他的还有骨仙片、抗骨质增生丸等，均有一定疗效。

4）改善脑供血不足而导致眩晕的药物　适用于由于椎 - 基底动脉供血不足而致眩晕的颈椎病患者，尤适用于椎动脉型颈椎病。常用的药物有：

①颈复康冲剂　由黄芪、桃仁、穿山甲、威灵仙等 22 味中药组成。能促进心血管功能，改善血液循环，使脑供血不足的症状得到改善，从而能治疗眩晕。服法：每次 1 袋或 2 袋冲服，每日 2 次，15 天为 1 疗程，连服 3 个疗程。

②丹参片或复方丹参片、复方丹参滴丸　即用丹参或另附加其他药物制的片剂或滴丸。此类药除对心脏的冠状动脉具有扩张、增加血流量、增强心肌收缩力，以及调节心律等作用外，还可以促使细小血管扩张、促使组织修复及抗炎、改善椎动脉供血不足，因而也有利于颈椎退变过程的减缓、终止或好转。用法用量：片剂每次 2 片或 3 片，每日 3 次；滴丸每次 10 粒，每日 3 次。疗程 4 周。一般与硫酸软骨素 A 并用，每 30 ~ 40 天为 1 疗程。

③强力天麻杜仲胶囊　有良好的镇静、镇痛作用，有助于提高中老年入睡眠的质量。主治脑动脉硬化、高血压、神经衰弱、关节疾病、颈椎疾病、老年性骨质疏松等。天麻片由天麻、杜仲、当归等组成。能祛风除湿、活血止痛。可用于以眩晕、手麻为主要症状的颈椎病患者。

5）新一代非甾体类抗炎药　高选择性 COX-2 抑制剂。

①西乐葆　为口服硬胶囊，适用于急性或慢性期骨关节炎和类风湿关节炎的症状和体

征，可缓解颈椎病引起的急、慢性疼痛。成人推荐剂量为200mg，每日1次或分2次口服。相对而言，胃肠道不良反应较少。对本品过敏者、包括对磺胺类过敏者禁用。以上两种新药均为处方用药，请在医生的指导下服用。

②依托考昔　第二代环加氧酶-2（COX-2）抑制剂。用于治疗急性期和慢性期骨关节炎和类风湿关节炎的症状和体征，以及急性通风性关节炎的治疗。成人推荐剂量为30～60mg，每日一次，疗程不超过4周；急性通风性关节炎推荐剂量为120mg，每日一次，最长使用8天。需注意选择性COX-2抑制剂的心血管危险性可能随剂量升高和用药时间延长而增加，应尽可能缩短用药时间和使用每日最低有效剂量。

6）其他　这里介绍一些局部外用药。

①骨质宁搽剂　该品为由中药配制而成的搽剂，其溶剂中加由碳酸钠，易于透过皮肤黏膜，在患处产生较高的药物浓度，具有消肿止痛、改善局部血液循环等作用，并可能抑制骨刺的发生发展。适用于颈椎病、腰椎间盘突出、腰椎病、肩周炎、多种关节炎性增生等骨质增生症，对各种软组织损伤、扭挫伤等也有一定疗效。用法：搽适量于患处，每日2次或3次。

②复力康　远红外辐射磁渗贴膏由上海市科协科卫中心研制成功的高科技产品，本品集远红外线、磁及一些活血化瘀的中草药于一体，能活血化瘀、消炎止痛，本贴膏直接贴于痛点（即阿是穴），每2～3天换一片，15～20天为一疗程。

③一贴灵　本品又名"骨质增生一贴灵"，由当归、川芎、红花、冰片、樟脑等药制成的贴膏剂。具有改善局部血液循环、抗炎、消肿、止痛、软化增生骨质等功效。用于骨质增生引起的各种疼痛、肢体沉麻、颈项强直等以及类风湿关节炎、肩周炎、坐骨神经痛等。用法：外贴患处，每日更换1次，每次贴12～24小时，换药间隔12小时，15～20天为本疗程。

（3）颈椎牵引疗法　在颈椎病康复治疗中广泛应用，可以放松颈部肌肉，解除颈肌痉挛，恢复颈椎椎间关节的正常列线，增大椎间孔，解除神经根的刺激和压迫，拉大椎间隙，减轻颈椎间盘内压力，伸张被扭曲的椎动脉，拉开被嵌顿的小关节滑膜，使移位椎间关节复位等。颈椎牵引疗法适用于神经根型、椎动脉型和交感神经型患者，脊髓压迫严重或牵引后症状加重者禁用，硬膜受压或脊髓轻度受压的脊髓型慎用。

（4）等离子消融术微创治疗　智能控温等离子消融术具有安全性和微创特点。它有三重安全保障：①在进行低温等离子消融时，首先利用低温等离子消融技术实时汽化椎间盘的部分髓核组织，达到减小髓核体积的目的；②利用精确的热皱缩技术将刀头接触到的髓核组织智能加温至约70℃，使其体积缩小以达到治疗目的，具有智能控制温度的保障；③低温等离子通过直径1毫米左右穿刺针进入纤维环，对纤维环和周边组织的稳定性无任何不良影响，具有创伤小的特点。

（5）星状神经节阻滞疗法　能有效改善颈椎病头晕头痛。通过星状神经节前和节后纤维阻滞，抑制其分布区的交感纤维，促使脑血管舒缩功能趋于平衡，改善血液循环。

（三）手术治疗

1.手术适应证　严重的脊髓型颈椎病及急性脊髓前中央动脉综合征患者，不应因非手术治疗而延误病情；正规的非手术治疗无效或症状加重；在外伤等作用下症状突然加重；

伴有颈椎明显不稳，颈痛明显，非手术治疗无效。

2. 禁忌证　全身情况不允许手术；颈椎病晚期，或已瘫痪卧床数年，四肢关节僵硬，肌肉有明显萎缩者；手术不能改善患者生活质量时，也不宜手术。

3. 手术方式

（1）脊髓型颈椎病凡症状明显，诊断明确，应争取早期手术，如前路减压、融合术、后路椎管减压术等。

（2）神经根型、椎动脉型颈椎病以非手术治疗为主，只有在症状十分严重，其他方法难以缓解症状时才考虑手术。

4. 手术治疗颈椎病需注意事项

（1）在等待手术期间，要严格防止摔倒或者乘车时候的急刹车。因为以上情况可能使原来的压迫症状迅速恶化，导致患者瘫痪。

（2）注意停止之前的物理治疗，包括牵引、推拿等，操作不当也可能使病情急剧恶化。

（3）吸烟的患者手术前至少戒烟2周以上。由于吸烟会使血管痉缩，导致组织缺氧、营养不良，加重病情。

（4）注意控制饮食，戒酒并尽量减肥。注意颈部保暖，寒冷会引起血管收缩，加重脊髓缺氧。

（5）保持良好的心态，直面自己的病情，积极配合医护人员的指导和帮助。颈椎手术技术已经十分成熟，虽然可能有神经根损伤、术后感染等风险，但只要术中操作仔细，术后密切观察，严格遵守诊疗常规，对经验丰富的医师来说，手术的风险很小。

5. 颈椎术后康复注意事项

（1）卧床时保持良好睡姿　卧床不用戴颈托，取侧卧或仰卧。仰卧位时枕头的高度为本人的拳头高度，侧卧时枕头的高度应为一侧肩膀的宽度，要保持颈部轴线翻身。

（2）术后防颈部外伤　尤其要防止在乘车急刹车时颈部前后剧烈晃动引起损伤。所以，在出院乘车回家时，最好平卧车上，戴好颈托。

（3）四肢功能锻炼　上肢的锻炼，包括肩臂腕的活动以及握拳练习，还有手的精细动作的训练，如穿针、拿筷子、系衣扣等，或者通过健身球的练习增强手的力量和灵活性。下肢的锻炼，包括股四头肌的收缩练习、踢腿、抬腿等动作的练习，患者也可在家属和陪护人员的陪同或搀扶下练习行走，以增强下肢力量，尽早恢复下肢（行走）功能。

（4）背肌锻炼　在佩戴颈托时，应当渐渐开始进行颈背肌的锻炼，这样有益于增进颈项部肌肉的血液循环，改善颈部劳损等症状，同时可防止项背肌的废用性萎缩，增进肌肉力量的恢复。特别是颈椎后路手术患者，应当长期坚持锻炼。

（5）正确工作体位　应避免过于低头，尤其是"埋头"工作的人应隔一段时间调整颈部姿势，并适当抬头活动颈部肌肉。

（6）术后远期功能锻炼　每周应定期进行全身锻炼，如打太极拳、散步等。在复诊后病情允许的情况下，可以参加游泳，同时注意防寒保暖。

6. 近年来微创及显微手术的开展　如果颈椎病已进展到压迫脊髓或神经根的程度，经过正规的保守治疗又没有明显效果，那么就需要考虑手术治疗。常规的颈椎手术由于有脊髓损伤致瘫的风险，往往被患者视为畏途。目前颈椎疾病的内镜手术及显微镜辅助下的颈椎手术可减少患者的顾虑。增加了颈椎手术的安全性和便利性，同时也扩大了颈椎手术的适应证，一些常规的开放手术可通过显微镜外科的手术可通过显微外科方式来完成。

二、中医治疗

（一）中药辨证治疗

1. 风寒痹阻证

治法：祛风散寒，除湿通络。

方药：羌活胜湿汤加减。

羌活、独活、藁本、防风、炙甘草、川芎、蔓荆子、片姜黄。

2. 血瘀气滞证

治法：行气活血，通络止痛

方药：桃红四物汤加减

桃仁、红花、熟地黄、当归、白芍、延胡索、桂枝。

3. 痰湿阻络证

治法：祛湿化痰，通络止痛。

方药：半夏白术天麻汤加减。

半夏、白术、天麻、茯苓、橘红、鸡血藤、乌梢蛇、没药、甘草。

4. 肝肾不足证

治法：补益肝肾，通络止痛。

方药：肾气丸加减。

熟地黄、山药、山茱萸、牡丹皮、茯苓、泽泻、桂枝、附子、地龙、乌药、乳香、没药。

5. 气血亏虚证

治法：益气温经，和血通痹。

方药：八珍汤合黄芪桂枝五物汤

当归、白芍、熟地黄、川芎、党参、茯苓、白术、黄芪、桂枝、生姜、大枣、炙甘草。

（二）中成药

1. 根痛平颗粒由白芍、葛根、续断、狗脊、伸筋草、桃仁、红花、乳香、没药等组成。功效：活血通络止痛，适用于风寒阻络、血瘀气滞证。一次12克，每日2次。

2. 颈痛灵胶囊由熟地黄、制何首乌、黑芝麻、当归、丹参、黄芪、天麻、葛根、千年健、地枫皮、枸杞子、白芍、骨碎补、威灵仙等组成。功效：滋补肝肾，活血止痛适用于肝肾不足、瘀血阻络证。一次1克，每日2次。

（三）针灸治疗

以颈部阿是穴及手足太阳、足少阳经腧穴为主。主穴：阿是穴、天柱、肩井。根据不同分型选取相应配穴：①颈型：选取大椎、后溪等穴；②神经根型：根据麻痛部位循经取穴，如：阳明经取曲池、合谷；少阳经取外关；太阳经取肩贞、后溪；脊髓型：选取风府、大椎、承山；④椎动脉型：选取百会、风池、风府；⑤交感型：选取神庭、内关；风寒痹阻加合谷、风池；血瘀气滞加血海、合谷；痰湿阻加丰隆；肝肾不足加肝俞、肾俞；气血亏虚加足三里、气海。

操作：毫针刺，平补平泻手法，得气后接脉冲电针治疗仪1对或2对，强度以局部肌肉轻微收缩患者舒适为度。风寒湿痹、肝肾不足和气血亏虚型可配合相应法：疼痛部位可配合相应的活血止痛膏药，还可配合红外线照射等疗法。

（四）按摩治疗

1. 治疗原则　消除肌痉挛，纠正椎体错位，恢复颈椎内外力的平衡。颈型以纠正颈椎紊乱、缓解肌紧张为主，神经根型以活血化瘀、疏经通络为主，脊髓型以疏经理气、温通督脉为主，椎动脉型以行气活血、益髓止晕为主，交感神经型以益气活血、平衡阴阳为主。

2. 经络与腧穴　风池、风府、肩井、天宗、曲池、手三里、小海、合谷等，常用于治疗颈椎病。

3. 常规手法操作

（1）按揉风池，拿捏颈部。患者坐位，医者立于其后，于患者颈肩部、上背部、上肢肌肉滚法放松，约5分钟，松解局部筋肉。按揉双侧风池穴，约1分钟；行拿捏法，从风池穴起至颈根部，约5分钟。

（2）提拿肩井，横拨上臂。提拿双侧肩井，行拿揉于患肢，上臂为主，多指横拨，行于腋下臂丛神经分支，有串麻感为宜，理筋通络。

（3）颈部拔伸。行颈部拔伸法，医者立于其后，双臂尺侧置于患者双肩，向下用力；双手拇指于风池穴上方顶按，余四指及手掌托住下颌部。嘱患者放松，医者向上用为，把颈牵开，同时使颈前屈、后伸及左右旋转，调整微小错位。

（4）牵抖拍打上肢。牵抖患侧上肢，2次或3次，拍打肩背上肢，有轻快感为宜，行气活血。

①颈型临证加减　指揉患者颈椎横突，循序下移，缓解紧张。

②神经根型临证加减　弹拨肿胀组织、缓解压迫；沿病变经络行一指禅推法，提高痛阈、消炎散结；抬高患肢、背伸腕关节，牵拉臂丛神经，分解粘连。

③脊髓型临证加减　按揉下肢穴位，以患侧为主；手法宜轻柔，慎用拔伸、旋转等手法。

④椎动脉型临证加减　弹拨枕下部，按压枕后隆突，缓解痉挛，散结止痛；侧屈头部5°～8°，行"一指禅"推法，轻柔循序刺激对侧前斜角肌、颈椎横突后结节；施鱼际揉法，于患者两颞部、前额，以清利头目，振奋精神。

⑤交感神经型临证加减　患者颈部后伸，医者于其气管两侧施"一指禅"推法，按揉两侧胆经、前额部，疏肝解郁；拇指依次弹拨前斜角肌、胸小肌、胸大肌及诸肋间隙，掌擦左侧胸壁，指揉膻中穴，清心解郁。

（五）中医针刀治疗

针刀实际就是一根带柄的粗针，前端刀刃仅有0.8毫米。人体受到损伤后，因充血水肿、组织供血不足等复杂因素，造成组织瘢痕形成或机化粘连，血管、神经被包裹挤压。因供血不足和致炎因子对神经的刺激，便会出现压痛或者放射痛、牵涉痛，引发机体功能障碍。我们用小针刀把包裹部位进行剥离松解，改善了血供，解决了神经压迫，这样既消除了疼痛，又恢复了机体功能。

目前，针刀对于颈椎病、肩周炎、肱骨外上髁炎（网球肘）、屈指肌腱狭窄性腱鞘炎（弹响指）、足跟痛（跟骨骨刺）、第三腰椎横突综合征、腰椎间盘突出症、增生性膝关节炎、膝关节侧副韧带损伤、颈源性头痛、眩晕等都有不错的治疗效果。

【法医学鉴定】

一、损伤与颈椎病的法医学鉴定

（一）伤病关系与判定

应详细了解受伤的过程、受伤的部位、暴力作用的大小，以及受伤当时的体位、姿势等。

颈部外伤造成颈部韧带损伤、骨折、脱位，在外伤当时没有颈椎退行性改变，或者退变轻微，因颈部损伤继发颈椎不稳、骨赘形成等退行性改变。若确有致颈椎病的损伤基础，损伤当时没有颈椎退行性改变，在损伤后发生的颈椎病，判定外伤与颈椎病之间存在直接因果关系。在鉴定实践中这种情况极为罕见。

从颈椎病的发病机制中可知，颈椎椎间盘、椎间关节、周围韧带等的退行性改变是颈椎病的根本原因。因此，外伤与颈椎退行性变所引起的颈椎病之间不存在直接因果关系，但在颈椎病的基础上遭受外力可出现以下几种情况。

（1）若损伤后确有明显的临床症状及体征，影像学资料中可见明显的颈椎退行性改变并合某型颈椎病的影像学表现，局部亦可见软组织损伤的征象，且案情中又有伤者颈部受伤的客观事实依据，则可判定损伤使得颈椎病症状显现或者加重，损伤与后果之间存在间接因果关系。

（2）若鉴定材料中可见损伤前已有明显的颈椎病相关临床症状及体征并诊断明确，损伤后的临床表现又与之前相仿，影像学资料中除颈椎退行性改变外未见新鲜损伤的征象，且案情中未见有颈部受伤的事实存在，则在此情况下，可判定损伤与颈椎病之间无因果关系。然有症状加重的主诉，临床病历的记录亦如此，则在判定伤病关系时亦会考虑损伤的参与因素，一般为轻微作用。

（二）损伤程度鉴定

通常情况下损伤与颈椎病之间不存在直接因果关系，不宜评定损伤程度。

（三）伤残等级评定

对于损伤与颈椎病之间存在一定的因果关系，若经治疗后确存在颈部活动受限，或因累及神经根或脊髓并引起周围神经功能障碍时，则可参照《人体损伤致残程度分级》伤病关系处理及相关条款评定伤残等级。

二、颈椎病合并颈部损伤致残程度分析

实例资料

案情摘要

据送检材料记载: 2010 年 3 月 31 日, 赵某(男性, 59 岁)在工地内行驶时因故摔倒受伤。

病史摘要

1. 2010 年 4 月 1 日至 2010 年 4 月 5 日某某医院出院小结摘录:

住院经过: 因"头颈部外伤致双上肢疼痛及麻木 15 小时"门诊拟"颈椎过伸伤伴不全瘫"于 2010 年 4 月 1 日收入院。入院查体: 颈部曲度稍变直, 颈部 6、7 棘突上、棘突旁有轻压痛, 颈椎活动受限。双上肢屈伸肘、腕肌肌力约 3 级, 双手内在肌肌力 0 级, 双上肢感觉减退、麻木、疼痛。双下肢感觉及肌力正常。头颈部 CT 片示: C_6 左侧椎弓及 C_7 左侧横突骨折, 左侧颧弓及颞骨颧突骨折。颈椎 MRI 片示: 颈椎退变, 颈椎间盘突出, $C_{3/4}$-$C_{6/7}$ 脊髓变性。

入院后拟手术治疗，因用药后病情好转，患者及家属拒绝手术。

出院诊断：颈椎过伸伤伴不全瘫，$C_{3/4}$-$C_{6/7}$脊髓变性，颈椎间盘突出症，颈椎后纵韧带骨化（OPLL），左侧颧弓骨折，左侧颞骨颧突骨折，左颌面部软组织挫伤。

2010年5月8日某某医院门诊复诊，主诉：颈椎外伤后3月，双手麻木。查体：霍夫曼征（+）。拍片示：第6颈椎棘突见骨折线。

2010年9月14日某某医院门诊复诊，主诉：颈椎外伤伴双上肢麻木。查体：颈椎压痛（+），双上肢有麻木。

2.2011年2月18日某中医药大学附属X医院肌电图检查报告单提示：颈神经根（C_8、T_1）部分性损害。

检验过程

1.检验方法

按照《法医临床学检验规范》（SJB-C-9-2010）对被鉴定人进行检查。

2.体格检查

神清，步入检查室，对答切题，检查合作。左面部见15.0cm×3.0cm范围内散在擦伤痕，左耳垂见一长1.5cm条状瘢痕。左颧弓处压痛（±），张口度无明显受限。颈部活动受限：前屈40°（参考值45°），后伸35°（参考值45°），左侧屈35°（参考值45°），右侧屈30°（参考值45°），左旋转45°（参考值80°），右旋转30°（参考值80°）。双上肢肌力5级，肌张力正常，双前臂内侧面及双手拇指皮肤触痛觉减退。双下肢肌力5级，肌张力正常，皮肤触痛觉存在。

3.阅片所见

2010年3月31日某区中心医院颈椎CT片1张：第6颈椎左侧椎弓骨折，第7颈椎左侧横突骨折，累及横突孔；颈5平面（局限型）后纵韧带骨化，颈6、7平面黄韧带肥厚致椎管狭窄，项韧带钙化。

2010年4月1日某某医院颈椎X线片1张示：颈椎呈退行性改变，前纵韧带及项韧带钙化，第2-5颈椎椎体无新鲜骨折征象。

2010年4月2日某某医院颈椎MRI片2张示：第3/4、4/5、5/6、6/7颈椎间盘突出，黄韧带肥厚，压迫硬膜囊，颈3/4平面见条片状等T1、稍长T2信号，提示脊髓水肿。

2010年5月8日某某医院颈椎X线片1张示：第6颈椎棘突骨折线增宽，见少量骨痂生长。

2010年10月13日某某医院颈椎X线片1张示：第6颈椎棘突骨折已愈合。

分析说明

根据送检材料（包括病史及影像学资料），并结合本中心检验所见，综合分析认为：被鉴定人赵某因故摔伤，伤后出现"双上肢肌力下降，疼痛及麻木"等，临床诊断为"颈椎过伸伤伴不全瘫"，此外，摄片显示其"第6颈椎棘突及左侧椎弓骨折，第7颈椎左侧横突骨折"。

颈椎过伸性损伤又称为"挥鞭性损伤"，大多见于快速行驶的车辆急刹车及撞车时。临床主要表现为颈部症状（颈项部疼痛、活动受限）及脊髓受损症状（肢体肌力下降、痛温觉减退）。正常椎管内脊髓周围有一定的间隙存在，称之为"缓冲间隙"。当颈椎呈退行性改变时，"缓冲间隙"减少，易发生过伸性损伤。

本例被鉴定人赵某有明确的头颈部外伤史,受伤当天即有颈部及肢体不适症状,摄片显示其第 6 颈椎棘突及左侧椎弓骨折,第 7 颈椎左侧横突骨折,同时存在多发性颈椎椎间盘突出,伴椎旁韧带钙化并椎管狭窄等退变,致硬膜囊受压,相应脊髓水肿等改变。

综上分析认为,目前后果系在其自身颈椎退行性改变的基础上遭本次外伤共同作用所致。

目前中心检见赵某颈部活动明显受限,活动度丧失达 25% 以上(未达 50%);双前臂内侧面及双手拇指皮肤触痛觉减退,肌电图检查证实颈神经根部分性损害,结合其损伤当时脊髓损伤的影像学表现,符合脊髓损伤致神经功能障碍,日常活动能力轻度受限。比照 GB18667 -2002《道路交通事故受伤人员伤残评定》标准第 4.9.3a 条、第 4.10.1a 条之规定,其颈部活动障碍、神经功能障碍的后遗症已分别相当于道路交通事故九级伤残、十级伤残。

根据赵某损伤后临床治疗的实际需要,并参照 GAIT521 - 2004《人身损害受伤人员误工损失日评定准则》《人身损害受伤人员休息期、营养期、护理期评定标准(试行)》(沪司鉴办[2008]1 号)相关条款,该损伤后的休息期为 180 日,护理期为 90 日,营养期为 60 ~ 90 日。

鉴定意见

被鉴定人赵某因故损伤,致第 6 颈椎棘突及左侧椎弓骨折,第 7 颈椎左侧横突骨折等,目前遗留颈部活动明显受限,颈神经功能障碍是在自身颈椎退变的基础上与本次外伤共同作用的结果。其后遗症分别相当于道路交通事故九级伤残、十级伤残。该损伤后的休息期180 日,护理期 90 日,营养期 60 ~ 90 日。

三、颈椎病手术治疗并发症医疗纠纷法医学鉴定

实例资料示:

检案摘要

摘自民事诉状:2011 年 11 月 22 日原告(钱某,男,50 岁)在被告某市人民医院门诊,被诊断为"颈 5 / 6 椎间盘变性伴突出,局部颈髓变性受压"。2011 年 11 月 28 日原告因颈痛伴四肢麻木,入被告某部队医院处门诊,经诊断为颈椎病即住院治疗,入院诊断为颈椎病(脊髓型)。入院时被告对原告专科检查双上肢肌张力、双下肢肌力均正常,仅双上肢感觉轻度减退。11 月 30 日被告某骨科医院即对原告实施"颈椎前路 C5/6 椎间盘摘除椎间融合器植骨融合内固定术"。术后麻醉清醒返回病房后即四肢逐渐活动不利,并逐渐加重,导致原告颈椎病术后不全瘫。被告于 12 月 1 日又对原告实施了"颈椎病术后前路探查血肿清除术"。

原告认为,某市人民医院对原告作"颈椎 MRI"初步检查后,未告知后续的检查和治疗。而被告医院术前未对原告进行必要的、全面的检查,手术指征不明确;预案准备不全面不充分,并未尽风险告知义务;术中未按医疗规范操作,操作不当;术后疏于对原告规范的、有效的护理,巡视观察不力,对可能出现的血肿没有及时预防;在原告及其家属多次提醒和催告下才进行处理,且处理措施不力。最后导致原告术后 C_2 ~ C_6 椎间隙后方及椎体后方血块、血肿形成,进而压迫颈髓造成"颈椎病术后不全瘫"。经当地某司法鉴定所鉴定,原告的残疾程度为七级。

检验过程

（一）检验方法

遵循医学科学原理和法医损伤学理论与技术，详细审查、摘抄鉴定材料，按照《法医临床检验规范》（SF/Z JD0103003-2011）对被鉴定人进行体格检查。召开有法官在场，医方、患方参加的听证会，详细聆听医患双方的陈述，结合专家会诊意见综合分析。

（二）资料摘录

摘自某市人民医院住院病历（住院日期：2011年11月28日至2011年12月19日）：

1.摘自入院录：2011年11月28日8时46分入住骨科一病区，主诉：颈痛伴四肢麻木1个月余。

现病史：患者缘于1月余前无明显诱因始出现颈肩部酸痛不适，伴四肢放射，双上肢及双下肢麻木，偶有头痛头晕，恶心、呕吐，轻度行走不稳，当时症状较轻，患者未加注意，亦未行任何治疗。在此后1个月间，患者颈肩部酸痛不适症状持续存在，并逐渐加重，伴四肢酸痛、麻木、乏力，曾数次当地医院就诊，查颈椎MRI示：C5/6椎间盘向后突出，相应硬膜囊受压明显，予以对症支持治疗无明显好转。为求进一步治疗，今来我院就诊，门诊以"颈椎病"收治入院。

专科检查情况：颈椎各棘突轻度压痛，颈部各向活动无明显受限，双手握力4级，左侧肱二头肌反射、肱二头肌反射及桡骨膜反射轻度亢进，右侧肱二头肌反射、肱二头肌反射及桡骨膜反射正常，双侧Hoffman征阳性，双臂丛神经牵拉试验阳性，双上肢肌张力正常，双上肢感觉轻度减退。双下肢肌力正常，双膝反射存在，双踝反射存在，双髌阵挛、踝阵挛阴性，双侧巴氏征阴性，余无殊。

辅助检查：颈椎MRI（某市人民医院，2011年11月29日）示："颈5/6椎间盘向后方突出，相应硬膜囊受压明显。

初步诊断：颈椎病（脊髓型）

2.摘自术前小结（2011年11月29日）：患者钱某、男，50岁，因颈痛伴四肢麻木1个月余入院。查体：颈椎各棘突轻度压痛，颈部各向活动无明显受限，双手握力4级，左侧肱二头肌反射、肱二头肌反射及桡骨膜反射轻度亢进，右侧肱二头肌反射、肱二头肌反射及桡骨膜反射正常，双侧Hoffman征阳性，双臂丛神经牵拉试验阳性，双上肢肌张力正常，双上肢感觉轻度减退。双下肢肌力正常，双膝反射存在，

双踝反射存在，双髌阵挛、踝阵挛阴性，双侧巴氏征阴性。查颈椎MRI示："颈5/6椎间盘向后方突出，相应硬膜囊受压明显。患者诊断明确，有手术指征。准备于明日在全身麻醉下行颈椎前路减压植骨融合内固定术。术前医嘱已下达，术中应用注射用头孢美唑钠预防感染，术中术后可能出现各种情况已与患者及家属讲明，患方表示理解。同意并签字为证，详见手术志愿书。

3.摘自手术记录：

钱某，男性，50岁，农民。

术前诊断：颈椎病（脊髓型）术后诊断：颈椎病（脊髓型）

手术名称：颈椎前路C5/6椎间盘摘除椎间融合器植骨融合内固定术

手术时间2011年11月30日9:01Am至2011年11月30日10:25Am（出手术室）

切口与长度：右颈前横切口长 5cm　手术者：某某某，某某某。

全身麻醉成功后，患者仰卧位，术野区常规消毒，铺巾，取右颈前横切口，长约 5cm，切开皮肤、皮下组织、颈阔肌、在胸锁乳突肌内侧分离，从胸锁乳突肌、胸骨舌骨肌之间分离进入，直至椎体前、上下游离，椎间隙插入 1 枚定位针，透视下见定位于 $C_{5/6}$ 间隙，暴露 $C_{5/6}$，在 C_5、C_6 椎体左侧打入撑开器并撑开，用髓核钳摘除 $C_{5/6}$ 椎间盘，见 $C_{5/6}$ 椎管内有髓核压迫脊神经，用椎板咬骨钳将其小心摘除，并以刮匙刮除上下椎体终板，用咬骨钳修剪椎体前缘增生骨赘组织，检查硬膜、脊髓无明显压迫，之后将 6 号融合器放 $C_{5/6}$ 间隙并打紧。选取合适的颈前路钢板，在 C_5、C_6 椎体上打入 4 枚螺丝钉固定，"C"臂透视下见钢板位置良好，依次锁紧钢板螺丝钉。检查无误后，生理盐水冲洗伤口，放置一条引流片，逐层缝合伤口。术程顺利，术中出血 100ml，麻醉满意。

4. 术后病程记录及护理记录

2011 年 11 月 30 日　11:23Am 病程记录：于今天在全身麻醉下行颈椎前路 C5／6 椎间盘摘除椎间融合器植骨融合内固定术。手术历时 1 小时，术程顺利，术中出血量约 200ml，麻醉满意，术中诊断：颈椎病（脊髓型）。术后麻醉已清醒，四肢活动可，安返病房，给予抗炎，对症支持等处理。术后注意观察生命体征、病情变化及伤口愈合情况。

2011 年 11 月 30 日　2:20Pm 病程记录：患者麻醉清醒返回病房后，四肢遂渐活动不利，并逐渐加重，创面无明显渗血。查体：四肢肌力 I 级，双下肢浅感觉尚可，双上肢感觉轻度减退。考虑术中硬膜囊刺激，脊髓水肿，向甲上级医师汇报病情后，予以甘露醇及地塞米松等消肿，对症支持疗法，急查颈椎 MRI。

2011 年 11 月 30 日　3:55Pm 护理记录：P72 次／分，R18 次／分，BP120／8 0mmHg，患者今日在全麻下行颈前路内固定术，术后返回病房，术处敷料固定，外观有少量渗血，患者双手握力差，双下肢感觉、活动差，报告医生后遵医嘱给予地塞米松 10mg 静脉推注，20% 甘露醇 250ml 快速静脉滴注，并 MRI 检查。

2011 年 11 月 30 日　7:00Pm 病程记录：患者病情稳定，各项生命体征平稳。查颈椎 MRI 示颈椎前路手术减压彻底，硬膜无明显受压。经消肿、对症处理患者四肢肌力有所好转，III 级，四肢感觉较前亦明显好转。

2011 年 12 月 1 日　8:20Am 科内讨论记录：

讨论目的：患者颈椎前路术后 1 小时出现四肢不全瘫症状，经对症处理后轻度好转，讨论进一步处理措施

甲主治医师汇报病史：术后 PACU 复苏后患者四肢活动可，肌力 IV 级，安返病房。患者回病房 1 小时左右出现四肢无力，逐渐加重，经甘露醇及地塞米松等消肿，对症支持治疗后四肢肌力稍有恢复，急查颈椎 MRI 示：颈椎前路手术减压彻底，硬膜无明显受压。至昨晚 19 点左右，患者四肢肌力恢复至 III 级左右。今晨查房患者四肢肌力较前又明显变差，双上肢近端肌力 II 级，远端肌力 I 级，双下肢肌力 0 级，双上肢浅感觉轻度减退，双下肢浅感觉正常。

甲副主任医师：患者颈椎前路手术顺利，患者术后出现不全瘫症状可能与术中刺激导致脊髓水肿有关，亦可能由血肿压迫有关。可积极予以消肿、对症处理，再次急查颈椎 MRI，如 MRI 提示明显血肿压迫，可再次清除血肿压迫。

乙主治医师：患者目前不全瘫症状可能与术中刺激、压迫解除后的缺血再灌注损伤有

关，也有可能由血肿压迫所致。目前可暂予以消肿、对症处理，密切观注病情变化。

丙及丁主治医师分析认为可暂消肿，对症处理，必要时手术探查。

主持人小结：经讨论认为，患者目前症状可能与术中刺激，压迫解除后的缺血再灌注损伤有关，也有可能由血肿压迫所致。再次急查颈椎 MRI，若 MRI 提示明显血肿，急诊手术行探查血肿清除术。

2011 年 12 月 1 日 11:30Am 甲副主任医师查房记录：术后第一天，患者一般情况可，体温、血压、脉搏正常。自诉术部疼痛好转，四肢无力。查体：双上肢近端肌力 II 级，远端肌力 I 级，双下肢肌力 O 级，双上肢浅感觉轻度减退，双下肢浅感觉正常。经消肿、对症处理后有所好转。急查颈椎 MRI 示：C_{2-6} 椎体后方及 $C_{5/6}$ 椎间隙异常信号，结合临床，血肿首先考虑。今日甲副主任医师及某主治医师查房分析病情认为，患者出现不全瘫症状可能与血肿压迫有关，急诊行探查血肿清除术。

5. 颈椎病术后前路探查血肿清除术

术前诊断：颈椎病术后不全瘫　切口与长度：右颈前原切口

手术名称：颈椎病术后前路探查血肿清除术　手术者：甲副主任

手术时间：2011 年 12 月 1 日 12:15Am 至 2011 年 12 月 1 日 1:00Pm 某主治手术经过：全身麻醉成功后，患者仰卧位，术野区常规消毒、铺巾，取右颈前原切口，拆开缝线后，在胸锁乳突肌内侧分离暴露颈前钢板及融合器，用专用工具依次将钢板予以取出后，在 C_5、C_6 椎体左侧打入撑开器并撑开，然后将融合器予以取出，见椎间隙后方少量血块，仔细予以清除后，由于上方 C_{2-4} 椎体后方血肿位置较高，无法清除，将椎间隙两侧适当清理以便引流更顺畅后，彻底冲洗，重新放入融合器及钢板。生理盐水冲洗伤口，放置一条引流皮片，逐层缝合伤口。术程顺利，术中出血 20ml，麻醉满意。术后患者经 PACU 复苏后安返病房。

6. 血肿清除术后病程记录摘录

2011 年 12 月 2 日 8:30Am 甲副主任医师查房记录：术后第一天，查切口部无明显渗血，双手肌力 II 级，双上肢近端肌力 O 级，双下肢近端肌力 I 级，远端肌力 II 级，四肢感觉尚可，甲副主任医师查房分析病情认为患者目前症状可能与血肿压迫有关，亦可能术前压迫较严重，术后压迫解除后脊髓再灌注损伤所致。

2011 年 12 月 5 日双上肢近端肌力 III 级，左手握力 III 级，右手握力 IV 级，双股四头肌肌力 IV 级，下一步继续消肿、营养神经对症治疗。

2011 年 12 月 18 日甲副主任医师查房记录：一般情况好，双上肢近端肌力 IV 级，左侧稍差，远端肌力 IV 级，浅感觉无明显减退。今甲副主任医师查房分析病情认为患者四肢肌力逐渐好转，目前无特殊治疗，可出院行康复治疗，患者及家属同意出院（2011 年 12 月 19 日出院）。

7. 2012 年 10 月 25 日当地某司法鉴定所人体损伤残疾程度鉴定意见书

鉴定意见：被鉴定人钱某目前遗留右上肢肌力 IV 级，左上肢肌力级 III 级的后遗症属于人体损伤七级伤残。

8. 2012 年 10 月 25 日当地某司法鉴定所法医临床鉴定意见书

鉴定意见：（1）根据被鉴定人的人身伤（病）及恢复情况，建议给予误工时限为 240 天左右，需一人护理，护理时限为 120 天左右。

（2）根据被鉴定人的人身损伤情况，建议给予营养支持，营养补偿时限为90天。

（三）体格检查

轮椅推入检查室，神清，对答切题，检查合作。右颈前下方沿颈纹方向有一长5.5cm皮肤切口瘢痕，颈椎棘突无明显压痛，颈椎活动可，双肩周围肌肉萎缩，尤是三角肌明显萎缩，上肢肌力情况：双提肩胛肌5级、双三角肌0级、双胸大肌5级、屈肘肌右侧4级、左侧3级，伸腕、伸指、伸拇肌右侧4+级、左侧4级，屈腕、屈指、屈拇肌右侧4级、左侧4级。双上肢肱二头肌、肱三头肌反射存在，双侧Hoffman征（+）。

腹壁反射存在，提睾反射存在，二下肢肌张力增高，二下肢肌力4级至5级，双踝阵挛（±），双髌阵挛（-），Babinski征（-）。

（四）阅片所见

2011年11月21日，某市人民医院颈椎及颅脑MRI片3张，示：颈5/6椎间盘变性伴突出，硬膜囊明显受压，局部颈髓变性。

2011年11月29日，某市人民医院颈椎正侧位+胸片2张，示：颈椎退行性变。

2011年11月30日（3:20Pm）、12月1日（11:01Am）某市人民医院颈椎MRI片共4张，示：颈椎病术后改变，C_{2-6}椎体后方及C5/6椎间隙异常信号，血肿首先考虑。

2011年12月14日，某市人民医院颈椎正侧位X线片1张，示：颈椎病颈椎前路$C_{5/6}$椎间盘摘除椎间融合器植骨融合内固定术后改变（血肿清除术后）。

2012年3月16日，某市人民医院颈椎MRI片1张，示：颈椎病颈椎前路$C_{5/6}$椎间盘摘除椎间融合器植骨融合内固定术后改变（血肿清除术后），血肿基本吸收，$C_{5/6}$硬膜囊压迫已减压。

分析说明

遵循医学科学原理及法医学因果关系准则，根据案情、鉴定材料及体检所见，召开由法官参加的听证会，详细聆听医患双方陈述，结合专家会诊意见综合分析如下：

（一）有关颈椎病（脊髓型）的诊断

脊髓型颈椎病是导致成人脊髓功能障碍的首要原因。脊髓型颈椎病早期症状并不典型，患者或家属首先注意到逐渐加重的行走不稳，还可能主诉双手笨拙和弥漫性麻木，以及精细动作失调和抓握无力等。查体可发现深反射亢进、浅反射消失、出现病理反射。最后发展成肌肉强直、痉挛、肌无力、本体感觉障碍导致四肢功能丧失。

患者于2011年11月28日"因颈痛伴四肢麻木1个月余"而入住某市人民医院。

现病史：患者于1个多月前无明显诱因出现颈肩部酸痛不适，双上肢、双下肢麻木，偶有头痛头晕，恶心呕吐，轻度行走不稳，当时症状轻，患者未加注意，后不适症状持续存在并加重，当地医院诊治，颈椎MRI片示：颈5/6椎间盘变性伴突出，硬膜囊明显受压，局部颈髓变性。

专科检查：颈椎各棘突轻度压痛，活动无明显受限，双手握力4级，左侧肱二头肌、肱三头肌反射轻度亢进，右侧肱二头肌、肱三头肌反射正常，双侧Hoffman征（+），双侧臂丛神经牵拉试验（+），双上肢肌张力正常，双上肢感觉轻度减退，双下肢肌力正常，双膝、双踝反射存在，双髌、踝阵挛（-）、双侧Babinski征（-）。

从上述患者的主诉、现病史、查体、结合MRI表现，院方作出"颈椎病（脊髓型）"

的诊断及时、明确。

（二）颈椎病（脊髓型）的治疗

脊髓型颈椎病（CSM）据学者统计发现5%患者症状长时间静止，20%逐渐发展，75%呈阶梯样进展，静止期间隔长短不一，因多数脊髓型颈椎病患者有神经功能恶化倾向，因此多应考虑手术治疗。但由于此病初发症状及病情发展的多样性，对不同严重程度的患者缺乏前瞻性随机研究，尚无法建立规范的诊疗方案。

持续观察和非手术治疗常用于症状较轻的患者，但多数情况下，非手术治疗并不能逆转或永久阻止CSM的症状发展。由于脊髓型颈椎病症状严重，延误治疗常发展呈不可逆的神经损伤，所以一经诊断应尽早手术治疗。

重型或进展型CSM，且影像学与临床表现一致者，应考虑手术治疗，而对于虽有临床症状但病情稳定的患者，手术标准难以统一。步态改变、长束征、四肢功能减退等临床症状、以及病程长短、合并症和影像学发现都是选择手术治疗的因素。本案患者已有双手握力4级，左侧肱二头肌反射、肱二头肌反射轻度亢进，双侧Hoffman征（＋），双上肢感觉轻度减退等脊髓压迫症状，颈椎MRI片示：颈5/6椎间盘变性伴突出，硬膜囊明显受压，局部颈髓变性表现，故有手术指征。

CSM根据不同情况，选择不同类型手术，本案院方选择"颈椎前路C5/6椎间盘摘除椎间融合器植骨融合内固定术"符合医疗常规。

无论何种手术方法，其首要目的是扩大椎管容积。适时、适当的早期减压，有望恢复脊髓形态、逆转脊髓水肿、增加血供，促进脊髓功能恢复。手术的另一个目的是融合不稳节段，避免因椎体过度活动造成脊髓反复损伤。

（三）有关颈椎前路术后硬膜外血肿形成原因

颈椎前路术后硬膜外血肿形成的发生率尽管很少（0.1%～0.2%），却是严重的并发症，如处理不当，后果往往非常严重。出血主要来源于硬膜外丰富的静脉丛，这些静脉丛广泛存在硬膜外间隙，大多数脊柱外科术后会产生小的不典型的硬膜外血肿，但我们指的是临床产生神经压迫症状，需再次手术减压的血肿。术后早期由于麻醉苏醒、疼痛等原因引起血压升高，拔管时躁动，不适当搬动等原因可引起硬膜外出血增加，渗血增多，多数硬膜外出血具有自限性，随着硬膜外压力的增高，出血会逐渐停止。目前临床医师为彻底解除脊髓压迫，特别是椎间盘突出于后纵韧带后方，椎体后缘有较大骨赘以及后纵韧带肥厚骨化的患者均主张后纵韧带切除，降低了硬膜外出血的自限能力，增加了术后硬膜外血肿形成的风险。

无可置疑患者自身的凝血机制障碍，增加了术后硬膜外血肿形成的风险。即使出凝血时间未见异常，但并不能说明凝血机制无异常，需重视因长期服用非甾体类抗炎药物对患者的血小板功能产生影响，导致血小板凝集功能障碍，故患者的凝血酶功能、血小板凝集功能均应纳入患者术前化验的常规。

术中止血不彻底、术后引流不畅又是术后硬膜外血肿形成不可忽略的因素之一。由于颈椎管内有丰富的硬膜外静脉丛，所以在减压时经常有出血情况发生，与其他手术不同，颈椎前路手术需特别技巧，若止血不彻底，引流不及时必然会导致硬膜外血肿形成，并引起脊髓压迫临床症状。

（四）院方在治疗过程中存在的不足及错误

1. 院方对颈椎前路术后并发硬膜外血肿形成认识不足、保守治疗时间过长，延迟了手术再次干预时间，一定程度上影响了治疗效果。故医院的上述医疗过错行为与被鉴定人目前的损害后果之间存在一定的因果关系。

颈椎前路术后并发硬膜外血肿形成的发生率极少，故临床医师对此诊断及处理积累的经验不足。

2011 年 11 月 30 日　9:01Am 至 2011 年 11 月 30 日 10:25Am（出手术室），在全麻下行颈椎前路 C5/6 椎间盘摘除椎间融合器植骨融合内固定术。

2011 年 11 月 30 日　11:23Am 病程记录：术程顺利，术中出血量约 200ml，术后麻醉已清醒，四肢活动可。

2011 年 11 月 30 日　2:20Pm 病程记录：患者麻醉清醒返回病房后，四肢遂渐活动不利（回病房后 1 小时），并逐渐加重，创面无明显渗血。查体：四肢肌力 I 级，双下肢浅感觉尚可，双上肢感觉轻度减退。考虑术中硬膜囊刺激，脊髓水肿，向甲上级医师副主任汇报病情后，予以甘露醇及地塞米松等消肿，对症支持疗法，急查颈椎 MRI。

颈椎前路术后 24 小时应对患者进行密切观察，术后不久出现四肢麻木，进行性四肢瘫痪等异常情况除考虑术中硬膜囊刺激，脊髓水肿外还应该想到椎间融合器移位突入或血肿压迫脊髓，当日 3:20Pm 左右颈椎 MRI 已经表现为硬膜外血肿形成 C_{2-6} 椎体后方及 C5/6 椎间隙异常信号），但院方未引起重视，认为脊髓无明显压迫。

手术当晚 7:00Pm 手术医师观察患者后记录：经消肿、对症处理患者四肢肌力有所好转，Ⅲ级，四肢感觉较前亦明显好转。在好转情况下维持原保守治疗亦合乎情理，但值班医师在手术当晚 7:00Pm 后直至次日晨 8:20Am 未见有病情观察记录，在全科讨论会上，才知今晨查房患者四肢肌力较前又明显变差，双上肢近端肌力Ⅱ级，远端肌力 I 级，双下肢肌力 0 级，双上肢浅感觉轻度减退，双下肢浅感觉正常。但上述变化是什么时候发生，急性血肿形成，及时清除血肿是神经功能能否恢复的决定因素，应该是采取分秒必争的态度，本案离术后出现硬膜外血肿临床症状 25 小时余才第二次手术干预，清除血肿后被鉴定人脊髓神经功能有部分恢复，但毕竟还遗留一些损害的后果。

2. 术前脊髓型颈椎病的患者需全面详细询问临床症状，不要遗漏记录。步态改变、长束征、四肢功能减退等临床表现、以及病程长短、合并症和影像学发现，这些均是术前了解患者脊髓功能受损的程度、选择手术治疗的因素、术后评价脊髓神经功能是否有所恢复的依据。

本案病史缺对患者术前行走步态的描述。

3. 参照《医疗事故分级标准（试行）》对赵某的人身伤残等级进行法医临床鉴定。

通过本次检见，赵某目前为四肢不完全瘫，每一肌肉肌力不等，但平均值约为肌力四级左右，参照《医疗事故分级标准（试行）》第 三（一）27 条之规定，被鉴定人的对应伤残等级为六级伤残。

综上所述，某市人民医院对被鉴定人宣的诊治过程中脊髓型颈椎病诊断明确，有行颈椎前路 C5/6 椎间盘摘除椎间融合器植骨融合内固定术的手术适应证。术前就其化验凝血功能结果正常，术前此手术途中或术后可能会发生各种并发症的风险与患方有一定程度的沟通。

院方对颈椎前路术后并发硬膜外血肿形成认识不足、保守治疗时间过长，延迟了干预时间，一定程度上影响了治疗效果。故医院的医疗过错行为与被鉴定人目前的损害后果之间存在因果关系，医疗过错行为次要作用。

鉴定意见

某市人民医院对被鉴定人钱某诊治过程中，院方对颈椎前路术后并发硬膜外血肿形成认识不足、保守治疗时间过长，延迟了再次手术干预时机，一定程度上影响了治疗效果。故医院的医疗过错行为与被鉴定人目前的损害后果之间存在因果关系，医疗过错行为次要作用。对应《医疗事故分级标准》（试行）为六级伤残。

第五节　腰椎间盘突出症及腰椎椎管狭窄症

【概述】

腰椎间盘突出症是腰腿痛常见及重要的原因。腰椎间盘在脊柱的负荷与运动中承受强大的应力。从近18岁时开始持续退变，腰椎间盘退变系腰椎间盘突出症的基本病因。导致腰椎间盘退变的有力学、生物化学、年龄、自身免疫和遗传易感因素等。

一、病因

腰椎间盘突出与下列因素有关：

1.外伤　是椎间盘突出的重要因素，特别是儿童与青少年的发病与之密切相关。当投掷铁饼脊柱轻度负荷和躯干快速旋转时，可引起纤维环的水平破裂，而当跳高、跳远时脊柱承受压应力可使软骨终板破裂。

2.职业　汽车和拖拉机驾驶员长期处于坐位和颠簸状态，从事重体力劳动如煤矿工人或建筑工人和举重运动员，因过度负荷造成椎间盘严重退变。

3.妊娠　妊娠期间整个韧带系统处于松弛状态，后纵韧带松弛易于使椎间盘膨出。

4.遗传易感因素　腰椎间盘突出症有家族发病的报道，亦可示有Ⅸ型胶原基因变异。印第安人、爱斯基摩人和非洲黑人发病率较其他民族的发病率明显偏低。

5.腰骶先天异常　腰椎骶化、骶椎腰化和关节突关节不对称，使下腰椎承受异常应力，是构成椎间盘损伤的因素之一。

腰椎间盘突出分为5种病理类型：①椎间盘膨出：纤维环附着于相邻椎体骺环之间，膨出时纤维环完整，无断裂，纤维环呈环状凸起，由于均匀性膨出至椎管内，可引起神经根受压；②椎间盘凸出：椎间盘局限性隆起，内层纤维环断裂，髓核向内层纤维环薄弱处突出，但外层纤维环仍然完整，产生临床症状，切开外层纤维环髓核并不自行突出；③椎间盘突出：突出的髓核为很薄的外层纤维环所约束，产生严重的临床症状，切开外层纤维环后髓核自行突出；④椎间盘脱出：突出的髓核穿过完全破裂的纤维环，位于后纵韧带下，髓核可位于椎管内神经根的外侧、内侧或椎管前方正中处；⑤游离型椎间盘：髓核穿过完全破裂的纤维环和后纵韧带、游离于椎管内甚至位于硬膜内蛛网膜下隙，压迫马尾神经或神经根。

临床上腰突症大体可分为典型腰椎间盘突出和非典型腰椎间盘突出；依据下肢放射痛与麻木发生于何侧和先后的关系，又可分为单侧、双侧及中央型。

中医学认为，腰椎间盘突出症是以腰腿痛为主证的常见的骨伤科疾患之一。属古医籍中所称的"腰脚痛"的范畴。《诸病源侯论·腰脚疼痛侯》提出了"肾主腰脚"的论点，指出腰脚痛与肾虚、风邪有密切关系。《普济方·身体门》对"腰脚疼痛挛急不得屈伸"，指出"夫足少阴肾之经也，属于腰脚而主于骨，足厥阴肝经也，内血而主于筋，若二脏俱虚，为风邪所乘，搏于经络，流于筋骨，故今腰脚疼痛，筋脉挛急，不得屈伸也"认为腰腿痛属肝肾虚。

腰椎椎管狭窄症是指椎管（中央椎管）、侧椎管（神经根管）因某些骨性或纤维性结构异常导致一处或多处管腔狭窄，压迫马尾神经或神经根引起的临床症状。

腰椎椎孔的形态决定腰椎管的形状，儿童腰椎椎孔为卵圆形。成人L1、L2椎盘为卵圆形，而L3～5椎孔因为关节突向外及侧隐窝形成，多为三角形或三叶草形。下腰椎椎孔的形状使腰椎管的容积较上腰椎椎孔卵圆形减少。当因腰椎退变发生椎间盘膨出，黄韧带皱褶，椎体后缘骨赘形成，关节突关节增生、内聚等，使椎管容积缩小，导致椎管内压力增加马尾缺血。神经根受压或腰椎活动时，使神经根被增生组织摩擦充血，同时椎管内硬膜外静脉丛回流障碍和椎管内无菌性炎症，引起马尾神经症状或神经根症状。神经受压后神经传导障碍，此障碍与神经受压的强度和受压的时间成正比，压迫时间越长，神经功能的损害越重。由于退行性变所致的椎管容积减小系缓慢发生的过程，神经组织起始能适应和耐受此变化，当超过神经耐受的极限则出现症状。然而绝大多数生理性退变即使影像学检查有较重的椎管狭窄，亦可无神经症状。

依据腰椎管狭窄的部位分为：①中央型椎管狭窄即椎管中矢径狭窄：当矢状径 < 10mm 为绝对狭窄，10～13mm 为相对狭窄。②神经根管狭窄：腰神经根管指神经根自硬膜囊根袖部发斜向下至椎间孔外口所经的管道。各腰神经发出水平不同，故神经根管长度与角度各异。③侧隐窝狭窄：侧隐窝分为3个区：入口区、中间区和出口区。侧隐窝是椎管向侧方延伸的狭窄间隙。侧隐窝存在于三叶形椎孔内，即下位两个腰椎即 L4 和 L5 处。侧隐窝前后径正常为 5mm 以上，前后径在 3mm 以下为狭窄。

二、分类

腰椎管狭窄可分为原发生性，继发性和复合性3种。

1. 原发性腰椎管狭窄　又称先天性或发育性腰椎管狭窄。乃由于发育异常所致，通常累及整个腰脊柱而呈均匀一致的狭窄，椎管的前后径和横径均较小，尤其是前后径在多数人都表现有不同程度的变小。许多人的腰椎侧位片，其椎间孔从上向下逐渐变小，这就说明腰椎管从上向下，由圆变扁，所以第5腰椎的椎管狭窄的发生率最高。也有一部分患者腰椎椎根之间的距离（椎管横径）很小，个别的下关节突发育畸形靠近中线，这都是推挤和压迫神经根的潜在因素。

2. 继发性腰椎管狭窄　又称后天性腰椎椎管狭窄。其发病原因较多。

（1）退行性腰椎管狭窄　系指由于椎间盘、骨、关节退行及其继发改变所致的狭窄。例如，椎间盘退变后突，椎体后缘骨赘形成，关节突增生肥大突入椎管内，黄韧带的增生肥厚度等。此狭窄呈阶段性分布，常发生于第4、5腰椎部位，致使椎管前后径、侧方隐窝或椎间孔严重缩小。从而造成一个、数个乃至全部马尾神经受到挤压，而产生相应的临床症状。

（2）脊椎滑脱症　系指由于先天性或后天性因素引起的峡部不连，继发脊椎滑脱而致腰椎管狭窄。

（3）损伤性椎管狭窄　是由于腰部的骨折脱位所致。

（4）医源性椎管狭窄　是由于腰部手术后，特别是后脊柱融合术后，椎管形态逐渐发生变化，造成脊髓或马尾的压迫，一般发生于术后好多年。

（5）其他原因　如氟骨症、畸形性骨炎、软骨发育不全等。亦可引起椎管狭窄。

3.复合性腰椎管狭窄症　此类比较常见，一般单纯的先天性腰椎管狭窄并不造成对马尾神经的压迫，压迫常常是随着年龄增长、损伤、慢性劳损原因，以致腰椎发生退行性改变而使椎管腔进一步变得不规则狭窄方可发病。因此先天性椎管狭窄常常是发病的基础，而与腰椎的损伤，退变有着密切的关系。

中医学认为腰椎椎管狭窄症在《黄帝内经》归属于"筋痹""肌痹""骨痹"的范畴，之后历代医家都有腰椎椎管狭窄增生论述，但总的来说，瘀滞肾虚为基本病理，现代医学把椎管狭窄症分为遗传和退变两大因素。

【临床诊断】

一、腰椎间盘突出症

（一）西医诊断

1.临床表现

（1）症状

1）腰痛和坐骨神经痛　约95%的腰椎间盘突出症发生在$L_{4/5}$或L_5、S_1椎间盘，故患者多有腰背部神经痛。坐骨神经痛多为逐渐发生。疼痛多为放射性神经根性痛，部位为腰骶部、臀后部、小腿外侧至足跟部或足背部。为了减轻坐骨神经受压所承受的张力而取弯腰、屈髋、屈膝减轻疼痛。

2）下腹部痛或大腿前侧痛　在高位腰椎间盘突出，$L_{1\sim4}$神经根受累，可刺激这些神经根之间的交通支及椎窦神经中的交感神经纤维出现下腹部、腹股沟区或大腿前内侧疼痛。

3）麻木　当椎间盘突出刺激了本体感觉和触觉纤维，引起肢体麻木而不出现下肢疼痛觉区按受累神经区域皮节分布。

4）间歇性跛行　患者行走时，随着距离的增加而出现腰背痛或患侧下肢放射痛或麻木，行走距离短者仅10余米，多为数百米。取蹲位或坐位休息一段时间症状可缓解，再行走症状出现，称为间歇性跛行。老年人腰椎间盘突出症多伴有不同程度的腰椎管狭窄，容易引起跛行，而且症状明显。

5）马尾综合征　出现于中央型腰椎间盘突出症。患者可有左右交替出现的坐骨神经会阴区的麻木感。有些患者在重体力劳动后或在机械牵引和手法"复位"后，突然出现剧烈的疼痛，双侧大腿后侧疼痛，会阴区麻木、排便和排尿无力或不能控制，出现严重的马尾神经受挤压以后疼痛消失出现双下肢不全瘫，括约肌功能障碍，大、小便困难，男性出现阳痿，女性出现假性尿失禁。

6）肌肉瘫痪　神经根严重受压时使神经麻痹，肌肉瘫痪。$L_{4/5}$椎间盘突出，L_5神经椎前肌，腓骨长、短肌，踇长伸肌及趾长伸肌瘫痪，出现足下垂。其中以长伸肌瘫痪，表现盛伸最常见。L_5、S_1椎间盘突出，S_1神经根受累，腓肠肌和比目鱼肌肌力减退，但小腿三头肌

（2）体征

1）脊柱外形　腰椎前凸减小或消失或后凸，$L_{4/5}$椎间盘突出常出现腰椎侧弯，L_5、S_1明显。腰椎侧弯与腰椎间盘突出组织和相邻神经根的部位有关。

2）压痛点　在后侧椎旁病变间隙有深压痛，压痛点多在病变间隙的棘突旁。压痛点在L_{4-5}椎间盘突出较L_5、S_1椎间盘突出更为明显，但也有部分患者可仅有腰背部压痛而无

放射痛。

3）腰椎运动　在腰椎间盘突出症时，腰椎各方向的活动度都会减低。根据椎间盘突出的类型，腰椎的前屈后伸运动受限程度也不同。

4）肌肉萎缩与肌力的改变　受累神经根所支配的肌肉，如胫前肌、腓骨长肌、腓骨短肌、长伸肌及趾长伸肌、腓肠肌等，皆可有不同程度的肌肉萎缩与肌力减退。L_{4-5}椎间盘突出症，趾背伸肌力明显减弱。严重时胫前肌瘫痪表现踝关节背伸无力，足下垂。L_5、S_1椎间盘突出症可见小腿三头肌萎缩或松弛，肌力亦可改变但不明显。

5）感觉减退　感觉障碍可表现为主观麻木与客观的麻木。L_4神经根受损，大腿内侧和膝内侧感觉障碍。L_5神经根受损，足背前内方、姆趾和第二趾间感觉障碍。S_1神经根受损，足外侧及小趾感觉障碍。

6）腱反射改变　$L_{3/4}$椎间盘突出膝反射减弱或消失，L_5-S_1椎间盘突出跟腱反射改变。

常见部位的腰椎间盘突出症具有定位意义的症状和体征见表6-5-1，中央型腰椎间盘突出症的临床表现见表6-5-2。

表6-5-1　常见部位的腰椎间盘突出症的症状和体征

L_{3-4}椎间盘	L_{4-5}椎间盘	L_5、S_1
L_4神经根	L_5神经根	S_1神经根
骶髂部、髋部、大腿前内侧、小腿前侧	骶髂部、髋部、大腿和小腿后外侧	骶髂部、髋部、大腿、小腿、足跟、足外侧
小腿前内侧	小腿外侧或足背，包括拇指	小腿和足外侧，包括外侧三足趾
伸膝无力	拇指背伸无力	X线片显示颈椎退行性变化
膝反射减弱或消失	无改变	踝反射减弱或消失

表6-5-2　中央型腰椎间盘突出症的症状和体征

突出部位	多系L_{4-5}和L_5、S_1椎间盘
受累神经	马尾神经
疼痛部位	腰背部，双侧大小腿后侧、会阴部
麻木部位	双侧大、小腿及足跟后侧、会阴部
肌肉改变	膀胱或肛门括约肌无力
反射改变	踝反射或肛门反射消失减弱或消失

1）直腿抬高试验　检查时检查者将患肢置于轻度内收、内旋位，保持膝关节完全伸直位，一手托足跟抬高患肢，当出现坐骨神经痛时为阳性。并记录下肢抬高的度数。

2）直腿抬高加强试验（Bragard征）　患者仰卧，将患肢直腿抬高到一定的程度而出现坐骨神经痛。然后将抬高的患肢略降低，以使坐骨神经痛消失，此时将踝关节被动背屈，当又出现坐骨神经时为阳性。

3）仰卧挺腹试验　患者仰卧，作挺腹抬臀的动作。使臀部和背部离开床面，出现患肢坐骨神经痛者为阳性。

4）屈颈试验（Lindner征）　患者取坐位或半坐位，两下肢伸直，此时坐骨神经已处于一定的紧张状态。然后向前屈颈而引起患侧下肢的放射性疼痛者为阳性。

（二）影像学检查

系诊断腰椎间盘突出症的重要手段，但正确诊断腰椎间盘突出症，必须将临床表现与影像学检查相结合。

1.腰椎 X 线平片 腰椎间盘突出症患者，在腰椎平片可示完全正常，但也有一部分患者可出现某些征象。正常的腰椎间隙宽度，除 L_5、S_1 间隙以外，均是下一间隙较上一间隙宽。在腰椎间盘突出症时，除 L_5、S_1 间隙以外，可表现下一间隙较上一间隙为窄。腰椎间盘突出时，腰椎生理前凸变小或消失，严重者甚至反常后凸。

2.CT 检查 主要是观察椎管不同组织密度的变化。表现为椎间盘组织在椎管内前方压迫硬膜囊，硬膜囊向一侧推移，或前外侧压迫神经根，神经根向侧后方向移位。在大的椎间盘突出，神经跟由突出椎间盘影所覆盖，硬膜囊受压变扁。将水溶性造影剂作脊髓造影与 CT 检查结合（CTM），能提高诊断的准确性。CT 除观察椎间盘对神经的影响外，亦可观察到骨性结构及韧带的变化。前者能清晰地了解腰椎管的容积，关节突退变、内聚、侧隐窝狭窄以及黄韧带肥厚与后纵韧带骨化等。

3.MRI 检查 从 MRI 图像上所表现的信号，大体上分为高、中和低强度。通常在 T_1 像条件下，骨皮质、韧带、软骨终板和纤维环为低信号强度；椎体、棘突的骨松质因含骨髓组织，故表现中等信号，正常椎间盘在 T_1 像上显示较均匀低信号。T_2 像对椎间盘组织病变显示更明显，在 T_2 像上正常椎间盘呈高信号，退变椎间盘呈中度信号，严重退变呈低信号，称为黑色椎间盘。由于 T_2 像脑脊液呈高信号，椎间盘突出压迫硬膜囊显示更加清楚。

MRI 对诊断椎间盘突出有重要意义。通过不同层面的矢状像及所累及椎间盘的轴位像可以观察病变椎间盘突出形态及其所占椎管内位置。

（二）中医诊断

根据临床表现（症状和体征）及影像学检查所见对下腰部后侧型椎间盘突出症，$C_{4/5}$ 或 C_5 与 S_1 椎间盘突出病，下腰部中央型椎间盘突出症，上腰部椎间盘突出症，脊髓圆锥、马尾部急性出血等作出诊断。

1.寒湿腰痛证 有腰部受寒史，天气变化或阴雨风冷时痛重，腰部冷痛酸麻，痛处喜温，或痛连臀腿，舌淡体大，苔白腻而润，脉像沉紧或沉迟。

2.淤血腰痛证 腰部有劳伤陈伤史，劳累、晨起、久坐加重，腰部两侧触之有僵硬感，痛处固定不移，舌质暗青或有瘀斑，脉多弦涩或细数。

3.肾虚腰痛证 腰部隐痛，起病缓慢，或酸多痛少，乏力易体，舌淡，阴虚者兼虚烦、溲赤、舌红等，阳虚者兼见神疲、肢冷、滑精，舌红少苔，脉细数。

二、腰椎椎管狭窄症

（一）西医诊断

1.临床表现

（1）本病由先天性椎管狭窄或退行性病变引起的继发性狭窄所致。多发生在中年以上，男多于女，下腰段为主。

（2）多年的腰背痛，逐渐发展到骶尾部，臀部下肢痛，行走站立时加重前倾坐位、蹲位时减轻。

（3）间歇性跛行　是腰椎管狭窄症最典型的症状。所谓的间歇性跛行通俗地讲就是坐或躺着的时候双腿没有任何不舒服，但一站起来就感觉一侧或者双侧的下肢疼痛、麻木、无力，走一段距离就需要坐或躺下来休息。休息一下又能走一段距离，医学上称之为间歇性跛行。

（4）可以骑自行车　这是个非常有意思的症状，很多腰椎管狭窄症的患者往往是走不了路，但骑自行车没事。

（5）患者主观症状重、客观体征少　查体腰部过伸试验阳性为重要体征，脊柱后伸受限；过伸时可出现双下肢症状。下肢可有肌力、感觉障碍，跟腱反射常减弱或消失。

2.影像学检查

（1）X线平片　见腰椎弧度改变，关节突肥大，椎间隙变窄，椎体滑脱等。X线平片椎管测量只供参考。脊髓造影：可出现完全或不完全梗阻。

（2）CT、MRI扫描　CT在显示侧隐窝的变化和神经根受压变形或移位方面有优势，而MRI可显示蛛网膜下隙受压的程度，直接观察到椎间盘纤维环膨出，在显示病理变化及周围关系方面具有优势，是诊断的金标准。

（二）中医诊断

症候分类如下：

1.风寒痹阻证

主症：腰部冷痛重者，拘急不舒，遇冷加重，得热痛缓，遇阴雨天疼痛发作或加重，静卧时腰痛不减甚或加重，舌苔白腻，脉沉紧。

2.气虚血瘀证

主症：面色少华，神疲无力，腰痛不耐久坐，疼痛缠绵，舌质淤紫，脉涩。

3.肝肾亏虚证

主症：腰腿酸痛，腿膝无力，遇劳更甚，卧则减轻，形赢气短，肌肉瘦削，手足不温，无心烦热，失眠多寐，口燥咽干，舌苔少，脉虚细若。

【防未病】

一、防腰椎间盘突出发生

临床资料显示，腰椎间盘突出原因主要有累积性劳损、各种外伤和理化因素引起腰椎间盘劳损或受损。简洁地说，就是长期或经常保持某一姿势，以及外伤或环境温度变化致使椎间盘内压力增高而致纤维环破裂。青少年得此病多为积累性劳损、急性扭挫伤引起，而中老年人则更多是由于退变劳损或感受风寒或肝肾亏虚所致。在临床上约有1/5的腰腿痛患者是由于腰椎间盘突出症所引起。

（一）选择合适的坐具

要求高低适中，并有一定后倾角的靠背，如有扶手则更佳。另外，还应注意坐具与办公桌的距离及高度是否协调。长时间开会做报告时最好不要坐沙发。

（二）加强自身保护和锻练

办公室工作人员坐的时间相对长而运动少，腰背肌较弱。平时应采取正确的办法公坐姿，工作一段时间后，调整自己的体位，不宜让腰椎长期处于某一被迫体位。另外，还应注意加强腰背肌的锻炼，即不时地离开办公桌，做后伸、左右旋转等腰部活动，也可选择一些适合自己的保健操、太极拳等项目进行锻炼。

（三）合理地使用空调

现在，许多办公室都安装了空调，在炎热的夏天给大家带来一个凉爽的工作环境，但室温太低、凉气过重，会使人的腰背肌及椎间盘周围组织发生血液循环障碍，增加腰痛的机会。此外，空调的风口切忌对着人的腰部及后背。

二、已知腰椎间盘突出症防继发改变及病情加重

（一）腰椎间盘突出症导致的下肢症状

常与走、站有关。有的患者表现为持续性痛麻，症状重者影响行走活动，严重者下肢瘫痪。针对椎间盘突出症及早治疗，不单单为了减少症状对患者的折磨，也是为了防止突出的椎间盘的继发改变产生更多、更严重的症状而加重病情，包括：

1.后关节退变与骨质增生　腰腿痛病史较长的腰椎间盘突出症多合并有后关节的退变和骨质增生。一方面腰椎间盘突出及退变致椎间隙变窄、椎间盘松弛；另一方面，上关节突的骨质增生可使椎间孔进一步狭窄，增加神经根受压机会。

2.黄韧带肥厚、钙化　慢性腰肌劳损可使黄韧带肥厚＞1厘米，椎板间黄韧带肥厚可使椎管狭窄而压迫硬脊膜囊，关节囊部黄韧带肥厚可压迫神经根，产生类似椎间盘突出的征象。

3.退行性腰椎管狭窄　腰椎间盘突出或退变造成的椎间隙狭窄、纤维环松弛后突、黄韧带肥厚、椎体后缘和椎间关节的骨质增生都可造成椎管变小，使原来较小的椎管产生狭窄，属继发性椎管狭窄。长期反复的腰痛、酸困，继而出现间歇性跛行。

除此之外，还可导致退行性腰椎滑脱症、腰椎骨赘形成、腰椎不稳、椎间盘变窄等。

（二）腰椎间盘突出症的治疗方法

1.保守治疗　有中医针灸、推拿、火罐、中药热敷、西医牵引、红外导入；

2.微创治疗：射频靶点、等离子、臭氧、胶原酶溶盘术等；

3.椎间孔镜下髓核摘除术、微创小切口髓核摘除术等　因症施治有效治疗腰椎间盘突出症，通过问诊及红外热像、CT检查等手段首先对患者病情进行客观诊断，最后选择最适合患者的个性化诊疗方案和康复计划。

（三）及时康复治疗预防复发

当病情缓解后，患者可进行康复锻炼，从而达到预防复发的作用。

患者应根据自己的病情具体分期选择进行不同的锻炼，不可盲目，否则就会得不偿失。

1.急性期

（1）卧位仰卧时膝微屈，腘窝下垫一小枕头，全身放松，腰部自然落在床上。侧卧时，屈膝屈髋，一侧上肢自然放在枕头之上。

（2）下床从卧位改为俯卧位，双上肢用力撑起，腰部伸展，身体重心慢慢移向床边，一侧下肢先着地，然后另一侧下肢再移下，手扶床头站起。

（3）坐位坐位腰部挺直，椅子要有较硬的靠背。椅子高度应与患者膝至足的高度相等。坐位时，膝部略高于髋部，若椅面太高，可在足下垫一踏板。

（4）起座从座位上站起时，一侧下肢从椅子侧面移向侧后方，腰部挺直，调整好重心后起立。

2.恢复期

（1）仰卧抬起骨盆仰卧位双膝屈曲，以足和背部作支点，抬起骨盆，然后慢慢落下，反复20次。该动作能矫正下骨盆前倾，增加腰椎曲度。

（2）抱膝触胸仰卧位双膝屈曲，手抱膝使其尽量靠近胸部，但注意不要将背部弓起离开床面。

（3）侧卧位抬腿侧卧位上侧腿可伸直，下侧膝微屈，上侧腿侧抬起，然后慢慢放下，反复数十次。

（4）双膝及上肢撑起俯卧腰部放松慢慢下沉，重复10次后，一侧下肢伸直，屈膝使其尽量触及同侧肘关节，重复15次。

（5）直腿抬高仰卧位将双手压在臀下，慢慢抬升双下肢，膝关节可微屈，然后放下，重复15次。

（6）压腿坐在床面上，一膝微屈，另一下肢伸直，躯干前倾压向伸直的下肢，然后交换成另一下肢。此动作也可在站位进行，下肢放在前面的椅背上。

（7）膝仰卧起坐　仰卧位，双膝屈曲，收腹使躯干抬起，双手触膝。医疗体操疗效佳运动疗法既经济又有效。

（8）其他　研究证实，以肌力训练为重点的运动疗法很有效。患者不妨尝试进行以下的运动康复练习：

1）"双桥"练习　仰卧，双腿屈曲，双脚平放床上，腰部用力使身体离开床面；尽量弓起身体，保持平衡。保持30秒为1次，每组10次，每天进行2组或3组。

2）"背飞"练习　俯卧床上，手背后，双腿并拢，腰部用力，使头及腿同时远离床面，于最用力位置保持至力竭为1次，每组5～10次，每天2组或3组，主要锻炼腰背肌肌力。

3）屈腿仰卧起坐　仰卧位，双腿屈髋屈膝，双脚平踩于床面，上身抬起，使肩胛骨离开床面；上身抬起不可过高，以免增加腰椎负荷，保持至力竭为一次，间歇5秒，每组5～10次，每天2～3组，主要锻炼腹直肌和腹外斜肌。

4）"空中自行车"练习　平卧，双腿抬起，在空中模拟骑自行车动作，动作要缓慢而用力。一般练习每组20～30次，每天2～4组，主要锻炼腹肌及腰部的控制能力，同时可有效提高整个下肢的力量。

5）俯卧四点支撑　俯卧于床上，双臂屈曲于胸前，用双肘部及双脚尖将身体支撑抬起，至身体成一直线。保持10～30秒为1次，间歇5秒；每组5～10次，每天2～3组。

（四）饮食疗法

根据个体情况，酌情选用食疗。

1.用猪腰子一对，洗干净后加杜仲30克，再加一些食盐炖汤，每天蒸一蒸，连吃10周。

2.带皮胡桃肉100克，补骨脂100克，先用酒蒸后晒干，一起研成细末再加一些蜂蜜调成浆糊状，每晚吃一次，分七次吃完。

3.如果伴有旧伤淤血的患者，用生韭菜或韭菜根30克切细，黄酒100克，一起蒸后趁热服用。

4.用干的猪后蹄筋半斤,用温水浸泡过夜,切成1寸长,再加4斤的冷水一起放入锅内,用旺火煮开,加葱白、姜和少量黄酒,再用小火烧4~5小时,待蹄筋酥软,然后连卤汁倒入钵斗,再加炒熟捣成碎屑的核桃仁250克、党参片25克、枸杞子25克、陈黄酒150克。钵斗口可加盖用桑皮纸糊封,钵底外垫一只大小相等的草圈放入铁锅中,注入冷水,水淹到钵斗2/3的地方就可以了,上面罩上高锅盖,用旺火蒸3~4小时。直到蹄筋全部融化,加入冰糖250~350克,再蒸半小时,就可以了。等冷却到将要凝结的时候,把钵斗的下半部浸到冷水中,用筷子把药料和核桃仁屑上下搅拌均匀,以免全部凝结在钵斗的底层。冷后结成冻状。每天舀3~4匙放入茶盅,隔水炖烊,趁热连党参、枸杞子一起嚼碎吃下,分7天吃完。这个方法制成的膏滋药,适合在冬季服用,有良好的补肾强筋之功效。

另外还可以长服一些中成药,如腰部隐隐作痛,口干多饮,舌质偏红的人可内服六味地黄丸,每天3次,每次9克,根据病情可连续服用1个月以上。相反对于气短、畏寒,舌苔淡,舌头发胖的肾阳虚的人可内服青娥丸。每天3次,每次9克,直到病情痊愈。

（五）正确认识腰椎间盘突出症

已知腰椎间盘突出症,要去除误区,如:迷信某一方法;或失去信心,认为腰椎病治不好;或期望值过高,认为手术可以根治腰突症。这些误区有可能导致患者在治疗方法选择上的错误,贻误病情,增加心理和经济负担。

三、预防腰椎椎管狭窄

椎管狭窄可以预防,只要每天坚持正确锻炼。腰部锻炼能维持正常腰椎的曲度,可预防椎管狭窄,锻炼在家里就可实现。如果腰屈度大了,应每天坚持弯腰和双手抱膝的床上锻炼,每天锻炼50~100下,一个月后,就会感到双腿有力,跛行也减少了;如果是腰曲度小了,趋势变直,就需要锻炼后伸腰背的办法,或在床上仰卧、屈膝、挺腹,每天练50~100次,锻炼1个月,也可使早期腰椎管狭窄的症状减轻甚至消失。腰部劳动强度大的人,工作时应佩戴有保护作用的腰带,防止腰椎负荷过大。

【治已病】

一、腰椎间盘突出症

（一）西医治疗

1.非手术治疗

（1）一般治疗 卧硬床休息。

（2）药物治疗 非甾体类抗炎药,如双氯芬酸缓释片75mg,每日1次。

（3）脱水治疗 用七叶皂苷15~20mg静脉滴注,每日1次。

（4）物理治疗 中频药物导入,中频脉冲治疗,超短波治疗,红外线治疗。

（5）康复指导 避免负重,避免腰部跌仆闪挫及坐卧湿地等,冒雨涉水后要立即换衣擦身,自我按摩、游泳、打太极拳等活动,有助于腰痛康复。

2.手术治疗

手术适应证如下:

（1）非手术治疗无效或复发,症状较重,影响工作和生活者。

（2）神经损伤症状明显、广泛,甚至继续恶化,疑有椎间盘纤环完全破裂髓核碎片突出至椎管者。

（3）中央型腰椎间盘突出有大小便功能障碍者。

（4）合并明显的腰椎椎管狭窄症者。

可根据突出物大小，患者体质等决定手术方式，如椎间盘镜下髓核摘除术、开窗髓核摘除术、平椎板或全椎板切除手术，如手术对椎体稳定性破坏较大，宜同时行固定及植骨融合术。

2. 微创手术

近年来微创手术方法引入脊柱外科领域，如经皮椎间孔镜下髓核切除术、射频椎间盘消融、激光椎间盘消融摘除髓核。创伤少、安全，具体治疗方案应由专科专业临床丰富经验医师提供并实施，可避免椎体不稳并发症。

（二）中医治疗

对本病治疗，方法较多。若病症较轻、时间较短者，卧床休息、理筋、针灸和药物治疗；若病症较重者，宜采用理筋手法、牵引、药物及功能锻炼等治疗。

1. 常用的理筋手法：

（1）侧卧斜扳法　参见"腰部伤筋"条，久病者可做双侧斜扳。

（2）伸腰扳腿法　令患者侧卧，患侧在上，医者一手按于椎旁压痛点，另一手托持患侧膝部作屈髋屈膝，然后将患肢伸直，并用力向后扳腿，同时另一手则逐渐用力推压患椎。此法可反复数次。

（3）屈髋晃腰法　患者仰卧，屈髋屈膝，医者双手按在患者双膝上，使其做环转动作，左右各6次或7次。

（4）按压抖动法　患者俯卧位，两助手分别把持双踝和双腋部，作对抗牵引3～5分钟；医者以双手掌部或掌根压住患椎，用力按压抖动数十次，力量由轻到重，由慢到快，频率要有节奏。

（5）俯卧牵抖法　患者俯卧以双手把住床头上缘，医者双手握住患者双踝上部向下牵引，然后放松，并横摇摆动双下肢，患者周身肌肉松弛后；抬高双下肢，并上下牵抖腰部十余次，最后用手掌揉按下腰部。

以上手法适用于腰椎间盘的复位。同时还可配合其他手法。伴内收肌挛痛者，可加用屈髋外展法，令患者仰卧，将两髋屈曲，外展外旋，两足心相对，医者以手握住内收肌群进行推按，并用手指重按内收肌起点的压痛部，反复数次。若腰、臀部及股后部肌群挛痛者，可加用俯卧点压法，医者以中指近侧指间关节（屈曲位）之背侧或肘尖部（屈肘位）重力按压腰、臀部压痛点，反复多次。然后提拿、弹拨股后筋腱及跟腱。若伴有肌肉痉挛疼痛而压痛点不明显者，可加用直腿抬高法，患者仰卧位，将两下肢分别伸直抬高，使其尽力屈髋接近90°，然后内收、外展数次，并将踝关节背伸数次。亦可采用坐位脊柱旋转复位法（参见"腰部伤筋"部分）。

手法治疗后，宜以腰围固定腰部，静卧硬板床2～3天。手法后几天内，常有腰痛加剧而腿痛缓解现象。经1周后，效果满意者，除继续适当卧床休息外，积极进行腰背、足腿功能锻炼，如飞燕点水、拱桥式、仰卧举腿蹬空增力等功，以巩固疗效。1周后可行第二次手法治疗，亦可在麻醉下施行。对中心型大块突出者、椎弓根骨折或伴脊椎滑脱者、椎体后缘有明显增生者、脊椎有器质性病变或有严重内科疾病者，皆属手法之禁忌证。对急性患者、肌肉痉挛明显或身体强壮者，可配合骨盆牵引，患者仰卧，骨盆部系上牵引带作持续牵引，每侧牵引重量约为 10kg，时间 0.5 ~ 1 小时，亦可适当延长。此外，还可用牵引带分别固定胸部和骨盆，做持续的对抗牵引，牵引力以患者能耐受为度。

2.中药辨证论治

（1）寒湿腰痛证

方药：独活寄生汤加减。独活 9 克，杜仲 9 克，川牛膝 20 克，细辛 3 克，秦艽 9 克，茯苓 6 克，桂心 6 克，防风 6 克，川芎 10 克，人参 6 克，甘草 6 克，当归 10 克，芍药 6 克，干地黄 6 克。

（2）淤血腰痛证

方药：身痛逐淤汤加减。桃仁 12 克，当归 10 克，川芎 10 克，秦艽 9 克，红花 15 克，甘草 6 克，羌活 10 克，香附 15 克，五灵脂 10 克，川牛膝 15 克，地龙 10 克。

（3）肾虚腰痛证

方药：肾阴虚用左归丸加减，肾阳虚用右归丸加减。

3.针灸、拔罐

（1）毫针疗法　主穴阿是穴、大肠俞、委中。

配穴：寒湿腰痛加腰阳关、三阴交艾灸；淤血腰痛加膈俞刺络拔罐；肾虚腰痛加肾俞、命门、志室、太溪。肾阳虚用补法或加温针，肾阴虚者以针为主。

手法：平补平泻，得气后应用电针，选连续波，刺激量以局部肌肉轻微跳动为宜，每次 15 ~ 20 分钟，每日 1 次，10 次为一疗程。

（2）穴位注射　维生素 B_{12} 针、神经妥乐平针穴位注射，每次选穴 2 ~ 4 个，每个穴位注射 1.5 ~ 2ml 不等，每日 1 次，10 次一疗程。

（3）灸法　温针灸时将艾条直接插于针柄上进行治疗，也可点燃艾条对准应灸腧穴进行熏烤，或者置于艾箱中进行熏烤治疗，每日 1 次，每次 20 ~ 40 分钟，10 次一疗程。

（4）拔罐治疗　用闪火法将罐扣在应拔部位，每次留罐 10 分钟，以局部皮肤微有充血为度，每日治疗 1 次，10 分钟为一疗程。

（5）放血法　疼痛剧烈者，可在疼痛部位三棱针点刺出血后再行拔罐，放血 2 ~ 5ml；或者在脚趾末端放血，每穴 1 ~ 3ml，隔日 1 次，5 次为一疗程。

（6）浮针疗法　寻找肌肉筋膜触发点（MTrp），在距离肌肉筋膜触发点（MTrp）约 3 ~ 8 厘米处选择进针部位，快速进针后，实行扫散手法约 5 ~ 10 分钟，最后留置浮针鞘管 24 小时，每次选择 2 ~ 4 个部位治疗，每周一次。

二、腰椎椎管狭窄症

（一）西医治疗

1.非手术治疗　非手术治疗包括：药物治疗、改变活动方式、应用支具和硬膜外激素封闭。有效的理疗方法是腰肌强度锻炼和有氧健康训练。用于软组织理疗的方法较多，包括：热疗、冰疗、超声、按摩、电刺激和牵引等方法，虽较常用，但对腰椎疾患的疗效尚未得到证实。

腰围保护可增加腰椎的稳定性，以减轻疼痛，但应短期应用，以免发生腰肌萎缩。硬膜外激素封闭治疗腰椎管狭窄的方法仍有争议。

2.手术治疗

（1）手术指征　当患者生活质量降低，疼痛不能耐受，且经保守治疗无效可考虑手术治疗，同时症状和体征应与影像学检查结果相一致。单纯影像改变绝不能作为手术适应证。必须强调：手术目的是减轻下肢症状，而不是减轻腰痛，虽然术后腰痛也有减轻；手术目的是减轻症状而非治愈。

（2）手术方式　腰椎管狭窄减压术基本上分为广泛椎板切除减压和有限减压两类。

（3）植骨融合问题　下列因素应考虑需同时行植骨融合术：

1）伴退行性椎体滑脱。

2）伴有脊柱侧凸或后凸　对腰椎椎管狭窄合并退行性腰椎侧凸行广泛减压，有造成脊柱失稳或畸形加重的可能，因此有必要同时行关节融合术，但并不是所有椎管狭窄伴侧后凸者均行融合术。是否同时行融合术，取决于4个方面：①弯曲的柔韧性。如果在侧屈位X线片显示弯曲可部分纠正，单纯减压有弯曲发展的危险；②弯曲是否进展，若有进展就有融合的指征；③是否伴有椎体侧方滑脱，如有侧方滑脱则表明该节段不稳定，单纯减压会加重不稳；椎侧凸凹侧有明显的神经受压时，行凹侧椎板和部分小关节切除，难以达到凹侧神经充分减压，扩大减压需考虑融合术。

3）同一平面复发性椎管狭窄　当确定再次行手术治疗时，应考虑同时行关节融合术，因再次手术需增加小关节的切除，以扩大侧隐窝和中央椎管，关节突关节切除超过50%会导致节段性不稳。复发性椎管狭窄伴有医源性滑脱时，再次手术要考虑植骨融合，以增加脊柱稳定性。

4）小关节去除过多　由于手术时小关节切除或切除>50%会引起不稳，应同时行脊柱融合术，以防术后脊柱不稳或疼痛。如果至少有一侧小关节的完整性保留，脊椎的稳定性就能维持。

（4）脊柱内固定　植骨融合是否同时应用内固定器械争议较多。内固定的目的是：纠正脊柱畸形；稳定脊柱；保护神经组织；降低融合失败或提高融合率；缩短术后康复时间。

适应证为：

1）稳定或纠正侧凸或后凸畸形。

2）2个或2个以上平面行较为广泛的椎板切除。

3）复发性椎管狭窄且伴有医源性椎体滑脱。

4）动力位X线片示，椎体滑移超过4mm，上、下终板成角大于10°。

内固定方法的选择应以短节段固定为主，根据术者掌握的熟练程度和患者的实际情况灵活应用。

3. 微创的手术方式

如果症状严重影响患者的正常工作或生活，X线或CT检查确认椎管狭窄非常明显，建议手术治疗。腰椎管狭窄症的手术都可采用微创的手术方式进行，但每种微创手术方式都有一定的适应证和禁忌证。目前临床上常用的针对腰椎管狭窄症的微创手术方法包括：

（1）椎间盘镜下或微创通道下的腰椎管减压术　这两种方法是治疗腰椎管狭窄症的主要微创手术方式，均可通过微创通道，经过一侧做双侧椎管的减压，医学上叫单侧进入双侧减压术。优点是在传统手术的基础上，进一步保护了脊柱稳定性及腰部肌肉，视野清晰，手术创伤小，术后康复快，是常用的微创减压方法。进一步改良单侧棘突劈开椎管减压术。这种微创减压手术对技术要求相对较高。有一定适应证，不适用于腰椎滑脱、腰椎不稳、腰椎感染、肿瘤和畸形、椎间盘及后纵韧带严重钙化者。

（2）微创通道下椎管减压术＋微创螺钉固定　对于严重的腰椎管狭窄症合并腰椎不稳定的患者，在微创减压手术的基础上需要加用螺钉内固定，目前，螺钉固定也完全可以采用微创的方法。传统腰椎内固定手术采取的后正中入路有切口长、损伤大、恢复慢等缺点，尤其对于多节段腰椎手术，广泛的肌肉剥离常导致肌肉萎缩和纤维化，患者出现术后腰部无力、疼痛不适。经皮置钉可以实现在1.5cm长的切口内以最小的损伤放置椎弓根螺钉，无需剥离肌肉组织；采用微创通道进行椎管减压，手术切口要比常规手术切口小得多（单节段手术切口只有3cm左右），由于手术采用肌肉间入路，因此无需大范围的剥离肌肉组织；微创螺钉＋微创手术入路两种技术相结合可以实现以最小的手术创伤来完成椎管减压、椎间植骨以及腰椎固定。该手术方式创伤小，出血少，恢复快，无论是年轻患者还是老年患者都适用。

（3）椎间孔镜下腰椎管减压术　这种手术方式目前已在临床开展，但因受通道直径的限制，只适合少数患者，手术疗效也还有待于进一步随访。

（4）腰椎微创侧方腹膜后椎间融合术　这是近年来出现的相对较新的手术方式，有一定的疗效，但由于腰椎侧方神经较多，手术存在一定的风险。虽然手术是在神经监护仪的帮助下进行，但是在该手术方式的发展初期还是出现了较多的神经功能损伤并发症。随着近年来对这种手术方式的不断改进，安全性逐渐提高，手术适应证也在不断增加，并已用于腰椎管狭窄症的治疗。

4.微创术后如何康复锻炼

术后要加强抬腿运动，防止神经根粘连，并且少活动，禁忌转身、弯腰，以及剧烈活动。术后1个月，尽量做日常的生活活动，适当进行一些体育运动，但时间不宜过长，运动量也不宜过度，避免不必要的剧烈活动，术后2个月，可以进行快走、慢跑和游泳等运动，但不可以进行剧烈活动、负重物；3个月后可加强腰背肌锻炼和适度的有氧活动，但决不能做竞技运动。

5.腰椎术后注意事项

功能锻炼对腰椎术后的患者来说是非常重要的。术后卧床期间的四肢功能锻炼可以预防肌肉萎缩，防止神经根粘连，提高机体的抵抗力，预防并发症的发生。如：扩胸运动、深呼吸运动能增加肺活量，促进肺换气，预防肺部并发症；每日进行腹部顺时针的按摩，可增强胃肠道蠕动，减少腹胀、便秘及尿潴留的发生。

6.术后主要锻炼手段

手术后的患者要在医生和护士的指导下，做如下锻炼：

（1）术后48小时后做双下肢的伸肌和屈肌的锻炼。

伸肌锻炼仰卧位，伸直膝关节，足用力背屈，坚持5～10秒后再放松，两腿交替为一组。开始时每次做10～20组，每日2次或3次，逐渐递增锻炼次数。

屈肌训练仰卧位，伸直膝关节，做足跖屈训练，每日2次或3次，开始时每组做10～20次，以后逐渐递增锻炼次数。

（2）术后第3～14天，做综合下肢肌肉的功能锻炼。

方法为：仰卧位，做伸、屈膝髋关节的活动，两腿交替反复进行，每日2次或3次，开始时每次10～20次，以后逐渐递增。

（3）术后2周后做腰背肌功能锻炼。可使其肌力增强，起到内支具作用，有利于腰椎的稳定性，巩固手术治疗效果。

锻炼方法有 4 种。

"五点支撑"法：仰卧位，头、双肘和双足跟为支点，腰背部尽量悬空。

"四点支撑"法：仰卧位，双手和双足跟为支点，胸腰部挺起，躯干悬空。主要适用于青壮年。

"三点支撑"法：仰卧位，上肢放于胸前，头及双足跟为支点，腰背部尽量后伸，使背悬空。颈椎有病变者慎用。

"小燕飞"法：俯卧位，腹部支撑，双上肢，双下肢及头部尽量后伸。这 4 种锻炼的原则为：每日 2 ~ 3 次，每次持续 5 ~ 10 秒，然后放下休息 5 ~ 10 秒，再重复上述动作。如此反复 5 ~ 10 次，循序渐进，逐渐增加训练数量和次数，以腰部肌肉无酸痛为适度。

（4）术后下地活动方法：手术后 1 周左右，拍片后根据内固定及骨质情况，可以佩带腰围或支具下床活动了。

先将床摇起，在腰部垫一软枕，靠坐 20 分钟左右，以适应体位的改变。如无心慌、恶心等不适症状，可以臀部为中心，在床边空坐。如无不适，可在护理人员或家属的帮助下站立片刻，也可以借助习步架的力量原地抬腿。如无心慌或腿打软站立不住等情况，可借助习步架行走。下肢及腰部肌肉有力量后，方可逐渐独立行走。

7. 术后锻炼注意事项

患者在锻炼时应遵循以下"三原则"：

（1）腰椎术后的功能训练计划要因人而宜。根据年龄、病情、手术方式、身体状况及耐受性，决定康复锻炼的强度和内容：椎间盘突出椎间孔微创治疗患者，术后第 2 天就可带腰围下地活动；如果采用腰椎椎间盘摘除结合腰椎融合术，对脊柱结构稳定性有一定损伤，需要 1 周左右时间才可下地活动。

（2）任何功能性康复训练都要遵循"循序渐进"的原则：数量由少至多，时间由短至长，强度由弱至强，次数逐渐增加。每个人的情况不同，锻炼得内容和数量也不同。在训练强度上，应由弱到强，并以腰部肌肉无明显酸痛为标准，建议每天 2 ~ 3 次，每次持续 5 ~ 10 秒钟，然后休息 5 ~ 10 秒钟，再重复上述动作，如此反复 5 ~ 10 个为 1 次。

（3）因地制宜，患者可根据具体情况来进行锻炼。在训练时间上，最好每天早晚各 1 次，并要长期坚持。此外，一定要按时进行康复锻炼，而且要规范、标准、达量。

在起初的 1 个月内或突然加大训练强度后，原有症状加重属于正常反应，在坚持锻炼 3 个月后，症状可完全消失。患者禁止弯腰搬运重物、弯腰后转身或突然过度弯腰或直腰等会伤害腰椎的动作。部分腰椎间盘突出微创术后患者时有臀部和大腿酸痛发生，此症状不一定是由神经根损伤或水肿引起，而是因为椎间盘摘除后，局部可能需要有一个适应过程所致，一般而言，3 ~ 6 个月会自行恢复。

脊柱康复是一个循序渐进的过程，需要患者坚持进行耐心的康复锻炼。

8. 出院后注意事项

（1）在饮食方面，可进食高蛋白质、高维生素、低脂肪、易消化的饮食，如鸡蛋、瘦肉、新鲜的瓜果蔬菜。避免暴饮暴食，注意饮食搭配。如有糖尿病，应控制饮食；如有心脏病或有出院带药者，按时服药；并保持大便的通畅。

（2）出院后也要多休息与锻炼。休息主要以卧床为主，卧硬板床为宜，保证充足的睡眠时间。继续功能训练，如股四头肌、腰背肌及腹肌的训练，要循序渐进地增加和量化；避免弯腰拱背的动作，也避免腰部侧弯、扭曲的突然用力；避免重体力劳动和激烈的运动；不穿高跟鞋；尽量少坐，多卧床，适当活动；坚持戴腰围或支具3个月。

（二）中医治疗

1. 理筋手法

适用于轻度椎管狭窄患者，根据其腰痛及腿痛情况，可选用点穴舒筋、腰部"三板法""抖腰法"等手法治疗，但手法应和缓，且不可粗暴，以免加重损伤，对于脊椎滑脱患者应慎用手法治疗。

2. 药物治疗

早期治宜舒筋活络止痛为主，内服舒筋丸、大活络丹、小活络丸等；晚期应以补肝肾、健脾益气为主，内服健步虎潜丸、补肾壮筋汤、四君子汤等。

3. 针灸治疗

临床根据坐骨神经痛或股神经痛的症状不同，可取穴大肠俞、秩边、环跳、承扶、殷门、髀关、血海、梁丘、阳陵泉、阴陵泉、委中、悬中、昆仑、太溪等穴。留针15分钟，隔日1次，10次为一疗程。

4. 牵引疗法

可采用骨盆牵引，每日1次，每次30分钟。

5. 固定功能锻炼

急性期应适当卧床休息2～3周。经休息治疗后，部分症状可以缓解，缓解后应适当进行腰部功能锻炼。

6. 对于典型严重病例

经保守治疗无效者，可作手术减压及脊椎融合术。

【法医学鉴定】

一、外伤性腰椎间盘突出症的法医学鉴定

依照《人体损伤程度鉴定标准》第5.9.4 d条规定，外伤性椎间盘突出鉴定为轻伤二级。

在法医临床司法鉴定实践中对于外伤性椎间盘突出的诊断，首先需了解外伤性椎间盘突出的机制，其次是椎间盘突出与外伤关系的判定。

1. 外伤性椎间盘突出的机制

正常的椎间盘需遭受强大的暴力作用才能导致纤维环撕裂，引起髓核突出，并且脊柱的韧带及骨骼往往同时受损。但是椎间盘抗扭转应力却相对较弱。对于单个椎体而言，旋转过大时，纤维环的后外侧就会发生损伤。当腰椎前屈时，关节突关节的关节面会移开，此时加之扭转应力更易引起纤维环外层的急性破裂。已发生退变的椎间盘由于水分减少，椎间隙变窄，椎体及椎间盘周边部分的应力水平相对较高，一旦脊柱过度扭转或过伸、过屈时，超出椎间盘周围韧带及关节突关节等的保护能力时，就会发生纤维环及髓核的突出。有时轻微的外力如咳嗽、打喷嚏、抬腿、弯腰等也可能造成髓核的突出。

2. 椎间盘病变与外伤关系的判定

椎间盘病变的原因复杂，椎间盘自身退行性改变是椎间盘病变发生的基础，脊柱承受

的积累应力对椎间盘造成的慢性损伤，是椎间盘突出的重要原因。另外，脊柱曲度畸形会使椎间盘受力状态发生改变，肥胖能增加椎间盘压力负荷，吸烟以及糖尿病也会使椎间盘物质代谢能力下降。此外，遗传因素和基因突变等也可构成椎间盘病变的病因。因此，在法医学鉴定中，对于"外伤后椎间盘病变"与外伤关系的判定，需要详细了解被鉴定人的外伤前后的临床表现，分析外力作用特点和机制，然后，结合被鉴定人影像学检查结果进行分析和判定。

（1）椎间盘膨出属于退行性病变，与外伤无关。

（2）对于椎间盘突出的鉴定案例，如伤后短时间内所拍摄的 CT 片或 MRI 片就显示突出的椎间盘组织钙化或明显脱水，说明椎间盘突出是陈旧性椎间盘突出；对于影像学上不能提示新鲜或陈旧性病变的鉴定例，既往没有椎间盘突出症病史，伤后出现急性椎间盘突出症临床表现的，应认定外伤性椎间盘突出；既往椎间盘突出症病史不清，伤后缺少相应急性椎间盘突出症临床表现的，不能认定本次外伤所致；既往存在椎间盘突出症病史，本次外伤前椎间盘病变临床表现不明显或消失的，伤后出现或加重椎间盘病变临床症状和体征的，可判定本次外伤诱发、或加重了原有病变，在椎间盘膨出基础之上受外力作用而发生椎间盘突出症的可评定为条件性损伤。

二、腰椎间盘突出症医疗纠纷

法医在司法鉴定实践中，判断医方的医疗过错行为中，有一个重要方面是医方是否履行告知义务。告知腰椎间盘突出症治疗方案，告知腰椎间盘突症的治疗方法不下几十种，不同方法适合不同的患者，患者有知情选择权。

急性单纯腰部疼痛往往是腰突症发作时最早期的表现，与急性腰扭伤很难区别。卧床休息是主要治疗方法。消炎镇痛类药物的应用、局部激素注射、低热量的高频治疗（微波、短波等）、镇痛效果显著的中低频治疗都有一定的效果。特别值得一提的是，中医针灸的远道取穴和整骨手法往往会有意想不到的效果，局部膏药外敷也是不错的选择，但急性期不宜选用过于温热的膏药，以阴凉舒适的巴布剂为宜。

慢性腰部疼痛该类情况的患者很多，其实不完全是椎间盘突出症所致，往往还伴有腰肌劳损、骨关节炎等情况，年龄大的患者还应考虑骨质疏松的情况。就个人调养方面而言，加强腰背肌的训练和中医的补肾治疗是关键。很多理疗方法均可选用。

急性下肢疼痛麻木这是由急性坐骨神经痛引起的，局部炎症，刺激或压迫了神经根，导致其水肿所致。卧床休息仍是最基本方法，而在西医治疗中，一般口服的消炎镇痛药物的效果并不理想，而脱水和消炎药物的应用则是起效的关键因素。镇痛效果显著的中低频治疗都是可以选择的理疗手段。

慢性下肢疼痛、牵掣痛实质就是慢性炎症对于神经根的刺激所致。适度休息还是需要的，椎管内的类固醇药物注射是一个可以选择的方法。理疗的方法很多，高频、中频、低频、牵引、激光、药熏等等。

慢性下肢麻木的原因是神经根受到压迫，比起慢性疼痛而言，该症状的解除一般需要更长的时间。神经营养类药物的选择是基本的治疗，理疗手段中，牵引等有助于改变神经压迫的方法应是首选。中频局部刺激也能起到缓解麻木症状的作用。中医整骨手法、针刀、中药等具有很好的效果。从严格意义上来说，"麻"和"木"属于两个症状，"麻"是像虫蚁爬的主观感受，"木"则是下肢感觉障碍，属感觉减退的客观体征。"麻"相对轻，较容易恢复，有的治疗方法甚至可以立竿见影；而"木"比"麻"更严重，需要更长的时间来恢复。如果经各种手段保守治疗一段时间而无效，下肢感觉障碍和运动功能障碍呈进行性加重，则应考虑手术治疗。

马鞍区麻木和大小便失禁这是腰突症患者中最严重的症状表现，一般是由于突出物巨大而直接压迫到马尾神经所致。该类患者经短时间卧床休息而症状没有改善的，应当果断进行手术治疗。

对于腰椎间盘突出症的治疗，患者应注意避免两个极端：一是不要漠视早期病变。有些患者对出现轻微症状的腰椎间盘突出症不太重视，能拖则拖，直到神经受到严重压迫导致放射性疼痛、脊柱变形、活动受限，甚至出现大小便失禁时，才到医院进行治疗，结果错失良机，造成了神经不可逆的损伤。二是不要有"恐病症"。有些患者一旦发现腰椎间盘突出症，就很紧张，四处求医，有些需手术的患者担心其复发，甚至过早要求医师对其进行彻底根治的融合术，从而丧失了腰椎的部分活动功能。其实，大多数初次发作的椎间盘可通过保守治疗缓解症状，应遵循阶梯治疗原则，尽量保留正常的椎间盘组织，使其发挥正常的生理功能。

第七章 眼耳鼻喉疾病

第一节 青光眼

【概述】

青光眼是一种威胁和损害视神经及其通路而损害视觉功能，主要与病理性眼压升高有关的临床综合征或眼病。原发性青光眼的最典型和突出的表现是视盘的凹陷性萎缩和视野的特征性缺损、缩小。

造成青光眼视神经损害的主要因素是病理性高眼压，同时也存在一些患者的易感因素如近视眼、代谢性疾病和心血管疾病等。关于导致视神经损害传统上有两种理论：机械压力学说和血管缺血学说。目前认为是机械压迫和血供障碍共同参与了青光眼视神经损害，伴随着眼压的升高以及视网膜视神经血管的自我调节机制障碍，可能促成了视神经的特征性损害。近年来又出现了青光眼视神经损害的自身免疫病理机制学说。

由于眼球容量是固定的，因此，构成眼球内容物的晶状体、玻璃体、眼内血液量及房水的改变必然伴随眼压的变化。通常前三者变化不大，唯有房水循环的动态平衡直接影响到眼压的稳定性，房水循环中任何一个环节发生障碍，都会影响到房水生成和排出之间的平衡，表现为眼压的高低变化。青光眼中眼压升高的病理生理过程主要有三个方面：睫状突生成房水的速率增加；房水通过小梁网路径流出的阻力增加；以及表层巩膜的静脉压增加。绝大部分青光眼是因房水流出阻力增加所致。

根据病因学、解剖学和发病机制，青光眼有多种分类方法，临床上通常将青光眼分为原发性青光眼，继发性青光眼及发育性青光眼三大类（表7-1-1）。

表7-1-1 青光眼的分类及特点

分类	特点
原发性闭角型青光眼	由于存在异常虹膜构型而导致的前房角被周边虹膜组织机械性阻塞，以致房水流出受阻，最终造成眼压升高。此类青光眼患者多存在眼球解剖结构的异常，在促发因素如情绪波动、过度疲劳等情况下，极易诱发青光眼发病
原发性开角型青光眼	主要有以下一些特征：①两眼中至少一只眼的眼压持续 ≥ 21mmHg；②房角开放且有正常外观，没有与眼压升高有关的眼病或全身其他异常；③存在典型的青光眼性视神经乳头和视野损害。由于此类青光眼多数无明显症状，患者很难早期发现
继发性青光眼	继发性青光眼主要是由于眼部或全身疾病、或某些药物的不合理应用，干扰了房水的循环、阻碍了房水的外流或增加房水生成等，引起以眼压升高为特征的眼部综合征群。其包括炎症相关性青光眼、眼外伤性青光眼、晶状体性青光眼、药物性青光眼等
发育性青光眼	发育性青光眼是胚胎期和发育期内眼球房角组织发育不良或发育异常所引起的一类青光眼，多数在出生时异常已经存在，但可以到少年儿童时期、甚至青少年才发病

一、临床表现

不同年龄段青光眼患者，具有不同的特点：

1. 婴幼儿阶段　该年龄段最常见的是发育性青光眼，极易导致终身视觉残疾。发育性青光眼的发生是由于胚胎期和发育期内眼球房角组织发育异常引起，分为原发性婴幼儿型青光眼，伴有其他先天异常的青光眼和少儿型青光眼 3 类。前两种类型的患儿眼球发育异常出现在胚胎期，通常在 3 岁以前发病，眼压升高，表现为眼球增大或两眼球明显大小不等、角膜增大、患儿喜欢埋头以避免畏光刺激、流泪以及眼睑痉挛等。

这两种类型的发育性青光眼具有发病年龄小、病情发展快等特点，单眼发病患者易于被早期发现和治疗，而双眼发病患者早期往往被忽略而延误治疗时机，最终将导致视力低下和致盲。少儿型青光眼的眼球房角组织发育异常通常出现在发育期，眼压升高症状多在 3 岁以后，一般无症状，其表现与原发性开角型青光眼类同。该型青光眼发病隐匿，症状不显著，当出现眼胀、头痛等症状时，视神经已发生显著萎缩，错过了最佳治疗时机，预后不理想。

2. 青少年阶段　最常见的青光眼类型是继发性青光眼和发育性青光眼中的少儿型青光眼。少儿型青光眼在青少年人群中发病隐匿，往往容易与近视相混淆，以致漏诊，危害巨大。青少年阶段发生的继发性青光眼主要是外伤和炎症相关性的，根据病情严重程度预后也各有不同。

外伤性青光眼根据外伤的程度以及引起眼压升高的原因不同，临床表现和病程也有所差别，通常分为眼内出血性和房角后退性。眼内出血最常见，出血量不多时，一般可药物控制眼压，前房出血也可完全吸收；出血量较多时，须行前房穿刺冲洗，预后一般较好。房角后退引起的眼压升高早期主要是与小梁组织水肿和细胞组织碎片阻塞有关，可用药物控制；伤后数月至数年发生的慢性眼压升高与小梁组织损伤后瘢痕修复阻碍房水外流有关，药物多难以控制，需要手术治疗。

炎症相关性青光眼主要是由于虹膜和睫状体炎症产生的炎症细胞、纤维素以及受损的细胞碎片阻塞小梁网，损害小梁网细胞，导致房水外流障碍。多数患者的眼压仍保持正常或降低，临床上容易漏诊。若治疗不及时，可导致继发性房角关闭。

3. 中老年阶段　该阶段的青光眼类型涵盖除发育性青光眼以外的所有类型，最常见的是原发性青光眼。该年龄段的继发性青光眼也分很多种。除了炎症相关性和外伤性，还常见药物相关性、血管疾病性以及晶状体相关性青光眼。

药物相关性青光眼常与眼局部或全身应用皮质类固醇类制剂有关，停药后大部分患者眼压可自行恢复正常。这类青光眼可预防，高危者应尽量少用或不用皮质类固醇类药物；若使用，须加强随访，必要时加用降眼压药物。

血管疾病性青光眼常见于视网膜中央静脉阻塞、糖尿病性视网膜病变等，此类型青光眼以手术治疗为主，预后较差。晶状体相关性青光眼主要是晶状体位置异常或自身物质诱导所致的青光眼。位置异常所致的主要为闭角型青光眼。自身物质诱导的青光眼又分为晶状体溶解性青光眼、晶状体残留皮质性青光眼和晶状体过敏性青光眼，第一种类型主要是白内障过熟引起，行白内障摘除后眼压多数可恢复正常；后两种类型主要见于白内障摘除手术后，由残留的晶状体囊膜和碎片引起，多需要再次手术取出残留的组织，残留组织取出后眼压可恢复正常。

中医学认为，青光眼与中医中"五风变内障"相类似。

五风变内障是青风内障、绿风内障、乌风内障、黑风内障、黄风内障的总称。《秘传眼科龙木论》名五风变内障，俗称五风内障。因发病后瞳神散大，并分别呈显以上颜色，且病势急骤，善变如风，故历代中医眼科以青风、绿风等命名。

二、病因病机

（一）青风内障，相当于青光眼临床前期

1.忧郁愤怒，致肝气郁结，经脉不利，肝郁化火生风，风火升扰于目。

2.风痰之人，内蕴肝火，致风、火、痰相结，上攻于目。

3.劳瞻竭视，致肝肾阴亏，虚火上炎。

（二）绿风内障，相当于青光眼急性发作期

1.悲郁忧思，暴勃忿怒，气结于肝，气机闭塞，疏泄失职，郁蕴化火，由肝及胆，肝胆火炽，火盛生风，火性主散，风火上扰，上灼于目。

2.情志内伤，气郁化火，熏灼津液，煎熬为痰，痰浊内阻，郁遏经络，气机失畅。

3.劳倦太过，真阴亏耗，水不涵木，阴不济阳，阳失所制，肝阳化风，风火交炽，为患于目。

4.偶有寒邪壅滞肝络，气血凝滞，闭塞目络为病。

（三）黄风内障，相当于青光眼绝对期

为青风、绿风内障的晚期改变，瞳神散大难收，不睹三光，睛珠变黄，故视瞳内黄色而得名。因风、火、痰诸邪导致青风、绿风等症，致目中气血失和，气机不畅，玄府闭塞，神水滞积，日久致睛珠变生黄色，瞳神散大而目盲。

（四）黑风内障，相当于慢性青光眼

1.忧思郁怒，肝气郁结，化热生风，风火升扰。

2.肝郁气滞，痰湿内生，目络受阻。

3.肝肾阴虚，虚火上炎。

（五）乌风内障，相当于并发性青光眼

1.肝胆实热，升犯目络。

2.风痰为患，上壅于目，阻闭目络。

3.肝肾阴虚，阴亏上炎，致目内出血，败血壅于目中；或肝肾精血不足，目失濡养等。

【临床诊断】

一、西医诊断

（一）临床表现

1.原发性青光眼

（1）急性闭角型青光眼　分为几个不同的临床阶段：①临床前期，该病为双眼性疾病，当一眼发作被确诊后，另一眼即使没有任何症状也可以诊断为临床前期。闭角型青光眼患者在急性发作以前，无临床症状，但具有前房浅、虹膜膨隆、房角狭窄等表现，即为临床前期。②先兆期：一过性或反复多次的小发作，历时短暂，休息后自行缓解。③急性发作期：表现为剧烈头痛、眼痛、畏光、流泪、视力严重减退、伴有恶心、呕吐等全身症状，虹视现象。体征有眼睑水肿、球结膜混合性充血、角膜上皮水肿、前房变浅，周边部前房几乎消失，房角关闭，眼压增至50mmHg以上。高眼压缓解后，眼前段常留下永久性组织损伤，如虹膜扇形萎缩、局限性后粘连，房角广泛粘连，晶状体前囊下青光眼斑。④间歇期：小发作后自行缓解，房角可重新开放，小梁尚未遭受严重损害，不用药或少量缩瞳剂，眼压不再升高。⑤慢性期：大发作或小发作后，房角广泛粘连（通常大于180°），小梁功能严重损害，眼压中度升高，眼底可见青光眼性视盘凹陷杯盘比增大，并有相应的视野缺损。⑥绝对期：持续高眼压，视盘外观严重破坏，视力无光感，可因眼压过高或角膜水肿而引起剧烈疼痛。

（2）慢性闭角型青光眼　房角粘连与眼压升高是逐渐进展的，没有眼压急剧升高的表现，眼前段组织没有明显异常，视盘在高眼压的持续作用下逐渐萎缩，形成凹陷，视野随之发生进行性损害。特点为：①周边浅前房；②房角中等狭窄；③眼压中等度升高；④眼底有典型的青光眼性视盘凹陷；⑤不同程度的青光眼性视野缺损。

（3）原发性开角型青光眼　多无自觉症状，早期极易漏诊，诊断指标有：①眼压升高，24小时眼压测量有助于发现眼压高峰值及波动范围。②视盘损害，视盘凹陷进行性加深扩大，盘沿宽窄不一，视盘出血及视网膜盘周残层出血。③视野缺损：早期表现为旁中心暗点或鼻侧阶梯，视盘损害与视野缺损有密切对应关系。眼压升高、视盘损害、视野缺损三大诊断指标，如果其中两项为阳性，房角检查表现为开角，即可诊断。

（4）特殊类型青光眼

1）正常眼压性青光眼　具有特征性的青光眼视盘损害和视野缺损，但眼压始终在统计学正常值范围，可诊断为正常眼压性青光眼。

2）色素性青光眼　色素沉积在小梁网、房水外流受阻导致的一类青光眼，有一定的家族性。

2.继发性青光眼

（1）炎症相关性青光眼　虹膜睫状体炎继发性青光眼，虹膜睫状体炎引起瞳孔环状后粘连，房水无法通过瞳孔进入前房，后房压力增加并推挤虹膜向前膨隆、闭塞前房角，致继发性青光眼。

（2）眼部钝挫伤相关性青光眼

1）前房出血　青光眼的发生率与伤后前房出血量的多少有密切关系。再发性前房出血后及角膜血染可以引起继发性青光眼。少量新鲜红细胞比较容易通过房水流出系统而排出，如与血浆、纤维蛋白及细胞碎屑同时堵塞了房水外流途径，可以引起眼压一过性增高，有时浓厚的出血形成血凝块堵塞了小梁网或由血凝块造成瞳孔阻滞而致眼压升高。若出血时间较久尤其是再发性出血可造成周边虹膜前粘连或房角血凝块机化而改继发性青光眼。

2）房角后退　当钝性外力从正面作用于眼球的瞬间，瞳孔发生阻滞，周边虹膜扩张，潴留于前房内的房水向无晶体支撑的周边无虹膜处冲击，导致房角后退。撕裂伤超过圆周180°者，有可能发生外伤性房角后退性青光眼。

3）血影细胞性青光眼　玻璃体积血后可形成血影细胞（变性的红细胞）。血影细胞不易经瞳孔、小梁网进入Schlemm管，而机械性阻塞小梁网，引起继发性青光眼。临床表现：房水内有许多大小均等的黄褐色颗粒，随房水漂浮移动，可沉着于角膜内皮表面。前房角为典型的开角，可见少量至大量的黄褐色细胞覆盖着小梁表面。

4）溶血性青光眼 发病机制、临床表现与血影细胞性青光眼基本相同。玻璃体内积血，其红细胞溶解、变性，并由巨噬细胞吞噬，多种物质共同阻塞了小梁网引起急性眼压升高。

5）血铁染性青光眼 眼球内反复少量出血及铁性异物存留均可引起继发开角性青光眼。多见于眼外伤后或其他原因所致的长期反复性玻璃体出血，亦可见于前房出血的病例。血红蛋白中所含的铁质沉着于小梁，使其变性最后形成小梁铁染。

（3）晶状体相关性青光眼

1）晶状体膨胀，推挤虹膜前移，发生类似急性闭角型青光眼的眼压升高。

2）外伤性或自发性晶体脱位可引起眼压升高。

3）晶状体发生穿破伤，脱出的皮质阻塞瞳孔或前房角，可以导致继发性眼压增高。

（4）血管疾病相关性青光眼 新生血管性青光眼，在原发性眼病基础上虹膜出现新生血管，这种纤维血管膜封闭了房水流出通道，后期纤维血管膜收缩牵拉，使房角关闭，引起眼压升高和眼剧烈疼痛。

（5）恶性青光眼 又称睫状环阻塞性青光眼，多见于内眼手术后，如青光眼术后早期。

（6）药物相关性青光眼 长期滴用或全身应用糖皮质激素，可引起眼压升高。

3.先天性青光眼 先天性青光眼是胎儿发育过程中，前房角发育异常，小梁网–Schlemm氏管系统不能发挥有效的房水引流功能而使眼压升高。

（1）婴幼儿型青光眼 见于新生儿或婴幼儿期。临床表现：①畏光、流泪、眼睑痉挛。②角膜增大，前房加深，③眼压升高、房角异常、青光眼性视盘凹陷及眼轴长度增加。

（2）青少年型青光眼 见于青少年，与遗传有关，临床表现与原发性开角型青光眼相似。

（二）眼科检查

1.眼压检查 正常人眼压为11～21mmHg，若测量眼压大于24mmHg，则为病理性眼压，需进行详细的青光眼排除检查。需要注意的是，11～21mmHg的正常眼压值是统计学概念，只代表了95%人群的生理性眼压值，所以也存在一些特殊情况。"高眼压不等于青光眼"，表示高眼压中有"高眼压症"的存在，患者仅仅表现为眼压高，而没有青光眼症状；"低眼压不等于没有青光眼"，因为低眼压患者中也存在"正常眼压性青光眼"。所以，对待眼压须灵活、谨慎。

2.眼底检查 目前最常用的器械是直接检眼镜。借助直接眼底镜，可以很容易窥见眼底结构，其中视乳头结构的变化对青光眼的诊断具有十分重要的意义。正常的眼底视乳头橙红色的圆形盘状结构称为视盘。视乳头中央色泽稍淡的小凹陷区称为视杯，正常视杯直径与视盘直径比值≤0.3；相当于正常视乳头，青光眼眼底视乳头典型表现颜色稍淡区域明显增加，视杯视盘比值＞0.3，当遇见此种眼底改变时，须引起高度重视。

3.视野检查 视野检查是青光眼排除和诊断不可或缺的检查手段，它能够非常直观地了解青光眼对视神经的损害程度，了解青光眼的进展、治疗效果以及预后，同时能够为青光眼的治疗提供依据。

4.前房检查 通过裂隙灯显微镜观察前房深度，前房角镜检查前房角宽窄程度，能够使医生及时了解患者眼部结构特点，评估患者发生闭角型青光眼的危险因素，及时预防和早期干预青光眼的发生。

二、中医诊断

症候分类如下：

（一）青风内障

相当于青光眼临床前期。

1.肝气郁结证　可兼见情志抑郁，急躁易怒，头眩而痛，胸胁胀满，苔薄脉弦。

2.肝郁化火证　头痛眩晕，耳鸣如潮，面红颊赤，口苦咽干，胸胁灼痛，烦躁易怒，舌红苔黄，脉弦而数。

3.风火痰相结证　头晕目眩，口苦恶心，烦躁少寐，胸胁痞满，舌苔黄腻，脉弦而滑。

4.肝肾阴亏证　多于劳瞻竭视而后发作，或患此病日久，兼头晕头眩，健忘失眠，耳鸣如蝉，口干咽燥，腰膝酸软，五心烦热，颧红盗汗，舌红少苔，脉细弦。

（二）绿风内障

相当于青光眼急性发作期。

1.肝气郁结证　头眼胀痛较轻，抱轮微红，视物微朦，瞳神略大，脉弦，舌红苔薄。

2.肝胆火炽证　头眼胀痛难忍，白睛混赤，黑睛如雾罩，瞳神极度散大，隐带绿色，珠硬如石，恶寒身热，或有恶心呕吐，脉弦舌红。

3.痰火升扰证　眼部改变类肝胆火炽症，而头痛如劈，动则眩晕，脉弦而滑。

4.肝阳上亢证　眼症亦类肝胆火炽症，头痛且眩，面色红赤，心烦易怒，舌红少苔，脉弦而数。

5.寒邪滞络证　抱轮红轻，瞳神略大，目珠略硬，头顶隐痛，恶寒喜暖，呕吐清涎，神疲肢冷，舌淡苔薄，脉沉而细。

（三）黄风内障

相当于青光眼绝对期。此病已光绝目盲，难以复明，药物乃治其兼症。

1.肝胆余火未尽证　目珠仍胀硬，抱轮微红，头眩心烦，口苦咽干，舌红脉弦。

2.阴虚火炎所致者，眼涩刺痛，畏光泪出，黑睛起泡，头眩耳鸣，口感咽燥，舌红少津，脉弦而细。

（四）黑风内障

相当于慢性青光眼。

1.肝郁气滞证　头眩目痛，抱轮微红，黑睛微昏似薄雾所罩，瞳神中等散大，气色偏黑。可兼见胸胁胀满，烦躁易怒，苔薄脉弦。

2.痰湿阻络证　眼症如上。兼见胸闷泛恶，舌苔厚腻，脉濡滑。

3.肝肾阴亏　虚火上炎证，白睛不红或抱轮隐约带红，黑睛无异常人，惟瞳神略大，瞳内气色微显昏黑，目珠略略增硬。可兼见颧红口苦，五心烦热，失眠盗汗，脉弦而细。

（五）乌风内障

相当于并发性青光眼。

1.肝胆实热证　头眼腹痛，羞明泪热，视物错朦，抱轮赤红，瞳神紧小或干缺，黄仁膨隆，目珠胀硬。可兼见口苦咽干，心烦面红，舌红脉弦。

2.风痰壅目证　眼胀珠疼，视力减退，抱轮微红或红赤，瞳神散大，瞳内色错而浊。

可兼见头晕而眩，胸闷气紧，舌苔厚腻，脉濡而滑。

3.败血淤积睛中证　头眼痛胀，热泪不止，视力锐减，抱轮赤红，瞳神散大，瞳内隐隐乌红，目珠胀硬。

4.精血不足证　以上诸症为病既久，头目痛胀轻微，兼见头晕倦怠，健忘失眠，耳鸣怔忡，舌淡脉弱。

【防未病】

一、防青光眼发生

1.保持心情舒畅，避免情绪过度波动，青光眼最主要的诱发因素就是长期不良精神刺激，脾气暴躁、抑郁、忧虑、惊恐。保持愉快的情绪：生气和着急以及精神受刺激，很容易使眼压升高，引起青光眼，所以平时要保持愉快的情绪，不要生气和着急。

2.生活、饮食起居规律，劳逸结合，适量体育锻炼，不要参加剧烈运动，饮食清淡、营养丰富，禁烟酒、浓茶、咖啡、适当控制进水量，每天不能超过 1000 ～ 1200ml，一次性饮水不得超过 400ml。多吃新鲜蔬菜、水果以防止便秘。

3.保持良好的睡眠，睡眠不安和失眠，容易引起眼压升高，诱发青光眼。老年人睡前要洗脚、喝牛奶、帮助入睡，必要时服催眠药。

4.注意用眼卫生，保护用眼，不要在强光下阅读，光线必须充足柔和，不要过度用眼。少在光线暗的环境中工作或娱乐，在暗室工作的人，每 1 ～ 2 小时要走出暗室或适当开灯照明。情绪易激动的人，要少看电影，看电视时也要在电视机旁开小灯照明。

5.对易患青光眼的高危人群，如有家族史者，需提高警惕、进行筛查，定期复查，做到早期诊断、及时治疗，阻止或者延缓病程的进展，最大限度地保存视力。

6.主动检查，老年人每半年要量一次眼压，尤其是高血压患者。发现白内障也要及早治疗，以免引起继发性青光眼。

7.青光眼早发现早治疗。45 岁以上的中老年人应常规每年一次眼科体检，尤其是有远视、近视或者小眼球者，以及有糖尿病和有青光眼家族史者，那些出现眼胀、视物疲劳、虹视（看灯泡周围有彩虹样光环）和短暂的视物模糊、打高尔夫球或网球的时候找不到球、容易被人撞倒或撞上别人等症状的任何年龄的人都应引起警惕，并及时到专业医院就诊。

可能需要的检查包括：

（1）眼压　诊断的重要指标，有时还需要测量 24 小时眼压曲线来帮助诊断。

（2）眼底检查　典型的青光眼杯状凹陷是常见的体征之一。

（3）视野检查　青光眼功能损害的重要指标。

（4）视网膜神经纤维层扫描　视盘邻近部位视网膜神经纤维层损害是视野缺损的基础，它常出现在视盘或视野改变之前，因此，它是青光眼早期诊断指标之一。

（5）房角检查和超声生物显微镜检查　区分闭角型青光眼和开角型青光眼的重要方法，同时也是确定闭角型青光眼手术方式的重要手段。

二、已知青光眼保护有用视力

（一）少用或不用激素

对于激素性青光眼，尽量少用或不用皮质类固醇，如必须使用，则选择低浓度，并加强随访。

（二）制定个性化治疗方案

通常青光眼的治疗有药物、激光和手术治疗几类。药物治疗是开角型青光眼治疗的重要手段，以局部滴用眼药水为最常用，眼药水降低眼压的机理包括减少房水生成和加快房水排出。开角型青光眼患者通常需要长期规则用药。但药物只能作用一定时间，超过时间眼压可能又会升高，因此，要间隔特定的时间按时使用。眼药水可能产生副作用，加重或诱发一些疾病。如果有哮喘、心脏病、抑郁、肾结石或对磺胺类药物过敏，一定要告诉医生。

激光治疗的安全性高、不良反应最小，但只有部分患者适合激光治疗。

手术治疗最常用的方式有虹膜周边切除术、小梁切除术、非穿透性小梁手术、减压阀植入术以及Ex-PRESS植入手术等。手术治疗通常有80%～90%的患者术后眼压得以控制。手术失败最主要的原因是由于疤痕形成导致新造的通道关闭。闭角型青光眼原则上以手术治疗为主，但术前通常也需要药物治疗，部分手术后的患者也可能需要补充药物的治疗。

（三）终身定期随访

一般来说，青光眼不能被治愈，但合理的治疗完全可以控制病情的终身的护理，只有定期随访和治疗才能有效控制眼压，从而保护视神经，防止视功能进一步损坏或至少减慢视功能损害的进程，大部分患者可以终身保持有用的视力。目前，正规医院的专业青光眼医生使用药物或进行激光和显微手术治疗在长期控制青光眼患者的病情进展方面已有相当成功的经验。

（四）膳食保健

膳食中应注意多选食赤豆、金针菜、薏苡仁、丝瓜、小米、玉米、荞麦、大麦、燕麦、蘑菇、海带、蚕豆、香蕉、萝卜、梨、柑、西瓜及绿叶蔬菜。烹调时要用植物油，如花生油、豆油、茶油、麻油等。

治疗青光眼的关键是降低眼压，以下食疗具有较好的降眼压作用。

1.蜂蜜　急性青光眼者，口服蜂蜜100毫升，可缓解症状；慢性而眼压持续高者，可用50%蜂蜜，每次口服50毫升，一日2次。蜂蜜属于高渗剂，服后可使血液渗透压增高，利于眼内房水吸收，从而使眼压降低。

2.利水食物　多食赤豆、薏苡仁、西瓜、冬瓜、丝瓜、金针菜等利水食物，可辅以中西医惯用利水（尿）药对青光眼进行治疗，故又称辅佐疗法。

3.润肠食物　青光眼患者常有便秘症状，这能溶解血管内皮及细胞间质，影响正常的血液循环，可促使眼内房水分泌增加而致眼内压升高。可多服蜂蜜、麻油以及菜油等植物油，以改善肠道的润滑度。还可多食香蕉、萝卜、生梨、柠檬、柑橘、西瓜、香瓜、西红柿等瓜果与富含纤维素的蔬菜与粗粮等，以求通便。

【治已病】

一、西医治疗

青光眼治疗的目的是保存视功能。治疗方法包括：降低眼压，视神经保护性治疗两个方面。

（一）降低眼压

1.药物治疗　药物降低眼压主要通过3种途径：①增加房水流出，如毛果芸香碱减少小梁网房水排出阻力，前列腺素衍生物增加房水经葡萄膜巩膜通道外流；②抑制房水生成，如 β 肾上腺素受体阻滞剂 0.25% ~ 0.5% 噻吗洛尔、倍他洛尔滴眼剂，以乙酰唑胺为代表的碳酸酐酶抑制剂口服；③减少眼内容积，如高渗脱水剂，常用 50% 甘油口服、20% 甘露醇静脉滴注。

2.手术治疗

（1）手术适应证

患者在以下情况时需要考虑手术治疗：①当药物无法控制眼压升高，或经常反复发作；②药物治疗时，出现眼底视神经颜色逐渐变淡，视野缺损面积逐渐增加；③具有浅前房、窄房角等青光眼发生高危因素的患者主张及早进行手术。

（2）手术方式

1）解除瞳孔阻滞：行周边虹膜切除术，激光虹膜切开术。

2）解除小梁网阻塞：行房角切开术，小梁切开术、氩激光小梁成形术。

3）建立房水外引流通道的手术（即滤过性手术）：如小梁切除术，非穿透性小梁手术、激光巩膜造瘘术、房水引流装置植入术。

4）减少房水生成的手术：如睫状体冷冻术、透热术、光凝术等。

青光眼术后护理要点如下：①患者术后须减少活动，避免情绪波动；②按医嘱滴用眼药水，并注意眼部卫生；③术后定期门诊复诊，检查眼压、视野等情况。

（二）视神经保护性治疗

研究表明，氧自由基损伤、神经营养因子耗竭、眼内兴奋性毒素谷氨酸增多，可能是视神经节细胞凋亡的激发因素。因此，应用钙离子通道阻滞剂、谷氨酸拮抗剂、神经营养因子、抗氧化剂如维生素 C、维生素 E 等，中药如葛根素、当归素、黄芩苷及灯盏细辛方剂等治疗，可从不同环节起到一定的视神经保护作用。

（三）家庭治疗注意事项

青光眼患者的家庭治疗须注意以下几点：按时滴用眼药水；注意适当补充营养；避免情绪波动；家庭环境光线要充足，不宜过暗，避免长时间处于黑暗环境；避免长时间近距离用眼；适量运动；当感觉眼压出现异常时应及时到医院进一步检查和治疗，不宜拖延。

二、中医治疗

（一）中药辨证论治

1.青风内障

（1）肝气郁结证

治法：疏肝解郁，活血散结。

方药：丹栀逍遥散加减。

（2）肝郁化火证

治法：清肝泄热，平息内风。

方药：龙胆泻肝汤加羚羊角、菊花、夏枯草。

（3）风火痰相结证

治法：清泻痰火，熄风通络。

方药：用羚羊角散加减。

（4）肝肾阴亏证

治法：滋养肝肾，平息肝风。

方药：用沈氏息风汤加减或杞菊地黄丸加减。

2. 绿风内障

（1）肝气郁结证

治法：疏肝解郁，息风清热。

方药：用丹栀逍遥散或绿风羚羊饮加减。

（2）肝胆火炽证

治法：宜清肝泻火，熄风通络。

方药：息风丸、或龙胆泻肝汤加羚羊角、钩藤。

（3）痰火升扰证

治法：宜清热祛痰，宁息肝风。

方药：半夏羚羊角散或清痰饮加羚羊角、天麻。

（4）肝阳上亢证

治法：平肝潜阳，息风定痛

方药：羚羊角散加减。

（5）寒邪滞络证

治法：宜疏肝降逆，温中散寒

方药：吴茱萸汤加减。

3. 黄风内障

（1）肝胆余火未尽症证

治法：宜清肝息风

方药：沈氏息风汤去犀角选加石决明、菊花、钩藤、草决明之属。

（2）阴虚火炎证

治法：宜滋阴降火

方药：知柏地黄丸加减。

4. 黑风内障

（1）肝郁气滞证

治法：宜疏肝解郁，息风通络。

方药：丹栀逍遥丸选加羚羊角、石决明、僵蚕、蛇蜕等。

（2）痰湿阻络症

治法：宜涤痰解郁

方药：柴胡疏肝散和温胆汤加减。

（3）由肝肾阴亏，虚火上炎证

治法：宜滋阴降火

方药：知柏地黄丸或补肾丸加减。

5. 乌风内障

（1）肝胆实热证

治法：宜清泻肝胆实热

方药：凉胆丸加减。

（2）风痰壅目证

治法：宜涤痰开窍，清肝除风。

方药：白附子散加减。

（3）败血瘀积睛中证

治法：行滞消瘀。

方药：通窍活血汤选加丹参、生三七、泽兰之类。

（4）精血不足证

治法：滋补肝肾、益精养血。

方药：杞菊地黄丸或驻景丸加减或乌风补肝散加减。

【法医学鉴定】

一、损伤与青光眼的法医学鉴定

（一）伤病关系判定

1.如果原来不存在青光眼，伤后出现青光眼特征性改变，并存在外伤性损伤基础，诊断为外伤性青光眼，则外伤系完全因素。

2.如果原有青光眼疾患，处于有效控制中；外伤后增加了损伤前改变，如房角后退大于180°或存在铁质沉着、玻璃体大量出血等本次外伤性改变，并在伤后出现了眼压高等改变，则仍然认为外伤为主要因素，功能异常需与伤前情况比较判断。

3.如果原有青光眼疾患，但受检者未发现并未进行有效的治疗，本次外伤眼遭受外力作用，存在前房出血、不同程度的房角后退或玻璃体出血等，伤后检查发现原有青光眼病变。外伤后眼压控制不够理想，青光眼损害有进展表现，则可以认为外伤与自身潜在性无症状青光眼共同作用，致不良后果。

4.如果原有青光眼疾患，并存在青光眼特征性损害，在此基础上遭受轻微外力作用，仅表现为眼睑肿胀，并无明显前房出血、或少量前房出血，无房角后退、无玻璃体出血等损害，则外伤为轻微因素。

（二）损伤与伤残程度鉴定

依据眼部结构损伤和（或）视力损伤程度，依照《人体损伤程度鉴定标准》《人体损伤致残程度分级》有关规定，分别鉴定损伤程度、伤残等级。

二、法医学鉴定实例一

案情及检验过程

被鉴定人受伤当天病历记载：右眼拳击伤五小时。右眼视物模糊。检验情况：右眼视力0.4-，右眼充血，上方滤枕存，角膜尚明，前房积血2mm，丁达尔效应（TYN）++，前房见色素颗粒，瞳孔变形，上方虹膜梨形，晶状体尚明，视盘界清，网膜平。检验结论：右眼钝挫伤，双眼青光眼术后。伤后1天检查：右眼瞳孔上移3~4mm，晶状体混，视乳头杯盘比约0.9，黄斑区未见出血、渗出。左眼角膜清，瞳孔圆，根切孔畅。双眼非接触眼压计（NCT）：右31.8，左20.6。右眼视力0.05，左眼视力0.2。诊断性验光：右眼+0.75DS联合-0.50DC×80°→0.1，左眼+0.50DS联合-0.75DC×25°→1.0。遂住院行右眼小梁切除术。

伤后 4 个月鉴定时检查：远视力：右眼 0.2，左眼 0.7，无进步。右眼角膜明，前房中深，虹膜纹理不清，瞳孔不圆，瞳孔直径 5×（6～7）mm，直接、间接对光反射迟钝，瞳孔上移，上方虹膜结构不清，瞳孔缘不完整，9 点、10 点瞳孔缘断裂，晶状体轻混。左眼角膜明，前房中深，虹膜纹理清，瞳孔圆，直径 2mm，直接、间接对光反射灵敏，瞳孔缘完整，上方可见根切孔，晶状体清。

裂隙灯适配光学相干断层扫描成像术（SL-OCT）检查示：右眼上方虹膜缺损，瞳孔大。

后节光学相干断层成像（OCT）检查示：双眼黄斑区结构正常，右眼视神经纤维厚度明显降低，左眼视神经纤维层厚度在正常范围。

分析说明

根据现有送鉴材料，结合本中心鉴定人检验所见，综合分析认为：

被鉴定人遭受他人外力作用，伤后临床体检显示：右眼前房积血、瞳孔变形等。被鉴定人既往有双眼青光眼史，伤前右眼原有视神经损害，右眼视盘 C / D = 0.9；曾行双眼抗青光眼手术等治疗。现右眼底视盘改变与伤前病史记载相同，右眼底黄斑区未见异常改变，伤后曾有一过性右眼眼压升高，及时得到了控制，因此，不存在本次外伤致青光眼的依据。本次外伤与右眼青光眼之间不存在因果关系。

未发现外伤致视力障碍的损伤基础，因此，其右眼视力障碍与本次外伤难以联系。依据被鉴定人抗青光眼术后的病历记载，右眼瞳孔圆，直径 2mm，本次伤后右眼瞳孔变形，瞳孔大。该后果系在手术后右眼虹膜存在根切口的情况下，遭受外力作用致虹膜断裂，根切口与瞳孔融合，致瞳孔大、瞳孔上移变形的结果。外力为主要因素。目前右眼瞳孔缘断裂，右眼瞳孔散大，瞳孔变形上移。依照《人体损伤程度鉴定标准》5.4.4 条之规定，上述损伤在轻伤二级范围内。

三、法医学鉴定实例二

案情及检验过程

病史：王某左眼被拳击伤 2 小时，红肿痛，看不清。检查：右眼远视力 1.0，左眼 0.3；左眼睑血肿 3cm×3cm，球结膜水肿，睑球结膜下出血，角膜透明，双瞳孔等大，直径 3mm，对光反射灵敏，左眼前房积血，液平面 3mm，晶状体混浊；右眼压 30.1mmHg，左眼压测不出，指测 T+2；右眼底（视盘）C/D（C/D 代表视乳头杯盘比，其大小可以是诊断青光眼的一个重要指标。C/D 大于 0.6 或两眼杯盘比相差超过 0.2 为异常）>0.4-0.5，左眼底窥不进。处置意见：住院药物治疗。王某表示拒绝。

检验结论：左眼外伤，前房积血，继发性青光眼，眼睑血肿，球结膜下出血；右眼青光眼。

伤后 20 余天复诊。查体：左眼结膜充血，角膜明，内皮 KP（++），瞳孔直径 3mm，对光反应（-），余窥不进；眼压：右 19.1mmHg，左 35.3mmHg。诊断：左眼外伤性虹睫炎、继发性青光眼。

左眼拳击伤后，高眼压 1 个月余。查体：右眼视力 0.4，左眼 0.15；左眼角膜上皮水肿、大疱，角膜后沉着物（KP）（-），Tyn（±），瞳孔药性散大，固定，0.6cm，瞳孔括约肌有撕裂，眼底糊，视盘 C/D1.0；眼压：右 19mmHg、21mmHg，左 71mmHg、68mmHg、69mmHg。

右眼（OD）视糊日久，左眼（OS）外伤后失明3个月+。查体：右眼（OD）裸眼视力0.5，+1.75Ds→1.0—，OS NLP；左眼（OS）外眼（-），晶状体混浊，眼底小孔未见异常，NCT20mmHg。诊断：右眼（OD）白内障。

眼底OCT：右眼颞上方可疑视网膜神经纤维层（RNFL）变薄（左眼不能固视，故无法检查）。

眼科超声生物显微镜（UBM）检查报告：双眼前房不浅，右眼虹膜部分方位轻度膨隆，睫状突、晶状体正位，各方位房角开放，左眼前房点状回声，角膜水肿增厚，和右眼对照，左眼鼻上、上方、颞上、颞侧、颞下房角增宽、圆钝，鼻侧、鼻上、上方未见晶状体悬韧带。提示：左眼房角后退，左眼晶状体半脱位可能。

眼科检查：远视力：右：0.5，+2.00Ds 0.9；左：无光感，难以矫正提高。裂隙灯检查：右眼结膜未见明显充血，角膜明，前房中深，房水清，虹膜纹理清晰，瞳孔圆，直径3mm，直接对光反射存在，间接对光反射消失，晶状体在位，明显混浊。左眼结膜混合充血，角膜下方可见3mm×1mm斑翳（角膜大疱遗留），前房中深，隐约见玻璃体疝出，虹膜后粘连并震颤，瞳孔尚圆，但边缘欠整齐，直径5mm，直、间接对光反射均消失，晶状体重度混浊。直接眼底镜检查（包括眼底照相）：右眼底模糊，隐约见视盘界清、C/D=0.5，视网膜平伏，黄斑区中心凹光反射不清。左眼底视盘界清、色苍白。双眼对照闪光刺激视觉皮质诱发电位（F-VEP）检测：右眼波形分化可，潜伏期、振幅基本正常；左眼波形重复性差，分化不佳。

分析说明

被鉴定人遭他人钝性外力（如拳击等）作用，致左眼部挫伤，左眼前房积血，左颧面部软组织挫伤等。伤后发现左眼视力降低，并眼压增高；其后多次复查均显示视力呈进行性下降，眼压持续、严重增高。但被鉴定人未接受左眼手术治疗。现本中心检见，其左眼视力降低至无光感，属盲目5级；左眼晶状体重度混浊，左眼底模糊，视盘苍白；左眼虹膜震颤。结合眼科超声生物显微镜检查，其存在左眼晶状体半脱位及左眼房角后退。被鉴定人房角后退范围超过180°，达270°，有引起眼压增高的病理基础，可以形成外伤性青光眼。根据其损伤后检查，被鉴定人右眼亦存在青光眼改变，提示其双眼原有青光眼，伤后当天未查眼底，其左眼原有眼底损害情况不详。被鉴定人伤后拒绝有效的治疗，也是左眼眼压持续增高致损害加重的原因之一。因此，认定外伤与目前后果属"临界型"因果关系，评定为轻伤。

第二节 白内障

【概述】

发生在一定年龄并达一定部位程度的晶状体混浊称为白内障。晶状体无血管，质地透明，具有特殊的、复杂的代谢过程。晶状体营养主要来自房水，因此，无论何种原因引起的房水成分改变和晶状体囊膜通透性增加，均可使透明晶状体变混浊形成白内障。许多因素如老化、遗传、代谢异常、外伤、辐射、中毒、局部营养障碍等，均可引起晶状体囊膜损伤，使其渗透性增加或丧失屏障作用，或导致晶状体代谢紊乱，使晶状体蛋白发生变性、形成混浊。

白内障有诸多分类方法，按其发生年龄和病因不同可分为老年性、先天性、并发性、外伤性、代谢性、中毒性等。分述如下：

（一）老年性白内障

老年性白内障又称年龄相关性白内障，是最常见的白内障，约占白内障患者的80%以上。在中老年开始发生的晶状体混浊。主要表现为皮质性、核性和后囊下3类。

病因较为复杂，可能是环境、营养、代谢和遗传等多种因素对晶状体长期综合作用的结果。流行病学研究表明，紫外线照射过多、饮酒过多、吸烟多、妇女生育多、心血管疾病、高血压、外伤等与白内障的形成有关。

一般认为氧化作用是引起的最早期晶状体混浊的变化。氧化作用会损伤晶状体的细胞膜，使维持正常晶状体细胞内低钠和高钾离子浓度的 Na^+-K^+-ATP 酶泵功能明显改变，对钠离子的通透性增加，使晶状体内的钠离子增加，导致水的流入，开始了皮质性白内障的过程。氧化作用也能使正常晶状体核内的可溶性晶状体蛋白经氧化、水解、糖化和脱酰胺作用而发生变化，最终使晶状体纤维蛋白聚合，形成不溶性的高分子量蛋白，开始了核性白内障的过程。上述变化使晶状体内排列非常规则的结构发生改变，屈光指数发生波动，继而使通过晶状体的光纤线发生散射。

（二）先天性白内障

晶状体来源于表皮外胚叶，开始形成于胚生第3周。胎生22～23天晶状体凹陷形成，然后形成晶状体泡。胎生第4周末晶状体泡将被其后壁细胞形成的原发晶状体纤维充满，形成晶状体胚胎核。胎生第5周形成完整的囊膜。随着胚胎核的形成，晶状体赤道部上皮细胞不断产生新的晶状体纤维，称为继发性晶状体纤维，逐渐由上皮下移向核心部，一层层地增加，继而形成胎儿核。在上述胎儿发育过程中，由于各种因素导致晶状体发育障碍，出生后即呈现不同程度的晶状体混浊，称为先天性白内障。有内源性和外源性两种。内源性是由遗传因素所决定的，是由亲代直接遗传而发病；外源性是指母体或胎儿的全身病变对晶状体所造成的损害，如母孕期营养不良、代谢失调或孕期3个月内患风疹、麻疹、水痘、腮腺炎等病毒性感染，都可引起胎儿发生白内障。

（三）外伤性白内障

外伤性白内障是眼部遭受钝器伤、锐器伤或其他损伤，如化学性灼伤、辐射性损伤、电击伤等引起的晶状体混浊。当晶状体遭受钝挫伤时，可发生挫伤性白内障，多数为局限静止型，对视力危害相对较小，角膜及巩膜没有破裂，晶状体囊膜完整。需与某些疾病导致的白内障相鉴别。晶状体发生穿破伤后发生的白内障，都伴有角巩膜的穿破伤，外伤原因通常较明确，多无需进行伤病关系判断。

（四）代谢性白内障

因代谢障碍引起的晶状体混浊称为代谢性白内障。常见的有糖尿病性白内障、半乳糖白内障、手足搐搦性白内障。

1.糖尿病性白内障　晶状体的能量来自于房水中葡萄糖，晶状体糖代谢主要通过无氧酵解。在己糖激酶的作用下，葡萄糖被转化为6-磷酸葡萄糖，而在醛糖激酶还原酶和辅酶Ⅱ作用下，葡萄糖被转换为山梨醇。正常时晶状体内葡萄糖不足以产生过多的山梨醇，但糖尿病时血糖增高，晶状体内葡萄糖增多，己糖激酶作用饱和，葡萄糖转化为6-磷酸葡萄糖受阻。此时醛糖还原酶的作用活化，葡萄糖转化为山梨醇。山梨醇不能透过晶状体囊膜，在晶状体内大量聚集，使晶状体内渗透压增加，吸收水分，纤维肿胀变性，导致混浊。

2.半乳糖性白内障　为常染色体隐性遗传病。在出生后数日或数周内发生。

3.手足搐搦性白内障　又称为低钙性白内障，由血清钙过低引起。低钙患者常有手足搐搦，故称为搐搦性白内障。由于先天性甲状旁腺功能不足，或甲状腺切除时误切了甲状旁腺，或因营养障碍，使血清钙过低。低钙增加了晶状体囊膜的渗透性，晶状体内电解质平衡失调，影响了晶状体的代谢。

（五）并发性白内障

并发性白内障是由于眼部炎症或退行性病变，使晶状体营养或代谢发生障碍，导致其混浊。常见于葡萄膜炎、视网膜色素变性、视网膜脱离、青光眼、眼内肿瘤、高度近视及低眼压等。

（六）药物及中毒性白内障

长期接触或应用对晶状体有毒性作用的药物或化学物质可导致晶状体混浊。容易引起晶状体混浊的有糖皮质激素、氯丙嗪、缩瞳剂等，化学物有三硝基甲苯、二硝基酚、萘和汞等。

（七）放射性白内障

因放射线所致的晶状体混浊称为放射性白内障。

（八）后发性白内障

指白内障囊外摘除术后或外伤性白内障部分皮质吸收后形成的晶状体后囊膜混浊。

囊外白内障摘除术后持续存在的囊膜下晶状体上皮细胞可增生，这些上皮细胞可发生肌成纤维细胞样分化，他们收缩后使晶状体后囊膜产生细小的皱褶。白内障摘除和外伤性白内障部分皮质吸收后残留的部分皮质可加重混浊，导致视物变形和视力下降等变化。

中医学认为，白内障为中医中泛指瞳神以内之眼病，统称为"内障"，根据发病原因有圆翳内障、胎患内障、惊振内障（西医病名为：外伤性白内障）等。

1.圆翳内障（老年性白内障）发病病因：①年老体衰，肝肾亏虚，精血不足，气血虚弱，不能上荣于目；或肾水不足，木失涵养，水不制火，上炎于目。②饮食不节，劳伤形体，脾胃虚弱，五脏六腑之津液不能上归于目。③忧思暴怒，肝气上冲，或肝郁化火，上扰于目所致。④脾胃湿热蕴结，熏蒸于目，或湿热郁久化热伤阴，不能濡养于目所致。

2.胎患内障（先天性白内障）　因先天禀赋不足，或因怀孕之时，发炎或过食辛辣，或服诸毒丹药，积热在腹，内攻小儿损目。

3.惊振内障（外伤性白内障）　因振击，或触打，或跌仆撞伤眼部，睛珠受损或失于涵养所致。

【临床诊断】

一、西医诊断

临床表现及检查：①视力障碍，它与晶状体混浊程度和部位有关。晶状体周边部的轻度混浊可以不影响视力，而在中央部的混浊，即使范围较小，程度较轻，也可以严重影响视力。特别是强光下，瞳孔缩小后进入眼内的光线减少，视力反而不如弱光下好。只有晶体状混浊引起视力障碍时才有临床意义。②对比敏感度下降。③屈光改变：核性白内障时晶状体核屈光指数增加，晶状体屈光力增强，产生核性近视。如果晶状体内混浊程度不一，还可能产生晶状体性散光。④由于晶状体纤维肿胀和断裂，使晶状体内各部分的屈光力发生不一致的变化，产生类似棱镜的作用而引起单眼复视或多视。⑤晶状体混浊使进入眼内光线发生散射，干扰了视网膜成像，会出现畏光或眩光。⑥晶状体颜色改变可产生色觉改变，混浊晶状体光谱中位于蓝光端的光线吸收增强，使患者对这些光的色觉敏感度下降。⑦混浊的晶状体可产生程度不等的视野缺损。

常见白内障有老年性白内障，先天性白内障，外伤性白内障，代谢性白内障，并发性白内障，药物及中毒性白内障，放射性白内障，后发性白内障。

（一）老年性白内障

1.皮质性白内障　是最常见的类型，根据其病程分为4期。

（1）初发期　晶状体赤道部的皮质出现楔形混浊，其基底在赤道部，尖端指向中心。此时晶状体大部分透明，瞳孔区未受累，视力多不受影响，如不散瞳难以被发现。此期可稳定多年不变。

（2）膨胀期　亦称未成熟期。晶状体混浊加重，原有的楔形混浊向瞳孔区发展并互相融合，视力明显下降。皮质吸水肿胀，体积变大，可将虹膜向前推移，引起前房变浅，具有闭角型青光眼素质的患者，可能引起青光眼急性发作，作散瞳检查时应特别注意。一旦发生继发性青光眼，必须及时摘除膨胀的晶状体。还可看到空泡、水裂和板层分离。既往多采用斜照光检查瞳孔有无新月型虹膜投影来判断。

（3）成熟期　晶状体完全混浊，膨胀消退，前房度恢复正常。此期视力高度障碍，只存有手动或光感。

（4）过熟期　成熟的白内障时间过久，晶状体渐脱水，体积缩小，前房加深，虹膜震颤，皮质乳化，核下沉，此时出现视力好转。过熟期晶状体囊膜变脆、皱缩、通透性增加或自行破裂，晶状体皮质可逸出到晶状体外，引起晶状体过敏性葡萄膜炎。存在于房水中的晶状体皮质可积聚于前房、阻塞小梁网，产生晶状体溶解性青光眼。过熟期晶状体悬韧带变性断裂可引起晶状体脱位。

2.核性白内障　混浊始于胚胎核或成人核,初起时不易与核硬化相鉴别,由于密度增加,屈光指数增强而产生核性近视。散瞳检查时可见晶状体中央呈盘状混浊,周边为透明区。以后核混浊逐渐变为黄褐色、棕褐色进而呈棕黑色,视力受到明显影响,此时眼底不能看清。

3.后囊下白内障　早期在后极部囊下混浊。混浊由许多致密小点组成,其中有小空泡和结晶样颗粒,外观如锅巴状。因混浊位于视轴区,故早期即影响视力。后囊下白内障常与核性或皮质性白内障共存。

（二）先天性白内障

先天性白内障多为双眼,静止性,有些白内障还常伴有全身及其他眼部异常。先天性白内障在形态学上是多种多样的,最常见的有如下几种:

1.前极性白内障　晶状体正中前囊膜下点状混浊,混浊范围小,静止性,对视力无影响。

2.后极性白内障　晶状体后囊中央呈盘状混浊,少数病变为进行性,多数为静止性,对视力有一定影响。

3.冠状白内障　在晶状体周边部皮质深层,出现短棒状、圆点状混浊,放射状排列形似花。冠状白内障多在20岁左右发生,与遗传有关。病变一般静止不变,且不影响视力。

4.绕核性白内障　又称核层白内障。为围绕在半透明核周围向心性排列的细点状混浊带,有时混浊带可分数层,层间有透明皮质间隔,最外层绕有许多类似菊花样的白色纤维束。绕核性白内障是先天性白内障中最常见类型,多为双眼,对视力影响较大。

5.核性白内障　较常见,胚胎核及胎儿核均受累,呈灰白色混浊,周围皮质完全透明。混浊范围可完全占据瞳孔区,故视力障碍严重。但散瞳后视力可明显提高。

6.全白内障　晶状体全部混浊。是因为晶状体纤维在发育的中期或后期受损害所致。

（三）外伤性白内障

1.眼部钝挫伤所致白内障

（1）Vossius环　当角膜遭受钝挫伤时,由于房水压力的传导,虹膜突然受压贴近晶体前囊,将色素附着在前囊上皮,这种改变主要发生在瞳孔缘,由于这个区域抵抗力较低,容易遭受挤压。钝挫力量除去后玻璃体及晶体产生回跳,再次碰撞虹膜,瞳孔后面的色素及纹理打印在晶体前囊,因此,晶状体前囊上可以出现双环。

（2）外伤性播散型上皮下混浊　眼球挫伤力量很轻,但是在晶体前部的上皮下可以发生许多散在的针尖样混浊,主要分布在中心部或赤道部,可以呈大片扩散,呈丝状或羽毛状,可以是分散的小点状。可以见于伤后几小时,也可发生在伤后1周或数周。伤后几天或几周即消失,也有持续很久者。由于晶状体上皮的不断生长,后一类混浊逐渐被移向深层,裂隙灯下,根据混浊所在深度,可以估计受伤的时期。视力通常影响较小。

（3）外伤性玫瑰花状混浊　一种上皮下混浊,由挫伤引起者,多位于晶状体前极。可表现为晶体前囊上皮下羽毛状混浊,对视力的影响程度与混浊的稀薄或致密程度有关。

（4）弥散性挫伤性白内障　很少见,常合并有晶状体囊破裂。

2.眼球穿通伤所致白内障

穿通伤时,晶状体囊膜破裂,房水进入皮质,引起晶状体很快混浊。如破口小而浅,伤后破口很快闭合,形成局限混浊。如破口大而深,则晶状体全部混浊。皮质经囊膜破口进入前房,可激发葡萄膜炎或青光眼。

3.眼部爆炸伤所致白内障　爆炸时气浪可对眼部产生压力，引起类似钝挫伤所致的晶状体损伤。爆炸物本身或掀起的杂物可造成类似于穿通伤所致的白内障。

4.电击伤所致白内障　有电击或雷击史，伴有皮肤等其他组织电或雷电损伤的征象。

电击性白内障可以发生在伤后的即刻，平均为2～6个月。通常雷击伤者发生较早，而电击伤是否引起白内障，与电极部位与眼的距离有关。电击临近一眼时，该眼即发生白内障，如果临近双眼，则双眼均可发生，两眼之中，距离电击部位较近的一眼先发生。年龄愈轻愈易受伤。裂隙灯下，晶状体的变化主要在前囊、后囊或囊下，前囊下出现大小不一的空泡，几天或几周后消失，代之以不规则的线状改变，前皮质浅层出现片状灰色混浊。后囊下也可见到空泡及不定形混浊，尚可有大量结晶体形成。混浊多为进行性，偶有静止的变为透明的。

（四）代谢性白内障

糖尿病性白内障：真性糖尿病性白内障多发生于30岁以下，病情严重的幼年型糖尿病中。常为双眼发病，进展迅速，晶状体可能在数天或数月内全混。在前、后囊下皮质区出现分散的灰色或蓝色雪花样或点状混浊。另一方面，糖尿病患者中年龄相关性白内障较多见，其临床表现与无糖尿病的年龄相关性白内障相似，但发生较早，进展较快，容易成熟。

临床表现：患者有手足搐搦、骨质软化、白内障3项典型改变。双眼晶状体前后皮质内有辐射状或条纹状混浊，与囊膜间有透明带隔开。囊膜下见红、绿、蓝结晶微粒，混浊逐渐发展至皮质深层。

（五）并发白内障

患者有原发病的表现。常为单眼发生。由眼前段疾病引起的多由前皮质开始；由眼后段疾病引起者，则先于晶状体后极部囊膜及囊膜下皮质出现颗粒状灰黄色混浊，并有较多空泡形成，逐渐向晶状体核中心部及周边部扩展，呈放射状，形成玫瑰花样混浊，逐渐使晶状体全混，并可有囊膜增厚，钙化等变化。高度近视所致者多为核性白内障。

（六）药物及中毒性白内障

1.糖皮质激素性白内障　与用药量和时间有密切关系。初发时后囊下出现散在的点状或条状混浊，伴有彩色小点，逐渐向皮质发展，后囊膜下形成盘状混浊。少数病例在停用糖皮质激素后，晶状体的改变可以逆转。

2.缩瞳剂所致的白内障　位于前囊膜下，有彩色反光，一般不影响视力，停药后可逐渐消失。

3.氯丙嗪所致的白内障　开始于晶状体表面点状混浊，前囊下向皮质深部扩展，伴有角膜内皮及后弹力层色素沉着。

4.三硝基甲苯所致的白内障

三硝基甲苯是制造黄色炸药的主要原料。长期与其接触有发生白内障的危险。首先晶状体周边部出现密集的小点混浊，以后逐渐进展为尖端向中央的楔形混浊，连接成环形的混浊。环与晶状体赤道部有一窄的透明区。

（七）放射性白内障

1.红外线所致白内障　发生于玻璃厂和炼钢厂的工人中，为熔化的高温玻璃和钢铁产生的短波红外线被晶状体吸收后，致晶状体混浊。初期为晶状体后皮质有类似蜘蛛网状混浊，有金黄色结晶样光泽，后发展为盘状全白内障。

2.电离辐射所致白内障　电离辐射的射线包括中子、X射线、γ射线及高能量的β射线，照射晶状体后发生白内障，发生白内障的潜伏期长短不等，与放射剂量的大小与年龄有直接关系。剂量大、年龄小者潜伏期短。初期发生于晶状体后囊下颗粒样混浊，逐渐发展为环状，前囊膜下混浊。最后形成全白内障。

3.微波所致白内障　微波来源于太阳射线、宇宙射线和电视、雷达、微波炉等。大剂量的微波可产生类似红外线的热作用。晶状体对微波敏感，因微波剂量不同产生不同的损害，类似于红外线所致的白内障。

（八）后发性白内障

白内障囊外摘除后晶状体后囊膜混浊的发生率可高达50%，儿童期白内障术后几乎均发生。晶状体后囊膜出现厚度不均的机化组织和珠样小体。

二、中医诊断

圆翳内障（老年性白内障）症候分类如下：

1.肝肾亏虚证　由肝肾两亏，精血不足所致眼前见有点条状隐影飘深，视物昏花。全身兼见头昏耳鸣，腰膝酸软，苔薄白，脉细弱。

2.脾气虚弱证　视物昏糊，视远不清，眼前蝶飞蝶舞，全身兼见肢体倦怠，食少便溏，面黄肌瘦，精神委靡，苔白，脉细。

3.肝热证　兼见眼胀头眩，口苦咽干，苔薄黄，脉弦。

4.脾胃湿热证　兼见眼干涩不适，口干不思饮，苔白或腻。

【防未病】

一、防白内障发生

1.补充抗氧化物质　如β胡萝卜素、维生素C等，深绿色的蔬菜如菠菜，橙黄色及红色水果和蔬菜中，如西红柿、南瓜、胡萝卜、桃子、柑橘类水果等。

2.补充维生素和矿物质　补充锌、硒或富含硒、锌的物质可预防白内障。

3.低盐饮食

4.减肥

5.防止脱水，夏季尤需注意水分的摄入。

6.适当服用阿司匹林，或适量饮用红酒。

7.避免过量紫外线照射，如外出戴墨镜等。

8.合理用药，避免使用皮质类固醇、氯丙嗪等药物；如长期接触一些可能导致白内障的药物或化学药品时，应定期检查晶状体。

9.接触放射线时，应佩戴防护眼镜。

二、已知白内障，防发展

如果发现有药物和中毒性白内障时，应停用药物、脱离与化学药品的接触。

可滴眼药水，如法可林、白内停、磨障灵等，减缓白内障的进展。

【治已病】

一、西医治疗

目前尚无疗效肯定的药物。当白内障的发展影响到工作和日常生活时，应当考虑手术治疗。现在均采用手术显微镜下施行的白内障囊外摘除术（包括白内障超声乳化术）联合人工晶状体植入术，可获得满意的效果。在某些情况下也可行白内障囊内摘除术，术后给予眼镜、角膜接触镜矫正视力，也可获得较为满意的结果。对于代谢性或并发性白内障，需积极治疗原发病。后发性白内障影响视力时，酌情使用钇铝石榴石晶体（Nd:YAG）激光将瞳孔区的晶状体后囊膜切开。如无条件施行激光治疗，可进行手术将瞳孔区的晶状体后囊膜刺开或剪开。

二、中医治疗

（一）圆翳内障（老年性白内障）

1. 肝肾亏虚证

治法：补养肝肾，益精养血。

方药：杞菊地黄丸或驻景丸加减方。若精气不散，真元不足，宜固精明目，用金水丸。若阴虚阳亢者，宜滋阴明目，平肝熄风，用石斛夜光丸。若心肾不交者，宜交通心肾，镇心明目，用千金磁朱丸。

2. 脾气虚弱证

治法：补脾益气。

方药：补中益气汤。

3. 肝热证

治法：平肝清热。

方药：石决明散加百草霜。

4. 脾胃湿热证

治法：养阴清热除湿。

方药：甘露饮。

（二）胎患内障（先天性白内障）

治法：滋养肝肾明目。

方药：杞菊地黄丸。

（三）惊振内障（外伤性白内障）

治法：宜平肝泄热，活血化瘀。

方药：除风益损汤或石决明散选加蒲公英、红花、丹皮、生地黄。

【法医学鉴定】

一、损伤与白内障的法医学鉴定

外伤性白内障是由于外伤直接或通过房水传导作用于晶状体，致晶状体囊膜破裂、变性或晶状体上皮细胞及晶状体纤维损伤，引起晶状体的渗透功能失调，房水透入晶状体而出现晶状体混浊。外力也可作用于睫状体或脉络膜，引起炎症变化，从而影响晶状体代谢，导致晶状体混浊。

（一）伤病关系判断

需与常见的白内障如先天性白内障、早期老年性白内障、糖尿病性白内障相鉴别。

对于遭受晶状体破裂伤者，不论既往是否存在晶状体病变，均认为外伤与白内障之间存在直接因果关系，外伤为完全作用。

如果既往晶状体透明，此次遭受较大强度的钝挫伤后即发生的白内障，或伤后存在特征性的外伤性播散型上皮下混浊或外伤性玫瑰花状混浊，可以认为外伤与后果之间存在直接因果关系，外伤为完全作用。

对于病历资料提示或伤后检查提示原有白内障病变，而本次遭受钝性外力作用较轻，检查不具有特征性外伤表现，则认为外伤与白内障之间不存在因果关系。

（二）损伤与伤残程度鉴定

单纯的外伤性白内障，依据眼部结构损伤和（或）视力损伤程度，依照《人体损伤程度鉴定标准》《人体损伤致残程度分级》有关规定，分别鉴定损伤程度、伤残等级。

二、实例资料

案情摘要

2012 年 3 月 29 日，李某与同学嬉戏造成眼部受伤。

病史摘要

2012 年 3 月 29 日某医院门诊病历记载：右眼被水笔碰伤后 2 小时。检查：右眼视力 0.6，右眼结膜充血（++），角膜可见一伤口，前房可见渗出，瞳孔欠圆，对光反射存在，晶状体局部前囊破裂，混浊。诊断：右眼角膜穿孔伤，右眼外伤性虹睫炎，右眼外伤性白内障。

某医院住院病历记载：入院后行右眼角膜穿孔伤修补 + 预防性玻璃体腔注药术。术中诊断：右眼角膜穿孔伤，右眼外伤性白内障，双眼屈光不正。出院时情况：右眼 0.15，矫正无助，左眼矫正 1.0，右眼角膜伤口对合可，伴机化膜，缝线在位，前房中深，瞳孔欠圆，对光反应迟钝，晶状体混浊，玻璃体轻度混浊，视网膜平伏。

法医学眼科检查

随机视力表投影仪检查：远视力：右眼戴镜 0.6；左眼戴镜 0.8-。

非接触眼压计（NCT）测双眼压：右 22.2mmHg，左 19.6mmHg。

裂隙灯显微镜检查：右眼角膜颞下方瞳孔缘处有星芒状不规则瘢痕，前房中深，虹膜纹理清，瞳孔圆，直径 3mm，直接、间接对光反射灵敏，瞳孔缘完整，晶状体颞下方局限性混浊，后囊下盘状混浊。左眼角膜明，前房中深，瞳孔圆，直径 3mm，直接、间接对光反射灵敏，晶状体清。

眼底镜及眼底照相：双眼底视盘边界清，色形正常，网膜平，黄斑区中心凹光反射清。

后节 OCT：双眼黄斑区中心凹结构正常，双眼视神经纤维层厚度对称。

分析说明

根据委托人提供的现有材料，结合本中心鉴定人检验所见，分析说明如下：

被鉴定人李某右眼受伤，致右眼角膜穿孔伤，外伤性白内障。现本中心检见右眼矫正视力 0.6，右眼角膜瘢痕，晶状体混浊。比照 GB18667-2002《道路交通事故受伤人员伤残评定》中第 4.10.2f) 条之规定，上述损伤后遗症相当于十级伤残。

鉴定意见

被鉴定人李某右眼受伤，致右眼角膜穿孔伤，右眼外伤性白内障，相当于道路交通事故十级伤残。

第三节 黄斑变性

【概述】

黄斑变性主要累及黄斑部脉络膜毛细血管、玻璃膜、视网膜色素上皮质的病变。

许多视网膜疾病与疾病过程中可以出现黄斑变性改变，大致分类如下：①先天性或遗传性病变：如卵黄样营养不良，视网膜色素变性，脉络膜视网膜缺损，显性玻璃膜疣，眼底黄色斑点。②变性性病变，如年龄相关性黄斑变性，血管样条纹，玻璃疣，近视。③炎症和感染，如急性后极部多发性鳞状色素上皮病变、慢性葡萄膜炎、原田病、慢性脉络膜炎病灶、弓形体病、交感性眼炎。④外伤，如脉络膜破裂、眼内异物、巩膜穿孔等。⑤医源性治疗所致，如激光光凝、冷凝、视网膜下液引流等。⑥肿瘤，如脉络膜痣、脉络膜肿瘤、转移癌等。⑦其他，如慢性视网膜脱离、锯齿缘新生血管等，均可示有黄斑变性的表现。

黄斑变性具体发病机制尚未完全清楚，已提出的假说有：①遗传因素；②光积聚损伤；③自由基损伤；④血液动力学因素。

年龄相关性黄斑变性（AMD）发病机制危险因素，新生血管是导致 AMD 患者失明的主要机制，根据是否有新生血管的形成，可将 AMD 分为干性和湿性两类，其中湿性 AMD 更值得关注。

造成视力损害的原因主要是异常的新生血管在黄斑区生长，引起视网膜出血、水肿及视网膜组织破坏。有研究显示，大多数湿性 AMD 患者在疾病开始的 3 个月内可出现视力急剧下降，若得不到及时、规范治疗，2 年内 85.1% 的患者视力会降至低于 0.1 的水平。

大量研究显示，AMD 的发生与年龄、遗传、环境因素（包括长期暴露于紫外线、环境污染）、吸烟及氧化水平下降等因素有关。

吸烟是目前最确定、最直接、证据最多的 AMD 的风险可增加 2 ～ 3 倍。50 岁以上老年人、有糖尿病或高血压病史、长期从事户外工作以及女性特别值得注意。

中医学认为，瞳神可专指今瞳孔，但多泛指瞳孔及其后部眼内各组织。近代将今之色素膜、晶状体、玻璃体、视网膜、视神经等疾病，包括黄斑变性，统归瞳神疾病。瞳神为水轮，属肾，但与肝关系密切，如《张氏医通·七窍门》指出："目者肝之外候，肝取木，肾取水，水能生木，子肝母肾，焉有子母而能相离哉，故肝肾之气充，则精彩光明，肝肾之气乏，则错朦眩晕。"瞳神疾病（黄斑变性）可为脏腑内损，真元耗伤，精气亏虚等致目失所养引起，亦可由风、热、痰、湿等致病。

【临床诊断】

一、西医诊断

黄斑变性最早的改变表现在中心视力减退、视物变形，色光改变。眼底表现为黄斑区水肿、中心反光消失，以及可出现黄斑囊样水肿，黄斑区色素紊乱，有时可出现玻璃膜疣、黄斑区出血、渗出、机化膜增殖以及黄斑区的萎缩性瘢痕等。任何疾病过程导致的视网膜色素上皮－脉络膜玻璃膜－脉络膜毛细血管复合体异常，都可能与视网膜下新生血管膜及其后盘状瘢痕有关。常见者如高度近视黄斑病变、外伤性黄斑变性、年龄相关性黄斑变性。

临床表现和分型如下：

（一）年龄相关性黄斑变性（AMD）

是发生在老年人黄斑部脉络膜毛细血管、玻璃膜、色素上皮质退行性改变。根据临床与病理表现，分为两型：萎缩型（干性型）与渗出型（湿性型）。

1.萎缩型老年性黄斑变性　主要为脉络膜毛细血管萎缩、玻璃膜增厚和视网膜色素上皮萎缩等所致的黄斑区萎缩变性。特点为进行性色素上皮萎缩，导致感光细胞变性，引起中心视力下降，患者年龄多为 45 岁以上，双眼同时发病，视力下降缓慢。

（1）症状　早期常无任何症状，许多眼底虽有明显的色素改变及玻璃膜疣，但对视力影响不大，少数有视物模糊，视物变形，阅读困难。中心视野可检出 5°～10° 中心相对暗点。随着病程进展，自觉中心视力减退，或严重降低，视野检查有绝对性中心暗点。

（2）眼底所见　黄斑部色素紊乱，中心凹反光减弱或消失，散在玻璃膜疣，在玻璃膜疣之间，杂有点、片状色素脱失斑或色素沉着。

依据上述临床表现可作出诊断，视力症状出现以前，视觉电生理检测、色光刺激视网膜电图（ERG）及眼电图（EOG）色觉检查有助于早期诊断。此外，对比敏感度检查亦可提示早期异常。

2.渗出型老年性黄斑变性　主要为玻璃膜破坏、脉络膜血管侵入视网膜下形成新生血管，导致视网膜色素上皮有浆液和（或）出血。或称新生血管性年龄相关性黄斑变性。

（1）症状　早期主诉视物模糊、视物扭曲变形。有的患者自觉中心视力下降，阅读困难，有的色觉不正常，当视网膜色素上皮有浆液和（或）出血时，中心视力可突然急剧下降。

（2）眼底表现　黄斑区视网膜下新生血管膜，典型表现为黄斑区内或中心凹旁的象限内，有一不规则的类圆形病灶，呈灰白色或黄白色，位于神经上皮质下，病灶周围或表面有出血及反光晕，出血可位于视网膜色素上皮质下，神经上皮质下，或神经上皮质内。在出血水肿区的外围，常可见黄色硬性渗出，玻璃膜疣及色素上皮脱失及增生。视网膜下出血可突破视网膜内界膜进入玻璃体。病程长者，黄斑病变瘢痕化，可呈不规则形或边界清的类圆形黄色斑块，还可见视网膜囊样变性、机化膜增殖，黄斑部皱缩性瘢痕。

年龄相关性黄斑变性虽是双侧性眼底病，但双眼可不同时同等程度发病。

依据上述病史临床表现，结合荧光血管造影及 OCT 检查，常可诊断。

（二）近视性黄斑变性

高度近视多为轴性，眼球明显变长，眼球向外突出，前房较深。高度近视眼的色素上皮细胞发生病变，影响视细胞的光化学反应过程。近视眼眼底，一般常有视乳头倾斜、近视弧、及豹纹状眼底,高度近视眼底可发生一系列病变:如漆裂纹、局限性视网膜下出血、Fuch斑(色素上皮增殖)、后葡萄肿、色素上皮细胞和脉络膜萎缩及脉络膜新生血管形成等。近视眼脉络膜新生血管形成的患病率为 5%～10%。高度近视眼可高至 40.7%，位于中心凹下的脉络膜新生血管是变性性近视眼的临床特点，常伴有广泛的后极部脉络膜视网膜萎缩。

（三）外伤性黄斑变性

钝性物体直接或经闭合的眼睑打击眼球前部，或冲击波作用于眼前节，眼球变形，压力波经眼内容物传导作用于视网膜，外力消除之后，眼球由于其弹性恢复原状，在此过程中视网膜受到挤压、震荡而损伤。目前多数认为震荡引起血管舒缩障碍，产生麻痹性血管扩张，视网膜小血管和脉络膜毛细血管极度扩张，以后极部最显著。在严重的震荡伤，视网膜血管极度扩张，血液外渗，组织水肿，合并坏死和液化，外力冲击还可引起神经细胞的染色质溶解和变性，常伴有视网膜大出血，有时有境界清楚的发亮的乳白色区。数周后，病变区出血吸收或由瘢痕组织所代替，视网膜萎缩。

临床表现轻重不一，最典型的改变为视网膜震荡水肿，伤后24小时内，视网膜的某一区域出现灰白色混浊斑块，迅速融合成片，并转为乳白色，一般常累及后极部。如外力不是从眼球前面而是作用于眼球的一侧时，则眼底改变不在后极部，而发生于外力作用处及对侧的周边部。视力所受影响取决于黄斑水肿的严重程度，水肿伴有出血，视力明显减退，水肿消退后，轻者不留痕迹，视力可恢复正常。重者不能完全恢复，黄斑遗留色素改变或色素沉着，也可发生囊样变性甚至形成裂孔，视力严重减退或丧失中心视力。

二、中医诊断

症候分类如下：

（一）脾虚湿滞证

黄斑水肿，黄斑周围之反光晕轮明显。全身兼见胸膈满闷，头沉身重，胃纳不佳，苔白厚腻，脉濡。

（二）痰湿化热证

自觉证候同上，检查眼内，黄斑水肿而渗出较多，污秽不清，或兼见脘闷痞满，多痰口粘，舌苔黄腻，脉滑而数。

（三）肝肾不足证伴阴虚火上炎证

为病较久，检视眼内，黄斑水肿减轻或消失，渗出及色素紊乱较明显。全身兼见口干咽燥，虚烦不寐，潮热盗汗，腰脊酸痛，大便秘结、小便赤黄，舌红少苔，脉细而数。

（四）肝肾不足证伴脾肾阳虚证

为病较久，检视眼内，黄斑水肿减轻或消失，渗出及色素紊乱较明显。全身兼见少气懒言，面白困倦，身软乏力，苔薄脉弱等候者，又为之候。

（五）肝郁气滞证

眼底可见渗出、水肿、出血点等。全身兼见胸胁胀满，心烦易怒，脉弦而数。

（六）湿热证

视物昏朦日进，云雾于眼前移动，眼症缠绵，脉络膜视网膜渗出污秽，边界不清。全身兼可见胸脘满闷，胃呆纳少，溲短色黄，苔厚黄腻，脉濡数。

（七）阴虚火炎证

眼底渗出斑小而数，境界较显。全身可兼见眩晕耳鸣，五心烦热，口干咽燥，少寐多梦，舌红苔薄，脉细而数。

（八）肝肾亏衰证

精血不足引起者，以上诸症患日久，眼内渗出、水肿、出血等兼消失，而遗留萎缩病灶。全身可兼见目眩头晕，体倦乏力，腰酸腿软，舌淡苔少，脉细弱。

【防未病】

一、防年龄相关性黄斑变性发生

1.合理膳食　有研究提示补充维生素或矿物质可减少晚期 AMD 的风险。视网膜区的高氧含量及长期光暴露使其对氧化损伤异常敏感，而氧化损伤又与早期 AMD 玻璃疣的形成有关。

黄斑主要的成分是维生素 A、E 和 B 族维生素以及锌等，这些成分可通过抗氧化作用对视网膜细胞起保护作用，故食用抗氧化营养素可能在 AMD 形成的最早发挥重要作用。

叶黄素和玉米黄素是主要存在于深绿色叶菜中的一类含氧类胡萝卜在人体内主要分布于视网膜黄斑区，是构成该区域的两大色素，又称黄斑色素，其具有抗氧化、滤过蓝光保护黄斑免受光氧化损伤等作用。叶黄素和玉米黄素在光化学和氧化过程中易被分解代谢，且在人体不能合成，故每日摄入充足的叶黄素和玉米黄素是保证机体水平的基础。

近年来，ω3脂肪酸在 AMD 中的作用也开始引起重视并研究。二十二碳六烯酸（DHA）是 ω3脂肪酸中具有代表的一种，现已发现其高度聚集在视网膜光感受器外节段，可通过减少炎症反应及调节自身免疫反应以预防 AMD。

2.生活方式管理　吸烟是目前确定的可诱发 AMD 的因素之一，这与吸烟会导致高氧化应激状态、血小板聚集、高纤维蛋白原水平及降低高密度脂蛋白（HDL）及抗氧化剂有关。有研究显示，在 AMD 由初期转变为进展期的过程中，吸烟会带来更大的风险。美国一项研究显示，吸烟患者 AMD 的风险较不吸烟者可增加 1.9 倍，曾经吸过烟者患 AMD 的风险也增加 1.7 倍，故所有的吸烟者均应戒烟，以减缓 AMD 的发展。

体质指数（BMI）增加是地图状萎缩型 AMD 的一个高危因素。研究显示，肥胖人群 AMD 发生率是正常人群 1.93 倍。一项对健康人群进行的研究证实，BMI 与黄斑密度呈显著负相关，这可能是由于体内脂肪组织蓄积脂溶性的叶黄素和玉米黄素，从而降低其在黄斑区浓度，减弱黄斑色素对黄斑区保护作用。与肥胖相关的糖尿病、高血压患者 AMD 的可能性也较高，故控制体重有利于 AMD 的防治。

3.早发现，早诊断，早治疗　由于该病具有隐蔽性强、危害性大等特点，故须早发现、早诊断、早治疗。AMD 早期视力大多正常，许多患者眼底虽有明显色素改变，但视力影响不大。中老年人群可通过简单方法进行自我检测，常采用的自查手段包括阿姆斯勒表自测法。此外，还可通过眼底镜、裂隙灯显微镜、眼底荧光血管造影及眼电重现检测等其他手段进行疾病的早期诊断。

二、已知黄斑变性防进展

1.补充抗氧化剂　本病发生与视网膜组织慢性光蓄积中毒有一定关系，动物模拟光损害结果已经揭示了大量还原型抗坏血酸（维生素 C）被氧化的事实，以及在这一病理损害过程中光所起的重要作用。因此给本病服用具有抗氧化特性的维生素 E 与 C，可作为羟基清除剂防止自由基对视网膜黄斑细胞的损害，起到组织营养剂的作用。因此除了注重饮食摄入，还应按医嘱加量服用一些与病情有关的抗氧化剂。建议补充多种具有抗氧化能力尤其富含叶黄素、玉米黄素的保健药品，有助于防止 AMD 的发展。由于蔬菜和水果中含有大量的抗氧化物质如微量元素多种维生素叶黄素等。因此，新鲜蔬菜、水果和鱼类等含有多量的不饱和酸，有较强的抗氧化能力，建议多吃。

2. 补充微量元素　微量元素作为多种金属酶在视网膜等的代谢中起着重要作用。锌在食物里的含量很少，采用口服硫酸锌制剂治疗因玻璃膜疣致视力不同程度减退的患者，可延缓视力损害。用量为葡萄糖酸锌每次 70 毫克，一日 2 次。

3. 注重防护光损伤　长期反复光照后，黄斑部对光的损伤易感性增加，尤其波长为 400～500 纳米的蓝光，能够产生较强的光毒性作用，是本病的一个危险因素，也是加重本病发展的因素。因此要提倡对光损伤的防护，尽量不要用眼睛直接看太阳、雪地，更不要长时间观看，白天外出应戴墨镜或变色镜，以减少对黄斑的光刺激。

4. 改善循环障碍　由于黄斑中央部脉络膜毛细血管的硬化或阻塞可造成脉络膜循环障碍，致使玻璃膜变性，视网膜色素上皮细胞和光感受器盘膜损伤。患者可遵医嘱服用一些具有改善眼部循环的银杏叶片或活血散瘀中药。

5. 其他　防黄斑变性发生的预防措施，适用于防本病发展的预防措施。

【治已病】

一、西医治疗

对于早中期非新生血管性黄斑变性的治疗，主要有：①生活方式干预，包括避免光损伤、戒烟、控制血压、血糖、血脂、血黏度和体重等。②饮食干预：有服用维生素 C、维生素 E、胡萝卜素、增加抗氧化剂摄入，口服叶黄素和玉米黄素等。③药物治疗：人工合成的全反式维甲酸衍生物，20 世纪 90 年代治疗各类癌症，现用于治疗干性 AMD 色素改变，可以减少血浆视黄醇结合蛋白，减少色素上皮细胞内脂褐素沉积。

对于新生血管性黄斑变性（年龄相关性黄斑变性）的治疗，目前主要有以下方法：

（一）氩激光

2000 年以前唯一能被用来治疗并比较有效的方法是氩激光。但是对于黄斑囊样水肿或黄斑下或旁中心凹的黄斑区脉络膜新生血管（CNV），无法有效提高视力。用激光所产生的热能，摧毁黄斑区的异常新生血管。激光光凝仅是为了封闭已经存在的新生血管，并不能阻止新的新生血管的形成，是一种对症治疗。同时，激光稍一过量，本身可以使脉络膜新生血管增生，且对附近的正常组织也产生损坏，视功能将受到大的影响，必须警惕。

（二）光动力治疗

2000 年开始，光动力治疗（PDT）成为治疗 CNV 的主要方法。是将一种特异的光敏剂注射到患者的血液中，当药物循环到视网膜时，用 689nm 激光照射激发光敏剂，从而破坏异常的新生血管，而对正常的视网膜组织没有损伤。所以被用于治疗老年性黄斑变性的 CNV，特别是中心凹下的 CNV。该疗法是目前国际上方便、安全和有效的方法。

（三）经瞳孔温热疗法（TTT）

此法是采用 810nm 波长的近红外激光，在视网膜上的辐射率为 $7.5W/cm^2$，穿透力强而屈光间质吸收少，使靶组织缓慢升温 10℃左右。但低于传统激光光凝产生的局部温度，非特异性的作用于黄斑区脉络膜新生血管（CNV），对周围正常组织损伤较小。治疗后，

CNV 内血栓形成以及发生部分或全部 CNV 闭合，并促进出血和渗出的吸收，同时还相对保留一定的视功能。因此，TTT 适合治疗各种 CNV，包括隐匿性和典型性 CNV；不适合治疗黄斑中心凹的病变。

（四）抗炎药物

包括皮质类固醇和非类固醇类抗炎药 2 种，其中皮质类固醇是最先用于治疗 AMD 患者 CNV 的抗炎药。

（五）血管内皮生长因子（VEGF）抵制剂

血管内皮生长因子（抗 VEGF）的临床应用，使新生血管性 AMD 的治疗获得了突破性进展。研究显示，经抗血管新生药物雷珠单抗注射治疗（每月 1 次），患者可快速提高且持久稳定视力，治疗 24 个月后，患者视力较对照组提高达 21 个字母（ETDRS 视力表）。

（六）手术治疗

黄斑下 CNV 摘除术。

（七）合理应用助视器

对于本病晚期所导致的低视力可使用光学和非光学辅助低视力助视器，如可通过放大镜及低视力望远镜帮助提高中心视力，利用患者的残存视力，提高其工作、学习与生活的能力。以最大限度地改善患者的生活质量。

二、中医治疗

（一）施治原则

1.脉络膜　色素膜是眼球最富于血管的组织，而脉络膜为色素膜中最富于血管的部分，根据《素问·五脏生成》"心之合脉也"，《素问·痿论》"心主身之血脉"的理论，故脉络膜属心。病变可从心经着手治疗，但手少阴心经与足少阴肾经同为少阴经，故亦可心肾同治。

2.视网膜　是高度分化的神经组织，神经组织类属中医的筋经，据《灵枢·经脉》："肝者，筋之合也"的理论，故视网膜属足厥阴肝经。

3.黄斑　位于视网膜中央，于无赤光下或尸体眼内呈黄色，据《素问·金匮真言论》："中央色黄，入通于脾"之论，黄斑应属足太阴脾经。而黄斑为视网膜的特殊区，故应属肝，病变时可从脾肝着手，而根据肝肾同源，肝肾同治的法则，故应脾、肝、肾兼顾。

4.眼底色素　眼中的一切色素，据《素问·五脏生成篇》曰："心之合脉也，其荣色也，其主肾也"之理论，凡色素方面的病变，皆与足少阴肾经有关。如脉络膜方面的色素从心肾辨证，虹膜、睫状体及视网膜方面的色素应从肝、肾，而黄斑区的色素应从脾肾辨证论治。

黄斑变性可表现为视瞻昏渺，视物易形，视正反斜，视物易色等表现。本病名见《证治准绳·七窍门》，该书指出此症"目内外别无证候，但自视昏渺，蒙昧不清也，有劳神，有血少，有元气弱，有元精亏而昏渺者，致害不一"。亦名瞻视昏渺（《审视瑶函》）。

（二）中医辨证论治

1.脾虚湿滞证

治法：健脾利湿。

方药：参苓白术散加减。若眼症同上，而全身兼见心烦少寐，五心烦热，舌红苔薄，脉弦细者，则为脾虚兼挟肝肾阴亏之征。宜健脾渗湿，兼滋养肝肾，用驻景丸加减方，去河车粉、寒水石，选加薏苡仁，大豆黄卷、茯苓、白术之属。

2.痰湿化热证

治法：清热除湿化痰。

方药：温胆汤加减，或用三仁汤加竹茹、浙贝母。若黄斑区有出血点者，又系湿热化火，损及血络之征，用以上方剂选加凉血、止血、活血之品，如生蒲黄、赤芍、丹皮、丹参之属。

3.肝肾不足证伴阴虚火炎证

治法：滋阴降火。

方药：知柏地黄丸加减，或驻景丸加减方去河车粉、寒水石加生地黄、知母。

4.肝肾不足证伴脾肾阳虚证

治法：温补脾肾。

方药：五苓散酌加附子、生姜。凡渗出物或色素堆积较多难消者，以上方中可选加行气活血、散结消淤之品，如丹参、郁金、鸡内金、炒谷芽、炒麦芽、焦楂之属。

5.肝郁气滞证

治法：疏肝理气，行血消滞。

方药：丹栀逍遥散选加丹参、郁金、赤芍、红花之类。

6.湿热证

治法：清热除湿。

方药：三仁汤或甘露消毒丹加减。

7.阴虚火炎证

治法：滋阴降火。

方药：滋阴地黄汤加减。

8.肝肾亏衰证

治法：补养肝肾。

方药：驻景丸加减方。

（三）针刺疗法

根据《审视瑶函》载，取穴兼可选用临泣、太阳、睛明、风池、合谷、光明。而《针灸学概要》认为可选用肝俞、肾俞、丝竹空、养老等穴。

【法医学鉴定】

一、损伤与黄斑变性的法医学鉴定

外伤性黄斑变性的形成机制为在严重的震荡伤后，视网膜血管极度扩张，血液外渗，组织水肿，合并坏死和液化，外力冲击还可引起神经细胞的染色质溶解和变性，常伴有视网膜大出血。数周后，病变区出血吸收或由瘢痕组织所代替，视网膜萎缩。

临床上表现轻重不一，轻者不留痕迹，视力可恢复正常。重者不能完全恢复，黄斑遗留色素改变或色素沉着，也可发生囊样变性甚至形成裂孔，视力严重减退或丧失中心视力。

法医学鉴定中确定损伤与黄斑变性的因果关系时需注意：①有明确的眼部外伤史；②损伤后及时就诊病历显示眼底有水肿和（或）出血等急性损伤性改变；③若被鉴定人原有年龄相关性黄斑变性或高度近视性黄斑变性等眼底病变时，需分析外伤与后果的因果关系及伤病关系。根据受伤后当时临床眼科检查所见，结合伤后病变演变过程及眼底所见，其病变的动态变化特点可提供重要判断依据。其中伤后当时的后节 OCT 及其后动态过程中的 OCT 观察具有重要意义；④若伤后眼底异常改变没有动态变化过程，提示病变为陈旧性，与本次外伤之间不存在因果关系；⑤若损伤当时眼底检查即存在陈旧性病变，同时也存在新鲜损伤性改变，则结合伤前视力及病变的动态变化综合判断，评定损伤程度；⑥常见的鉴别：年龄相关性黄斑变性的视网膜下新生血管膜的发展规律具有出血、渗出更为严重并可反复发作的特点。高度近视则有视乳头周围及黄斑区萎缩性病变，可作为鉴别要点。

二、法医学鉴定实例

案情摘要

2010 年 1 月 28 日，王某被他人打伤。

病史摘要

某卫生院出院记录（住院日期 2007 年 11 月 4 日 -2007 年 11 月 8 日）：入院时情况：头面部外伤后流血疼痛 12 小时。检查：左面部肿胀，以左额及眼部尤为明显，局部瘀血青紫，压痛（+），下唇内侧可见挫裂伤，局部肿胀较甚，有干血迹。

2010 年 1 月 28 日某卫生院门诊病历记载：头面部外伤肿痛 1 小时余。1 小时前被他人击伤头面部，无昏迷史。检查：左眼部肿胀，睁眼不能，鼻部肿胀，下唇肿胀。诊断：头面部外伤。

2010 年 1 月 29 日某医院门诊病历记载：左眼自诉被砖砸伤半天。检查：VOD（左眼视力）1.0，VOS（右眼视力）0.3，左眼睑及左侧面部轻肿，结膜充血，角膜透明，前房（-），瞳孔圆，后段检查不合作。眼压 Tn。诊断：左眼钝挫伤。

2010 年 2 月 23 日某医院门诊病历记载：V1.0/指数，前节未见异常，小孔下眼底看不清，无网脱。扩瞳查：左眼黄斑区裂伤，可见瘢痕形成。诊断：左眼外伤，左黄斑裂伤。

2010 年 3 月 9 日某医院眼科门诊病历记载：要求行眼底照相。检查：左眼屈光介质清，眼底：视盘（-），网膜在位，黄斑区陈旧性瘢痕，黄斑区上方见网膜下增殖，黄色渗出。诊断：陈旧性眼外伤，黄斑挫伤。眼底照相所见：左眼黄斑区见出血及渗出改变，上方网膜下见白色增殖。

2010 年 4 月 27 日某医院眼底照相所见：左眼黄斑区色素紊乱，黄斑上方网膜下见灰白增殖。

2010 年 5 月 10 日某医院 OCT 检查示：左眼黄斑凹处及上方 RPE（视网膜色素上皮层）团样增殖，部分爬行覆盖，黄斑凹处网膜神经层厚度下降，IS/OS（视网膜光感受器内外节连接（IS/OS）结构）萎缩样改变。眼科检查：右 2.0，左手动。眼前节：右正常，左：瞳孔常大，光反应（直接间接均灵敏），余无特殊。眼底：无特殊异常。左：扩瞳，介质清，后极部上方见白色不整形脉络膜裂伤，其上有视网膜血管经过，黄斑区渗出，色素沉积，暗淡，见黄白色点状渗出。诊断：左眼钝挫伤（陈旧性），脉络膜裂伤，黄斑区挫伤。

法医学眼科检查

2011 年 7 月 21 日本所法医临床学检查室检查所见：

随机视力表投影仪检查：远视力：右眼 1.5；左眼 0.03。

非接触眼压计测双眼压：右 13.5mmHg，左 15.2mmHg。

裂隙灯显微镜检查：双眼角膜明，前房中深，虹膜纹理清，瞳孔圆，直径 3mm，直接、间接对光反射存在，瞳孔缘完整，晶状体清。

眼底镜及眼底照相：右眼底视盘边界清，色形正常，网膜平，黄斑区中心凹光反射清。左眼底视盘边界清，色形正常，黄斑区色素紊乱及黄白色渗出，黄斑区上方可见瘢痕形成。

后节 OCT：双眼视神经纤维层厚度在正常范围，右眼黄斑区结构正常，左眼黄斑区上方色素上皮增生，IS/OS 层连续性中断，左眼黄斑区 IS/OS 缺失。

图形视觉诱发电位（PVEP）检查：双眼 PVEP 的波形分化良好，右眼 PVEP 的 P100 波振幅正常，15 分方格刺激时峰时延迟。左眼 PVEP 的 P100 波振幅降低，峰时在正常范围。

分析说明

根据委托人提供的现有材料，结合本中心鉴定人检验所见，分析说明如下：

被鉴定人王某 2007 年 11 月曾有头面部外伤史，当时病历记载"左面部肿胀，以左额及眼部尤为明显，局部瘀血青紫，压痛（+）"，未见眼科检查的记录。

被鉴定人 2010 年 1 月 28 日被他人打伤，伤后病历记载左眼部肿胀，睁眼不能，鼻部肿胀，下唇肿胀。1 月 29 日有"后段检查不合作"的记载。受伤近一个月查眼底示左眼黄斑区裂伤，可见瘢痕形成。伤后 1 月余（2010 年 3 月 9 日）病历记载：左眼黄斑区见出血及渗出改变，上方视网膜下见白色增殖。伤后 3 个月余（2010 年 5 月 10 日）病历记载：后极部上方见白色不整形脉络膜裂伤，其上有视网膜血管经过，黄斑区渗出，色素沉积，暗淡，见黄白色点状渗出。结合伤后多次眼底检查以及 2010 年 5 月 10 日 OCT 图像与 2011 年 7 月 21 日本中心所查 OCT 图像比较，显示其黄斑区病变存在动态变化。据此认为，上述眼底动态变化不符合陈旧性眼底病变的特点，因此，可以排除 2007 年外伤所致的可能。

被鉴定人 2010 年 1 月 28 日被他人打伤，但缺乏伤后当时眼底检查的记录，伤后 20 余天眼底检查显示"左眼黄斑区裂伤，可见瘢痕形成"。上述改变本次外伤可以形成。

依据提供的病历，被鉴定人本次受伤第 2 天的门诊病历曾有左眼视力 0.3 的记载。其后，病历记载其左眼视力为手动等，现本中心检见被鉴定人左眼主观远视力 0.03，但双眼 PVEP 的波形分化良好，仅 P100 波的振幅较对侧有所下降。眼底所见存在局限性的眼底病变，有视力下降的损伤基础，但结合病史及检查综合判断，视力下降至盲目 3 级以下的依据不足。

综上，依照《人体轻伤鉴定标准（试行）》中第九条（四）、（五）之规定，上述损伤综合评定为轻伤。

鉴定意见

被鉴定人王某遭受他人外力作用致左眼视网膜损伤等，构成轻伤。

说明：该案例依照现行的《人体损伤程度鉴定标准》仍应评定为轻伤。

第四节 老年性聋

【概述】

随着年龄的增长，人体各部位的组织器官都进行着缓慢的老化过程。累及听觉器官出现听力减退者称为老年性聋（presbycusis），或者是指在老年人中出现的而并非由其他原因引起的耳聋。一般呈双耳进行性听力减退，多先从高频开始，逐渐向低频扩展。有时也可先为一侧性，随后发展为两侧或一侧较重。早期可无明显自觉症状，涉及主要语言频率后才引起听话不清。Pearlman 提出了典型老年性聋的临床定义：①双侧对称性感音神经性听力损失。②没有重振或者完全不重振。③无噪声接触史。④语言识别率和纯音测听不成比例。

老年性聋没有统一的年龄界线，其发病年龄和进展速度因人而异。一般认为 40 岁以下者听力基本正常，40 岁以上者高频听力随年龄而逐渐提高，50 岁以后，1kHz 以下的低频听力也开始下降，此时方自觉听力减退。老年性聋发病率的一般规律为：①城市高于农村。②从事工业者高于农业者。③男多于女，由于男性接触噪声机会较多所致。④心脑血管病、高脂血症、糖尿病患者高于健康人。⑤有慢性病灶者高于健康人。⑥嗜烟、酗酒者发病率较一般老人为高。

一、病因及发病机制

（一）非遗传因素

临床上可以观察到，老年性聋的听力损失并不与年龄增长呈线性关系，它仅与年龄呈弱相关，提示其病理改变是非均一的，有一个以上的病理过程同时作用于听觉系统，随着时间进展，受遗传与环境因素综合影响，周围和中枢听觉系统均可累及。机体可导致老年性聋的危险因素包括：

1. 听神经退化　老年人全身组织趋于退化，因此听神经也发生退行性改变。人的听觉器官可分为外耳、中耳、内耳三个部分，内耳有耳蜗，里面有听觉感受器，即 Corti 器。当人体衰老时，中枢神经发生萎缩，耳蜗基底膜的 Corti 器及支配耳蜗基底膜的耳蜗神经也发生萎缩，因而导致老年性聋的发生。

2. 动脉硬化　老年性聋与动脉硬化有一定的关系。因为动脉硬化可引起听神经组织的变性和内耳血液循环障碍，导致听神经缺乏营养物质，从而诱发耳聋。

3. 代谢障碍　随着机体的衰老退化，机体代谢发生障碍，因而不能充分供给听觉器官所需的能量，结果招致内耳感受器萎缩变形，从而导致耳聋。

4. 维生素缺乏　维生素缺乏可导致红细胞弹性降低，难以通过末梢微血管，导致听觉细胞缺氧，这也和老年性聋有关。特别是缺乏维生素 D 时，其代谢衍生物减少，内耳听觉细胞会发生退行性病变。

有几种可导致老年性聋的环境和医疗危险因素已见诸报道，其中包括 Passchier-

Vermeer 等提出的长期噪声环境暴露内耳受到机械和代谢损害学说，在噪声的刺激下，听觉器官和脑血管处于兴奋和痉挛状态，长此以往，听觉器官供血不足，听觉细胞萎缩，导致听力逐渐下降。Aran 等提出耳毒性物、药物甚至饮食可使人们对老年性聋的易感性增加。除此之外，还有人认为个体因素，如吸烟、高血压、高胆固醇血症等会影响老年性聋的严重程度。

（二）遗传因素

尽管一定程度的老年性聋归因于环境暴露，据估计 35% ~ 55% 的感音性老年性聋归因于基因改变，这一观点来自瑞典的一项研究，该研究在年龄 36 ~ 80 岁的 250 对单卵双胎、307 对二卵二胎的兄弟中进行，通过问卷和听力检查两项调查发现 47% 的 65 岁以上的受检对象的耳聋有遗传可能性。在各年龄段之间，环境和遗传因素是导致基因突变的重要原因，随着年龄的增长，环境因素造成的影响逐渐增大。另外一项研究比较了遗传不相关人群（配偶）和遗传相关人群（亲属、兄弟姐妹）的听力状况，提示老年性聋有明确的家族性聚集现象。

在动物实验中也同样证实遗传因素能使老年性聋的患病易感性提高。在小鼠已发现了 3 个与老年性聋有关的位点：位于 10 号染色体的 AhI1 在至少 10 个种系的小鼠中都是老年性聋的主要致病因素，随后发现定位在鼠科动物 5 号染色体上的 AhI2 能对 AhI1 纯合突变基因型小鼠的表型起调节作用。Cdh23 上同义单核苷酸多态 753G > A 也与老年性聋有关，$Cdh23^{753A}$ 纯合子能使老年性聋患病易感性显著提高，但此突变并不是耳聋表型出现的惟一原因。事实上，老年性聋易感体质的产生是包括 $Cdh23^{753A}$、线粒体 DNA 和 AhI2 在内的多个种系特异性遗传特点共同作用的结果。$Cdh23^{753A}$ 与上述任何一个"加速"等位基因组合均足以导致老年性聋。另一个遗传因素是 $Ca^{2+}ATP$ 酶 ATP2B$_2$ 等位基因，ATP2B$_2$ 存在于毛细血管内侧壁及静纤毛，是 Ca^{2+} 水平的重要调控因素。$Ca^{2+}ATP$ 酶 ATP2B$_2$ 等位基因和 $Cdh23^{753A}$ 纯合子共同存在可以引起耳聋表型，而任何一种单独存在则不能。第二个参与因素的遗传异质性决定了他们与 $Cdh23^{753A}$ 相互作用的间接性。耳钙黏蛋白的黏附性改变和稳定性下降也是导致老年性聋易感性增加的因素。

氧化应激基因变异已被证实能影响老年性聋的易感性，衰老的自由基学说认为活性氧物质参与年龄相关的退行性改变。耳蜗中有能产生活性氧物质的组织，活性氧物质能损伤线粒体 DNA，造成特殊的线粒体缺失，即衰老缺失。在啮齿动物，mtDNA4834bp 大片段缺失被认为与老年性聋有关，在人类老年性聋患者的颞骨组织切片中已经发现 mtDNA4977bp 缺失。此外，抗氧化物质的丢失也参与了衰老的进程，耳蜗中有两类抗氧化酶：与谷胱甘肽代谢有关的酶（谷胱甘肽 S 转移酶，GST；谷胱甘肽过氧化物酶，GPX；谷胱甘肽还原酶，GSR）；降解超氧化离子和过氧化氢的酶（如过氧化氢酶，CAT，Cu/Zn 超氧化物歧化酶，SOD）。谷胱甘肽 S 转移酶催化谷胱甘肽与外源性化学物质结合，被认为在耳蜗的抗氧化保护方面发挥重要作用。谷胱甘肽 S 转移酶家族包括几类基因表达的产物，其中有 GSTM 和 GSTT。在人类，GSTM1 和 GSTT1 表现出高度的变异性。50% 的高加索人为 GSTM1 无效基因型，而 25 ~ 40% 的高加索人没有 GSTT1。无效基因型表达产物不能结合酶特异的代谢产物，最终导致个体抵抗氧化应激的能力下降，使老年性聋易感性增加。

二、类型

Schuknecht 提出了几种老年性聋的类型，它们的组织病理学变化都对应着特定的听力学检查结果（Weinstein，2000）。

（一）感音型老年聋

从组织学和临床表现上很难将感音型老年聋与声损伤区分开来（Schuknecht，1989）。在这种类型中，毛细胞缺失主要发生在耳蜗底部最末端，一般为毛细胞和支持细胞同时缺失，病变很少涉及耳蜗的言语频率分布区（Schuknecht，1989）。

（二）神经型老年聋

神经型老年聋患者内耳系统最常见的病理学改变是神经细胞的减少。神经型老年聋可以发生在任何年龄，但只有当神经细胞数量下降到一定程度才会出现听力损失（Schuknecht，1993）。Schuknecht 和 Gacek（1993）报道，尽管这一型患者的纯音听阈差别很大，但是只有当90%的神经细胞均出现缺失时，才会影响听力。缺失的部位很弥散，耳蜗各转均可发生，且神经元几乎完全变性（Schuknecht，1993）。外周神经细胞缺失常伴有耳蜗腹核和背核神经元数量的减少（Willott，1996）。

（三）血管纹型老年聋

这一型的特点是血管纹萎缩（血管纹组织和细胞均出现萎缩），多见于耳蜗顶转和中转。听力图一般为平坦型、轻度至中度感音神经性聋。

（四）耳蜗传音型老年聋

耳蜗传音型老年聋表现为高频听力下降。组织学改变表现为轻度的神经细胞和毛细胞缺失，部分血管纹萎缩。

（五）混合型和中间型老年聋

混合型老年聋同时具备以上四型中的两型或两型以上的特征，因此这一型的听力曲线各种各样。例如，感音型和血管纹型老年聋混合时，可表现为平坦型加高频听力陡降型听力损失，而感音型耳蜗传音型混合时则表现为斜坡下降加高频听力陡降型听力损失（Schuknecht 和 Gacek，1993）。近年 Schuknecht 和 Gacek 又提出了一种未确定型老年聋，表现为耳蜗的亚显微结构改变，听力图主要表现为平坦型或轻度斜坡下降型，病理变化多种多样。

【临床诊断】

一、西医诊断

（一）临床表现

1. 老年性聋属感音神经性聋，发病年龄常在60岁左右，性别差异不明显。

2. 进行性听力下降。一般双耳同时受累，或一侧较重。

3. 耳鸣呈间歇性或持续性，多为高调如蝉鸣。少数患者诉搏动性耳鸣。

4. 可伴眩晕，可能与前庭系统老化或椎-基底动脉供血不足有关。

5. 老年聋常有重振现象，表现为低声听不到，高声嫌人吵。

（二）辅助检查

1. 一般检查　老人鼓膜混浊居多，也可有内陷或萎缩，常见于老人鼓膜下缘的半月形脂肪弓，但这些变化不能视作本病特征。

2. 听力检查

（1）纯音测听　纯音听力曲线可呈陡降、渐降、平坦、马鞍形、拱形与上坡等类型，其中以陡降型、渐降型最多，平坦型次之，骨导、气导几乎相等，多无 4096Hz "听谷"。

（2）高频测听和频率辨差阈测试　早期检查听觉系统老化的有效方法，频率辨差阈可能是影响语言辨别能力的原因之一。高频测听临床应用，在正常青年人均可测得 10～20kHz，而老年组在 10kHz 以上频率的听阈改变较明显，即年龄增大，频率越高测得听阈可能性越小，表明随着年龄增长的老化过程从 20kHz 高频逐渐向低频区发展。

（3）头发中微量元素　据相关报道对 30 例 90 岁以上长寿老化听力与头发中微量元素观察与 60 岁以下组人群进行比较，老年组纯音全频率听阈与对照组相比差异非常显著，高频测听 90 岁组随着频率提高，听到耳数越来越少，并观察到 90 岁组头发中锌、镁微量元素均低于 60 岁以下组。

（4）听性脑干反应头皮分布图　据 1994 年相关报道老年人听性脑干反应头皮分布图示老年人听性脑干反应各波振幅小于年轻人，振幅偏低是听阈提高所致。提示老年人听力减退主要是末梢感觉器官功能减退起主要作用，听觉中枢老化是次要的。

（5）听性脑干反应　老年性聋听性脑干反应各波潜伏期均值与波间期均值都较年轻人延长，波峰降低或消失，反映听觉接受器的老化不仅主要累及耳蜗，也累及听觉中枢部分，性别对老年人的听性脑干反应亦有显著影响，男性的各项参数超出正常范围者明显多于女性。

（6）言语测听　言语识别率降低，多与纯音测听下降的程度一致，前者较后者明显，Jerger 报道失真言语（distorted speech）测听的诊断价值高。

（7）重振实验　重振实验结果不定，重振随耳聋程度加重而增多，阳性者表现耳蜗听毛细胞受损，阴性者表示蜗后病变，如两种机会同时存在则阳性机会较多或仅有轻度重振或部分重振。

（8）声导抗测试　中耳声导抗镫骨肌反射阈有不同程度提高。

（9）P300 认知电位　P300 认知电位波潜伏期延长，波幅下降。结论为：老年人听觉功能特点为听觉系统从耳蜗末梢到听觉中枢具有广泛退行性变。

（三）老年性聋的鉴别诊断

凡 60 岁以上而无其他原因的双侧进行性感音性聋，一般以高频听力下降为主，逐渐向低频区发展，语言识别能力差，均可诊断为老年性聋，但不能单凭年龄而应全面考虑加以鉴别。注意诊断老年性聋时必须分析其他同时存在的老化体征。老年性聋也可由其他病变引起，如中耳炎、听骨链粘连或固定、听神经瘤、耳毒性药物、病毒血症、噪声损伤、血管性病变及两窗膜（前庭窗膜及圆窗膜，统称迷路窗膜）破裂等所致耳聋，需与之鉴别。

二、中医诊断

（一）辨证要点

1. 区分暴聋与久聋　暴聋是突然出现耳聋，亦称卒聋或称卒耳聋，多属外感或痰热。久聋是指逐渐地出现听觉减退，或有耳鸣转化而来，多属肾虚。《医学入门·耳病》说："耳鸣、耳聋，须分新久""新聋多热，少阳阳明火多故也""旧聋多虚，肾常不足故也"。

2.审察病变虚实　耳鸣、耳聋有虚实之分,一般暴起者多实,渐起者多虚。实证宜分风、火、痰、瘀。头痛发热,耳内作痒者为风;心烦易怒而耳鸣、耳聋加重者属火;形体肥胖,耳鸣重浊如塞,苔腻者属痰;面色黧黑,耳聋闭塞,舌黯者属瘀。虚证宜分气、血、肝、肾。无力倦怠、面色㿠白、耳鸣者属气虚;皮肤甲错、唇白耳鸣者属血虚;耳聋、耳鸣伴有胁痛者属肝;耳鸣、耳聋伴有腰酸者属肾。《医钞类编·耳病门》曰:"耳聋、耳鸣,有痰,有火,有气虚,有阴虚,有肝火;少壮多属痰火,中年必是阴虚。"《医述·耳》亦说:"虚聋由渐而成,必有兼证可辨:如面颊黧黑,精脱;少气嗌干者,肺虚;目眩善恐者,肝虚;心神恍惚、惊悸烦躁者,心虚;四肢懒倦、眩晕少食者,脾虚。"俱当分辨之。

3.注意标本缓急　耳鸣、耳聋虽以肾为本,风火痰瘀为标,但在临床上往往标本互见,如肝肾不足,可使肝火偏亢,既表现为面部升火,心烦易怒,又表现为腰膝酸软等症。辨证时既要分辨标症,是否兼夹肝火、痰火,同时又要分辨本症,区分肝虚、肾虚或肝肾同虚。一般而论,耳鸣、耳聋暴起以标症为主,耳鸣、耳聋长久不愈以本虚为主。久聋、久鸣而又突然加重,则多属本虚标实。

（二）症候分类

1.中气不足证

主症:耳鸣,或如蝉鸣,或如钟鼓,或如水激,久则耳聋,劳而更甚,耳内有空虚感,面色黄白,倦怠乏力,神疲纳少,大便易溏。舌质淡,有齿痕,苔薄,脉细弱或大而无力。

2.气血亏损证

主症:耳鸣音调低而细,甚则耳聋,面色苍白无华,头晕心悸,气短乏力。舌质淡,苔薄,脉细无力。

3.肾精亏虚证

主症:耳鸣、耳聋日渐加重,兼有头晕目眩,腰酸遗精,舌质偏红,脉细数或弱;或兼有肢软腰冷,阳痿早泄,舌质偏淡,苔薄,脉沉细。

【防未病】

一、延缓老年性聋的发生

预防衰老是人类的理想,迄今尚无良方,但以下方法可以延缓听觉系统的衰老过程。对中、重度耳聋者可应用助听器,重返精彩的有声世界。

（一）早期发现耳聋、早期干预耳聋

是避免耳聋带来的继发不适如耳鸣等的好方法。早期发现老年性聋有以下特点:

1.60岁以上出现原因不明的双侧对称性听力下降,以高频听力为下降主。

2.听力下降为缓慢的进行性加重,开始时常不被注意。随着高频听力的下降,对语言的分辨能力有所影响,即许多老年人尽管纯音听力基本正常,但仍不能理解讲话的内容,常需别人重复。以后随着语言频率受损,则要求说话者提高声音与之交谈。

3.常有听觉重振现象,即"别人说话低声时听不到,但大声时又觉得太吵"。

4.在嘈杂的环境中,老年人对语言的理解更差。

5.部分老年性聋患者可以伴有耳鸣,常为高频声。开始时为间歇性,在夜深入静时出现,以后渐变为持续性,白天也可听见。如果出现了上述症状,患者就应该到正规医院接受诊治。

（二）慎用耳毒性药物

老年人用药物时由于脏器储备能力下降，应激能力减退，排泄缓慢，以及对药物耐受性降低，敏感性增强等原因则易产生药物中毒。老年人用药剂量虽属常量，但其血浆内的半衰期却比年轻人延长，肾功能不全的老年人更是如此，所以不是绝对适应证不得应用耳毒性抗生素。

（三）积极防治老年病

如高血压、动脉硬化、高血脂症、糖尿病对老年性聋患者听力有显著影响，因其可促进内耳血管病变和老年性聋的发展。

（四）平时加强全身运动，以促进血液循环

做耳部保健操时动作要轻柔，按摩时压力过强，或导致听小骨突然冲击内耳，引起重度感音神经性聋。气功与太极拳对防治老年性聋及耳鸣有一定的辅助效果。

（五）积极向老人宣传加强随时保护听力的意识

选择安静的环境，避开噪声刺激，如放鞭炮或射击时戴耳塞。飞机下降时要咀嚼口香糖，避免耳气压伤。游泳后擦干外耳道以避免感染。平素注意劳逸结合，避免精神过度紧张造成耳内供血不足。

（六）饮食保健

科学饮食，合理营养，忌"三高一低"饮食（忌高糖、高盐、高胆固醇、低纤维素）。老年性聋患者1/3有轻度锌缺乏。平时多吃微量元素丰富的食物，如粗粮、蔬菜、水果、花生、海产品，可服用维生素C、维生素E、多种维生素片（金施尔康、善存）等，提高超氧化物歧化酶的作用，使人体对氧的利用率提高，改善末梢血管血流量，对内耳起保护作用。目前自由基与老年性聋的关系正逐渐得到大家重视，衰老过程源于氧自由基对组织细胞损害，且已证明长期使用含有可以阻断和清除氧自由基的复合物，可以减缓老年性聋进展。

（七）其他

老年的听力问题比较复杂，听觉阈值上升，言语识别能力下降，除与听觉功能老化有关外，老年人身体情况、心理情况、社会问题等方面也不能忽视，而且年龄越增加，症状个体差异就越大。注意在交流的社会适应中，应考虑老人身体、心理的变化，行动类型等因素，此外在与老人交流时应注意几个问题：①应了解老年人日常交流、个人生活史方面的问题，这样才能有效地实施康复对策。②老年人反应时间慢。③在确认了对方已经理解谈话内容后，再进行下一句，这样可形成与老年人有效的交流。

二、已知老年性聋减缓发展和增强助听

（一）药物治疗

用血管扩张和神经营养药，如培他啶4~8mg，每日3次；敏使朗6~12mg，每日1次；金纳多40~80mg，每日2次或3次；银杏叶提取物40~80mg，每日3次；三磷酸腺苷20mg，每日1次；都可喜片1片，每日1次或2次；腺苷钴胺片250~500μg，每日2次或3次；弥可保500μg，每日3次。中药：复方丹参片或复方丹参滴丸10粒，每

日3次，或愈风宁心片2片，每日3次，舒耳丹片5片，每日3次。其中任选1种或2种药即可。

（二）防治引起听力损失的疾病

除了与年龄相关的退行性变，还有许多其他因素导致老年人出现听力损失，主要有职业性或娱乐性噪声的过度暴露、遗传因素、听神经瘤、外伤、代谢性疾病（如肾病）、血管性疾病、感染和耳毒性药物等。耳毒性药物主要包括氨基糖苷类、依他尼酸和水杨酸盐。氨基糖苷类耳毒性药物的致病机制是这种抗生素持续时间很长，在内耳淋巴液中的浓度比身体任何组织及体液中都高（Becker等，1989）。加之老年人肾脏功能降低，从而导致耳毒性药物在内耳不断积累，最终损害末梢器官。如果氨基糖苷类药物的浓度达到一定程度，首先损害外毛细胞，然后是内毛细胞。

此外，心血管疾病（CVD）与老年性听力损失有关。低频听力损失和CVD的相关性高于高频听力损失，提示有供血或代谢方面的疾病。

耵聍栓塞、中耳炎、舌咽肿瘤及耳硬化症在老年人中发病率较高，耳硬化症常表现为传导性听力损失，同时可能伴有或不伴有耳蜗病变。另外，还有一些精神疾病，如抑郁症、阿尔茨海默症等认知障碍也与听力损失有关，但是抑郁症或痴呆有时会出现注意力不集中或精神混乱，会被误认为听力损失。对于这一人群可以利用系统的听力学检查进行辅助诊断。

（三）中医治疗

中医学认为，产生老年性聋的主要原因是肾虚、气血不足，因此，避免劳倦，节制房事，避免噪声刺激，避免滥用耳毒性药物，饮食清淡，避免过度饮酒对预防本病有积极的意义。同时禁止挖耳，保持耳道清洁。不宜过度进食辛辣燥热之品。

（四）佩戴助听器增强听力

1. 如果双耳听力都有问题，一定要双耳佩戴助听器。

2. 配助听器前一定要先检查听力，根据听力检查的结果去选择助听器才适合。另外，选配助听器一定要到正规的医疗机构、康复机构和验配机构，千万不要随便买一台就戴，否则助听器不但不能补偿听力，相反还会损伤原有的听力。

3. 助听器每天都要佩戴，并与他人交流，多说、多听、多用大脑，切忌只在听别人讲话时才用助听器的错误观念。

【治已病】

一、西医治疗

目前尚无有效治疗方法。

（一）改善脑部及内耳循环

（二）预防为主

本病以预防为主，节制脂肪类食物，进行适当体育活动，保持心情舒畅等。

（三）维生素类药物

（四）佩戴适当的助听器

目前，我国老年人助听器使用现状堪忧——①耳聋老年人佩戴助听器比例很低。②调查发现至少有 50% 的老年人因为戴上助听器太吵或不舒服而不愿意戴。究其原因可能是大多数老年人都是在非医学专业店验配，有的甚至到医药商店或是子女随便买一个所致。其实如果助听器能得到医学专业的验配，并正确使用，以及经过一定的训练指导，80% 以上的老年患者是可以获得较满意的效果。

提醒耳聋患者和家属注意以下事项：

1. 只要尽早使用有效的康复手段，如助听器或人工耳蜗植入，重度耳聋患者的社交等参与能力几乎不会受到影响；反之，轻、中度耳聋患者如果不积极治疗，反而会影响、限制患者的社会活动，从而产生较大的负面影响。

2. 要重视耳聋给老年人日常带来的不良影响，积极采取有效的预防措施，延迟导致耳聋的发生。

（五）人工耳蜗植入

对于因听力障碍影响生活质量的老年性聋的治疗，多数耳聋程度较轻或中等程度者通过验配助听器能达到恢复听力的目的，但部分重度和极重度老年性聋患者，如果佩戴助听器效果不理想，人工耳蜗植入或将成为治疗其老年性聋的唯一办法，通过植入人工耳蜗来帮助其恢复听力和提高生活质量。老年性聋属于语后聋，手术后只需要进行短时间的听觉训练就能达到良好的效果。植入手术的年龄没有限制，只要身体状况良好可以接受全身麻醉者，都适合手术。目前国内外人工耳蜗植入患者的最大年龄为 89 岁。国外老年人植入比例达到 50% 以上。

对轻度老年性聋，可以不配戴助听器，采用以下办法，建立正常交往关系：①和别人交谈时坐正位置，有助于耳廓的集音作用以增强听力。②谈话时注意让对方坐在明亮光线处，利于看对方面部表情及唇动以助听力。③家属与患者交谈时避免向患者大声喊叫，言语应尽量缓慢而清晰。④一些辅助的聆听设备，如红外线耳机，环路放大系统能解决患者听电话或看电视机的困扰。

对中重度、重度老年性聋，配戴助听器。有利于生活及工作。配戴运用电子数码技术的助听器效果更佳。

助听器，顾名思义，是帮助人聆听的工具，作为一种康复手段，它不能使听力障碍患者听力恢复正常，但能将声音放大到患者能听见的水平，配助听器的最大目的是获得更好的言语理解度和增强收听的舒适度，能够解决人际交流困难，重返精彩的有声世界。对伴有耳鸣者亦有益。但对言语识别率较差，以及有复聪现象者戴助听器常不满意，但若通过练习，并结合唇读，则对补偿听力损失有益。

二、中医治疗

（一）中药辨证论治

1. 中气不足证

治法：益气健脾，升提中气。

方药：益气聪明汤或补中益气汤。方用黄芪、人参、升麻益气升提；葛根、蔓荆子引药而至耳部。若兼有肾气不足者，可加用熟地黄、山药、菟丝子、杜仲等品；若兼有心气不足者，可加用五味子、远志、酸枣仁、柏子仁等；若兼有肝胆之火者，当加栀子、丹皮、车前子等。

2.气血亏损证

治法：补益气血

方药：八珍汤或人参养营汤。方用人参、黄芪、白术、甘草健脾益气，当归、熟地黄、芍药、川芎养血补血；或加血肉有情之品，如鹿角、龟版等补阳益阴、滋生血液。若心血不足者，当加龙眼肉、益智仁、酸枣仁、麦冬等；若肝血不足者，当加木瓜、女贞子、墨旱莲；血虚有热者，加用柴胡、栀子等品。

3.肾精亏虚证

治法：补肾益精

方药：耳聋左慈丸或补肾丸。左慈丸中六味丸补肾，柴胡、磁石疏肝、镇肝以治耳鸣、耳聋；若肝阴亏损明显者，可加枸杞子、女贞子、墨旱莲等。补肾丸用肉苁蓉、菟丝子等。

（二）其他治法

1.单方验方

（1）吹耳方　可用麝香末，以葱管吹入耳内，后将葱管塞耳，治经气厥逆之耳聋。或用小蛇皮（头尾全者，煅灰成性）、冰片、麝香各0.9克，共研细，鹅管吹入耳内，治暴聋。

（2）黄芪丸　黄芪30克，白蒺藜15克，羌活15克，附子10克，羖羊肾1对。研为末，蜜丸，如梧子大，每服8克，食前服，煨葱盐汤送，治肾虚耳鸣。

（3）通耳再聆汤　石菖蒲6克，路路通6克，皂角刺6克，龟版10克，龙齿10克，远志5克，水煎服。适用于听力下降不久的耳聋。

2.针灸　风邪外袭，可针刺风池、翳风、太阳、迎香、曲池、外关、听宫、听会、耳门等；肝胆火盛，可针刺风池、耳门、听宫、翳风、中渚、听会、侠溪、太冲、丘墟等；痰火郁结可针刺风池、耳门、听宫、翳风、中渚、听会、颊车、合谷、外关、曲池、足三里、丰隆等；瘀阻耳窍可针刺耳门、听宫、翳风、中渚、听会、合谷、三阴交、太冲等。根据不同的疾病加用治疗该病的穴位，或加用灸法，并可单灸悬钟。因药物中毒以及畸形传染病引起的耳聋、老年性耳聋、职业性耳聋，可取耳区的穴位，以及配合膏肓、足三里、曲池、悬钟、神门、三阴交、中渚、外关、风市等穴。

【损伤与老年性聋的法医学鉴定】

（一）伤病关系分析与判定

1.老年人有明确的头部或者耳部损伤，伤后出现听力减退、耳鸣等临床表现，实验室检查发现与听力减退有关的新鲜损伤，如中耳损伤，或者颞骨骨折，或者听中枢损伤等；损伤与听力减退在损伤部位上吻合，在时间上存在连续性；主、客观听力检查均提示存在听力减退，影像检查与听力学定位与损伤部位一致，则可以判定损伤与听力减退之间存在直接因果关系。

2.老年人头部或者耳部遭受轻微外力作用致头部或者面部软组织损伤，但常规耳科检查未见异常，影像学检查未见异常，听力学检查提示"老年性聋"特征，可以判定损伤与听力减退之间无因果关系。

3.在涉及药物性耳聋的医疗纠纷案件中，在老年人或"老年性聋"者，因耳毒性药物应用过程中或应用以后发生的感音神经性听力障碍，常常伴发前庭症状，有明确的耳毒性药物应用史（且有超剂量、超疗程），或家族中有耳毒药物中毒易感史。耳科检查一般无阳性发现。听力学检查：纯音听力测试呈双耳对称性感音神经性听力障碍，诱发耳声发射异常，包括眼震电图、眼震视图在内的前庭功能检查可以提示前庭功能异常。应进行相关的基因突变检测有助于帮助判断药物与耳聋的因果关系。如果检测出耳聋相关基因，如果有药物使用的适应证并且没有超量和超疗程，则判定两者之间轻微或次要因果关系；若存在医疗过错，根据过错程度，判定耳毒性药物的使用与听力减退为共同或者主要因果关系。

（二）损伤程度鉴定

判定损伤与老年人听力减退存在直接因果关系的，根据听力检查结果推断的言语频率 (0.5kHz、1kHz、2kHz、4kHz) 听力减退程度，依照现行的《人体损伤程度鉴定标准》，评定损伤程度。

若判定损伤与老年人听力减退存在间接因果关系的，不评定损伤程度，只说因果关系。

（三）伤残等级评定

人身损害后听力减退的伤残评定，每一例伤残等级鉴定都应该首先判定损害与听力减退的因果关系。若判定损害与听力减退之间存在直接因果关系，根据主、客观检查听力减退的程度，可以直接援引《人体损伤致残程度分级》中关于听力减退的条款评定伤残等级。对于损害与听力减退之间为间接因果关系，或者共同因果关系的，应在分析、判断因果关系类型的前提下，根据听力减退的后果，依照《人体损伤致残程度分级》伤病关系处理及相关条款评定伤残等级。

第八章 牙周疾病

【概述】

牙周组织包括牙龈、牙周膜、牙槽骨、牙骨质等四种组织，凡是病变从牙龈扩展到这些组织者，统称为牙周病。但远离牙龈的或与牙龈没有联系的牙周膜、牙槽骨、牙骨质病变，则不包括在牙周病范围之内，例如根尖周病也损及牙周膜，牙槽骨或牙骨质，但不能称牙周病。反之，如果根尖周的病变是由于牙周袋加深，病变是从牙龈扩展到根尖周累及根尖区牙周膜、牙槽骨和牙骨质等组织者，则应包括在牙周病的范围内。

牙周病的早期症状不易引起重视，造成牙周组织长期慢性感染，炎症反复发作，不仅损害口腔咀嚼系统的功能，还会严重影响健康。

一、病因

（一）局部因素

1.菌斑　是指黏附于牙齿表面的微生物群，不能用漱口、水冲洗等去除。现已公认，菌斑是牙周病的始动因子，是引起牙周病的主要致病因素。

2.牙石　是沉积在牙面上的矿化的菌斑。牙石又根据其沉积部位和性质分为龈上牙石和龈下牙石两种。龈上牙石位于龈缘以上的牙面上，肉眼可直接看到。在牙颈部沉积较多，特别在大涎腺导管开口相对处，如上颌磨牙的颊侧和下颌前牙的舌侧沉积更多。龈下牙石位于龈缘以下、龈袋或牙周袋内的根面上，肉眼不能直视，必须用探针探查，方能知其沉积部位和沉积量。龈下牙石在任何牙上都可形成，但以邻面和舌面较多。

龈上牙石中无机盐的主要来源是唾液中的钙、磷等矿物盐。龈下牙石主要是龈沟液和渗出物提供的矿物盐。

牙石对牙周组织的危害，主要是它构成了菌斑附着和细菌滋生的良好环境。牙石本身妨碍了口腔卫生的维护，从而更加速了菌斑的形成，对牙龈组织形成刺激。

3.创伤性咬合　咬合时若咬合力过大或方向异常，超越了牙周组织所能承受的合力，致使牙周组织发生损伤，称为创伤性咬合。创伤性咬合包括咬合时的早接触、牙合干扰、夜间磨牙等。

4.其他　包括食物嵌塞、不良修复体、口呼吸等因素也促使牙周组织的炎症过程。

（二）全身因素

全身因素在牙周病的发展中属于促进因子，全身因素可以降低或改变牙周组织对外来刺激的抵抗力，使之易于患病，并可促进龈炎和牙周炎的发展。全身因素包括有：

1.内分泌失调　如性激素、肾上腺皮质激素、甲状腺素等的分泌量异常。

2.饮食和营养方面　可有维生素 C 的缺乏、维生素 D 和钙、磷的缺乏或不平衡、营养不良等。

3.血液病与牙周组织的关系 极为密切，白血病患者常出现牙龈肿胀、溃疡、出血等。

4.血友病 可发生牙龈自发性出血等。

5.某些药物的长期服用 如苯妥英钠可使牙龈发生纤维性增生。

6.某些类型的牙周病 如青少年牙周炎患者往往有家族史，因而考虑有遗传因素。

二、分类

目前牙周病有多种分类方法，但主要分为龈炎、牙周炎、牙周创伤、青少年牙周炎和牙周萎缩等。

（一）龈炎

主要是局限于牙龈组织的炎症性病变，一般不累及深部牙周组织。

（二）牙周炎

在牙周病中最常见。主要表现有牙龈红肿出血，牙周袋形成、牙周袋溢脓、牙齿松动、牙龈退缩、牙周脓肿等。牙周炎以形成病理性牙周袋为主要病变。

（三）牙周创伤

由于咬合压力过大或方向异常，超越牙周组织所能承受的负荷，使牙周支持组织产生破坏的一种疾病。发展缓慢，一般无明显症状，有时感觉咀嚼无力，或有时有隐痛或钝痛感。

（四）青少年牙周炎

是累及多数牙齿的牙周组织的慢性变性损害，其特点是大部分患者较年轻，病变发展迅速，以致发病早期牙齿就出现松动、移位、牙周袋形成，然后出现继发感染。发病因素可能与遗传有关。

（五）牙周萎缩

主要是牙龈和牙槽骨骨组织的退缩性病变。表现为牙龈退缩，牙颈部或牙根暴露。发生牙周萎缩的主要原因是：牙颈部牙石对牙龈的压迫、该部位牙的长期废用或全身性因素、不正确的刷牙方法带来的机械性刺激、修复体压迫牙龈等。

中医学认为，牙周病在中医古典书籍有"牙宣""齿根宣露"之称。

本病是以牙龈萎缩、齿根宣露、牙齿松动、经常渗出血液和脓液为特征。若不及时治疗，日久可致牙齿脱落。《太平圣惠方·口齿论》称牙齿风疳；《普济方·上部疮门》称齿断宣露。与现代医学的萎缩性牙周病类似。多见于中年和老年人。亦有20岁左右发病者。

其发病病因病机为，齿为骨之余，为肾之所主。肾精充沛，则牙齿坚固；若肾精虚亏，不能上濡于齿，可致齿牙动摇。而肾精又赖后天之精滋源。脾虚则生化失职，气血必然衰少，齿亦无所以养。故风邪乘虚而入矣。所以《普济方·上部疮门》说："气血不足，揩理无方，风邪乘虚，客于齿间，则令肌寒血弱，龈肉缩露。渐致宣露，断肉腐烂。永不附着齿根也"。《直指方》说："齿者，骨之所终，髓之所养，肾实主之。故肾衰则齿豁，精盛则齿坚，虚热则齿动力"。

若过食膏粱厚味，炙熄醇酒，以致胃肠积热，循经上蒸牙龈，复感风邪。致气血滞留，化热化火。热伤脉络则牙龈出血，热胜则肉腐。《医宗金鉴》说："此证牙龈宣肿，龈肉日渐腐颓，久则削缩，以致齿牙宣露，总由胃经客热积久，外受风邪，寒凉相搏而成。"

【临床诊断】

一、西医诊断

（一）临床表现

牙周炎的主要临床表现是牙龈炎症、出血、牙周袋形成、牙槽骨吸收、牙槽骨高度降低、牙齿松动移位、咀嚼无力，严重者牙齿可自行脱落或者导致牙齿的拔除。牙周病患者牙龈颜色暗红，由于水肿显得比较光亮不仅在刷牙时出现牙龈出血，有时在说话或咬硬物时也要出血，偶也可有自发出血。在炎症早期，轻探龈沟即可出血，探诊出血可作为诊断牙龈有无炎症的重要指标。正常情况下，健康牙龈的龈沟深度不超过2mm，超过2mm则为牙周袋。牙龈病可能会由于牙龈水肿出现"假性牙周袋"，使探诊深度超过2mm。而牙周炎患者，由于纤维变性破坏、结合上皮向根方增殖而形成"真性牙周袋"。牙周袋的形成说明炎症已从牙龈发展到牙周支持组织，使较深层的牙周组织感染，慢性破坏，脓性分泌物可以从牙周袋溢出。牙龈退缩也是牙周炎的症状之一，但患者常不易察觉。当龈退缩造成牙根面暴露时，患者对冷、热、甜、酸食物或机械性刺激都可能出现敏感的表现。早期的牙周炎牙齿不松动只有在慢性破坏性炎症发展到一定的程度，牙槽骨大部分吸收，牙周组织支持力量大为减弱时，才可以导致牙齿松动甚至脱落。

（二）分类

根据目前的情况，牙周病可概括为以下几种：①牙周炎症：由于局部刺激因素所引起的慢性炎症，包括缘龈炎及牙周炎，其本质为炎症性损害。②牙周变性：是牙周组织慢性、非炎性损害，其特点为患牙早期松动和移位，其本质为牙周组织特别是牙周纤维的变性损害。③牙周创伤：又称创伤性伤。是咬力超过了牙周组织所能支持的力量而引起的损害，其主要特点为牙槽骨的垂直吸收，牙周膜增宽，可有骨下袋形成，也可出现牙周炎症的一些症状。④牙周萎缩：即牙龈退缩、牙根暴露，它包含老年萎缩、早老性萎缩及废用萎缩等。在这几种牙周疾病中，发病率最高的为牙周炎症，牙周创伤次之，牙周变性则最少。

二、中医诊断

牙龈红肿作痛，牙缝渗血、溢脓、口有臭秽之味。日渐龈肉萎缩，齿根松动。

若胃火上蒸，可兼见口干喜饮，胃中嘈嘈易饥，大便干燥。牙缝出血量多，色鲜红，脓色黄。舌质红，苔黄，脉实有力。若肾虚精亏，虚火上炎，可兼见头晕目眩，耳鸣，五心烦热，腰痠，舌质微红，苔薄，脉细，尺脉尤甚。若气血亏损，可兼见面色灰而不华，牙缝出血不多，血色淡。头昏、眼花、全身乏力。舌质淡体胖嫩，脉沉细而无力。

早治及治疗正确，可以根治。但由于本病进展缓慢，早期常无自觉症状，可持续数年至几十年。直到出现明显的牙齿松动、流脓和急性牙周脓肿时，治疗已较困难，有的牙齿必须拔除，造成咀嚼器官丧失，而增加胃肠道的功能负担，再加上脓液被咽下，造成消化不良和溃疡病。细菌和组织分解物不断进入血液，可引起菌血症，甚至成为病灶，造成远隔脏器的病损，如关节炎、虹膜睫状体炎、肾炎等。牙周病至晚期如发生急性牙周脓肿可引起附近组织的感染和全身不适；还可引起逆行性牙髓炎。

【防未病】

一、防牙周病发生

（一）加强卫生宣传

提高劳动人民的口腔卫生意识，开展对不洁性龈炎的普及治疗。

（二）关键是控制和消除牙菌斑

目前最有效的方法是每天坚持正确刷牙，按摩牙龈，促进牙龈血液循环，增强牙龈组织的抗病能力。

1.刷牙　刷牙时控制牙菌斑、保持口腔清洁的重要自我保健方法.为保持口腔卫生情况，刷牙的频率应为每日最少2次，而每次刷牙时间应持续2～3分钟。

刷牙的目的在于清除牙面和牙间隙的菌斑、软垢与食物残屑，减少口腔细菌和其他有害物质，防止牙石的形成。同时通过刷牙给予牙周组织以适当的按摩刺激，促进牙龈组织的血液循环，从而增进牙周组织的新陈代谢，增强牙周组织对局部刺激的防御能力，维护牙龈的健康。但是，不当的刷牙方法不但无法达到清洁牙齿的目的.还可能引起软组织的损伤，造成牙龈萎缩以及牙体颈部楔状损伤。

巴斯刷牙法又称为水平颤动法，是一种有效且被广泛认可接受的正确刷牙方法。其要领为：手持刷柄，刷毛指向牙根方向，与牙齿长轴呈45°角，稍稍用力将刷毛压入龈沟，以短距离（2～3mm）水平颤动牙刷，勿使毛端离开龈沟，至少颤动4～6次；然后向牙冠方向转动，拂刷牙齿唇舌面，之后重新放置牙刷至下一组2～3颗牙齿，注意应与前一部位有重叠区域，重复之前动作直至全口牙齿刷完。刷咬合面时应将刷毛指向咬合面，稍用力作前后来回刷，注意上下左右区段均应刷到。

2.牙间隙清洁　因牙刷刷毛不能完全伸及牙间隙，而此处的牙龈是大多数牙龈炎的起始部位，所以去除牙间隙部位的牙菌斑对预防牙龈炎起着重要的作用。清洁牙间隙的工具主要包括牙签、牙线和牙间隙刷等等。

牙签是人们日常惯用的牙间隙清洁工具，但其易造成牙龈组织的萎缩和损伤，因而不提倡使用。

牙线是使用尼龙线、丝线或涤纶线制成的用来清洁牙齿临面的洁牙工具，对牙龈损伤较小，可作为日常清洁牙间隙的主要工具。牙线在应用时应截取30～40cm长，然后将两端分别缠绕在两手中指加以固定，之后再把牙线绷紧沿牙齿滑进牙间隙内，遇到自然的阻力为止，再将牙线绷贴紧牙齿表面，顺牙冠方向进行拉锯式动作。牙线的正确使用可以以降低牙齿邻面龋坏（龋齿）的发生以及预防牙龈炎，是牙间隙清洁的重要有效手段。

牙间隙刷状似小型的试管刷，为单束毛刷，用于消除难以自洁的牙面和牙间隙中的牙菌斑。当有牙齿排列不齐，口腔内有复杂的修复体情况时，牙间隙刷的效果会明显优于牙签或牙线。

3.漱口　漱口是生活中常用的口腔清洁方法。在无法刷牙的条件下，正确的漱口方式也可以消除口腔内的食物残渍和部分松动的软垢，但普通清水漱口不能代替刷牙，无法达到有效去除牙菌斑的目的。一些含有药物成分的漱口水可以于进食后进行使用，从而减少口腔内微生物的数量，抑制细菌的生长繁殖，还可以消除口臭，保持口气清新。

漱口时应将少量漱口液含入口内，紧闭嘴唇，上下牙齿稍微张开，使液体通过牙间隙区轻轻加压，然后鼓动两颊及唇部，使溶液能在口腔内充分接触牙齿、牙龈以及口腔黏膜表面，同时运动舌，使漱口水能自由地接触牙面和牙间隙区。利用水力前后左右，反复几次冲击滞留在口腔各处的碎屑和食物残渣，然后将漱口水吐出。若带有活动假牙应先取下假牙再进行含漱，同时需将假牙洗刷干净。

正确的自我口腔保健方法是维护人群口腔健康的重要手段。有效去除牙菌斑、保持口腔菌群平衡才能降低牙周病的发病率从而维护口腔健康。因而希望每个人都能意识到日常口腔保健的重要性，掌握正确的口腔保健方法，坚持正确的口腔清洁习惯，关爱并认真维护自身口腔健康。

（三）除去局部刺激因素

清洁牙齿和刮除牙周的牙石、牙垢，矫正不良修复体及矫治食物嵌塞，基本可治愈。

（四）补充含有丰富维生素 C 的食品

可调节牙周组织的营养，有利于牙周炎的康复。

（五）揩齿、叩齿

每天早晚用手指按摩牙槽 3～5 分钟，叩齿对合 30～50 下。可促进牙周组织及根尖组织的血液循环，增强牙周组织的抗病能力。

（六）老年人自身疾病转化特点，更应定期专业检查

牙周病与疾病会相互影响，如牙周感染很可能是某些重要的系统性疾病或异常状况导致，包括心脑血管疾病、糖尿病、急慢性呼吸道感染、肥胖和类风湿关节炎等。

有许多全身疾病早期会出现口腔症状，如白血病等血液病表现为牙龈充血肿胀、自发出血；艾滋病表现为口腔假丝酵母菌（念珠菌）感染、牙龈线性红斑；系统性红斑狼疮表现为口腔内有白色条纹、红色糜烂面等。患者可通过口腔健康检查，早期发现全身系统性疾病。

老年人了解上述情况后，关注自己牙周健康，定期专业检查。

二、已知牙周病防进展

（一）关注易患牙周病的高危人群

通常有四类人是易患牙周病的"高危人群"。一是中老年人，原因是随着人体的老化，脑垂体某些生长激素分泌减少或停止，会造成牙龈的营养不良，发生牙龈萎缩生理退化现象。二是压力大、易焦虑的人群。人们在受到较大压力的时候，会释放出一种皮质醇激素，增加牙龈和腭骨的受到细菌毒素破坏的速度，引起牙周疾病，或加重病情。三是唾液偏碱性的人。这类人群因碱性唾液中含钙离子较多，很容易钙化形成牙结石。四是个性急躁的人。性急的人刷牙时即快又太用力，容易造成牙肉受力部分发生萎缩病变，从而引发牙周病。

（二）牙周病发病后坚持正规化治疗，选择口腔医院（诊所）至关重要

口腔医院（诊所）有区分：

专业的口腔医院 硬件齐全，先进的检查治疗设备应有尽有，专业技术人员与专家云集。一般而言，专业的口腔医院分科比较细，如治牙、拔牙、镶牙等都有相应专业医生分类负责，技术都比较精湛。

综合性医院的口腔科 除了具备专业口腔医院的技术之外，这些医院的口腔科还有其他科的强大后盾，如果涉及全身综合性的治疗时，优势明显。因此，如果牙齿不好，同时还有其他的全身疾病，例如心脏病、高血压、糖尿病，需要拔牙时，可以到综合性医院的

口腔科。万一出现什么问题，如拔牙过程中心脏病发作，可以立刻转到内科，让您得到最及时的治疗。

一般口腔诊所或连锁的口腔诊所 这些诊所一般根据其自身的专业特点或医生资质，分别开展治牙、拔牙、镶牙等。

如何识别"牙科黑诊所"？

"牙科黑诊所"主要是指一些机构没有取得《医疗机构执业许可证》、人员无执业医师资质证书，或者借用别人资质但其本身未取得相应的资质等情况。

卫生计生监督机构提醒广大市民，一定要选择具备执业资质的医疗机构进行口腔保健和治疗，才能保证好的医疗质量和严格的感染控制，确保自身的健康利益得到有效保障。千万不能"病急乱投医"，找那些无资质的"牙科黑诊所"看病，特别不能去集市、农贸市场的地摊看牙病。这些场所对口腔器械不消毒，或者用开水烫一下、酒精棉球擦一擦，达不到消毒灭菌的要求，很容易传染疾病，而且这些场所的人根本就不是医生，是纯粹的"江湖郎中"。

【治已病】

一、西医治疗

（一）基础治疗

需进行牙周基础治疗，如洁治、刮治、根面平整等。需进行牙周手术治疗，并配合药物治疗。经过上述治疗后，大多数患者的牙周炎症可得到消除，松动的牙齿得以稳固，患者的咀嚼功能未受到明显影响。但是仍然会有部分患者因为牙槽骨炎性吸收破坏、牙齿支持能力下降而无法承担正常的咀嚼压力，出现牙颌创伤，在临床上表现为牙齿松动、移位、咀嚼无力及不适等，严重时牙齿可自行脱落或导致牙齿拔除。一旦出现上述问题，需采用牙周炎修复治疗。

（二）修复治疗

修复治疗成为牙周炎综合治疗的重要组成部分。牙周炎的修复治疗是在牙周基础治疗上，通过修复学的方法来改善患牙的松动、移位及咀嚼无力等症状。主要包括调颌、正畸疗法和牙周夹板固定等。

1. 固定义齿修复 固定义齿是利用缺牙间隙两端或一端的天然牙作为基牙，在基牙上制作义齿的固位体，并与人工牙连接成为一个整体，通过黏固剂将义齿固定在基牙上。牙齿缺失数较少且遗留牙条件好的老人，适合做此种修复。固定修复一般需要2次即可完成。第一次进行牙齿预备和制取模型；第二次进行试戴并固定。修复体完成一般需1周。

2. 可摘局部义齿修复 可摘局部义齿是利用天然牙和基托覆盖的黏膜及骨组织作支持，依靠义齿的卡环和基托的固位作用，用人工牙恢复缺失牙的形态和功能。牙齿缺失数目多或遗留牙条件差的老人，适合做此种修复。可摘局部义齿一般需3次或4次完成。第一次是牙齿预备和取模型；第二次是确定上下颌的距离；第三次是试排牙；第四次则是义齿的初戴。义齿初戴后一般还需要修改1次或2次；修复体完成需要的时间一般为2~3周。

3. 全口义齿修复 全口义齿是采用人工材料替代缺失的上颌或下颌完整牙列及相关组织的可摘义齿修复体。当老年患者口中已没有遗留牙，则适合做全口义齿。全口义齿的完成需4次或5次：第一次是制取模型；第二次确定上下颌的距离；第三次试排牙；第四次则是初戴。义齿初戴后一般还需修改2次或3次。修复体完成需要的时间相对较长一些，一般为3～4周。

4.种植义齿修复 种植牙是将纯钛金属制造成类似牙根的圆柱体或其他形状，以外科小手术的方式植入缺牙区的牙槽骨内，经过1～3个月，当人工牙根与牙槽骨密合后，再在人工牙根上制作修复体。若老年人身体素质较好、牙槽骨条件良好且能接收昂贵的修复费用的话，种植义齿是老年人牙齿缺失修复的首选。种植义齿修复完成，需要的时间一般为6个月。

5.其他修复 "固定—活动"联合修复是将修复体的一部分固定在基牙上，而另一部分与可摘义齿相连，两者之间靠摩擦力、弹簧力、扣锁力等机械形式或磁性固位体的吸力产生固位。覆盖义齿是指将义齿的基托覆盖在遗留牙的牙根或牙冠上的一种全口义齿或可摘局部义齿。

二、中医治疗

（一）中药辨证论治

1.胃火上蒸证

治法：宜清热泻火、消肿止痛。

方药：清胃汤。常用药物如：生地黄、丹皮、黄连、当归、升麻、银花、连翘、山栀炭、茜草炭等。

2.肾精亏损证

治法：宜滋阴降火。

方药：六味地黄汤合玉女煎加减化裁。常用药物如：石膏，熟地，麦冬，知母，牛膝，山药，萸肉，茯苓，丹皮，旱莲草，黄柏。

3.气血不足证

治法：宜调补气血，养髓固齿。

方药：可用八珍汤或十全大补汤加减。常用药物如：党参，黄芪，焦白术，全当归，赤白芍，熟地黄，川芎，制黄精，生首乌，制狗脊，补骨脂等。

（二）外治

1.均可用漱口方含漱，以局部保持清洁。

2.均可外搽锡类散或青吹口散。

（三）辅助治疗

1.行洁治术和刮除术去除牙石 再在牙周袋内敷腐蚀收敛性强的药物如复方碘液、碘酚合剂、碘化钾晶体、溶脓素等。

2.消除创伤 固定松动的牙齿。

3.牙周袋手术 可行牙周袋深部刮治术和龈片翻治术。

4.拔除不能保留的牙齿。

5.自身保护 患者必须坚持用正确的方法刷牙和牙龈按摩。

【法医学鉴定】

损伤与牙周病的法医学鉴定实例资料如下：

检案摘要

摘自鉴定协议书：2016年3月28日1时许，胡某（男性，60岁）在某医院1号楼遭人拳击面部致伤。

检验过程

（一）检验方法

遵循医学科学原理和法医损伤学理论与技术，详细审查、摘抄鉴定材料，按照《法医临床检验规范》(SF/2 JD0103003-2011）对被鉴定人进行体格检查。

（二）适用标准

人体损伤程度鉴定标准

（三）资料摘录

某市公安局验伤通知书、某眼耳鼻喉科医院门急诊就医记录册综合摘录：

2016年3月28日，验伤者自述：上前牙外伤。

检验情况：上唇黏膜可见2处裂口，无活动性出血。$^1+^1$脱位完全，牙槽窝内血凝块充盈，未见活动性出血；$+^2$近Ⅲ°松动，叩（++），龈沟内稍有溢血。

牙片示：$^1+^1$牙槽窝内空虚，$+^2$仅根尖1/3有牙槽骨，未见明显根折线。

检验结论：上唇挫裂伤、$^1+^1$牙脱位（完全性），$+^2$牙震荡、牙周炎。

（四）体格检查

步入检查室。神清，对答切题，查体合作。诉被他人打掉两颗门牙、松动一颗。目前仍感伤处疼痛。检见颅神经（一）。$^1+^1$全牙缺失，牙槽窝内见血凝块充盈，$+^2$Ⅱ°松动，叩痛(+)。上唇黏膜局部破、员、渗血、肿胀，下唇肿胀、瘀紫。7765441＋556677陈旧性缺失，余残留牙根大部分裸露，牙龈明显萎缩。

（五）阅片所见

2016年3月28日，耳鼻喉科医院口腔全景X片1张，示：$^1+^1$牙槽窝内空虚，$+^2$仅根尖1/3有牙槽骨，未见明显根折线；牙槽骨明显吸收。

分析说明

根据案情、鉴定材料及体检所见，分析认为：

被鉴定人胡遭受外力作用致伤。验伤通知书检验结论为"上唇挫裂伤、$^1+^1$牙脱位（完全性），$+^2$牙震荡、牙周炎"。现检见$^1+^1$全牙缺失，牙槽窝内见血凝块充盈，$+^2$Ⅱ°松动，叩痛（+）。上唇黏膜局部破损、渗血、肿胀. 下唇肿胀、瘀紫。7765441＋556677陈旧性缺失，余残留牙根大部分裸露，牙龈明显萎缩。阅影像学摄片显示$^1+^1$牙槽窝内空虚，$+^2$仅根尖1/3有牙槽骨，未见明显根折线；牙槽骨明显吸收。综合分析认为胡某有牙周疾患，本次遭受外力作用后牙齿脱落2颗，其后果是疾患与外伤共同作用所致。依照《人体损伤程度鉴定标准》总则第4.3.2）条、比照第5.2.4 q条之规定，上述损伤已达轻微伤范围之内。依照《人体损伤程度鉴定标准》第5.2.5j条之规定，口腔黏膜破损已达轻微伤范围之内。

鉴定意见

被鉴定人胡某原有牙周疾病，本次遭受外力作用后牙齿脱落 2 枚，系外伤与牙周疾病共同作用结果，构成轻微伤。被鉴定人胡某遭受外力作用致口腔黏膜破损，构成轻微伤。

第九章 皮肤性病

第一节 带状疱疹

【概述】

由疱疹病毒中的水痘－带状疱疹病毒感染引起，该病毒具有亲神经特性，初次感染后可长期潜伏于脊髓神经后根神经节内，当宿主免疫功能减退时，病毒活跃引起发病。

水痘－带状疱疹病毒（varicellazoster virus, VZV）属 DNA 病毒，为嗜神经性病毒。水痘和带状疱疹在临床上是不同的两个病，但由同一种病毒所致。原发感染后大约 70% 的人在临床上为水痘，约 30% 的人为隐性感染，感染后成为带病毒者。VZV 可长期存在于脊神经后根节细胞中．当机体免疫功能降低时如上呼吸道感染、劳累过度、精神创伤、恶性肿瘤如白血病、淋巴瘤大手术后可以诱发本病。此外 VZV 激发并引起局部神经节发炎、坏死、VZV 其周围神经转移到支配区域的皮肤而发病。本病可引起终身免疫，罕见复发。

机体遭受各种创伤如外伤。烧伤打击后，抵抗力及免疫力下降，此时隐匿在身体内部VZV 病毒发生继发，并引起带状疱疹。

中医学认为，带状疱疹属于医学中的蛇吊症，缠腰、火丹、火带症、蛇丹。

带状疱疹的发病原因主要在于正气不足，外感毒邪，稽留体内，与气血搏结，阻于经络，滞于脏腑，使气机运行受阻，经络阻塞不通，而发生剧烈疼痛。余毒邪气羁留、气血经络阻隔为病机关键。

带状疱疹后遗神经痛的发生，大多为发病后治疗不及时，或误治、失治，病机为湿热余毒未尽，日久化热生毒，淤阻络脉，而脏腑组织代谢废物不能通过络脉排出，毒素积蓄更加损伤络脉。再者，患者正气不足、气血失和。阴阳失调，以及自身免疫力低下亦是带状疱疹后遗神经痛发生的重要因素。

【临床诊断】

一、西医诊断

（一）临床表现

1.常见损害为在红斑上出现成群丘疹及水疱。损害沿一侧周围神经分布，呈带状排列。可有发热、患部附近淋巴结肿大。

2.神经痛为本病的特征之一，可在发疹前或伴随皮疹出现。中老年患者于损害消失后可遗留神经痛。

3.病程 2 ~ 4 周。愈后一般不复发。

4.三叉神经受累时可合并角膜炎、结膜炎，甚至全眼炎。

5.老年体弱或免疫功能低下者，病程较长，皮损可出现血疱、大疱甚至坏死，并可泛发。皮疹消退后常遗留神经痛。

6.病损累及膝状神经节可影响运动及感觉神经纤维，可引起面瘫、耳痛及外耳道疱疹三联征。

7.不全型或顿挫型带状疱疹可以仅出现红斑、丘疹而不发生水疱，或只发生神经痛而不出现任何皮损。

（二）辅助检查

组织病理表现为表皮棘层细胞有气球状变性，核内含嗜酸性包涵体，表皮内单房或多房性水疱。真皮有围管性炎性细胞浸润，以中性粒细胞、淋巴细胞为主。

二、中医诊断

症状分类如下：

（一）肝胆湿热证

主症：皮损鲜红，疱壁紧张，灼热刺痛，口苦咽干，烦躁易怒，大便干或大便溏，小便黄赤，舌质红，舌苔薄黄或黄厚，脉弦滑数。

（二）脾虚湿蕴证

主症：皮损颜色较淡，疱壁松弛，伴疼痛，口不渴，食少腹胀，大便时溏，舌质淡，苔白或白腻，脉沉缓或滑。

（三）气滞血瘀证常见于后遗神经痛期

主症：皮疹消退后局部疼痛不止，拒按，大便干，睡眠差，舌质暗、有瘀斑，苔白，脉弦细。

【防未病】

一、防控带状疱疹

带状疱疹主要因感染水痘－带状疱疹病毒而引起，当机体的免疫力低下时，病毒被激活并大量复制，沿下行的感觉神经向皮肤扩散而引起带状疱疹，因此须加强预防。首先要做到生活规律，心理平衡，坚持户外活动，饮食科学搭配，避免感染，接种水痘疫苗增强身体免疫力；其次，得了带状疱疹，要及时就诊，接受正规和综合治疗，切莫延误和治疗不彻底。同时应进食易消化的食物，少吃或不吃油腻食物，注意补充水分；不要摩擦患处，保持疱疹皮肤清洁，预防继发感染，避免水疱破裂形成溃疡，加大治疗和愈合难度。

二、防治带状疱疹后遗神经痛

据统计，10% ~ 20%的带状疱疹患者最终会发生带状疱疹后遗神经痛，并且随年龄增长而增加。

带状疱疹后遗神经痛是典型的慢性疼痛性疾病，疼痛呈针刺样、电击样、撕裂样、阵发性加剧。皮肤不能触碰，即使轻轻用棉花球擦拭，也可诱发剧烈的疼痛，医学上称为"疼痛过敏"。有些患者还有痛觉、温度觉和触觉等感觉减退现象，如麻木、蚁走感等。轻者疼痛日夜不止，可使患者出现恐惧感、失眠、焦虑等心理变化，严重降低日活质量；重则痛不欲生，饱受煎熬。高龄、带状疱疹时皮损严重、发疱时疼痛较重的患者在皮疹消退后，患后遗神经痛的可能性较大。

1.药物治疗的基础上，CT引导下脊髓神经介入治疗　分别选用介入神经消炎镇痛术、神经脉冲射频术、经皮隧道硬膜外腔置管注药治疗以及病变神经毁损术。

2.药物治疗配合高压氧治疗方法在高压下吸氧，有助改善患者受损神经缺氧状态，促进神经组织炎性水肿消退和神经变性及坏死减缓；同时，调整机体免疫功能，抑制病毒的繁殖，从而减轻其对神经细胞的破坏。

此外，高压氧还能促进麻痹血管弹性的恢复，改善微循环，加快神经组织水肿的吸收，从而减轻急性带状疱疹所引起的神经痛。

【治已病】

一、西医治疗

（一）治疗原则

以抗病毒、消炎去痛、防止继发感冒为原则。

（二）一般治疗

饮食宜清淡，多吃新鲜蔬菜和水果，不宜食肥甘厚味、辛辣食品，忌食海鲜发物，禁烟酒，保持大便通畅。保证充足睡眠，适当加强体育锻炼，增强机体抗病能力，注意防寒保暖。保持良好的精神状态，情绪开朗、心气调和，忌恼怒。

（三）全身治疗

1.抗病毒剂 一般用阿昔洛韦口服或静脉滴注，也可选用伐昔洛韦或泛昔洛韦等。阿昔洛韦静脉滴注时须注意点滴速度不得过快，每次点滴应维持 1 ~ 2 小时。对肾功能不全者应减少用量。

2.止痛药及神经营养剂等 可用维生素 B_1、B_{12} 等。

3.免疫调节剂 病情较重或体弱者可试用干扰素或丙种球蛋白等。

（四）局部治疗

以干燥、消炎为主，可外搽炉甘石洗剂，外用抗病毒药物如阿昔洛韦或贲昔洛韦软膏，酞丁胺搽剂或软膏，继发细菌感染时外用抗生素软膏。

（五）物理治疗

氦氖激光照射、紫外线照射及频谱电疗等均有一定的消炎、止痛效果。

二、中医治疗

（一）中药辨证论治

1.肝胆湿热证

治法：清利湿热，解毒止痛

方剂药：龙胆泻肝汤出自《医方集解》加减。

药方：龙胆草、栀子、黄芩、生地黄、大青叶、生甘草、泽泻、延胡索、车前子、柴胡、当归、牡丹皮、白茅根。

2.脾虚湿证

治法：健脾利湿，佐以解毒。

方剂药：除湿胃苓汤出自《外科正宗》加减。

推荐处方：白术、厚朴、炒薏苡仁、陈皮、茯苓、板蓝根、延胡索、车前子、泽泻、生甘草。

3.气滞血瘀证常见于后遗神经痛期

治法：行气活血，消除余毒。

方剂药：活血散瘀汤出自《外壳正宗》加减。

推荐处方：鸡血藤、鬼箭羽、红花、桃仁、延胡索、川楝子、木香、陈皮、丝瓜络、忍冬藤、全蝎、地龙、大黄、黄芩、板蓝根、白芍、当归、生牡蛎、首乌藤。

（二）中成药

1.龙胆泻肝丸　适用于肝经实火或湿热证。一次6～9粒，一日2次。

2.板蓝根颗粒　功效：清热解毒，凉血利咽，适用于带状疱疹较轻者。一次6～10克，一日3次或4次。

3.血府逐瘀口服液　由桃仁、红花、当归、川芎、地黄、赤芍、牛膝、柴胡、枳壳、桔梗、甘草组成。功效活血化瘀，行气止痛，适用于气滞血瘀型带状疱疹及其后遗神经痛。一次10毫升，一日3次。

4.活血止痛胶囊　由当归、三七、乳香、冰片、土鳖虫、自然铜等组成。功效：活血散瘀止痛，适用于瘀血阻络证。一次2粒或3粒，一日2次。

（三）经验方

治疗应以扶助正气为主，辅以清除余毒，理气化瘀通络。在总结临床经验基础上，徐小云形成祛风活血止痛内治1号、2号方。

1.疱疹1号方　由紫苏或荆芥、桑叶、板蓝根、忍冬藤、葛根、当归、赤芍、川芎等组成，有祛风、解毒、养血功效。适合初期形寒发热一侧出现丘疱疹且肤红呈带状分布，并伴部分皮肤阵发性、痉挛性疼痛的患者。

2.疱疹2号方　由羌活、独活、槲寄生、络石藤、鸡血藤、首乌藤、川芎、当归、茯苓、炒白术、炒白芍、川楝子、延胡索等组成，有养血活血之功效。适合后期有局部皮肤丘疱疹消退，但疼痛仍在，甚至皮肤奇痒难忍的患者。

（四）针灸治疗

针灸治疗带状疱疹镇痛效果明显，一般在1～3次治疗后，即会有显著的改善。部分患者常在皮损消退后遗留后遗神经痛。故针灸治疗带状疱疹疗程需长些，尤其是老年人，在疱疹结痂后要针灸1个或2个疗程，对于缩短病程、缓解疼痛、预防后遗神经痛的发生，提高生活质量尤为重要。多以局部疱疹区为主，结合循经取穴和辨证取穴。主穴：局部阿是穴、相应夹脊穴、合谷。配穴：肝胆湿热加阳陵泉、足临泣、行间、太冲、血海；脾虚湿蕴加阴陵泉、三阴交、足三里、曲池、血海；气滞血瘀加血海、膈俞、委中。耳针穴位：肺、神门、皮质下、三焦、交感。

操作：毫针刺，平补平泻或补泻兼施法。在皮损处围刺，在疱疹带的头、尾各刺1针，两旁则根据疱疹带的大小选取穴位，得气后可接脉冲电针治疗仪2对或3对，连续波，强度以局部肌肉轻微收缩为度。疱疹区可配合相应的灸法。也可用三棱针刺络放血，沿疱疹周围点刺，或龙头、龙尾点刺放血。耳穴毫针中刺激，两耳交替。

（五）其他中医治疗

1.火罐疗法　采用闪火法，先在皮损两端吸拔，接着沿带状分布，将罐依次拔在疱疹密集簇拥之处。留罐时间以拔出水疱、瘀血汁沫为度，拔罐后外涂聚维酮碘。

2.其他　选用红外线照射、氦氖激光、磁疗等疗法治疗。

【法医学鉴定】

损伤与带状疱疹的法医学鉴定如下：

带状疱疹是由水痘带状疱疹病毒引起，是发病的根本原因，常在机体抵抗力下降时引起发病。有带状疱疹发生在外伤之后，两者在时间间隔上密切，外伤只是作为诱发因素，由于造成机体抵抗力低下的原因较多，如疲劳、着凉、营养不良、外伤、应激以及罹患各种急、慢性疾病等，因此，诱发本病的诱因可能不止一种。在鉴定中应予以鉴别，判定两者之间不存在直接因果关系。由于本病为自限性、预后较好，因此不做伤情评定。

第二节 艾滋病

【概述】

艾滋病（AIDS）是由人类免疫缺陷病毒 HIV 引起的全身传播性疾病。HIV 进入体内后，其包膜糖蛋白 gp120 与 CD4$^+$ 细胞（主要为辅助 T 细胞，还有巨噬细胞、Langerhans 细胞等）表面的 CD4 分子相结合，通过靶细胞的内吞作用和 gp41 介导的融化作用促使 HIV 进入靶细胞。在细胞核内，反转录酶以病毒 RNA 为模板转入 DNA，合成双链 DNA 后整合到宿主细胞 DNA 中，此后有两种归宿：一是以病毒的 DNA 为模板转录、翻译、生成病毒 DNA 和病毒蛋白质，然后装配成新的病毒颗粒，再以芽生方式从细胞中释出新的 HIV，细胞最后死亡；另一种是病毒 DNA 序列被感染细胞及其子代细胞终身携带，成为前病毒，进入潜伏期，一旦受到其他微生物或某些化学制剂的刺激而激活，即可大量复制，使细胞死亡。

HIV 在繁殖过程中、不断杀伤宿主细胞，使 CD4$^+$T 细胞数目减少，单核吞噬细胞、B 细胞、CD8$^+$T 细胞和 NK 细胞等发生损伤，造成免疫功能缺陷，导致机体发生机会性感染和肿瘤。

艾滋病是在 20 世纪 60～80 年代进入人们视线的。1969 年一位叫罗伯特的美国人，得了一种奇怪的疾病，他多方求医，终因不知为何病、无法医治而死亡，人们把他的部分组织保存起来。1980 年 6 月，美国名叫盖尔坦的同性恋者，被诊断为卡波西肉瘤，不久就死去了。接着他的两个同性恋伙伴以及一批同性恋者相继发生了该病。此病之严重，引起了学术界高度关注。

使专家们惊奇的是，这种被称为"男性同性恋者免疫缺陷症"的疾病，除了男性同性恋会患上之外，异性恋者、吸毒者、儿童及血友病患者也会患上。1981 年 6 月 5 日，美国疾病预防控制中心在《发病率与死亡率周刊》上登载了 5 例艾滋病患者的病例报告，这是世界上第一次关于艾滋病的正式记载。这一病种的名字显然与事实不符。根据这一情况，学者们于 1982 年更改了这一病种的命名，称为"获得性免疫缺陷综合征"，即"AIDS"。根据其音译和意译的双重含意，我国把它称为"艾滋病"。

不久以后，艾滋病迅速蔓延到各大洲。1985 年，一位到中国旅游的外籍人士患病入住北京协和医院后很快死亡，后被证实死于艾滋病，这是我国第一次发现艾滋病病例。

科学界普遍认为，艾滋病若要寻根溯源，要推至 18 世纪至 19 世纪中非热带雨林地区的灵长类动物的体内。据科学家取样分析，在 200 只中非绿猴中，竟有 70% 带有类似艾滋病的病原体。由于绿猴具有健全的免疫系统和较强的免疫能力，因而它们能带病毒而安然无恙。当地非洲人有吃猴的习惯。可能当地人在杀猴之时，因接触猴血而受传染，或者在饲养和捕捉猴子时遭到咬抓造成皮肤损伤，使这种病原体乘机钻入了体内。以后大约在 20 世纪 60 年代，这种艾滋病逐渐通过加勒比海地区传入美国东部，进而传入欧洲和亚洲，在全世界广泛蔓延。

艾滋病患者与 HIV 感染者是本病的传染源，其传播途径主要有：

1.性接触传播 包括同性之间或异性之间的性接触。潜伏期8~9年发病。

2.经血液传播 包括输血、输入血液制品；接受器官移植；与静脉药瘾者共同注射器或被HIV污染的针头刺伤皮肤等。

3.母婴传播 也称围产期传播，即感染HIV的母亲通过胎盘、产道、产后母乳喂养等途径传染新生儿。

目前尚未发现HIV可以通过呼吸道、食物、汗液、泪液、昆虫叮咬、握手、共用游泳池等途径传播的证据。

根据临床表现和并发症，可分以下三期：

1.急性期

通常发生在初次感染HIV后1~2周，临床表现有发热、头痛、乏力、咽痛、全身不适等症状，脑膜脑炎或急性多发性神经炎，颈、腋及枕部有肿大淋巴结，类似传染性单核细胞增多症表现，皮疹、肝脾肿大。持续1~2周后缓解。部分患者有白细胞和血小板减少。

2.无症状HIV感染期

常无任何症状。亦可有全身淋巴结肿大，一般只是在性伴侣发现后检查而确诊。此期持续时间一般为6~8年，时间的长短与感染病毒的数量、型别、感染途径、个体差异有关。

3.AIDS期

此期为感染最终阶段，CD4$^+$T细胞明显下降<200/mm^3，血浆病毒载量显著增高。临床表现常无突出症状，如有原因不明的持续不规则低热>1个月；原因不明的持续全身淋巴结肿大淋巴结直径>1cm；3个月内体重下降>10%。

艾滋病期的临床表现无特征，呈多样化，主要有各种并发症，如口腔、食管或支气管白假丝酵母菌白念珠菌感染、卡氏肺孢子虫病、巨细胞病毒CMV感染、弓形虫脑病、隐球菌脑膜炎、真菌感染、败血症、反复发生的细菌和真菌性肺炎、皮肤带状疱疹、皮肤黏膜或内脏的kaposi肉瘤、尖锐湿疣、淋巴瘤、活动性结核病或非结核分枝杆菌病、反复发作的疱疹病毒感染、CMV视网膜炎等。中青年患者可出现痴呆症。

中医学认为，艾滋病是一种新发疫病，其致病病因为"艾毒"，属于中医"疫毒"范畴。艾毒兼具疫、湿、热、毒等特性，以湿热为主。艾滋病病毒由破损的皮肤侵入血络，渐进性损伤人体元气，导致多脏虚弱，气化失常，继发痰饮、淤血等病理产物，终致变证丛生、元气耗竭、阴阳离决。临床虚实夹杂、正虚邪甚之证。

【临床诊断】

一、西医诊断

临床诊断标准如下：

（一）诊断原则

HIV/AIDS的诊断需结合流行病学史包括不安全性生活史、静脉注射毒品史、输入未经抗HIV抗体检测的血液或血液制品、HIV抗体阳性者配偶及所生子女或有职业暴露史等、临床表现和实验室检查等进行综合分析，慎重作出诊断。诊断HIV/AIDS必须是HIV抗体阳性经确认试验证实，而HIV RNA和P24抗原的检测有助于HIV/AIDS的诊断，尤其是能缩短抗体"窗口期"和帮助早期诊断新生儿的HIV感染。

1.急性期　诊断标准：患者近期内有流行病学史和临床表现，实验室检查 HIV 抗体由阴性转为阳性；或仅实验室检查 HIV 抗体由阴性转为阳性。

2.无症状期　诊断标准：有流行病学史，HIV 抗体阳性，或仅 HIV 抗体阳性。

3.艾滋病期　诊断标准：有流行病学史，HIV 抗体阳性，加上下述各项中的任何一项；或 HIV 抗体阳性，CD4$^+$T 细胞数 < 200 / mm^3。

1）原因不明的 38℃以上持续不规则发热 > 1 个月。

2）慢性腹泻次数多于 3 次 / d，> 1 个月。

3）6 个月之内体重下降 10% 以上。

4）反复发作的口腔白念珠菌感染。

5）反复发作的单纯疱疹病毒感染或带状疱疹病毒感染。

6）肺孢子菌肺炎。

7）反复发作的细菌性肺炎。

8）活动性结核或非结核分枝杆菌病。

9）深部真菌感染。

10）中枢神经系统占位性病变。

11）中青年人出现痴呆。

12）活动性巨细胞病毒感染。

13）弓型虫病。

14）真菌感染。

15）反复发生的败血病。

16）卡波西肉瘤。

17）淋巴瘤。

（二）实验诊断

1.HIV 感染及艾滋病的诊断　HIV 抗体检测是 HIV 感染的诊断依据。HIV 抗体筛查试验呈阴性反应或经确证试验后为阴性反应，即报告 HIV 抗体阴性，见于未感染 HIV 的个体。值得注意的是，HIV 进入人体后，需要经过一段时间才会产生 HIV 抗体，在此期间抗体检测呈阴性，称为"窗口期"，此期病毒水平高，具传染性。P24 抗原或病毒载量检测可用于"窗口期"的辅助诊断，阳性结果提示感染的可能性大，但不能单独用于 HIV 感染的诊断。

HIV 抗体确证试验结果阳性，见于 HIV 感染者。确证试验结果为"HIV 抗体不确定"，可能为非特异性反应或"窗口期"样品，需对受检者进行随访，每 4 周 1 次，连续 2 次仍呈不确定或阴性反应则为 HIV 抗体阴性，如在此期间确证实验结果符合阳性判定标准则为 HIV 抗体阳性。

HIV 感染后，随疾病进展 CD4$^+$T 细胞数量小于 200 / mm^3 或临床出现艾滋病指征性疾病，可诊断为艾滋病。

2.HIV 感染的疾病进展监测　HIV 感染后，不经抗病毒治疗一般 8 ~ 10 年进入艾滋病期。未接受抗病毒治疗的 HIV 感染者，定期检测 CD4$^+$T 淋巴细胞及病毒载量，以监测疾病进展及判断是否需要治疗等。进行抗病毒治疗前，有条件可进行耐药性检测，以选择合适的抗病毒药物，取得最佳治疗效果。

3.抗病毒治疗及疗效观察 HIV 感染者是否需要抗病毒治疗，需结合临床及实验室检测综合判断，主要对照 CD4$^+$T 细胞数量及 HIV 病毒载量等结果，如 CD4$^+$T 细胞数量小于350/mm^3 或出现艾滋病指征性疾病，建议接受抗病毒治疗，治疗后定期监测上述指标。成功的抗病毒治疗 HIV 病毒载量 4 周内应下降 1 个对数级以上，4 ~ 6 个月内降至检测不出水平，CD4$^+$T 细胞数量逐渐上升。临床怀疑出现耐药或需改变治疗方案时，可进行耐药性检测，为药物调整等提供参考。

二、中医诊断

症候分类

（一）急性感染期

风热郁卫证 主症：发热微恶风寒，咽红肿痛，口微渴，或头痛身痛，咳嗽，少汗，大便干或正常，或鼻流黄涕、汗出热不解，可见肌肤红疹。舌边尖红，苔薄白欠润或薄黄，脉浮数。

（二）慢性进展期

1.实证

1）湿热内蕴证 主症：纳呆，便溏不爽，头晕昏沉，胸闷，口渴不多饮，口黏，肢困，小便黄，女子带下黏稠味臭。舌质红，苔厚腻、或黄腻、或黄白相兼，脉濡数或滑数。

2）湿热蕴毒证 主症：手足、耳鼻口咽、头面、阴部等初疱疮或红肿烂、瘙痒流水，或兼发热，烦渴，喜冷饮，溲赤便秘，甚则神斑疹，小便闭涩。舌红苔黄腻，脉濡数或滑数等。

3）肝郁气滞证 主症：平素性格内向，情感脆弱，得知感染艾滋病病毒后，更焦虑恐惧，情志抑郁，善叹息，胸胁或少腹胀满串通，失眠梦，心烦急躁，不能控制自己的情绪，甚至产生轻生念头，女子可见乳房胀痛，痛经，月经不调，甚则闭经，乳房结块，颈项瘰疬。舌苔薄白，脉弦。

2.虚证

1）肺脾气虚证 主症：少气懒言，身困乏力，动则气喘或咳喘日久，食少脘胀或便溏，咳声低微，痰白而稀，自汗，易感冒，神疲，肢困，面白无华，甚至面浮肢肿。舌淡或伴淡胖友齿痕，苔白或白滑，脉虚弱或沉细。

2）气血亏虚证 主症：面色淡白或萎黄，身疲倦怠，乏力自汗，头晕目眩，少气懒言，易患感冒，心悸失眠，肢体麻木，唇甲色淡，月经量少色淡，延期或闭经。舌淡而嫩，脉细弱。

3）脾肾阳虚证 主症：腹部冷痛，久泻久痢，完谷不化，神疲腰酸，形寒肢冷，面浮肢肿，或面色灰暗或黧黑，小便量少或清长，男子阳痿遗精或早泻或不育，妇女带下清稀或宫寒不孕。舌质淡或淡暗，舌体胖边有齿痕，苔白或滑或灰黑而滑，脉沉迟而弱。

4）气阴两虚证 主症：少气懒言，神疲，乏力，头晕，汗出，动则加剧；失眠多梦，口干咽燥，五心烦热；或见干咳少痰，腰膝酸软。舌瘦小质干，色淡苔少，脉虚细数无力。

（三）典型发病期

本病进入该期，机体元气虚衰，湿、热、痰、淤诸毒互结，虚实错杂。热毒内蕴、痰热壅肺，或肺肾两虚、气阴衰竭，或气虚血瘀、邪毒壅滞，或气郁痰阻、瘀血内停，或脾肾亏虚、湿邪阻滞，或元气虚衰、肾阴亏涸，甚则以上诸证交错，变证丛生，已属晚期，病入膏肓。

【防未病】

一、防艾滋病发生

目前已了解艾滋病是由感染了人类免疫缺陷病毒 HIV 而引起发病，并通过性接触、污染的血液及血液制品、污染的注射器和针头、以及母亲传给婴儿等途径传播。在预防措施上应注意以下几方面：

1.普及艾滋病的知识，做好宣传工作，使群众了解本病的原因、流行情况及预防措施，对本病有正确的认识。

2.树立健康性观念，避免性乱交，特别要防止与艾滋病患者发生性接触，包括同性与异性间的性接触。

3.禁止共用注射器和针头，避免造成相互感染。

4.对供血、器官、组织及精液者应进行艾滋病 HIV 抗体检查。

5.避免应用污染的血液及血制品，禁止血制品进口。

6.注射隔离消毒、避免医源性感染，医护人员应穿隔离衣、戴手套，防止患者使用过的针头和医疗器械刺伤皮肤。避免和患者的血液、体液、污染物直接接触，如被污染应立即彻底清洗和使用 1:10 漂白粉消毒。

7.患者的衣物及物品可用漂白粉消毒，患者尸体需用塑料袋封包火化。患者的分泌物和排泄物及废物品都需装入密封的塑料袋内处理或烧毁。

8.加强国境卫生检疫工作，特别对艾滋病高发地区的入境人员应采取相应的措施和监测工作，只能准许艾滋病抗体阴性者入境。

9.加强治安管理，严格取缔卖淫和嫖宿活动，对和外国人及外籍人员发生性接触的妇女应做艾滋病抗体的检查。

二、已知艾滋病防机会性感染

常见机会性感染如下：

（一）肺孢子菌肺炎

1.诊断

1）起病隐匿或急性，干咳，气短和活动后加重，可有发热、发绀，严重者可发生呼吸窘迫。

2）肺部阳性体征少，或可闻及少量散在的干湿啰音，体征与疾病症状的严重程度往往不成比例。

3）胸部 X 线检查可见双肺从肺门开始的弥漫性网状结节样间质浸润，有时呈磨玻璃状阴影。

4）血气分析显示低氧血症，严重病例动脉血氧分压 PaO_2 明显降低，常在 60mmHg 以下。

5）血乳酸脱氢酶常升高。

6）确诊依靠病原学检查，如痰液或支气管肺泡灌洗／肺组织活检等发现肺孢子菌的包囊或滋养体。

2.治疗

1）对症治疗 卧床休息，给予吸氧、改善通气功能，注意水和电解质平衡。如患者进行性呼吸困难明显，可人工辅助呼吸。中、重度患者 $PaO_2 < 70mmHg$ 或肺泡 – 动脉血氧分压差35mmHg可同时采用泼尼松治疗，口服剂量为第1～5天每次40mg、每日2次，第6～10天每次20mg、每日1次至第21天；如果静脉用甲泼尼松龙，用量为上述泼尼松的75%。

2）病原治疗 首选复方磺胺甲二噁唑复方新诺明，剂量为甲氧苄啶每日15mg/kg、磺胺甲基噁唑每日75mg/kg，但复方新诺明总量一般不超过12片，分3次或4次口服，疗程2～3周。复方新诺明针剂剂量同上，每6～8小时1次，静脉滴注。替代治疗：①氨苯砜100mg，每日1次口服，疗程2～3周。②克林霉素600～900mg静脉注射，每6小时1次，或450mg口服、每6小时1次；联合应用伯氨喹15～30mg口服，每日1次，疗程2～3周。③喷他脒3～4mg/kg，缓慢静脉滴注60min以上，每日1次，疗程2～3周。

3.预防

（1）预防指征 $CD4^+T$ 淋巴细胞计数 < 200 个/mm^3 的成人和青少年患者，包括孕妇及接受高效联合抗转录病毒治疗（HAART），或称鸡尾酒疗法者。

（2）药物选择 首先复方新诺明，体重 ≥ 60kg 者，每日2片；体重 < 60kg 者，每日1片。若患者对该药不能耐受，替代药品有氨苯砜和甲氧苄啶。患肺孢子虫肺炎患者经HAART使 $CD4^+T$ 淋巴细胞增加到 > 200 个/mm^3 并持续6个月以上时，可停止预防用药。如果 $CD4^+T$ 淋巴细胞计数又降低到 < 200 个/mm^3 时，应重新开始预防用药。

（二）结核病

1.诊断 临床证实有活动性结核。

2.治疗 应用常规抗结核治疗方法；但疗程适当延长。抗结核药物使用时应注意与抗病毒药物之间存在相互作用及配伍禁忌。

治疗药物：异烟肼（H）、阿米卡星（A）、利福平（R）、利福喷汀（L）、乙胺丁醇（E）、对氨基水杨酸钠（PAS）、吡嗪酰胺（Z）及链霉素（S）。

药物剂量、用法及主要不良反应见表9-1-1。

3.预防指征 艾滋病患者不是必须进行结核病的化学药物预防，当 $CD4^+T$ 淋巴细胞计数 < 200 个/mm^3 可进行预防性化疗。其方案是：①异烟肼 + 利福喷汀，连续服用4～6个月。②异烟肼服用12个月，剂量见表9-1-2。

（三）巨细胞病毒视网膜脉络膜炎

1.诊断 临床常见的表现为快速视力下降，确诊有赖于眼底镜检查。

2.治疗

1）更昔洛韦 每日10mg/kg，分2次静脉滴注，2～3周后每日5mg/kg次静脉滴注，也可改用更昔洛韦口服液治疗，剂量5mg/kg分三次口服，终身维持。更昔洛韦可引起白细胞减少、血小板减少和肾功能不全。病情危重或单一药物治疗无效时可联用膦甲酸钠每次90mg/kg，每日2次，静脉滴注。若为视网膜炎，亦可球后注射更昔洛韦。

2）膦甲酸钠 每次90mg/kg，每日2次，静脉滴注。2～3周后改为每日1次，长期维持。可导致肾功能不全、恶心及电解质紊乱，若肌酐清除率异常，则需调整剂量。

3.预防 对于 $CD4^+T$ 淋巴细胞计数 > 200 个/mm^3 的艾滋病患者应定期检查眼底。一旦出现巨细胞病毒眼底病变，应积极治疗，在疾病控制之后需终身服药以预防复发。

CD4$^+$T 淋巴细胞计数 > 50 个 / mm^3 的患者应常规预防性服药更昔洛韦口服。经 HAART 治疗有效的患者其 CD4$^+$T 淋巴细胞计数 > 100 个 / mm^3 且持续 6 个月以上时，可以考虑停止预防给药。

表 9-1-1 抗结核药物的剂量、用法及主要不良反应

药名	每日疗法 成人剂量 g 体重 < 50kg	成人剂量 g 体重 ≥ 50 kg	儿童剂量 mg/kg	间歇疗法成人剂量（g）每周 1~2 次 体重 < 50kg	体重 ≥ 50 kg	不良反应
H	0.3	0.3	10~15	0.5	0.6	肝毒性、末梢神经炎
S	0.75	0.75	20~30	0.75	0.75	听力障碍,肾功能障碍、过敏反应
R	0.45	0.6	10~20	0.6	0.6	肝毒性、胃肠反应、过敏反应
E	0.75	1	–		1.0~1.2	视力障碍、视野缩小
PAS	8	8	150	10	12	肝毒性、胃肠反应、过敏反应
Z	1.5	1.5	250	2	2	肝毒性、胃肠反应、痛风
L	–	–	30~40	0.6	0.6	同利福平

注：H 异烟肼；S 链霉素；R：利福平；E：乙胺丁醇；PAS：对氨基水杨酸钠；Z：吡嗪酰胺；L：利福喷丁

（四）弓形虫脑病

1. 诊断

弓形虫脑病常发生在 CD4$^+$T 淋巴细胞计数 < 100 个 / mm^3 的患者。表现为局灶性或弥漫性中枢神经系统损害，有头痛、低热、嗜睡、躁动和昏睡，局灶症状包括癫痫和中风。其他症状包括复视、偏盲、失眠、步态不稳、肌阵挛、颤动、人格改变、幻觉和晕厥。脑膜炎不常见。头颅 CT 检查见 1 个或多个低密度病灶，增强扫描呈环状或结节样增强。头颅 MRI 较 CT 更敏感，典型的 MRI 表现为颅内多发长 T1 和长 T2 信号。确诊依靠脑活检。

2. 治疗 首选治疗方案为乙胺嘧啶首剂 100mg，此后每日 50~70mg，每日 1 次维持 + 磺胺嘧啶每次 1.0~1.5g 每日 4 次，疗程一般为 3 周，重症患者和临床、影像学改善不满意者疗程可延长至 6 周以上；次选治疗为增效联磺片每天 9 片，分 3 次口服 + 阿奇霉素每次 0.5g，每日 2 次，疗程同前，不能耐受者和磺胺过敏者可以选用克林霉素每次 600mg 静脉给药，每 6 小时给药 1 次，联合乙胺嘧啶。为减少血液系统不良反应，可合用甲酰四氢叶酸每日 10~20mg。

3. 预防 无弓形虫脑病病史 CD4$^+$T 淋巴细胞计数 < 100 个 / mm^3 且弓形虫抗体 IgG 阳性的患者应常规用复方新诺明每日 2 片预防，经 HAART 治疗 CD4$^+$T 淋巴细胞治疗增加到 > 200 个 / mm^3 并持续 3 个月以上时可停止预防用药。有弓形虫脑病病史的患者要长期用乙胺嘧啶 25~50 mg，每日 1 次 + 磺胺嘧啶每次 0.5~1.0g 每日 4 次预防，经 HAART 治疗 CD4$^+$T 淋巴细胞治疗增加到 > 200 个 / mm^3 并持续 6 个月以上时可停止预防用药。弓形虫抗体阴性且 CD4$^+$T 细胞计数 < 100 个 / mm^3 的患者应避免弓形虫感染。具体措施包括：

肉类食物应在 -20℃冷藏；肉类食物要煮熟至少 60℃以上以杀灭组织中的包囊；蔬菜、水果要清洗干净；不养宠物。

（五）真菌感染

1. 诊断

临床诊断为真菌感染。常见的是白念珠菌感染和新型隐球菌感染。

2. 治疗

1）白念珠菌感染　首选治疗方法是制真菌素局部涂抹加碳酸氢钠漱口液漱口。如果对上述治疗无反应，可以口服氟康唑，首日 200mg，每日 1 次，后改为 50 ~ 100mg，每日 1 次，疗程 1 ~ 2 周；重症患者可适当增加氟康唑剂量和延长疗程。对复发性白念珠菌感染，建议氟康唑每日 100mg，长期服用。

2）新型隐球菌脑膜炎　①降颅压治疗：首选甘露醇，重症者可行侧脑室外引流；②抗真菌治疗：首选两性霉素 B，第 1、2、3 天剂量分别为 1、2、5mg，加入 5% 葡萄糖注射液 500ml 中缓慢静脉滴注（不宜用生理盐水，需避光），滴注时间不少于 6 小时。若无不良反应，第 4 天可以增量至 10mg，一般达 30 ~ 40mg 最高剂量每日 50 mg。疗程需要 3 个月以上，两性霉素 B 的总剂量为 2 ~ 4g。两性霉素 B 不良反应较大，需严密观察。两性霉素 B 与氟胞嘧啶合用具有协同作用。氟胞嘧啶用量为每日 100mg / kg 每次 1.5 ~ 2.0g，每日 3 次。两者共同使用至少 8 ~ 12 周。两性霉素 B 也可与氟康唑联合使用，氟康唑用量为每日 200mg，口服或静脉滴注，疗程 8 ~ 12 周。必要时可由脑室引流管注射两性霉素 B，每次 0.5 ~ 1mg，隔日 1 次；③预防复发：病情稳定后长期口服氟康唑维持，每次 200mg，每日 1 次。

【治已病】

一、西医治疗

（一）抗病毒治疗

目前已规定必须联合用药，因单用一种药物容易出现耐药性。对急性期 HIV 感染者和无症状期 HIV 感染者，不建议用抗病毒治疗，应定期随访及观察，但应积极处理治疗各种并发症。开始抗病毒治疗的指征是：① CD4$^+$T 细胞计数 < 0.2×10^9/ L；② CD4$^+$T 细胞计数 0.2 ~ 0.35×10^9/ L，但快速减少者；③不管 CD4$^+$T 细胞计数的多少，只要血浆 HIV RNA 载量 > 55000 拷贝 /ml；④艾滋病患者。

抗 HIV 药物分为三大类，核苷类反转录酶抑制剂、非核苷类反转录酶抑制剂（NNRTI）及蛋白酶抑制剂（PI）。

1. 核苷类反转录酶抑制剂，我国共有 17 种。

1）齐多夫定（zidovudine, ZDV）100 ~ 200mg，每日 3 次。

2）二脱氧肌苷（dideoxyinosine, DDI）200 ~ 250mg，每日 2 次或 3 次。

3）二脱氧胞苷（dideoxyinosine, DDC）0.75mg，每日 3 次。

4）拉米夫定（lamivudinc, 3TC）150mg，每日 2 次。

5）司坦夫定（stavudine, D4T）40mg，每日 2 次。

6）阿巴卡韦（abacavir, ABC）300mg，每日 2 次。

7）双汰芝【combivir（ZDV300mg+3TC 150mg/ 片）】1 片，每日 2 次。

8）Trizvir（ZDV 300mg+3TC 150mg+ABC300mg／片）1片，每日2次。

2.非核苷类反转录酶抑制剂（NNRTI）

目前国内使用的抗反转录酶（ARV）药物见表9-1-2。

1）维乐命（nevirapine，NVP）200mg，每日2次。

2）施多宁（efavirenz，EFV）600mg，睡前服。

3）地拉韦定（delavirdine）400mg，每日3次将药片溶于水中后服。

3.蛋白酶抑制剂（PI）

1）沙奎那韦（saquinavir，SQV）600mg，每日3次。

2）利托那韦（ritonavir，RTV）800mg，每日2次。

3）印地那韦（indinavir，IDV）800mg，每日3次，空腹服。

4）奈非那韦（nelfinavir）750mg，每日3次。

表9-1-2 国内现有12种抗反转录酶（ARV）药物简介

药物名称	缩写	类别	用法与用量	主要不良反应	药物间相互作用和注意事项	备注
齐多夫定（Zidovudine）	AZT	NRTI	成人：300mg/次，2次/d；新生儿/婴幼儿：2mg/kg，4/次d；儿童：160mg/m²体表面积3次/d	①骨髓抑制、严重的贫血或嗜中性粒细胞减少症；②胃肠道不适，恶心、呕吐、腹泻等；③肌酸激酶和丙氨酸转氨酶升高，乳酸酸中毒和/肝脂肪变性	不能与d₄T合用	已有国产药
拉米夫定（Lamivudine）	3TC	NRTI	成人：150 mg/次，2次/d，或300mg/次，1次/d；新生儿：2mg/kg，2次d；儿童：4mg/kg，2次d	少且轻微，偶有头痛、恶心、腹泻等不适		已有国产药
去羟肌甘片剂或散剂（Didanosine）	DDI	NRTI	片剂：成人体重≥60kg，200mg/次2次d；体重<60/kg，125 mg/次，2次/d；散剂：成人体重≥60kg，250mg/次，2次/d；体重<60/kg，167 mg/次，2次/d；新生儿/婴幼儿：50mg/m²体表面积，42次d；儿童:120mg/m²体表面积2次/d	①胰腺炎；②外周神经炎；③胃肠道不适，如恶心、呕吐、腹泻等；④乳酸酸中毒和/肝脂肪变性	与IDV、RTV合用应间隔2小时，与d₄T合用会使两者的不良反应叠加	已有国产和进口药

续表

药物名称	缩写	类别	用法与用量	主要不良反应	RV 药物间相互作用和注意事项	备注
司坦夫定（Stavudine）	D₄T	NRTI	成人：体重 ≥ 60kg，40mg/次，2 次 d 体重 < 60/kg，30 mg/次，2 次 d；儿童：1mg/kg，2 次 d 体重 > 30kg 按 30kg 计算	①外周神经炎；②胰腺炎；③乳酸酸中毒和肝脂肪变性	不能与 AZT 合用与 DDI 合用会使两的不良反应叠加	已有国产和进口药
阿巴卡韦 Abacavir ABC		NTRI	成人：300mg/次，2 次 /d；新生儿 / 婴幼儿：不建议用本药 儿童：8mg/次，2 次 d，等最大剂量	①高敏反应，一旦出现应终身停用本药；②恶心、呕吐、腹泻		
Combivir（AZT+3TC）	Trizlvir	NTRI	成人：1 片 / 次，2 次 /d	见 AZT 与 3TC	见 AZT 与 3TC	已有进口药
奈韦拉平（Nevirapine）	NVP	NNRTI	成人：300mg/ 次，2 次 /d；新生儿 / 婴幼儿：5mg/kg，2 次 / d 儿童 ≤ 8 岁，4mg/kg，2 次 /d 8 岁	①皮疹，出现严重的或可致命性的皮疹应终身停用本药；②肝损害，出现重症肝炎或肝功能不全应终身停用本药。注意：奈韦拉平有导入期，即在开始治疗的初 14d，需先从治疗量的一半开始 1 次 / 日，如果无严重的不良反应应才可以增加足量 2 次 /d	见 AZT、3TC 与可引起 PI 类药物血浓度下降，与 IDV 合用时，IDV 剂量调整到每 7mg/kg，2 次 /d 次 1000mg，3 次 /d	已注册，已有国产药
依非韦伦（EFVNNRTI）	EFV	NNRTI	成人：600mg/ 次，1 次 /d；儿童：体重 15 ~ 25kg，200 ~ 300mg1 次 /d；26 ~ 40kg，300 ~ 400mg，1 次 /d；> 40kg，600mg，1 次 /d 睡前服用	①中枢神经系统毒性，如头晕、头痛；②皮疹；肝损害；④高脂血症	与 IDV 合用时，剂量增至每次 1000mg、3 次 /d 不建议与 SQV 合用	已有进口药

续表

药物名称	缩写	类别	用法与用量	主要不良反应	RV 药物间相互作用和注意事项	备注
印第那韦（Indinavir）	IDV	PI	成人：800mg/ 次，3 次 /d；儿童：500mg/m 体表面积，3 次 /d 空腹服用	①肾结石②对血友病患者有可能加重出血倾向③恶心、呕吐、腹泻等④甲外翻、甲沟炎、脱发、溶血性贫血等⑤高胆红素血症⑥高脂血症、糖耐量异常、脂肪重新分布等 PI 类药物共性不良反应	与 NVP、EVV 合用时，剂量增至每次 1000mg，3 次 /d 服药期间，每日均匀饮水 1.5 ～ 2L	已有国产和进口药
Ritonavir	RTV	PI	成人：在服药初至少用 2 周的时间将服用量逐渐增加至 600mg 次，2 次 /d，通常为第 1、2 天口服 300mg/ 次，2 次 /d，第 3 ～ 5 天口服 400mg/ 次 2 次 /d，第 6 ～ 13 天口服 500mg/ 次 2 次 /d	①恶心、呕吐、腹泻、头痛等由于 RTV 可引起较重已注册②外周神经感觉异常的胃肠道不适，大多③转氨酶和 γ GT 的升高数患者无法耐受本药④血脂异常故多作为其他 PI 类药⑤糖耐量降低，但极少出现糖尿病物的激动剂，仅在极少⑥应用时间较长可出现脂肪的重新的情况下单独应用	由于 RTV 可引起较重的胃肠道不适，大多数患者无法耐受本药故多作为其他 PI 类药物的激动剂，仅在极少的情况下单独应用	已注册
Lopinavit Ritonavir（Kaletra）	LPV RTV	PI	成人：3 粒 / 次，2 次 /d（Kaletetra 每粒含儿童：体重 7 ～ 15kg，LPV，12mg/kg，或服用后 2 小时再 RTV3mg/kg，2 次 /d，15 ～ 40kg，LPV，10mg/kg 和 RTV2.5mg/kg，2 次 /d	主要为腹泻、恶心、血脂异常，也可出现头痛和氨基转移酶升高 与 DDI 合用时，DDI 应在本药服用前 1 小时或服用后 2 小时再服用		已注册

注：服用方法中 2 次 /d，即每 12 小时服药 1 次，3 次 /d，即每 8 小时服药 1 次。

（5）阿巴那韦（aprenavir）1200mg，每日 2 次。

（6）卡利塔拉［（kaletralopinavir）400mg+ritonavir 100mg／片］。

上述三类药可以取2种或3种联合应用，经典的是2种NRTIs+1种PI或+1种NNRTI，如ZDV+3TC+IDV或D4T+3TC+NVP；或2种PIs+2种NRTIs等治疗方案。称为"高效抗逆转录病毒治疗HAART"，亦称"鸡尾酒疗法"。

最近刊出的指南推荐基本用药方案有：ZDV+3TC，D4T+3TC，DDI+D4T；推荐强化方案有：ZDV+3TC+IDV首选，基本用药方案＋EFV耐PI，基本用药方案+ABC。

（二）并发症治疗

如病情严重应先治疗并发症，稳定后再开始抗HIV治疗。

1.口腔念珠菌感染 局部涂抹制真菌素糊用2片制真菌素研碎加蜂蜜调成糊，每日2次。

2.卡氏肺孢子虫病（PCP） 可口服复方新诺明2片，每日3～4次，病情稳定后可用维持量2片，每日2次。严重者可用戊烷脒或卡泊芬净静脉滴注。

3.结核病 用三联或四联抗结核药，最好加上喹诺酮类。疗程6个月～1年。

4.隐球菌脑膜炎 用两性霉素B也可与氟康唑和5-氟胞嘧啶。前两者静脉滴注，5-氟胞嘧啶无静脉注射剂只能口服。根据两性霉素B的总量，一般在3g左右。由小剂量开始，静脉滴注两性霉素B时，要缓慢静脉滴注，须长达6～8小时，输入过快容易有不良反应。

5.巨细胞病毒性（CMV） 视网膜脉络膜炎 应用更昔洛韦ganciclovir静脉滴注5mg/kg，每日2次，病情稳定后改为口服。

6.淋巴瘤、卡波西肉瘤等肿瘤，专科医师依据相关指南进行治疗。

（三）感染艾滋病毒孕妇的治疗

为感染艾滋病毒的孕妇提供抗病毒治疗阻断母婴传播早期妊娠应建议其进行人工流产，现有2种方法：一种是分娩中服用维乐命（nevirapine）200mg一次，婴儿出生后72小时口服ZDV300mg每日2次或从NRTIs、NNRTIs中取其2种口服直至分娩，婴儿出生后服用ZDV2mg／kg，每6小时1次，共6周。

（四）心理治疗

艾滋病专业医生需要掌握一定的心理咨询知识和技能，可以在对患者进行艾滋病知识充分教育的基础上，还能通过心理咨询等多种形式给予心理治疗、心理支持，不仅为AIDS患者减轻病痛，而且还能帮助患者加强自身建设，克服对疾病的恐惧，减少精神压力，树立战胜疾病的信念，从而能提高生活质量，激发患者生存的欲望，延长生存时间。对于专业的心理咨询师，在深刻了解艾滋病相关知识的基础上，可以应用心理专业技能，采用劝导、启发、同情、支持、消除疑虑、提供保证等多种方式进行心理咨询，以帮助患者克服精神压力，促使它们接受感染HIV的事实，并激发患者强烈的生存愿望，同时帮助他们回避一些高危行为以及采取有效的预防措施。艾滋病专业医生和心理医生应保持密切的联系，及时发现患者的危机状况，共同帮助患者度过难关。对于患者自身来说，应该从以下几个方面进行自我心理疏导，克服心理障碍：首先应该正视感染和患病的事实，同时还应认识到艾滋病目前是一种慢性疾病，和高血压、糖尿病一样是可以用药物长期控制的，要保持乐观的情绪，积极治疗。要认识到自己的感染并不是特殊情况，世界上很多人都是感染者，没有必要自鄙、自悲。在有条件时，应与其他感染者患者保持联系，定期见面，相互诉说各自内心的感受，宣泄不良情绪，交流自己保养身体、克服疾病影响的心得。可以结交很多新朋友，了解有用信息，有利于重建生活的信心。日常生活应该尽量保持自立，这样可以认识到自己的存在价值，调节情绪，有利于自身健康。要保持良好的自我感觉，要相信自己仍然是过去的自己，仍然是个有用的人，是个负责的人。最后，永远也不要失去希望。要认识到艾滋病虽然不能治愈，但药物能有效控制病情，要相信随着社会进步和科学技术发展，艾滋病总有一天会被攻克。

二、中医治疗

（一）中药辨证论治

1.急性感染期

1）风热郁卫证

治法：辛凉解表。

方药：银翘散加减，方中重用金银花、连翘辛凉解表，清热解毒，芳香辟秽；薄荷、牛蒡子疏散风热、清利头目且可解毒利咽；荆芥穗、淡豆豉发散表邪，透热外出；竹叶清上焦热，芦根清热生津，桔梗宣肺止咳，甘草调和诸药。鼻塞流清涕，咳痰白稀，无汗者加麻黄、杏仁；汗出热不解者加藿香、佩兰、滑石；恶心、纳呆、腹泻者加藿香、香薷、半夏、生姜、厚朴、葛根；乏力甚者加白术、茯苓、党参；肌肤有红疹者加生地黄、丹皮、大青叶、玄参。

临床可与升降散合用，也可选服维生素C银翘片。但不宜用清热解毒口服液、双黄连口服液、抗病毒口服液、清开灵口服液、板蓝根冲剂等苦寒类制剂，因其有凉遏冰伏之弊，不利毒邪外透。

2.慢性进展期

（1）实证

1）湿热内蕴证

治法：清热祛湿。

方药：三仁汤或藿朴夏苓汤。三仁汤中杏仁苦辛，宣利上焦肺气，气化则湿化；豆蔻仁芳香化湿，行气，调中；生薏仁甘淡，渗利下焦湿热，健脾。三仁合用，宣上、畅中、渗下而具清利湿热、宣畅三焦气机之功。半夏、厚朴化湿行气，散满消痞。滑石、竹叶、通草甘寒淡渗、利湿清热。方以辛开、苦降、淡渗之剂，达宣上、畅中、渗下之功，使湿热之邪从三焦分消。

藿朴夏苓汤中藿香、姜半夏、豆蔻仁芳香化湿，燥湿理气，使脾湿除而气机畅；茯苓、泽泻、炒薏苡仁淡渗利湿，使湿有出路；杏仁宣利上焦肺气；滑石、通草、竹叶甘寒淡渗以加强利湿清热之功；灸鸡内金运脾健胃消食；淡豆豉宣散表邪。诸腰合用，使三焦气机宣畅，湿热之邪从上、中、下分消，中焦斡旋则低热自除。

2）湿热蕴毒证

治法：清热泻火，祛湿解毒。

方药：龙胆泻肝汤加减。龙胆草大苦大寒，既能泻肝胆实火，又能利肝经湿热，泻火除湿；黄芩、栀子苦寒泻火、燥湿清热，加强泻火除湿之力；泽泻、木通、车前子渗湿泻热，导湿热从水道而去；当归、生地养血滋阴，使邪去而阴血不伤；又以柴胡舒畅肝胆之气，并能引诸药归于肝胆之经；甘草调和诸药，护卫安中。若肝胆实火较盛，可去木通、车前子，加黄连以助泻火之力；若湿盛热轻着者，可去黄芩、生地、加滑石、薏苡仁以增利湿之功；若玉茎生疮，或便毒悬痈，以及阴囊肿痛、红热甚者，可去柴胡，加野菊花、蒲公英、紫花地丁、紫背天葵以泻火解毒。

3）肝郁气滞证

治法：疏肝理气。

方药：柴胡疏肝散加减。本方以柴胡疏肝解郁；香附理气疏肝，助柴胡以解肝郁；川芎行气活血而止痛，助柴胡以解肝郁，两药相合，增其行气止痛之功；陈皮、枳壳理气行滞；芍药、甘草养血柔肝，缓急止痛。心烦急躁、失眠多梦者，加栀子、丹皮；月经不调者加川断、菟丝子、当归、益母草；瘰疬多发者，加玄参、牡蛎、贝母、橘核、海藻、昆布。

2.虚证

1）肺脾气虚证

治法：补肺益气，健脾益中。

方药：参苓白术散加减。方中人参、白术、茯苓、甘草健脾益气；砂仁、陈皮、桔梗、扁豆、山药、莲子肉、薏苡仁理气健脾益气；诸药合用，共奏补气健脾、渗湿和胃之功。便溏随情志不畅加重，伴两胁作痛。脘腹胀满，加香附、白芍、郁金；水样便伴食欲不振，口淡不渴，泛恶欲吐，重用人参、薏苡仁，加藿香、佩兰；兼里寒而腹痛者，加干姜、肉桂以温中祛寒止痛；头晕少气，四肢麻木，爪甲不华，加枸杞子、当归、木瓜。

2）气血亏虚证

治法：气血双补。

方药：归脾汤加减。方中黄芪甘温，补脾益气；龙眼肉甘温，既能补脾气，又能养心血。人参、白术甘温补气，加强黄芪补脾益气之功；当归味甘、辛，性微温，滋养营血，与龙眼肉相伍，增加补心养血之功。茯神、酸枣仁、远志宁心安神；木香理气醒脾，与补气养血药配伍，使之补不碍胃，补而不滞。炙甘草补气健脾，调和诸药。血虚明显者，加熟地；有出血倾向者，加阿胶、艾叶；食欲不振者，可加焦三仙、鸡内金；阴虚有火而口感、心烦不安者，加生地黄、麦门冬、黄连、合欢皮；情绪抑郁，胸闷不行，加佛手、绿萼梅、八月札；心肾不交、心悸失眠、多梦遗精者，加黄连、肉桂、酸枣仁；肢体麻木者，加桂枝；月经不调者加川断、菟丝子。

3.脾肾阳虚证

治法：温补脾肾。

方药：理中丸合《金匮》肾气丸加减。理中丸方中干姜为君，大辛大热，温脾阳，祛寒邪，扶阳抑阴。人参为臣，味甘性温，补气健脾。君臣相配，温中健脾。脾为湿土，虚则易生湿浊，故用甘温枯燥之白术为佐，健脾燥湿。甘草作用有三：一和参、术以助益气健脾；二可缓急止痛；三为调和药性，是佐药而兼使药之用。全方温补并用，以温为主，温中阳，益脾气，助运化。金匮肾气丸中以"六位"滋补肝肾之阴，用附子、桂枝壮肾中之阳，用阴中求阳之法，以达到温补肾阳之目的，"阳得阴助而生化无穷"。两方相合，温补脾肾。若体虚气短甚者重用人参，加黄芪；心悸胸闷、喘促失眠者加远志、酸枣仁、石菖蒲；大便溏甚者，加炒扁豆、煨诃子；呕吐者，加法半夏、丁香。

4.气阴两虚证

治法：益气滋阴。

方药：补中益气汤合左归丸加减。补中益气汤方中重用黄芪，味甘微温，入脾肺经，补中益气，升阳固表；配伍人参、炙甘草、白术补气健脾，与黄芪合用，以增强其补气健脾之功；当归养血和营协人参、黄芪以补气养血；陈皮理气和胃，使诸药补而不滞；并以少量升麻、柴胡升阳举陷，协助升提下限之中气；炙甘草调和诸药。左归丸方中重用熟地滋肾填精，大补真阴，为君药。山茱萸养肝滋肾，涩精敛汗；山药补脾益阴，滋肾固精；枸杞子补肾益精，养肝明目；龟、鹿二胶，为血肉有情之品，峻补精髓，龟板胶偏于补阴，鹿角胶偏于补阳，在补阴之中配伍补阳药，取"阳中求阴"之义，均为臣药。菟丝子、川牛膝益肝肾，强腰膝，坚筋骨，俱为佐药。诸药合用，共奏滋阴补肾，填精益髓之效。两方合用化裁，益气养阴，效专力宏。临证时一般多用西洋参代替人参，去升麻、柴胡、鹿角胶、龟板胶；咽干咳嗽加天花粉、麦门冬、五味子；潮热盗汗，加青蒿、鳖甲、乌梅；腹泻去当归，加茯苓、苍术、益智仁。

（二）其他治法

20世纪90年代中期以后，以针灸为主要手段治疗本病的国内报道日渐增多，初步证实针灸能提升正气，收到减轻症状、延长生命的效果。但由于针刺治疗可能造成疾病传播和职业暴露感染，故尚未得到大范围推广。

艾条温灸治疗本病引起的泄泻疗效肯定，易于操作。常取神阙、关元、足三里，用艾条温和灸，每穴灸15～20分钟，每日1次或2次。一般1星期左右可控制症状，维持治疗1～2个月，疗效较好。

【法医学鉴定】

输血与艾滋病的法医学鉴定如下：

输血后艾滋病医疗事件发生后，只有当事人向法院提起诉讼，进入诉讼程序，需要解决某些专门性问题的时候，才作输血后艾滋病病毒感染的司法鉴定。司法鉴定时需了解案情，审查病历资料，提取或收集有关材料以及系统全面的检查，掌握输血当时的政策法规等进行综合分析，做出鉴定意见。

一、受血者

（一）审查受血者是否具有输血指征

正是由于血液制品的潜在危害性，需严格审查输血的适应证及禁忌证。如全血的使用适应证仅适用于急性失血较多等少数情况，而慢性失血应采用浓缩红细胞等。具体可参见教科书内科学中输血和输血反应等章节。审查临床工作中是否做到尽量不输血，尽量采用无危险或低危险成分血，单采血，少用或不用高、中危险有凝血因子、全血，血浆，冷沉淀剂，浓缩白细胞及血小板。审查是否属于那些无明确指征作"补针""营养针""人情针""安慰血"使用而发生问题。另外，怀疑由医疗操作，移植等引起的，同样须严格审查其使用指征。

（二）审查输血者输血前血样

受血者输血前血样是否按规定留置，留置方法是否存在污染，是否检测过抗HIV审查受血者输血前有关临床记录

受血者是否存在感染HIV的易感因素，如是否为吸毒者，同双性恋者，有无性罪错，

有无性病。有无皮肤暴露，如注射、意外及故意伤害等。

（三）输血后艾滋病临床表现及实验室检查

1.临床表现　输血后艾滋病潜伏期平均为8年，而感染者一旦发病，一般于0.5～1.5年内死亡，平均死亡时间为1年。感染后可有短暂感冒样症状，一般3～7天自愈，称为原发感染期，或急性感染期。以后进入慢性带毒期，貌似正常健康人，达5～6年，也称为临床潜伏期，或无症状期。当出现有虚弱、乏力、不适、头昏、出冷汗、慢性腹泻，全身表浅淋巴结肿大，白细胞降低等，即入慢性艾滋病相关综合期，此期CD4$^+$T细胞＜500个/mm^3，CD4$^+$/CD8$^+$细胞比例＜1，病毒载量在200～1000拷贝数/mm^3，感染者状况较稳定。进一步会并发机会性感染，进入艾滋病明显期，常见为卡氏肺囊虫肺炎，肺结核等，以及发生肿瘤常见为卡氏肉瘤，淋巴瘤等。

2.实验室检查

1）病原学检测　免疫学检测HIV抗体需3次阳性，即医院初筛抗HIV阳性，疾控中心复检仍阳性，定点疾控中心免疫印迹试验（WB试验）也应阳性，方可确定。基因扩增法，支链信号扩大法等可测定病毒，并测定病毒载量。

2）细胞免疫功能检测　CD4$^+$T细胞＜500/mm^3，CD4$^+$/CD8$^+$细胞比例＜1，提示细胞免疫功能的低下。

3）艾滋病后期血液白细胞多减少。

3.其他辅助检查　病理上无特异性，但有以下迹象的有助于诊断：①免疫器官异常，功能低下；②机会性感染，如少见的卡氏肺囊虫肺炎，弓形虫病，隐球菌病；③新生物，如卡氏肉瘤，淋巴瘤；④发现有吸毒、性病、非正常青壮年死亡等。

二、供血者

供血者是否属无偿献血者，以往献血筛选情况及以往病史资料。供血HIV流行情况，供血者是否按卫生部规定在献血前严格进行筛选。检测必须包括HIV-1、HIV-2，HBsAg，抗HCV，ALT，梅毒抗体五项并在献血前筛查和采血血样确定两次检查，实验室检测试剂是否系卫生部批准通过的灵敏度，特异性均好的试剂。供血者输血前血样是否留置及其方法，是否存在污染。输血后艾滋病医疗事件发生后供血者能否找到。

（一）输血是否严格执行用血规章制度

采供血机构是否严格执行各项相关制度。输血前除一些特殊情况外，患者或家属是否被告知输血的必要性及其可能的危害性，并签署《输血治疗同意书》。

（二）病毒同一性认定

HIV一般分两个亚型，为多变异的病毒，自然变异率高，在感染人群中确定HIV亚型及病毒基因文库方面的一致性，特别是非结构易变区基因的差异，对感染源的追踪与认定有一定意义。但司法鉴定时往往离输血时相隔久远，药物又易诱导变异，故除亚型外实际意义不大。

（三）输血与艾滋病的因果性

分析输血与艾滋病的因果关系，应以哲学因果关系为基础，运用医学和法医学知识综合考虑，判定输血与艾滋病之间存在有直接因果关系，应具有以下4项依据：

1.供血者在供血时血中或供血者留验血样中，或使用的同一批号血液制品中存在有艾滋病病毒，或自采血至输注一系列过程中，或使用的针头，器械，仪器等医疗设备，有肯定的艾滋病病毒污染，也即存在传播源。

2.受血者在受血前或受血者留验血样中，不存在艾滋病病毒，即确定受血者为易感人群。

3.受血者在受血后或使用血液制品后，经一定的潜伏期，发生艾滋病的症状体征和有关化验异常，特别是 HIV 抗体由阴转阳，即临床确诊。

4.排除其他可能传播 HIV 的因素，如吸毒共用注射器，性伴侣有 HIV 感染而不用避孕套等。对于缺乏有关重要证据，可考虑对供、受血者作病毒亚型及核酸同一性鉴定等。

第十章 中毒及外伤

第一节 急性一氧化碳中毒

【概述】

一氧化碳（CO）是一种无色、无味、无臭、无刺激性的气体。在生产生活中，含碳物质燃烧不完全均会产生CO，CO经呼吸道进入体内引起中毒，又称为煤气中毒。通常人们是在毫不知情的情况下发生CO中毒，因此每年都有一些急性CO中毒患者在被送至医院时，因中毒太深，无法被救治而丧生。

中西法医学认为，引起急性CO中毒的常见原因有很多：在工业炼钢、炼焦、烧窑等生产过程中炉门或窑门关闭不严，煤气管道漏气，汽车排出尾气，都可释放出大量的CO；矿井打眼放炮产生的炮烟及煤矿瓦斯爆炸产生的气体中也含有大量CO；化学工业中氨、甲醇、丙酮等合成工艺中都要接触CO。

冬季是散发CO中毒事件的高发期，随着天气转冷，我国北方大部分地区已经开始供暖，其中采用煤炉和燃气炉供暖的人群往往是CO中毒的高危人群。此外，由于冬季室内温度偏低，燃气热水器使用者在沐浴时往往不开窗通风，也会加大CO中毒风险。

一氧化碳主要与红细胞的血红蛋白Hb结合，形成碳氧血红蛋白（HbCO），以致使红细胞失去携氧能力，从而组织细胞得不到足够的氧气。

【临床诊断】

一、西医诊断

（一）临床表现

1.病史 有吸入一氧化碳史，以冬季为多见。

2.临床症状 根据临床症状严重程度可分为轻、中、重三级。

1）轻度中毒 头痛，头昏，嗜睡，眩晕，耳鸣，心悸，恶心呕吐，全身无力等，撤离现场，吸入新鲜空气后即可好转。

2）中度中毒 除上述症状加重外，出现面色潮红，口唇呈樱桃红色，汗多，心率快，血压开始升高，后下降，躁动不安，意识模糊，渐至昏迷，如及时撤离现场，经积极抢救，一般数小时后可清醒，无明显并发症和后遗症。

3）重度中毒 迅速进入昏迷，反射消失，二便失禁，四肢厥冷，面色呈樱桃红色，或苍白或发绀，大汗，体温升高，呼吸急促，脉快而弱，血压下降，四肢软瘫或阵发性强直抽搐，瞳孔散大或缩小，视网膜水肿。如一氧化碳浓度很高，可突然发生昏迷、痉挛，出现病理反射，呼吸困难以致呼吸麻痹而死亡。常有心肌损害。肺水肿，肺炎等并发症。神志清醒 1 ~ 2 个月后常出现严重后遗症，如癫痫、肢体瘫痪、震颤、麻痹、周围神经炎、自主神经功能损害、皮肤营养障碍、眩晕、发作性头痛、精神障碍等。

（二）辅助检查

1.HbCO 测定　对诊断具有参考意义。轻度中毒者血中 HbCO 含量为 10% ~ 20%，中度中毒者为 30% ~ 50%，重度中毒者 50% 以上。HbCO 含量与临床症状轻重不完全呈平行关系。

1）HbCO 定性测定　①加碱法：取患者血液 3 ~ 5 滴，用等量蒸馏水稀释后，加入 10% 氢氧化钠 1 ~ 2 滴，混匀后正常血呈草绿色，如血中含有 HbCO，血液仍保持淡红色不变。②煮沸法：取蒸馏水 10ml，加入患者血液 3 ~ 5 滴，煮沸后，正常血液呈褐色，如血中含有 HbCO 呈红色。③硫酸铜法：取患者血液 2ml，加入等量蒸馏水和硫酸铜溶液，混匀后正常血液出现绿色沉淀，血中含有 HbCO 者出现红色沉淀。

2）血 HbCO 含量测定　取耳血 1 ~ 2 滴，采用分光光度计进行双波长：（432/420nm）分光光度测定，正常人不吸烟者血中 HbCO < 5%；吸烟者 HbCO < 10%。

2.头部 CT 检查　可发现大脑皮质下白质，包括半卵圆形中心与脑室周围白质密度减低或苍白球对称性密度减低。

3.脑电图检查　可发现弥漫性不规则慢波，双额低波幅慢波及平坦波。

（三）鉴别诊断

应与脑血管病、急性有机磷中毒、急性巴比妥类药物中毒、流行性乙型脑炎等鉴别。

【防未病】

一、防急性一氧化碳中毒的发生

防治措施为了防止一氧化碳污染，应改进生产工艺流程，改进汽车燃料与燃烧系统，使燃烧完全，减少一氧化碳的排放量。冬季室内取暖，要加强宣传教育，防止一氧化碳中毒。室内炉灶要有排烟装置，禁止在公共场所吸烟。

我国 1982 年颁布并实施的"大气环境质量标准，规定 CO 的三级标准浓度限值（如表 10-1-1）。

表 10-1-1　大气环境质量 CO 标准

	一级标准	二级标准	三级标准
日平均浓度（mg / m³）	4.00	4.00	6.00
任何一次浓度（mg / m³）	10.00	10.00	20.00

二、已知一氧化碳急性中毒防迟发性脑病的发生

一氧化碳中毒后缺氧诱发的脑水肿是脑细胞供氧进一步受限的主要原因，也是治疗一氧化碳急性中毒后迟发性脑病（Delayed encephalopathy after acute carbon monoxide poisoning，DEACMP）的最重要环节，因此，"限水利尿"也是过去治疗缺氧诱发脑水肿的重要手段之一。但近些年的研究表明，急性 CO 中毒时，患者脑内已出现血液浓缩、血黏滞度增加、血流淤滞等异常现象。而脑水肿主要是脑内细胞水肿，单纯脱水治疗不但不能改善脑水肿，反而会加重脑循环障碍和脑缺氧症状。因此，在采用脱水治疗时，应缓慢

地补液，维持体液的平衡。

及时快速地给氧，尤其是在中毒早期使用高压氧，一直是治疗急性CO中毒的重要措施。但是，如果在终止CO接触后，仍持续给予患者高浓度、高张力的氧，将会产生氧化损伤。因此，对于急性CO中毒的氧疗，高浓度氧尤其是高压氧的使用不宜超过5天，而后应给低浓度（<60%）氧或停止氧疗。

早期干预是防治DEACMP的重要手段，对于严重的急性CO中毒患者，应早期使用的常用的药物包括巴比妥类、辅酶Q_{10}（CoQ_{10}）、超氧化物歧化酶、氯丙嗪、异丙嗪、还原型谷胱甘肽、糖皮质激素、维生素C、维生素E、丹参，β胡萝卜素等。此外，还应在中毒早期防治脑细胞钙超载，常用的药物包括维拉帕米、尼莫地平等。

急性CO中毒时，脑内因缺氧而发生血管收缩、血液浓缩、血液黏度增加及微血栓形成等脑循环恶化情况。因此，除合理脱水、缓慢补液外，还可以适当地给予脑血管扩张剂、抗微血栓药物滴注例如川芎嗪、灯盏花素等，或采用血液稀释疗法例如低分子右旋糖酐和羟乙基淀粉40氯化钠注射液等。

对于急性CO中毒的高危患者，还应早期使用抗凝药例如华法林、氯吡格雷及低分子肝素等进行DEACMP的预防。

【治已病】

一、院前急救

急性CO中毒患者在第一时间得到救治，对于患者的治疗甚至抢救患者生命均至关重要。因此，当发现或怀疑有人CO中毒时，应立即采取下述措施。

1.将中毒者迅速转移至空气流通处。

2.对于神志不清者，应将其头部偏向一侧，防止呕吐物误吸引起吸入性窒息。

3.在昏迷或抽搐者的头部放置冰袋。

4.高压氧可以增加CO的排出、清除组织中残留的CO、增加氧溶解量，降低脑水肿和解除细胞色素氧化酶的抑制。

5.对中、重度中毒者，应尽快向急救中心呼救。在转送医院的途中，一定要注意严密监测中毒者的神志、面色、呼吸、心率、血压等症状的变化。

二、住院治疗

（一）西医治疗

1.通风 立即开窗、开门通风，同时将患者移至空气新鲜处。

2.吸氧 吸入含5%二氧化碳的氧或高压氧舱治疗。

3.防治脑水肿

1）给予脱水剂甘露醇或山梨醇、利尿剂呋塞米、激素地塞米松等。

2）静脉封闭 0.1%普鲁卡因500ml，静脉滴注，每日1次，连续5~7日，解除脑血管痉挛，改善微循环。

3）镇静剂 频繁抽搐者，首选地西泮10~20mg，静脉推注，抽搐停止后改用苯妥英钠0.5~1g，静脉滴注，4~6小时后可重复应用。禁用吗啡。

4.选用抗生素 治疗感染选择广谱抗生素，或根据咽拭子、血及尿培养的结果选用敏感抗生素。

5. 控制高热

1）物理降温　如头部用冰帽，体表用冰袋，使肛温控制在 32℃ 左右。

2）亚冬眠疗法　物理降温过程中如出现寒战或体温不降时，可采用亚冬眠疗法，使人体处于保护性抑制状态。

6. 促进脑细胞代谢　应用葡萄糖、细胞色素 C、胞二磷胆碱、1，6- 二磷酸果糖、γ - 氨酪酸、三磷酸腺苷、辅酶 A、维生素 B_1、维生素 B_6 及大剂量维生素 C 等。

7. 放血或换血疗法　在脱离中毒环境 2～3 小时以内而昏迷者，若血压稳定，可放血 300～400ml，在体外充氧后再输入充氧时氧气压力以 3～4mmHg 为宜，如压力过高，易产生泡沫，导致溶血，回输前取数毫升血作离心沉淀，上层血浆无溶血者方可输入；如脱离中毒环境 3 小时以上，血压不稳定者，则不宜放血，可输新鲜全血；极度危重患者，可采用换血疗法。

8. 对症处理

（1）无特殊解毒药物。

（2）呼吸衰竭　给予呼吸兴奋剂，必要时气管插管加压给氧，或人工呼吸。

（3）深度昏迷　可给予氯酯醒 250mg 加入 5% 葡萄糖溶液 250ml 中，静脉滴注，或用回苏灵 8mg，静脉推注或肌内注射。

9. 防治肺水肿　输液不宜过快，有指征时早期使用西地兰，但应掌握剂量，密切观察病情变化。

10. 其他

（1）25% 硫代硫酸钠 50ml 静脉推注，或维生素 B_{12}，肌内注射及紫外线照射，可促进 HbCO 解离作用，加速一氧化碳排出。

（2）加强营养支持治疗。

三、护理

1. 了解中毒环境及停留时间。

2. 患者移至通风良好处，注意松解衣扣及保暖。

3. 昏迷患者保持呼吸道通畅，定期翻身，预防压疮。

4. 对昏迷后苏醒者，应尽可能观察 2 周，以尽早发现和处理神经系统和心脏并发症。

二、中医治疗

1. 验方及中成药

1）白萝卜 500 克，水煎服或鼻饲。

2）宣肺解毒疏理方　地枯萝 10 克，薄荷 3 克，冬桑叶 10 克，蔓荆子 10 克，白芷 10 克，荷叶 15 克，藁本 10 克，水煎服，1 日 1 剂。

3）闭证　安宫牛黄丸口服或鼻饲，或醒脑静注射液或菖蒲郁金注射液等，静脉推注。

4）脱证

1 阴脱　生脉注射液、参麦注射液或人参注射液，静脉推注。

2 阳脱　参附注射液或附子 1 号注射液，静脉推注；四肢厥逆，四逆注射液，静脉推注。或用人参 10 克，麦冬 15 克，五味子 10 克，熟附子 12 克，黄芪 15 克，白术 10 克，炙甘草 10 克，水煎服或鼻饲。

5）后遗症 丹参注射液，静脉滴注；或血府逐瘀汤，水煎服。

2.针灸根据不同情况选用穴位。

1）昏迷：人中、涌泉、素髎等穴位。

2）惊厥、抽搐：上穴加太冲、内关等穴位。

【法医学鉴定】

一、急性一氧化碳中毒死亡者的法医病理学鉴定

（一）法医病理鉴定

要点：急性一氧化碳中毒，其中毒性质的鉴别，除了案情调查外，现场勘查具有十分重要的意义。

一氧化碳中毒尸体的尸斑、肌肉、内脏及血液呈亮樱红色常是使尸检者疑为一氧化碳中毒的重要征象。但应与氰化物中毒、溺死、冻死或冷藏尸体相鉴别。氰化物中毒死者尸斑、内脏和血液的红色不如一氧化碳中毒者鲜明，溺死者鲜红的尸斑仅限于头、颈及胸部，内脏、肌肉及血液不呈鲜红色，冻死和冷藏尸体的鲜红色斑只见于暴露部位，接近地面部分的尸斑仍呈紫红色。血中碳氧血红蛋白含量测定是一氧化碳中毒鉴定的最有力证据，但应注意迁延性中毒死者或死前曾经输氧抢救者，碳氧血红蛋白的测定可能为阴性。原患有心、肺疾患的中毒死者，血中碳氧血红蛋白的浓度可能低于一般致死浓度。

碳氧血红蛋白在尸体内可以保存相当长的时间，曾有从埋葬后数月的煤气中毒尸体中检出碳氧血红蛋白的报告。即使尸体检材已经福尔马林液固定，仍可检出碳氧血红蛋白。但是，非一氧化碳中毒死者，死后血红蛋白和肌红蛋白可受细菌的作用，分解产生一氧化碳，血中碳氧血红蛋白的浓度可达5%左右，体腔液中甚至高达40%以上，因此腐败尸体的体腔液不适于做测定碳氧血红蛋白的检材。

（二）尸体检查所见

一氧化碳中毒迅速死亡者，因血液中碳氧血红蛋白为樱桃红色，故其尸斑呈樱桃红色，在肤色较白者尤为显著。一氧化碳中毒尸体除各部位尸斑均呈樱桃红色外，各脏器亦为樱桃红色。由于肌肉中有一氧化碳肌红蛋白形成，肌肉的樱桃红色也就更加明显，尤以胸大肌为显著。皮肤黏膜及浆膜可见斑点状出血。各脏器病变与一般窒息死相同，脑、心、肺、肾等脏器内血管扩张淤血，由于血管壁通透性增加，而有较多的浆液渗出，引起组织水肿，甚至伴有广泛灶性出血。实质细胞发生变性。

如迁延数天后死亡或经急救处理，一氧化碳可排出体外，尸斑即无上述特征。此时病变以中枢神经系统及心肌最为严重。脑血管扩张充血、水肿、可出现多发性细小出血点及局灶性出血。常在双侧苍白球形成对称性软化灶。早期病灶呈球形，直径10～15mm，可因缺血而呈苍白色，或因充血、出血而为淡红色，与周围组织境界不清。其中神经细胞胞浆模糊不清，核浓缩，部分神经细胞坏死消失。星形细胞与少突胶质细胞增生、肿胀或空泡变。小胶质细胞亦有增生，可形成胶质小结。后期坏死组织液化而形成囊腔，边界较清楚。苍白球之所以首先受损，是因为供应苍白球的血管是一细长而吻合枝又少的动脉，容易发生缺氧之故。大脑白质可见广泛脱髓鞘变性。部分小动脉内可有透明血栓形成，引起白质小灶性坏死。亦可见到毛细血管内皮细胞增生，使管腔狭窄。在大脑皮质、海马、黑

质、网状结构及小脑齿状核等处亦可发生坏死软化灶。心肌可发生变性坏死、坏死的心肌纤维周围常有中性粒细胞浸润。左心室乳头肌顶端供血较其他部位心肌差，故该处易发生坏死。在迁延时间较长者，坏死组织可被结缔组织替代形成疤痕。心肌间质血管扩张充血，可有间质水肿或灶性出血。肾小管上皮细胞和肝细胞可出现变性或坏死。偶有骨骼肌因缺氧而发生坏死，甚至在多发性骨骼肌坏死后继发肌红蛋白尿，患者可因急性肾功能衰竭而死亡。昏迷时间长久者，可并发坠积性支气管肺炎或压疮，常因感染性休克致死。

重度中毒患者，也可引起皮肤病变，在躯干、面部及四肢等部位有红斑、水肿甚至水泡和大泡形成。

（三）检材采取

血液是最有价值的检材。疑为一氧化碳中毒未死者，在发现后应立即抽血检查。由于体内一氧化碳能被氧所置换，一般认为在 8 小时后就难以估计血液内的一氧化碳含量。

放置于一氧化碳环境中的其他尸体，可因一氧化碳透过皮肤与浅表血管中血液结合成碳氧血红蛋白；因此，最好采用心血或各脏器的血液检查。测定火灾中炭化尸体的一氧化碳可采取骨髓作为检材。

盛血的瓶子容量以刚装满血液为度，不要留一大段空隙，必要时倒一层石蜡以防一氧化碳被空气中氧所替代。

此外，肌肉尤其是胸大肌亦是较好的检材。

一氧化碳中毒的尸体腐败较缓慢，用福尔马林液固定的尸体并不影响一氧化碳的检出。

一氧化碳中毒死者血中碳氧血红蛋白饱和度一般为 60 ~ 80%，有高达 90%，但也有人低于 50%。在重度冠心病、严重慢性肺疾病或脑动脉硬化者，有时碳氧血红蛋白的饱和度低于 20% 即可能死亡。

二、急性一氧化碳中毒未死者的法医临床学鉴定

了解案情，分析中毒原因。

（一）病因

一氧化碳中毒多见于灾害事故，常见有以下原因：

1.在日常生活中使用无烟囱的煤炉或烟囱通气不良；或有大风吹入烟囱；在密闭室内使用木炭或煤球炉取暖；煤气管道破裂，煤气阀门漏气、使煤气外逸等原因均可引起一氧化碳中毒。火灾中有些人并不是被烧死，而是由于吸入一氧化碳中毒致死。

2.矿井采掘爆破时，其产生的气体中可含有 30% ~ 60% 一氧化碳；某些使用一氧化碳作为原料的工业如合成氨、甲醇及甲醛等以及有关用煤的工业中所排出的废气均含有大量一氧化碳，如防护不当即可发生一氧化碳中毒。

3.炼焦、炼铁、炼钢及烧窑等过程中，可因熔炉或窑门关闭不严而发生一氧化碳中毒。

此外，自杀和他杀也是一氧化碳中毒的常见原因。但要注意他杀后伪装成意外煤气中毒的可能。如一罪犯在上夜班前松动煤气管开关上的六角螺丝帽使煤气外逸，致使其妻、子在睡眠时中毒死亡，而伪装成意外事故。

（二）治疗病史分析

一氧化碳中毒时主要导致机体组织细胞的缺氧。中枢神经系统和心肌对缺氧最敏感，故其损害最严重，并发生相应的病变和症状。依据一氧化碳中毒严重程度的不同，可分为

轻度碳氧血红蛋白在10%~20%、中度（碳氧血红蛋白约在30%~40%）和重度碳氧血红蛋白在50%以上三种。按其中毒发生的快慢和过程，则可分为闪电型、急性型和慢性型三种。在法医工作中，以急性型多见。

1.闪电型　常因短时间内吸入高浓度的一氧化碳所致，中毒者可突然昏倒，意识丧失，反射消失，在短时间内因呼吸中枢麻痹而死亡。

2.急性型　常有头部沉重，前额发紧，继而发生严重头痛、眩晕、恶心、呕吐、四肢无力及共济失调等，虽有意识存在，但中毒者自己已不能离开险境自救。故在现场勘查时常可见到中毒者向门窗爬行的姿势。此时如脱离险境而吸入新鲜空气；一天后常可恢复正常。在多数情况下，中毒者的判断力往往减退，不能回想起当时发生的情况。如未脱离险境，则发生意识丧失，大小便失禁，脉搏、呼吸加快，有时出现间歇性抽搐，最后进入昏迷。最终因呼吸衰竭而死亡。

有时昏迷可持续数小时、数日甚至更长的时间，可并发脑水肿、肺水肿、心肌损害、心律紊乱或传导阻滞，亦可有高热或惊厥，四肢皮肤出现水泡或神经性水肿。经抢救后可有严重后遗症，以各种神经精神症状为主。如神经衰弱、精神异常、震颤性麻痹、偏瘫、发音含糊、吞咽困难及周围神经炎等。

症状的发展及严重程度与血液中碳氧血红蛋白饱和度有关，而这又取决于空气中一氧化碳的浓度和吸入时间，见表10-1-2。

表10-1-2　一氧化碳中毒症状与各影响因素的关系

空气中CO的浓度体积（%）	血中CO在平衡时的浓度体积（%）	达到平衡需要的时间	在血中CO各种浓度时出现的症状
< 0.02	< 20	6~7小时	<10%：无症状
0.02~0.03	23~30	5~6小时	10%~20%：前额发紧，轻度头痛
0.04~0.06	36~44	4~5小时	30%~40%：严重头痛，无力，视力朦胧，恶性、呕吐、可有虚脱
0.07~0.10	47~53	3~4小时	40%~50%：除上述症状外，还有虚脱及晕厥倾向，脉搏及呼吸频数
0.11~0.15	55~60	1½~3小时	50%~60%：晕厥，脉搏及呼吸频数，昏迷与间接性抽搐
0.16~0.20	61~64	1~1½小时	60%~70%：昏迷与间歇性抽搐，呼吸及心跳被抑制，可能死亡
0.20~0.30	68~73	1~1½小时	
0.50~1.00	73~76	1~2分钟	70%~80%：脉弱，呼吸缓慢，呼吸衰竭而死

常人体内由于含铁红素的分解，每小时可产生0.42ml一氧化碳，能使体内碳氧血红蛋白HbCO约占血红蛋白总量的0.5%，在溶血性疾病患者可达4%~6%。吸烟者平均为5%，最高达15%。

实例资料

检案摘要

根据送检材料记载：2009年3月16日，张某发生煤气中毒，某司法鉴定中心鉴定意见书鉴定结论为：张某因一氧化碳中毒，使其患有一氧化碳中毒所致精神障碍，构成九级伤残，休息期6个月，护理期和营养期个3个月。受委托，现重新进行鉴定。

检验过程

1.病史摘要

（1）张某出院小结2009年3月16日至2009年4月3日摘抄：因使用煤气热水器洗澡后出现短暂昏迷1小时余入院。PE：精神萎靡，言语迟缓，应答切题，扶入病房。两眼瞳孔等大同圆，对光反射稍迟钝，口唇呈樱桃红色，四肢肌张力无增强。入院后给予完善检查，降低颅压、抗感染、醒脑及高压氧治疗。出院时情况：病情好转，脑电图正常，一般情况可。

诊断：急性一氧化碳中毒。

（2）2009年4月2日张某脑电图报告单

检查意见：两半球电活动为低中幅9～10次/秒 α 节律，顶枕部明显，双侧对称，调幅可，对光抑制反射存在。睁、闭眼均未见明显痫样放电及局灶改变。脑电地形图：各频带功率正常。

（3）2011年5月13日张XX脑电图报告单诊断意见：未见局灶或弥漫性慢波，但HV后见散发及短阵尖波，随访。脑电地形图：两半球 α 能量基本正常。

鉴定调查

据被鉴定人家属反映：张某读书至初中，为人聪明伶俐，性格直爽，18岁开始打工。2009年煤气中毒出院后人变得判若两人，记忆差，脾气坏，人怪怪的。一会儿清醒，和正常人一样；一会儿糊涂，说话东拉西扯。出院后恋爱、结婚、生子。至今不能上班。

阅片所见

2011年5月3日头颅MRI片1张，

示：左半卵圆区白质内见4mm×7mm大小T1W低信号、T2W高信号改变；余未见异常。

检查所见

精神科检查：被鉴定人张XX自行步入检查室。意识清，仪态整，接触尚合作，表情幼稚，作态，情绪不稳，略欣快。对姓名、年龄、属相能正确回答。称自己是上海人，在"这里"上"北京大学"，曾在"有电脑的单位工作"，名字不知道。称"没结婚，有一个小孩，我妈让他叫我妈妈，我又没生过小孩"。对常识性问题往往思索后再予以近似回答，如称今天是5月12日，一年635天，有13个月，一年有四季"春、夏、冬"，边扳手指边想，另一季节讲不出。否认煤气中毒史。体检时有先掸去床单上灰尘再上检查床的行为。未引出精神病性症状。

神经科检查：被鉴定人张某双侧瞳孔等大等圆，直径0.3cm，光反射存在。眼球各方向运动不受限，鼻唇沟对称。伸舌居中。颈软，四肢肌力、肌张力正常。膝踝反射对称，未引出病理征。

分析说明

根据送检材料、影像学资料及检查所见，专家会诊分析认为：

1.被鉴定人张某于2009年3月16日一氧化碳中毒，住院病史中未见精神障碍症状的记载，出院时"一般情况可"，出院后也未见任何相关的就诊记录。目前自述的症状难以

用一氧化碳中毒来解释，与2009年3月16日一氧化碳中毒的因果关系难以认定。参照《道路
交通事故受伤人员伤残评定》（GB18667-2002）之相关规定，未达伤残等级。

2.根据伤情，酌情给予休息180日、护理90日、营养90日。

鉴定意见

被鉴定人张某2009年3月16日一氧化碳中毒，其目前自述的症状与一氧化碳中毒的因果关系难以认定，未达伤残等级。休息180日、护理90日、营养90日。

第二节 老年人交通伤

【概述】

交通伤（traffic injuries）是由交通工具造成的损伤。交通工具包括各种车辆、船舶及飞行器。交通伤多为事故性损伤，通常称为交通事故。

交通事故损伤根据致伤工具不同分为道路交通事故损伤、航海事故损伤和航空事故损伤，以道路交通事故损伤最多见，道路交通事故损伤包括公路事故损伤和铁路事故损伤两大类。本文交通伤着重于道路事故受伤人员和伤残鉴定，公路事故损伤由各种汽车、摩托车、电车及拖拉机等机动车辆翻倒或相撞造成。包括行人损伤和车内人员损伤，1999年在中国召开的第16届世界意外事故和交通医学会议上发表的有关数据表明，道路交通事故造成的伤残和死亡已成为世界第一大公害，我国是世界上道路交通事故死亡人数最多的国家之一。

在交通过程中，老年人是弱势群体社会群体中最弱势的一部分。现代社会中，随着社会进步和经济发展，老年人介入社会生活的机会越来越多，因而也增加了受交通伤害的危险。另一个重要的情况是人口的老龄化，即平均寿命不断延长。

一、有其自身原因

老年人的生理特点

（一）感知能力降低

1. 视觉功能减退　正常人到40岁以后就会出现"老花眼"，主要原因有：①随着年龄增长，眼球内晶状体含水量减少，弹性下降，降低眼球成像功能；②晶状体浑浊，导致老年性白内障，影响光线穿透；③瞳孔括约肌的收缩力降低，致使瞳孔散大与缩小功能减弱，表现为对于阴暗光线适应能力明显减弱，突然进入昏暗或者明亮环境，不能及时准确判定自身所处的位置、方向及周边环境；④视网膜成像功能降低。

2. 听觉功能减退　大部分人在20岁左右听觉功能处于最佳状态，随着年龄增长，听力逐渐减退。据统计随着年龄的增长，特别是50岁以后，人体各个脏腑器官都开始有不同程度的衰老。耳蜗基底膜、听觉细胞和听神经开始老化、萎缩。65～75岁的老年人中，耳聋发病率可高达60%左右。

（二）中枢神经系统反应能力降低

人体进入老年阶段，大脑开始慢慢萎缩，重量逐渐减少，细胞减少。同时，神经传导能力下降，对待刺激反应不敏感，感觉已衰退、迟钝，甚至消失。遇到意外情况或者紧急状态，大脑难以及时做出准确判断。

（三）体力明显下降，肢体反应及协同能力降低

随着年龄增长，老年人运动系统功能逐渐降低，体力明显下降，躯体的反应及协同能

力降低。典型的表现为步伐蹒跚，行动不便。调查显示，老年男性平均步速为 63 米 / 分，平均步幅为 57 厘米，老年女性平均步速为 58 米 / 分，平均步幅为 53 厘米。步伐蹒跚的老年人，在遇到紧急情况下，特别是突然的噪声、喇叭等外界因素干扰，很容易出现手忙脚乱，不知所措，导致交通事故。

二、老年人心理特点

老年人心理功能明显下降，表现为智力降低、自我认知、自我控制能力逐渐减弱。

（一）老年人智力退化

智力不是一种单一能力，是多种能力综合。人类进入老年阶段，随着年龄增长，智力也会逐渐退化。智力一般可以划分为"液态智力"和"晶态智力"。"液态智力"是与生俱来的，一个人能进行智力活动的能力，即学习和解决问题的能力，"液态智力"主要依赖于先天的秉赋，主要和神经的生理结构和功能有关。

例如：注意力、反应速度和思维敏捷度等。"液态智力"与感觉、大脑反应、神经系统和运动器官的生理结构及功能关联性密切。这种智力因素一般人在 50 岁以后开始减退，而且速度逐渐加快。"晶态智力"则是一个人通过其"液态智力"，所学到的并能得到逐步完善的能力，是通过学习语言和其他经验基础上而发展起来的一种能力。"晶态智力"依赖于"液态智力"。"晶态智力"主要依赖后天获得，包括经验、知识、领悟能力以及经验积累等。老年人见多识广，人生经验阅历丰富，"晶态智力"有时候不仅不退化，还会增长，75 ~ 80 岁以后才会慢慢减退。但总体来看，老年人的智力退化趋势不可避免，且在交通安全中，智力退化足以影响老年人的生命安全。

（二）老年人情绪不稳定，认知能力降低，自我控制能力下降

1.心理健康、情绪稳定是保障人们正常出行的必备条件。老年人离开工作岗位，身体逐渐衰老，但是他们不愿接受自身机体能力下降的现实，特别是独居老人，会长期情绪不稳定忧郁、兴奋、焦虑、急躁等状态。走在马路上，不稳定的情绪会削弱对周围环境变化的注意力，增加交通事故风险。

2.认知能力降低，自我控制能力下降。有些老年人安全知识不足，不能准确识别路上的各种标志线，随着年龄增长，更加不能适应周围环境改变，无法控制自己行为。常见到老年人横穿马路时，不能选择合适的时机，举棋不定、畏畏缩缩，犹犹豫豫、不能当机立断。还有的老年人抱有侥幸心理，为了省时、省力，横穿马路，甚至无视高速行驶车辆，常常导致惨痛教训。

三、老年人常患有疾病，并服用药物

老年人，机体衰老，免疫下降，疾病多发，常患有一些慢性疾病与退行性疾病，例如：高血压、脑血管病、痴呆、糖尿病、慢性阻塞性肺疾病、冠心病、腰椎病、颈椎病、骨质疏松、肿瘤、黄斑变性、老年性聋等。调查显示，老年人，特别是空巢老人患病率达到 67.5% 以上不少疾病需要长期服用药物，也会对于老年人精神及身体产生负面影响，常会有注意力难以集中，身体不适等症状。

四、老年人交通事故流行病学特点

（一）老年人出行方式

1. 老年人出行方式以步行、骑自行车、骑电动自行车、乘坐公共交通为主，其中又以步行中发生交通事故比例最高。近年来电动自行车在城乡广泛使用，一些老年人也购买了电动车省力省时的电动自行车，但现在市场的电动自行车普遍车速较快，超过国家标准，老年人驾驶肯定会有困难，增加事故风险。

2. 老年人中自己驾车出行比例还比较低。目前，驾驶员年龄放宽到70岁，不少老年人圆了驾车梦。随着私家车的普及率逐渐提高，习惯于开车的驾驶员，到了老年以后，不少人肯定不愿放弃驾车便利，因此老年驾驶员比例会逐渐增高，发生交通事故的概率也会增加。

（二）老年人发生交通事故的时间与区域

老年人一般在活动区域相对固定，范围相对有限。

1. 公园、活动中心附近　老年人睡眠时间较短，空闲时间较多，锻炼身体是一项重要任务。锻炼时间主要集中在早晨，有的甚至是黎明时分、午睡结束、黄昏；晚餐过后。这些时间段时，路上行人及车辆相对较少。但黎明、黄昏、晚饭后路上光线较暗淡，另外老年人又常穿深色衣服，都增加识别难度。如果老年人不小心行走到马路中央或者在十字路口，过往的车辆的驾驶员没有及时发现，会造成交通事故。

2. 菜场、商场附近　现在老年人大多独立生活，自己购买生活用品。即使与子女居住一起，他们也会买菜，自己购买部分生活用品。但他们出门大多会错开高峰期，选择相对宽裕时间与空间。

3. 小学、幼儿园周围　现代社会中，年轻人工作比较繁忙，老年人时间相对宽裕，大多承担接送小孩任务。上学、放学时间段，学校附近道路一般都比较拥挤，机动车、非机动车随意停靠，小贩沿路吆喝，小孩横穿马路、乱跑乱撞现象几乎每天如此，都增加老年人发生交通事故风险。

4 医院周围　老年人常患有慢性疾病，多会固定时间到医院看病、配药，医院附近一般也是老年人发生交通事故的重要区域。

（三）老年人发生交通事故的性别比例、年龄比例、文化程度比例

1. 性别比例　男性明显多于女性。传统观念中，男人主外，女人主内。老年人大多沿用此观念，男性户外活动较多，女性大多承担家务劳动，到了老年阶段，女性更愿意在家中承担家务工作。因而男性发生交通事故比例较高。

2. 年龄比例　以60岁~70岁年龄段比较最高。这个年龄段老年人自我感觉身体挺好，但是衰老已经在不知不觉中发生，容易高估自己身体状态及运动功能，遇到突发事件，不能及时正确应对，导致交通事故。70以上老年人一般能够明显感觉自己身体的衰老，注意保护自己，出行率明显降低。

3. 受教育程度　接受教育文化程度较低的老年人，发生交通事故概率较高，他们年轻时候，一般生活在较为偏远的地区，没有太多的交通车辆，也很少接触到交通事故方面安全知识教育。进入城市以后，他们不容易及时适应城市中生活及交通安全。

【临床诊断】

（一）道路交通事故损伤史

（二）临床表现

1.行人损伤

行人损伤的部位和程度取决于车辆的速度、种类以及行人被撞时的姿势和方向。常见有撞击伤、摔跌伤、碾压伤及拖拉伤等。

（1）撞击伤　撞击伤多由汽车的前部部件，如保险杠、散热器、车灯、引擎盖、挡泥板及挡风玻璃等造成。轿车或小型货车等小型车辆的保险杠较低，创伤多发生于小腿，常形成软组织挫伤与胫腓骨骨折。典型的骨折呈楔形，楔形底部示撞击部位，其尖端指示车的运行方向。如撞击时两足均着地并支撑体重，则两腿同时发生损伤；如受伤者正在行走或跑步，则两腿的损伤高度不一，或仅一腿受伤；如车辆撞在行人的一侧，则该侧的损伤在外侧而对侧腿的损伤位于内侧。大型车辆如卡车等因保险杠较高，损伤多发生在大腿或髋部。高速车辆撞击可致粉碎性骨折。散热器或车灯撞击人体时，可造成擦伤及挫伤，并留下特殊形态的撞痕。有时可造成较大面积的擦伤、挫伤，甚至骨折。车辆直接撞击胸腹部，可造成较严重的内脏损伤。如车头铲起躯体，头面部、肩部撞于挡风玻璃上，可造成广泛的玻璃刺割伤。

（2）摔跌伤　为人体被车辆撞倒或抛起后又摔下，与路面或地上物体相撞造成的损伤。其损伤程度与路面情况、摔倒速度、姿势及衣着情况有关。直接撞倒者，摔跌伤发生于撞击部位的对侧体表；若机体被车头铲起，向上抛后坠于地面者，摔跌伤首先发生于着地的部位，多为头部、肩部、臀部或四肢。摔跌伤的表皮擦伤较之撞击伤更明显，尤其是在身体裸露或衣衫较薄的部位，并常伴有挫伤、内脏破裂或骨折。

（3）碾压伤　由车轮碾压机体造成的损伤称为碾压伤。损伤的严重程度与机动车的类型、载重量及曾否刹车等有关。如未刹车，车轮从人体上滚动而过造成的表皮剥脱与皮下出血，其形态可反映肇事车辆的轮胎花纹特征，皮肤与轮胎凹陷部相对处形成皮下出血，与轮胎凸起部相对处则形成表皮剥脱，这种特征性印痕称为轮胎印痕。轮胎印痕有助于认定肇事车辆。刹车时，车轮突然停止转动，因惯性作用车辆继续前进，皮肤被挤压于轮胎与路面之间，造成严重的撕裂伤，多发生于四肢或头颈。碾压伤常引起皮肤与肌肉分离，形成较大的环状或袋状撕脱伤，伴有大量出血或血浆渗出，触之有波动感。碾压常造成内脏损伤。在头部损伤时，可出现颅内血肿、脑挫裂伤。腹部受伤，可出现肝脾破裂。

（4）伸展创　在受撞击部位的对侧或远隔处皮肤，因过度伸展造成的皲裂称伸展创，常为多条断续而平行的皮肤撕裂创口，较表浅，其方向多与皮肤纹理一致。

（5）拖擦伤　行人被车辆挂倒后拖拉前行，身体与地面摩擦而造成的擦伤称拖擦伤。拖擦伤面积大、多位于躯体一侧，以体表突出部位为重，在片状擦伤中常夹带条状划痕，起始端较深重，末端轻浅，提示拖拉的方向，常伴有皮下及深部组织挫伤。

2.车内人员损伤

车内人员损伤公路事故中，车内人员的损伤主要为碰撞伤、挥鞭样损伤和保险带损伤；当车内人员被抛出车外时，可造成摔跌伤和碾压伤；车辆着火时，尚可造成烧伤。

（1）碰撞伤　紧急刹车或撞车时，车内人员受惯性作用，碰撞车内某种结构或物体上造成。坐在车内不同位置的人员，发生的碰撞伤种类不相同。司机及前座人员常被仪表盘及挡风玻璃撞伤。司机应有一定的反应，如紧抓方向盘并支撑身体，以及脚踩刹车板等，创伤可较轻；惯性大时，可导致手腕、前臂及股骨和骨盆骨折，有时可见多发性肋骨骨折及肺、心、主动脉严重损伤。后座乘客多因碰撞前座椅背或车顶而受伤。

（2）挥鞭样损伤　在车辆急骤加速或减速时，因惯性作用，车内人员颈部过度伸展或屈曲而引起的颈椎、颈髓及脑组织的损伤称挥鞭样损伤。挥鞭样损伤多发生于第5、6颈椎，其次是第1颈椎；主要为颈椎脱位与骨折，颈髓震荡或挫伤，以及脑干挫伤或脑震荡等，严重者可导致死亡。

（3）震荡伤　头部或其他部位受到钝力作用，引起脑震荡、视网膜震荡、迷路震荡、脊髓震荡、心脏震荡。

（4）保险带损伤　车辆上常用的保险带有两种，一种是横过腹部的保险带，主要为避免人体被抛出车外；另一种是从肩部斜过胸腹部的保险带，可防止人体的前倾或被抛出。保险带伤主要发生在车辆突然减速时，人体因惯性前移而被保险带紧勒所致。轻者仅发生擦伤及挫伤；重者可导致胸腹腔内脏损伤或第2、3腰椎的横断性骨折。

（四）辅助检查

根据伤情，做相关影像学、血液、血生化等检查。

【防未病】

一、防老年人交通伤发生

老年人在整个交通参与者中所占的比例虽然较小，但随着社会老龄化的加剧和社会开放度的提高，老年交通参与者会不断增多。由于生理、心理和体质等因素，老年人群在交通过程中更易受到伤害，全社会对此都应给予充分的关注。为改善老年人的文通安全，可采取以下几方面措施：①政府有关部门制定政策，在交通设施、管理、使用的交通工具等方面给老年人以更多的关照。②提高全民素质，对老年交通参与者要关心，如扶助老人过街和上下车等。③鼓励老年人参加体育锻炼，增强体质，努力达到"耳聪目明"，精力充沛，建立对自己健康的信心和乐观心态。④定期健康检查，发现有问题时，应适当休息，甚至停止驾车或出门，其标准主要不是年龄，而是能否达到安全驾驶或在马路、人行道行走的标准。

针对老年人的生理、心理特点，必须采取以下措施，防止老年人交通意外伤害：

（一）加大安全教育宣传力度

加强普通老年人的宣传教育。一些老年人文化层次较低，没有接受过系统交通安全知识培训，特别是偏远地区、城乡结合部及刚刚从农村进入城市的老年，他们面对繁忙的交通很难通过自身能力及时有效地学习到足够的安全知识。交通安全部门、司法部门可以通过社会进行此类宣传，包括公益广告、社区活动中心、老年俱乐部等，根据他们的自身特点进行形式活泼多样的安全知识宣传教育。宣传内容应包括以下方面：①老年人自身状况的特点；②常见的交通安全标志；③紧急情况处置方式；④老年人出门需尽量由家人陪伴。

（二）加强老年驾驶员的管理

1. 老年人的机体衰老是渐进过程，有些老年人不能及时认识到自身衰老。如果老年患有慢性心脑血管疾病，视力减退、听力减退，反应能力降低，在平常状态下对于驾驶车辆可能没有太多影响，但在急性状态下，不能做出及时有效的判断就可能酿成重大灾祸。我国目前也规定60岁以上老年人驾驶员必须每年体检一次，但是这些常规检查局限性较大。

例如，有视力、听力检查，却没有对于视觉、听觉反应能力检测。不妨借鉴发达国家一些经验，建立老年驾驶员的评估体系，包括视力、听力、反应力、疾病、心理等多个方面量表，相对于进青壮年来说更为全面综合评估体系。在老年驾驶员的资格申请及年检中都进行评价。

2. 车辆设计上，能否逐渐推广在车辆合适位置设置醒目的安全标志，警示行人及其他驾驶员能够注意到老年驾驶员的特殊情况。

【治已病】

一、老年人交通伤院前急救

院前处理是救治交通伤的第一个环节，也是十分重要环节，无论国内外、大中小城市的统计数据，都表明约有半数以上的交通伤伤员死于院前阶段。交通伤后有三个死亡高峰，第一高峰发生在事故现场，约占50%，主要死于中枢神经系统损伤、心脏与主动脉等大血管破裂；第二高峰发生在伤后1~2小时，约占35%，主要死于头、胸、腹部的严重创伤或者失血过多；第三高峰发生在伤后30日内，约占15%，主要死于器官衰竭、化脓性感染或者脑死亡。

急救是否及时有效，急救反应时间非常重要。反应时间是指从接到呼叫电话至急救车到达事故现场所需要的时间，即开始获得急救人员救治时间。如果能够在伤后5分钟内给予专业性抢救，伤后30分钟内能够给予医疗急救，则18%~25%的伤者生命可以挽救生命，并大大减少致残率。现场急救包括一般急救，如通畅气道、心肺复苏、静脉输液、止血、包扎、简单固定等。伤势加重，不能转院的患者，必须在现场或者基层医院立即进行胸腔闭式引流、肺修补、肝脏修补、脾脏切除、以及严密观察患者生命体征。

院前急救的原则如下：

（1）先复位后固定原则：指遇到有心跳呼吸骤停，同时又有骨折者，应该首先进行心肺复苏，直到心跳、呼吸恢复后，再进行骨折固定。

（2）先止血后包扎的原则：是指患者既有大出血，又有创口时，首先应立即用指压、止血带或者药物等止血方法止血，然后再消毒创口、包扎伤口。

（3）先重伤后轻伤的原则：是指现场既有生命垂危的重伤员，也有较轻的伤员时，应先抢救危重伤员，后抢救轻伤员。

（4）先抢救后转运原则：过去的急救常常"抬起来就跑"，现在则在现场急救后，等待病情稳定再转移。尽量在现场为即将转运的伤员做好打开气道、心肺脑复苏、控制大出血、制动骨折、止痛、处理开放性气胸后等重要工作以后，再将伤者转运医疗机构，而且在转运途中不停顿抢救措施，并继续观察病情变化。这样既可以减轻患者病痛，减少并发症，也提高了抢救成功率。

（5）急救与呼救并重原则：在遇到成批伤员时，又有多人在现场的情况下，要紧张而镇定地分工协作，急救与呼救同时进行，尽量争取外援。

二、老年人交通伤的治疗

老年人因组织器官普遍老化，生理功能衰退，再加上多有慢性疾病，一旦受伤后，死亡率高、致残率高、并发症高，给治疗康复都带来不利因素。治疗原则应遵循：

（1）现场急救尽可能快，尽早送到医疗机构。转运途中注意保护伤者颈椎，保持呼吸道通畅，取出伤者口中假牙等异物。注意保证伤者供氧，必要时心肺复苏。

（2）详细了解既往病史，了解受伤前精神和治疗状况。

（3）在抢救外伤时，积极治疗合并疾病。

（4）发生骨折时，应创造条件尽可能早期采取手术治疗，避免石膏固定或者骨牵引等长期卧床，并尽早下床进行功能锻炼。

【法医学鉴定】

一、道路交通事故受伤人员伤残鉴定

（一）鉴定原则

应以损伤治疗后果或者结局为依据，客观评价组织器官缺失和或功能障碍程度，科学分析损伤与残疾之间的因果关系，实事求是地进行鉴定。

受伤人员符合两处以上致残程度等级者，鉴定意见中应该分别写明各处的致残程度等级。

（二）鉴定时机

应在原发性损伤及其与之确有关联的并发症治疗终结或者临床治疗效果稳定后进行鉴定。

（三）伤病关系处理

当损伤与原有伤、病共存时，应分析损伤与残疾后果之间的因果关系。根据损伤在残疾后果中的作用力大小确定因果关系的不同形式，可依次分别表述为：完全作用、主要作用、同等作用、次要作用、轻微作用、没有作用。

除损伤"没有作用"以外，均应按照实际伤残情况鉴定致残程度等级，同时说明损伤与残疾后果之间的因果关系；判定损伤"没有作用"的，不应进行致残程度鉴定。

（四）伤残鉴定内容

伤者在委托鉴定机构对其伤残级别进行鉴定时，可以同时委托后续治疗费、护理级别、误工损失日等内容的鉴定。伤残鉴定的内容主要包括以下内容：

1. 伤残级别鉴定　伤残鉴定的内容包括精神的、生理功能的和解剖结构的异常及其导致的生活、工作和社会活动能力不同程度丧失。

2. 后续治疗费鉴定　如伤者需要后续治疗或康复的，可以委托鉴定机构对后续治疗所需的费用进行鉴定。

3. 护理级别鉴定　伤者受伤严重，如一、二、三、四级伤残的，由于需要长期护理，可以委托鉴定机构做护理级别鉴定。

4. 误工损失日鉴定　误工损失日，是指伤者受伤后经过诊断、治疗达到临床医学一般原则所承认的治愈即临床症状和体征消失或体征固定所需要的时间。误工损失日的确定应以原发性损伤及后果为依据结合治疗方法及效果，全面分析，综合评定。

（五）检验方法

遵循医学科学原理和法医损伤学理论与技术，详细审查、摘抄鉴定材料，按照《法医临床检验规范》（SF/Z JD010300 3-2 011）对被鉴定人进行体格检查。

适用标准：最高人民法院、最高人民检察院、公安部、国家安全部、司法部公布《人体损伤致残程度分级》。

（六）鉴定程序

1.鉴定人的选定　司法鉴定机构受理鉴定委托后，应当指定本机构中具有该鉴定事项执业资格的司法鉴定人进行鉴定。

委托人有特殊要求的，经双方协商一致，也可以从本机构中选择符合条件的司法鉴定人进行鉴定。

司法鉴定机构对同一鉴定事项，应当指定或者选择二名司法鉴定人共同进行鉴定；对疑难、复杂或者特殊的鉴定事项，可以指定或者选择多名司法鉴定人进行鉴定。

2.鉴定人的回避

（1）初次鉴定的鉴定人回避　司法鉴定人本人或者其近亲属与委托人、委托的鉴定事项或者鉴定事项涉及的案件有利害关系，可能影响其独立、客观、公正进行鉴定的，应当回避。

司法鉴定人自行提出回避的，由其所属的司法鉴定机构决定。

委托人要求司法鉴定人回避的，应当向该鉴定人所属的司法鉴定机构提出申请，由司法鉴定机构决定。

（2）重新鉴定的鉴定人回避　进行重新鉴定时，有下列情形之一的，司法鉴定人应当回避：①有上述"初次鉴定的鉴定人回避"的情形的；②参加过同一鉴定事项的初次鉴定的；③在同一鉴定事项的初次鉴定过程中作为专家提供过咨询意见的。

委托人对司法鉴定机构是否实行回避的决定有异议的，可以撤销鉴定委托。

3.鉴定的实施　司法鉴定人进行鉴定，应当对鉴定过程进行实时记录并签名。记录可以采取笔记、录音、录像、拍照等方式。记录的内容应当真实、客观、准确、完整、清晰，记录的文本或者音像载体应当妥善保存。

司法鉴定人在进行鉴定的过程中，需要对女性作妇科检查的，应当由女性司法鉴定人进行；无女性司法鉴定人的，应当有女性工作人员在场。

在鉴定过程中需要对未成年人的身体进行检查的，应当通知其监护人到场。

对被鉴定人进行法医精神病鉴定的，应当通知委托人或者被鉴定人的近亲或者监护人到场。

对需要到现场提取检材的，应当由不少于两名司法鉴定人提取，并通知委托人到场见证。

4.鉴定时限　司法鉴定机构应当在与委托人鉴定司法鉴定协议书之日起30个工作日内完成委托事项的鉴定。

鉴定事项涉及复杂、疑难、特殊的技术问题或者检验过程需要较长时间的，经该机构负责人批准，完成鉴定的时间可以延长，延长时间一般不得超过30个工作日。司法鉴定机构与委托人对完成鉴定的时限另有约定的，从其约定。

在鉴定过程中补充或者重新提取鉴定材料所需的时间，不计入鉴定时限。

5.伤残鉴定的终止　司法鉴定机构在进行鉴定过程中，遇有下列情形之一的，可以终止鉴定：

（1）发现委托鉴定事项的用途不合法或者违背社会公德的。

（2）委托人提供的鉴定材料不真实或者取得方式不合法的。

（3）因鉴定材料不完整、不充分或者因鉴定材料耗尽、损坏，委托人不能或者拒绝补充提供合格要求的鉴定材料的。

（4）委托人的鉴定要求或者完成鉴定所需的技术要求超出本机构技术条件和鉴定能力的。

（5）委托人不履行司法鉴定协议书规定的义务或者被鉴定人不予配合，致使鉴定无法继续进行的。

（6）因不可抗力致使鉴定无法继续进行的。

（7）委托人撤销鉴定委托或者主动要求终止鉴定的。

（8）委托人拒绝支付鉴定费用的。

（9）司法鉴定协议书约定的其他终止鉴定的情形。

终止鉴定的，司法鉴定机构应当书面通知委托人，说明理由，并退还鉴定材料。并根据终止的原因及责任，酌情退还有关鉴定费用。

（六）补充鉴定

有下列情形之一的，司法鉴定机构可以根据委托人的请求进行补充鉴定：

（1）委托人增加新的鉴定要求的。

（2）委托人发现委托的鉴定事项有遗漏的。

（3）委托人在鉴定过程中又提供或者补充了新的鉴定材料的。

（4）其他需要补充鉴定的情形。

补充鉴定是原委托鉴定的组成部分。

（七）鉴定复核

委托的鉴定事项完成后，司法鉴定机构可以指定专人对该项鉴定的实施是否符合规定的程序、是否采用符合规定的技术标准和技术规范等情况进行复核，发现有违反《司法鉴定程序通则》规定情形的，司法鉴定机构应当予以纠正。

（八）司法鉴定文书的出具

司法鉴定机构和司法鉴定人在完成委托的鉴定事项后，应当向委托人出具司法鉴定文书。司法鉴定文书的制作应当符合统一规定的司法鉴定文书格式。

鉴定文书包括一般情况、案情介绍、病历摘抄、检验结果记录、分析意见和结论等内容。

司法鉴定文书应当由司法鉴定人签名或者盖章。多人参加司法鉴定，对鉴定意见有不同意见的，应当注明。司法鉴定文书应当加盖司法鉴定机构的司法鉴定专用章。

司法鉴定机构出具的司法鉴定文书一般应当一式三份，两份交委托人收执，一份由本机构存档。

（九）鉴定的解释

司法鉴定人经人民法院依法通知，应当出庭作证，回答与鉴定事项有关的问题。

委托人对司法鉴定机构的鉴定过程或者所出具的鉴定意见提出询问的，司法鉴定人应当给予解释和说明。

（十）重新鉴定

有下列情形之一的，司法鉴定机构可以接受委托进行重新鉴定：

1. 原司法鉴定人不具有从事原委托事项鉴定执业资格的。

2. 原司法鉴定机构超出登记的业务范围组织鉴定的。

3. 原司法鉴定人按规定应当回避而没有回避的。

4. 委托人或者其他诉讼当事人对原鉴定意见有异议，并能提出合法依据和合理理由的。

5. 法律规定或者人民法院认为需要重新鉴定的其他情形。

接受重新鉴定委托的司法鉴定机构的资质条件，一般应当高于原委托的司法鉴定机构。

重新鉴定，应当委托原鉴定机构以外的列入司法鉴定机构名册的其他司法鉴定机构进行；委托人同意的，也可以委托原司法鉴定机构，由其指定原司法鉴定人以外的其他符合条件的司法鉴定人进行。

二、交通伤死后，死亡原因分析及死伤因果关系判断

实例资料

案情摘要

根据送检材料记载：李某某女性，75 岁于 2008 年 10 月 18 日下午，在乘坐出租车时发生交通事故致伤，后入住某医院，数日后死亡，提出司法鉴定，第一次鉴定书结论为系道路交通事故致颅脑损伤死亡，车方不服，申请提出重新鉴定。

检验过程

1. 检验方法　按照中华人民共和国公共安全行业标准《法医学尸表检验》GA／T149-1996、《法医学尸体解剖》GA／T147-1996、《法医病理学检材的提取、固定、包装及送检方法》GA／T148-1996、《机械性损伤尸体检验》GA／T168-1997，对李某某尸体进行系统法医学检验。

2. 病史摘要　某医院李某某住院病史 2008 年 10 月 18 日至 2008 年 10 月 25 日摘抄：

2008 年 10 月 18 日：患者于入院前半天不慎外伤致右膝肿胀疼痛伴活动受限，右小腿无麻木。摄片示"右股骨髁上骨折"。过去史：有高血压史多年，平素服用络活喜。有糖尿病史多年，服用金氏降糖片等降糖。有房颤史，服用贝他洛克。有心脏支架及心脏起搏器植入史。体格检查：神志清，精神可，推床入病房，回答切题，查体合作，头颅无畸形，对光反射正常，外耳道无异常分泌物，心率 76 次／分，有力，神经系统正常。初步诊断：右股骨髁上骨折，右膝骨关节炎，下颌外伤。心电图会诊单：房扑心律，心室率为 110 次／分。

2008 年 10 月 19 日：患者长期服用培达抗凝，因患者右股骨髁上骨折，局部肿胀明显，考虑出血明显，遂予以停用抗凝活血药物。

2008 年 10 月 20 日：体检：右股骨髁上骨牵引中。

2008 年 10 月 23 日 8:00Am 突发一过性神志不清，恢复神志后左侧肢体活动障碍，口齿含糊，头颅 CT 提示"右顶叶可疑大面积脑梗"，神经内科会诊给予金纳多、施捷因及速避凝治疗。因血压明显升高，内科会诊给予异舒吉静脉滴注控制血压。

2008 年 10 月 24 日 6:00Am 保持血压在正常范围，夜间 11:50Pm 房颤发作 140～160次／分，西地兰处理后室率 100～110 次／分。

2008 年 10 月 25 日晨 7:30Am 昏迷，并出现上消化道出血考虑应激性溃疡可能，神经

科诊断脑疝形成，给予积极脱水等治疗，内科止血治疗，患者家属表示减轻患者痛苦，放弃气管插管，并签字。

2008年10月25日5:30Pm患者血压下降，呼吸衰弱，经药物抢救无效于6:30Pm宣告死亡。

死亡诊断：右顶叶大面积脑梗，脑疝；冠心病，PCI术后，心律失常阵发性房颤，人工心脏起搏器安装术后，心功能Ⅲ级；高血压病3级，极高危；2型糖尿病；右股骨髁上骨折，右下肢胫骨结节骨牵引中；下颌外伤。

3.阅片所见 某医院2008年10月18日、2008年10月23日右膝关节正侧位片2张，示：右侧股骨髁上骨折，段端嵌插成角；胫骨平台见内外固定影；右膝关节退行性变。

某医院2008年10月23日头颅CT片2张，示：颅骨未见骨折表现；老年性脑改变；左侧基底节俭小腔隙性脑梗塞灶，中线结构居中，脑沟清晰，脑室系统未见异常。

4.尸体检验

（1）尸体外表检验记录略

（2）尸体剖验记录 尸体取仰卧位，从下颌下缘正中线开始，沿颈、胸、腹正中线绕脐左侧至耻骨联合上缘，切开皮肤及皮下组织。左胸锁骨中线第2～3肋处见起搏器一只。左右胸腔未见积液。心包腔内未见积液。上腔静脉见起搏导线2根，分别至右心房及右心室流出道。右下腹部见陈旧性瘢痕一处，范围3厘米×4厘米。右膈位于第4肋高度，左膈位于第4～5肋之间高度。肝脏位于剑突下2厘米，右叶平肋缘。腹壁脂肪厚5厘米，器官位置正常。腹盆腔未见出血、积液。网膜未见出血。胰周未见出血。结肠轻度胀气。颅腔：颞肌未见出血。颅骨未见骨折。硬脑膜下未见出血。

5.器官检查

脑：全脑重121克，质软，左脑、右脑切面白质内见散在多处0.2厘米×0.3厘米=0.4厘米×0.6厘米大小的灰褐色区。

心脏：重390克，质软。左室壁厚1.3厘米，右室壁厚0.4厘米。左心室切面见灰褐色条状瘢痕。冠状动脉左前降支见支架，左冠状动脉质地硬，管壁增厚。主动脉瓣周径5.5厘米，主动脉起始部见黄色粥样斑块。二尖瓣周径6.5厘米，肺动脉瓣周径5厘米，三尖瓣周径9厘米，均未见明显增厚。

肺脏：两肺见坠积性淤血，边缘气肿，切面见淤血水肿。

肝脏：大小26厘米×17厘米×8厘米，质软，表面光滑。胆囊内见褐绿色内容物，二颗结石，质硬，圆形，大小分别为2.1厘米×2厘米、1.8厘米×1.5厘米。胆囊黏膜粗糙不平，呈颗粒状。

肾脏：左肾重160克，质软，表面稍显凹凸不平，肾皮质厚0.2～0.3厘米。右肾重140克，质软，表面稍显凹凸不平，肾皮质厚0.2厘米，肾表面可见小囊肿，大小0.7厘米×0.7厘米。

6.组织病理学检查

HE切片53张，镜检如下：

（1）脑 自溶，神经细胞萎缩、变性、坏死。可见噬神经元现象，可见胶质结节，散在腔隙样改变，周边见大量淀粉小体及胶质细胞增生，部分区域见含铁血黄素，脑血管小动脉壁增厚、玻璃样变，管腔狭窄。周围脑组织疏松，间质血管周围间隙增宽。

（2）心 外膜部分区域见大量慢性炎症细胞浸润，部分心肌纤维萎缩，部分心肌纤维肥大，部分区域见散在片状纤维瘢痕，间质小动脉管壁增厚，管腔狭窄；

（3）冠状动脉　内膜增厚，内膜下有粥样物质，钙化，管腔狭窄Ⅲ级。

（4）主动脉　内膜增厚，内膜下见粥样物质，钙化。

（5）肺　胸膜增厚，细小支气管腔及附近肺泡腔内有较多炎症细胞。部分肺泡扩张，肺泡壁受压，支气管周围纤维组织增生，部分肺泡腔内有伊红色水肿液。

（6）肝　自溶，包膜局部区域纤维组织增生，向肝实质伸入，形成纤维间隔，汇管区纤维组织增生，肝小叶结构欠清，大量肝细胞内见较多脂滴。

（7）肾　包膜下见较多肾小球玻璃样变，伴较多纤维组织增生及炎症细胞浸润，肾曲管高度自溶，曲管内可见伊红色蛋白管型，入球动脉管壁硬化。

（8）脾　自溶，包膜未见明显增厚，脾中央动脉明显玻璃样变，管腔严重狭窄。

（9）胰　高度自溶，仅见组织轮廓。

7.法医病理学诊断

（1）老年脑；脑散在腔隙样改变，胶质细胞增生；脑水肿伴小脑扁桃体形成。

（2）动脉粥样硬化　①冠状动脉硬化性心脏病；心肌陈旧性梗死，纤维瘢痕形成；②脑动脉粥样硬化；③主动脉粥样硬化。

（3）高血压病　①左心肌纤维肥大；②脑、心、肾、脾细小动脉硬化。

（4）小叶性肺炎

（5）肝细胞脂肪变性；间质纤维组织增生。

（6）心脏起搏器植入；冠状动脉支架植入。

（7）内脏器官自溶脑、肝、肾、胰等。

分析说明

根据送检材料、尸体解剖、病理组织学检验及专家阅片，经专家组讨论，分析认为：

1.被鉴定人李某某2008年10月18日发生交通事故致右股骨髁上骨折、多处软组织损伤等，受伤当时病史记载未见神经系统阳性体征，头颅CT检查及尸体解剖均未见颅骨骨折、颅内出血及脑组织挫伤，故可排除被鉴定人李某某颅脑损伤死亡。

2.被鉴定人李某某2008年10月18日入院心电图检查提示有房扑心律、心室率为110次/分；2008年10月23日突发意识障碍及左侧肢体功能障碍，随后病情进行性加重，于2008年10月25日死亡。根据临床表现并结合尸体解剖，被鉴定人李某某系缺血性脑卒中伴多器官功能衰竭死亡。

3.被鉴定人李某某原患有高血压、糖尿病，有房颤史，并有心脏支架及心脏起搏器植入史。结合尸体解剖及组织学检查，本次交通事故所致的外伤可以成为缺血性脑卒中的诱发因素。

鉴定意见

被鉴定人李某某系在原有的疾病的基础上，遭受交通伤致右股骨髁上骨折等，后发生缺血性脑卒中伴多器官功能衰竭死亡，本次道路交通事故与其死亡之间存在间接因果关系。

第十一章 肿瘤

第一节 甲状腺结节及甲状腺癌

【概述】

甲状腺结节是甲状腺组织中出现的良性肿块。它可能是无功能性的（"冷结节"），也可能是有功能性的（自主结节），不伴有（"热结节"）或伴有甲状腺素分泌增多（毒性结节）。甲状腺结节是常见的甲状腺病之一。目前有研究报告指出，甲状腺结节发病率升高，其原因可能是早期筛查和检测手段提高有关，不排除其他的可能原因。至于是否结节单发多于多发，尚未确定。

中医学认为，情志抑郁、肝失条达，气滞痰凝是甲状腺结节的病因。

甲状腺癌是发生在甲状腺的恶性肿瘤。病因目前尚不清楚。

中医学认为，甲状腺癌是气、痰、瘀三者蕴结于颈部，初期以气滞为主；中晚期以痰凝血瘀为主，与肝、脾、心、肾关系密切。

【临床诊断】

一、甲状腺结节

（一）西医诊断

甲状腺结节的诊断，关键在于根据临床表现和辅助检查判断结节的性质和甲状腺的功能状态。

1.血清甲状腺激素和促甲状腺激素（TSH）测定确定 甲状腺的功能，一般功能不受影响。高功能腺瘤甲状腺激素水平升高，慢性淋巴细胞性甲状腺炎后期甲状腺激素水平可正常或降低。

2.甲状腺核素扫描 高功能腺瘤多为"热"结节；"温"结节大多为结节性增生、腺瘤，良性居多，但少数也可为恶性。"凉"结节或"冷"结节需除外恶性，但腺瘤和囊肿亦可为"凉"或"冷"结节。

3.超声检查 有助于诊断结节的性质，囊性常为甲状腺囊肿，混合性应考虑慢性淋巴细胞性甲状腺炎。甲状腺癌多为实性结节，少数有部分囊性变。

4.甲状腺结节穿刺活检及针吸细胞检查 对鉴别良性和恶性意义较大，但可遗漏小癌肿，假阴性和假阳性的发生率因方法和技术水平差异而不同，必要时可重复进行。

5.血清抗甲状腺球蛋白抗体（TG-Ab）和抗甲状腺过氧化物酶抗体（TPO-Ab）阳性提示慢性淋巴细胞性甲状腺炎，但不排除恶变。甲状腺髓样癌有降钙素的特征性分泌，故可测定血清降钙素作鉴别。

6.颈部 X 线检查 乳头状癌组织中常可见钙化灶。

7.血清甲状腺球蛋白（TG）测定 分化良好的甲状腺癌及其手术切除后复发或转移时，血清 TG 测定值常升高。

（二）中医诊断

颈前单个或多个肿块，表面光滑，皮色如常，触之柔韧，不痛不溃，可随吞咽上下活动，脉多弦滑，舌红苔腻。

症候分类：气血壅滞证；痰浊凝结证。

二、甲状腺癌

（一）西医诊断

1.病史与体格检查 重点是甲状腺恶性结节的危险因素，主要有放射史（包括童年期头颈部 X 线照射史或放射性尘埃接触史、全身放射治疗史），家族史（甲状腺癌家族史及相关综合征、多发性内分泌肿瘤 2 型、家族性多发性息肉病），相关症状（声嘶、发音困难、吞咽困难、呼吸困难等）和结节特点（生长迅速、不规则、与周围粘连固定等）。

2.X 线检查

（1）颈部正侧位软组织 X 线片 观察气管有无移位，管腔有无狭窄。正位片注意前上纵隔是否增宽，以便判断胸骨后扩展；侧位片观察椎前间隙宽度，如有增宽表示肿瘤向气管后、食管扩展。甲状腺肿瘤有时出现钙化，可作为诊断参考。大块、致密、边界清楚的钙化多属良性；显影淡、边界模糊、外形不规则、小絮片状钙化，常为恶性指征。

（2）胸部及骨骼 X 线片 常规胸片观察有无肺转移。一侧或双侧肺野多发片块或棉絮状，粟粒状阴影多考虑转移，偶可表现孤立阴影。骨转移常发生在颅骨、胸骨柄、锁骨、肋骨、脊椎骨等，一般表现为溶骨破坏，无骨膜反应。

3.CT 检查

（1）颈部 CT 检查 观察肿瘤部位（甲状腺内或外，一侧或双侧）、范围（特别是胸骨后侵犯情况）、气管受累情况（移位，狭窄，受累部位，范围，狭窄程度）及颈总动脉受累情况。

（2）胸部 CT 检查 胸部 X 线片难以确诊的影像，需行 CT 检查，因为胸部 X 线片难以发现早期小转移灶。如有条件，胸部 CT 应作为常规检查。

4.放射性核素检查

甲状腺组织能特异性摄取 ^{131}I 及 $^{99m}TcO_4$，可根据显像情况判断甲状腺位置，形态，大小及甲状腺内的占位病变。可根据吸收锝或碘的功能差异，分成热结节、温结节、冷结节。热结节绝大多数为良性，如功能自主性腺瘤；温结节亦多为良性，如甲状腺肿等；冷结节1/4 为恶性，亦可能为囊腺瘤、亚急性甲状腺炎、桥本氏甲状腺炎（也称桥本病，慢性淋巴细胞性甲状腺炎或自身免疫性甲状腺炎）。

5.病理组织学检查

（1）乳头状癌

1）大体形态直径 ≤ 1.0cm 的病变称为隐性癌，质硬而坚实。大者直径可 > 10.0cm，硬韧呈囊性。一般单发，偶可多发。小者切面皆为实性，大者切面暗红，胶样物甚少，常有钙化。可有包膜，多不完整，有时大部分为囊性，仅部分为实性。囊性含棕色或暗褐色液，可见乳头状突起。

2）镜检癌组织由三级以上分支的乳头状结构组成，上皮细胞紧密排列呈单层或复层立方或低柱状。细胞大小均匀，胞浆丰富，中性或酸性；呈细粒状，含有小空泡。核圆或椭圆，有细小染色质分布；典型者呈磨砂玻璃样表现，偶见核分裂相。癌组织周围胶质甚少。乳头增生活跃时，癌细胞可呈丛状或片状，有时在同一腺体内可见多个病灶。肿瘤间质中可有纤维化、透明变性、出血坏死等改变，约半数以上可见砂粒体，癌细胞可侵及包膜及周围组织，亦可侵犯血管及淋巴管。微小癌绝大多数为乳头状癌，浸润性生长并伴有明显纤维化。

（2）滤泡状癌

1）大体形态 瘤体大小不一，呈圆形、椭圆形或分叶状。切面呈肉样，褐红色，少数可见包膜，与腺瘤很难区别。常被结缔组织隔成大小不等的叶，常见纤维化和钙化。较大肿瘤常合并出血、坏死或静脉内瘤栓。

2）镜检癌细胞轻度或中度间变，无乳头形成。癌细胞形成滤泡状或腺管、片块状。偶见共壁滤泡，滤泡中含胶体。有时见部分或全部细胞浆增多，充满嗜酸性红染颗粒。常见包膜、血管、淋巴管或神经受累。

（3）髓样癌

1）大体形态 瘤体多单发，圆形或椭圆形，大小不一，平均直径 3～4cm，实性，质硬，切面灰白或淡红，包膜多不完整，偶见钙化。

2）镜检 瘤细胞圆形或多边形，体积稍大，大小较一致，轻度间变，胞质有嗜酸性颗粒，常见双核，间质有多少不等的淀粉样物质，刚果红染色阳性，有时见淀粉样物质引起异物巨细胞、间质钙沉积、少许浆细胞和淋巴细胞，并常见脉管侵犯。

（4）未分化癌

1）大体形态 瘤体一般较大，常累及双侧及甲状腺外组织，切面暗红或灰白，无包膜，边界不清，质脆，肉样，常见大片坏死。

2）镜检小细胞分为致密型和弥散型。前者癌细胞小，紧密排列成条索或团块状，核分裂相多，多形性不明显。间质为纤维组织或透明性组织，后者癌细胞弥散排列，似恶性淋巴瘤，常见不典型核分裂相，常侵犯血管，间质少，有透明变性。巨细胞癌在未分化癌中最常见，细胞大，呈多形性。有的呈梭形，似纤维肉瘤，或混合存在。常见多核细胞，核分裂相多而不典型。

6.TNM 分类及分期根据国际抗癌联合会（UICC）制定的第五次修订（1997），国际TNM 分类及分期如下（本分类适用于癌，并需经病理组织学证实）：

（1）分类

1）T- 原发肿瘤

T_X: 无法对原发肿瘤作出估计。

T_0: 未发现原发肿瘤。

T_1: 肿瘤限于甲状腺，最大直径 ≤ 1cm。

T_2: 肿瘤限于甲状腺，最大直径 > 1cm ≤ 4cm。

T_3: 肿瘤限于甲状腺，最大直径 > 4cm。

T_4: 肿瘤不论大小，超出甲状腺包膜。

注：以上各项可再分为：孤立性肿瘤；多灶性肿瘤。

2）N- 区域淋巴结转移

N_X：未确定有无淋巴结转移

N_0：未发现区域淋巴结转移。

N_1：区域淋巴结转移。

N_{1A}：同侧单发或多个颈淋巴结转移。

N_{1B}：双侧、中线或对侧颈或纵隔单个或多个淋巴结转移。

3）M- 远处转移

M_X：未确定有无远处转移。

M_0：无远处转移。

M_1：有远处转移。

（2）分期

1）乳头状癌或滤泡癌

年龄< 45 岁   年龄 ≥ 45 岁

Ⅰ期：任何 T，任何 NM_0 $T_1 N_0 M_0$

Ⅱ期：任何 T，任何 NM_1 $T_2 N_0 M_0$

Ⅲ期：$T_3 N_0 M_0$

任何 $TN_1 M_0$

Ⅳ期：任何 T 任何 N M_1

2）髓样癌

Ⅰ期：$T_1 N_0 M_0$

Ⅱ期：$T_2 N_0 M_0$

　　　$T_3 N_0 M_0$

　　　$T_4 N_0 M_0$

Ⅲ期：任何 $TN_1 M_0$

Ⅳ期：任何 T 任何 N M_1

3）未分化癌

Ⅳ：任何 T 任何 N 任何 M

（所有病例均属Ⅳ期）

（二）中医诊断

症候分类如下：

1.肝郁痰结证 主症：颈前瘿瘤隆起，质硬或坚，渐渐增大，有肿痛或压痛，可随吞咽上下移动，或固定不移，伴有胸闷气憋，吞咽梗痛，头晕目眩，纳食减少，心绪不宁，舌质淡，苔薄白或腻，脉弦滑。

2.气滞血瘀证 主症：颈前肿物坚硬如石，迅速增大，固定不移，形如覆杯，胸闷气憋，吞咽困难，颈部刺痛，或颈部两侧瘰疬丛生，舌质紫黯或有瘀斑、瘀点，舌苔腻，脉弦或涩。

3.痰毒热结证 主症：颈部肿块凹凸不平，迅速增大，灼热疼痛，连及头项，声音嘶哑，吞咽不适，呼吸困难，咳吐黄痰，大便干结，小便短赤，舌质降，苔黄燥，脉弦数。

4.气血两虚证 主症: 颈部肿块, 局部疼痛, 心悸气短, 全身乏力, 自汗, 盗汗, 精神委靡, 口干舌燥, 五心烦热, 头晕目眩, 进食困难, 形体消瘦, 舌质红, 苔少, 脉细数。

【防未病】

一、防甲状腺结节发生

（一）关注甲状腺良性结节发生的可能影响因素

1.环境因素 外界环境因素, 如空气、土壤、水及食物中的有害化学物质都会刺激甲状腺, 引起突变。

2.学习、工作压力, 导致内分泌发生变化 激素的改变易刺激甲状腺结节的形成, 此外, 过度劳累也会加重甲状腺负担, 降低人体免疫力, 导致甲状腺病变。

（二）避免情志过极

情志过极与甲状腺疾病的关系最为密切, 特别是工作压力大、精神情绪不畅、经常郁怒和胸闷的人, 易发甲状腺疾病。因此, 要善于调控心态, 积极摆脱不良的情绪刺激, 经常做到心平气和。

（三）调节饮食

1.宜多吃具有消结散肿作用的食物, 包括菱、芋艿、油菜、芥菜、猕猴桃等。

2.宜多吃增强免疫力的食物: 香菇、蘑菇、木耳、核桃、薏苡仁、红枣、山药等。

3.不宜多吃含碘量高的食物, 如海带、紫菜、发菜、淡菜、干贝、蛏、海蜇、海参、龙虾、带鱼、鱼肚、蚶、蛤、甲鱼等。

4.忌烟、酒。

5.忌辛辣刺激性食物, 如葱、蒜、花椒、桂皮、姜等。

二、预防和发现甲状腺恶性结节

（一）关注甲状腺结节恶变的危险因素

1.有甲状腺癌的近亲家族史。

2.儿童时期有头颈部放射性外照射病史。

3.儿童时期或青少年时期有辐射照射史。

4.年龄 < 20 岁或 > 70 岁。

5.结节明显增大。

6.在既往甲状腺手术中曾有甲状腺癌的病理诊断。

7.$^{18}_FDG$-PET 显像有明显浓聚 $^{18}_FDG$ 的甲状腺结节。

8.有甲状腺癌或多种内分泌肿瘤家族史或者家族性甲状腺髓样癌相关和 RET 原癌突变, 或降钙素大于 100pg / ml。

9.颈部有异常淋巴结。

（二）定期随访关注甲状腺结节病变动向

对甲状腺结节既不能听之任之, 也不能草木皆兵, 应结合患者的各种症状和体征进行综合判断。如通过常规的影像和实验室检查无法判定性质, 可做穿刺抽取部分结节细胞行病理检查。

根据欧美甲状腺结节临床指南，最大径为 15mm 或以上的结节、结节小于 10mm 但临床或超声怀疑有恶性可能时，建议进行超声引导下穿刺抽吸检查。超声引导下细针穿刺细胞学检查操作简便、安全，术前无须繁复的准备，常规皮肤消毒后，在超声引导下以细针或肌肉注射针对结节进行穿刺，抽取所得细胞进行涂片，送检病理细胞学进行镜下检查。一般情况下，术后局部压迫 15 分钟以上即可，术后并发症和不良反应发生率低，主要为局部出血形成血肿。对凝血功能障碍和长期服用抗凝药物的患者，以及甲状腺血供丰富的患者，穿刺需谨慎。

良性结节的治疗主要以随访为主。在随访过程中根据具体的情况，进行调整。

（1）甲状腺功能正常（或减退）的良性结节。如结节性增生、腺瘤、慢性淋巴细胞性甲状腺炎，主要治疗是给予甲状腺激素。甲状腺激素能抑制 TSH 的分泌，使良性结节缩小。如非缺碘引起弥漫结节性甲状腺肿一般不用碘剂治疗，因无持久疗效且可促使甲状腺自身免疫反应，使腺瘤转化为功能自主性结节，引起甲状腺功能亢进症或促进慢性淋巴细胞性甲状腺炎的发生及甲状腺功能减退。

（2）"温"结节可考虑先用甲状腺激素抑制治疗，左旋甲状腺素片 50 ～ 200 μg/d，2 次或 3 次口服，随访血 TSH 是否被有效抑制。严密观察 2 ～ 3 个月，如结节缩小，多为良性病变；如结节无明显变化或增大，应予细针穿刺活检或手术切除，术后长期服用甲状腺激素以防复发。

（3）"冷"结节应先行细针穿刺活检，未能证实恶性者不一定立即手术，亦可先试用甲状腺激素治疗，密切观察，对高度怀疑恶性肿瘤者应首选手术治疗。

（4）甲状腺囊肿经穿刺活检排除恶性者，体积较小者可不处理，较大者需配合囊肿穿刺排液后注入硬化剂（如无水乙醇）治疗或手术切除。

（三）自我心身调节

1. 切莫惊慌　单纯的甲状腺结节恶性率很低，恶性病变仅约占 2% ～ 5%，所以查出有结节不用慌。但是必须定期随访复查，一般来说，6 ～ 12 个月要复查甲状腺 B 超、血清甲状腺功能指标，以防病情发展和变化，错失治疗时机。目前的甲状腺结节手术非常成熟和先进，不会造成不良的后果。

2. 合理摄碘　饮食中的碘元素对甲状腺的影响最大，摄碘不足或过多都会引起甲状腺病变。沿海地区人群应控制碘的摄入，控制加碘盐的食用。一般来说，成年人每日摄入 100 ～ 200 μg 的碘就够了。

三、防甲状腺癌手术后复发

目前纵观临床总体情况，绝大部分甲状腺癌手术的效果是令人满意的，患者的预后情况也较为良好，部分有转移的患者需术后再进行一段时间的放射性碘治疗，然后长期随访，定期复查或经常自查。

甲状腺癌患者术后部分有复发可能，患者应坚持每年去医院随访，同时补充甲状腺激素以降低复发率，以及补充由于手术切除甲状腺而造成的甲状腺激素的不足。只有适度、规范化、科学的综合治疗，患者才能有望获得更好的治疗效果。

在日常生活中，患者要适当的饮食调理，注意饮食宜忌。一般应吃富于营养的食物及新鲜的蔬菜，避免肥腻。甲状腺癌患者宜多食用具有消结散肿作用的食物，如芋艿、慈菇、薏苡仁、山药、猴头菇、萝卜、魔芋、菱等；增强免疫力的食物，如香菇、蘑菇、甲鱼、柿饼、木耳、红枣等；宜吃具有健脾利水作用的食物，如核桃、黑大豆、荔枝、桑椹、青鱼、鹌鹑蛋、石榴、梅子、扁豆。同时患者应戒烟、酒，忌辛辣刺激性食物如蒜、花椒、辣椒、桂皮等，忌油腻、煎炸、烧烤等热性食物，忌海带、紫菜、海参等富碘食物。

此外甲状腺癌患者应当注意调摄情志，情绪能够影响甲状腺癌的发生，建议大家保持愉快的心情。

【治已病】

一、甲状腺良性结节

（一）西医治疗

1.手术治疗　在充分正确地评估甲状腺结节良、恶性的基础上，对于良性的甲状腺结节，一般仅需定期随访，无需特殊治疗。对于需要手术治疗的良性甲状腺结节，需要有明确的手术指征，包括：①出现与结节明显相关的局部压迫症状；②合并甲状腺功能亢进，内科治疗无效者；③肿物位于胸骨后或纵隔内；④结节进行性生长，临床考虑有恶变倾向或合并甲状腺癌高危因素。因外观或思想顾虑过重影响正常生活而强烈要求手术者，可作为手术的相对适应证。同时，严格掌握良性甲状腺结节的手术原则，需注意在彻底切除病灶的前提下，尽量保留正常的甲状腺组织。因为正常甲状腺组织的切除过多可能增加术中喉返神经及甲状旁腺损伤的可能，而且加重术后甲状腺功能减退。术后应定期监测甲状腺功能（首次检测时间为术后1个月），如发生甲状腺功能减退，应及时给予左旋甲状腺素替代治疗。治疗过程中维持TSH水平在正常范围即可，不建议行TSH抑制来预防结节再发。

2.非手术治疗　甲状腺良性结节常规应用非手术治疗。目前有应用激光消融术治疗的。对于一些特殊的甲状腺结节，如有自主摄取功能并伴有甲状腺功能亢进的甲状腺良性结节（高功能性腺瘤）患者可考虑应用^{131}I治疗，小结节的甲状腺肿年轻患者可考虑应用TSH部分抑制治疗，甲状腺良性囊肿和含有大量液体的甲状腺结节患者可考虑行经皮无水乙醇注射。

（二）中医治疗

1.中药辨证论治　理气解郁、化痰软坚。方药：海藻玉壶汤加减。夏枯草、昆布、海藻、海浮石、半夏、陈皮、象贝、当归、山慈姑、黄药子等，另小金片8片分2次服用。

临证加减：因出血而肿块迅速增大者，加赤芍、丹参；胸闷不舒，性情急躁，呼吸困难，声音嘶哑，可先加制香附、川楝子、郁金、桔梗等；易汗，心悸脉数，加生地黄、熟地黄、麦冬、五味子、党参、柏子仁等；性情急躁，眼球突出，手部震颤，加白芍、生石决明、钩藤、白蒺藜、桑椹子；能食善饥，加知母、生石膏，黄芩；消瘦、乏力、脱发，加党参、黄芪、白术、山药、丹参；月经不调加熟地黄、首乌、菟丝子、肉苁蓉、益母草。

2.外治
（1）外敷　阳和解凝膏掺桂射散盖贴。
（2）针刺　取穴定喘，隔日针刺1次。

二、甲状腺癌

（一）西医治疗

1.首选手术治疗甲状腺癌确诊后，一般均需手术治疗，术前用甲状腺激素进行抑制性治疗，使手术操作变得容易，也可减少肿瘤扩散的可能。手术中就应行冰冻切片，以决定是否作根治手术，术后应作石蜡切片以求准确病理结果。甲状腺癌肿患者应进行甲状腺全切除及其他根治手术，并在术后4周时，行^{131}I全身扫描在甲状腺及转移病灶中检查放射性活性。手术治疗后的处理主要是放射性碘和甲状腺激素抑制治疗。

2.治疗方案

（1）乳头状癌

1）原发癌的手术治疗　癌限于一侧腺叶，行患侧叶并峡叶切除。解剖喉返神经时，应探查气管、食管旁、气管前、胸骨切迹后，如有肿大淋巴结，应连同软组织一并切除。

癌位于甲状腺峡叶侧，将峡叶连同两侧叶近气管部1/3 ～ 1/2切除。

对侧叶受累或多发癌灶，根据受累情况进行选择，行全或近全甲状腺切除术，力争保留一侧甲状腺上下极后被膜及少许甲状腺组织，以期保留甲状旁腺。

癌累及腺外组织，争取连同受累组织一并切除。

2）颈部转移癌的手术治疗　临床检查颈淋巴结阳性，行颈淋巴结清除术，争取采用功能性术式。双颈转移一般分期进行，个别情况可一期完成。

临床检查颈淋巴结阴性，一般情况可不做颈淋巴结清除术。但以下情况可作为参考，决定是否施行选择性颈淋巴结清除术：①做甲状腺原发癌切除时，发现气管旁、气管前（即Ⅵ区）淋巴结肿大，病理证实为转移；②术前原发癌已有明显侵犯周围组织体征，如肿瘤与气管固着，音哑等。

3）颈淋巴结清除术后主要并发症及其处理

①出血常发生在术后24小时多因中、小静脉结扎脱落所致，小量出血经加压包扎多能控制，较多出血往往形成血肿，压迫气管，均须拆开伤口，清除血块，妥善止血。

②声门水肿多在术后24 ～ 48小时发生，严重呼吸困难，应紧急作气管切开术。

③乳糜瘘　解剖左锁骨上颈内静脉周围时，容易损伤胸导管，造成乳糜瘘，多在术后2 ～ 3d内出现，可行局部加压包扎，观察几日，如渗液不减，可拆开伤口直接填碘仿纱条至颈静脉处，并加压包扎。右颈偶见乳糜瘘，但渗液不多，加压包扎即可。

4）放射治疗　一般情况不宜采用，尤其作为术后辅助放疗更属不当，但对手术未完全切除的残余癌、局限的骨转移癌作为综合治疗的一部分，可酌情施之。常用剂量为50 ～ 60Gy。

5）^{131}I治疗　主要用于甲状腺癌（特别是滤泡癌）的远处转移。一般需先行甲状腺全切或近全切除，用药剂量可小量多次，每次15 ～ 30mCi，每隔4 ～ 5d给药一次，总量视病情而定。也可一次大剂量，75 ～ 200 mCi，半年后酌情重复。本疗法可并发骨髓抑制、放射性肺炎。

6）内分泌治疗　甲状腺素可抑制脑垂体前叶促甲状腺激素的分泌，从而对甲状腺组织的增生及癌组织的生长起到抑制作用。甲状腺片口服每次40mg每日2次或3次，可长期服用，或用左旋甲状腺素纳0.2 ～ 0.3mg/d。

7）化学治疗　一般情况不作辅助化疗，对于广泛的转移癌其他治疗无效时可试用，但疗效多不理想，常用阿霉素、顺铂等。

（2）滤泡癌主要采用手术治疗。

1）原发癌的手术治疗原则同乳头状癌。

2）颈部转移癌的手术治疗　临床颈淋巴结阳性时行颈淋巴结清除术，首选多功能保留式。颈淋巴结阴性时不作颈部淋巴结颈清除术。

（3）髓样癌主要采用手术治疗．

1）原发癌及颈淋巴结转移癌外科治疗原则同乳头状癌。

2）合并多发内分泌肿瘤（如肾上腺嗜铬细胞瘤）应先处理肾上腺肿瘤，待内分泌恢复正常时再处理甲状腺癌。

（4）未分化癌就诊时多数病变已广泛侵犯，手术难以切除彻底，对于少数较局限的病变，仍可采用广泛切除及区域淋巴结清除术，术后补加放疗和化疗。不能切除的病变并呼吸困难者，应在充分准备下行气管造口术，术后采用放疗和化疗。

（二）中医治疗

宜早期施行手术切除。

1.中药辨证论治

（1）肝郁痰结证

治法：疏肝解郁，化痰散结。

方药：四海疏郁丸加减。

柴胡9克，香附15克，半夏9克，浙贝母12克，陈皮6克，昆布15克，海藻15克，海带15克，茯苓30克，郁金12克，牡蛎30克，夏枯草10克。

临证加减：肿块较硬加三棱、莪术、露蜂房；胸胁胀满、加元胡、全瓜蒌；咽部梗阻肿痛加桔梗、牛蒡子、木蝴蝶、射干。

（2）气滞血瘀证

治法：理气活血，化痰消瘿。

方药：海藻玉壶汤加减。

海藻15克，海带15克，昆布15克，青皮6克，法半夏9克，贝母12克，川芎9克，三棱9克，莪术9克，赤芍药15克，丹参15克，牡蛎30克，柴胡6克，连翘6克，生地黄12克，半枝莲12克，甘草6克。

临证加减：血瘀肿痛明显加穿山甲、元胡、桔梗；头晕目眩加鸡血藤、枸杞子；心烦易怒，口干口苦加牡丹皮、龙胆草、栀子、川楝子、大黄。

（3）痰毒热结证

治法：清热泻火，解毒消瘿。

方药：清肝芦荟丸加减。

芦荟9克，黛蛤散12克，青皮6克，牙皂9克，草河车9克，山豆根9克，鱼腥草15克，白花蛇舌草15克，瓜蒌15克，天花粉9克，野菊花6克。

临证加减：大便干结不通者加桃仁、玄参、首乌，口干多饮，小便短赤者加旱莲草、石斛、沙参、麦冬。

（4）气血两虚证

治法：益气养血，清热消瘿。

方药：生脉散加扶正解毒汤加减。

党参30克，生黄芪30克，生地黄15克，熟地黄12克，麦冬15克，五味子9克，沙参15克，当归12克，黄精15克，夏枯草9克，海浮石30克，野菊花6克，鱼腥草15克，赤芍药12克。

临证加减：气虚甚者改党参为人参，心悸多汗加柏子仁、炙甘草；形冷畏寒，面目虚浮者加鹿角霜、菟丝子；阴虚火旺、口舌生疮加淡竹叶、黄连；呃逆不止加玉竹、竹茹、柿蒂；腰膝酸软加墨旱莲、牛膝、龟甲。

【法医学鉴定】

一、颈部钝性外力作用后甲状腺瘤合并出血死亡原因分析

案例报道（摘自《法医学杂志》）

2003年某日，蒋某（女，64岁）在拉架过程中颈部被人撞击后颈部疼痛、气急，颈部肿块渐增大，即到村卫生室就诊，此时蒋某声音嘶哑、出冷汗、面色苍白，医生予两粒救心丸置于舌下，同时行人工呼吸，1小时后，蒋被急送到当地镇卫生院抢救时已经死亡。据调查，蒋某原患有甲状腺肿大多年，平时无特殊治疗，日常活动正常，并能做一些家务劳动。

死后9小时尸检，死者身长157cm，发育正常，营养良好。颈前甲状腺处有一7cm×7.5cm的半球形肿块，左上肢散在点片状皮下出血。解剖颈前区，皮下脂肪层、肌层均未见出血，甲状腺明显肿大，包膜完整，重319g，大小为11cm×8cm×6cm，切开后见背侧包膜下有较多新鲜血凝块，量约50g，甲状软骨下方气管壁黏膜下有少量出血点。病理检验见甲状腺滤泡大小不等，有的滤泡胶质稀少，有的滤泡边缘有吸收空泡，间质轻度纤维化，部分地区有钙化，一侧包膜下有出血；甲状腺周围淋巴结淋巴细胞增生，并有少量浆细胞浸润；心肌细胞脂褐色素沉着，间质血管扩张充血，冠状动脉未见明显病理改变；肺泡壁毛细血管轻度扩张，瘀血，部分肺泡腔内含有少量蛋白性粉染液体；其他脏器主要为瘀血改变。病理诊断：甲状腺巨大滤泡型腺瘤合并出血。提取死者心血及胃内容毒化检验，未检出农药、镇静安眠药、杀鼠剂等常见毒物。

评析：甲状腺腺瘤大多数是原发性，滤泡性腺瘤是较常见的甲状腺良性肿瘤，为滤泡上皮发生的、有包膜、具滤泡细胞分化的肿瘤，直径一般为1～5cm，也可小至数毫米或大至8～10cm，圆形或卵圆形，有完整包膜。多发生于40～60岁，女性较男性多5～6倍。临床表现为颈部孤立性无痛性肿块，生长缓慢。一般不引起甲状腺功能改变。本案例被鉴定人颈部遭受外力，致甲状腺瘤出血死亡。死者未出现机械性窒息征象；甲状腺明显肿大，包膜完整，背侧包膜下有较多新鲜血凝块；病理检验见甲状腺巨大滤泡型腺瘤合并出血，推断可能的死亡机制：死者因原有甲状腺腺瘤瘤体较大，在颈部受外力撞击后即引起瘤体内出血，肿块迅速增大，从而压迫颈部喉返神经出现声音嘶哑，并刺激颈动脉窦或迷走神经，反射性地引起心跳停止死亡。

二、甲状腺手术后并发声音嘶哑医疗纠纷法医学鉴定

实例资料示：

检案摘要

原告寿某（女性，70 岁）于 2008 年 5 月 30 日因甲状腺肿瘤在被告某市人民医院住院手术，出院后声音嘶哑，20 个月后双声带麻痹、气促作气管切开术，向法院起诉请求医疗损害赔偿。

检验过程

（一）检验方法

遵循医学科学原理，我国通用医疗护理技术操作规范，法医学因果关系准则及鉴定相关法律法规，详细审查并摘抄送鉴材料，请相关专家会诊讨论，并于 2010 年 7 月 2 日主持召开法院在场的被、原告、听证会，听取原、被告双方意见，对寿某进行体格检查，对病理切片重新检验，全面分析，综合审定，综合判定。

（二）书证摘抄

1.某市人民医院住院病案记载摘抄如下：

（1）入院病史寿某女 70 岁因发现右侧颈部肿块半月，拟诊"右侧甲状腺腺瘤"于 2008 年 5 月 30 日入院。

体检：右侧甲状腺内侧及直径 4.0cm 左右肿块，边界清，随吞咽上下活动，表面光整，无压痛，颈淋巴结未及肿大，左侧未及明显结节。

B 超：①右侧甲状腺腺瘤囊性变；②左侧甲状腺低回声团块伴钙化。

初步诊断：①右侧甲状腺腺瘤；②左侧甲状腺低回声团块。

（2）手术记录 2008 年 5 月 31 日上午，全麻。

手术名称：右侧甲状腺次全切除，左侧甲状腺腺瘤切除术。

手术经过：探查右侧甲状腺，见甲状腺中下极直径 4.0cm 左右囊性肿块，近上极处及直径 0.8cm 左右囊性肿块，对右侧甲状腺作次全切除。探查左侧甲状腺，发现左侧甲状腺中下极较硬组织约直径 1.5cm。沿肿块边缘边分边切，见肿块基底部分粘连于气管壁及相邻组织，小心分离，并保护喉返神经，完整切除肿块。

手术中诊断：①右侧甲状腺多发性腺瘤；②左侧甲状腺腺瘤伴钙化。

（3）术后病程录 2008 年 5 月 31 日 12:30Am 术后谈话记录：术后有可能引起窒息、发音困难、呼吸不畅、复发。如病理切片提示为恶性肿瘤，存在再次手术可能，也向家属交代。表示理解，并签字。

2008 年 6 月 3 日 10:00Am 术后第 3 天发音好无声嘶，进食无呛咳

2008 年 6 月 4 日 10:00Am 发音好

2008 年 6 月 5 日 3:00Pm 今患者病理切片提示左侧甲状腺乳头状腺癌局部浸润包膜，右侧结节性甲状腺肿伴腺瘤。现右侧结节性甲状腺肿，左侧甲状腺乳头状腺癌诊断明确，现病情再次向家属交代，表示理解，并签字。

2008 年 6 月 7 日 9:30 Am 今日拆线、今日出院。

（4）实验室检查

A.2008 年 5 月 29 日 B 超：右侧内探及多个偏强团块，边界清晰，其中一个 25mm×14mm，上极探及 28mm×20mm 囊性暗区。左侧下极探及 13mm×17mm 低回声团块，内可见点状强回声。

印象：右侧甲状腺腺瘤伴囊性腺瘤。

左侧甲状腺低回声团块伴钙化灶

B. 某市医学检验中心病理诊断报告单：

（左）甲状腺乳头状腺癌局部浸润包膜。（右）甲状腺结节性甲状腺肿伴腺瘤。

（5）护理记录单

2008 年 6 月 1 日 7:00Am 患者吞咽发音均正常。

2008 年 6 月 1 日 4:00Pm 患者吞咽发音均正常。

2008 年 6 月 2 日 7:00Am 患者吞咽发音均正常。

2008 年 6 月 3 日 7:00Am 发音吞咽正常。

2. 某市人民医院门诊病历记载摘抄如下：

2008 年 10 月 22 日 耳鼻咽喉检查 5 月前因甲状腺肿瘤行甲状腺手术，术后即有声嘶。体检：左侧声带旁正中位固定，声门裂小。

2009 年 5 月 27 日声嘶一年，气促半年，一年前行甲状腺手术。

喉镜检查：右侧声带外展呈旁正中位，左侧声带抖动，无明显外展。

2010 年 1 月 17 日气促两天，有轻度吸气性三凹征。双侧声带外展困难，呈正中位固定。

3. 某市人民医院门诊病历记载摘抄如下：

2009 年 11 月 29 日耳鼻咽喉检查：声嘶、气促、咳嗽 10 天。约 10 天前上感后声嘶、咳嗽、气促。

体检：双侧声带外展受限，左旁正中位固定，声门裂 2 ~ 3mm，吸气时轻度三凹征。

喉镜检查：右侧声带活动差，外展受限，左侧正中位固定。

4. 某市人民医院住院病历记载摘抄如下：

寿某女 70 岁因声音嘶哑 20 月，气促一天于 2010 年 01 月 17 日入院气管切开术。

5. 某市人民医院住院病历记载摘抄如下：

寿某，女，70 岁。因气管切开术后 14 天，诉乏力而于 2010 年 01 月 30 日入院。

患者 14 天前因"喉梗阻、双声带麻痹、甲状腺肿瘤术后"在我院行气管切开术。出院后患者觉乏力，胃纳不佳，少量咳嗽咳痰。故收住院。20 个月前行甲状腺肿瘤手术。

体检：呼吸 20 次 / 分，体温 37.5℃

喉镜检查：会厌（－），双声带表面光滑，旁中位固定，声门裂仅 0.15cm 大小。

诊断：气管切开术后、双声带麻痹、甲状腺肿瘤术后。

经处理后于 2010 年 2 月 1 日自动出院至上级医院就诊。

（三）本所检验所见

1. 2010 年 7 月 2 日对寿某体格检查神清，步入检查室，失声，颈部置气管套管，通畅，创口干燥，颈中区未触及明显肿块，左颈静脉淋巴结可触及 1cm 大小，质中，右颈静脉淋巴结未及。两锁骨上淋巴结未及。

2. 病理检查对某市医学检验中心病理切片（共 6 张）进行光学显微镜检验。A ~ D，由肿瘤性腺管构成，腺管呈滤泡状、分枝乳头状，腺上皮单层立方，偶见核分裂，乳头状腺管间质水肿或玻璃样变；除肿瘤性腺管外还有大量纤维间质增生伴玻璃样变，其间有肿瘤性腺管浸润，肿瘤性腺管还穿破纤维包膜，切割胶原纤维，侵及周围横纹肌组织及纤维结缔组织，肿瘤组织内见多处钙盐沉积；送检组织肿块断端有肿瘤性腺管。E ~ F，由大小不一的甲状腺滤泡构成，并呈多个结节状分布，结节周围有少量纤维间质分隔，纤维间质外甲状腺滤泡受压不明显，结节内有明显出血、囊性变。在结节性甲状腺组织外一侧，另见一孤立小结节，结节内滤泡少，多数呈实性腺管，结节周围有少量纤维间隔。

3.法医病理学诊断

（1）（左）甲状腺乳头状癌（纤维硬化型），伴钙盐沉积，肿瘤穿破纤维包膜，侵及周边横纹肌，送检组织肿块断端有肿瘤性腺管。

（2）（右）结节性甲状腺肿，伴出血及囊性变，伴小甲状腺腺瘤。

分析说明

（1）根据临床及B超，某市人民医院对寿某的手术前临床诊断："右侧甲状腺腺瘤囊性变，左侧甲状腺低回声团块伴钙化"基本正确，具手术指征。

（2）寿某于2008年5月30日因甲状腺肿瘤在某市人民医院住院手术，出院后声音嘶哑，20月后双声带麻痹、气促作气管切开术，根据喉镜检查的结果，提示左、右双侧喉返神经麻痹。右侧喉返神经麻痹与右侧甲状腺手术直接相关，某市人民医院负主要责任。

（3）某市人民医院在寿某手术中的处理违反现行甲状腺肿瘤治疗规范，存在过错。

手术前（2008年5月29日）B超已提示左侧下极探及13mm×17mm低回声团块，内可见点状强回声。临床医生应考虑甲状腺癌可能，何况手术中发现左侧甲状腺中下极较硬组织约直径1.5cm左右……见肿块基底部分粘连于气管壁及相邻组织，更应考虑系甲状腺癌，且非早期，应送冰冻病理切片检查，以期作一期左甲状腺全切除术，力争最佳疗效。而院方主观地判断为腺瘤仅作甲状腺腺瘤切除术。根据现行常规，即使甲状腺腺瘤也应术中作冰冻病理切片检查，何况术前、术中提示甲状腺癌高度可疑，在这种情况下不做冰冻病理切片检查，显属违规。此外，根据本所对某市医学检验中心病理切片（A、B、C、D、E、F共6张）进行光学显微镜检验，证实（左）甲状腺乳头状癌（纤维硬化型），伴钙盐沉积，肿瘤穿破纤维包膜，侵及周边横纹肌，送检组织肿块断端有肿瘤性腺管。提示肿瘤并非早期，手术仅作肿瘤不完整切除，也不符合现行的甲状腺肿瘤治疗规范，存在过错。

因寿某直到2009年5月27日（术后12个月）才出现气促、喉镜检查时发现双侧喉返神经均麻痹，提示左侧喉返神经麻痹在术后12个月左右才发生，可能与左侧甲状腺癌肿复发、疤痕粘连等病变自身发展的因素有关，也与2008年未对左侧病变作冰冻病理切片检查，未作肿瘤的完整切除，未作进一步手术有关。考虑到某市人民医院在手术后两次（2008年5月31日及2008年6月5日）向家属交代，如病理切片提示为恶性肿瘤，存在再次手术可能，家属表示理解，并签字。但患者未及时去医院手术治疗，患者也应负相应责任。

综上所述，某市人民医院的过错与寿某的声嘶、气促、气管切开的后果有因果关系，医疗过错行为为主要作用。

鉴定意见

1.某市人民医院对寿某的手术前临床诊断："右侧甲状腺腺瘤囊性变，左侧甲状腺低回声团块伴钙化"基本正确，具手术指征。

2.某市人民医院在寿某甲状腺手术中处理违反现行的甲状腺肿瘤治疗规范，存在过错。

3.某市人民医院的医疗过错行为与寿某的声嘶、气促、气管切开的后果有因果关系，医疗过错行为应为主要作用。

第二节　肺　癌

【概述】

肺癌是最常见的恶性肿瘤之一。我国肺癌分别为男女恶性肿瘤发病率的第一位和第二位。肺癌起源于支气管黏膜或腺体，常发生区域性淋巴结或血行转移。临床症状表现为刺激性咳嗽，痰中带血。肺癌分为中央型、周围型。从组织病理学上分为小细胞和非小细胞肺癌。

孤立性肺结节定义：肺结节影像学表现为小的、局灶性、类圆形、密度高的阴影，可单发或多发，不伴肺不张、肺门肿大及胸腔积液。孤立性肺结节常无典型症状，单个、边界清楚、密度增高、直径小于3cm且周围被含气肺组织包绕的软组织影。孤立性肺结节分为良性病变与恶性病变二大类。恶性疾病主要有肺腺癌、细支气管肺泡癌、肺鳞状细胞癌良性疾病主要有肺结构瘤、肺硬化性血管瘤、肺结核球、肺曲霉菌球、血管滤泡性淋巴结增生等。

对孤立性肺结节患者应根据实际情况采用合理、安全、经济的诊疗措施，确立良恶倾向，对于恶性患者积极手术干预，早期治疗。

肺癌发病的主要因素有：

1. 吸烟　吸烟与肺癌的关系，吸烟者发生肺癌的机会多于不吸烟者的1.2～2.2倍。患肺癌的危险性与吸烟时间长短有关。开始吸烟年龄越早，危险性越大，吸烟时间越长，肺癌发病率和死亡率就越高。肺癌危险性还随吸烟量增加而上升。在有长期吸烟习惯而且吸烟量大的人群中，吸烟对肺癌的人群归因危险度约为90%。目前已公认吸烟是引起肺癌的一个重要因子。

2. 职业性因子　职业性致癌的因子有无机砷、石棉、铬、镍、煤焦油、烟炱和煤的其他燃烧物，以及二氯甲醚、氯甲醚等。除了上述职业因子以外，值得研究的致肺癌因子还有铍、氯乙烯、石油、矿物油、石蜡、石油沥青、异丙油、甲基萘、石油燃烧物、页岩油及其衍生物等。

3. 电离辐射　体内和体外的放射线照射都可引起肺癌，内照射引起癌变的剂量较外辐射小。

4. 大气污染　我国也越来越重视空气质量问题，但是大部分城市的PM2.5的浓度仍是居高不下。PM2.5为细颗粒物，直径小于2.5微米，占可吸入颗粒物（PM10）的80%。当空气中含有大量PM2.5时，会造成能见度变弱，天空灰霾的现象。可吸入颗粒物被吸入后，一部分随着呼吸或者咳嗽被人体排出，而PM2.5以下的颗粒，会直接进入肺部，存留在肺的深处，吸附在肺泡上很难脱落。由于携带空气中的病毒、细菌、放射性尘埃和重金属等物质，影响呼吸系统等，从而可能导致肺癌的发生，其中汽车废气是PM2.5的主要来源。油烟是空气污染中另一致病因素，由于中国传统的做菜方式常有油炸煎煮，并且经常厨房房门关闭，小环境内油烟污染严重，而油烟中含有一种被称为苯并芘的致癌物，可导致人体细胞染色体损伤，长期吸入可诱发肺组织癌变。北方农村家庭做饭取暖时燃煤所产生的室内空气污染显著高于煤气做饭的家庭，室内总悬浮颗粒和苯丙芘的日平均浓度为卫生标准的 4.4～26.7 倍，这些毒物均有较高的致突变性。这些都是肺癌致病的高危险因素。

5. 遗传学改变或生物学因素　随着分子生物学的发展，大量资料提示支气管上皮的癌变可能与细胞遗传物质的多次改变有关，其中包括染色体丢失、重排以及突变等，致使细胞内某些基因丢失或活化，导致细胞生长失控或提供发生癌变的有利环境，最终导致癌变。这一系列遗传物质的改变主要涉及两大类与癌变有关的基因，即原癌基因的活化或抑癌基因的丢失或畸变。总之，肺癌的发生、演变以及发展与某些癌基因的活化及抑癌基因的丢失有密切关系。

中医学认为，肺癌是由于肺脏虚弱、气血亏虚，邪毒外侵或内生，致痰、瘀、毒、热等留滞于肺，久稽不去，凝聚成疾发为肺癌。中医将肺癌看作全身疾病的局部表现，是虚实夹杂，本虚标实之病。

【临床诊断】

一、西医诊断

（一）诊断标准

1. 病理学诊断

无明显可认之肺外原发癌灶，且符合下列各项之一者，方能确立病理学诊断。

（1）肺手术标本病理、组织学证实者。

（2）行开胸探查，细针穿刺或经纤维支气管镜检采集肺或支气管活检组织标本，经组织学诊断为原发性支气管肺癌。

（3）锁骨上、颈和腋下淋巴结、胸壁、胸膜或皮下结节等转移灶活检，组织学表现符合原发性支气管癌，且肺或支气管壁内疑有肺癌存在，临床上能排除其他器官原发癌者。

（4）经尸检发现肺有癌灶，组织学诊断符合原发性支气管肺癌者。

2. 细胞学诊断

痰液、纤支镜毛刷、抽吸、冲洗、刮匙及胸水等获得细胞学标本，镜下所见符合肺癌细胞学标准者，诊断可以确立。须注意除外上呼吸道甚至食管癌肿。

3. 临床诊断

经上述认真反复检查而无法获得细胞学、病理学诊断依据时，符合下列各项之一者，可以确立临床诊断：

（1）X 线胸片、CT 见肺部有孤立性结节或肿块阴影，有周围型肺癌体征表现，如毛玻璃征、脑回状、分叶、细毛刺状、胸膜牵曳、周围有毛玻璃和小空泡征，密度高而不均，特别是较短期内有增大趋势，或经短期积极药物治疗可排除结核及非特异性炎性病变者。少数的小结节癌灶增长特别慢，有上述特征需随访检查，甚至 2 年以上才能排除。

（2）段叶性肺炎在短期内发展为更大范围的不张；或相应部位的段叶性肺炎；不张根部出现肿块或逐渐增长者（通常 2～3 个月）。

（3）上述肺部病灶伴有远处转移，临近器官受侵或有压迫症状表现者，如临近骨破坏；肝、脑转移；肺门或 / 和纵隔淋巴结明显增大；短期内发展的腔静脉压迫征；同侧喉返神经麻痹（需排除手术创伤）；臂丛神经及膈神经侵犯征等。

（二）分类分期

1. 按解剖学部位分类

（1）中央型肺癌　发生在支气管以上至主支气管的癌肿称为中央型，约占3/4，以鳞状上皮细胞癌和小细胞未分化癌较多见。

（2）周围型肺癌　发生在段支气管以下的肿瘤称为周围型，约占1/4，以腺癌较为多见。

2. 按组织学分类

世界卫生组织于1999年将肺癌分为以下九大类：①小细胞癌；②鳞癌；③腺癌；④大细胞癌；⑤腺鳞癌；⑥多形性（肉瘤样）癌；⑦类癌（典型类癌、不典型类癌）；⑧唾液腺型癌（粘液表皮样癌、腺样囊性癌）；⑨未分类的癌。

由于小细胞肺癌的生物学行为与其他类型肺癌显著不同，即前者临床上表现为高度恶性，早期可发生广泛转移，对化疗和放疗敏感，因而治疗也不同于其他类型的肺癌。所以，从临床治疗角度考虑，目前世界上倾向于将这两类生物学行为不同的肺癌分为两大类：小细胞肺癌（small cell lung cancer，SCLC）和非小细胞肺癌（non-small cell lung cancer，NSCLC）。若小细胞肺癌包含非小细胞癌成分，则称为复合性小细胞癌。

3. 肺癌国际分期（TNM系统）

（1）原位肿瘤（T）　T_X痰中找到癌细胞，但X线或支气管镜检查未见病灶；T_0无原发肿瘤证据；Tis原位癌；T_1肿瘤≤3cm，局限于肺或脏层胸膜内，支气管镜检查肿瘤近端未累及叶支气管；T_2≥3cm；或肿瘤侵犯叶支气管，但距离隆突2cm以外；或肿瘤浸润脏层胸膜；肺叶的阻塞性肺炎或肺不张，累及肺门但未侵及全肺；T_3任何大小的肿瘤，直接累及胸壁（包括肺上沟瘤）、膈肌、纵隔胸膜或心包，但未累及心脏、大血管、气管、食管或椎体；或肿瘤在气管内距隆突不到2cm，但未累及隆突；全肺的阻塞性肺炎或肺不张；T_4任何大小肿瘤累及纵隔或心脏、大血管、气管、椎体、气管隆突或有恶性胸水。

（2）区域淋巴结（N）　Nx未查出局部淋巴结转移；N_0未发现淋巴结转移；N_1支气管旁或同侧肺门淋巴结转移；N_2同侧纵隔淋巴结和隆突下淋巴结转移；N_3对侧纵隔淋巴结、对侧肺门淋巴结转移；同侧或对侧斜角肌或锁骨上淋巴结转移。

（3）远处转移（M）　Mx不能判断有无远处转移；M_0无或未发现远处转移；M1有远处转移，或有颈淋巴结转移。

4. 临床分期　上述TNM分期较精确的反映肿瘤患者的状况，临床上根据TNM分期又制定了便于指导临床治疗的临床分期如表11-1-1肺癌分期。

上面的分期适合于非小细胞肺癌的分期，对于自然生存期短，易转移，治疗效果差的小细胞肺癌，TNM分期仍有不妥，现对小细胞肺癌又增加了一种临床分期标准，将其分为两型：局限型（肿瘤局限于一侧胸腔内，包括已有锁骨上和前斜角肌淋巴结转移的患者）和广泛型（肿瘤的发展已超越局限型）。

二、中医诊断

（一）诊断标准

1. 咳嗽或咯血。

2. 胸闷气短。

3.消瘦体重下降。

4.发热。

5.胸痛：多为钝痛或隐痛。

表 11-1-1 肺癌分期

分　期		TNM
0		原位癌
I	I A	$T_1N_0M_0$
	I B	$T_2N_0M_0$
II	II A	$T_1N_1M_0$
	II B	$T_2N_1M_0$
		$T_3N_0M_0$
III	III A	$T_3N_1M_0$
		$T_1N_2M_0$
		$T_2N_2M_0$
		$T_3N_2M_0$
	III B	$T_4N_0M_0$
		$T_4N_1M_0$
		$T_4N_2M_0$
		$T_1N_3M_0$
		$T_2N_3M_0$
		$T_3N_3M_0$
		$T_4N_3M_0$
IV		任何 T 任何 N，M_1

注：T 原发肿瘤累及范围；N 区域淋巴结受累状态；M 远处转移有无。

6.呼吸困难、声音嘶哑。

7.影像学支持和细胞学病理学诊断阳性。

（二）症候分类

1.痰瘀互结证　主症：咳嗽咳痰，气急胸闷，胸肋涨满，胸痛有定处，如锥如刺；或痰血暗红，唇甲紫暗，舌质暗或有瘀斑，苔薄黄，脉弦或细涩。

2.痰浊壅肺证　主症：咳嗽，痰多黏稠，色白或黄白相兼，胸闷气憋，胸痛，便溏纳呆，神疲乏力，舌质暗，苔白腻或黄厚腻，脉弦滑。

3.痰热蕴肺证　主症：咳嗽气息粗促，痰黏厚或稠黄，或有腥味，或咯血，口渴心烦，或发热，胸肋胀满，咳时隐痛，舌质红，舌苔黄腻，脉滑数。

4.气阴两虚证　主症：咳嗽少痰，或痰稠而黏，咳声低弱，痰中带血，气短喘促，心烦失眠，神疲乏力，纳少，形体消瘦，恶风，自汗或盗汗，口干不欲饮，舌质红，苔薄，脉细弱。

5.肺脾两虚证　主症：咳嗽无力，咯痰，色白量多，胸闷气短，面色无华，神疲乏力，形体消瘦，纳呆便溏，舌淡有齿痕薄，苔脉细软无力。

【防未病】

一、防肺癌发生

（一）反对和控制吸烟

已知80%～90%的肺癌由吸烟引起，根除吸烟可有效地降低肺癌的发病率。反对和控制吸烟首先要着眼于减少吸烟者在人群中的比例。需要制订一定的法律或条例限制人们，特别是限制青少年吸烟。对已吸烟者，应开展科学、行之有效的劝导戒烟的活动。

（二）控制大气污染

国家层面做好环境保护工作，必须有效地控制大气污染，从而达到预防肺癌的目的。个人层面远离烟草，在家常通风，出门戴口罩，少开车，少接触厨房油烟，使用环保的装修材料等达到预防肺癌。

（三）职业防护

对开采放射性矿石的矿区，应采取有效的防护措施，尽量减少工作人员受辐射的量。在染有放射性物质如氡及其子体的矿井，必须完善通风设施，降低放射性物质浓度，确实保证工作环境符合放射防护条例规定的安全程度。对暴露于致癌化合物的工人，必须采取各种切实有效的劳动防护措施，避免或减少与致癌因子的接触。

（四）普查

普查肺癌是肿瘤早期发现、早期诊断与早期治疗的重要手段。

（五）关注高危人群

对于45岁以上；长期吸烟者，"吸烟指数"（吸烟支数／天×吸烟年份）>400的人；长期被动吸烟者；长期遭受外界环境污染及室内小环境污染（如煤烟、烹饪油烟、装潢材料中放射性物质等）者；职业接触致癌物有石棉、氡、镍、镍化物、铬、铬化合物、砷化物、二氯甲醚、煤烟、焦油及石油中的多环芳烃；有慢性肺部疾病者，如肺结核、慢性支气管炎等；有肿瘤家族史，尤其家族成员患过肺癌者，以上皆为肺癌的高危人群。对高危人群作肺癌筛查有积极意义，建议上述肺癌的高危人群50岁后每年作1次高分辨率CT扫描筛查最大限度发现肺部小阴影或肺微小结节，并予以充分重视。

（六）孤立性肺结节处理策略

美国弗莱施纳学会指南的处理原则：对于实性肺结节处理如下：

1.直径≤4mm，对低危人群，无须进行随访；高危人群，应在第12个月进行随访，若随访结果显示结节稳定，则不需要再进行随访。

2.直径为4～6mm，对低危人群，应在第12个月进行随访；高危人群，则应在6～12个月时进行随访，若随访显示结节稳定，可于18～24个月时再复查。

3.直径为6～8mm，对低危人群，应在6～12个月时随访，若结节无变化，下次再18～24个月时随访；高危人群，应在3～6个月随时随访，若结节无变化，下次分别在9～12个月和第24个月时随访。

4.直径为 > 8mm，无论有无危险因素，均于 3、9 及 24 个月进行增强 CT、正电子发射体层摄影 PET-CT 检查或活检。

此外需要注意的是：对于既往有肿瘤病史的患者随访时间应该缩短；35 岁以下人群肺癌发生率小于 1%，且对放射线敏感，应用 CT 随访时慎重；考虑炎症性病变时，抗炎治疗后应缩短随访时间；小病灶内钙化多提示良性病变；> 8mm 病灶恶性可能性为 10% ~ 20%，应积极采取治疗手段。

对于非实性肺结节处理如下：

1.纯毛玻璃样结节直径 ≤ 5mm，不需要随访。此类结节多为不典型腺瘤样增生，积极大小稳定，几年内通常无变化。

2.纯毛玻璃样结节直径 > 5mm，建议 3 个月复查 CT，若结节没有变化，每年复查一次 CT，至少持续 3 年。

3.对于部分实性结节直径 > 10mm，考虑 PET-CT 检查。

首次复查推荐为 3 个月的主要原因是：纯毛玻璃样结节和部分实性结节都可能在随访后消失；短期随访还能确保早期发现迅速增大的结节，并在早期进行相应的处理。对医患的教育：患者要能长期配合，明确益处和风险；临床医生和放射科医生在知识和沟通上都要在统一的框架下进行，放射科医生的报告延续到临床上的处理有连贯性和统一性。对医疗机构的要求：必须要有提供戒烟的支持，临床医生也要对肺结节怎么处理受过统一的训练。质量控制：患者治疗、随访的数据都要保存下来，便于以后追踪。

二、已知肺癌延长生存期提高生活质量

为提高肺癌患者的长期生存率，要从三方面联手合作。在医院方，首先是提高早期肺癌患者的检出率；对于临床诊断明确的肺癌患者的治疗，目前必须强调手术、放疗、化疗、生物治疗及中草药的综合规范治疗。对不同病期的患者应有不同的治疗方案：对不同恶性程度的患者制定个体化的治疗方案具有重要意义，将会不同程度地提高肺癌的长期生存率，减少治疗的并发症和后遗症。在治疗中以避免过度治疗，提高生活质量最为重要。

在患者方，起居要有规律，应早睡早起，常到室外、林荫小道等空气清新处活动；加强体育锻炼，体育锻炼既能使人气血畅通，又可增强体质；要注意防寒保暖，如果衣着单薄，稍有疏忽就易感染疾病，危及健康，肺癌患者更应注意防寒保暖；饮食应清淡，忌过于酸涩、油腻生冷，尤不宜多进食大辛大热之品，如参、茸、烈酒等，以免助热生火。宜多吃含蛋白质、矿物质、维生素（特别是 B 族维生素）丰富的食品，多食蔬菜水果（如菠菜、番茄、胡萝卜、南瓜、梨及苹果等）、瘦肉、豆制品、蛋类等；多食菌类和野菜，一些食用菌如蘑菇、香菇、草菇、灵芝、虫草菌等经常食用，可增强人体免疫力，有利阻抑体内病毒的增殖，抑制体内肿瘤的生长。注意情趣养生，保持乐观开朗的心态。精神调理应做到心胸开阔、情绪乐观，戒郁怒以养生，使气血顺畅、精神旺盛。肺癌老人不该放弃治疗，应遵照医嘱，在医生指导下积极配合治疗，可以较好地度过肺癌晚期和弥留期，提高生活质量，延长寿命。

在家庭社会方，消除居住环境对肺癌术后患者的不良影响；消除语言环境对患者的不良影响；家庭成员对肺癌患者无微不至的关怀与照顾是患者战胜病痛的关键。

【治已病】

一、西医治疗

肺癌的治疗应根据肺癌的组织学类型、临床分期和生物学特征，结合患者的全身情况、器官功能情况，区别非小细胞肺癌和小细胞肺癌，采取多学科综合规范治疗措施，制定个体化的治疗方案，以获得最好的治疗效果。

（一）非小细胞肺癌的分期综合治疗

1. I 期肺癌（$T_{1-2}N_0M_0$）的治疗

（1） I 期肺癌首选治疗为肺叶切除加肺门纵隔淋巴结清扫术。 I 期肺癌包括 $T_1N_0M_0$ I A 期和 $T_2N_0M_0$ I B 期两个组别，其治疗方法主要是手术切除。术后 5 年生存率 63%，其中 $T_1N_0M_0$ 为 71%，$T_2N_0M_0$ 为 55%，鳞癌的 5 年生存率为 68%，腺癌的五年生存率为 61%。在 I 期肺癌中比较特殊的类型是所谓的隐性肺癌，即癌细胞学阳性但影像学阴性的肺癌。进一步详细检查确定肿瘤部位，可行肺叶切除术或全肺切除术。术后 5 年生存率 80% ~ 90%。

（2）不宜或不愿手术治疗的 I 期肺癌，推荐单独的放射治疗。从目前的资料看，临床 I 期肺癌单独放疗的中位生存时间为 22 个月，2 年生存率 22%，5 年生存率 16%，局部复发率大约 70%，70% 的患者死于肺癌。

（3）完全性切除的 I A 期肺癌，无需辅助化疗或辅助放疗， I B 期推荐辅助化疗。2004 年 CALGB9633 研究提示， I B 期 NSCLC 术后泰素卡铂辅助化疗，4 年生存率提高 12%。

（4）完全性切除的 I 期肺癌，特别是 $T_1N_0M_0$ 肺癌，可考虑进行严格的辅助生物治疗临床随机对照研究。

（5）切缘阳性的不完全性切除 I 期肺癌，推荐再次手术。将不完全性切除转变为完全性切除。如不能或不愿手术的，术后放疗 + 化疗有助于提高生存率。

2. II 期肺癌（$T_{1-2}N_1M_0$、$T_3N_0M_0$）的治疗

（1）N_1 II 期肺癌的治疗

1）N_1 II 期肺癌首选治疗为肺叶切除加肺门纵隔淋巴结清扫。

2）完全切除的 N_1 II 期肺癌，除了临床试验之外，无需辅助放疗，建议辅助化疗。

（2）T_3 II 期肺癌的治疗

1）T_3 II 期肺癌仍以手术切除为主要手段。

2）侵犯胸壁或纵隔或接近气管的 T_3 II 期肺癌，如果术前评价为可切除的病例，首选治疗方法为包括受侵软组织在内的肺叶或全肺切除和纵隔淋巴结清扫。当肿瘤侵犯壁层胸膜时，应行整块胸壁切除。侵犯胸壁的 $T_3N_0M_0$ 期肺癌，完全性切除术后的 5 年生存率 50% ~ 60%，侵犯纵隔的 $T_3N_0M_0$ 期肺癌术后 5 年生存率 27%。

3）完全性切除的侵犯胸壁的 II 期肺癌，除了临床试验之外，建议辅助化疗，无需辅助放疗。

4）切缘阳性的手术为不全性切除，如果再次手术能切除干净的，应考虑再次手术切除，以使手术从不完全性切除变为完全性切除，否则应给予放射治疗。此种情况下的化疗应列为临床研究内容。

5）先行化放疗的病例，治疗期间随时评价手术切除的可能性。如果术前评价为不可

切除的病例，首选治疗方法为同期放化疗，2~3周期化疗和40Gy放疗后重新进行手术切除性的评价，如果可切除病例则行手术切除，如果不可切除则继续放化疗。

6）对于肺上沟瘤，如果术前评价为可切除的病例，首选治疗方法为同期放化疗后的手术切除；如果术前评价为不可切除的病例，首选治疗方法为同时性的放化疗，2~3周期化疗和40Gy放疗后重新进行手术切除性的评价，如果可切除病例则行手术切除，如果不可切除则继续放化疗。肺上沟瘤的手术死亡率2.6%~4%。术后总的5年生存率为35%（28%~40%）。若切除完全，50%以上可被治愈。

3. Ⅲ期肺癌的治疗

Ⅲ期肺癌也称作局部晚期NSCLC，从治疗学的观点看，局部晚期NSCLC可分为可切除和不可切除两大类。

（1）可切除的 N_2 局部晚期NSCLC，目前建议的治疗模式为新辅助化疗+手术切除或手术切除+辅助化疗，标准术式为肺叶切除加系统性纵隔淋巴结清扫术。

1）有条件的医院，建议开展可切除晚期NSCLC术前化疗的临床随机对照研究。

2）完全性切除后的局部晚期NSCLC，推荐第三代含铂方案的术后辅助化疗。

3）术后辅助化疗建议以4个周期为宜。4周期的化疗与6个周期以上的化疗比较生存率不相上下，但不良反应明显减少。

4）不完全性切除术后的局部晚期NSCLC，推荐术后放疗和含铂方案的化疗。

5）因医学原因或患者意愿而不能接受手术的可切除的局部晚期NSCLC，按不可切除的局部晚期NSCLC处理。因医学原因不能接受手术的可切除的局部晚期NSCLC，应根据功能状态评分（PS）和体重减轻指数进一步分组，PS < 2的、因患者意愿而不愿意接受手术者，应和PS ≥ 2者分别按不可切除的局部晚期NSCLC相关指南处理。

6）在有条件的医院，建议开展局部晚期NSCLC完全性切除术后辅助放疗的临床随机对照研究。

（2）不可切除的局部晚期NSCLC之治疗

1）不可切除的局部晚期NSCLC，目前标准的治疗模式为含铂方案化疗和放射治疗联合模式。

2）同时化放疗模式优于序贯化放疗模式。同时化放疗的中位生存期17个月，5年生存率16%，序贯化放疗中位生存期13个月，5年生存率9%（P = 0.04）

3）如采用诱导化疗2~3周期出现分期下调，病变转化为技术上可切除的NSCLC，建议手术治疗。

4）PS = 2的不可切除的局部晚期NSCLC，原则上也以化放疗联合治疗为好，但对耐受力低的年老患者，建议单作放疗或化疗以减轻症状延长生存期。化疗与最好的支持治疗比较能减轻症状，延长生存期。

5）PS > 2的NSCLC，以最好的支持治疗为主要手段。

（3）T_4，N_{0-1} 之NSCLC的治疗

1）如果 T_4 是由卫星结节所决定的，此类肺癌的首选治疗为手术切除，也可选择新辅助化疗模式。如为完全性切除，建议术后辅助化疗。

2）其他可切除之 T_4，N_{0-1} ⅢB期NSCLC，可酌情首选新辅助化疗，也可选择手术切除。如为完全性切除，考虑术后辅助化疗。如切缘阳性，推荐术后放疗和含铂方案化疗。部分

侵犯纵隔结构如隆突、上腔静脉、心房的T4肺癌,仍有机会手术切除,但应严格掌握适应证。

3)不可切除之T_4,N_{0-1}ⅢB期NSCLC,目前标准的治疗模式为含铂方案化疗和放射治疗联合模式。

4)胸腔积液之T_4ⅢB期NSCLC,如多次胸腔积液检查阴性,则按TNMⅢ期治疗;如阳性则按Ⅳ期NSCLC治疗,必要时加胸腔的局部治疗。

（4）可供选择之局部晚期NSCLC化疗方案

1)局部晚期NSCLC可供选择的第二代含铂化疗方案有EP、MVP、MIP等。

EP方案:足叶乙苷（etoposide）100mg/m^2第1~3天

顺铂（cisplatin）60mg/m^2或卡铂（carboplatin）AUC=5或6,d1;q21d

MVP方案:丝裂霉素（mitomycin）6mg/m^2第1天

长春酰胺（vindesine）3mg/m^2d1,d8

顺铂（cisplatin）60mg/m^2或卡铂（carboplatin）AUC=5或6,d1;q21d

MIP方案:丝裂霉素（mitomycin）6mg/m^2d1

异环磷酰胺（ifosfamide）3g/m^2（需要美斯纳解救）（3h）d1

顺铂（cisplatin）60mg/m^2或卡铂（carboplatin）AUC=5或6,d1;q21d

2)局部晚期NSCLC可供选择的第三代含铂化疗方案有GP、DP、TP、NP等。

GP方案:吉西他滨（gemcitabine）250mg/m^2d1,d8

顺铂（cisplatin）60mg/m^2或卡铂（carboplatin）AUC=5或6,d1;q21d

DP方案:多西紫杉醇（taxotere）75mg/m^2d1

顺铂（cisplatin）60mg/m^2或卡铂（carboplatin）AUC=5或6,d1;q21d。

TP方案:紫杉醇（taxol）135~175mg/m^2（3h）d1

顺铂（cisplatin）60mg/m^2或卡铂（carboplatin）AUC=5或6,d1;q21d

NP方案:长春瑞滨（vinorelbine）25mg/m^2d1,d8

顺铂（cisplatin）60mg/m^2d1;q21d。

多项将第三代NSCLC化疗方案用于术前化疗的Ⅱ期临床试验已显示这一模式的安全性和可行性。

（5）局部晚期NSCLC之放射治疗方法

1)超分割放疗（HRT）仅提高有利型NSCLC的局控率和生存率。

2)加速超分割放射治疗（包括加速超分割放疗（HART）和CHART）提高了NSCLC的局部控制率和生存率,但急性放射性损伤增加。HART和CHART的肺急性放射性损伤分别为19%和3%;2年生存率分别为29%和20%。

3)立体适形放疗（3DCRT）明显提高NSCLC的放射剂量,改善局控率,合并化疗能提高生存率。合并化疗患者的2年生存率从常规放疗技术的20%左右上升到35%~50%,而放射并发症没有明显增加。

4.Ⅳ期肺癌的治疗

所有出现远处转移者均为Ⅳ期（M_1）。临床初诊率时有50%的NSCLC有胸外转移,且常为多处转移。Ⅳ期肺癌以化疗为主要手段,治疗目的为延长生命、提高生活质量。

（1）单一转移灶的Ⅳ期肺癌的治疗

1)伴有单一脑转移灶而肺部病变又为可切除的NSCLC,脑部病变可手术切除或采用立体定向放射治疗，胸部原发病变则按分期治疗原则进行。目前有限的资料提示，脑转移瘤术后辅以全脑照射，可减少颅内的复发率，但不能改善生存。

2）伴有单一肾上腺转移灶而肺部病变又为可切除的 NSCLC，肾上腺病变可手术切除，胸部原发病变则按分期治疗原则进行。如果肾上腺转移瘤不拟切除，则按Ⅳ期肺癌进行化疗。

3）对侧肺或同侧肺其他叶孤立结节，可分别按两个原发瘤各自的分期进行治疗。

（2）多转移灶的Ⅳ期肺癌的治疗

1）功能状态评分为 PS = 0 ~ 2 的Ⅳ期 NSCLC，应尽早开始全身化疗。以顺铂为基础的双药联合化疗方案对行为状态较好者可减轻症状，改善生存期。

2）第三代化疗方案对Ⅳ期 NSCLC 的疗效和毒副反应稍优于第二代方案。第三代肺癌化疗药物治疗晚期 NSCLC 的效果，紫杉醇顺铂方案、多西紫杉醇顺铂方案、吉西他滨顺铂方案和紫杉醇卡铂方案中度改善了肺癌患者的 1 年生存率，达 33%，2 年生存率 11%。

3）每化疗 2 个周期应评价肿瘤反应，如肿瘤缓解或稳定，可继续化疗，总疗程以 4 ~ 6 周期为宜。

4）化疗期间疗效评价如为进展，但 PS 仍为 0 ~ 2 者，可考虑多西紫杉醇单药二线治疗。

5）化疗或放疗失败的 NSCLC，可考虑吉非替尼（易瑞沙）二线或三线口服治疗。吉非替尼为表皮生长因子受体抑制剂，靶点 EGFR 为一新型的靶向治疗药物。对放化疗失败的 NSCLC，口服吉非替尼 1 片 /d，症状控制率和疾病控制率在 35% ~ 54%，中位生存期 6 ~ 8 个月。我国的经验表明，对女性非吸烟的肺腺癌可能有特别的效果。

6）功能状态评分为 PS > 2 的Ⅳ期 NSCLC，可酌情采用最佳支持治疗。最佳支持治疗包括姑息性放射治疗、增进食欲（甲地孕酮等）、营养支持、电解质纠正、阿片类止痛治疗和心理社会支持等。

5.治疗后复发和转移的再处理 治疗后复发或转移的 NSCLC，应根据 PS 状态进一步分组。功能状态良好的患者，应考虑给予全身化疗；功能状态不佳的患者则给予最佳支持治疗。在全身治疗的基础上针对具体的局部情况选择恰当的局部治疗方法以求改善症状、提高生活质量。

（1）支气管阻塞的局部复发造成呼吸困难者，可考虑的治疗方法包括激光 / 支架 / 手术；近距离放射治疗；外照射放射治疗；光动力学治疗。

（2）上腔静脉阻塞的局部复发，可考虑外照射放射治疗或上腔静脉内置支架。

（3）可切除的局部复发，可考虑再手术切除或外照射放射治疗。

（4）局部复发引起的严重血痰，可考虑外照射放射治疗；近距离放射治疗；激光治疗；光动力学治疗；支气管动脉栓塞；手术治疗。

（5）多发性脑转移可考虑姑息性全脑外照射治疗。

（6）全身骨转移可考虑姑息性外照射治疗，必要时加上整形外科固定。

（7）远处转移伴局部症状可考虑局部的姑息性外照射治疗。

（8）孤立转移灶可考虑手术切除或外照射治疗。

（二）小细胞肺癌的分期综合治疗

1.局限期小细胞肺癌的治疗

（1）临床分期为 cT_{1-2}，N_0 Ⅰ期的局限期 SCLC，推荐肺叶切除＋纵隔淋巴结清扫术，术后病理分期仍为 pN_0 的，推荐 4～6 周期的 EP 方案化疗；如为 pN+ 的，推荐全身化疗同时加纵隔野的放射治疗。

（2）不适于手术的 cT_{1-2}，N_0 局限期 SCLC，推荐同期化放疗的治疗模式。

（3）除了 cT_{1-2}，N_0 以外的局限期 SCLC，如果 PS ≤ 2，推荐同期化放疗的治疗模式；如果由于合并症而致 PS > 2 的，首选化疗，必要时加上放射治疗。

（4）EP 方案可为顺铂＋足叶乙甙或卡铂＋足叶乙甙，如果与放射治疗同时联用，建议使用顺铂＋足叶乙甙。

（5）同期化放疗模式优于序贯化放疗模式，建议放射治疗于化疗的第一或二周期开始。

（6）放射治疗剂量安排可为 1.5Gy、2 次 /d、总剂量 45 Gy 或 1.8 Gy、1 次 /d、总剂量至少 54 Gy。

（7）完全缓解（CR，complete response）的局限期 SCLC，推荐预防性脑照射，剂量为 24 Gy / 8 次～36 Gy / 18 次。降低了脑转移发生率，提高了完全缓解的局限期 SCLC 的总生存率和无瘤生存期。

（8）常规化疗后未获完全缓解的局限期 SCLC，解救手术切除可能有所帮助。10%～15% 的 SCLC 实际是混合了 NSCLC 组分的混合型肺癌，因此，对于常规化放疗后未获完全缓解或复发的局限期 SCLC 而在技术上又是可完全切除的，可考虑手术切除。

2.广泛期小细胞肺癌的治疗

（1）广泛期 SCLC 首选治疗模式为全身化疗，可选择 EP、VIP 或 ICE 方案；也可选择伊立替康＋顺铂方案。未经治疗的广泛期 SCLC 中位生存期 6～12 周，经过化疗后的中位生存期可提高至 7～9 个月。

（2）远处转移灶 CR 的广泛期 SCLC，胸部原发灶的同期化放疗可能有生存的益处。

（3）严重衰竭的广泛期 SCLC，仅适合最佳的支持治疗。

（4）伴有局部症状的广泛期 SCLC，在全身化疗的基础上可加局部的放射治疗。如上腔静脉压迫综合征、骨转移部位或脊髓压迫部位的放射治疗等。

（5）脑转移的广泛期 SCLC，治疗模式为全身化疗＋全脑照射，如果为无症状的脑转移，全脑照射可在化疗后进行。

（6）完全缓解的广泛期 SCLC，可考虑预防性脑照射。目前的证据尚不能推荐在完全缓解的广泛期 SCLC 中常规使用预防性脑照射。

（7）不管是局限期还是广泛期 SCLC，4～6 周期化疗后巩固化疗的作用未达共识。

（8）复发或进展的广泛期 SCLC，根据 PS 状态给予二线化疗或最佳支持治疗。复发时间与治疗方案的选择有关，治疗后 2 个月内复发的，可选用异环磷酰胺、紫杉醇或多西紫杉醇等药物；如果超过 2 个月复发的，可选用的药物有拓普替康、伊立替康、吉西他滨、紫杉类、CAV 方案（环磷酰胺、阿霉素、长春新碱）、口服足叶乙苷等；超过 6 个月复发的，采用原方案治疗。

二、中医治疗

（一）中药辨证论治

1.痰瘀互结证

治法：活血化瘀，化痰散结。

方药：血府逐瘀汤和海藻玉壶汤加减：桃仁、红花、当归、生地黄、川芎、赤芍、牛膝、桔梗、柴胡、枳壳、海藻、贝母、陈皮、昆布、青皮、连翘、半夏、独活。

2. 痰浊壅肺证

治法：行气化痰，健脾燥湿。

方药：二陈汤、瓜蒌薤白半夏汤加减：半夏、茯苓、栝楼、薤白、陈皮，炙甘草。

3. 痰热蕴肺证

治法：清肺化痰，止咳平喘。

方药：清金化痰汤加减：黄芩、栀子、知母、桑白皮、瓜蒌仁、贝母、麦冬、橘红、茯苓、桔梗、甘草。

4. 气阴两虚证

治法：益气养阴。

方药：生脉饮加味：人参、麦冬、五味子。

5. 肺脾两虚证

治法：补肺健脾，培土生金。

方药：补肺汤和六君子汤加减：人参、黄芪、熟地、桑白皮、五味子、紫苑、陈皮、茯苓、半夏、白术、甘草。

临证加减：久咳气短，加蛤蚧、人参；胸痛甚，瘀象明显，加郁金、川芎、延胡索；各型酌加金荞麦、威灵仙、龙葵、猫爪草、蜂房等抗肿瘤中药，辨证与辨病相结合。

（二）中医名方（刘嘉湘）

1. 肺癌1方

组成：黄芪、白术、天冬、鱼腥草、北沙参、杏仁、瓜蒌皮、天南星、石见穿、夏枯草、干蟾皮、银花、白花蛇舌草、生牡蛎。

主治：肺癌

2. 肺癌2方

组成：黄芪、党参、白术、茯苓、杏仁、紫苑、鱼腥草、陈皮、半夏、石上柏、石见穿、七叶一枝花。

主治：肺癌

（三）非药物疗法

1. 针灸 对肺癌患者的治疗作用已为临床研究所证实，它可以改善肿瘤患者的临床症状，延长生存期，还能减轻放疗的不良反应，有调整人体经络脏腑的生理功能和提高与癌肿斗争的抗病能力作用。

（1）针方一

穴位：足三里、合谷、内关、曲池（均双侧）。

方法：用26～28号毫针，得气后以提插捻转补泻为主，配合徐疾，迎随补泻手法，留针20～30分钟。每周针刺6次，4周为一疗程。

适应证：肺癌胸痛、发热、痰多者。

（2）针方二

穴位：膈俞、脾俞、内关、足三里。

方法：毫针刺，平补平泻法，每天1次，直至呕吐呃逆消失。

适应证：肺癌放疗、化疗后呕吐、呃逆者。

（3）针方三

穴位：大椎、足三里、血海、关元。

方法：毫针刺，补法，每天1～2次。

适应证：肺癌放、化疗后白细胞减少者。

2.气功疗法　练气功能促进肺的血液循环，增强人体的肺卫功能，然后通过肺与全身经络的联系，疏通全身气血经络，有利于全身的血液循环物质代谢。有关医学科研的结果还表明了它能调动机体的内环境，产生间接的抗肿瘤作用，因此气功在肺癌的防治中是值得重视和探索的治疗方法之一，如郭林气功等。适用于肺癌治疗前后体质尚可者。

3. 食疗方案

（1）人参核桃茶　人参2～3克、核桃肉3枚，共煮沸代茶饮。具有补肺化痰，增强免疫功能。

（2）蜂蜜润肺止咳丸　露蜂房、僵蚕各等份，蜂蜜适量。将3味药研开，炼蜜为丸。每日2次，每次6克。功效润肺化痰、散结消肿。适用于肺癌咳嗽明显者。

（3）银杏蒸鸭　白果200克，白鸭1只。白果去壳，开水煮熟后去皮、蕊，再用开水焯后混入杀好去骨的鸭肉中。加清汤，笼蒸2小时至鸭肉熟烂后食用。可经常食用，具有补虚平喘，利水退肿。适宜于晚期肺癌喘息无力、全身虚弱、痰多者。

（4）五味子炖肉　五味子50克，鸭肉或猪瘦肉适量。五味子与肉一起蒸食或炖食，并酌情加入调料。肉、药、汤俱服，补肺益肾，止咳平喘，适宜于肺癌肾虚型患者。

（5）莲子鸡　莲子参15克，鸡或鸭、猪肉适量。莲子参与肉共炖熟，适当加入调料即可。经常服用，补肺、益气、生津。适用于肺癌气血不足者。

（6）冬瓜皮蚕豆汤　冬瓜皮60克、冬瓜子60克、蚕豆60克，将上述食物放入锅内加水3碗煎至一碗，再加入适当调料即成，去渣饮用。功效除湿、利水、消肿。适用于肺癌有胸水者。

（7）新鲜人胎盘1只，冬虫夏草10克。将胎盘洗净切小块，与冬虫夏草共入瓷盘内隔水炖熟，调味食用。适用于肺癌术后、化疗后。

（8）胡萝卜120克、大红枣10枚。加水1000毫升，煎汤300毫升，分3次服。适用于肺癌化疗后体虚贫血者。

（9）全瓜蒌15克、鱼腥草30克、冬瓜子15克、草河车30克、薏苡仁30克，白糖适量。先将全瓜蒌、冬瓜子、草河车煎汤，去渣后，加鱼腥草、薏苡仁煮粥，白糖调味服食。每天一剂，常食。

【法医学鉴定】

肺癌医疗纠纷司法鉴定中，法医需要注意的若干事项。

一、审查诊断依据

肺癌鉴定依据包括：症状、体征、影像学诊断、纤维支气管镜检查（简称纤支镜检）、痰癌细胞检查（简称痰检）及病理学诊断等，根据不同情况，采取不同步骤。评判医师诊断思维活动，肺癌诊断方法是否规范，诊断依据是否充分，诊断是否可以成立；有无漏诊、误诊或延迟诊断的情况。

二、审查治疗方案

根据肺癌分型及分期选择肺癌的治疗方案。治疗包括外科治疗、放射治疗、化学治疗、中医治疗等。

（一）评判外科治疗中的若干事项

包括手术适应证、禁忌证、手术方式、手术操作、并发症及其处理等。

1.剖胸探查适应证

（1）临床高度怀疑为肺癌的小病灶（≤2cm），现有术前检查无获得术前病理证据者；

（2）具备手术条件，诊断明确的肺癌患者，经术前分期检查不肯定胸内病变范围及无隐形远处转移者。

2.肺癌手术适应症

Ⅰ期支气管肺癌（包括 SCLC，NSCLC）；

Ⅱ期，部分Ⅲ A 期 NSCLC；

Ⅱ、Ⅲ期 SCLC 化疗有效后辅助手术；

不能全部切除的Ⅲ期 NSCLC，诱导化疗后手术。

3.手术条件　具有下列条件的肺癌患者，可作为外科治疗的选择对象。

（1）医院必须具有开展该手术的技术、设备、资质条件。

（2）无远处转移（M_0）者，包括实质脏器，如肝、脑、肾上腺、骨骼、胸腔外淋巴结等。

（3）癌组织未向胸内邻近重要脏器或组织侵犯扩散者，如主动脉、肺动脉总干、上腔静脉、食管等，无癌性心包、胸腔积液等。

（4）无喉返神经、膈神经麻痹。

（5）无严重心、肺功能低下、近期内心绞痛及 3 个月内心肌梗死者。

（6）无重症肝、肾疾患及严重糖尿病者。

（7）无广泛纵膈内淋巴结转移，非 N_3。

4.术式选择和规范操作

（1）局部切除术　是指楔形癌块切除和肺段切除，对年老体弱肺功能较差，不能耐受肺叶切除者，才考虑局部切除术，为姑息性手术。

（2）肺叶切除术　为肺癌手术治疗推荐的标准术式。对于孤立性周围型肺癌，癌肿局限于一个肺叶内，可行肺叶切除术。若癌肿累及两叶或中间可行上、中叶或下、中叶肺切除。

（3）袖状肺叶切除和楔形袖状肺叶切除术　这种术式多用于右肺上、中叶肺癌，如癌肿累及叶支气管开口者，可行袖状肺叶切除；未累及叶支气管开口，可行楔形袖状肺叶切除。

（4）全肺切除术　凡病变广泛，上述方法不能切除病灶时，可考虑行全肺切除。一般尽量不作右全肺切除。

（5）隆突切除和重建术　肿瘤超过主支气管累及隆突或气管侧壁但未超过 2 厘米时，可作隆突切除重建术或袖式全肺切除；有可能时力争保存一叶肺，术式可根据具体情况决定。

（6）麻醉及手术要点　以气管内插管、全身麻醉为宜，若有出血或分泌物较多者，应行双腔管插管，以保证气道通畅。术前诊断不明者，术中先楔形切除病灶，冰冻切片证实为肺癌后，行肺叶切除。

手术中一般依照肺静脉→肺动脉→支气管的顺序处理，以减少医源性肿瘤播散，如术中有困难，则不必拘泥于此顺序，以手术安全快捷为原则。应切取残段送病检，阳性者酌情进一步处理，争取切端无癌残留。

鉴于手术中较难判断淋巴结有否转移，故主张完整清扫同侧纵隔淋巴结。纵膈内淋巴结要求至少有四组 6 个淋巴结。

术前化疗导致肺癌患者胸膜、肿瘤周围组织、淋巴结纤维化，以肺动脉外膜及其附近组织最为明显，因而手术风险和难度明显增加。针对纤维化，术中更细致的止血是减少术中、术后出血的主要手段。

5. 手术切除

（1）不完全性切除　凡手术时胸腔内仍有残存癌组织（病理学证实），或手术时认为切除彻底，如支气管残端肉眼观察正常，但显微镜下有残存癌细胞者，以及胸内转移淋巴结无法彻底切除者。凡胸腔内有可疑残存癌组织处，术中一律用金属标记，以备术后辅以放射治疗。

（2）完全性切除　彻底切除原发病灶及其转移淋巴结（切开纵膈胸膜，经纵膈探查后，按解剖部位逐站取淋巴结活检，送病理学及争取分子生物学检测）。

对于不完全性切除的结果要全面科学地分析、判定。

6. 再发或复发性肺癌的外科治疗

（1）多原发性肺癌的处理　分为同时性多原发性肺癌和异时性多原发性肺癌（即手术后出现第二次原发性肺癌），其处理原则按第二个原发灶处理。

（2）复发性肺癌的处理　是指原手术瘢痕范围内发生的癌灶或是与原发灶相关的胸内癌灶复发。应根据患者的心、肺等器官功能及能否切除，决定手术范围。

7. 手术的并发症及其处理　在评判手术的并发症时，要注意一种并发症是发生无法预料或不能防范的，一种归因于技术等原因是可控的。

（1）术后出血　指手术关胸后，胸腔引流管持续流出血性胸液，每小时超过 200ml，经过药物治疗及等量输血后，出血不见减少，血压有下降趋势者，应立即剖胸止血。

（2）急性肺功能不全　首先清除呼吸道分泌物，保证呼吸道通畅，必要时考虑插管或气管切开辅助呼吸。

（3）气管胸膜瘘　一旦确诊，应及时引流，控制感染，以免倒灌，可酌情修补。

（4）胸膜腔感染　关胸前彻底止血、反复冲洗胸腔、术后引流通畅，余肺及时扩张、术后早期用全身有效的抗生素和改善体质状况等，均有助于防止此并发症的发生。

（5）肺部感染　也较为常见。术后应帮助患者咳嗽和排痰，保证呼吸道通畅，应用抗生素，同时加强护理。如有条件，术后 1～3 天常规纤维支气管镜吸痰，保持呼吸道通畅。

（二）评判放射治疗中若干事项

1. 放疗前检查项目及准备

（1）病理、细胞学诊断　不同病理类型、不同分化程度的肺癌，其生长、扩散方式及对放射线的敏感性不同，除有肯定的远处转移或严重的上腔静脉压迫综合征外，均应在放疗前先取得组织学或细胞学诊断。

（2）影像学检查 影像学资料是制定放射治疗计划的依据。应有胸部正侧位 X 片，胸部 CT 或 MRI 片，以明确肿瘤在不同断面的大小，蔓延范围及淋巴结转移情况。疑有远处转移者，应作相应部位的检查，如脑 CT、同位素骨扫描检查，必要时作 PET 检查。

（3）其他检查 超声检查肝、肾上腺，腹膜后淋巴结等，必要时作骨髓穿刺、胸腔镜和纵膈镜检查。

（4）详细的体格检查 特别注意颈部、锁骨上、腋下有无肿大的淋巴结，有无转移的皮下结节，必要时作穿刺或活检。疑有肺功能不全者，应作肺功能检查。肺功能太差者不适合作放射治疗。

（5）患者一般状况，PS 评分≤ 2。全身情况欠佳的患者，应积极支持治疗。有贫血现象先纠正贫血。感染患者应给予抗感染治疗。

（6）已做过手术的患者，应详细了解手术日期，手术方式，切除范围，手术病理报告及有无肿瘤残留，是否置有金属标记。

（7）已做过化疗的患者应详细了解化疗方案，用药时间、周期数、用药方法和用药总量，疗效及毒副反应，特别注意白细胞计数。

（8）气管阻塞或受压明显致呼吸困难者，应先放置气管支架，症状缓解后开始放疗。

2.治疗原则 小细胞肺癌的生物学行为与非小细胞肺癌显著不同，前者对放射线敏感，但容易发生局部侵犯和远处转移。

（1）小细胞肺癌 容易发生转移但对化疗和放射线较为敏感，治疗应以化疗为主，局部病灶区放疗可增加局部控制率，照射范围包括肺部原发肿瘤和阳性的肺门纵隔淋巴结转移灶，不做引流区域的预防性照射。至于脑"预防"性放疗，迄今尚无一致意见。如果认为需要做放疗，也要在肺部病灶达到全部吸收，治疗方案结束，无病期时再进行，预防性全脑照射常用剂量为 30 ~ 36Gy / 10 ~ 20 次 / 2 ~ 2.5 周。

照射剂量：肿瘤区 50 ~ 60Gy / 25 ~ 30 次 / 5 ~ 6 周，亚临床病区 35 ~ 40Gy / 20 次 /4 周。广泛期小细胞肺癌放疗仅作为姑息对症治疗，可见肿瘤区照射 30Gy / 15 次 / 3 周或 40Gy / 20 次 /4 周。

（2）非小细胞肺癌 早期首选手术治疗，能手术治疗的 ⅢA 期病例诱导化疗后手术，不能手术、不宜手术或不愿手术的 NSCLC（Ⅳ 期不属根治性放疗）为放射治疗主要对象，估计手术有困难的可作手术前放疗。病灶广泛，症状严重的可给予姑息性放疗。一般需联合化疗，根治性化放疗可采用序贯，交替或同期进行，现多倾向于用同期化放疗。同期治疗与序贯疗法比较，生存率有所提高，但毒性反应如急性食管炎发生率较高。

3.放射治疗的并发症及其预防处理

发生在放疗开始后 90 天内的毒副作用为急性放射性损伤，往往呈自限性特点。后期放射损伤多发生在放疗结束后 6 ~ 18 个月，多为不可逆的组织损害。

（1）肺损伤 急性放射性肺损伤和慢性肺纤维化发生原因与肺部大照射野、高剂量、快速照射有关。处理应及时给予抗生素、肾上腺皮质激素、支气管扩张剂等积极治疗，必要时吸氧。吸烟、肺部慢性病变及某些化疗药物如博莱霉素等，可加重放射性肺损伤。预防及放疗中使用放射治疗保护剂如氨磷汀（Amifostine）可有效减少放射性肺损伤发生率。

（2）食管损伤 急性放射性食管损伤较常见，常出现于放射开始后两周左右。表现为进食疼痛或胸骨后疼痛。当放疗与化疗合用时更为严重。一般给予对症治疗，可口服少量黏膜表面麻醉剂。

（3）心脏损伤　急性放射性心脏损伤往往是亚临床的，可表现为心电图 ST 段改变及心脏收缩力减弱。后期损伤表现为心包炎，但少见。对原有心肌供血或动脉硬化者，要降低心脏（主要是左心室的）照射量。某些化疗药物如阿霉素类可增加放射线对心脏的损伤，应避免两者同时使用。

（4）脊髓损伤　主要是后期损伤，常有 1 年以上潜伏期，表现为横断性截瘫。只要把脊髓的放射量控制在小于 50Gy / 25 次 / 5 周的安全范围内，一般不会发生此并发症。

4. 评判放射治疗的并发症的发生，审查是否符合治疗原则，采用适当的照射方法、照射范围和照射剂量，并在治疗期间注意到：

1）放疗过程中至少每周复查血常规及体格检查各一次。每两周在模拟机复野一次，并与定位片比较照射野的准确性与病灶大小的变化。

2）完成根治计划的三分之二时要行全面检查一次，复核治疗计划，作必要的调整或缩野治疗。

3）治疗中如病情恶化或原因不明的体重下降，或出现远处转移时，要考虑中止治疗。

4）未经 CT 图像及放射治疗计划系统（Treatment Plan System）作不均匀组织校正时，射线达到肿瘤之前，途经的充气肺组织越厚，肿瘤实际接受照射剂量越大，临床上重点注意。

（三）评判化学治疗中若干事项

肺癌化疗指用化学合成药物治疗肺癌的方法。近年来发展迅速，应用广泛从目前国内外资料看，小细胞肺癌的疗效，无论早期或晚期均较肯定，甚至有根治的少数报告。对小细胞癌也较前明显的提高了缓解率，由于降低化疗毒性药物发展，对肺癌化疗适应证的扩展，已发展到和其他治疗方法，如放疗和手术的联合应用，为肺癌治疗效果的提高提供了较好的条件，但因耐药性的存在，显效和毒性剂较接近，因此仍属辅助和姑息性治疗，还有待进一步提高。目前，化疗在肺癌中的作用已成为多学科治疗中主要方法之一，治疗对象几乎包括大部分肺癌，为肺癌中主要全身治疗方法。

1. 化疗过程中应尽注意事项

（1）肺癌的化疗一般不能达到根治，对局限于胸内，病变范围合适的局部广泛期，化疗可作诱导治疗，在化疗 2 ~ 3 周期后，继以手术或放射治疗。同样，应据患者耐受情况、组织类型、分子生物学指标、机体状况和器官功能决定剂量，强调按体表面积或 AUC 计算剂量，结合临床及上述条件尽量找出个体差异性。同时采用相应降低化疗毒性反应药物，以求提高耐受性和改善生活质量。

（2）化疗通常为每 21 天或 28 天 1 个周期，肺癌术后可进行 4 ~ 6 个周期化疗，按 GCP 标准要求 2 个周期化疗后才作评价，评价有效后 1 月证实疗效。除 1 周期化疗后出现病变进展有新的转移病灶或毒性反应严重不能耐受，均应连续应用 2 个周期，不宜任意改变方案。治疗原则是：不治则已，治则必足。决不能无限制延长化疗，即过度化疗。

（3）评价化疗近期缓解率应按 WHO 标准，评价方法可用胸部正侧位摄片、胸部 CT，化疗后达到病变全部缓解者，CT 更能说明近期疗效。评价疗效方法必须前后相同。

（4）评价化疗疗效除近期缓解率外，还需有中位生存期（MST），生存率，PS 评分和治疗失败时间（TTF）。

（5）治疗前一周内、化疗开始后应每周至少一次血象检查，包括白细胞、中心粒细胞、红细胞、血红蛋白和血小板计数，每周期血生化检验（肝、肾功能）一次。并根据用药种类、毒性反应作相应的定期检查。

（6）化学治疗并发症的预防和处理　化疗药物对正常组织和细胞特别是生长旺盛、经常更新的细胞群体也会发生损伤。对化疗引起的毒副反应如骨髓抑制，胃肠道溃疡及穿孔，肝功能、心脏功能及肾功能损害，免疫抑制等需予以重视，密切监测及时发现和治疗，必要时采用保护性预防措施，或在发生严重不良反应停用化疗药物。

（7）评判化学治疗并发症发生，主要系自身疾病抑或医疗不当所致，并发症发生的处理原则和措施是否得当。

三、医疗损害事实认定

第一，医疗过失行为是否造成患者死亡、残疾、器官缺损、功能障碍，以及丧失生存机会、康复机会致病情加重等情形。

第二，从法学法理层面审视医疗行为有无违法和违规性。

1.审视医疗机构及其医务人员在实施医疗护理过程中有无违反法律、法规、部门规章；有无违反医疗护理技术操作常规、规范。

2.审视医疗机构及其医务人员在实施医疗护理过程中，有无履行法定注意义务以及行业内的行为准则。

3.审视医疗机构及其医务人员在实施医疗护理过程中是否告知义务，是否取得患者知情同意。

第三，从哲学、哲理层面制定医疗行为与损害结果之间的因果关系：

（1）判定医疗行为与损害结果之间存在或不存在因果关系。

（2）若存在因果关系，是直接因果关系还是间接因果关系；是直接、复杂、相当因果关系。

（3）若存在因果关系，判定医疗行为原因及参与度大小。

（4）总之，医疗纠纷司法鉴定应当遵循"科学、客观、独立、公正"的原则；遵循医学科学原理和法医学因果关系准则，在认定事实的基础上，判断医院医疗行为有无过失（过错），判定医疗过失行为与患者损害结果之间事实因果关系，在此前提下确定医疗机构及其医务人员是否应当依法承担民事责任及其责任程度。

附：实例资料

检案摘要

据民事诉状及送鉴材料摘录：于某（男性，70岁）于2014年10月13日因咳嗽、胸闷自行到某医学院所属医院就诊，被诊断为"右肺病变待查，肺癌？阻塞性肺炎"。于2014年10月23日在胸腔镜下行右肺癌根治＋右中肺大疱切除术，术后出现食管—支气管瘘，导致反复感染，经治疗无效于2014年12月03日死亡。原告认为医院存在过错，诉至法院要求赔偿。

检验过程

（一）检验方法

遵循医学科学原理，我国通用医疗护理技术操作规范，法医学因果关系准则及涉及鉴定的相关法律法规，经详细审查及摘抄送鉴材料，2015年4月10日召开由法官在场，原告（患者家属）、被告（医方）及双方代理人参加的听证会，听取原、被告双方的陈述，结合专家会诊意见综合分析。

（二）病史摘录

根据某医学院所属医院住院病历摘录：

1. 入院记录

入院日期：2014年10月13日，入院诊断：右肺病变待查，肺癌？阻塞性肺炎。

主诉：咳嗽、咳痰伴气喘、胸闷1年。

现病史：患者于1年前开始出现咳嗽及咳痰症状，痰液较黏稠，曾有一次咳血现象，量少，伴有气喘及胸闷。1年前外院胸片检查发现右肺占位，但未经正规治疗。此次患者仍有咳嗽、气喘及胸闷症状，活动时加重，伴有乏力、口干及纳差等症状。门诊拟"肺癌？"收住院。

既往史：有吸烟史几十年，每天1包多，约2月前戒烟。有饮酒史。

入院检查：T 36.5℃，P 72次/分，R 20次/分，BP 120/80mmHg。发育正常，步入病室，步态正常，神志清楚，查体合作。皮肤黏膜无黄染，全身浅表淋巴结未触及肿大，胸廓正常，左肺呼吸音粗，右肺呼吸音减低，双肺未闻及干湿啰音。脊柱正常生理弯曲，活动无障碍，四肢活动无障碍，肌力正常，双侧Babinski征阴性。2014年10月10日我院胸部CT：右肺上叶占位，考虑肺癌可能大，建议进一步检查；右肺中叶及左肺舌段少许慢性炎症；右肺中叶胸膜下肺大疱。

2. 病程记录

2014年10月14日主任查房后指出：目前考虑右肺恶性肿瘤病变的可能性大，结合CT所见肿块生长的位置不适宜进行气管镜检查，故已经请CT室会诊，考虑CT引导下穿刺取活检明确诊断。现患者仍有咳痰及气喘症状，考虑合并阻塞性肺炎，故今日继续予以抗炎、化痰等对症处理。

2014年10月15日：血沉28mm/h，腹部B超未见异常。谷丙转氨酶261U/L，谷草转氨酶252U/L，存在肝功能损害，加用保肝药。

2014年10月20日胸外科接受记录：不适宜气管镜检查，同时CT室会诊考虑不宜行穿刺活检，予以完善相关检查无明显转移征象，请我科会诊建议转我科行手术治疗。

2014年10月23日手术记录：

手术开始时间：3:00Pm，结束时间：7:00Pm。术前诊断：右上肺癌，右中肺大疱。术后诊断：右上肺癌，右中肺大疱。手术名称：电视辅助胸腔镜手术（VATS）下行右肺癌根治+右中肺大疱切除术。

手术步骤：取胸部腋中线第七肋间为观察孔，进入胸腔镜，观察右肺与胸壁、心包膈肌广泛粘连，右中肺有一肺大疱，右肺斜裂横裂发育不佳，同法与腋前线第三肋间、腋后线第八肋间打孔为操作孔。强生腔镜直线切割缝合器切除中肺大疱。探查肿瘤位于右上肺叶约3cm×2cm×2cm大小，质硬，决定行右上肺叶切除+淋巴结清扫术。

打开两侧纵膈胸膜，游离右上肺静脉，腔镜切割缝合器切断肺静脉，断端无出血，切除右上肺与中下肺不全横裂与斜裂组织，游离上叶气管，清除气管旁多余组织。中下肺均膨胀良好，切断气管，切除右上肺组织标本送病理。清扫周围淋巴结，于第二肺门见一肿大淋巴结，清扫后送病理。胸腔内注水冲洗，双肺通气后未见明显漏气，吸尽液体探查各血管断端无出血，于腋中线第七肋间置引流管一根，第八肋间置放纵隔引流管一根。

术中出血 600ml，输血 400ml，麻醉满意，患者脱机困难，带气管插管、胸管、纵隔引流管返回病房。

2014 年 10 月 24 日主任查房记录：今日复查血气指标未见明显异常，鼓气后拔除气管插管。

2014 年 10 月 25 日：今日术后第二天，体温 37.7℃，血常规白细胞 14.6×10^9 / L，复查胸片示右肺感染。

2014 年 10 月 26 日：今日术后第三天，未见明显气泡溢出，纵隔引流管引流出 590ml 乳糜样液体，胸管引流出 1750ml 乳糜样液体，双肺呼吸音粗，右下肺呼吸音低，双肺哮鸣音增多，未闻及干湿啰音。提取乳糜液送至急诊检验科，告知无乙醚试剂，无法行乳糜定性试验。

2014 年 10 月 27 日：纵隔引流管引流出 5ml 乳糜样液体，胸管引流出 1550ml 乳糜样液体，急查胸部 CT：右肺术后，右侧液气胸引流术后；右肺野大片致密影，右肺感染；左肺少许炎症，胸壁积气。请呼吸科主任床边气管镜检查，气管镜刚进主气道患者刺激，咳嗽明显，不能耐受。

2014 年 10 月 29 日：胸管引流出 1960ml 乳糜样液体，今日停禁食，改为低脂半流质。

2014 年 10 月 30 日：胸管引流出 2350ml 乳糜样液体，床边气管镜检查，见右上肺气管残端闭合良好，右中下肺大量痰液堵塞气管开口，予以吸痰并行中段痰培养。患者生命体征平稳。

2014 年 11 月 01 日：主任医师查房指出：患者术后第三天开始胸管引流量持续增多，达 1500 ～ 2500ml，对患者消耗明显，颜色为乳白色浑浊液体，但伴有少许絮状物及黑色沉渣，未见明显唾液引出。

2014 年 11 月 04 日：今日下午切口换药时见食物残渣从前胸壁切口渗出。考虑食管瘘。

2014 年 11 月 06 日：今日急诊在手术室行胃镜下十二指肠营养管和胃管置入术。术中胃镜探查见距门齿 25cm 处见 1cm×1.5cm 大小瘘口，内可见大量脓性分泌物附着。

3. 死亡记录

于 2014 年 11 月 03 日晚开始出现发热，体温 38.4℃，行胸部 CT 造影检查考虑食管瘘。于 2014 年 11 月 06 日行十二指肠营养管和胃管置入术，2014 年 11 月 07 日转重症医学科继续治疗，11 月 27 日耳鼻喉科会诊后行气管切开术，术后患者 SPO_2 波动很大，胸管可吸出大量脓液。27 日起患者血压进行性下降，2014 年 12 月 03 日死亡。死亡诊断：多器官功能衰竭，感染性休克，右上肺癌根治术及右中肺大疱切除术后，阻塞性肺炎，食管瘘，右侧支气管胸膜瘘，右肺脓胸。

（三）阅片所见

2014 年 10 月 10 日某医学院所属医院胸部 CT 平扫片 2 张、胸部 X 线片 1 张示：右肺上叶见直径约 2.0cm 结节状高密度影，边缘毛糙并见多发长短毛刺，其内密度欠均；右肺中叶胸膜下见多发薄壁透亮影。印象：右肺上叶占位，考虑肺癌可能大；右肺中叶胸膜下肺大疱。

某医学院所属医院 2014 年 10 月 25 日、10 月 26 日胸部 X 线片各 1 张，2014 年 10 月 27 日胸部 CT 平扫片 2 张、2014 年 10 月 31 日胸部 CT 平扫片 2 张示：右肺癌手术后改变，右侧胸腔大量积液，少量积气，胸壁软组织气肿。

某医学院所属医院 2014 年 11 月 04 日食管碘水造影后胸部 CT 片 2 张示：右肺癌手术后改变，气管隆突平面显示对比剂外溢，经纵隔入右侧胸腔，并向周围蔓延。右侧胸腔大量积液，少量积气。

分析说明

根据委托人于某提供的现有鉴定材料（包括病历资料、影像资料及医、患双方的陈述材料），遵循医学科学原理，依据国内通用诊疗规范等，并遵循法医学因果关系判定原则，认真审查送鉴材料，听取医、患双方陈述意见，并参考专家会诊意见，综合分析说明如下：

被鉴定人于某，系老年男性。因咳嗽、咳痰伴气喘、胸闷一年，以"右肺病变待查，肺癌？阻塞性肺炎"于 2014 年 10 月 13 日入住某医学院所属医院呼吸内科。经初步检查诊断为肺癌，于 2014 年 10 月 20 日转至胸外科，并于 2014 年 10 月 23 日在全麻下行胸腔镜右上肺癌根治术加右中肺大疱切除术。术后第二天进半流质，第三天起胸腔引流管引流出大量乳糜样液体，术后第 12 天（2014 年 11 月 4 日）换药时见食物残渣从前胸壁切口渗出，伴发热。2014 年 11 月 4 日胸部 CT 检查提示存在食管瘘可能，2014 年 11 月 06 日胃镜检查发现距门齿 25cm 处食管有一 1.0cm×1.5cm 瘘口。

被鉴定人于术后两周（2014 年 11 月 7 日）出现突发呼吸困难，大便失禁，咳出脓性胸水样痰液并有大量气体溢出，考虑有"支气管残端瘘"并于当日转入重症监护室治疗。此后，医院虽给以抗感染、支持、辅助呼吸等对症治疗，但被鉴定人病情逐渐加重，于 2014 年 12 月 3 日死亡。由于被鉴定人死亡后未进行尸体解剖和病理学检验，确切的死亡原因不明，但根据现有资料分析，认为被鉴定人因肺癌手术损伤食管，并发食管、支气管瘘，继发感染，致呼吸、循环衰竭死亡的可能性为大。

根据病案材料，某医学院所属医院依据症状、体征以及 CT 检查及术后病理所见，医院术前做出的肺癌、阻塞性肺炎的诊断正确，所实施的胸腔镜右上肺癌根治术加右中肺大疱切除术符合被鉴定人当时的情况，未违反肺癌的治疗原则。

1. 关于手术操作　被鉴定人本次手术前没有食管瘘的记录。本次手术后第三天胸腔引流管引流出大量"乳糜样"液体，手术后第 12 天胸部 CT 检查提示食管瘘可能，手术后第 14 天胃镜检查证实距门齿 25cm 处食管有一 1.0cm×1.5cm 瘘口，食管瘘的部位与手术区域相关。肺切除术后食管瘘分为早期（术后 3 个月内发生）和晚期两类，早期与手术直接损伤有关。本案应属早期食管瘘。肺癌手术发生食管瘘较为少见，尤其本案中肿瘤位于右上肺，直径仅 2.0cm，如果术者术中仔细操作，即使进行肺门处淋巴结的清扫，也可以避免伤及食管。因此，本案中术后出现的食管瘘与手术操作伤及食管有关。医院手术操作不当，存在过错。

2. 关于食管瘘的诊断与处理　被鉴定人于术后第 2 天开始进半流质，第 3 天胸腔引流管引流出大量"乳糜样"液体，此外，被鉴定人家属向医生反映引流管内有吃进去的"鸡蛋白碎屑"。对于术后出现的上述情况，应当做进一步的检查，除外是否存在食管瘘，如口服美蓝溶液观察引流液是否在短时间内出现蓝染，或 X 线透视 /CT 检查下口服造影剂观察胸腔内是否出现造影剂，如果发现异常可以及时做出食管瘘的诊断，并采取相应措施如立即禁食、水，食管内瘘口处放置支架阻塞瘘口，早期发现时可再次手术缝合瘘口。通过上述措施，可以减少食管内容物流进胸腔，控制由此引发的感染，并防止病情恶化。然而，医院对上述情况并未引起重视，将胸腔引流出的大量液体完全归结于手术造成且未被证实的"乳糜胸"，直到术后第 12 天（2014 年 11 月 4 日）换药时见食物残渣从前胸壁切口渗出，方意识到出现食管瘘。由于发现偏晚，未能及时采取相应措施，造成由食管瘘引发一系列病理异常（严重感染、低蛋白血症、支气管残端瘘等），尽管医院随后采取各种治疗手段，但是已经无法控制病情演进。院方未能及时诊断及处理食管瘘，存在过错。

胸腔镜右上肺癌根治术加右中肺大疱切除术属于胸外科较大的手术，而且被鉴定人在术后第 3 天起胸腔引流管引流出大量乳糜样液体，此时，不仅应当每天密切观察，而且要随时记录病情变化。2014 年 11 月 4 日换药时见食物残渣从前胸壁切口渗出，但是，在此之前两天（2014 年 11 月 2 日和 3 日）被鉴定人的病情是否已有变化，由于没有病程记录不得而知。医院存在术后观察不严密、未能及时发现食管瘘、延误治疗时机的过错。

3. 被鉴定人系老年，患有肺部肿瘤及阻塞性肺炎，行胸腔手术有一定的风险，且术中发现右肺与胸壁、心包、膈肌广泛粘连，客观上给手术操作带来困难，即使操作仔细有时也难以完全避免手术损伤。

综上，经治医院手术操作不当，导致伤及食管；术后观察不严密、未及时发现食管瘘、延误食管瘘治疗时机等存在医疗过错，该过错与食管损伤后形成瘘以及继发感染等，以致死亡的后果之间存在因果关系，系主要作用。

鉴定意见

某医学院所属医院在对被鉴定人于某的医疗过程中存在过错，与被鉴定人损害后果之间存在因果关系，医院医疗过错行为应为主要作用。

第三节 胃 癌

【概述】

我国是全球胃癌高发地区,我国胃癌调整病死率为29.3 / 10万,其中男性为40.80 /10万,女性为18.60 /10万,居各恶性肿瘤病死率之首。整体上我国胃癌病死率男、女性比约为2:1。甘肃省胃癌病死率最高（71.7 / 10万），而云南省最低（7.0 / 10万）。胃癌的病因和流行因素主要有:

1.饮食因素饮食在胃癌发生中可产生重要影响,由于胃是重要消化器官,外界坏境因素主要通过食物链进入人体。

（1）盐腌食品　多吃烟熏的肉干、咸鱼、鱼露和蟹浆等高盐食物（盐浓度 > 10%），已证实对胃癌的发生与发展起促进作用。

（2）蔬菜、水果和牛奶　新鲜蔬菜和水果富有维生素,而亚硝盐含量很低。新鲜牛奶中富有维生素 A 和蛋白质胶体,可保护胃黏膜免受致癌物质的作用。许多研究证实胃癌患者和胃癌高发区常有上述食品缺乏和（或）摄入过少。

（3）饮食行为　喜吃烫食、进食快、三餐不定时和喜吃熏腌饮食等均可能导致胃黏膜损伤,而成为胃癌的发病诱因。

2.环境因素

（1）地理环境　　根据全国胃癌综合考察结果,高发区常集聚在火山岩地带,多数为高泥炭,当地和（或）附近有深大断层,饮用水中镍、硒和钴含量高;低发区集聚在石灰岩地带,饮用水中镍、硒和钴含量低。

（2）地质水系　河南省济源县饮用地表浅水的居民胃癌发病率高于饮用山泉水或深层地下水的居民。经调查提示,与胃癌发病有关物质来源于露出地面的新生代第三系地层及该地层风化后流失的土壤层。

3.幽门螺杆菌感染　幽门螺杆菌（HP）不仅是慢性活动性胃炎的病原菌,是消化性溃疡和胃黏膜相关淋巴瘤的重要致病因子,而且还可能是胃癌的协同致癌因子（图11-3-1）。

4.亚硝胺等化学致癌物质

（1）亚硝胺类化合物　严格应称为 N- 亚硝基化合物,具有致癌作用。其在体内化学合成和生物合成的亚硝胺类化合物称为内源性亚硝胺类化合物,由食物、吸烟、工业、生活用品及环境中摄入的称为外源性亚硝胺类化合物,内源性暴露量比外源性者高得多。Caygill 等报道在低胃酸患者中胃癌的发生率比正常胃酸者高 4.7 倍,这与胃内内源性亚硝胺类化合物合成增多有关。

（2）多环芳烃类化合物　该类化合物是强烈的致癌物质之一,如存在于烟草中的3,4-苯并芘可导致肺癌的发生。由于吸烟时将部分烟雾吞入胃中,故吸烟者胃癌的发病率比不吸烟者高 1.58 倍。

（3）石棉纤维　石棉除能导致间皮瘤的发生外,尚有诱发胃癌的作用。

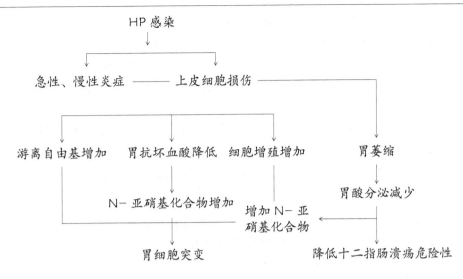

图 11-3-1 HP 感染致胃癌示意图

5.遗传因素　胃癌有家族集聚性，主要与血缘关系（直系亲属和兄弟姐妹）有关，其次才是共同生活史。

6.癌基因与抑癌基因　近年来一些研究表明，胃癌的发生和发展涉及到多种癌基因与抑癌基因的异常改变，是多基因变异积累的结果。细胞中的原癌基因在理化和生物致癌因素作用下，可导致原癌基因的激活，活化的原癌基因称为癌基因，活化方式主要有基因点突变、扩增、重排或外源性基因片段的插入等，因此可应用免疫组化、原位杂交、测序等分子生物学技术检测；另一类基因的变异表现为基因缺失和点突变，这类基因称为肿瘤抑制基因或抑癌基因，其缺失或突变与肿瘤的发生和发展密切相关。

7.其他微量元素与肿瘤发生的关系　一般认为铬、镍、砷、铅、锌等微量元素有致癌或促癌作用。硒却能抑制某些致癌物质的致癌作用。硒的缺乏，除削弱抑癌作用外，还能降低机体的免疫功能，使 NK 细胞的杀伤能力下降，因此，血清硒的降低与胃癌的发生率呈正相关。真菌感染与胃癌的发生亦有关。

中医学认为，胃癌之发生与发展关乎机体之正邪两方面的变化，究其病机，主要是气血痰湿阻滞，邪毒瘀结，凝结成块，损气耗血。其病在胃腑，牵及脾、肾、肝脏等，其中脾虚则贯穿于胃癌发生、发展、变化的整个过程中。其病因概之有三：一是感染邪毒，二是情志致病，三是饮食、劳逸致病。

【临床诊断】

一、西医诊断

胃癌的早期发现、早期诊断、早期治疗是治愈患者的关键，称之为防治胃癌的"三早"工作方针。目前，早期胃癌的误漏诊率可达 30% 左右，临床医生要提高这方面的警惕性，患者也要高度配合，做到定期复查及随访是十分重要的。

（一）临床表现

当有下列症状出现时应提高对胃癌的警惕性：

1.原因不明的食欲不振、上腹不适、消瘦、乏力，特别是中年以上患者。

2.年龄 40 岁以上，既往无胃病史，突然出现呕血或便血。在除外溃疡病和门静脉高压症引起的食管静脉曲张破裂出血后，应首先想到胃癌特别是早期胃癌的可能性。

3.年龄 40 岁以上，既往有长期胃病史，近期内症状加重或有明显变化者。

4.年龄 40 岁以上，近期内出现胃部症状，在除外肝、胆、胰等慢性疾病后，应行胃镜或 X 线检查。

5.既往已确诊为萎缩性胃炎、胃黏膜不典型增生、胃息肉、溃疡病的患者，应有计划地随访，伴有癌前病变者应定期复查。

6.胃良性病变行胃大部切除多年，近期内又出现消化道症状者。

（二）辅助检查

1.内（胃）镜检查　目前，胃镜检查是诊断胃癌的首要方法，尤其是无痛胃镜的应用，能明显减轻受检者痛苦。凡是持续伴有上述临床表现，而无绝对禁忌证，如出血性休克、急性心梗、严重心衰、严重感染、体质极度衰弱、昏迷、精神病等，均可进行胃镜检查。

2.影像学检查

（1）X 线检查　上消化道气钡双重对比造影是诊断胃癌的重要方法。

（2）CT 检查　CT 扫描常规应用于胃癌患者术前分期。

（3）正电子发射计算机断层扫描仪（PET/CT）用于术前分期，准确性更高。

3.组织学诊断　手术前尽可能获得组织学诊断。

4.肿瘤标志物　CEA、CA19-9、CA125、CA724 等，在部分胃癌病例中出现不同程度的升高，但无筛查和诊断作用。

5.其他检查。

（三）病理检查

按胃癌的病理变化，可分早期胃癌和进展期胃癌。不论肿瘤面积大小，是否有胃周围淋巴结转移，只要病变限于黏膜层或黏膜下层者均称为早期胃癌。而癌浸润超过黏膜下层到达肌层或更远者称进展期胃癌。早期胃癌中，直径在 0.5cm 以下者称微小癌，0.6 ~ 1.0cm 者称小胃癌。内镜检查时黏膜疑癌病变处钳取活检，病理确诊为癌，而手术切除标本经节段性连续切片均未发现癌，称一点癌，也称点状癌。早期胃癌术后 5 年生存率为 90% 以上（我国报告 82.2%），10 年生存率为 75%，小胃癌及微小癌术后 5 年生存率为 100%。癌组织浸润越深，预后越差。

1.早期胃癌的形态学　早期胃癌的肉眼形态可分三种类型。

（1）隆起型（Ⅰ型）　肿瘤从胃黏膜表面显著隆起，高出胃黏膜约黏膜厚度的 2 倍以上或呈息肉状。

（2）表浅型（Ⅱ型）　肿瘤表面较平坦，隆起不显著。此型又可细分为：①表浅隆起型Ⅱa型），较周围黏膜稍隆起，但不超过黏膜厚度的 2 倍；②表浅平坦型（Ⅱb型），与周围黏膜几乎同高；③表浅凹陷型（Ⅱc型），又名癌性糜烂，较周围黏膜稍有凹陷，其深度不超过黏膜层。

（3）凹陷型（Ⅲ型）　有溃疡形成，仍限在黏膜下层。

组织学分型：以管状腺癌最多见，其次为乳头状腺癌，未分化型癌最少。

早期胃癌如不及时治疗可继续扩展。扩展的方式有两种：一些癌组织在表面黏膜层和黏膜下层内扩展，不向深部浸润，预后较好；二是向深部浸润，预后较差。

2.进展期胃癌的形态学 进展期胃癌的肉眼形态可分三型。

（1）息肉型或蕈伞型 癌组织向黏膜表面生长，呈息肉状或蕈状，突入胃腔内。

（2）溃疡型 部分癌组织坏死脱落，形成溃疡。溃疡一般多呈皿状，有的边缘隆起，如火山口状。伴有溃疡形成的胃癌有时需与消化性溃疡鉴别（见表11-3-1）。

（3）浸润型 癌组织向胃壁内呈局限或弥漫浸润，与周围正常组织无明显分界。当弥漫浸润时可导致胃壁增厚、变硬、胃腔缩小，黏膜皱襞大部消失。典型的弥漫浸润型胃癌其胃的形状似皮革制成的囊袋，胃壁增厚变硬，固定而不能扩张，因而有革囊胃之称。

表 11-3-1 良恶性溃疡的大体形态学鉴别

特征	良性溃疡（胃溃疡）	恶性溃疡（溃疡型胃癌）
外形	圆或椭圆	不规则或火山喷口状
大小	直径一般 < 2cm	直径 > 2cm
深度	较深（底部低于正常黏膜）	较浅（底有时高出胃黏膜）
边缘	平整，不隆起	不规则，隆起
底部	平坦，清洁	凹凸不平，出血，坏死
周围黏膜	皱襞向溃疡集中	皱襞中断或增粗呈结节状

WHO 将胃癌的组织学类型分为乳头状腺癌、腺癌（或管状腺癌，高、中、低分化）、黏液腺癌、印戒细胞癌和未分化癌等。

（四）临床病理联系

胃癌患者症状不甚明显，甚至到晚期也可无特殊的症状。有时则可出现消瘦、胃部不适、乏力、贫血等。一旦胃癌的典型症状，如厌食、体重减轻、上腹疼痛和腹块等出现时，病情已属晚期。大便隐血常见，且往往引起缺铁性贫血，但呕血和黑粪则少见。有时转移的病灶可为胃癌患者的主诉，肝脏和淋巴结常最先受累，因此患者可出现肝肿大、腹水和左侧锁骨上淋巴结肿大等症状。女患者可因克氏瘤引起双侧卵巢肿大和腹水为第一主诉。

由于 50% 的患者在诊断时已有远处转移，30% 已有淋巴结转移和胃壁弥漫性浸润，所以胃癌的预后较差，5 年存活率为 10% ~ 13%。随着脱落细胞学和纤维胃镜等新技术的应用，已查出大量早期胃癌，这些患者的手术后 5 年存活率为 93%，10 年存活率为 75%。因此早期诊断、早期治疗是至关重要的。

（五）胃癌分期

1.我国胃癌 TNM 分期全国胃癌协作组参照国际抗癌联盟（UICC）倡导的 TNM 分期法，根据原发病灶的大小、浸润深度、淋巴结转移程度及有无远处转移等条件，于 1978 年初步制定了我国胃癌的 TNM 分期法。

（1）原发肿瘤（T）分期

T_1：不管肿瘤大小，癌灶局限于黏膜下层的早期胃癌。

T_2： 癌灶侵及肌层，病灶不超过 1 个分区的 1/2。（日本胃癌研究会制定的胃分区法将胃分为 3 个分区，即上区（O）、中区（M）、及下区（A）。食管以 E 表示、十二指肠以 D 表示。)

T_3：肿瘤侵及浆膜，或虽未侵及浆膜，但病灶已超过 1 个分区的 1/2，但未超过 1 个分区。

T_4：肿瘤已穿透浆膜，或大小已超过 1 个分区。

（2）淋巴结转移（N）分期

N_0：无淋巴结转移。

N_1：为离癌灶最近，贴近于胃壁的第 1 站淋巴结有转移，包括贲门右、左，胃小弯、胃大弯，幽门上、幽门下以及脾门淋巴结。

N_2：远隔癌灶部位的第 1 站淋巴结有转移（如胃窦癌有贲门旁或脾门淋巴结转移，或贲门癌有幽门上、下淋巴结转移），或有胃左动脉旁、肝总动脉干、脾动脉干及胰十二指肠后第 2 站淋巴结的转移。

N_3：有腹腔动脉旁、腹主动脉旁、肝十二指肠韧带、肠系膜根部及结肠中动脉周围的第 3 站淋巴结转移。

（3）远处转移（M）分期

M_0：无远处转移。

M_1：远处转移。

（4）临床分期　Ⅰ期无淋巴结转移或仅有临近第 1 站淋巴结转移的早期胃癌，即 $T_1N_{0-1}M_0$。

Ⅱ期癌侵及肌层或浆膜层，病变范围未超过 1 个分区，没有或仅有临近第 1 站淋巴结转移，即 $T_{2-3}N_{0-1}M_0$。

Ⅲ期不论肿瘤大小，凡有远隔部位的第 1 站淋巴结转移，或临近第 2 站淋巴结转移，或虽仅有临近第 1 站淋巴结转移，甚或无淋巴结转移，但癌已超过 1 个分区且浸润已超越黏膜下层者，即 $T_{1-4}N_2M_0$ 和 $T_4N_{0-1}M_0$。

Ⅳ期不论肿瘤大小，凡有远处转移或有肝十二指肠韧带、腹主动脉旁、肠系膜根部、结肠中动脉周围等第 3 站淋巴结转移，即 $T_{1-4}N_{0-3}M_1$ 和 $T_{1-4}N_3M_0$。

二、中医诊断

辨病与辨证相结合是中医治疗胃癌的重要原则之一。中晚期胃癌患者的临床表现错综复杂，证型变化多端。

症候分类如下：

（一）肝胃不和证

主症：胃脘胀满疼痛，暖气泛酸，或见胸胁苦满，呃逆纳呆，大便不畅。诸症可因情志之变而有反复，兼见舌质淡红或舌边红，或舌质黯红，苔薄白或薄黄，脉弦或弦细。

（二）气滞血瘀证

主症：腹痛较剧，或胃脘刺痛拒按，痛有定处，或可扪及肿块，伴有腹满、不欲食；甚者发为反胃，朝食暮吐，暮食朝吐；或为远血，而见柏油黑便。舌质黯红、或有瘀点瘀斑，脉细涩。

（三）痰气交阻证

主症：胃脘胀痛痞满，连及胸上心下，以至于胸闷心悸；甚或上腹肿块，痞满疼痛；

吞咽不利甚至呕恶痰涎，口淡无味，纳少嗳气；或眩晕嗜卧，头身困重；或烦躁难寐。舌质淡胖，或黯红，舌苔白腻而厚，内蕴湿热则见黄腻苔，脉迟缓或弦滑。

（四）胃阴不足证

主症：胃脘灼热隐痛，或时觉刺痛，嘈杂似饥，纳呆干呕，口干咽燥，大便干结，手足心热，烦闷不安。舌体瘦小或有裂纹，舌质红绛或黯红隐青，舌苔花剥少津，或如镜面，或薄少而黄，燥如芒刺，或仅见舌根黄腻苔；脉细数或弦细。

（五）脾胃气虚证

主症：面色萎黄，肢倦乏力，甚则头目眩晕；食欲不振，胃脘胀闷、隐痛不适。或伴有嗳气、恶心、呕吐、呃逆等；便溏泄泻，肌肤水肿。舌体胖大边有齿痕，舌质黯淡，苔白或腻无根；脉沉细，或浮大无力。

（六）脾胃虚寒证

主症：胃脘隐痛，喜温喜按，或急冷攻痛，得温而缓；畏寒肢冷，喜热饮食，食后腹胀，甚则泛吐清水稀涎；便溏泄泻，或下利清谷，五更痛泄；或发为反胃，以致朝食暮吐，暮食朝吐。舌质黯淡，可见齿痕，苔白水滑或白腐，脉沉细或沉缓。

（七）气血两亏证

主症：形体消瘦，面色无华，唇甲色淡，气短乏力，动辄尤甚，并伴头昏心悸，目眩眼花；或自汗盗汗，伴有低热；纳呆食少，胃脘肿块，隐隐作痛，时急时缓。舌质黯淡，脉虚或沉细。

【防未病】

一、防胃癌的发生

（一）预防胃癌应该从"入口"抓起

胃癌的发病与饮食结构不合理、家族遗传等多种因素密切相关。预防胃癌，首先"从入口抓起"。要避免过多进食容易产生胃癌的六大食品：熏烤煎炸、高盐腌制、人工色素奶油、霉变食品和高脂食品。高盐饮食刺激和损害胃黏膜，破坏胃黏膜屏障，使食物中的致癌物质与胃黏膜上皮细胞广泛接触；腌制食品和煎炸熏烤中含有大量的致癌物质亚硝酸氨，高脂饮食促进癌物质溶解和吸收；霉变的玉米、花生、瓜子、大米等食物可产生强致癌物－黄曲霉毒素；人工色素，特别是偶氮化合物类合成色素的致癌作用明显，人造奶油含大量反式脂肪酸，会诱发肿瘤，还会增加发生冠心病的风险。饮食要求：减少食物中的致癌物和致癌前体物的摄入；平衡的膳食结构；增加保护性营养因素（抗氧化的营养素、膳食纤维、蛋白质和钙、抗病菌食物、提高免疫功能食物、非营养素食物）。

（二）有良好生活习惯和舒畅情志

不良生活习惯大致有3个方面：一是长期吸烟、饮烈性酒；二是长期使用熏鱼、腌肉、香肠等烟熏、盐腌和霉变食物；三是肥胖因素、长期精神压抑等。

1.戒烟限酒。世界卫生组织曾预言，如果人们都不再吸烟，5年之后，世界上的癌症将减少1/3；其次，不酗酒。烟和酒是极酸的酸性物质，长期吸烟喝酒的人，极易导致酸性体质。

2.以良好的心态应对压力，劳逸结合，不要过度疲劳。不归宿等生活无规律，都会加重体质酸化，容易患癌症。应当养成良好的生活习惯，从而保持弱碱性体质。

（三）防止胃幽门螺杆菌（HP）感染

HP感染患者胃癌发生的危险是HP阴性人群的6倍。每年新生胃癌有近一半与幽门螺杆菌感染有关。研究证实，清除胃内幽门螺杆菌感染，可使癌前病变及胃癌的发病风险降低40%。因此要到医院接受规范化治疗。

（四）发现癌前期病变，密切随访观察

癌前期变化是指某些具有较强的恶变倾向的病变，这种病变如不予以处理，有可能发展为胃癌。如慢性萎缩性胃炎、胃息肉（直径大于2cm者癌变率更高）、残胃、胃粘膜上皮不典型增生或癌变、胃肠化生等。定期要到医院检查，以便早期发现，及早治疗。

（五）对有遗传性弥漫性胃癌家族史者推荐遗传咨询。

二、已知胃癌提高生存率，促进康复

（一）早期规划综合治疗是关键

1.早期治疗　胃癌一经确诊，应及早争取手术治疗，术后根据病情进行恰当的综合治疗。随着肿瘤防治工作的开展，我国目前早期胃癌病例亦日益增多，占手术病例的10%～20%。且术后5年生存率高达95%。

2.提高生存率，促进康复　对各期胃癌患者要力争手术治疗。外科手术治疗是目前唯一能治愈胃癌的方法，宜合理选择治疗方案。对早、中期胃癌病例应积极施行根治手术，对中、晚期胃癌应加强综合治疗，提高生存率，晚期病例要解除疼痛，提高生存质量。治疗后应定期随访观察，采取各种措施促进康复。

（二）术后应遵循的康复原则

胃癌患者术后会因为食欲不振、营养摄入不足而会出现体质每况愈下，所以饮食调理就显得更为重要，应恪守以下几点：①饮食要平衡：要维持正常的营养水平，最好的办法就是要保持平衡膳食。要求患者多进食优质蛋白质、富含维生素的食物，如鱼类、瘦肉、奶类、蘑菇、香菇等。此外，还应多食新鲜蔬菜，而且应一半是绿色蔬菜。高蛋白质饮食主要给患者补充各种必需氨基酸，因氨基酸的平衡会抑制肿瘤的发展。②食物要细软：避免进食高盐、过硬、过烫食物，避免暴饮暴食，必要时可少食多餐，但要定时定量、吃易消化的食物。③食物要新鲜：多吃新鲜果蔬，少食腌制、烟熏和油炸的鱼、肉等食品，更应远离香烟和过期食品。④术后坚持定时复查：胃癌术后复发高峰期多在术后9～24个月，所以术后患者要坚持定期复查。一般在术后2年内应每3个月复查一次，此后每年1次，以早期发现疾病复发，争取可能的治疗机会。

【治已病】

一、西医治疗

胃癌的治疗应以争取手术为主的综合治疗为原则，辅以化疗、放疗、生物治疗和中医中药。制定并执行适合患者的个体化综合治疗方案，并重视术后随访。

（一）外科手术治疗

1. 个性化方案是临床治疗原则　对于早期胃癌，目前临床主要采取缩小手术的外科治疗手段，其中包括内镜下黏膜切除术、腹腔镜下胃部分切除术及开腹的各类保留胃功能的缩小手术。大多数早期胃癌无需放、化疗及其他治疗。对于中晚期胃癌，应根据胃局部病变范围、转移程度、患者年龄及全身状况等，采取以手术治疗为主的多学科综合治疗模式。一般而言，经术前评估确定患者全身情况良好且肿瘤能达到根治性切除者，宜首选手术治疗，再结合术后的辅助性化疗；如经评估肿瘤不能达到根治性切除者，应先行化疗2～3个疗程，部分患者也可联合放疗，经再次评估施行切除，但术后需继续联用化、放疗。对于确诊时已发生远处的广泛转移，或全身情况较差者，如不伴有梗阻、出血、穿孔等并发症，应考虑以化疗为主的姑息性治疗（表11-3-2）。

表 11-3-2 各期胃癌外科治疗方案

分　期	治疗方案
I 期 IA < 20mm 分化好的黏膜内癌	EMR
其他改良根治术	
IB < 20mm N_1	改良根治术
其他 T_1N_1，T_2N_0	标准式
Ⅱ期 T_1N_2，T_2N_1，T_3N_0	标准式
Ⅲ期Ⅲ A T_2N_2，T_3N_1	标准式
Ⅲ B T_3N_2	标准式
Ⅲ A T_4N_0 扩大切除	扩大切除
Ⅲ B T_4N_1	扩大切除
Ⅳ期Ⅳ A $T_{1-3}N_3$，$T_4N_{2，3}$，M（－）	扩大切除
Ⅳ B M_1，PS（0-2）	化疗、放疗、支持疗法
症状严重（出血、梗阻、营养不良）	姑息手术

1. 术后并发症

（1）术后早期并发症　胃癌术后早期并发症主要包括腹腔内出血、消化道出血、吻合口瘘、狭窄、肠梗阻、急性胆囊炎等。

1）腹腔内出血

①早期出血：术后不久自引流管或周围流出新鲜血液，应引起高度重视，查明出血的原因、部位、出血量。

诊断：关腹或术后不久即发现出血，其原因有二，一是腹腔内出血，多因术中结扎血管的线结脱落，或创面渗血较多，止血不彻底造成的。二是引流口出血，因皮肤已缝合固定，引流口出血可流入腹腔后再经引流管流出。有时出血量较大。

预防：术中对胃左动脉、胃右动脉、胃网膜右动脉、脾动脉等大血管进行双重结扎，缝扎。认真处理术中渗血，关腹前详细检查术野内有否出血。引流口出血多发生于腹壁深层及肌间，不要用刀直接切割，要用止血钳分离后下管，下管后要观察引流管周围有无出血，再缝合固定引流管。

②晚期出血：晚期出血多发生在 2 周以后，出血多因腹腔感染和吻合口瘘造成的，往往是周期性的动脉大出血。

诊断：出血前多有发热及有上腹腹膜炎的症状。突然出现呕血、便血、引流管流出大量新鲜血液，患者很快处于休克状态。

治疗：本病一旦发生，常规的输血、补液，难以挽救生命。在抗休克的同时立即开腹探查，寻找出血部位，有时能找到裸露的血管残端，缝合止血。但在多数情况下患者处于低血压状态，很难找到明确的出血部位。即使缝合结扎出血的部位，也常发生再次出血。对此类患者采用超选择血管造影的方法，对出血动脉进行栓塞止血，往往会取得立竿见影的效果。

预防：对于术后因腹腔内感染造成积液的患者，不能依赖抗生素治疗，在 B 超引导下行穿刺或开腹引流。对于有吻合口瘘的患者，要充分引流，缩小残腔，防止消化液对周围血管的腐蚀。

2）消化道出血　胃癌术后消化道出血可分为两类：一类是与手术有关的残胃及吻合口出血，另一类是由于应激性溃疡造成的消化道黏膜广泛出血。

①残胃及吻合口出血

诊断：术后胃管内引出少量血液，多在 24h 内消失。若胃管有较多量的血液吸出，或 24h 后仍有新鲜血液引出时，可诊断消化道出血。胃管引流不畅，患者有呕血、便血并伴有血压、脉搏变化，可确定诊断。另一种少见的出血，发生于术后 7～10d，有时出血量较大，多为缝线脱落，缝线周围的感染腐蚀附近的血管。

治疗：无严重出血者，以去甲肾上腺素冰水洗胃效果最好。100ml 生理盐水（最好是冰盐水）加去甲肾上腺素 4～8mg，由胃管内注入，闭管 30s 后，再抽吸胃管观察出血量是否停止，如仍未停止，可反复注入 1～3 次即可止血。术后经 4～6h 观察，每小时自胃管引出新鲜血液 100ml 以上，经上述处理不见好转者，应开腹探查止血。

预防：胃的血液循环很丰富，在闭锁胃小弯时，多采用边切边缝的方法，每次切胃不能过多，以防黏膜自缩出血，针距不应超过 0.5cm。胃肠吻合前应先行胃黏膜下缝合止血，胃肠吻合完成后观察胃腔及肠腔内有无出血。抽吸胃管内有无新鲜血液。此类并发症只要医生认真对待，可以避免发生。

②应激性溃疡出血

诊断：术前患者体质较弱，手术侵袭较大，术后并发严重的感染或休克。术后无吻合口出血的表现，术后 5d 左右突然出现呕血、便血。很少有腹痛或穿孔表现。

治疗：在应激状态下，胃黏膜可出现广泛糜烂、溃疡、出血。应积极纠正全身状态，补充血容量，防止溃疡进一步加深引起大出血。

预防：充分纠正患者术前的营养状态，选择合理的术式，术后每日用抑酸药物如质子泵抑制剂。

3）吻合口瘘及吻合口狭窄

①吻合口瘘是术后较严重的并发症，发生的原因是由全身及局部的多种原因造成的，及时诊断及治疗，是取得疗效的关键。

诊断：术后体温较高，或体温下降后又复升不退。吻合口瘘发生的高峰期为术后 4～10d。腹痛、腹胀、排气延迟、上腹部有肌紧张、压痛、反跳痛等腹膜刺激症状。引流管内液由血性变成黑色，继之引流袋内有气体，肠液量增加，有臭味，口服少量亚甲蓝液，自引流管内有蓝色液流出则确定诊断。

治疗：①充分引流：大部分吻合口瘘与引流管及腹壁切口相通，如腹腔感染局限，经充分引流即可治愈。如有广泛腹膜炎应开腹引流。②控制感染：瘘与感染互为因果关系，充分引流及控制感染，可使患者体温下降。③肠内外营养支持疗法：外科营养的发展，使很多并发瘘的患者得以治愈。

预防：纠正患者术前低蛋白、贫血等营养不良状态，手术中要做到吻合口无张力，断端血运良好，缝合要准确无误。对于吻合口瘘发生率较高的全胃及近端胃切除患者，在术前及术中置空肠营养管，术后经管饲 10d，是预防瘘的好办法。

②吻合口狭窄可由吻合口过小、吻合口水肿及周围粘连等多种原因造成，以近侧胃切除及毕（Billroth）I法胃切除发生率较高。

诊断：远侧胃切除术经过顺利，但进食数日后，上腹部饱满、嗳气，继之呕吐，呕吐物无胆汁、无痛性呕吐是本病的特点，胃肠减压量 24h 600ml 可诊断为梗阻，超过 1000ml 可能为完全梗阻。经碘油 X 线造影，可见残胃内潴留液过多，残胃虽有蠕动，但吻合口不通，呈线状通过少量碘化油。胃镜检查可见吻合口处黏膜发赤、水肿，看不到吻合口。

治疗：持续胃肠减压，有利于炎症、水肿消退，用温盐水或高渗盐水洗胃后，注入地塞米松 10mg，有利于黏膜水肿的消退。每日胃肠减压量 500ml 以下时可试验进流食。补给充足的热量、蛋白质、维生素。经上述处理不见好转，可经胃镜下置入空肠营养管，经营养管饮食，大部分患者可治愈。少数因机械性狭窄者，可通过介入的方法，行食管胃和胃肠吻合口的气囊扩张，一二次后可得明显效果，一般不用手术治疗。

预防：吻合口狭窄多与手术操作有关，器械吻合时要选择适当口径的吻合器，手工缝合时要剪除多余的断端黏膜，翻入不要过多。术后要作充分的胃肠减压，减轻黏膜水肿，术后患者虽已排气，但胃肠减压量大时，暂不拔出胃管，以防吻合口瘘和狭窄。

4）急性胆囊炎　在胃癌扩大根治术时，由于迷走神经支、胆囊支破坏，胆囊位的改变，使胆汁瘀滞，造成急性胆囊炎，这是危险的并发症。

诊断：术后 5～7d 持续高热。右上腹疼痛，并有腹膜刺激症状。轻度黄疸。胆囊区可触及肿大的胆囊。B 超检查可见胆囊明显增大，无结石。

治疗：B 超引导下经皮胆囊穿刺或引流。开腹探查，胆囊切除术。密切观察病情变化，大量抗生素治疗。

预防：选择合理的胃癌根治术式。术后不用使 Oddi 括约肌痉挛的止痛药。早期使用利胆药物。

（2）术后晚期并发症

1）倾倒综合征。

2）反流性胃炎、食管炎。

3）贫血。

4）营养不良、钙吸收障碍。

（二）化学治疗

抗癌药对胃癌相对敏感，有天然抗药性并容易发生获得耐药与多药耐药。抗癌药本身还有不可避免的不良反应，胃癌治疗的可治愈手段是根治性切除。为了提高手术切除率以及根治术后巩固疗效，围手术期的辅助化疗是必要的。不能手术、非根治术及根治术后复发转移不可再切除的晚期患者，行以化疗为主的综合治疗。化学治疗是药物治疗的特殊方法，应在经过专业培训取得化疗资质的肿瘤内科医师指导与参与下进行。

1. 化学治疗的适应证

（1）必须有病理学诊断。

（2）年龄应 < 75 岁，≥ 75 岁须十分慎重。

（3）体力状况评级（ZPS）0 ~ 2，预计生存期 ≥ 3 个月。

（4）术后辅助化疗指规范根治手术患者，晚期者必须具有明确客观可测病灶，肿瘤 ≥ 10cm，肝转移灶占肝总面积 ≥ 50%，肺转移 ≥ 25%，全身化疗难以获得疗效，慎重使用。

（5）初治化疗效果好，复治（二线以上方案）有效率差，难以超过 20%，复治药应选择与以前化疗无交叉耐药者。

（6）术后辅助化疗后复发者，需与末次辅助化疗相隔一个月以上，可进行化疗。晚期初治化疗失败者应至少间隔一个月，检验指标正常时方可二线化疗。

（7）心、肝、肾、造血功能正常，血常规指标：WBC ≥ 4.0×10^9 / L，中性粒细胞绝对计数（ANC）≥ 2.0×10^9 / L，PLT ≥ 100×10^9 / L，Hb100g / L。

（8）无严重并发症如活动性消化道大出血、胃肠穿孔、黄疸、消化道梗阻、非感染性发热 > 38℃。

每周期（或疗程）化疗前由患者本人签署知情同意书，患者授权家属签字时，患者应写书面授权书，无知情同意书医生不得进行化疗。

2. 中止化学治疗标准

（1）本次化疗中病情进展时停止此方案。

（2）与化疗相关严重不良反应，出现以下一项及以上者。

①不能进食，呕吐不能控制，出现水电解质紊乱。

②严重腹泻，水样或血性便 > 5 次 / d。

③白细胞计数（WBC）< 2.0×10^9 / L，中性粒细胞计数（ANC）< 1.0×10^9 / L，血小板计数（PLT）< 60×10^9 / L。

④中毒性肝炎：ALT > 正常5倍，胆红素 > 5.0mmol / L。

⑤中毒性肾炎：尿素氮（BUN）> 10.0mmol / L，肌酐（Cr）> 200μmol / L，蛋白尿、血尿。

⑥心肌损害，心律失常，心力衰竭。

⑦间质性肺炎，肺纤维变，肺水肿，过敏性肺炎。

⑧严重药物过敏反应。

（3）出现严重消化系统并发症，合并严重感染。

（4）患者拒绝继续化疗，不必须提出理由，但要本人签名。

3. 手术辅助化疗

（1）术前化疗（新辅助化疗）

由于发展了治疗胃癌有效且安全的联合化疗方案，加上 CT 和超声内镜的应用能较好的起到术前分期的作用，使原来估计不能手术的患者通过 2 ~ 4 个周期的辅助化疗以期取得有效的降期作用，从而有可能获得手术切除机会。近 10 年来术前化疗已摸索到不少经验，总的生存期亦有所延长，是今后发展方向之一。

对于估计能手术切除的患者，是否应用术前化疗应持慎重态度。因为至今尚无100%有效的方案，反而有可能因治疗无效，病情进展而延误手术时机。

原则上对晚期胃癌行之有效的方案均可用于术前辅助化疗。术前化疗结束到手术之间应有间歇休息期，以利评估疗效和化疗副反应（包括骨髓抑制）的恢复，一般不短于3周。

（2）术中化疗

手术操作可能使癌细胞逸入血液而导致血道播散。浸润至浆膜外的胃癌，癌细胞易脱落而引起种植性播散。为了减少血道及种植性播散，术者操作应轻柔，同时术时应先结扎回流静脉，并以塑料薄膜保护切口，以沙垫包裹病灶，避免术者直接接触肿瘤等，术中化疗亦为防止医源性播散的重要措施之一。

（3）术后化疗

目的在于消灭术后已知的残留癌细胞或潜在的微转移，以期延长生存期。

早期胃癌术后原则上不需要辅助化疗。但如果癌灶大于5cm者或黏膜下层癌尤其伴有淋巴结转移者或病理表现恶性程度高的年轻患者应考虑适当辅以术后化疗。

进展期胃癌术后2～4周内可根据情况选择一线方案之一，实施6～8周期。由于尚无随机对照资料论证究竟胃癌术后化疗多少周期为宜，故目前尚无定论。须根据患者的具体情况个体化对待。如有高危复发和转移倾向者，甚至系姑息术后患者，宜适当延长治疗周期。

对于不能手术的进展期胃癌，应以化疗首选。但胃癌至今尚未有标准方案。目前，大多数联合方案的组分仍以5-FU或其衍生物加一种铂类为基础，或者顺铂，最好为草酸铂。晚近，陆续推出一些抗癌新药为胃癌治疗带来希望。今后将会有更多有效和安全的药物加入到胃癌联合化疗的方案中来。（表11-3-3）

表 11-3-3 进展期胃癌的一线、二线化疗方案

	方案	用法
一线方案	LFEP	EPI 50mg/m²dl，CF 200mg/m²dl～5,5-FU 500mg/m²dl～5,CDDP 20mg/m²dl-3Q3-4W
	LFEP*	EPI 50mg/m²dl，OXA 130mg/m²dl，CF 200mg/m²dl～5,5-FU 350mg/m²dl-5Q4W
	LV5FU2OXA	OXA 100mg/m²dl，CF 200mg/m²ivgtt 2h,5-FU 400mg/m²iv 推注后 600mg/m²civ 22h dl-2Q2W
	FLOP	CF 200mg/m²dl-5,5-FU 500mg/m²dl～5,HCPT 6mg/m²dl～5,CDDP 20mg/m²dl～5 Q4W
	LFP	CF 200mg/m²dl～5,5-FU 300mg/m²dl～5,CDDP 30mg/m²d3～5Q3W
二线方案	LV5FU2OXA	同上
	XP	OXA 130mg/m²dl，Xeloda 825mg/m²dl～14Q3W
	PFL	Paciltaxel 150mg/m²dl，CF 200mg/m²dl～5,5-FU ,350mg/m²dl～5 Q3W
	IO	Iri 125mg/m²dl，OXA 130mg/m²dl Q2W
	IP	CPT-11 60mg/m²dl，CDDP 300mg/m²dl Q2W

（三）放射治疗

1. 胃癌放疗的适应证及禁忌证

①未分化癌、低分化癌、管状腺癌、乳头状腺癌均对放疗有一定敏感性；②癌灶小而浅、无溃疡者效果最好，可使肿瘤全部消失；③有溃疡者亦可放疗，但无肿瘤全消者。粘液腺瘤及印戒细胞癌对放疗无效，禁忌作放射治疗。

2. 胃癌术前、术中和术后放疗

（1）胃癌的术前放疗

适应证：中村等认为病灶直径 < 6cm 者最适宜术前放疗，> 10cm 者则不宜。

（2）胃癌的术中放疗

术中放疗系指胃癌原发灶及转移淋巴结作根治性切除后，或因解剖条件限制仅能作姑息性切除而尚有癌残留者，为了消除肉眼不能察觉的癌灶或无法切除之残余癌灶，在作吻合之前，将残胃牵向左上方，十二指肠牵向右侧，并保护肝、结肠、小肠等，应用消毒的五边形照射筒，在术中给予一次大剂量照射，其照射野包括原发肿瘤的部位，胃左动脉、脾动脉、肝总动脉、腹腔动脉周围的淋巴引流区。待完成照射后再行吻合。对病灶固定而无法切除的 IV 期患者，亦可对准原发灶及转移淋巴结作一次大剂量照射，有少数病例可获长期生存。适应证①原发灶已切除；②无腹膜及肝转移；③淋巴结转移在两组以内；④原发灶侵及浆膜面或累及胰腺。

（3）胃癌的术后放疗

适应证：胃癌术后放疗一般不常应用，但在术中由于解剖条件限制而无法彻底切除者，应在癌残留处以银夹标记之，术后经病理证实其组织学类型非粘液腺瘤或印戒细胞癌者可考虑行术后补充放疗。

3. 转移灶放疗及方案

骨转移的姑息放疗效果满意，80% 以上疼痛得到不同程度缓解。病理性骨折发生率下降，生活质量提高。常用放疗方案可用常规分次方法即每天照射一次，每次 2.0Gy，每周照射 5 次。总量为 40Gy。若患者一般状况较差或行动不便，则采用短程分次放疗方案，例如 3Gy，每天照射一次，共 10 天完成；或 8Gy 只照射一次，也可适用于周围没有重要器官的骨转移病灶。

脑转移放疗效果也较满意，可有效降低颅内压，一般采用短程大分次放疗方案，例如 3Gy，每天照射一次，共 10 天完成。如为单发转移灶且患者一般状况较好，可进一步考虑进行立体定向放疗，如 5Gy，1 ~ 2 次。对局部控制复发，延长无颅脑症状期更有意义。

肝转移的姑息放疗也可应用大分次立体定向放疗，条件是单发转移灶，肿瘤最大直径小于 6cm，且患者一般状况较好者，KPS 大于 70。如 5Gy，4 ~ 5 次，应考虑到肝脏的活动度，适当设置照射野，正常肝的 2/3 体积受照射剂量应小于 15Gy。

肺转移的姑息放疗也可参考上述条件施行。

4. 放疗副反应的处理

腹部放疗常见的反应发生在消化道，主要有食欲不振、胃胀痛、反酸、恶心、呕吐和腹泻。化疗会加重上述反应。治疗期间要进食少渣、无刺激的，含高能量易消化的食物，少量多餐。出现症状时可服用一些助消化药、保护胃黏膜药。止吐药可联合胃动力药。腹泻发生率较低，一般可用易蒙停 2mg，每天 2 次控制。症状较重时，特别是合并化疗，患者应住院治疗。肠道外高营养常常是保证治疗顺利进行的重要保证。

腹部放疗引起脊髓抑制的发生率不高，放疗前和放疗中每周要检查血常规。合并化疗时每周至少检查2次，白细胞总量低于$3 \times 10^9 / L$时要暂停治疗，同时给予集落细胞刺激因子$75 \sim 150 \mu g$皮下注射，并复查血常规。血小板低于$60 \times 10^9 / L$有出血倾向也要暂停放疗，给予促血小板生成药物或输血小板。患者出现黑便时要仔细询问病史，确切鉴别是否因放疗引起，因为胃癌溃疡本身引起的胃出血，放疗可起到缓解作用。

放疗前要常规检查肝功能（包括胆红素、白/球比、ALT、AST、GGT、LDH）、肾功能（肌酐、尿素氮）和心电图。对进食少的患者要及时检查血电解质水平。肝功能不好，特别是胆红素升高者，要尽量减少照射体积，尽量采用适形放疗。放疗中胆红素持续升高者要停止治疗。对于体积，可考虑加双侧野保护肾脏。

心脏并发症较少见。老年和有既往心脏病史患者，在对于胃底贲门部的照射时，治疗中每周观察心电图，预防为主，防止心肌梗死和严重心律失常发生。

（四）免疫和基因治疗

目的是通过调动宿主的主动防卫机制或给予机体某种物质而取得抗肿瘤效应。理论上，经过各种方法使肿瘤负荷减轻，同时又使机体恢复与之抗衡的能力，就有可能带瘤生存乃至达到治疗的目的。因此生物治疗宜在小肿瘤负荷时使用，而不应看作是常规手段治疗失败后的解救措施。生物治疗应和其他常规治疗方法有机结合形成综合治疗整体方案的一部分。

目前研究方向聚焦于靶向治疗的发展。新的策略包括阻断EGFR、抑制Ras基因介导的信号传递、抑制血管生长因子及其受体的靶向治疗和金属蛋白酶抑制剂、COX-2抑制剂、基因治疗和免疫治疗等诸多手段。相信随着免疫学和分子生物学的进一步了解以及DNA重组技术、肿瘤抗原的分子学鉴定、免疫显性表位等的发展，肿瘤免疫治疗的前景是十分广阔的。

二、中医治疗

（一）中药辨证论治

1. 肝胃不和证

治法：疏肝理气，和胃降逆；脾虚者兼以益气。

方药：柴胡疏肝散，加减。

柴胡9克，枳壳12克，郁金9克，香附9克，半夏9克，丹参15克，白芍药15克，炙甘草6克。

临证加减：气郁甚者加青皮、八月札；痛而舌质黯，甚至舌有瘀斑者，合以金铃子散、失笑散，并酌加三七粉、莪术、侧柏叶；呕恶纳差，舌苔厚腻者加藿香、佩兰、苍术、陈皮；反酸者合左金丸；嗳气呃逆频频不止加旋覆花、代赭石、炒栀子。脾气虚者合以逍遥散，可酌加党参、怀山药等。

2. 气滞血瘀证

治法：疏肝理气，活血化瘀止痛。

方药：膈下逐瘀汤加减。

当归9克，桃仁9克，红花6克，元胡12克，香附9克，枳壳9克，郁金9克，牡丹皮9克，赤芍药9克，炙甘草6克。

临证加减：肿块明显者，去牡丹皮，酌加炙穿山甲、三棱、莪术、土鳖虫；痛甚者合金铃子散或失笑散；气血不足可合六君子汤、八珍汤化裁；呕血便黑者加三七粉、白芨、仙鹤草、茜草根、藕节炭等。

3. 痰气交阻证

治法：祛痰化湿，宽中散结。

方药：二陈汤合海藻玉壶汤化裁。

青陈皮各9克，姜半夏9克，郁金9克，海藻9克，昆布9克，象贝9克，茯苓12克，瓜蒌15克，甘草6克。

临证加减：胸闷、心悸加薤白、川芎；恶心呕吐加旋覆花、代赭石、丁香；痰食积滞加莱菔子、生山楂、鸡内金；气滞甚者加柴胡、香附、厚朴、大腹皮；痰湿蕴热、舌苔黄腻者，加黄芩、龙葵、土茯苓，或龙胆草、炒栀子、黄连；脾虚湿重者合胃苓汤。

4. 胃阴不足证

治法：益阴养胃，清热解毒，兼以益气健脾。

方药：益胃汤合麦冬汤化裁。

生地黄9克，石斛12克，麦冬9克，玄参12克，牡丹皮9克，党参9克，怀山药12克，半夏9克，鸡内金9克，谷麦芽（各）15克。

临证加减：口渴甚者加芦根、天花粉、知母；阴虚及于肝肾，合一贯煎、二至丸，或加枸杞子、桑椹子、熟地黄；热毒内蕴，加金银花、红藤、黄连；热灼胃络出血者可加仙鹤草、侧柏叶、生石膏、生大黄粉；气虚甚者加西洋参、生黄芪。

5. 脾胃气虚证

治法：健脾益气，养胃和中。

方药：香砂六君子汤加减。

党参12克，黄芪12克，陈皮9克，姜半夏9克，枳壳9克，木香6克，炒白术12克，茯苓12克，焦楂曲（各）9克，鸡内金9克，砂仁3克，炙甘草6克，大枣五枚。

临证加减：若胃气上逆，腹中挛急，可去枳壳、木香，加莱菔子、厚朴、白芍药，或合以旋覆代赭汤；隐痛不已者，加桂枝、元胡、降香；痰凝湿阻，可酌加淫羊藿、苍术、藿香、制南星、车前子；便溏泄泻加怀山药、白扁豆、煨葛根、赤石脂、五味子；肌肤水肿者可合以五苓散；舌质黯者，可酌加三七粉、赤芍药、鸡血藤、泽兰。

6. 脾胃虚寒证

治法：温中散寒，健脾温肾。

方药：附子理中汤加减。

人参9克，炒白术12克，制附片6克，炮姜3克，姜半夏9克，陈皮9克，茯苓12克，炙甘草6克，淫羊藿9克，补骨脂9克。

临证加减：吐涎者加五味子、益智仁以收之；泄泻者合四神丸；反胃者，则合以丁沉透膈散化裁，并辅以旋覆花、代赭石、吴茱萸、肉桂等；寒凝血瘀者酌加鸡血藤、降香、桃仁、红花、桂枝；寒凝气滞者加台乌药、木香；水湿内停者，合五苓散。

7. 气血两亏证

治法：益气补血，和气血，平阴阳。

方药：八珍汤合二仙汤化裁。

党参12克，黄芪12克，茯苓12克，炙甘草6克，当归6克，白芍药12克，熟地黄9克，鸡血藤15克，仙茅6克，淫羊藿9克，知母12克，黄柏6克。

临证加减：气虚甚者可用人参，气阴两虚加西洋参、天冬；脾虚加炒白术、怀山药；血虚明显者加制首乌、龙眼肉、大枣、丹参、枸杞子；失眠不寐者加酸枣仁、远志、夜交藤；血瘀者加川芎、郁金、牡丹皮、泽兰；癥瘕内阻，可酌加生牡蛎、夏枯草、炙穿山甲、炙鳖甲；气滞者可加青陈皮、木香、香附、大腹皮等；癌毒邪热甚者去当归、熟地黄、炙甘草、选加红藤、玄参、白花蛇舌草、半枝莲、半边莲等。

（二）中晚期胃癌患者调养和改善症状

1.如出现胃脘胀痛，痛有固定位置，或按之能摸到坚硬的肿块，或有呕吐，呕出咖啡样食物残渣，或解出柏油样大便，可选用下列调补品。

（1）阿胶20克，糯米100克。先将阿胶捣碎备用，糯米淘净后加水煮成粥，然后放入阿胶碎块，边煮边搅匀，待煮沸后，加入少量陈酒（约10毫升）及红糖50克，和匀后即可食用。本品具有养血止血、健脾和胃功能，用于治疗胃癌出血。可每周服用2次或3次。

（2）橘皮9克（鲜品15克），薏苡仁50克，猪蹄筋（水发）30克。先将橘皮洗净，加水800毫升，煮沸后，去橘皮留汤，加入淘净的生薏苡仁，煮40分钟，待汤汁黏稠时，再加入切碎的蹄筋和姜末，再煮约半小时。喜甜食者加白糖适量，否则加盐、味精、葱末适量，和匀后即可使用。本品具有理气止痛，补养抑瘤作用，可常服。

（3）玫瑰花10克，茉莉花3克，绿茶5克。用沸水冲泡，稍停片刻，即可饮服，能减轻胃痛，消饱胀，可长期饮用。

（4）韭菜150克，牛奶200毫升。先将韭菜洗净晾干，捣烂后用纱布包住绞汁备用。再将牛奶煮开，冲入韭菜汁，加生姜汁几滴、糖适量。本品有行气止痛、降逆止呕、补虚润燥功效。在疼痛期间可每日频服。

2.如出现胸胁胀痛、胃脘部胀满、食欲减退、呃逆嗳气、口淡无味，甚至呕吐宿食，可选用下列调补品：

（1）菱角米30克，薏苡仁50克。先将薏苡仁浸泡淘净，菱角米打碎，加水同煮约1小时，待两物烂透后，再加姜汁数滴、白糖适量。本品能健脾胃，化痰湿，有一定的抗瘤抑瘤作用，可长期食用。

（2）藤梨根60克，猪里脊肉50克，粳米50克。先将藤梨根洗净，水煮3沸，去渣取汁，再加入事先淘净的粳米，加水煮粥，待粥将成时，再加入里脊肉碎块，煮15分钟。喜甜食者加糖适量，否则加盐、味精和葱花少许，加工成咸粥。本品有软坚补虚功效，对中晚期胃癌或化疗后康复期有一定的作用，可常服。

（3）黄芪30克，鲜山药100克（干品30克）。先将黄芪浸泡1小时，煎半小时后去渣取汁，加入山药片，再煮半小时，加白糖或蜂蜜即成。本品可补气养胃，增加食欲，提高胃肠吸收功能，可长期服用。

（4）海带10克，鲫鱼1条（约200克）。先将海带水发，洗净，切成丝备用。活鲫鱼去鳞、肠杂物，洗净晾干，用植物油略煎，加入海带丝和适量葱姜，放水800毫升，约煮半小时，加少许盐、味精、即可食用。本品有软坚化痰、健脾补虚作用，可常服。

3.如胃脘部隐痛，口泛清水，或呃逆呕吐，朝食暮吐，暮食晨吐，且痛时喜按喜温，进热烫食后则痛反有减轻者，可选用下列调补品：

（1）猪肚1个，大蒜头100克，糯米250克，陈皮10克。先将蒜头剥光，糯米淘净，陈皮浸泡洗净，把猪肚子刮净黏膜，再用面粉或淘米水擦洗干净，然后将蒜头、糯米、陈皮用盐、料酒、葱、姜等佐料拌匀，塞进猪肚内，用棉线缝合，加水放入砂锅煨2小时，煨至猪肚用筷一插就通时，即可分次食用，每10天或半个月食用1料。本品具有温补脾胃、解毒抗癌、理气和中功效。胃癌虚寒者可经常食用。

（2）野菱角米30克，桂花、玫瑰花各1克，粳米50克。先将野菱角米打碎，加水适量煮1小时，再加入粳米煮粥，待粥将成时，加入桂花、玫瑰花和适量的姜汁、红糖，煮成甜粥。本品温中养胃，软坚止痛，可每周食用2～3次。

（3）黄鱼鳔适量，参三七粉3克。先将鱼鳔用植物油炸酥，研粉，每次取5克，与参三七粉和匀，用米汤适量，将上述药粉调成糊状，在饭锅上再蒸15分钟，成米糊状，加红糖适量，空腹食用。本品能补虚损、健脾胃、消肿痛、止胃血，具有较高的营养价值和一定治疗作用，可根据患者的经济条件和消化吸收功能定期食用。

（4）甘蔗汁1杯，姜汁1小匙。先将甘蔗汁隔水蒸热，再加入姜汁和匀，可1次或分次温服。本品具有和胃降逆、止渴化痰功效，对中、晚期胃癌频频呕吐者有明显的止吐开胃作用。

除上述能改善症状外，尚有蟾乌巴布剂中医外敷法（刘嘉湘）及针灸治疗。

【法医学鉴定】

胃癌手术后出现并发症医疗纠纷法医学鉴定

实例资料示：

检案摘要

李某（男性80岁）因患胃癌入住某市中医院于2008年12月21日作全胃切除术，术后发生吻合口漏、腹腔感染。为此，原告李某向某市人民法院提起诉讼。法院委托我所就某市中医院医疗行为是否存在过错，与损害后果之间是否存在因果关系进行法医学鉴定。

检验过程

（一）检验方法

遵循医学科学原理，我国通用医疗护理技术操作规范，法医学因果关系准则及涉及鉴定相关法律法规，经详细审查、摘抄送鉴材料，并请相关专家会诊讨论，主持召开原、被告、法院三方在场的听证会，听取原、被告双方意见，全面分析，综合判定。

（二）书证摘抄

1.根据委托人提供的某市中医院住院病历、病史记载摘抄如下：

据入院记录：李某男，因上腹部隐痛不适一月余入院。胃镜口头报告：胃癌伴出血。既往有高血压病史。

体检：血压150/80mmHg，腹部剑下压之不适，肝脾未及，直肠、肛门未检。

诊断：1.胃癌伴出血 2.高血压病

据病程记录：

2008年12月18日 2:00Pm 今请外科主任会诊，认为有手术指征转外科手术治疗。

2008 年 12 月 19 日　9:00Am 今 CT 提示胃癌，肝、胰未见明显侵犯，手术指征明确。今患者家属要求请省肿瘤医院专家来院手术。

2008 年 12 月 20 日　3:00Pm 决定明上午在全麻下行胃癌根治术。

据 2008 年 12 月 21 日手术记录：上午作胃癌根治术，全胃切除、食管、空肠 Roux-y 吻合术。

手术经过：探查：盆腔未及结节，肝、脾、胰、大、小肠未见转移灶，胃体部小弯侧可及 7cm×6cm 肿块，侵及浆膜外，活动尚可。小网膜可及多枚肿大淋巴结，决定作胃癌根治、全胃切除术距屈氏韧带约 30cm 空肠上提作食管空肠端侧吻合器吻合，检查二切缘完整。食管系膜与空肠间断加固四针。输入、出瓣间作二个侧侧吻合（二层法）。距上个空肠侧侧吻合口下 3 cm 用闭合器关闭输出瓣。将胃肠减压管置入输入瓣

手术中诊断：胃体溃疡型腺癌

据第一次手术后病程记录：

2008 年 12 月 22 日 10:50Am 患者突然出现胸闷、气急、咳粉红色泡沫痰少量，心率 118/ 分，律齐，无杂音闻及，两肺布满哮鸣音，两肺底闻及少量湿啰音.心内科会诊后考虑为：急性左心衰竭，肺部感染于转入重症监护室。

2008 年 12 月 23 日 3:10Pm 患者神志清，精神可，自诉肛门已排气。

2008 年 12 月 24 日 2:30Pm 肛门已排气、排便。

2008 年 12 月 25 日 2:00Pm 患者感胸闷、气急、下腹不适。

6:00Pm 患者 5:30Pm 在麻醉诱导下行气管插管，插管顺利，机械通气。

2008 年 12 月 27 日 2:00Pm 腹腔引流管引出少量浑浊暗黄色液，有组织残渣。根据病史考虑可能存在腹腔内感染灶。

2008 年 12 月 27 日 2:30Pm 生化：白蛋白 24.78g / L 肝下引流管引流出黄绿色液体 100ml，送涂片示化脓性，送淀粉酶 322μ / l。目前腹腔感染诊断明确，考虑是否存在吻合口漏。拟下午全麻下行剖腹探查术。

据 2008 年 12 月 27 日手术记录：

手术名称：剖腹探查术，腹腔冲洗引流，空肠造瘘术。

手术中诊断：胃癌全胃切除术后，全腹膜炎，吻合口（食管空肠）瘘，残端瘘？

手术经过：探查：腹腔见广泛充血、肿胀，多量积液及脓苔，以左肝下间隙处为明显探查十二指肠残端处附脓苔，空肠上端二个侧吻合未见肿胀和破口。

据第二次手术后病程记录：

2008 年 12 月 27 日 5:10Pm 考虑食管空肠吻合口瘘。

2008 年 12 月 28 日 3:30Pm 右肝下双套管引流通畅，冲洗液仍浑浊，未见血性。

2008 年 12 月 29 日 7:30Am 右肝下引流液较前清晰。

2008 年 12 月 30 日 8:30Pm 争取早日脱机拔管。

2009 年 1 月 1 日 11:55Am 今中午在静脉麻醉下行气管切开术……

2009 年 1 月 10 日 3:00Pm 患者神情，精神软，体温正常，气管切开，机械通气，右肝下冲洗液呈黄色，无絮状物。

2009 年 1 月 23 日 11:00Am 机械通气今晨停。

2009 年 2 月 22 日 10:00Am 出院。

据临时医嘱单：

2008 年 12 月 22 日 11:35Am 使用甲泼尼龙 80mg iv

2008 年 12 月 23 日 5:30Pm 使用甲泼尼龙 80mg iv

2008 年 12 月 25 日 1:50Pm 使用甲泼尼龙 80mg iv

2008 年 12 月 28 日 10:35Am 使用甲泼尼龙 40mg iv

据检验报告单：

WBC（4.0 ~ 10.0x10^9/L、Poly（50% ~ 70%）结果如下：

	WBC	Poly
2008 年 12 月 17 日（手术前）	9.1	59.5
2008 年 12 月 21 日 12:03 Am（手术后当天）	15.6	84.8
2008 年 12 月 24 日（手术后第 3 天）	22.9	95.0
2008 年 12 月 26 日（手术后第 5 天）	14.7	90.0
2008 年 12 月 27 日（手术后第 6 天）	22.9	86.3

据检验报告单：

血浆前白蛋白（200 ~ 400mg / L）结果如下：

手术前（2008 年 12 月 17 日）	224.3mg/L
2008 年 12 月 22 日（手术后第一天）	116.1 mg/L
2008 年 12 月 24 日	129.7 mg/L
2008 年 12 月 25 日	140.4 mg/L
2008 年 12 月 27 日	158.7 mg/L
2008 年 12 月 29 日	128.2 mg/L
2008 年 12 月 30 日	196.8 mg/L
2009 年 01 月 01 日	159.4 mg/L
2009 年 01 月 02 日	121.8 mg/L
2009 年 01 月 03 日	149.9 mg/L
2009 年 01 月 04 日	168.3 mg/L
2009 年 01 月 07 日	158.0 mg/L
2009 年 01 月 09 日	183.1 mg/L
2009 年 01 月 15 日	162.6 mg/L
2009 年 01 月 23 日	218.1 mg/L
2009 年 02 月 02 日	221.4 mg/L
2009 年 02 月 12 日	170.8 mg/L
2009 年 02 月 18 日	156.4 mg/L

血浆白蛋白（35.0 ~ 55.0g/L）结果如下：

2008 年 12 月 17 日（手术前）	34.8g/L
2008 年 12 月 22 日（手术后第一天）	22.2g/L
2008 年 12 月 24 日	25.7g/L
2008 年 12 月 25 日（手术后第四天）	30.6g/L

2008 年 12 月 27 日　　　　　　　24.7g/L

2008 年 12 月 29 日　　　19.9g/L

2008 年 12 月 30 日　　　21.2g/L

2009 年 01 月 01 日　　　21.0g/L

2009 年 01 月 02 日　　　18.9g/L

2009 年 01 月 03 日　　　20.6g/L

2009 年 01 月 04 日　　　21.5g/L

2009 年 01 月 07 日　　　23.9g/L

2009 年 01 月 09 日　　　28.3g/L

2009 年 01 月 15 日　　　32.2g/L

2009 年 01 月 23 日　　　34.6g/L

2009 年 02 月 02 日　　　29.3g/L

2009 年 02 月 12 日　　　30.4g/L

2009 年 02 月 18 日　　　28.3g/L

据临时医嘱单使用血浆或人体白蛋白情况：

2008 年 12 月 23 日　人体白蛋白 20g, 血浆 00ml

2008 年 12 月 24 日　人体白蛋白 10g

2008 年 12 月 25 日　人体白蛋白 10g

2008 年 12 月 27 日　血浆 400ml

2008 年 12 月 28 日　人体白蛋白 10g, 血浆 400ml

2008 年 12 月 29 日　人体白蛋白 10g

2008 年 12 月 30 日　人体白蛋白 10g, 血浆 400ml

2008 年 12 月 31 日　人体白蛋白 10g, 血浆 400ml

2009 年 01 月 01 日　人体白蛋白 10g, 血浆 400ml

2009 年 01 月 02 日　人体白蛋白 10g, 血浆 240ml

2009 年 01 月 03 日　人体白蛋白 10g, 血浆 400ml

2009 年 01 月 04 日　人体白蛋白 10g, 血浆 400ml

2009 年 01 月 05 日　人体白蛋白 10g, 血浆 400ml

2009 年 01 月 06 日　人体白蛋白 10g

2009 年 01 月 07 日　人体白蛋白 10g, 血浆 400ml, 全血 400ml

2009 年 01 月 08 日　人体白蛋白 10g, 血浆 300ml

2009 年 01 月 09 日　人体白蛋白 10g

2009 年 01 月 10 日　人体白蛋白 10g, 血浆 200ml

2009 年 01 月 11 日　人体白蛋白 10g

2009 年 01 月 12 日　人体白蛋白 10g

2009 年 01 月 13 日　人体白蛋白 10g

2009 年 01 月 14 日　人体白蛋白 10g

2009 年 01 月 15 日　人体白蛋白 10g

（共计人体白蛋白 10g×23, 全血 400ml, 血浆 4140ml）

据检验报告单：

血肌酐：（44.2 ～ 132.6μmol/L）

2008 年 12 月 23 日 274.5μmol/L

2008 年 12 月 24 日 230.2μmol/L

2008 年 12 月 25 日 213.4μmol/L

2008 年 12 月 26 日 170.9μmol/L

2008 年 12 月 27 日 198.1μmol/L

2008 年 12 月 28 日 9:58 261.9μmol/L

2008 年 12 月 28 日 17:24 179.7μmol/L

2008 年 12 月 29 日 168.4μmol/L

2008 年 12 月 30 日 141.3μmol/L

2008 年 12 月 31 日 117.7μmol/L

据体温单的最高体温：

2008 年 12 月 22 日：38.7℃（使用甲泼尼龙 80mg iv）

2008 年 12 月 23 日：37.6℃（使用甲泼尼龙 80mg iv）

2008 年 12 月 24 日：37.5℃

2008 年 12 月 25 日：38.6℃（使用甲泼尼龙 80mg iv）

2008 年 12 月 26 日：39.0℃

2008 年 12 月 27 日：40.4℃

2008 年 12 月 28 日：39.3℃。（使用甲泼尼龙 40mg iv）

据某市中医院病理检查报告单：病理诊断：胃（体）溃疡型低分化腺癌伴淋巴结转移癌（肿块大小：7 cm×5.5cm）肿瘤侵出浆膜，见神经侵犯及脉管内癌栓，胃小弯侧淋巴结 10/13、大弯侧淋巴结 5/6 枚见癌转移。双切缘阴性。

据某市中医院病理检查报告单：（腹腔）见炎性纤维素样渗出及大量急性炎细胞积聚。

据某市中医院影像摄片报告（2008 年 12 月 22 日）

1. 左肺透亮度减低，请结合临床。

2. 提示右侧皮下气肿。

3. 主动脉型心影。

据某市中医院影像摄片报告（2008 年 12 月 23 日）

1. 左肺透亮度减低，请结合临床。

2. 提示右侧皮下气肿。较前片（2008 年 12 月 22 日）略减少。

3. 主动脉型心影。左心室增大。

据某市中医院影像摄片报告（2008.12.30）：

1. 左肺透亮度减低，请结合临床。

2. 对照前片右侧皮下气肿已不明显。

3. 主动脉型心影。左心室增大。

据某市中医院影像摄片报告：食管空肠吻合口造影吻合口未见明显瘘征象，请结合临床。

据某市中医院超声检查报告（2009 年 02 月 02 日）腹腔内未见明显的液性暗区。

分析说明

根据委托人提供的鉴定材料，听证会医患双方当事人陈述内容及会上提供的补充材料等，遵循医学科学原理、诊疗护理规范、法医学因果关系准则，并听取专家意见分析认为：

1. 某市中医院对李某的胃癌伴出血、高血压病诊断无误，手术指征明确，手术方式恰当，手术中应用吻合器吻合并检查二切缘完整，另食管系膜与空肠间断加固四针均提示手术操作规范。

2. 术后发生吻合口漏有二大原因 医源性及病源性，前者与手术指征、手术方式、手术操作不当有关。常发生在手术后 1 ～ 3 天内。后者的原因系疾病本身或其相关联的因素，如癌肿、低蛋白血症、年迈、脏器的解剖特点、伴发其他有关疾病等。病源性的吻合口漏常发生在手术后 4 ～ 5 天后，并有相关病因。李某患胃体溃疡型低分化腺癌伴淋巴结转移癌（肿块大小：7cm×5.5cm）肿瘤侵出浆膜，见神经侵犯及脉管内癌栓。胃小弯侧淋巴结 10/13、大弯侧淋巴结 5/6 枚见癌转移，属进展期胃癌。经查手术前（2008 年 12 月 17 日）血浆前白蛋白 224.3mg／L（正常值 200 ～ 400mg／L） 血浆白蛋白 34.8g／L（正常值 35.0 ～ 55.0g／L），提示无手术反指征。但手术后第一天（2008 年 12 月 22 日）血浆前白蛋白降到 116.1mg／L，血浆白蛋白降到 22.2g／L，提示吻合口愈合能力明显下降。虽经 2008 年 12 月 23 日人体白蛋白 20g，血浆 200ml、2008 年 12 月 24 日人体白蛋白 10g、2008 年 12 月 25 日人体白蛋白 10g、2008 年 12 月 27 日血浆 400ml 等处理，手术后第四天（2008 年 12 月 25 日）血浆白蛋白有所上升到 30.6 g/L，血浆前白蛋白升到 140.4 mg/L，但不持久，导致 12 月 25 日 2:00Pm（手术后第四天）患者感胸闷、气急、下腹不适，12 月 27 日 2:00Pm（手术后第六天），腹腔引流管引出少量浑浊暗黄色液，有组织残渣。考虑存在吻合口漏，于下午全麻下行剖腹探查术，手术证实为食管空肠吻合口漏。从术后第 2 天（12 月 23 日 15:10Pm）患者肛门已排气，术后第 3 天（12 月 24 日 2:30Pm）已排便，提示吻合口漏是在手术后第 4 ～ 6 天因低蛋白血症（血浆白蛋白 30.6、24.7、19.9 g／L，前白蛋白 116.1 ～ 140.4 mg／L）所致。此外胃癌进展期、食管血供本身较少等均是促发吻合口漏的主要因素。

但是 2008 年 12 月 22 日，12 月 23 日，12 月 25 日，因气喘，某市中医院未应用其他措施，即 3 次分别使用甲泼尼龙 80mg 静脉推注，对吻合口的愈合产生不良影响，存在过失。这与某市中医院在个体化处理中考虑欠全面有关。

考虑到在 2008 年 12 月 22 日 11:35Am 第一次使用甲泼尼龙前，于 2008 年 12 月 22 日清晨（手术后第一天）李某的血浆白蛋白已降至 22.2g／L，故甲泼尼龙的使用在吻合口漏的发生中仅起轻微作用。

鉴定意见

1. 某市中医院对李某做出的诊断无误。胃癌手术指征明确，手术方式恰当，手术操作规范。

2. 李某术后发生吻合口漏的主要原因系术后低蛋白血症、进展期胃癌等病源性因素。某市中医院在李某手术后早期使用甲强龙对吻合口愈合产生不利影响，存在过失。医疗过失行为应为轻微作用。

第四节 大肠癌

【概述】

大肠癌是结肠癌和直肠癌的总称。是常见的消化道恶性肿瘤之一。

大肠癌好发部位以直肠为最多（50%），其次为乙状结肠（20%）、盲肠及升结肠（16%）、横结肠（8%）和降结肠（6%）。西方发达国家大肠癌的分布部位已改变，结肠癌的病例已超过直肠癌。约1%的病例为多中心生长，此型常由多发性息肉癌变而来。

WHO肿瘤分类对大肠癌的定义已有明确的界定，大肠肿瘤组织只有穿透黏膜肌层到达黏膜下层才称为癌。不论形态学如何，如不超过黏膜肌层都不转移。原先的上皮重度异型增生和原位癌归入高级别上皮内瘤变，黏膜内癌称黏膜内瘤变。

根据大量研究认为大肠癌的发生与下列情况有关：

1. 环境因素　流行病学研究发现世界各地区大肠癌发病率不同，相差可达7倍之多。欧美较高，而亚、非、拉丁美洲地区较低。目前认为这种地理分布可能与居民的饮食习惯和环境有关。欧美人饮食多为动物脂肪含量高、纤维少的的食物。高脂肪饮食不但导致胆汁分泌增多，肠道内中性胆固醇和胆酸代谢产物含量增高，而且改变肠道菌群，有利于肠内厌氧菌生长，上述代谢产物在厌氧菌作用下，可转变为脱氧胆酸和石胆酸，两者对动物有致癌作用。又由于食物中纤维少，粪便量也少，致癌物浓度相对也高。同时肠道蠕动减慢，使致癌物与结肠黏膜接触时间延长而增加了癌变的可能性。

2. 遗传因素　某些常染色体显性遗传综合征的病例如家族性多发性大肠息肉病等容易发生大肠癌。另外大肠癌患者的亲属患大肠癌的危险度比对照组高3倍。

3. 绒毛乳头状腺癌和溃疡性结肠炎　这2种疾病被认为是大肠癌的癌前期病变。绒毛乳头状腺癌，直径大于2cm者，50%有局灶性癌变区；溃疡性结肠炎癌变的危险性随患病时间而增长，但炎症局限于直肠者，其恶变的危险性并不比正常人高。

4. 肠血吸虫病　各方面研究认为，慢性肠血吸虫病是大肠癌的诱因之一。由于血吸虫虫卵长期反复沉着于结肠黏膜，造成组织破坏，其边缘上皮再生修复形成过度增生或者息肉，在此基础上演变为癌。

最近的研究证实，大肠癌多起源于先前存在的腺瘤性息肉（散发的或家族性的）。而腺瘤性息肉的发生以及进一步癌变形成大肠癌与癌基因（如K-ras）的突变和激活及抑癌基因（如APC，MCC基因）的抑制有密切关系。

中医学认为，大肠癌多归因于饮食不节、情感内伤、久痢久痢等因素。在正气亏虚的基础上使脾胃升降失和，气机不畅，毒邪侵入，湿热、瘀血、痰浊互结，闭阻于大肠，久而成疾。

【临床诊断】

一、西医诊断

（一）临床表现

大肠癌的症状多数不特异，有症状的大肠癌患者多为下列表现：

1.腹痛或者腹部不适，有报道指出44%初治可切除的大肠癌患者有腹痛症状。

2.排便习惯改变，左半结肠癌患者为多见。

3.大便性状改变，如变细，血便或黑便、黏液便等，其中直肠癌便血发生率高于结肠癌，而盲肠和右半结肠癌患者大便潜血阳性多见。

4.腹部肿块。

5.肠梗阻，多见于左半结肠癌患者。

6.肿瘤穿孔至腹腔致腹膜炎，至其他器官如膀胱、阴道、小肠致瘘管形成而引发相应症状。

7.贫血及全身症状，如消瘦、乏力、低热等。

8.远处转移症状、如肝脏转移致右上腹胀、腹痛，肺转移导致咳嗽等，浅表淋巴结转移致淋巴结肿大等。因静脉引流至门静脉系统，大肠癌常见远处转移器官首先是肝脏、其后依次为肺、骨和其他部位如脑，但远端直肠癌因为直肠下静脉直接引流至下腔静脉而可首先转移至肺。

（二）辅助检查

1.直肠指检　是一项无创、低价、简便、有效的检查方式。75%～80%的直肠癌发生在距肛门缘7cm之内，均在指诊可触及的范围。因此，不论哪科医师，对有必要指诊的患者，一定要进行直肠指诊。

2.粪便隐血试验　据统计，大肠癌患者中50%～60%、大肠息肉患者中30%粪便隐血试验阳性。为此，作为一种简便、快速的大肠肿瘤筛检方法，粪便隐血试验可以从"健康"人群中检出可疑大肠肿瘤的患者。目前常用的粪便隐血试验有3个类型：化学法、免疫法、卟啉试验。多数情况胃肠道出血时3种粪便隐血试验均为阳性。

3.脱落细胞检查　常用的采样法有指诊法、内镜法和冲洗法等，简便易行。脱落细胞对大肠癌检测的特异性达98.2%，敏感性达78.0%。可与粪便隐血试验序贯进行大肠癌高危人群的筛查。

4.血清肿瘤标志物　检测血清肿瘤标志物检测是肿瘤诊断的常用方法。在大肠癌诊断中，CEA检测最普遍，但仅有40%～70%的大肠癌患者血清中CEA升高。而其他常用肠癌相关标志物，如CA19-9、CA72-4、TPA等，对大肠癌诊断的特异度和敏感性更低。

5.基因诊断　随着分子生物学的迅速发展，基因诊断将成为大肠癌早期诊断新的重要手段之一。目前认为，大肠癌是多基因多步骤发生发展性疾病。因此，测定与大肠癌发生密切相关的p53、ras、bcl2、CD44等基因有助于早期大肠癌的诊断。

6.影像学检查

（1）气钡双重造影　该项检查方法简便可靠，可列为常规检查项目。目前气钡双重造影能显示直径小于1cm的息肉样病变，但定性往往很困难。

（2）CT仿真内镜　CT仿真内镜是利用工作站，将螺旋CT扫描得到的容积数据重建成类似电子结肠镜所见图像。其优越性为：非创伤性检查，患者无痛苦，对于不能耐受电子结肠镜检查者是一种很好的补充手段；可以显示肿瘤全段及近段肠腔，发现有无合并息肉及是否为多原发癌；结合原始图数据可以同时重建三维图像，提供结肠癌在肠腔外的表现，如肠系膜浸润、淋巴结转移及远处转移等。

7.内镜检查

（1）全结肠电子内镜　目前全结肠镜检查在大肠癌的诊断中具有各种影像学检查所无法代替的优势，其原因在于：内镜检查不仅可以直观地发现结直肠黏膜的早期癌变，而且能通过活检对病变部位进行组织学评价。早期大肠癌内镜分型分为：①隆起型（Ⅰ型），其中包括有蒂型（Ⅰp）、亚蒂型（Ⅰsp）和无蒂型（Ⅰs）；②表面型（Ⅱ型），包括表面隆起型（Ⅱa）、表面平坦型（Ⅱb）、表面凹陷型（Ⅱc）；③混合型（Ⅱa+Ⅱc，Ⅱc+Ⅱa）等。

（2）放大内镜及染色内镜　放大结肠镜结合染色技术的开展，因可勾勒出病灶的轮廓，清楚显示肠黏膜表面隐窝（肠黏膜腺管开口）的形态、排列的细微变化，可大致确定病变的组织病理学类型和早期大肠癌的浸润深度，符合率可达95%以上。

（3）超声内镜（EUS）　超声大肠镜具有普通大肠镜及超声的功能，能观察结直肠及周围的横断面，显示肿瘤侵犯的层次，判断淋巴结有无转移，进行TNM分期。目前应用的超声内镜有两类：一类是内镜前端安装探头，另一类是通过内镜的活检孔插入细口径的探头。前者对于较厚（隆起较高）的病变或肠腔外病变的诊断较适用，但在进行超声探查的同时，无法实施内镜观察；细径探头主要适用于表面型病变和较浅病变的探查，它的优点是插入容易，可以在内窥镜观察的同时实施超声检查，还可以同时活检。EUS还可以判断有无淋巴结转移。

（三）病理诊断

1.早期大肠癌　癌瘤限于大肠黏膜层及黏膜下层者称早期大肠癌。早期大肠癌无淋巴结转移，但其中癌瘤浸润至黏膜下层者，有5%～10%的病例出现局部淋巴结转移。确定早期大肠癌，必须将肿瘤病灶全部制成切片观察，确认癌瘤未超越黏膜下层。

2.进展期大肠癌的大体类型

（1）隆起型　凡肿瘤的主体向肠腔内突出者，均属本型。肿瘤呈节状、息肉状或菜花状隆起，有蒂或为广基。切面，肿瘤与周围组织界常较清楚，浸润较为浅表局限。

若肿瘤表面坏死，形成浅表溃疡，形如盘状者，则另立一亚型，称盘状型。其特点为：肿瘤向肠腔作盘状隆起，边界清楚，广基，表面有浅表溃疡，其底部一般高于周围肠黏膜。切面，肿瘤边界多较清楚，局部肠壁肌层虽可见肿瘤浸润，但肌层结构仍可辨认。

（2）溃疡型　肿瘤形成较深（深达或超出肌层）之溃疡者均属此型。

除溃疡之外形及生长情况它又可分为三类亚型。

1）局限溃疡型肿瘤　外观似火山口状，溃疡边缘肿瘤组织呈围堤状明显隆起于黏膜面。溃疡中央坏死，形成不规则深溃疡。切面可见肿瘤底部向肠壁深层浸润，但边界尚清楚。

2）浸润溃疡型肿瘤　主要向肠壁深层浸润生长，中央形成溃疡。溃疡口边缘多无围堤状隆起之肿物组织，而系正常肠黏膜覆盖之肿瘤组织。切面，肿瘤浸润至肠壁深层，边界不清楚。

3）浸润型肿瘤　向肠壁各层弥漫浸润，使局部肠壁增厚，但表面常无明显溃疡或隆起。肿瘤可累及肠管全周，常伴纤维组织异常增生，有时致肠管周径明显缩小，形成环状狭窄，此时局部浆膜面可见到因纤维组织牵引而形成之缩窄环。

3.组织学类型

（1）大肠上皮性恶性肿瘤　乳头状腺癌、管状腺癌、黏液腺癌、印戒细胞癌、未分化癌、腺鳞癌、鳞状细胞癌、类癌。

（2）肛管恶性肿瘤　鳞状细胞癌、类基底细胞癌（穴肛原癌）、黏液表皮样癌、腺癌、未分化癌、恶性黑色素癌。尽管分类繁多，大肠癌以腺癌为主，占90%以上。

4.大肠癌不典型增生和癌变诊断标准　大肠腺瘤属癌前病变，约80%的大肠癌系由大肠腺瘤癌变而来，因此发现、摘除大肠腺瘤可有效地预防和减少大肠癌的发生。自大肠腺瘤演变成癌，大致需5年以上时间，平均10年左右。病理学上根据大肠腺瘤中绒毛状成分所占的比例不同，而将腺瘤分为：管状腺瘤（绒毛状成分占20%以下）、混合性腺瘤（绒毛状成分占20%~80%）、绒毛状腺瘤（绒毛状成分占80%以上）。腺瘤中以管状腺瘤为最多见（占65%~90%），绒毛状腺瘤最少（占2%~10%），混合腺瘤居中（占6%~26%）。临床发现的腺瘤癌变（指癌已浸润至黏膜下层或更深的肠壁时）的概率以绒毛状腺瘤为最高，达30%~40%。管状腺瘤、混合性腺瘤癌变概率分别为3%~5%及10%~20%。随着腺癌的长大，癌变的几率也随之上升。直径2cm的腺瘤癌变率为10%左右，而大于2cm则达20%~50%。

大肠腺瘤一般均有程度不等的不典型增生，同一腺瘤的不同部位显示的不典型增生程度也可以互不一致。有时腺瘤的某一小区已有癌变而其他部位尚只轻–中度不典型增生。如术前活检为"良性"的绒毛状腺瘤，手术切除仔细检查时，约1/3的病例已有浸润至黏膜下层的癌变。

（1）不典型增生　分为轻度（Ⅰ级）、中度（Ⅱ级）和重度（Ⅲ级）。

1）轻度不典型增生　腺瘤的腺管或绒毛结构尚规则、分化好。有时一个腺管被两个新形成的腺管代替。腺管或绒毛的上皮细胞呈高柱状，部分或大部分细胞核呈笔杆状紧挤，核深染，核大小略有差异。核层不超过两层，核位于上皮基底膜侧的1/2以内。核极性尚存在。杯状细胞轻度减少或发育不良呈球形，粘液聚集在细胞的基底膜侧。柱状细胞浆内的粘液分泌轻度减少。

2）中度不典型增生　腺瘤的部分腺管增生延长、扭曲、分叉、出芽，形成新的腺管，大小不一，有时可见腺管背靠背。绒毛也可伸长、分支或出芽。部分腺管或绒毛的上皮细胞核呈笔杆样紧挤，其中一部分核增大呈卵圆形，核深染，可见少数核分裂。核层次一般为2~3层，核占上皮基底膜侧的2/3，上1/3仍有胞浆。核极性可有轻度紊乱。杯状细胞明显减少或发育不良呈球状细胞。柱状细胞粘液分泌明显减少。

3）重度不典型增生　腺管大小不等和背靠背现象较中度不典型增生更为多见。腺管或绒毛的上皮细胞核明显增大呈卵圆形或圆形。核染色深，核大小差异明显，可见核仁。核分裂相较多，并可出现于上皮的浅表部分。核复层（3~4层）可占据整个上皮质。部分核极性明显紊乱。杯状细胞罕见。柱状细胞粘液近乎消失。

（2）腺瘤癌变

1）原位癌　重度异型增生与原位癌有时甚难明确划分，如出现下列形态改变，应考虑腺瘤癌变。癌变区的腺管上皮或绒毛上皮常呈低柱状或多边形且有明显异型性。核显著增大、变圆、极性丧失，核仁增大，核分裂相增多，可见病理性核分裂。

癌变区的腺管形态明显不规则，分支状，或腺管轮廓僵硬且密，上皮增生向腔内呈乳头状突起，或形成筛状结构。p53检测可明确显示癌变灶内呈强阳性表达。

2）浸润癌　在腺瘤的一处或多处具有原位癌的形态特征外尚出现：

①黏膜内浸润癌　单个或小簇状异型细胞明显地不在癌变的腺管内或绒毛上皮内。癌变细胞在固有膜内呈浸润性生长。有时可见癌细胞形成不完整的腺样结构或呈条索状生长，但未穿出黏膜肌层。此型癌被称为"微小浸润性癌"或黏膜内癌；

②黏膜下浸润癌　癌细胞或癌变腺管浸润黏膜肌层以下的组织，如黏膜下层、肌层、浆膜层或浆膜外组织。

5.临床病理联系　大肠癌如在结肠，在临床症状出现以前都有一个较长时间的无症状期。症状与病变的部位有关。左、右半结肠癌肿在大体形态、临床表现和预后等方面均不同。右半结肠的癌肿体积一般较大，肿瘤多呈息肉或蕈伞状突入肠腔，由于盲肠和升结肠肠腔较大，故肿瘤很少引起阻塞，也可较长时间不发生症状。左半结肠癌肿多呈浸润性生长，肠壁增厚，管腔狭窄明显，临床上肠梗阻表现出现较早，由于癌肿浸润较广泛，故预后一般较右半结肠癌差。直肠癌和乙状结肠癌常伴有大便习惯改变和粪便表面有血斑附着之表现。Duke等根据癌肿浸润深度及对各组直肠癌的存活率统计如下：癌肿局限于直肠者，5年存活率为98%；癌肿浸润并累及直肠周围组织但无局部淋巴结转移者，五年存活率为78%；癌肿转移到局部淋巴结，5年存活率为33%。约半数结肠、直肠癌患者在首次诊断时已属于后一类型，预后较差。约70%的结肠、直肠癌可通过纤维结肠镜作活组织病理检查获得诊断。此外，75%的患者血清CEA呈阳性反应，但特异性不高，故目前多用它来估价大肠癌的疗效。

（四）鉴别诊断

1.结肠癌主要应与以下疾病进行鉴别

（1）溃疡性结肠炎　本病可以出现腹泻、黏液便、脓血便、大便次数增多、腹胀、腹痛、消瘦、贫血等症状，伴有感染者尚可有发热等中毒症状，与结肠癌的症状相似，纤维结肠镜检查及活检是有效的鉴别方法。

（2）阑尾炎　回盲部癌可因局部疼痛和压痛而误诊为阑尾炎。特别是晚期回盲部癌，局部常发生坏死溃烂和感染，临床表现有体温升高，白细胞计数增高，局部压痛或触及肿块，常诊断为阑尾脓肿，需注意鉴别。

（3）肠结核　我国较常见，好发部位在回肠末端、盲肠及升结肠。常见症状有腹痛、腹块、腹泻、便秘交替出现，部分患者可有低热、贫血、消瘦、乏力，腹部肿块，与结肠癌症状相似。但肠结核患者全身症状更加明显，如午后低热或不规则发热、盗汗、消瘦乏力，需注意鉴别。

（4）结肠息肉　主要症状可以是便血，有些患者还可有脓血便，与结肠癌相似，钡剂灌肠检查可表现为充盈缺损，行纤维结肠镜检查并取活组织送病理检查是有效的鉴别方法。

（5）血吸虫性肉芽肿　多见于流行区，目前少见。少数病例可癌变。结合血吸虫感染病史，粪便中虫卵检查，以及钡剂灌肠和纤维结肠镜检查及活检，可以与结肠癌进行鉴别。

（6）阿米巴肉芽肿　可有肠梗阻症状或查体扪及腹部肿块与结肠癌相似。本病患者行粪便检查时可找到阿米巴滋养体及包囊，钡剂灌肠检查常可见巨大的单边缺损或圆形切迹。

（7）结肠其他恶性肿瘤 如肠道淋巴癌、类癌等，活检病理是有效的鉴别手段。

2.直肠癌主要应当与以下疾病进行鉴别

（1）痔 痔和直肠癌不难鉴别，误诊常因未行认真检查所致。痔一般多为无痛性便血，鲜血不与大便相混合，直肠癌便血常伴有黏液而出现黏液血便和直肠刺激症状。对便血患者必须常规行直肠指诊。

（2）肛瘘 常由肛窦炎而形成肛旁脓肿所致。患者有肛旁脓肿病史，局部红肿疼痛，与直肠癌症状差异较明显，鉴别比较容易。

（3）阿米巴肠炎 为腹痛、腹泻，病变累及直肠可伴里急后重。粪便有暗红色或紫红色血液及黏液。肠炎可致肉芽及纤维组织增生，使肠壁增厚，肠腔狭窄，易误诊为直肠癌，纤维结肠镜检查及活检为有效鉴别手段。

（4）直肠息肉 症状是便血，纤维结肠镜检查及活检为有效鉴别手段。

（五）临床病理分期

采用Dukes提出的大肠癌临床病理分期法为分期的依据。

（1）Dukes'分期

Dukes'A期 癌浸润深度未穿出肌层，且无淋巴结转移。

Dukes'B期 癌已穿出深肌层，并可侵入浆膜层、浆膜外或肠壁周围组织尚能完全切除，但无淋巴结转移。

Dukes'C期 癌伴有淋巴结转移。

　　　　　　C1期 癌伴有肠旁及系膜淋巴结转移。

　　　　　　C2期 有系膜动脉结扎处淋巴结转移。

Dukes'D期 有远处器官转移，腹膜种植播散，或因局部广泛浸润或淋巴结广泛转移而无法全部切除。

（2）TNM分期 见有关资料。

（3）TNM分期和Dukes分期比较

TNM	Dukes
0期或Ⅰ期	A期
Ⅱ期	B期
Ⅲ期	C期
Ⅳ期	D期

按如今"高级别上皮内瘤变"的概念，TNM分期中的0期已不采用。

二、中医诊断

症候分类如下：

（一）湿热内蕴证

主症：腹部阵痛，便中夹血，里急后重，肛门灼热，恶心欲吐，胸闷不舒，舌红，苔黄腻，脉滑数。

（二）瘀毒结阻证

主症：腹泻，泻下脓血，色紫黯，量多，里急后重，烦热口渴，舌质紫，或有瘀点，脉涩滞而细数。

（三）脾肾阳虚证

主症：腹痛绵绵，血便泄泻，畏寒肢冷。面色苍白，少气无力，舌质淡胖，苔薄白，脉浮细无力。

（四）气血两虚证

主症：腹痛隐隐，时有便溏，脱肛下坠。气短乏力，面色苍白，舌质淡，脉沉细。

（五）肝肾阴虚证

主症：腹痛隐隐，五心烦热，头晕耳鸣，便秘，形体消瘦，腰膝酸软，遗精带下，盗汗，舌质红或绛，少苔，脉弦细。

【防未病】

一、防大肠癌发生

（一）无症状个体大肠癌的筛查

因早期大肠癌可获治愈，故对于癌前病变和肿瘤的早期检测已引起广泛重视，目前人群普查主要采用大便隐血试验和乙状结肠镜检查。数据显示：1年1次的大便隐血试验（FOBT）可减少约33%的病死率，而两年1次仅能减少15%～21%；进行乙状结肠镜检查可取得很大程度的预防功效，可减少被检查肠段肿瘤80%的病死率。因此需要养成良好的就医和体检意识，大肠良恶性肿瘤有时可表现为排便习惯和性状的改变：排便次数减少或增多，大便变细，大便带血，便中带有粘液，排便不尽感或腹痛；一部分患者可表现为不明原因的消瘦或贫血。因此，当出现上述症状时，需及时进行有效可靠的肠镜检查，可及时发现大肠病变，切勿以为痔疮出血而耽误就诊。

现今很多人，尤其是中青年人在体检中，往往忽略或拒绝肛门指检。由于我国直肠癌占所有大直肠癌的60%，60%～70%的直肠癌为低位直肠癌，靠简单的肛门指检就可以初步确诊。所以，必须重视体检中的肛门指检项目。

（二）高危人群的监测

和筛查不同的是，监测意味着对大肠癌的高危人群和既往检查阴性对象的定期检测，通常选用大肠镜进行监控检查。

1.家族性腺瘤性息肉病（FAP）　FAP患者的一级家属患此病的风险为50%。因腺瘤大多始发于16岁左右，10～12岁起需每年进行1次肠镜检查。基因检测可用于指导对家庭成员的筛查。即使该病在家族中呈下降趋势，每年1次的大肠镜仍需进行，因也可能会在18～19岁发病。

2.遗传性非息肉性大肠癌　该病的定义为患大肠癌的3位亲属中，其中1位是另两位患者的一级亲属，至少影响两代，且必须有1例在50岁之前发病。该病较FAP复杂，因其恶化前无特征性表现，且诊断大多依赖家族史。患者在早年大多有少量腺瘤并有恶性趋势，多数息肉和癌变所处部位乙状结肠镜不能到达。因此，只能选择定期进行全结肠镜检查。尚不知腺瘤发展至癌变所需的时间，但其进程较散发的肿瘤要快很多。推荐开始进行大肠镜检查的年龄在25岁左右，或比家族中最早发生大肠癌患者的发病年龄提前5年。

若结果阴性，需每两年复查 1 次。如果检查时发现息肉，需每年进行复查；如发现肿瘤，应选择结肠次全切除术，并对剩余肠段进行 1 年 1 次的乙状结肠镜检查。基因诊断性检测在该病中起着重要作用，如果诊断明确，可进行预防性结肠次全切除术，从而减少已发患者的一级亲属对是否发病的担心。

2.大肠癌阳性家族史　除常染色体显性遗传的肿瘤外，许多患者仍有一个或多个亲属患结直肠癌。有大肠肿瘤家族史的患者需进行每年 1 次的大便隐血试验、定期的乙状结肠镜检查（每 3～5 年），如果家族中有多个发病或一级亲属中有 55 岁之前发生大肠癌的患者，需要严密随访；如大肠镜未发现肿瘤，此后可每年 1 次粪便隐血试验、每 3～5 年进行乙状结肠镜检查。

3.腺瘤性息肉史患者　许多患者在筛查中被发现患有大肠腺瘤，但多数腺瘤性息肉都体积较小，且无症状，大多在进行大肠镜检查时偶尔被发现。一般认为直径小于 1cm 的单发腺瘤很少复发，因此认为对于单发的、恶变倾向较低的腺瘤性小息肉，尤其是老年人，并不要求进行大肠镜随访复查。而对于更进一步的病变，如较大的腺瘤（＞1cm）、绒毛状腺瘤、多发性腺瘤或腺瘤分化较差者，则需进行大肠镜随访复查。对于此类患者大肠镜检查，并对病灶处理后复查的时间间隔可在 1 年以上。单发的小腺瘤在内镜去除后不需再进行大肠镜随访，较大的病变治疗后，可在 3 年后进行随访复查。当然，如果腺瘤摘除不彻底、腺瘤增生过快或多发性腺瘤，需根据实际情况调整随访间期。

4.大肠癌史　在肿瘤切除后常存在过多进行大肠镜检查的现象，检查者必须明确检查的目的。目前大多推荐肿瘤患者在术后 3～6 月和 1 年检查吻合口，以排除吻合口的复发。此外，进行大肠镜检查的主要目的在于去除复发的腺瘤和及时发现变异时的肿瘤，新的病变从腺瘤逐渐演变为癌，一般认为典型病变需 10 年时间或更多。因此，大肠癌患者术后复查肠镜，如发现存在腺瘤，推荐每 3 年进行 1 次，而对于检查阴性的患者，可推迟至 5 年。

5.炎症性肠病　溃疡性结肠炎患者是肿瘤的高危人群，疾病的前 10 年危险性较低，但此后每 10 年有 9% 的患者发生肿瘤。局限于末端结肠的结肠炎，其发生肿瘤的危险性明显较低。一般建议在患病后 8～10 年进行大肠镜的筛查，应对全结肠多部位的所有可疑病灶进行活检，如果发现有重度异型增生，则需立即复查肠镜，对活检部位仔细检查，并取多点活检排除邻近部位的肿瘤。尽管尚无复查大肠镜时间间隔的统一标准，但如能早期发现肿瘤可明显降低大肠癌的病死率。由于溃疡性结肠炎患者的恶变由炎症和瘢痕化引起，因此钡剂灌肠对肿瘤的监测作用有限。如果溃疡性结肠炎患者的症状非常严重，可考虑进行结肠切除术。多点活检未见异型增生的患者，在其后的 1～2 年内发生肿瘤的危险性较低，之后推荐每 2 年复查大肠镜；如果随访的过程中均未发现异型增生，可延长随访间隔时间。轻度异型增生相对较难处理，特别是在急性炎症期时，并不强调进行结肠切除，但此类患者必须每年复查肠镜，以排除肿瘤的发生。克罗恩病患者消化道肿瘤的危险也较常人增加，如果累及全结肠则和溃疡性结肠炎的处理原则相同。

（三）健康生活方式，合理饮食

世界癌症研究基金会提出了 14 条防癌建议：

1.合理安排饮食　在每天的饮食中，植物性食物，如蔬菜、水果、谷类和豆类应占 2/3以上。

2.控制体重　成年后体重的增幅不应超过5千克。

3.坚持体育锻炼　如果工作时很少活动，应有约每天1小时的类似快走的运动量，至少还要进行每周1小时的出汗的剧烈运动。

4.多吃蔬菜、水果　每天应吃400～800克果蔬，果蔬要吃5种以上，且常年坚持，才有持续防癌的作用。

5.每天吃600～800克各种谷物、豆类、根茎类熟菜，加工越少的食物越好。

6.不提倡饮酒　即使要饮，男性一天也不应超过两杯，女性一天也不应超过一杯。

7.少吃红肉　每天吃红肉（即牛、羊、猪肉）不应超过90克。最好是吃鱼和家禽，以替代红肉。

8.少吃高脂食物　特别是少吃动物性脂肪。选择合适的植物油，并节制用量。

9.少吃盐　少吃腌制食物，盐的每日消耗量应该少于6克。

10.不要食用在常温下存放时间过长、可能受真菌和毒素污染过的食物。

11.用冷藏或其他适宜的方法保存易腐烂的食物。

12.食品中的添加剂使用不当可能影响健康，食品添加剂、污染物及残留物的水平应至少低于国家规定的限量。

13.不吃烧焦的食物及直接在火上烧烤的鱼和肉；腌肉、熏肉偶尔食用。

14.对于饮食基本遵循以上建议者来说，一般不必食用营养补充剂，营养补充剂对减少癌症的危险可能没有什么帮助。

二、已知大肠癌防复发转移

大肠癌的治疗效果主要与病期相关。此外也与病理类型、病灶部位、手术水平、辅助治疗等相关。

预防大肠癌手术后复发转移关键是早期诊断和早期规范治疗。

（一）在医方

大肠癌的治疗仍将依赖手术。由于外科医师面临的大肠癌患者中将有30%～50%为70岁以上的老年患者，因此内科、麻醉科等的发展和配合将是众多老年患者得到安全、有效治疗的关键。化疗可使直肠癌治疗效果有所提高。肿瘤基因的研究可能在将来为选择、决定化疗方案提供有意义的参考依据，从而可以提高化疗对大肠癌的治疗效果。

（二）在患方

1.补充钙与维生素D　研究已证实，大肠癌与钙、维生素D的代谢密切相关。科学家得出结论：钙的摄入量与大肠癌的发病率呈负相关，而维生素D具有潜在的抗癌作用。一些蔬菜如小白菜、油菜、茴香、芹菜及豆制品、海带、虾皮等富含钙；维生素D则主要存在于海鱼、动物肝脏、蛋黄和瘦肉中。另外，脱脂牛奶、鱼肝油、乳酪、坚果和海产品等也含有维生素D，因此我们平时应多食用这些食品。

2.合理摄入脂肪　研究证明，高脂肪膳食会促进肠道肿瘤的发生，尤其是多不饱和脂肪酸，虽能降低血脂，但有促癌发生的作用；胆固醇本身并不致癌，但与胆石酸同时反应有促癌作用，说明胆石酸是促癌因素。有的朋友惧怕冠心病，经常以植物油为主，甚至不吃动物油，这样会造成体内过氧化物过多。如果适当吃些动物脂肪，就会使碳链稳定，不易氧化，并减少体内自由基的形成。所以，一定要科学饮食，建议饱和脂肪酸与多不饱和脂肪酸及单不饱和脂肪酸的比例为 1:1:1。

3. 多补充膳食纤维　非洲黑人大肠癌发病率低，科学家经过研究发现，这与他们以玉米、蔬菜为主要食物有密切关系。大肠癌患者应注意多吃膳食纤维丰富的蔬菜，以增加排便次数，从粪便中带走致癌及有毒物质。如果大肠癌向肠腔凸起、肠腔变窄时，就要控制膳食纤维的摄入，因为摄入过多的膳食纤维会造成肠梗阻。此时，应给予易消化、细软的半流食品。

【治已病】

西医治疗

（一）外科手术治疗

到目前为止，大肠癌最有效的治疗手段是手术切除。

1. 方案的选择　根据《临床诊疗指南·外科学分册》（中华医学会编著，人民卫生出版社，2007）《临床技术操作规范·普通外科分册》（中华医学会编著，人民军医出版社，2006）《NCCN 结肠癌临床实践指南（中国版）》（2009 年）及以后的更新指南。

（1）局部切除术或大肠区切除手术　早期大肠癌。

（2）根治手术（大肠癌根治术）　进展期大肠癌，无远处转移，肿瘤条件允许或联合脏器切除可以根治的大肠癌患者。

（3）腹腔镜大肠癌根治术。

（4）姑息手术（大肠癌姑息切除术、短路或造口术）　有远处转移或肿瘤条件不允许，但合并梗阻、出血的大肠癌患者。

2. 手术禁忌证

（1）全身情况不良，虽经术前治疗仍不能纠正者。

（2）有严重心、肺、肝、肾疾病，不能耐受手术者。

3. 术前准备

（1）必须检查的项目　①血常规、尿常规、大便常规。②肝肾功能、电解质、血糖、血型、凝血功能、血脂、消化道肿瘤标志物、感染性疾病筛查（乙肝、丙肝、艾滋病、梅毒等）。③X 线胸片、心电图。④结肠镜和（或）钡剂灌肠造影、腹盆腔 CT。⑤病理学活组织检查与诊断。

（2）根据患者病情，必要时行超声心动图、肺功能、PET-CT 等。

（3）预防性抗菌药物选择与使用时机

抗菌药物使用：按照《抗菌药物临床应用指导原则》（卫医发［2004］285 号）执行，并结合患者的病情决定抗菌药物的选择与使用时间。

4. 手术并发症

①骶前出血；②切口感染；③吻合口瘘；④肠梗阻；⑤排尿障碍；⑥性功能障碍；⑦排便困难或便频；⑧人工肛门并发症。

（二）化学药物治疗

化疗主要用于手术前、术中及术后的辅助治疗及对不能手术、放疗的患者作姑息治疗；常用药物是 5-FU 及衍生物，近年大肠癌化疗进展很快，新药草酸铂、希罗达、开普拓（CPT-11）等经临床验证较好。目前，大肠癌最常用的化疗方案是以 5-FU 为基础的联合化疗。

1.适应证

（1）术中的辅助治疗（术前的辅助化疗尚在探索阶段）。

（2）Dukes' B、C 期患者的术后辅助化疗。

（3）晚期肿瘤不能手术或放疗的患者。

（4）术后、放疗后局部复发或远处转移者。

（5）KPS（Karnofsky）评分在 50 ~ 60 分及其以上者。

（6）预期生存时间大于 3 个月以上者。

2.禁忌证

（1）骨髓造血功能低下，白细胞在 $3.5 \times 10^9 / L$ 以下，血小板在 $80 \times 10^9 / L$ 以下者。

（2）有恶病质状态者。KPS 评分在 40×50 分以下（ECOG 评分 2 分）。

（3）心、肝、肾功能严重障碍者。

（4）有较严重感染者。

3.辅助治疗方案

适用于根治术后的 Dukes' B、C 期的患者，以减少术后复发，提高治愈率。对于无法行根治性切除的患者及术后复发、转移、无法再次手术的患者，化疗可能缓解症状、延迟生命，甚至为再次手术创造可能。

4.化疗的不良反应

（1）骨髓抑制 大多数抗癌药均有不同程度的骨髓抑制。化疗期间应定期检查血常规。常用升白细胞药物有 G-CSF、GM-CSF、利血生、升白安等。

（2）胃肠道反应 恶心、呕吐是抗癌药引起的最常见的毒副作用。常用的止呕药有枢复宁、凯特瑞（康泉）、灭吐灵、地塞米松等。化疗药物会引起口腔炎、口腔溃疡，治疗以局部对症治疗为主。化疗药物还可以引起腹泻和便秘。

（3）脏器功能损害 某些化疗药物可引起心脏、肺、肝、肾功能损害。

（4）脱发 脱发是很多化疗药物的常见毒副反应。

（5）局部毒性 很多化疗药物可引起不同程度的静脉炎，药物一旦外渗，可导致局部组织坏死。

（6）神经毒性 铂类、5- 氟尿嘧啶等可引起神经毒性。

（7）过敏反应 远期毒性可包括致癌作用、不育、致畸等。

（三）放射治疗

大肠癌绝大部分为腺癌，对放射线敏感性低，治疗以手术为主，放疗主要为辅助手段。对部分结肠癌，放疗仅起姑息治疗作用。肛管癌大多为鳞状细胞癌，以放疗为主。

1.直肠癌的放疗 按目的分根治性放疗、辅助性放疗和姑息性放疗三部分：

（1）根治性放疗 仅适于早期直肠癌和肛管癌。

（2）辅助性放疗 术前放疗可以缩小肿瘤利于手术切除，提高保肛率，减少手术后局部复发，提高生存率，适于局部晚期患者。可选择高能 X 线或钴 60γ 线，采用盆腔后野及两侧野，或前后左右四野照射。肿瘤中心剂量给予 $30 \times 45Gy / 2 ~ 5$ 周，一般 2 ~ 4 周后手术。术中放疗，适于手术不能切除或不能完全切除者，用高能电子线行一次高剂量照射。术后放疗适于局部晚期患者，术后照射选择高能射线，一般给予 40 ～ 60Gy。

姑息性放疗适于首发或局部复发无法行手术切除患者，达到缩小肿瘤，减轻疼痛，止血等目的。剂量一般在 60Gy 左右。

2.直肠癌放射治疗的不良反应

盆腔的正常器官如小肠、大肠、膀胱和皮肤等受到照射后会出现不同程度的反应。主要表现为食欲下降、恶心呕吐、腹痛、大便次数增多、便血、里急后重、直肠疼痛、尿频、尿急、尿痛、排尿困难、血尿、皮肤色素沉着、脱屑、湿性皮炎等症状，严重者还会出现肠梗阻、肠穿孔（尤其是术后放疗者，由于部分小肠粘连于盆底，放疗期间此段小肠所受放射剂量可能超过正常耐受剂量而导致坏死、穿孔，或肠壁严重纤维化引致日后肠梗阻）、膀胱挛缩、输尿管梗阻肾盂积液和皮肤溃疡等。股骨头受到照射后少数患者会出现股骨头坏死。

3.放疗禁忌证

（1）严重消瘦、贫血者。

（2）经治疗不能缓解的严重心、肾功能不全者。

（3）严重感染或脓毒血症者。

（4）局部已不能忍受再次放疗者。

（5）白细胞低于 3×10^9 / L，血小板低于 80×10^9 / L，血红蛋白低于 80g / L，一般暂停放疗。

二、中医治疗

（一）中药辨证论治

1.湿热内蕴证

治法：清热祛湿，解毒散结。

方药：清肠饮（《辨证录》）加减。

槐花 10 克，地榆 15 克，白头翁 15 克，败酱草 30 克，马齿苋 30 克，黄柏 10 克，苦参 10 克，生薏苡仁 30 克，黄芩 10 克，赤芍药 10 克，炙甘草 6 克。

临证加减：湿热甚可加虎杖、土茯苓；血热瘀阻可加生地黄、牡丹皮；热结便秘可加甜瓜子、大黄；便血多可加大小蓟、三七等。

2.瘀毒结阻证

治法：清热散结、化瘀解毒。

方药：膈下逐瘀汤（《医林改错》）加减。

当归尾 12 克，红花 10 克，桃仁 10 克，赤芍药 10 克，丹参 30 克，生地黄 15 克，川芎 10 克，生薏苡仁 30 克，半枝莲 30 克，藤梨根 30 克，败酱草 30 克，炮山甲 15 克。

临证加减：便血多者，可加血余炭，地榆炭、参三七等。

3.脾肾阳虚证

治法：温补脾肾。

方药：附子理中汤（《阎氏小儿方论》）合四神汤（《证治准绳》）加减。

制附子 12 克，党参 30 克，白术 15 克，茯苓 12 克，薏苡仁 30 克，补骨脂 10 克，诃子 10 克，肉豆蔻 10 克，吴茱萸 10 克，干姜 10 克，陈皮 10 克，炙甘草 10 克。

临证加减：泻利不止可加罂粟壳、白槿花、赤石脂等；肾阳虚者可加肉桂、巴戟天、淫羊藿等。

4.气血两虚证

治法：益气补血。

方药：八珍汤（《正体类要》）加减。

党参 30 克，当归 10 克，茯苓 10 克，炙黄芪 30 克，熟地黄 10 克，白芍药 12 克，川芎 10 克，升麻 6 克，白术 12 克，丹参 15 克，陈皮 10 克，八月札 20 克，炙甘草 10 克，生姜 6 克，大枣 15 克。

临证加减：脱肛下坠、大便频频可加升麻、葛根；心悸失眠可加酸枣仁、远志等。

5.肝肾阴虚证

治法：补益肝肾。

方药：知柏地黄丸（《医宗金鉴》）加减。

生地黄 24 克，熟地黄 24 克，知母 12 克，黄柏 10 克，白芍药 12 克，牡丹皮 10 克，山萸肉 10 克，五味子 6 克，麦冬 10 克，泽泻 6 克，沙参 20 克，枸杞子 15 克，陈皮 10 克。

临证加减：阴虚甚，可加鲜石斛、天花粉等；大便秘结，可加火麻仁、瓜蒌仁、制大黄、白蜜等。

（二）大肠癌术后肠道功能紊乱施治

大肠癌术后肠道功能紊乱常见的症状有厌食、腹痛、腹胀、便溏、便秘、便溏或便秘交替出现、里急后重，严重者表现为营养不良或腹水。

改善患者肠道功能，首先应调适心态，可排除肿瘤复发或合并感染情况后，应放松心情，正确对待，了解其在一定时间（约 2 年）后可以达到逐步缓解。

注意饮食的合理搭配，避免生、冷、辛、辣食物刺激肠道，应多进食新鲜水果、蔬菜等含有丰富纤维素的食物。注意腹部的保暖，避免伤其阳气，使脾胃更加虚弱。

中药治疗主要从改善患者体质入手，健运脾胃、补中益气、利水渗湿是常用的方法。在临床上常将大肠癌术后肠道功能紊乱分为四型：

（1）脾胃虚寒，症见倦怠无力，面色无华，腹部隐痛，喜按，大便溏，治疗以补气为主，常用黄芪、人参、肉桂、吴茱萸等药物。

（2）中气下陷，症见气短、少气无力、纳后腹胀、便溏甚至大便失禁，可服用补中益气丸，红枣、人参等。

（3）肝气犯胃，症见口干、口苦，烦躁胸闷，喜太息、大便不畅，泻后不解，常见柴胡、郁金等配合健脾药物治疗，可食用芹菜、豆芽菜、陈皮、金橘等。

（4）湿盛型，症见厌食恶心、大便溏、里急后重、四肢沉重，常用参芪白术散等，可以使用茯苓、白扁豆、薏苡仁等。

肠癌手术后肠道功能紊乱除了使用中药外，也可以用一些中医传统方法进行治疗如耳穴、足底按摩、推腹按摩、穴位按压的方法、促进肠道功能的恢复。

（三）中药精选

1.白花蛇舌草

味性归经：苦、甘、寒，归心、肝、脾经。

功效：清热解毒，利湿消肿，活血止痛。

临床应用：多用治疗消化系统肿瘤，及子宫、淋巴、鼻咽部肿瘤等。

用量用法：10～60克，水煎服。

2.红藤

味性归经：苦，平。归大肠经。

功效：清热解毒，活血止痛。

临床应用：用于湿毒蕴结、下注大肠、瘀滞积聚的结肠、直肠癌。

用量用法：15～30克，水煎服。

古代文献：《本草图经》："行血，治血快"。

3.菝葜

味性归经：甘、酸、平、温。归肝、胃、肾、大肠、膀胱经。

功效：败毒抗癌、收涩敛血、消肿止痛。

临床应用：用于治疗大肠癌、晚期食管癌、原发性肝癌、支气管肺癌。

用量用法：煎剂12～30克。酒剂7.5～15克。丸散9～18克。外用适量。

《本草纲目》："本品味甘、酸、平、温，无毒。主治腰背寒痛，风痹。益气血、止小便利。治时疾温瘴，补肝经风虚，治消渴、血崩、下痢等"。

4.苦参

味性归经：苦、寒。归心、肝、胃、大肠、膀胱经。

功效：清热燥湿，杀虫利尿。

临床应用：用于治疗肠癌、胃癌、肝癌、白血病、宫颈癌等恶性肿瘤。

用量用法：6～15克，水煎服；外用适量。

《神农本草经》："主心腹气结，癥瘕积聚，黄疸，溺有余沥，逐水，除痈肿"。《本草纲目》："治肠风泻血，并热痢"。

【法医学鉴定】

一、大肠癌误诊、漏诊的法医学鉴定，重点把握医院的诊断依据和诊断步骤。

（一）诊断依据

根据《临床诊疗指南·外科学分册》（中华医学会编著，人民卫生出版社，2007），《临床技术操作规范·普通外科分册》（中华医学会编著，人民军医出版社，2006），《美国国立综合癌症网络（NCCN）结肠癌临床实践指南（中国版）》（2009年）。

1.腹胀、腹痛、大便习惯改变、便血、贫血等临床表现，体格检查发现腹部肿块。

2.大便隐血试验多呈持续阳性。

3.影像学检查提示并了解有无器官和淋巴结转移。

4.纤维结肠镜检查明确肿瘤情况，取活组织检查作出病理诊断。

5.术前应判断是早期结肠癌还是进展期结肠癌，并根据上述检查结果进行临床分期。

（二）诊断步骤

诊断目的在于明确有无癌前病变、有无肿瘤、性质为良性或恶性、肿瘤已涉及范围。

诊断大肠癌的步骤应按病史、体检、实验室检查、X线检查、B超、内镜等顺序进行，必要时辅以CT、MRI、放射性核素发射型计算机断层扫描（ECT）等检查以了解病灶及转移情况。

1.病史应详细、完整。体格检查应全面、正确，并按要求详细记录，强调对家族肿瘤史的询问与记录。

2.询问病史的内容和体格检查的项目可参见有关模式病历的内容及项目。

3.直肠指检 这对直肠癌的诊断极为重要，大部分直肠癌可经直肠指检发现肿块。对每一个有肠功能性疾患、全身慢性消耗性体征或急腹症患者，均应作直肠指检。指检时应先将食指按摩肛门后壁，使肛门括约肌松弛，在嘱患者作深呼吸的同时，将食指缓缓推进。检查时应了解肛门或直肠有无狭窄，如发现有肿块，应明确其部位、大小、硬度、形态、基底部活动度、黏膜是否光滑，有无溃疡，有无压痛，是否固定于骶骨、盆骨。若病灶位于直肠前壁时，对男性应查明它与前列腺的关系，对女性应明确病灶是否累及阴道后壁。将检查结果详细绘图说明。结肠癌盆腔种植也可经直肠指检发现。

4.对直肠指检阴性者，应进一步作大便潜血试验，必要时作钡灌肠X线检查、内镜检查。直肠指检阳性者，应作内镜、细胞学或取活体组织作病理学检查。

上述各项检查均存在一定的局限性，需结合病史、体检及各项检查结果综合分析。

二、直肠癌医疗纠纷法医学鉴定

实例资料示

检案摘要

陈某某（男性，65岁）于2014年1月27日因右下腹疼痛至某市医院就诊，该院行"阑尾切除术"，术后无排便排气，后转至省医院，诊断为急性肠梗阻、直肠癌、感染性休克等，并先后行剖腹探查术、乙状结肠切除、远端封闭、近端造瘘，大部回肠切除、回肠造瘘术、直肠癌切除、小肠造口回纳术。为正确审理此案，人民法院委托我所就市医院对陈某某的诊疗行为是否存在过错及过错参与度、陈某某的伤残等级（按照《道路交通事故受伤人员伤残评定》标准）进行法医临床鉴定。

检验过程

（一）检验方法

1.遵循医学科学原理，法医学理论与技术，详细审阅并摘录送鉴材料，邀请有关专家会诊讨论、召开医患双方听证会、进行综合分析。

2.适用标准

GB 18667-2002《道路交通事故受伤人员伤残评定》。

（二）资料摘抄

1.市医院住院病案（住院日期：2014年1月27日至2014年1月30日）综合摘录：

（1）摘自入院录及出院小结：

入院情况：患者以"右下腹疼痛4小时"为主诉入院。入院查体：体温39.6℃，腹平坦，未见腹壁静脉曲张，未见胃肠型及胃肠蠕动波，腹肌稍紧张，未及包块。肝脾肋下未触及，右下腹压痛、反跳痛明显，余腹部无明显压痛及反跳痛，结肠充气试验阳性，腰大肌试验阴性，闭孔内肌试验阴性，双肾区叩击痛阴性，移动性浊音阴性，肠鸣音4次/分，音调高。肛门无特殊。直肠指诊：直肠壁光滑，未触及结节、肿块，指套退出无染血。

治疗经过：入院后完善检查，急诊在腰硬联合麻醉下行"阑尾切除术"。术后补液、抗感染治疗，术后患者肛门无排气、排便，腹胀症状进行性加重。术后患者癌胚抗原回报高，考虑术后麻痹性肠梗阻可能，结肠肿瘤引起梗阻不能排除。给予灌肠、胃肠减压等对症处理后，肠梗阻无明显好转，患者要求出院，转上级医院继续治疗。

出院诊断：①阑尾切除术后肠梗阻原因待查：结肠肿瘤？麻痹性肠根阻？②急性化脓性阑尾炎；③双肺肺炎伴双侧胸腔积液；④低蛋白血症。

（2）摘自2014年1月27日手术记录：探查腹腔，于盲肠后位探及阑尾，见阑尾充血，肿胀明显，长约8cm，直径约1.0cm，表面有脓苔，未见穿孔。

（3）摘自2014年1月29日病理检查报告单：

标本检查：送检阑尾切除标本，长5cm，直径0.7cm，质中。

病历诊断：慢性阑尾炎急性发作。

（4）摘自护理记录：

2014年1月27日4:40Pm体温39.6℃，患者步行入室，诉脐周持续性闷痛、腹胀、压痛明显，排黄色稀便4次，每次量中，无诉恶心、呕吐。口唇、面色及甲床红润，无诉头晕、头痛，报告医生，嘱卧床休息。

5:30Pm 体温39.5℃，体温仍高，报告医生，拟急诊行阑尾切除术。

7:30Pm 体温39.7℃，血压：80/50mmHg，术毕平车返回病房。

8:05Pm～11:30Pm 血压持续于70～90/45～50mmHg，9:00Pm予以多巴胺。

2014年1月28日7:00Am仍未排气。

2014年1月29日8:40Pm患者诉左下腹针刺样疼痛，腹胀、腹肌紧张，遵医嘱予开塞露及止痛药应用。

2014年1月30日，8:00Am患者仍诉腹胀、腹肌紧张、腹部膨隆，无诉腹痛，遵医嘱予低压灌肠一次，量约100ml。

8:30Am 仍未排气。

10:00Am 遵医嘱改为禁食、留置胃肠减压管。

2:00Pm 自行使用开塞露后排鲜血样便两次，量约10ml。

7:00Pm 肥皂水低压灌肠一次。

9:30Pm 血压162/109mmHg患者腹部膨隆，腹肌紧张，诉腹痛、腹胀明显，血压高，心率快，呼吸急促，口唇、面色及甲床红润，报告医生，遵嘱急查腹部CT。

10:30Pm 未排气，患者腹部仍膨隆，腹肌紧张，诉腹痛、腹胀明显，血压高，心率快，呼吸急促，口唇、面色及甲床红润，医生建议急诊行"剖腹探查术"，患者及家属要求转上级医院治疗。

（5）摘自病程记录：

1月27日查体：腹稍紧，未见包块，右下腹压痛、反跳痛明显，结肠充气试验阴性、肠鸣音4次/分，目前诊断：急性阑尾炎？患者目前腹痛症状明显伴发热，有手术指征，嘱完善术前准备，拟行急诊手术。

1月28日术后第1天，腹稍紧张，无畏冷、寒战、发热、腹泻等，肛门未排气，排便。继续给予奥硝唑、头孢美唑抗感染、补液、营养支持、换药等处理。

1月29日术后第2天，目前患者腹胀明显，考虑术后肠麻痹引起可能，嘱多下地活动，促进肠道功能恢复。

1月30日10:38Am肛门无排气、排便，辅助检查：2014年1月28日化学发光免疫检测：甲胎蛋白1.61ng/ml，癌胚抗原23.13ng/ml。患者腹胀明显，考虑术后肠麻痹可能，嘱今日给予胃肠减压及低压灌肠等处理。患者CEA高，需警惕肠癌可能。

1月30日患者仍诉腹胀、腹痛明显，呼吸急促，肛门无排气。查体：体温39.6℃，血压183/105mmHg，腹膨隆，全腹肌紧张，压痛、反跳痛明显，肠鸣音弱。辅助检查：急诊复查全腹部CT示：阑尾炎术后，腹膜炎、腹腔积液积气，肠梗阻。直肠上段及乙状结肠肠壁增厚。患者腹胀、腹痛明显，结合急诊CT结果，考虑术后肠道肿瘤引起肠梗阻可能，建议患者行剖腹探查。

（6）摘自检验报告：

2014年1月27日1:56Pm血常规：白细胞计数$6.04×10^9$/L，中性粒细胞百分比88.4%。11:03Pm白细胞计数$3.58×10^9$/L，中性粒细胞百分比83.6%。

（7）摘自CT报告单：

2014年1月27日，肠内容物较多；肠系膜及腹膜周围间隙稍模糊，腹膜炎？盲肠周围少许积液，需警惕阑尾炎可能。

2014年1月31日，阑尾炎术后，腹膜炎，腹腔积液积气，肠梗阻。直肠上段及乙状结肠壁增厚，盆腔淋巴结肿大。

2.省医院住院病案（住院号：893607；住院日期：2014年1月31日至2014年4月14日）综合摘录：

（1）摘自出院记录：

入院情况：患者，男性，57岁，退休，某市人，3天前因"急性阑尾炎"于外院行阑尾切除术，因"腹痛、腹胀、肛门停止排气排便3天"入院。

查体：腹膨隆，皮肤水肿明显，右下腹见5cm手术切口，全腹肌紧张，左下腹压痛，无反跳痛。肛门指诊：距肛门口10cm处可触及肿块下缘，指套染血。

治疗经过：入院后考虑急性腹膜炎，肠梗阻，直肠癌可能，于2014年1月31日行剖腹探查术，术中见大量粪性腹水及肠内容物约1000ml，原发肿瘤位于腹膜返折附近，大小约6cm×4cm×3cm，绕直肠整周，浸润浆膜层；肠系膜可见大小不等淋巴结，致近端梗阻，水肿增厚明显；直肠乙状结肠交界处系膜缘可见一穿孔，大小约3cm×2cm，可见粪性内容物漏出；距回盲部约15cm处开始约150cm回肠发黑、无蠕动及血管搏动，术中与家属沟通后，决定行部分乙状结肠切除、远端封闭、近端造瘘；大部回肠切除、回肠造瘘；腹腔冲洗引流术。术后生命体征不稳定，带气管插管送ICU监护，输液、营养支持、亚胺培南及大扶康抗感染处理。病情稳定后转我科（胃肠外科）继续营养支持、抗感染治疗，期间出现创口感染，予以换药、清创处理后愈合。后患者小肠造瘘排出较多肠液，含有未消化食物，同时有肝功能损害，考虑存在断肠可能，予营养支持，生长抑素抑制消化液分泌，禁食等处理。并与家属沟通，尽早行小肠造瘘回纳手术，于2014年3月19日行直肠癌切除、小肠造口回纳、腹腔粘连松解术。术中见腹腔无明显种植，小肠肠壁水肿充血明显；

盆底、后腹膜于小肠间有一小脓肿约 3cm 大小；另见直肠肿块位于腹膜返折上方约 5cm 处，大小约 6 cm×5cm，累及浆膜面及周围邻近组织，周围有肿大的淋巴结，质地软；探查余小肠及结肠无殊。术后给予支持治疗，抗感染处理，出现创口感染，给予换药、清创。

出院诊断：感染性休克，急性弥漫性腹膜炎，乙状结肠穿孔，肠坏死，阑尾炎术后。

术后病理报告：肠壁淋巴结 1/2 见癌转移，直肠隆起型高－中分化管状腺癌浸润肠壁全层，标本两切缘未见癌浸润，肠旁淋巴结（2/9）见癌转移。

（三）本所病理组织切片阅片所见

审阅市医院病理组织切片共两张：阑尾切面共三个。阑尾腔内含少量黏液，无明显炎性渗出物，无粪石等异物阻塞；阑尾黏膜上皮完整，无坏死、糜烂或溃疡，固有膜内淋巴组织增生伴生发中心形成；阑尾黏膜下层未见明显充血、水肿、炎性浸润；阑尾肌层无明显充血、水肿、炎细胞浸润，外纵肌层内神经节细胞空泡变形，肌纤维空泡变形，局灶性粒细胞浸润；阑尾浆膜层高度充血、水肿、增厚、散在中性粒细胞浸润，浆膜面有坏死物覆盖。

诊断：阑尾继发性感染（感染来自外脏器）。

（四）审阅 2014 年 1 月 27 日及 2014 年 1 月 30 日某市医院拍摄 CT 片各 2 张：

1.2014 年 1 月 27 日某 X 市医院拍摄 CT 片 2 张：

第 74 ~ 77 幅图像显示上段直肠管腔内可见来自肠壁的肿块，形态不规则，占肠腔 3/4，最大直径 3.5cm。盆腔淋巴结肿大。

CT 诊断：直肠肿块，恶性可能。

2.2014 年 1 月 30 日某市医院拍摄 CT 片 2 张：

第 87 ~ 90 幅图像显示直肠内突向肠腔的肿块，形态不规则，最大直径 3.5cm。盆腔淋巴结肿大。

CT 诊断：直肠肿块，恶性可能。

（五）听证会相关情况

因被鉴定人目前体质虚弱，不能到本所鉴定。家属介绍患者目前未行肠外营养，未流质饮食状态，稀便，不成形，4 ~ 5 次 / 天。目前体重约 50kg，身高 180cm。

分析说明

根据案情、鉴定材料，并召开听诊会、相关专家会诊，综合分析认为：

（一）有关陈某某的病情

根据市医院住院病案，陈某某以右下腹痛仅 4 小时、体温却高达 39.6℃，右下腹压痛、反跳痛明显、经 CT 检查后诊断为"急性阑尾炎"，并行阑尾切除术。但根据我所审阅该院病理组织切片，系感染来自外脏器的阑尾继发性感染。同时，根据我所审阅 2014 年 1 月 27 日市医院 CT 片提示"直肠肿块，恶性可能"。实际上当时临床表现并非急性阑尾炎，而是直肠肿瘤向系膜缘穿透或小穿孔所致。（见分析 2）。因此，术后仍持续腹痛伴腹肌紧张（根据市医院病程记录及护理记录），直到术后第 3 天（1 月 30 日），体温又升高 39.6℃，出现全腹肌紧张，明显压痛、反跳痛，于 2014 年 1 月 31 日转入省医院，当日即行剖腹探查术，证实直肠乙状结肠交界处系膜缘可见一穿孔，达 3cm×2cm，可见粪性内容物漏出；距回盲部约 15cm 处开始约 150cm 回肠发黑。提示在市医院的三天内陈某某的直肠肿瘤向系膜缘穿透或小穿孔发展成大穿孔，并且并发粪性腹膜炎。

根据省医院手术记录，陈某某"直肠肿瘤大小约 6cm×4 cm×3cm，绕直肠整周，浸润浆膜层"。术后病理报告："肠壁淋巴结 1/2 见癌转移，直肠隆起型高－中分化管状腺癌浸润肠壁全层，肠旁淋巴结（2/9）见癌转移"，提示陈某某的直肠腺癌已属 Dukes 分期 C 期，较晚期。

（二）关于市医院的过错

1.市医院对陈某某的诊治过程中存在误诊急性阑尾炎的过错

根据市医院住院病案，陈某某入院时腹痛仅仅 4 小时，体温已高达 39.6℃，并出现腹稍紧，右下腹压痛、反跳痛明显等腹膜刺激征，提示已存在腹膜炎，这难以用急性阑尾炎解释，而院方未能对此病史引起重视，是造成其误诊"急性阑尾炎"的原因之一。此外，在患者入院时（2014 年 1 月 27 日）拍摄的 CT 上显示直肠上端管腔内可见来自肠壁的肿块，肠壁增厚，肠内狭窄，周围有肿大的淋巴结，院方亦未引起重视，在 CT 报告中未提示直肠上端管腔内可见来自肠壁的肿块，再次错失了正确诊断的机会。再者，手术中只满足于发现阑尾充血、肿胀明显，表面有脓苔，而未在手术中将切除的阑尾纵向剖开，观察阑尾黏膜及黏膜下层的大体病理，又错失了正确诊断的机会。若术中未发现阑尾黏膜下层充血、水肿，应考虑为阑尾继发性感染，感染来自阑尾外脏器，并非阑尾本身，即作进一步腹腔检查，可能发现原发病变。以上 3 点均是造成其误诊误治的原因，如考虑全面的话，是可以避免的。

临床上，急性阑尾炎的误诊并不少见，往往由于患者症状不典型所致，但本例被鉴定人的临床表现不符合急性阑尾炎的表现，结合其 CT 上有直肠的改变、盆腔淋巴结的肿大，应考虑为直肠肿瘤浸润至肠外、穿透肠壁、穿孔，从而出现腹膜刺激征可能，并通过剖腹探查手术仔细探查从而确诊。

2.市医院对陈某某的诊治过程中存在误治的过错

由于市医院误诊为"急性阑尾炎"，使患者接受了一个本来并不需要的"阑尾切除术"，增加了不必要的损伤，而对肿瘤及并发的腹膜炎未加处理，存在误治过错。

直肠癌穿透肠壁甚至穿孔的病案较为少见，且本例被鉴定人既往无腹痛或其他典型症状的描述，对其诊断带来一定的困难。

3.关于陈某某错误诊治的后果及伤残等级

根据陈某某在市医院 2014 年 1 月 27 日手术记录中未见腹腔内有粪性内容物，小肠穿孔、回肠坏死的记载、而在 2014 年 1 月 31 日入住省医院，当日行剖腹探查术的手术记录中有"术中见大量粪性腹水及肠内容物约 1000ml，原发肿瘤位于腹膜返折附近，大小约 6cm×4 cm×3cm，致近端梗阻，水肿增厚明显，直肠乙状结肠交界处系膜缘可见一穿孔，大小约 3 cm×2cm，可见粪性内容物漏出；距回盲部约 15cm 处开始约 150cm 回肠发黑、无蠕动及血管搏动"。因此，市医院延误直肠癌穿透肠壁诊治三天的过错引起直肠癌肠梗阻、直肠乙状结肠交界处系膜缘 3 cm×2cm 穿孔、小肠穿孔、回肠坏死 150cm 并因此切除回肠约 150cm、从而必须行小肠造瘘、持续肠外营养、其后再行小肠造瘘回纳手术等后果与市医院的过错有关。而陈某某因直肠癌所行的结肠造瘘术，系其自身疾病治疗的必然结果。因为，即使市医院在陈某某入院时及时诊断出直肠癌穿透，因当时既伴有腹膜炎，又系急诊手术，也只能作结肠造瘘术，不能作一期直肠癌切除术。其理由是作直肠癌切除术前必须作结肠清洗、消毒的"结肠准备"，而急诊手术前无法作此准备，否则极易形成吻合口瘘及严重的腹腔感染威胁生命。至于目前体质虚弱等后果也与陈某某的直肠腺癌已属 C 期有一定关系。

一般成人回肠长度约为 360cm，回肠具有明显减慢肠内容物的作用，当回肠切除后，可引起胆盐及脂肪吸收不完全。本例陈某某的回肠切除达 150cm，可影响其消化吸收。比照《道路交通事故受伤人员伤残评定》第 4.8.6（a）条、4.10.6（a）条之规定，其小肠坏死并切除影响消化吸收评定为八级伤残、阑尾切除术后评定为十级伤残。

而陈 XX 因直肠癌行结肠造瘘术，系其自身疾病治疗的必然后果，故不再据此评定伤残等级。

4. 关于院方过错与后果的参与程度

根据现有病史，被鉴定人陈某某自身疾病较为严重，直肠癌已属 C 期，预后较差，其目前后果如直肠穿孔、结肠造瘘、体质虚弱、稀便、不成形、4～5次/天、体重仅50kg等，主要系其自身疾病所致。但院方误诊"急性阑尾炎"，使被鉴定人接受了一次不必要的"阑尾切除术"，手术前考虑不周、手术中检查不仔细等过错，与患者直肠乙状结肠交界处系膜缘 3cm×2cm 穿孔、小肠穿孔、回肠坏死 150cm 并因此切除回肠约 150cm、手术后一段时间必须接受肠外营养等后果存在因果关系，况且上述过错并非难以避免。基于临床上急性阑尾炎的诊断有时比较困难，误诊并不少见，直肠癌穿透肠壁甚至穿孔的病案较为少见，故综合分析认为医院过错应为次要作用。

鉴定意见

1. 某市医院在对被鉴定人陈某某的诊治过程中存在过错，与其损害后果之间存在因果关系，医疗过错行为应为次要作用。

2. 被鉴定人陈某某小肠坏死并切除影响消化吸收相当于道路交通事故八级伤残、阑尾切除术后相当于道路交通事故十级伤残。

第五节 原发性肝癌

【概述】

原发性肝癌（以下简称肝癌）（PHC）属于肝脏上皮性恶性肿瘤中的一类。通常原发性肝癌主要包括肝细胞癌、肝内胆管癌、肝细胞及胆管混合癌三种细胞类型。我国原发性肝癌 90% 以上为肝细胞癌，肝内胆管癌、肝细胞及胆管混合癌各占约不到 5%。

肝细胞癌的病因被认为与乙型或丙型病毒性肝炎、黄曲霉素的污染以及饮水污染有关，个体或家族的易感性亦被认为是重要因素。在我国乙型病毒性肝炎与肝癌关系最为密切。其他致病因素包括农药、亚硝胺、微量元素、饮酒、遗传因素等。多因素的协同作用受到更多的重视。

肝癌的发生可能是相当缓慢的过程。在内外各种因素如乙型肝炎病毒感染、化学毒素包括真菌毒素之黄曲霉素的作用下，肝细胞经过一系列的转变而来。通常认为有启动、促进、演变等不同阶段。

祖国传统医学中无肝癌的名称记载。但在《黄帝内经》《难经》中有关于肝癌症状的描写，如积聚、黄疸、鼓胀、肋痛、肝壅、肥气等。中医学认为肝癌的发生与感受湿热邪毒或长期饮食不节嗜酒过度，以及七情内伤等引起机体阴阳平衡失衡有关。但肿瘤的发生常常是由于各种致癌因素与人体长期相互作用，且机体的防御功能不足所致。如《医宗必读》指出"积之成也，正气不足，而后邪气踞之"，正说明正气虚损、邪气乖袭、邪凝毒聚、日久成积所致。

肝癌的病机是"因病至弱"。肝部肿瘤多与郁火化毒有关，局部肿块是凝血、积滞、痰凝、热毒等在一定环境下相互聚结而成，久而成积聚结块。

【临床诊断】

一、西医诊断

（一）诊断步骤

通常应先考虑作定性诊断，然后作定位诊断。由于影像技术的发展，许多定位诊断技术亦有定性诊断的功能。肝癌的定性诊断除症状、体征外，甲胎蛋白（AFP）检测是主要措施，一般健康人血浆 AFP 浓度低于 25ug / L。血清 AFP 测定结果大于 400ug / L，或含量有不断增高者，更应高度警惕。肝癌患者血清 AFP 含量变化的速率和程度与肿瘤组织分化程度高低有一定相关性，分化程度较高的肿瘤 AFP 含量常大于 200 ug / L。

血清 AFP 含量升高也可见于其他疾病，例如睾丸癌、畸胎瘤、胃癌、胰腺癌等。值得注意的是某些非恶性肿瘤病变，如病毒性肝炎、肝硬化，有肝损伤及肝细胞再生时 AFP 水平亦可升高，故必须通过动态观察 AFP 含量和 ALT 酶活性的变化予以鉴别诊断。其他肝癌标志物有 γ- 谷氨酰转肽酶同工酶（GGT- Ⅱ）或异常凝血酶原（DCP）等。定位诊断中实时超声因其经济、安全、易行、无损伤为首选的检查方法，必要时行CT或MRI检查，仍不能明确时考虑动脉造影等侵入性检查。肝穿刺活检宜在上述检查不能明确诊断，或无条件做CT、MRI、肝动脉造影，而有明确的肝占位性病变时考虑。经各种检查仍无法作出诊断者，必须严密随访。

通过上述诊断步骤以期早发现小肝癌与早期肝癌。小肝癌的经典定义为直径 ≤ 5cm 的肝癌，但小肝癌不完全等同于早期肝癌。有些小肝癌早期出现微小转移灶，或出现血管侵犯，这样的小肝癌治疗效果不佳。

早期肝癌是指单发肝癌或多发（数量 ≤ 3）肝癌最大直径 3cm，并且没有出现肝血管侵犯及其他肝脏转移。早期肝癌可以进行治愈性治疗，主要治疗手段包括射频治疗、肝肿瘤切除术和肝移植。

（二）诊断方法

1. 早期肝癌　肝癌早期无症状或症状不明显，往往容易被忽视和漏诊。通过定期对高危人群进行筛查，可显著提高肝癌早期诊断率。常用的筛查手段包括每 3 ~ 6 个月接受一次 AFP 检测和影像学检查等。AFP 目前仍是诊断肝癌的最常用、特异性最强的肿瘤标志物。肝癌患者中 AFP 阳性率 60% ~ 70%，应定期检测和动态观察，且须借助于影像学检查来明确诊断。在早期肝癌的诊断和鉴别诊断方面，常用的 B 超、CT、磁共振成像（MRI）等影像学检查方法近年来也取得了显著进展。3 种常用影像学检查技术，各有特点，优势互补，应结合实际情况综合运用，以充分发挥各种手段诊断肝癌的优势。

2. 中晚期肝癌　中晚期肝癌可出现食欲减退，腹部闷胀，消化不良等反应，伴有恶性、呕吐；右上腹隐痛，肝区可有持续性或间歇性疼痛；晚期肝癌患者还常伴有乏力、进行性消瘦、不明原因的发热、黄疸等症状。患者可因合并肝硬化、肿瘤生长等因素而影响肝功能，表现为氨基转移酶等指标升高，血清白蛋白降低，凝血功能异常、AFP 升高等。通过超声、CT、MRI 等影像学检查可明确诊断中晚期肝癌。多排螺旋 CT 的三维重建和血管重建成像有助于对中晚期肝癌进行全面评估，指导临床治疗。静态常规肝功能检测和动态实时定量的肝功能评估（吲哚菁绿清除试验），也是对中晚期肝癌进行全面评估的重要组成部分。

（三）病理

原发性肝癌主要有三种组织学类型，即肝细胞癌、胆管细胞癌和混合型肝癌。肝细胞癌是原发性肝细胞癌的主要类型，占原发性肝癌中的 80% ~ 90%。

大多数的肝细胞癌发生在肝硬化的基础上，多为大结节性肝硬化，小结节肝硬化较少见。肿瘤切面成灰白色，也可因脂肪浸润呈黄色，分化较好的肝癌因产生胆汁而成绿色。有时，在切面上可见门静脉、肝静脉癌栓。

1. 肝细胞癌的大体分型　肝细胞癌的大体形态学分型尚不同一，我国常用的形态学分型为：

（1）弥漫型　癌结节小，呈弥漫性分布，与肝硬化易混淆。

（2）块状型　癌结节一般 > 5cm，其中 > 10cm 的巨块型。常见亚型有单块型，融合块型，多块型。

（3）结节型　癌结节一般 < 5cm，常见的亚型：单结节，融合结节，多结节。

（4）小癌型　单个癌结节直径 ≤ 3cm，或相邻两个癌结节直径之和 ≤ 3cm。

2.肝细胞癌的显微结构特征　显微镜下，癌细胞不同程度上保留了肝细胞的一些形态特点。高分化的癌细胞，胞浆丰富，颗粒状，嗜伊红；核大，不规则。浓染，核分裂相多见，可见巨核和异常的核分裂相。细胞间可见扩张的充满胆汁的毛细胆管。癌细胞通常排列成不规则、粗细不等的小梁状，小梁间的血窦衬以扁平的内皮细胞，Kupffer 细胞少见。分化差的癌更嗜碱性，呈多型性，失去了肝细胞的形态特点，更像象间质细胞。结构上失去了梁状结构，细胞丰富，细胞间缺乏血窦和管状结构，巨核细胞多见。

肝细胞癌的病理分级主要依据 Edmondson 分级：

Ⅰ级：癌细胞分化最好，形态与正常细胞相似，胞质嗜伊红明显，见胆汁小滴，核质比列接近正常，核圆而规则，核仁明显，分裂相少；细胞排列成梁状，衬以单层的内皮细胞。

Ⅱ级：癌细胞略显异形，胞质中颗粒明显，略嗜苏木素，内有较多的胆汁小滴；胞核较大，核质比例增大，染色深浅不一，核仁明显，分裂相增多；常见腺泡状排列。

Ⅲ级：癌细胞异形明显，胞质嗜苏木素，胆汁小滴少见；胞核大而不规则，核质比例明显增大，出现瘤巨细胞，染色质粗而不均匀，染色不一致，核仁明显且增多，分裂相多；细胞排列较不规则，偶见索状。

Ⅳ级：癌细胞变异甚大，常见较多的索型细胞；胞质少，核质比例明显增大，胞核大，染色不均匀，核仁不规则；细胞排列紊乱松散，无一定的结构，偶见血窦。

透明细胞癌是肝细胞癌中的一种类型，在肝细胞癌中约占 10%，胞浆内富含糖原物质而呈透明状，容易和转移性的肾透明细胞癌混淆，细胞内含有胆汁小滴和梁状的排列可资鉴别。

纤维板层肝癌是肝癌的特殊类型，以癌细胞巢间出现大量平行排列的板层状纤维组织为特点，多见于 25 岁以下的年轻人，常不伴 HBV 感染和肝硬化，甲胎蛋白可以升高，但多不超过 250μg/L，手术切除率较高，切除后较少复发。大体形态上，肿瘤成单个的结节状，切面呈白色或棕褐色，内部可有钙化，显微镜下，细胞嗜伊红染色深，核分裂相和多核巨细胞少见，可见大量的平行排列的纤维间质，将癌细胞间隔成柱状或结节状团块。

3.胆管细胞癌形态学和组织学特征　胆管细胞癌约占原发性肝癌中的 10%。

具体形态可呈巨块型、结节型、弥漫型；癌肿呈灰白色、质硬，一般不伴有肝硬化。

组织学上。癌细胞呈柱状或立方体，胞质呈嗜酸性，无胆汁小滴，偶有黏液分泌；排列成腺泡、囊状或乳头状；间质组织多。

4.混合型肝癌　包含肝细胞癌和胆管细胞癌，有三种亚型：

（1）两种癌细胞并存，但截然分隔，不相混杂。

（2）细胞形态介于两者之间，难以分别。

（3）两种癌细胞混杂，此亚型最常见。

5.肝母细胞瘤　系儿童原发性恶性肝脏肿瘤，由上皮和间叶构成有两种组织类型：①上皮型：来源于内胚层肝细胞，又分为胚胎型和胎儿型。②上皮间叶混合型：间叶成分包括原始间叶梭型细胞、成纤维细胞、骨样组织和局限性钙化，此外，尚可有软骨、横纹肌以及造血组织。

6.原发性肝癌的转移

（1）血行转移　肝癌可通过门静脉或肝静脉发生肝内或远处的转移。肝内转移最为常见，可形成多个卫星结节灶。远处转移最常见的是肺，其他的依次为骨、肾上腺、脑。

（2）淋巴道转移　淋巴转移多侵犯肝门淋巴结，也可侵犯胰周、腹主动脉旁、腹后膜、纵隔甚至锁骨上淋巴结。

（3）直接浸润　可侵犯临近的器官，如膈肌、胃、结肠等。

（四）分期

1.TNM 系统

Tx：原发肿瘤不能确定

Tis：原位癌

T0：无原发肿瘤证据

T1:孤立肿瘤没有血管受侵

T2:孤立肿瘤,有血管受侵或多发肿瘤直径≤ 5cm

T3：多发肿瘤直径 > 5cm 或肿瘤侵及门静脉的主要分支或肝静脉

T4：肿瘤侵及周围组织，除外侵及胆囊

2.TNM 分期

0 期	Tis	N_0	M_0;
Ⅰ期	T_1	N_0	M_0;
Ⅱ期	T_2	N_0	M_0;
Ⅲ A 期	T_3	N_0	M_0;
Ⅲ B 期	T_4	N_0	M_0;
Ⅲ C 期	任何 T	N_1	M_0;
Ⅳ期	任何 T	任何 N	M_1。

3.临床分期　2001 年中国抗癌协会肝癌专业协会正式修订的 "原发性肝癌的临床分期标准"：

Ⅰa 单个肿瘤最大直径≤ 3cm，无癌栓、腹腔淋巴结及远处转移；肝功能 Child-Pugh 分级标准 Child A 级。

Ⅰb 单个或两个肿瘤最大直径之和≤ 5cm 在半肝，无癌栓、腹腔淋巴结及远处转移；肝功能分级 Child A 级。

Ⅱa 单个或两个肿瘤最大直径之和≤ 10cm，在半肝，或两个肿瘤最大直径之和≤ 5cm、在左右两半肝，无癌栓、腹腔淋巴结及远处转移；肝功能分级 Child A 级。

Ⅱb 单个或两个肿瘤最大直径之和 > 10cm，在半肝，或两个肿瘤最大直径之和 > 5cm、在左右两半肝，或多个肿瘤，无癌栓、腹腔淋巴结及远处转移；肝功能分级 A; 肿瘤情况不论，有门脉分支、肝静脉或胆管癌栓和 / 或肝功能分级 Child B 级。

Ⅲa 肿瘤情况不论，有门脉主干或下腔静脉癌栓、腹腔淋巴结或远处转移之一；肝功能分级 Child A 或 B 级。

Ⅲb 肿瘤情况不论，癌栓、转移情况不论；肝功能分级 Child C 级。

诊断标准　2001 年中国抗癌协会肝癌专业协会正式修订了 "原发性肝癌的临床诊断标准"：

（1)AFP ≥ 400μg / L 能排除妊娠、活动性肝病、生殖腺胚胎源性肿瘤及转移性肝癌等，并能触及肿大、坚硬及有结节状肿块的肝脏或影像学检查有肝癌的占位性病变者。

（2)AFP < 400μg / L,能排除妊娠、活动性肝病、生殖腺胚胎源性肿瘤及转移性肝癌等，

并有两种影像学检查有肝癌特征的占位性病变。或有两种肝癌标志物（DCP、GGT-Ⅱ、AFU、CA19-9、α-L-岩藻糖苷酶（AFU）等）阳性及一种影像学检查有肝癌特征的占位性病变者。

（3）有肝癌临床表现，并有肯定的远处转移灶（包括肉眼可见的血性腹水或在其中发现癌细胞），并能排除转移性肝癌者。

二、中医诊断

症候分类如下：

（一）脾虚证

主症：倦怠，乏力，面色萎黄，腹胀，纳呆，大便溏薄，舌质淡，脉濡。

（二）气滞证

主症：上腹胀或全腹胀满，腹部窜痛，嗳气，胸闷肠鸣，恶心，情志抑郁，舌质黯红，边瘀斑，苔薄白或薄黄，脉弦。

（三）湿热证

主症：黄疸，口苦，胸闷腹胀，胃纳减退，烦热，尿黄或赤，舌苔黄腻，舌质红，脉滑数。

（四）湿滞证

主症：胸闷，上腹胀，不思饮食，大便溏薄，下肢水肿，舌苔白腻，脉濡数。

（五）血瘀证

主症：肝区疼痛，痛处固定不移，拒按，面色鳘黑，皮肤粗糙，舌质紫黯、瘀斑脉细涩。

（六）津涸证

主症：舌干，舌光红绛，苔剥，脉细数，腹水，泄泻，低热，黄疸。

【防未病】

一、防肝癌发生

（一）关注肝癌高危人群定期体检

40岁以上有肝癌家族史者、5年以上肝炎病史或乙肝表面抗原阳性者、5～8年以上酗酒史及确诊肝硬化患者，应当每半年进行一次肝脏检测，以便及早发现疾病。目前认为AFP和B超显像结合，是进行筛查的理想方法，也是发现小肝癌的最佳途径。如果不能肯定诊断，对一些可疑患者，可进一步加做CT或MRI等检查。对于肝癌"高危人群"，每隔6个月进行一次检查。最近报道，患者血浆中筛选到由7个microRNA组成的早期肝癌诊断分子标记物，对小于2厘米的肝癌诊断准确率接近90%。某些血浆microRNA的表达量在肝癌患者与正常人、慢性肝炎和肝硬化之间存在显著差异，可连续动态检测和人群筛查。

（二）科学饮食

健康饮食建议：①饮食多样化；②控制体重；③避免饮食过量；④以蔬菜水果为主；⑤每日食用谷物和豆类；⑥肉食少而精；⑦限制饮酒；⑧低油少盐；⑨少用膳食补充剂；

⑩戒烟。

（三）重视防止肝癌发病的危险因素

1. 肝硬化　目前认为肝硬化是肝癌发生最重要的临床危险因素，任何肝硬化的病因都可导致肝癌。约 80% 的原发性肝癌发生于肝硬化基础上。

2. 肝炎病毒　HBV 和 HCV 是肝癌的主要危险因素。据保守估计，全世界大约 54% 的肝癌归因于 HBV 感染。我国是 HBV 感染重灾区，占全世界 HBV 感染数量的 30% 左右。在 HBV 低流行区，HCV 感染是导致肝癌的主要的病毒原因，在慢性肝炎导致的肝癌过程中，有 31% 归因于 HCV 感染。

主要危险因素为病毒性肝炎（主要为乙型和丙型）、黄曲霉素、饮用水污染、以及过量饮酒等。

二、已知肝癌防复发与转移

肝癌根治性切除后复发与转移的早期发现与治疗是进一步提高疗效的重要关键。关于复发的危险因素，研究资料表明为高 GGT、有症状，伴大结节肝硬化和门静脉癌栓；肿瘤直径 > 2.2cm，有包膜浸润，肿瘤位于深部，侵犯门静脉，以及伴肝内播散者；术后肝炎状态；肿瘤的压力对瘤细胞播散有关，从而认为有包膜浸润者转移多；其他预测因素包括：DNA 倍体，饮酒，增殖细胞核抗原（PCNA）的表达，雄激素受体的表达等。

（一）复发与转移的预防

肝癌转移复发防治包含三大"主角"，分别是：机体、肿瘤、微环境。它们构成一个互相影响、互相作用的三角形。机体，是指患者的神经、内分泌及代谢等情况。例如，患者若经常处于神经高度紧张或巨大压力之中，会使抵抗力减弱，可能促使癌症复发。微环境，是指细胞间质及其中的体液成分，参与构成细胞生存，它的稳定是保持细胞正常增殖、分化、代谢和功能活动的重要条件。

复发与转移的预防分为针对癌和机体两个方面，并可从术前、术中和术后 3 个阶段进行。小肝癌术后应以中医药干预为主；对于大肝癌术后应以中医药联合肝动脉化疗栓塞术（TACE）的中西医结合方法预防治术后复发。

（二）复发的早期发现

肝癌根治性切除后每 2～3 个月随访 AFP 与超声，每 6 个月作肺部 X 线检查，持续 5 年甚至 10 年以上。对 AFP 阳性的肝癌根治性切除后 1～2 个月内 AFP 应降至正常、如在随访中 AFP 又逐步上升，而无肝病活动证据者，应警惕复发；如影像学检查有占位性病变，则复发的诊断可以确立。

（三）复发与转移的治疗

对 AFP 阳性的肝癌根治性切除后，通过用 AFP 监测，可发现亚临床期复发，对复发小肝癌和单个肺转移灶作手术切除可有效延长生存期。

【治已病】

一、西医治疗

肝癌的规范化多学科结合治疗极为重要。

（一）一般治疗

1. 心理平衡疗法

患者从身体出现一些症状后，到经过检查确诊肝癌时，在这整个过程中会产生不同程度反应情绪，一般会经历6个阶段，即体验期、怀疑期、恐惧期、幻想期、绝望期和平静期。在这6个阶段会出现不同的心理症状，如紧张、恐惧、悲观失望等，从而促使身体免疫功能极度下降，势必使病情加重或恶化。所以，精神因素可导致疾病预后的好与差，也可以直接影响到患者的身体免疫系统、内分泌系统和神经系统。通过各种方法的精神治疗，使患者心理上的失调得到平衡，从而加强机体的抗病能力，使疾病得到控制或治愈。因此，要求患者自我调控，养心修性，在接受治疗的全过程中，树立一种超越和静心的心理状态，即培养顽强的信心和坚韧的意志，自觉地节制自己的行为，主动地适应治疗的需要，按照治疗、护理、康复、活动饮食的规律去办，就必然能达到心理平衡的目的。

医务人员宜第一要早期发现，第二要准确判断病情，第三要给予患者最恰当的治疗，要考虑这个患者是什么样的情况考虑他的肝功能情况，考虑到肿瘤的个数大小等等因素来选择治疗方法。可以采取手术治疗、介入治疗、分子靶向治疗，以及系统的口服化疗、静脉化疗等针对性、个性化的治疗方案。肿瘤最怕过度治疗，许多患者并非死于肿瘤本身，而是死于过度治疗，因此在治疗时，尤其谨慎注意放化疗对身体造成的巨大危害。

2. 饮食疗法

饮食疗法在肝癌综合治疗中是不可或缺的一部分。

肝癌患者感到胃口不好，上腹饱胀等，可以吃些容易消化、芳香通气的食品，比如豆腐、草头、鸡肫、鸭肫、百合等。便秘的患者应吃富含纤维的食物及每天喝一些蜂蜜。感到身体疲倦、乏力，大便有时溏薄，舌苔也不厚腻，可以食用一些健脾的食品，比如薏苡仁、赤豆、芋艿、山药等。出现午后持续低热时，可以食用一些清热的水果，夏季的西瓜和秋季的生梨都是清热的佳品。此外，香菇、蘑菇、木耳也可常吃。出现肝区疼痛，可以食用理气止痛的食物如金橘、橘饼、佛手、杨梅、山楂、慈菇等。出现腹水宜吃赤小豆、黑大豆、黄豆、绿豆、百合、冬瓜等。出现黄疸，可食用甘薯、茭白、荸荠、泥鳅、田螺、螺蛳、金针菜、金柑等。

肝癌手术后，以高蛋白质、高维生素饮食为主，如牛奶、鸡蛋、猪肝、鸡肝、山楂、香蕉、石榴、西瓜等食品。很多肝癌患者为术后尽快恢复体力，经常吃些人参、甲鱼等补品，但肝癌切除术后不适合吃过多的营养和补品。

肝癌放射治疗后，饮食以营养丰富而又滋润生津为宜，如莲藕、山萸肉、白扁豆、荸荠、龙眼肉、甜橙、杨梅、葡萄、冬瓜、鸡蛋、鹌鹑蛋、薏苡仁粥等。

肝癌介入栓塞化疗后，以营养丰富，清淡爽口的食物为宜，如薏苡仁、山药粉、鸡蛋、萝卜、莲藕、冬瓜、红枣、橘子、鲜桃、西瓜、鲫鱼等。少量多餐，多食新鲜蔬菜水果，饮用果汁饮料，补充维生素。避免食用太粗硬的食物，以免损伤食管胃底曲张的静脉。

3. 运动疗法 保持固定的运动习惯可以帮助克服癌症本身或是治疗产生的影响，保持运动对患者的康复其实相当重要。运动并非指要相当费力的运动，例如整理环境、游泳或行走都可以尝试。当癌症治疗结束后，运动可以降低包括肿胀、焦虑、疲惫与体重改变等，对于部分癌症也有降低复发率的效果。

（二）治疗方案的选择

在决定肝癌治疗方案之前，详细地评估肿瘤位置，大小，累及范围、有无远处转移，肝功能的代偿情况，以及全身的情况是必要的。

了解肝内肿瘤的大小、位置、数目、有无肝门淋巴结侵犯，主要依赖实时超声、CT及MRI。肝癌常见的远处转移部位为肺、肾上腺、骨骼等。通过胸片检查通常可以发现肺部的转移，因此，原发性肝癌患者应常规做胸片检查；CT或MRI可以发现肾上腺转移，核素骨显像一般不做常规检查，但有骨骼疼痛等怀疑有骨骼转移时，应做全身核素骨显像。通过体格检查、影像学检查以及实验室的检查，通常能够判定肝脏的代偿功能，如根据患者的营养状况、有无肝掌及蜘蛛痣、有无腹水和水肿；CT显示的肝脏的体积；有关血清胆红素、丙氨酸氨基转移酶和天冬酸氨基转移酶、血清白蛋白、凝血酶原时间等评估肝功能的代偿情况的Child-Pugh的分级。

根据肿瘤以及肝功能的情况决定选用手术切除，局部毁损治疗，动脉化疗栓塞，放射治疗，全身化疗等。

1.手术切除治疗　肝癌切除术是目前认为根治肝癌的主要治疗方法之一。

（1）切除适应证　①患者全身情况良好，无严重心、肺、肾功能障碍。②肝脏情况：无腹水，肝功能代偿，包括白/球蛋白不倒置，胆红素在正常范围（排除肿瘤压迫肝门区胆管内癌栓引起的黄疸），丙氨酸氨基转移酶（ALT）<正常值的2倍。凝血酶原时间为正常值50%以上。③肿瘤情况：各种影像学检查提示肿瘤位于肝的一叶或半肝，或3个以下的肿瘤位于肝的一叶或左右肝，有可能切除者；肝癌无远处转移（单个肺转移可同时行肺叶切除）；肝癌较小，位于肝左或右叶，同时伴有第一级门静脉分支或门静脉主干癌栓，有可能切除者；根治性肝癌切除后复发，肿瘤较小或局限。原先不能切除的肝癌经综合治疗后明显缩小者。

（2）肝癌切除后并发症

目前，由于手术切除适应证的准确掌握、经验的提高以及手术技术的进步，手术死亡率已经下降到10%以下。但是，肝癌切除术后的并发症仍然有40%～60%。这些并发症包括：①上消化道出血；②手术断面出血；③肝功能衰竭；④肾功能衰竭；⑤膈下脓肿；⑥顽固性腹水；⑦胆漏；⑧切口感染；⑨胸水；⑩肺部感染；⑪门静脉血栓形成；⑫体静脉血栓形成；⑬肺动脉栓塞；⑭肠系膜动脉血栓形成；⑮弥散性血管内凝血；⑯成人呼吸窘迫综合征等。

手术前对手术适应证的充分评估是减少手术切除术后并发症的关键，应充分评估患者的心、肺、肝、肾功能的代偿情况、以确定患者能否耐受手术切除；应尽量减少术中出血；缩短阻断入肝血流的时间；术后注意纠正水、电解质紊乱。在关腹之前认真检查手术断面有无出血和胆漏是防治术后断面出血、胆漏的关键；对于有中、重度食管静脉曲张患者可在术后适当应用降低门静脉压力、制酸等措施，以减少上消化道出血的机会；对于肝硬化严重的患者，术后应加强支持、保肝措施；保持腹腔引流管的通畅，鼓励患者早日下床活动、有助于减少膈下脓肿的并发症；如临床上考虑有门静脉、肠系膜动脉血栓形成的可能性时，应及时做多普勒超声检查，以及时治疗。

（3）不能切除的肝癌可采用以下各种姑息性外科治疗

①肝动脉结扎加插管灌注化疗（HAL+HAL）和／或栓塞治疗（HAF）；②液氮冷冻治疗；③高功率激光气化治疗；④微波治疗。

2. 肝动脉化疗栓塞

目前首选的非手术治疗是经动脉化疗栓塞（transcatheter arterial chemoembolization, TACE）。

（1）适应证 ①各期肝癌，尤其是不宜或不愿手术切除的早中期肝癌；②肝癌切除术前应用，能明确病灶数目，并可使肿瘤缩小；③肝癌切除后的预防性治疗及术后复发的治疗；④为缓解症状如控制疼痛、出血及动脉瘘等。

（2）禁忌证 ①肝肾功能严重障碍者，如：严重肝细胞黄疸（胆红素 > 3mg /dL）、大量腹水者；②严重骨髓抑制者；③全身情况衰弱者；④凝血机能严重减退，且无法纠正者；⑤感染，如：肝脓肿。

（3）相对禁忌证 ①肝功能欠佳，属 Child B-C 级间 ALT > 120U/L（视肿瘤大小）；②凝血功能减退等；③癌肿占全肝 70% 或以上者（若肝功能基本正常，可采用少量碘油分次栓塞）；④全身已发生广泛转移，估计治疗不能延长患者生存期，但为缓解临床症状者除外；⑤严重门静脉高压伴逆向血流者，门脉主干完全阻塞而侧枝血管形成者。

（4）并发症 肝癌化疗栓塞术后的常见并发症有胆囊炎、胃肠道黏膜糜烂溃疡、脾栓塞、上消化道出血等，少见的有肝脓肿、肝功能衰竭、肝癌病灶破裂、胰腺炎等。

术前进行造影，准确了解肿瘤供血的靶动脉，尽可能的进行超选择以减少误栓塞其他的器官是减少化疗栓塞术后并发症的关键。如考虑有胆囊炎，应及时进行超声检查随访，给予抗感染、解痉等处理；伴有寒战的持续高热应考虑有肝脓肿的可能，应及时进行超声检查，并给予引流、抗感染等处理。对于体积较大的肿瘤应注意掌握栓塞剂的用量，防止肝、肾功能衰竭的发生。

3. 局部毁损治疗 我国的肝癌患者多数合并有严重的肝硬化，有些患者不能接受手术切除治疗。对于这些患者，采用对肝功能影响较小的局部毁损治疗则可以发挥重要的作用，如局部注射无水酒精或射频消融治疗，可导致肿瘤坏死，部分患者可获得根治性的效果。

（1）经皮瘤内注射无水乙醇治疗肝癌（percutaneous ethanol injection, PEI） PEI 对肝癌的治疗作用机制主要有：①无水乙醇的脱水作用；②无水乙醇的蛋白凝固作用；③无水乙醇对血管的栓塞作用。鉴于现代超声显像技术的迅速发展，PEI 以其定位准确、简单易行、疗效确切和并发症少的优点得到广泛应用。

1）适应证 ①肝癌直径 ≤ 3cm 和总数 ≤ 3 个为 PEI 治疗的最佳适应证；②当肿瘤直径 > 3cm 或总数 > 3 个，可合并肝动脉栓塞化疗（TACE）或其他非手术疗法。

2）禁忌证 ①肝功能严重失代偿、出血倾向、中等量以上腹水为绝对禁忌证；②酒精和局麻药过敏者；③肝癌病灶超声显示不清者及病灶过大者；④肝包膜下肿瘤为 PEI 相对禁忌证。

（2）超声引导下经皮肿瘤射频消融法（radiofrequency ablation, RFA） 经皮肝穿刺射频消融法（percutaneous radiofrequency ablation, PRFA）是一种不需要剖腹手术、治疗时间短、微创、无需输血、比较安全、对小肝癌疗效显著的局部治疗。

肝肿瘤射频治疗途径可分为：B 超引导下经皮肝穿刺，CT 引导下经皮肝穿刺、腹腔镜直视下和（或）腹腔镜 B 超引导下经皮肝穿刺，开腹术中直视下或术中 B 超引导下进行。根据肿瘤不同部位、不同大小及是否联合原发肿瘤的其他治疗而采用不同的治疗途径。对于肿瘤仅局限于肝脏，多采用 B 超引导下经皮肝穿刺射频热凝方法。

1）适应证　①＜5cm 的无手术指征或估计手术困难、疗效欠佳的原发性肝癌；②再次手术切除困难的复发性小肝癌；③原发灶已根治的继发性小肝癌，瘤灶数不多于 3 个；④对于无手术指征的大肝癌应先给予肝动脉化疗栓塞，再行 PRFA。

2）禁忌证　①肝功能为 Child-pugh C；②严重出血倾向；③有腹水。

（3）氩氦刀冷冻治疗肝癌　氩氦刀靶向冷冻损毁术（targeted cryoablation therapy）是近年开展的冷冻治疗新技术，是用冷冻的方法摧毁肿瘤组织，使一些无法耐受肝脏手术的患者以得以治疗。为肝脏微创外科治疗的一种重要手段。

1）经皮穿刺 B 超引导下氩氦刀冷冻治疗肝癌术的适应证

全身情况：要求患者一般情况良好，无明显心、肺、肾、脑等重要器官器质性病变，功能状况良好；肝功能正常或仅有轻度损害，肝功能分级属 Child A 级。

局部情况：①单个肿瘤，或 3 个以内的肿瘤，肿瘤直径＜5cm。②肝切除术后近期复发的肝癌，不适宜或患者不愿意接受再次切除或射频、TACE 等其他治疗。③TACE 术后单个或多个肿瘤缩小到直径＜5cm，肿瘤数目在 3 个以内而不宜行手术治疗者。④TAE 疗效不显著而肿瘤直径＜5cm，肿瘤数目在 3 个以内者。⑤肿瘤直径＞5cm 的大肝癌多刀组合冷冻与 TACE 或局部放疗相结合仍能取得良好效果，甚至根治。

2）开腹（术中）行氩氦刀治疗肝癌的适应证

全身情况：要求患者一般情况良好，无心、肺、肾等重要脏器器质性病变；肝功能正常，或仅有轻度损害，按肝功能分级属 Child A 级，或经短期护肝治疗后有明显改善，恢复到 Child A 级。

局部情况要求：①术中发现肿瘤靠近大血管，无法行根治性切除者。②术中发现在左半肝或右半肝的大肝癌，边界不清，影像学显示无瘤侧肝脏组织明显代偿增大，达全肝 50% 以上，无法行根治性切除或判断切除效果不佳者。③转移性肝癌，原发灶可切除，肝内癌灶数目在 3 个以内者。④经皮微波治疗。

（4）微波治疗　是利用微波引起的离子震动产生热量，导致肿瘤的凝固坏死。微波治疗手术不能切除的小肝癌具有疗效确切，副作用小的特点。近年来由于微波设备的改进，操作更方便，是一种容易推广、价格相对便宜的局部治疗方法。

1）适应证　①肿瘤最大直径≤4cm，结节数目不超过 3 个；②肝动脉栓塞化疗后的综合治疗。

2）禁忌证　①严重的凝血功能障碍；②肝功能在 Child C 级。

3）并发症　①肝被膜下血肿或腹腔出血，发生率很低，多见于表浅的肿瘤，严格掌握适应证穿刺时避免直接穿刺肿瘤可减少内出血的机会。②胸水：多数为反应性胸水，由于肿瘤靠近膈面微波凝固对膈肌和胸膜的刺激所致；少数由于损伤膈肌，患者可出现血性胸水。对于膈顶的肿瘤，用人工胸水或膈下注射生理盐水可减少胸水发生的机会或严重程度。③皮肤烫伤：多发生于肿瘤近肝表面的患者，沿穿刺针处皮肤表面采用冰袋降温，浅表肿瘤采用低功率（40～45W）治疗，可降低皮肤烫伤的发生率。④合并感染脓肿：发生率很低，多见于合并糖尿病的患者。对糖尿病患者控制治疗前后的血糖，可预防性应用抗生素。

（4）放射治疗　肝癌的放射治疗是肝癌综合治疗的重要手段之一。

1）放射治疗适应证

根治性放疗的适应证：①一般情况较好，Karnofsky（KPS）评分在70以上；②肝内病灶单个且直径9cm以下或一个大的和几个小的病灶局限在一叶，总体积占肝脏体积50%以下；③影像学诊断中无明显癌栓存在；以及④肝功能在正常范围，肝硬化不明显，无其他晚期表现，有可能达到肝癌内病灶控制甚至完全缓解（CR），甲胎蛋白下降，全身情况好转，有较长的生存期。

姑息性放疗的适应证：①肝内病灶大于9cm或多个癌灶占肝脏总体积50%以上；②门脉主干左、右支内有癌栓，可针对癌栓作放疗；③肝门区附近癌肿，有阻塞性黄疸存在；④不论原发灶有无控制，存在肺、骨、淋巴结转移或已有压迫症状；⑤手术或介入治疗后，癌灶残存、未控制或有肝内播散，放射治疗达到肝内病灶稳定（SD）或部分缓解（PR），对改善症状和控制转移灶起姑息作用。

2）放射治疗的禁忌证

相对禁忌证：①有大量的腹水存在，如果经内科治疗后腹水能被控制，仍有治疗的指征；②有黄疸存在，如果经中、西医治疗后黄疸消退，仍可适应放疗；③肝功能为Child-pugh B级者。经治疗能恢复正常者，仍可考虑放疗。

绝对禁忌证：①有消化道出血者；②有出血倾向者；③肝硬化明显，脾功能亢进，HB 60g/L以下，或WBC $2×10^9$/L以下。④全身情况极差，KPS评分40以下者。⑤肝内病灶巨大或广泛，伴有黄疸、腹水或多处转移者。⑥有肝昏迷表现者。

3）放射治疗原则：①放射野只包括局部的肿瘤，不必包括肝脏的淋巴引流区域。②对巨块型肝癌，只作局部治疗，若照射面积大于$150cm^2$，不良反应就增大；③对于巨块型肝癌伴有肝内播散的患者，先用全肝照射，播散的肿瘤有消退，则可再作局部肿块照射；④对于弥漫型的病灶，一开始就用全肝照射，若小的病灶消退明显，也可对较大而又比较集中的病灶再作局部加量照射。全肝照射是将全部肝脏包括在内，缺点明显，已很少应用。对应肝门区放疗以缓解症状。门脉主干或其左、右分支有癌栓形成时可针对癌栓作放疗。

放疗尽可能予较高的剂量，因为放射的疗效直接与放射的总剂量有关。但是，所给的放射总剂量以不超过正常肝脏的耐受量为标准。放射剂量给予的速率不快，一般用常规分割，每日1次，每次2Gy，每周5次的照射方法。对出现淋巴结、骨、肾上腺或脑转移者，仍可以进行局部姑息性放疗，目的是缓解症状。

（5）化学治疗

化学治疗是肝癌的传统方法，只是一种非根治的姑息性治疗。采用化疗之前应权衡利弊，以提高生存质量为目的。

1）全身化疗

无论是单药或是联合化疗，以往的临床试验结果多无明显的效果。客观缓解率少有超过20%者。全身化疗主要用于因有门静脉癌栓或有多处转移而不适合做动脉栓塞或局部治疗的病例，或用于手术切除后的辅助化疗。

治疗原则是不治则已，治则必足，正规、足量4～6周期化疗，就行了。不主张无限制延长化疗时间，过度治疗有害无利。

2）肝动脉灌注化疗　是基于能使肿瘤受到高浓度的化学药物的作用，同时降低化疗药物的全身毒性的化疗方法。化疗要用于因合并门静脉主干或主要分枝有癌栓，而不能行动脉化疗栓塞的患者。

（6）生物治疗　是指通过生物制剂刺激或恢复肿瘤宿主的防御机制调节机体自身的生物学反应从而抑制或排除肿瘤的治疗，已成为肿瘤治疗第四大疗法。

1）传统的生物疗法　过去几十年曾试用肝癌瘤苗、胎肝细胞、卡介苗、混合菌苗、短小棒状杆菌、胸腺素（牛）、转移因子、免疫核糖核酸、左旋咪唑、OK432等，因疗效不够理想，已很少用。近年来人工合成的α族胸腺素与肝动脉化疗栓塞合并治疗可明显提高肝癌患者近期生存率。常用的α1胸腺素1.6mg/次，皮下注射，每周2～5次/周。

2）细胞因子疗法　①干扰素（interferons IFNs）：临床主要用IFNα，常用3～5MU周2～3次皮下或肌内注射3～6个月或更长。②白细胞介素-2（inreleukin-2，IL-2）：主要经肝动脉内局部连续灌注（总量可达数千万单位），或与肝动脉化疗栓塞联合治疗中晚期肝癌。临床多与淋巴因子激活的杀伤细胞（LAK）或肿瘤浸润淋巴细胞（TIL）细胞联合进行过继免疫治疗，尤适用于术后复发转移。③肿瘤坏死因子（TNF）：多主张瘤体内直接注射或肝动脉内灌注。④其他细胞因子：如IL-12等进行临床试验中。集落刺激因子可改善肝癌患者放、化疗后骨髓造血功能。

3）免疫活性细胞的过继治疗　主要有淋巴因子活化的杀伤细胞（LAK细胞），需合用IL-2，多肝动脉内应用以提高疗效和减少毒副作用，也可静脉滴注。

4）肿瘤疫苗　此疗法属特异性主动免疫治疗，利用肿瘤细胞或肿瘤抗原物质诱导机体的特异性抗瘤活性，以阻止肿瘤的生长、扩散或复发。

5）单克隆抗体及交联物与导向治疗　利用单克隆抗体与肿瘤细胞的特异结合把与其交联的杀伤性药物（放疗核素、化疗药物、生物毒素或其他生物制剂）导向肿瘤，以更多杀伤肿瘤而较少损害机体。

6）诱导分化治疗　诱导分化剂可使肿瘤细胞发生分化，出现类似正常细胞的表型，甚至恢复正常细胞的某些功能。目前尚未正式临床应用。

7）基因治疗　是将外源基因导入体内，修复和纠正肿瘤相关基因的结构和功能缺陷，或增强宿主的防御机制和杀伤肿瘤的能力来治疗肿瘤。目前仍在实验研究阶段。

8）抗肿瘤血管治疗　通过阻断肿瘤血管的形成而抑制肿瘤。索拉菲尼是多种激酶抑制剂，有抑制肿瘤细胞增殖和抗血管生成作用，用于治疗无法手术或有远处转移的肝细胞肿瘤。此外还有血管抑素、内皮抑素、抗血管内皮细胞生长因子、IFNα等，目前尚未正式临床应用。

（7）抗病毒治疗　HBV和丙型肝炎病毒（HCV）感染是肝癌发生的重要病因。在肝癌治疗过程中，抗病毒治疗具有重要的作用和必要性。随机对照临床试验显示，抗病毒治疗可降低肝癌切除术后复发率及相关的死亡率，并显著改善患者术后肝脏功能。已有研究证明，肝癌切除或局部治疗等措施可诱发HBV再激活，所以预防性抗病毒治疗可降低接受肝癌切除术患者HBV再激活发生，从而有助于降低术后肿瘤复发率。

（8）肝移植　只有小肝癌、病灶少，伴有肝硬化不能耐受其他治疗的患者才是肝移植治疗的良好适应证。国外肝移植仅限于小肝癌或其他良性终末期肝病，大肝癌则列为移植禁忌证，部分晚期肝癌患者移植后生活质量得到提高，但也仅一部分人生存期得到延长。所以，只有控制好移植适应证，才能体现肝移植的真正价值。

二、中医治疗

（一）中药辨证论治

1.脾虚证

治法：健脾理气。

方药：四君子汤（太平惠民和剂局方）加减

党参30克，白术10克，茯苓15克，八月札30克，陈皮10克，半夏10克，木香6克，砂仁4.5克，米仁30克，车前子30克，石燕30克，鳖甲30克。

2.气滞证

治法：理气消痞，健脾胃；理气通滞，兼以扶正。

方药：上腹胀满，以枳实消痞汤（兰室秘藏）加减。

枳实12克，厚朴12克，党参9克，白术9克，茯苓15克，川黄连6克，干姜3克，半夏12克，炒谷麦芽（各）15克。

全腹胀满，以四磨汤（济生方）加减

党参9克，槟榔15克，沉香6克，乌药12克，大腹皮15克。

如胃纳减退，可加神曲、炒谷芽、生山楂等。有腹水症，可加车前子、地枯萝。如黄疸，可加茵陈、平地木。抗肿瘤治疗，可加白花蛇舌草、石燕、八月札、鳖甲等。

3.湿热证

治法：清化湿热。

方药：茵陈蒿汤（伤寒论）加减。

茵陈15克，栀子9克，茯苓15克，平地木15克，田基黄15克。

4.热盛证

治法：清阳明热

方药：石膏知母汤（伤寒论）加减

生石膏30克，知母12克，苏叶6克，豆豉12克，清水豆卷15克。

5.湿滞证

治法：燥湿化滞

方药：平胃散（太平惠民和剂局方）、二陈汤（太平惠民和剂局方）加减。

苍术12克，川朴12克，陈皮6克，半夏12克。

6.血瘀证

治法：活血化瘀

方药：失笑散（太平惠民和剂局方）加减。

生蒲黄15克，五灵脂12克，茜草15克，生山楂15克。

7.津涸证

治法：养阴生津

方药：三才汤（温病条辨）加减。

白茅根15克，芦根15克，天冬15克，生地黄15克，太子参15克（或西洋参3克）。

（二）针灸

针灸疗法：常配合中医辨证治疗，以调整机体免疫功能，增强抗病能力，改善患者症状等。常用穴位：章门、期门、肝俞、内关、公孙。如肝区疼痛加外关、足三里、支沟、阳陵泉；呃逆加膈俞、内关；腹水加三阴交、水道、气海、阴陵泉；上消化道出血加曲泽、列缺、尺泽、合谷：肝昏迷加涌泉、人中、十宣、太溪，针刺以平补平泻法，得气后提插捻转，留针 15～20 分钟。每日 1 次，10～15 天为一疗程。

（三）外治

朱氏用甘遂、甘草、炮山甲、大黄、细辛等量，为细末用醋调敷脐部及包块部位，每日调敷时间不得低于 8 小时，同时给患者以支持治疗，治疗 15 天为一疗程。

（四）具有抗肿瘤效果的中药精选

1. 土茯苓

性味归经：甘、淡、平。归肝、胃经。

功效：清热消肿，祛湿通络。

用量用法：30～60 克，水煎服。

2. 半枝莲

性味归经：辛、苦，微寒。归肝、胃、大肠经。

功效：清热解毒，利水消肿。

用量用法：15～60 克，水煎服。

3. 石燕

性味归经：味咸、凉。归肾、膀胱经。

功效：除湿热，利水。

用量用法：15～30 克，水煎服。

4. 漏芦

性味归经：辛、咸，寒。归胃、大肠经。

功效：清热解毒，消痈肿。

用量用法：6～15 克，水煎服。

5. 八月札

性味归经：苦、寒。归肝、脾经。

功效：疏肝理气，散结止痛。

用量用法：10～15 克，水煎服。

6. 莪术

性味归经：辛、苦、温。归肝、脾经。

功效：破血祛瘀，消结止痛。

用量用法：6～15 克，水煎服。

7. 蚤休（七叶一枝花）

性味归经：苦，微寒，有小毒。归肝经。

功效：清热解毒，消肿止痛。

用量用法：10～15 克，水煎服。

《神农本草经》："主惊痫，癫疾，痈疮，阴浊，下三虫，去蛇毒"。《本草纲目》：

"谚云,七叶一枝花,深是我家,痈疽如遇者,一似拈拿"。《滇南本草》:"消诸疮,无名肿毒"。

8.冬凌草

性味归经:甘、苦,微寒。归胃、肝经。

功效:清热解毒,散瘀消肿。

用量用法:30～60克,水煎服。

9.藤犁根

性味归经:酸、涩,凉。归脾、胃经。

功效:清热解毒,祛风除湿,消肿。

用量用法:15～30克,水煎服。

《本草纲目》:"治反胃",《本草拾遗》:"调中下气"。

10.白英

性味归经:苦,微寒。归肝、胆、胃经。

功效:清热解毒,祛风利湿。

用量用法:15～30克,水煎服。

11.蛰虫

性味归经:咸,寒,有小毒。归肝经。

功效:活血化瘀,通经止痛。

用量用法:3～10克,水煎服。或研末吞服,每次1.5～2克。

【损伤与肝癌破裂的法医学鉴定】

实例资料示:

检案摘要

据介绍:2005年5月7日下午,王某某在与他人开玩笑时被他人用力拥抱腹部,王某某当即感到腹部不适、疼痛,约1小时后出现大汗淋漓、四肢发冷等,并晕倒在地。经诊断为:右肝癌破裂出血。临床予行右肝癌切除术。2005年7月4日,某市中级人民法院法医鉴定书鉴定结论为:肝破裂出血是原有肝脏病变的基础上,受钝挫伤(拥抱)后发生的,外伤是肝癌破裂出血的诱发因素。对方对上述鉴定结论表示不服,申请重新鉴定。某人民法院特委托本中心对王某某的肝破裂与他人用力拥抱腹部之间有无因果关系进行法医学鉴定。

检验过程

1.检验方法

遵循医学科学原理和法医学因果关系准则,审阅鉴定材料并对被鉴定人体检综合判定。

2.病史摘要

(1)某县第二人民医院2005年5月17日门诊病史记录摘录:

主诉:突发晕倒在地1.5小时。

检查:血压测不出。神清,烦躁,大汗淋漓、四肢发冷。

诊断:失血性休克,肝破裂。

予对症（抗休克）治疗。

（2）某市人民医院2005年5月18日门诊病史、5月18日至6月14日住院病史、出院小结、5月20日手术记录、5月23日病理诊断报告单记录综合摘录：

主诉：上腹痛6小时余。

检查：神清，精神萎。血压92/74mmHg，脉搏96次/分。腹隆，肝肿大，剑突下及右上腹压痛。

急诊行剖腹探查，术中见：腹腔内有积血及血凝块，约3000ml。肝脏呈结节性肝硬化，右肝后叶第6段可见一直径约8cm大小肿块，外生型，圆饼状，有裂口。行右肝癌切除术。术后病理诊断："右侧"肝细胞性肝癌伴坏死，肝切缘阴性，余肝呈结节性肝硬化改变。

诊断：肝癌破裂出血，失血性休克。

1.体格检查　神清，步入检查室。对答切题，查体合作。右上腹、沿肋弓至腋中线及腋后线间有一条弧形长26.4cm手术切口遗留瘢痕。剑突下5cm处可触及肝脏，质地硬。全身体表皮肤无明显黄染，未见明显蜘蛛痣及肝掌，腹腔内移动性浊音阴性。双下肢无明显水肿。

2.阅片所见　某市人民医院2005年5月21日、22日胸部X线片各1张示：未见明显骨折征象。

分析说明

根据委托人提供的现有材料，包括病史及影像学资料，结合本中心鉴定人检验所见，分析如下：

被鉴定人王某某在与他人开玩笑时被他人拥抱腹部，临床体检发现、手术直视下证实并病理诊断为：结节性肝硬化，肝癌破裂出血，失血性休克等。

结节性肝硬化伴肝癌患者，其肝脏呈肿大边缘不规则，表面凹凸不平呈大小结节或巨块，质地坚硬，脆性增大，肝脏的张力过高，在腹部遭到外力作用或腹腔内压力骤增时，均可发生肝癌破裂。

王某某肝脏破裂与遭受外力作用之间在时间间隔上存在着连续性，在解剖部位上存在着相对应性。

就现有材料，没有证据证明王某某所患肝硬化及肝癌已达到自发性破裂的程度。亦无证据证明王某某所受外力可以引起正常人的肝脏发生破裂。

综合分析，王某某的肝脏发生破裂是在自身患有肝硬化、肝癌的基础上，遭到外力作用所致，破裂的直接原因为自身所患疾病，外力作用与肝破裂之间存在间接因果关系（诱发因素）。

鉴定结论

被鉴定人王某某的肝癌破裂出血与其遭受的外力（用力拥抱腹部等）作用之间存在着间接因果关系，外力作用诱发了业已存在的肝癌破裂。

第六节 胰腺癌

【概述】

胰腺癌是一种常见的胰腺外分泌恶性肿瘤，占胰腺肿瘤的 85%，发病率居消化系统恶性肿瘤第 4～5 位。其生长迅速，侵袭性强，恶性程度高，因此早期诊断困难、预后差。目前胰腺癌 5 年生存率 <4%，总的手术切除率为 15%，术后 5 年生存率仅为 20%，< 2cm 小胰癌手术时亦已有 30%～40% 的患者发生淋巴结转移。

一、病因

吸烟是公认的危险因素，吸烟者罹患胰腺癌风险为非吸烟者的 1.6～3.1 倍。高脂、高蛋白饮食也是导致胰腺癌发生的病因之一，特别是高动物脂肪饮食可导致胰腺癌的发生。动物实验证实，动物脂肪增加胰腺导管细胞对致癌物质的敏感性，而新鲜蔬菜、水果降低胰腺癌发生率。此外，遗传因素也不容忽视，3%～10% 的胰腺癌患者一级家属有胰腺癌史，家族史阳性者发病风险为阴性者的 2 倍。

二、癌前病变

①慢性胰腺炎：研究显示，慢性胰腺炎 2.2% 可发生胰腺癌；②胰腺导管内乳头状黏液肿瘤（IPMT）25%～50% 的患者在手术时可发现有癌变。

三、预后相关因素

以下患者预后较差：肿瘤直径达 2.5cm、腹痛、低分化癌以及淋巴转移。

中医学认为，胰腺癌发生发展与后天失养，寒温不调，饮食失节，七情郁结等诸因素有关。

【临床诊断】

一、西医诊断

应遵循以病史采集为基础，辅以特殊实验室和影像学检查手段，循序渐进，从无创到有创，定位、定性和分期诊断兼顾的原则。

（一）临床表现

40 岁以上近期出现以下临床表现之一的：①不能解释体重减轻（体重下降幅度 > 正常体重的 10%）。②不能解释的模糊症状：消化不良、胃肠道检查未见明确器质性病变者。③不能解释突发脂肪泻。

④不能解释的腹痛或腰痛。⑤无诱因突发糖尿病，如无糖尿病家族史与肥胖。⑥特发性胰腺炎发作。⑦梗阻性黄疸。有上述症状者，应警惕胰腺癌。

（二）辅助检查

1.影像学检查

（1）螺旋CT　螺旋CT是诊断胰腺癌的主要方法，其通过静态薄层扫描，可以提高诊断准确性(78%～97%)与小胰癌检出率，允许胰腺及周围组织在不同的血液循环时期成像，增强胰腺与血管以及血管间的对比度，有利于检出大血管受累情况，帮助肿瘤分期。

双相螺旋CT（HCT）有助于确定肿瘤可否切除，其敏感性为85%～95%，准确性为90%，提示手术不能切除的准确性为91%。

（2）内镜逆行胰胆管造影　该法属有创性检查，可收集胰液、细胞刷片、组织活检等病理细胞学检查，可提高小胰癌检出率，并助于鉴别胰腺癌与慢性胰腺炎。磁共振胰胆管造影（MRCP）效果不如内镜逆行胰胆管造影（ERCP），主要用于ERCP检查效果不佳或不适合接受ERCP检查的患者，如合并多种疾病的老年患者、对造影剂过敏、毕Ⅱ式胃大部切除术后的患者。

（3）超声内镜（EUS）　EUS是一种比较准确的诊断方法，有利于观察胰腺与周围组织的关系，用于胰腺癌筛查、分期和外科治疗评价，对检出小胰癌、腹腔肿大的淋巴结、肿瘤局部浸润程度十分有价值，但在鉴别转移性淋巴结或炎性淋巴结的效果欠佳，超声下细针穿刺可弥补此不足。

（4）18氟脱氧葡萄糖正电子发射断层扫描（18F-FDG-PET）　将放射性核素18F标记的脱氧葡萄糖（18F-FDG）注入体内，进入细胞，参与糖代谢。由于肿瘤细胞生长过程消耗葡萄糖大于正常组织，故其在肿瘤部位聚集高于正常组织。有研究显示，正电子发射体层摄影（PET）对胰腺癌患者诊断比例高于CT、EUS，利于胰腺癌与慢性胰腺炎的鉴别，以及对预后的判断。PET和EUS主要用于高度疑诊胰腺癌而CT阴性的患者。

（5）胰管镜、胰管内超声（IDUS）、微型腹腔镜等　对胰腺癌的诊断也有各自的价值。

2.肿瘤标志物和异常蛋白表达

（1）肿瘤标志物包括癌胚抗原（CEA）、胰癌胚抗原（POA）、肿瘤相关抗原CA19-9和CA242。CA19-9是目前公认胰腺癌相关肿瘤标志物，对诊断、疗效及预后判断有帮助，敏感性为69%～93%，特异性为81%～85%，但5%～10%的慢性胰腺炎、62%的肝硬化和黄疸患者中亦可出现CA19-9升高。CA242是胰腺癌相关抗原第3代标志物，对胰腺癌诊断敏感性为68%。特异性为87%。

（2）异常蛋白和酶　85%～95%的胰腺导管癌患者的K-ras基因第12位编码发生点突变。北京协和医院报告，胰腺癌患者胰液、十二指肠液、粪便中可不同程度检出K-ras突变。慢性胰腺炎患者也可被检出K-ras突变，为降低假阳性率，可同时检测抑癌基因p16、p53、端粒酶活性。约70%的胰腺癌标本可检出p53基因突变（该比例在慢性胰腺炎中为3%）。检测端粒酶、血丙酮酸激酶同工酶亦有一定价值。联合检测可提高诊断的敏感性、特异性及胰腺癌检出率。

（三）病理诊断

胰腺癌的组织类型以导管细胞癌最多见，约占90%。其组织学分类尚无统一方案，下列分类法可做为参考：①导管细胞癌，有乳头状腺癌、管状腺癌、囊腺癌、鳞状上皮癌、腺鳞癌、黏液癌等；②腺泡细胞癌；③胰岛细胞癌；④其他有未分化癌、胰母细胞癌、癌肉瘤等。

通常所提到的胰腺癌病理，主要是指导管细胞癌。其肿块质硬，界限不清。癌肿位于胰头部居多，占70%～80%。由于早期甚少症状，故在被发现时肿块直径常已达5cm以上。胰体尾部癌的发现更晚，肿块亦可更大。肿瘤可沿胰管或胰内淋巴网扩散，在胰内可能存在多个癌中心。胰腺头部的癌肿易向钩突部蔓延扩散，易致切除时癌组织残留，或因累及肠系膜上血管而丧失切除机会。胰腺癌还极易侵及邻近组织。胰头癌可致胆总管下端受累、受压，出现梗阻性黄疸。另有资料提示，仅14%胰腺癌病变尚局限在胰腺内，大多数病变在较早期即已侵及周围组织。约20%病例在诊断时已有淋巴结转移。病变可侵及十二脂肠、胃、脾、空肠、横结肠、肾及肾上腺等。肠系膜上血管受累并被包绕的机会甚多，门静脉、肝动脉亦可受侵犯。在胰腺癌组织的周围，常伴有较多的纤维组织增生，在肿瘤四周包绕，以致在术中切取组织作病理检查时容易有假阴性结果。

目前已探索出形态－免疫组化－基因/分子病理相结合的综合诊断模式。

早期诊断对胰腺癌的疗效和术后生存率至关重要。早期胰腺癌指肿瘤直径 < 2cm，局限于胰腺实质内，无胰腺外浸润及淋巴结转移，相当于TNM分期为原位癌（Tis）和T_1的患者。小胰癌指肿瘤直径 < 2cm，无论是否伴有胰腺外浸润及淋巴结转移。微小胰癌指肿瘤直径 < 1cm。早期诊断须根据临床表现及检查。

（四）胰腺癌的临床分期

见表11-6-1。

表 11-6-1 胰腺癌的临床分期（UICC、AJCC）

分　期	T	N	M
0 期	Tis	N_0	M_0
Ⅰ A 期	T_1	N_0	M_0
Ⅰ B 期	T_2	N_0	M_0
Ⅱ A 期	T_3	N_0	M_0
Ⅱ B 期	T_1、T_2、T_3	N_1	M_0
Ⅲ期	T_4	任何 N	M_0
Ⅳ期	任何 T	任何 N	M_1

二、中医诊断

症候分类如下：

（一）脾虚湿热证

主症：腹胀，纳呆，食后更甚，恶心呕吐，乏力，便溏，消瘦，肋下疼痛，扪之有块，舌质淡黯，苔薄白，脉弦细。

（二）湿热毒盛证

主症：身目俱黄，黄色鲜明，小便黄如浓茶色，大便如陶土色，恶心呕吐，胃纳呆滞，腹胀腹痛，消瘦乏力，舌红苔黄腻，脉细弦数。

（三）气滞血瘀证

主症：上腹胀痛，扪之有块，痛处固定，疼痛彻背，攻及两肋，夜间尤甚，面色黧黑，羸瘦乏力，纳少，舌质黯，见瘀斑，苔厚腻，脉细弦或弦数。

（四）气虚阴亏证

主症：低热缠绵，神疲乏力，消瘦纳呆，心烦易怒，口干津少，上腹胀满，肿块日增，胁肋隐痛，舌红少津，脉细弦数。

【防未病】

一、防胰腺癌发生

（一）40 岁以上高危人群筛选

胰腺癌高危人群主要有以下几类：①年龄大于 40 岁，有上腹部不适；②有胰腺癌家族史；③有突发糖尿病患者，特别是不典型糖尿病，年龄在 60 岁以上，缺乏家族史，无肥胖，很快形成胰岛素抵抗者；④有慢性胰腺炎患者，特别是慢性家族性胰腺炎和慢性钙化性胰腺炎者；⑤有家族性腺瘤息肉、导管内乳头状黏液瘤病者及良性病变行远端胃大部分切除，特别是 20 年以上的人群；⑥有长期吸烟、大量饮酒，以及长期接触有害化学物质史等。

目前胰腺癌筛查手段主要有：

1.临床表现 不规则的上腹部疼痛，不明原因的食欲减退和体重减轻，糖尿病等。

2.血清肿瘤标志物检测 CA19-9、CA242、CA50、CA494 等，联合检测可提高检出率。

3.影像学方法 B 超、CT、MRI、ERCP、MRCP、PET、EUS、胰腺导管内超声（IDUS）、经口胰管镜等影像检查。

4.基因检测 检测 K-ras 基因、p53、p16、端粒酶。

5.获得标本 经 ERCP 逆行胰管插管收集脱落细胞、细胞刷片和超声引导下穿刺等。

（二）杜绝胰腺癌诱发因素

世界顶尖杂志 *Nature* 上的研究文献指出，正常的胰腺导管上皮细胞是逐步演变成癌的。从基因突变到形成一个真正的肿瘤细胞要 9 年，从一个肿瘤细胞发展成为具有转移能力的细胞团肿块需要 8 年，而从发现肿瘤到肿瘤引起的死亡少则近 2 年。因此，作为普通人应该尽可能避免引起细胞恶变的不良因素，从而预防胰腺癌的发生。

诱发因素的"罪魁祸首"便是吸烟。国外大量的前瞻性研究和病例对照研究及表明，吸烟的胰腺癌患者于非吸烟者死亡的危险比在 1.6:1 ~ 3.1:1；试验研究已经证明烟叶中的致癌物质可以引起胰管上皮的癌变。因此，无论是男性还是女性，"管住嘴，不吸烟"是将胰腺癌首要危险因素拒之门外的重要举措。

胰腺癌的发生很大程度上也与饮食结构密切相关。长期进食富含红肉（猪、牛、羊肉）高脂肪和高能量的食物可能增加至胰腺癌的危险性，而通过摄入富含蔬菜、水果的饮食可预防 33% ~ 50% 的胰腺癌发病率。同事，都市白领人还有那些生活中的"沙发土豆"宅男、宅女需要在外界良好的情况下，加强户外的有氧运动，增加体抗力，有效抵御疾病的侵扰。

此外，家族中有胰腺癌家族史、糖尿病患者、患有多年胰腺慢性病变概率高出数倍之多。因此，这些人群应该在生活中注意身体状况，对发生上腹部饱胀不适、上腹隐痛及腰背酸痛、食欲减退、厌油腻食物、恶心、呕吐、消瘦、乏力等症状时，应该首先去胰腺外科排除胰腺癌可能，再进行治疗。

二、胰腺癌手术后随访

1.胰腺癌术后2年内，每隔1~3个月门诊复查一次。第三年起每隔半年随访一次。建立随访卡，严格填写。

2.复查时注意检查腹部有无肿块，锁骨上窝有无淋巴结肿大，直肠前凹能否触及肿块。每季至半年作胸透及腹部B超一次，必要时作CT检查，以明确有无转移、复发。肿瘤标志物检查应作为常规。

3.随访时应注意生活质量，如餐饮、食量，体重状况，体力状况，有无贫血等。姑息性手术者注意疼痛有无变化，了解肿瘤的生长和转移情况。

4.如已死亡，需了解确切的死亡日期，可能导致死亡的原因，是否死于胰腺癌或其他疾病。是否死于胰腺癌或其他疾病。

5.进行其他各种特殊治疗后的随访要求，可按各自的需要，另作具体规定，按随访卡要求执行。

【治已病】

一、西医治疗

（一）手术治疗

手术治疗虽然切除率及远期生存率均不高，但仍然是争取患者生命的唯一途径，采取多学科合作，制定个性化治疗方案，以求安全成功。仍提倡早期发现、早期诊断和早期手术治疗。术后可酌情进行化疗，一般以吉西他滨（健择）和5-Fu为主。

1.手术选择

（1）胰十二指肠切除加区域性淋巴结廓清术　是胰头癌的标准术式，切除范围为胰腺头部，胃远端、十二指肠全部、空肠上段10cm、胆总管远侧和胆囊，清除相关的淋巴结，然后行胰肠、胆肠和胃肠吻合，重建消化道。

（2）保留幽门的胰头十二指肠切除术　术后生存期不低于传统的胰头十二指肠切除术，且患者餐后促胃液素和促胰液素分泌水平接近正常人，因此在幽门上下淋巴结无转移，十二指肠切缘肿瘤细胞阴性者可行该术式。

（2）全胰切除术　适用于胰腺多发癌。

（4）胰体尾切除加淋巴结廓清术　适用于胰腺体尾癌。一般同脾脏一并切除，胰腺残端缝合。

（5）姑息性手术　适用于高龄患者、已有肝转移的患者、肿瘤已不能切除或患者合并明显心肺功能障碍不能耐受较大手术者。可行胆肠旁路手术解除胆道梗阻；行胃空肠吻合解除或预防十二指肠梗阻；术中在内脏神经节周围注射95%乙醇行化学性内脏神经切断术或术中行腹腔神经节切除术，以减轻疼痛。

（6）急症手术　如果患者平稳，争取一期切除肿物；否则，可先行胆囊十二指肠吻合术或胆囊造瘘术，2周后再行根治切除术。

2.围手术期处理　重视围手术期处理对降低手术死亡和并发症的发生有重大意义。术前应特别注意：①明确肿瘤的定性、定位和分期诊断，作出可切除性评价，制定手术方案；②了解患者一般情况，积极纠正脏器功能不全，对手术风险作出评估；③留置深静脉导管，进行肠内外营养，改善营养和免疫状况；④术前进行短期的肠道准备；⑤心理辅导，做好家属的解释说明工作，取得其支持和配合。

术后处理①进入 ICU，监测生命体征，控制补液速度和总量；②处理酸碱、电解质平衡紊乱；③使用广谱抗生素，根据药敏及时调整更换，并注意有无真菌感染发生；④抑酶、制酸治疗；⑤加强肠内外营养，纠正贫血和低蛋白血症；⑥注意观察病情，及时发现并发症并予处理；⑦保护各重要脏器功能，防止多器官功能不全综合征（MODS）出现；⑧监测血糖，控制血糖在 6 ~ 10mmol / L；⑨保证引流管畅通。

（二）术前术后化放疗

1. 术前新辅助治疗　对于可切除的胰腺癌，新辅助放化疗可能会增加切除率，目前有正在进行的 II 期临床试验对比术前放化疗和术后放化疗对于可切除胰腺癌的作用。

2. 术后放、化疗　目前胰腺癌术后是否需要在化疗基础上加用放疗，仍无明确答案。胰腺癌手术后可选用吉西他滨或5-Fu/亚叶酸钙方案单纯化疗，或联合 5-Fu 或吉西他滨为基础的放、化疗；如采用辅助放、化疗，目前无证据支持最佳的放、化疗与化疗的顺序，对于手术切缘阳性的患者，可以首先放化疗，然后再开始化疗。具体方案如下：

单纯化疗：

1）吉西他滨 $1g / m^2$ 第 1 天，第 8 天，第 15 天，静脉滴注 30 分钟，每 4 周一次，共 6 周期（CONKO-001 试验）。

2）亚叶酸钙，$20mg / m^2$，静脉注射，而后 5-Fu，$425 mg/m^2$，静脉注射，第 1 ~ 5 天，每 4 周一次，共 6 周期（ESPAC-3 试验）。

3）卡培他滨（希罗达）。

放、化疗：

1）吉西他滨 $1g / m^2$ / 周，静脉滴注 30 分钟，连续 3 周，或 5-Fu $250mg / (m^2 \cdot d)$，持续静脉滴注（CIV）3 周，此后放化疗（5-Fu $250mg / (m^2 \cdot d)$，CIV），放化疗结束后再化疗 12 周，方案同放疗前（RTOG97-04 试验）。

2）吉西他滨 $1g / m^2$，静脉滴注 30 分钟，第 1, 8, 15, 29, 36, 43, 第 57 天开始放化疗吉西他滨 $300mg / m^2$ / 周，放疗前 4 小时静脉滴注 30 分钟，5 ~ 6 周）。（R0 切除，EORTC-40013-22012 / FFCD-9203 / GERCOR 试验）

（三）介入治疗

胰腺癌的介入治疗均属姑息性治疗，所以淋巴结转移或远处转移并非介入治疗的禁忌症。从临床分期看，Tis、T_1、T_2 首选外科手术切除，胰腺癌的介入治疗主要是 T_3、T_4 肿瘤，在介入治疗路径选择上，只要条件允许，应首先选择放射性粒子 ^{125}I 植入，对于较大的肿瘤可以加用动脉灌注化疗术，血供特别丰富并且能超选择插管（微导管）至肿瘤近端靶动脉内，可做栓塞治疗。

1. 胰腺癌供血动脉灌注化疗与栓塞治疗适应证　①不能手术切除的胰腺癌或不愿手术的胰腺癌患者。②作为胰腺癌术前、术后辅助治疗。③伴有严重梗阻性黄疸，可经 ERCP 行内支架置入、鼻胆管引流或经皮经肝胆管引流术（PTBD）有效引流，在黄疸基本消退后行动脉灌注化疗（TAI）。伴有肝转移者可同时行肝脏 TACE。④与其他姑息性治疗手段如放射性碘粒子植入、消融等联合应用。

2.禁忌证　胰腺癌 TAI 无绝对禁忌证，原则上只要能行静脉化疗的可以行动脉灌注化疗。

相对禁忌证包括：①极度恶病质或严重心、肝、肺、肾功能受损。②严重出血倾向者。③骨髓造血功能严重受损，白细胞（$\leq 3.0 \times 10^9 / L$）、血红蛋白（$\leq 60g / L$）或血小板（$\leq 50 \times 10^9 / L$）低下。

3.并发症

胰腺癌经动脉介入治疗的并发症与其他部位恶性肿瘤的动脉灌注、栓塞治疗的并发症类似，但因做栓塞治疗相对较少，所有与栓塞有关的并发症也相应较少，具体为：

（1）化疗栓塞术后综合征　恶性肿瘤经动脉化疗栓塞术后出现局部疼痛、恶心、呕吐、发热等，称为化疗栓塞术后综合征。胰腺癌因动脉栓塞较少应用，疼痛较少出现，发热等也相对轻微，但合并肝脏转移而同时进行肝脏 TACE 时，可因药物、栓塞剂进入胆囊动脉内引起急性胆囊炎而造成上腹痛。腹痛、呕吐，一般 2 ~ 3 天后缓解，有时可持续 1 周以上。

（2）急性胆囊炎　在胰腺癌单纯的 TAI 时并不会出现非靶动脉栓塞，但并发肝转移时常需要同时进行肝脏 TACE，此时可造成胆囊动脉栓塞，引起急性胆囊炎，发生原因是碘油和抗癌药物进入胆囊动脉所致。患者表现为胆囊区疼痛，墨菲氏征阳性，症状、体征同急性化脓性胆囊炎。

（3）消化道出血、溃疡在胰腺癌的 TAI 时容易发生，主要为抗癌药物流入胃左、右动脉或胃十二指肠动脉，造成胃、十二指肠溃疡。可在治疗后静脉用质子泵抑制剂、H_2 受体拮抗剂等制酸药物减少溃疡发生。

（4）骨髓抑制白细胞下降较常见，常在化疗后 2 周达到谷值，以后逐渐回升。

（5）肝、肾功能损害肝功能损伤较少发生，但在胰腺癌 TAI 后尤其同时行肝脏 TACE 后常规进行保肝治疗是必要的，使用吉西他滨时更是如此。肾功能损害也较少发生，在用大剂量顺铂后若未充分水化、碱化可能会出现肾功能损害。

（6）胰腺炎在超选择插管灌注化疗即栓塞后尤其是用碘化油混合化疗药物行胰背动脉或胰大动脉栓塞后，容易发生，表现为上腹痛、腰背痛及白细胞、淀粉酶、脂肪酶升高等。

（四）胰腺癌组织间近距离放射治疗

胰腺癌常规治疗如化疗、外放疗等疗效均有限，不能延长患着的生存期和改善患者的生存质量。由于胰腺癌的放射敏感性较低. 而且胰腺位于腹膜后，又处于放射耐受性较低的胃、十二指肠、小肠、大肠、肝、肾、脊髓的包绕之中，因此外放射治疗对病变区精确定位难度较大。通常剂量射线可能达不到肿瘤组织，即使达到肿瘤组织也会对周围正常脏器组织造成较大损伤，达不到预期效果，导致治疗失败。^{125}I 粒子植入组织间放射治疗是采用低能量密封型放射源微粒，经过三维治疗计划系统精确计算，提供与肿瘤高度适形的剂量分布曲线和治疗方案，以介入的方式或在术中直视下将其植入到胰腺肿瘤内，通过放射源的持续衰变释放放射线来达到杀灭肿瘤细胞的作用，克服了上述外放射治疗的缺点。射线在肿瘤组织内分布合理，对正常脏器损伤小，效果确切。与手术相比适应证广、创伤小、恢复快，为患者带来了希望。

1.适应证

（1）经病理证实手术不能切除的胰腺癌。

（2）胰腺癌累及后腹膜区出现明显疼痛的患者。

（3）肿瘤最大径小于 6cm。

（4）无全身衰竭症状。

2.禁忌证

（1）胰腺癌已有全身广泛转移。

（2）肿瘤最大径大于 6cm。

（3）预期生存时间小于 3 个月。

（4）全身衰竭。

（5）出血倾向。

3.并发症的预防及处理

（1）血管损伤　植入过程中，穿刺针有可能穿破血管引起出血，要在 CT 引导下边穿刺边扫描，尽量不要伤及血管，允其是动脉。

（2）粒子移位　粒子有随血管或胆胰管迁移到周边肠管、肝组织或肺组织内的可能。手术后 1 周应拍常规 x 线片，如条件允许应做 CT 检查，了解放射性粒子的分布情况及是否丢失，以便及时补救。

（3）胰瘘　胰瘘是胰腺癌粒子植入治疗最常见的并发症，在粒子植入时应避开胰管。

（4）淀粉酶及脂肪酶增高　胰腺粒子植入对胰腺是一种损伤，腹腔引流液及血中淀粉酶可能增高，不需作特殊处理，1 周左右即可正常。脂肪酶时反映胰腺炎的敏感和特异性指标，比血淀粉酶升高的持续时间更长。

（5）胃肠道反应　也经常发生，因植入的粒子与胃及十二指肠较近，引起胃、十二指肠放射性炎症而出现不同程度的胃肠道症状，如恶心、呕吐、食欲差。

（6）消化道出血　因粒子植入造成胃、十二指肠应激性溃疡而出现消化道出血。植入粒子时应尽量远离胃肠道，与其保持一定的距离可减少此类并发症的发生。

二、中医治疗

（一）中药辨证论治

1.脾虚湿热证

治法：健脾助运，化湿宽中。

方药：香砂六君子汤（《医方集解》）。

党参 12 克，炒白术 12 克，茯苓 15 克，金钱草 30 克，夏枯草 9 克，生牡蛎 30 克，岩柏 30 克，红藤 30 克，天龙 3 条，生黄芪 15 克，川朴 9 克，枳壳 9 克，广木香 3 克，八月札 15 克，苍术 6 克，柴胡 9 克。若大便溏薄去川朴、枳壳，加白扁豆、山药。

2.湿热毒盛证

治法：清热利湿，解毒软坚。

方药：茵陈蒿汤（《伤寒论》）。

茵陈 15 克，炒栀子 9 克，制大黄 9 克，柴胡 9 克，郁金 9 克，八月札 15 克，川朴 30 克，枳壳 9 克，白花蛇舌草 30 克，龙葵 15 克，岩柏 30 克，生牡蛎 30 克，夏枯草 9 克，土茯苓 30 克，车前子 15 克，泽泻 15 克，天龙 3 条。若苔腻加苍术、藿香、佩兰，若口干加麦冬、沙参。

3.气滞血瘀证

治法：活血化瘀，软坚散结。

方药：血瘀逐瘀汤（《医林改错》）加减。

生地黄9克，桃仁9克，赤芍药9克，川楝子9克，元胡15克，八月札15克，枳壳9g，柴胡9克，红藤30克，炙山甲9克，白花蛇舌草30克，郁金9克，香附9克。若疼痛较重加重元胡的用量；若神疲乏力加黄芪。

4.气虚阴亏证

治法：养阴生津，清热解毒。

方药：一贯煎（《续名医类案》）加减。

生地黄9克，北沙参12克，麦冬15克，知母15克，青蒿9克，地骨皮9克，土茯苓30克，白花蛇舌草30克，柴胡9克，郁金9克，八月札15g，炒白术12克，生黄芪15克，茯苓15克，天龙3条。

（二）中药精选

1.龙葵

性味归经：苦寒，有小毒，归肺、膀胱经。

功效：清热解毒，活血消肿，利尿，抗癌。

临床应用：广泛用于各种癌症，对呼吸系统、泌尿系统以及生殖系统肿瘤症见热毒内蕴、或湿热内结者以及癌性胸腹水尤为适宜。

用量用法：10～30克，内服煎汤，日1剂。

《本草正义》："龙葵，可服可敷，以清热通利为用，故并治跌仆血瘀，尤为外科退热消肿之良品也。

2.八月札

性味归经：微寒，归肝、脾、胃经。

功效：疏肝理气，活血散结，利尿除烦。

临床应用：常用于消化道肿瘤及乳腺癌等，尤以证属肝气郁结、瘀血阻滞等最为适宜。

用量用法：10～30克。内服煎汤，日1剂。

古代文献：《本草拾遗》："利大小便，宣通，去烦热，食之令人心宽，止渴，下气"。孟冼："厚肠胃，令人能食，下三焦，除恶气，和子食之更好"。

3.金钱草

性味归经：苦，辛，凉。入肝、胆、肾、膀胱经。

功效：清热镇咳，利尿消肿，解毒抗癌。

临床应用：用于肝胆及泌尿系统肿瘤。

用量用法：10～30克，内服煎汤。

《四川中药志》："治风湿麻木，筋骨疼痛，黄疸，肺痈"。《福建民间草药》"凡阴疽诸毒、脾虚泄泻者，忌捣汁生服"。

4.三棱

性味归经：苦，辛，平。归肝、脾经。

功效：破血行气，消积止痛抗癌。

临床应用：本品可用于肝癌、胃癌、食管癌、肺癌、肠癌、卵巢、宫颈癌、骨肉瘤等多种癌症，尤其对血瘀气滞，结成包块者有较好疗效。

用量用法：3～15克，煎汤，内服。

《本草经疏》："三棱，从血药则治血，从气药则治气，老癖癥瘕积聚结块，未有不由血瘀、气结、食停所致，苦能泄而辛能散，甘能和而入脾，血属阴而有形，此所以能治一切凝结停滞有形之坚积也"。《开宝本草》："主老癖癥瘕结块"。

5. 穿山甲

性味归经：咸、凉，归肝、胃、脾、肾经。

功效：消肿抗癌，痛经下乳，搜风活络。

临床应用：治疗多种肿瘤效佳。

用量用法：4.5～9克，煎汤内服，每日1剂。

《医学衷中参西录》："穿山甲，味淡性平，气腥而窜，其走窜之性，无微不至，故能宣通脏腑，贯彻经络，透达关窍，凡血凝血聚为病，皆能开之。以治疗痈，放胆用之，立见功效。并能治癥瘕积聚，周身麻痹，二便秘塞，心腹疼痛"。

6. 水蛭

性味归经：咸、苦、平，有毒，归肝、膀胱经。

功效：破血逐瘀，通经抗癌。

临床应用：广泛应用于食管癌、胃癌、肠癌、肝癌、卵巢癌、皮肤癌等多种癌症。

用量用法：3～6克，煎汤，或入丸散。

《汤液本草》："水蛭，苦走血，咸胜血，仲景抵当汤用虻虫、水蛭，咸苦以泄蓄血，故《经》云有故无殒也"。《本草经百种录》："凡人身瘀血方阻，尚有生气者易治，阻之久，则无生气而难治。盖血既离经，与正气全不相属，投之轻药，则拒而不纳，药过峻，又反能伤未败之血，故治之极难。水蛭最喜食人之血，而性又迟缓善人，迟缓则生血不伤，善人则坚积易破，借其力以攻积久之滞，自有利而无害也"。

【法医学鉴定】

胰腺癌未获早期诊断医疗纠纷法医学鉴定。

实例资料示：

案情摘要

摘自送鉴材料：2010年1月25日，孙某（男性，55岁）到某县医院做腹部CT检查，结果是未见异常，后在其他医院确诊为"胰腺癌"，最终死亡。现孙某某的家属认为某县医院在诊疗过程中存在医疗过错，遂诉至人民法院要求赔偿。

病史摘要

1. 2010年1月25日某省某县医院CT检查报告单摘录：检查所见，中上腹部各脏器未见异常改变，中上腹腔内未见异常密度影。下腹部可见前列腺增大，其内可见点状高密度影。膀胱外形良好。盆内未见异影。诊断意见：中上腹部未见异常，前列腺肥大，前列腺结石。

2. 2010年1月25日某省某县医院肝功能、血脂及血清淀粉酶检验报告单摘录：球蛋白33.8g／L（正常值20～30g／L），总蛋白86.2 g／L（正常值60～80g／L），白蛋白

52.38g／L（正常值38～51g／L），三酰甘油1.87mmol／L（0.48～1.82mmol／L），低密度载脂蛋白3.88mmol／L（1.6～3.2mmol／L），载脂蛋白A1.92g／L（正常值1～1.6g／L），载脂蛋白B1.15g／L（正常值0.6～1.1g／L）。余尚在正常范围。

3.2010年6月4日某省第二人民医院门诊病史摘录：

主诉：血糖高，体重有下降，食欲一般，高血压10多年，1年前有过胰腺炎。查体：甲状腺（-），心率96次／分，律齐，肺无啰音。诊断：糖尿病，胰腺炎？高血脂。

4.2010年6月7日某省医科大学第二附属医院门诊病史摘录：

[消化科]主诉：腹胀半年。查体：心肺腹部未见异常，B超检查示胰体尾部增厚，外形不规则。诊断：消化不良。

[放射科]会诊外院腹部CT（某县医院）印象：胰腺体部密度减低，周围可见渗出，建议行胰腺增强CT扫描；前列腺点状钙化。

5.2010年6月8日某医科大学第二医院CT检查报告单摘录：

胰腺内低密度病变，结合病史，不除外胰腺假性囊肿，建议必要时进一步检查；肝内低密度病变。

6.2010年6月15日某总医院MR检查报告单摘录：

胰体尾部少血供肿块伴肝内小结节，考虑恶性肿瘤，以胰腺癌肝转移可能性最大。

7.2010年6月18日某总医院病理标本检查报告单摘录：

（胰体尾部低回声实性占位）纤维组织中见少许中分化腺癌浸润。

8.2010年7月1日～7月26日某部队医院出院记录摘录：

入院时病情：患者半年前无明显诱因下出现腹胀不适，食后尤甚，食欲、饮食可，二便正常，当地医院行腹部CT示未见明显异常，遂未予特殊处理，半年来腹胀反复发作。一个半月前因多饮多尿、消瘦于当地医院查血糖升高，诊断为糖尿病，后坚持服用瑞格列奈和伏格列波糖降糖治疗，血糖控制一般。近一个月来腹胀较前加重，伴有腰痛、纳差、倦怠、小便不利等，2010年6月5日就诊于某医科大学第二医院查腹部B超示胰体、尾部增厚，外形不规则，于某部队医院行增强磁共振扫描示胰腺内低密度病变，考虑恶性肿瘤，以胰腺癌肝转移可能性最大，病理检查示胰体尾部中分化腺癌。但患者拒绝行放、化疗，为行细胞因子诱导的杀伤细胞疗法（CIK）细胞治疗来我院。

治疗经过：给予抗肿瘤等治疗。

出院诊断：胰腺恶性肿瘤，糖尿病，高血压病Ⅱ级，前列腺增生。

9.2010年8月31日～11月28日某市平安医院出院记录摘录：

主诉：间断上腹部胀痛不适6个月余，加重2个月。

治疗：于201年9月29日行胰腺癌肝转移介入术，后行CIK细胞治疗。

医、患双方主要陈述意见

患方：2010年1月25日因腹部不适，通过相熟的医生到某县医院行腹部CT扫描、血常规检验，告知患者无异常，患者一直不舒服，此后到某省二院诊治，告知当时腹部CT片可见有问题，此后经多家医院确诊为胰腺癌，已无法治疗，最终因该病死亡。

医方：患者在我院做CT的主要目的是为了查明下腹部不适、腹部胀气的原因。我院CT检查报告时间是在患者确诊前6个月。CT检查仅是辅助检查，并且仅做了腹部CT平扫，CT报告单也明确注明"本报告仅作参考"，这是医学常识。患者于2010年6月8日在某省二院行增强 CT 检查也没有确诊癌变，而是不除外胰腺假性囊肿，经解放军某医院 MR 检查和穿刺病理化验才确诊为胰腺癌。据报道，目前全球胰腺癌发病率和死亡率是 1：0.99。我院不应承担患者死亡的责任。

阅片所见

2010 年 1 月 25 日腹部平扫 CT 片 2 张，示：胰腺体尾部饱满，见类似腊肠样稍低密度影（最大径大于 2cm），提示胰腺体尾部病灶，胰腺周围脂肪间隙尚可见。

2010 年 6 月 8 日腹部 CT 增强扫描 1 张，示：胰腺体尾部原类似腊肠样低密度病灶影较前显著增大，病变部位与前次 CT 平扫显示部位相同，增强扫描边缘强化，肝脏内见多发类圆形低密度影，增强扫描后有强化，提示胰腺囊腺癌伴肝转移。

2010 年 6 月 15 日腹部 MRI 增强扫描 8 张，示：胰腺体尾部少血供肿块伴肝内小结节影，提示胰腺囊腺癌伴肝内转移。

分析说明

根据委托人提供的现有材料，包括病史及影像学资料等，结合鉴定人阅片所见并专家会诊意见，综合分析说明如下：

被鉴定孙某于 2010 年 1 月 25 日因"腹胀不适"在某省某县医院行腹部 CT 平扫，报告为"中上腹部未见异常，前列腺肥大，前列腺结石"，未予特殊治疗。同年 6 月 7 日，孙某因症状未缓解并出现消瘦而就诊于其他医院，会诊复阅 2010 年 1 月 25 日腹部 CT 片，认为"胰腺体部密度减低，周围可见渗出"，行腹部增强 CT 扫描后考虑"胰腺内低密度病变"，同月 15 日，再行 MRI（磁共振）检查，结果提示"胰体尾部少血供肿块伴肝内小结节，考虑恶性肿瘤，以胰腺癌肝转移可能性最大"，3 天后经活组织病理学检验确诊为胰腺"中分化腺癌"，经非手术治疗后，于 2010 年 11 月 5 日死亡。

虽本案孙某死亡后未行尸体病理学检验，但根据现有送鉴材料（包括病历材料反映的诊疗过程、影像学资料及病理学活组织检验结果等），我们认为其系因胰腺癌病情进展死亡可以明确。

90% 以上的胰腺癌属导管腺癌，是消化系统较常见的恶性肿瘤，多发生于 40 岁以上人群，男性好发。多数胰腺癌发生于胰腺头部，少数可呈多中心癌肿。胰腺癌初期除腹部不适或隐痛、钝痛、胀痛及消瘦外，常无特异性症状；至病变进展，可出现严重的疼痛、梗阻或伴有其他消化道功能紊乱、恶病质表现。相比较而言，胰头部肿瘤症状常较典型、明显。总体上来说，胰腺癌恶性程度高，起病隐匿，不易早期发现，进展迅速，手术切除率低，预后差，绝大多数患者在确诊后一年内死亡。大部分文献报道可手术切除患者的 5 年生存率也仅为 5% 以下，少数文献报道生存率略高，可达 20% 甚至接近 30%。

CT 平扫可大致显示胰腺病灶的部位、大小、范围，但往往难以准确定性。增强 CT 扫描有助于更好地显示病灶与周围结构的关系，协助判定病变性质。对疑有胰腺肿瘤病变一时不能确诊者，还可考虑定期行超声或 CT、MRI 检查，随访病灶变化。肿瘤标志物如癌胚抗原（CEA）、CA19-9、CA50、CA242 与胰胚抗原（POA）、CA195、胰腺癌相关抗原（PCAA）等实验室检验虽对胰腺癌诊断并不具有足够的特异性，但也能提供一定的帮助。目前临床上提倡多种检测方法联合应用，以提高诊断率。当然，更为可靠的术前诊断方法应推经皮细针穿刺活组织病理学检验，但一般多用于难以切除的胰腺肿瘤明确诊断。

本次本中心阅送鉴的 2010 年 1 月 25 日腹部平扫 CT 片，可见胰腺体尾部饱满，见类似腊肠样稍低密度影。因未行增强扫描，无法提供上述胰腺体部稍低密度影在胰腺动脉期、静脉期及平衡期（毛细血管期）的影像学征象。我们认为，仅根据以上 CT 所见，虽不能明确胰腺病变的性质，但医方应考虑到存在胰腺肿瘤等病变的可能性，并提出进一步检查（如增强 CT 扫描、MRI 检查及相关肿瘤标志物检验）的建议。本案中某县医院根据 CT 平扫所见即报告"中上腹部未见异常"，未达到应有的医疗水准，也未尽到高度注意义务和告知义务，存在医疗过错。

当然，本案中，孙某在某县医院首诊时未按一般常规由临床科室（内科、外科等）进行例行病史询问（未见提供规范的门诊病历），对临床诊断有一定的不利影响。另外，根据上述 2010 年 1 月 25 日腹部平扫 CT 片，胰腺体尾部低密度病灶最大径已超过 2cm，虽限于现有资料难以确切分期，但显然已不属于早期病变。综合当时仅有的病历材料与影像学资料，我们认为，孙某当时病变尚有一定的手术机会，若能行手术切除并术后采取综合治疗措施，可能有助于延长生存期，但在目前医学条件下，其预后差，3 ~ 5 年的生存机会明显不大（多数文献报道 5 年生存率仅为 5% 以下）。综上，孙某自身所患胰腺癌病情凶险、进展快，治疗难度大，预后差，是其死亡的主要原因和根本原因。某省某县医院未能及时发现腹部平扫 CT 片上胰腺体部异常影像学改变，延误了对孙某某胰腺癌病情的诊断，使其丧失了接受相应治疗的机会，在一定程度上影响了预后，缩短了生存期。因此认为，某省某县医院的上述医疗过错与孙某在发病后较短时期内死亡的不良后果（期望生存期缩短）之间存在因果关系，医疗过错应属轻微作用。

鉴定意见

某县医院在对被鉴定人孙某某的诊疗过程中存在医疗过错行为，该过错行为与孙某的死亡后果之间存在因果关系，医疗过错行为应为轻微作用。

第七节 乳腺癌

【概述】

全世界每年约有 120 万妇女患乳腺癌，50 万死于乳腺癌。在西欧、北美等发达国家，乳腺癌发病率占女性恶性肿瘤首位。其中，中国是乳腺癌发病率增长最快的国家之一，乳腺癌已成为城市女性的第一杀手，而且在北京、上海、广州、深圳等经济发达的大城市中呈现生活水平越高、发病率越高的趋势。如何有效地改善乳腺癌患者的治疗效果和提高生存率，成为全球医学界共同关注和研究的课题。

究其发病原因，遗传、营养失衡、不良生活习惯以及心理因素等都会导致乳腺癌的发生。然而，引发乳腺癌的主要原因是人体内的雌激素在"作怪"。乳腺癌是一种与内分泌密切相关的疾病，体内的激素分泌一旦失去平衡，导致雌激素分泌过多，乳腺导管上皮细胞就会在雌激素的刺激下由正常发育到异常增生，进而有癌变的可能。激素对女性乳腺癌的形成起到至关重要的作用。

男性乳腺肿瘤一般发病年龄在 50 岁以后，其症状多为乳房单侧肿胀或有肿块，无痛或触痛，进行性增长，可转移至腋下，部分可有乳头溢液。有症状者需排除药物（如部分降压药物不良反应）、炎症因素所致，一般而言良性者多见。需要强调指出的是，男性乳腺癌恶性程度高，预后差，因为男性乳房乳腺组织少，皮下脂肪薄，肿瘤容易早期发生转移，患者容易忽视，就诊时多为中晚期。

中医学认为正虚邪实是乳腺癌发病的总病机。正气不足是乳癌发生的主要原因，而邪气入侵则是重要条件。正气虚损，脏腑失和，阴阳失调，六淫之邪乘虚著于乳部，经络不通，瘤核形成。

【临床诊断】

一、西医诊断

（一）临床表现

凡近期发现乳房内单发结节呈生长趋势者，均应高度警惕。体检是早期发现肿瘤的重要手段，细致的体检常可作出正确的诊断和肿瘤分期，乳头及腋下也应仔细检查。

（二）检查

1.乳房 B 超检查。

2.乳房钼靶摄片如见肿块周围有毛刺状或微钙化灶应高度警惕。

3.细胞学检查可做肿块细针抽吸细胞学检查、乳头溢液的细胞学检查，前者阳性率及准确率均很高。

4.乳腺导管造影适用于有乳头溢液者。

5.乳腺 CT 及 MRI 检查也有诊断价值。

6.乳房液晶及近红外线检查在有条件时也可采用,具有一定价值。

7.病理检查是最肯定的诊断手段。

（三）病理

1.类型

（1）非浸润性癌包括导管内癌,小叶原位癌及乳头湿疹性乳腺癌。属早期,预后好。

（2）早期浸润性癌包括早期浸润性导管癌、早期浸润性小叶癌、属早期,预后较好。

（3）浸润性特殊癌包括乳头状癌、髓样癌、小管癌、腺样囊性癌、黏液腺癌、大汗腺样癌、鳞状细胞腺癌等。属一般分化较高,预后较好。

（4）浸润性非特殊癌包括浸润性小叶癌、浸润性导管癌、硬癌、髓样癌等。一般分化低预后较差,需结合疾病分期判断。

（5）其他罕见癌。

2.TNM 系统 T(tumor)表示原发肿瘤累及范围。临床分期须经体格检查或乳腺 X 线摄影,测其最长径和与其垂直的最长径。病理分期时,如一个肿瘤含原位癌和浸润性癌两种成分,肿瘤体积按浸润成分大小计算。

N（node）表示区域淋巴结受累与否的状态。

M（metastases）表示有无远处转移。

治疗前的临床分期以 TNM 表示。

（1）TNM 分期

0 期	Tis	N_0	M_0
Ⅰ 期	T_1	N_0	M_0
Ⅱ A 期	T_{0-1}	N_1	M_0
	T_2	N_0	M_0
Ⅱ B 期	T_2	N_1	M_0
	T_3	N_0	M_0
Ⅲ A 期	T_{0-2}	N_2	M_0
	T_3	N_{1-2}	M_0
Ⅲ B 期	T_4	N_{0-2}	M_0
Ⅲ C 期	任何 T	N_3	M_0
Ⅳ期	任何 T	任何 N	M_1

（2）病理学分期 手术后的病理学分期则以 PTMN 表示。

pT 需对整个原发瘤及周围相应"正常组织"进行足够范围的组织学检查来确定;

pN 需有足够数量的淋巴结被清除并经病理学检查;

pM 则需有较可靠的影像学诊断甚至组织病理学证实。

pTNM 可提供最确切的疾病程度的资料,供预测预后并据此设计术后治疗策略。同侧同时发生的原发性多发乳腺癌,应按其中体积最大者定 T。双侧同时或先后发生的原发性乳腺癌,应分别单独进行分期。

现按第 6 版 AJCC 乳腺癌 TNM 分期。

二、中医诊断

症候分类如下：根据本病的病因、病机和临床表现，经辩证可分为脾胃虚弱、阴虚津亏、气血两虚、肝肾亏损、肝气郁结、痰湿蕴结、瘀血内阻、热毒壅盛等几型。

（一）脾胃虚弱证

主症：食欲不振，食后腹胀，面色萎黄，精神委靡，体倦乏力，

神疲懒言，痰多清稀，大便溏薄或排便无力，小便清长。水肿或消瘦。舌质淡或胖大，舌边有齿痕，舌苔薄，脉细弱。

（二）肝肾阴虚证

主症：胸闷胁痛，头晕眼花，口唇干燥，咽喉疼痛，牙龈肿胀，虚烦难眠，大便秘结，小便短赤。舌红无苔，脉细数。

（三）气血两虚证

主症：神疲乏力，少气懒言，心悸气短，面白无华，失眠自汗，月经愆期，量少色淡或闭经。唇舌色淡，舌苔薄白，脉细弱无力。

（四）肝肾亏损

主症：腰膝酸软，头晕目眩，耳鸣健忘，五心烦热，消瘦，月经失调，病灶局部溃烂。舌质红绛，舌苔少，脉细数或细弦。

（五）肝气郁结证

主症：精神忧郁或心烦易怒，胸闷胁胀，乳房结块胀痛，阵阵叹息，失眠健忘，胃纳欠佳，口苦咽干。舌质黯红，舌苔薄白或薄黄，脉细弦或沉弦。

（六）痰湿蕴结证

主症：乳房肿块，质硬不痛，表面凹凸不平，边界不清，固定不移，局部皮肤收缩凹陷如橘皮状。胸胁胀闷，纳少腹胀，痰多难咳，肢体沉重倦怠。或兼痰核、瘰疬。舌质淡，舌苔厚腻，脉弦滑。

（七）瘀血内阻证

主症：乳房肿块迅速增大，坚硬灼痛，边缘欠清，固定推之不动，皮色青紫晦黯。头痛失眠，面色黧黑，肌肤甲错，口唇爪甲紫黯，月经失调，痛经或闭经，经色黯或有瘀块。舌质紫黯或有瘀斑，舌下络脉粗胀青紫，脉细涩或弦数。

（八）热毒壅盛证

主症：乳房迅速增大，伴有发热，间有红肿，甚者破溃呈翻花样，血水外渗，或疮面恶臭，溃难收口，口干舌燥，大便秘结，小便黄赤，消瘦乏力。舌质红绛，舌苔黄腻或厚，脉弦数。

【防未病】

一、防乳腺癌发生

（一）关注高危人群，早期发现乳腺癌

乳腺癌的发生可能与如下的高危因素有关：

1. 有乳腺癌的家族史　家族性乳腺癌是指一种具有家族聚集性的乳腺癌。也就是说，在一个家族中有两个或以上具有血缘关系的成员患有乳腺癌，就可称作家族性乳腺癌。具有明确遗传因子的乳腺癌称作遗传性乳腺癌。这部分乳腺癌占整个乳腺癌人群的5%～10%，这类乳腺癌具有发病年龄早、双侧发病、多中心病灶等特点。

2. 月经初期过早（12岁以前），闭经过迟（52岁以后）。

3. 40岁未生育或第一胎在35岁以后。

4. 曾患一侧乳腺癌患者，其对侧乳腺癌具有高危险因素。

5. 病理证实曾是乳腺囊性增生患者。

6. 有过多X线胸透或胸片检查史患者。

7. 曾患子宫功能性出血或子宫体腺癌者。

8. 肥胖患者，尤其是绝经后显著肥胖或伴有糖尿病患者。

（二）应加强乳腺癌科普知识公益宣传，提高妇女防癌意识

知晓乳腺癌早期症状：乳房变大；乳房皮肤低凹或皮肤呈橘皮样改变；乳头变平或内翻凹陷；乳房皮肤溃烂；乳房皮肤变红、有时伴有水肿；乳头产生异样分泌物。

（三）应该改变不良生活习惯，规律地生活

保持健康的体重、保证充足睡眠。有研究表明，长期熬夜的女性患有乳腺癌的概率与作息正常、生活规律女性相比高出50%。加强体育锻炼均衡膳食营养、保持精神愉悦、限制激素类药物的使用、避免过量服用可能致癌的药物，如抗抑郁药、安眠药等。此外，坚持每天做健胸操10分钟，促进乳房的血液循环和淋巴循环，也有助于健胸挺乳。

（四）不要过晚生育，坚持母乳喂养，注意乳房保健

女性若在30岁以前生育，可减少发病概率，坚持母乳喂养也能有利于预防乳腺癌。加强乳房的保养，做乳房按摩操，每天做十几分钟的乳房按摩，能增进胸部肌肉的协调活动，减少血流瘀滞，加快静脉血液回流。一种方法是睡前躺在床上，用左手按摩右乳房，右手按摩左乳房，以由外向内的搓揉方式，或是用两手虎口以环形的

按摩方式由乳房底部到乳头的位置，轻轻按摩乳房，可使淋巴液回流至淋巴系统。另一种方式是温水淋浴，用花洒环形冲刷胸部，这样有助于冲出漂亮的乳房形状，并且使乳房更有弹性。佩戴适宜文胸，不会压迫乳房组织，有利于乳房血液循环和淋巴循环。

（五）建议25岁以上的女性，定期进行乳房自查

自查的方法：采取仰卧的姿势平躺在床上，用指腹以顺时针方向按压乳房，但不要采取抓的姿势，以免把正常的乳腺组织误以为增生。如果摸到有散在的颗粒状物就应该到医院，请医生帮助判断。每年1～2次到医院检查为佳。对高危女性患者，应该每1～2个月检查一次。尤其是绝经多年后出现乳房不适等症状者，一定要去医院全面检查，乳房B超检查技术成熟且无创性，无辐射性，可反复检查，特别是对乳腺囊肿诊断率达90%以上。中国女性乳腺较小而腺体致密，通过对肿块弹性指数及血流信号测定可初步鉴别良恶性，是用来筛查筛查的首选方法。但乳腺B超检查对小结节性质判断有困难，对医生的水平技术反而要求较高。

乳腺钼靶主要是为了乳腺癌普查，一般用于40岁以上乳腺腺体脂肪含量高的女性体检、对伴有钙化的乳腺肿块的良恶性鉴别、乳腺癌患者复查、以及明确乳腺癌患者有无多发病灶及肿块范围。如果患者乳腺腺体比较致密，小结节可能漏诊。

乳腺磁共振检查有良好的对比度，能三维立体观察，可以显示乳腺病变边缘、位置、信号强度、侵犯范围，但乳腺磁共振需专用设备，检查费用贵。

（六）乳房结节临床处理

1.对于临床体检及影像学考虑恶性病变者，进行进一步检查和治疗程序。

2.原则上结节直径超过一厘米建议手术治疗或穿刺活检。

3.对于持续存在的单发结节，且边界不清、或血流丰富，质地较硬，可考虑行手术或穿刺活检病理检查，以明确诊断，以防遗漏乳腺癌而延误治疗。

4.对于随访过程中持续增大的结节，即使考虑良性病变，也建议手术治疗。

5.对于穿刺病理报告的特殊病变，如导管或小叶不典型增生、导管内乳头状瘤等，由于不能除外恶性病变，需要手术切除或再次活检。

6.对于临床上难以鉴别诊断的乳房结节也应该建议手术治疗或穿刺活检。

临床明确为乳腺小叶增生引起的乳房结节及乳房周期性疼痛，可以辅助应用一些中成药治疗。

7.对于那些经影像学检查或活检诊断为良性病变的乳房结节，无论手术切除与否，都建议定期复查。目的在于观察结节的性质、大小有无变化，有无新生病变。

8.对于多发性小结节，一般无需特殊处理，定期观察结节的变化，必要时可行手术或穿刺活检。

9.注意平时饮食常食用有行气通络、化瘀、散结功效的食物，如南瓜蒂、丝瓜、茄子、橘叶、橘核、橘饼、陈皮、青皮、贝母、玫瑰花等。

多摄入富含纤维素的蔬菜，能延缓胃的排空，延长食物经过消化道的时间，减少脂肪吸收，从而抑制体内脂肪合成，降低激素水平，有利于乳腺增生疾病的恢复。研究人员还发现，白菜中含有分解雌激素的化合物。鱼类中含有必需的氨基酸和不饱和脂肪酸，有保护乳腺的作用，对预防乳腺增生有益。菌类食物如黑木耳、蘑菇、香菇、银耳、猴头菇等，是天然的生物反应调节剂，能增强人免疫能力，防止乳腺恶性增生。红苹果和红辣椒等"红皮"水果和蔬菜对乳腺癌等肿瘤疾病有防治作用。"红皮"瓜果蔬菜中所含的某些植物化学成分，可以有效遏制肿瘤细胞的蛋白质合成，同时还能降低肿瘤细胞对雌激素的反应。洋葱、紫葡萄也含有该植物化学成分。

二、已知乳腺癌控制转移复发

乳腺癌是好发血行转移的恶性肿瘤，要控制肿瘤转移，在医生方面，一定要早期、规范、综合治疗，采取最佳诊疗方案。规范综合治疗是关键，要采用局部治疗方法（外科手术、放射治疗），清除其原发病灶（包括区域性转移瘤），还需要兼顾全身性治疗（化疗、内分泌治疗），以控制其体内潜在的转移瘤灶，两者相互结合，综合运用，可能获得对转移的有效控制。在患者及其家属方面：

1.选好医院　要选择有治疗乳腺癌临床经验，有良好的医疗设备的医院，这是治好乳腺癌的第一关。

2. 慎重治疗 在医生确定治疗方案后，不妨多咨询几位乳腺病专家意见，供医生参考，以便制定科学的综合治疗方案。

3. 多学知识 在治疗同时多学一点乳腺癌科普知识，了解中西医治疗各自优势，有利于配合医生治疗，对治愈疾病绝对有好处。

4. 寻找病因 在治癌同时，自己找一下致癌因素，这对治愈疾病有利。

5. 长期作战 同癌症斗争要打持久战，既不悲观失望，也不盲目乐观，使自己立于不败之地。

6. 树立信心 在整个治疗过程中的每一个阶段都要密切配合医生的治疗方案。癌症是慢性病，树立不气馁、可治愈的信心。

7. 调整饮食 多吃十字花科蔬菜。如绿叶菜、卷心菜和花椰菜，常吃海带，控制淀粉类食物，补充充足的蛋白质、维生素和矿物质。

8. 适当锻炼 耐久性运动项目，如徒步、游泳、旅行、跑步等能增强乳腺癌患者的免疫功能，例如徒步每天 2 次，每次 30 分钟。但是运动量不要太大。

【治已病】

一、西医治疗

（一）首次规范化治疗是关键

目前，乳腺癌是女性最常见的恶性肿瘤之一，发病率不断上升。

一旦被确诊为乳腺癌，首次规范化的治疗直接关系患者的生存质量和治疗效果。临床工作中，许多患者由于初次诊疗时，首次手术方式不恰当，或者治疗方案不合理，甚至诊断错误，都将为日后的"复发""转移"埋下祸根。

乳腺癌的治疗应包括局部治疗和全身治疗。局部治疗最常用的手段是手术和放射治疗。对能够手术的患者先应用手术，切除和消灭原发部位的肿瘤细胞，术后必要时联合放射治疗，以防止局部复发。全身治疗主要是依靠药物，如化疗药物和内分泌药物。可用于手术前和手术后，防止转移。对于晚期的不能手术的患者，也主要以全身治疗为主。

手术治疗是乳腺癌治疗中最有效的一种治疗方法。常用的方式有：保乳手术、局部广泛切除术、部分乳房切除术、全乳房切除术加腋窝淋巴结清除术、乳腺癌根治术对腋窝淋巴结以往常规有淋巴结清除，目前可采用前哨淋巴结活检术，挑选出那些有淋巴结转移者予以清除，避免了无转移患者的不必要清除。早期乳腺癌患者，且肿瘤直径在 3cm 以下，提倡患者采用保乳手术。当然保乳术后需接受全乳放射治疗或需全身辅助治疗。大量的资料证明其疗效与改良根治术相仿，可减少对患者的心理创伤。

乳腺癌的治疗方法在国际和国内已有一定的规范，且不断根据新的数据予以更新。患者在初次就诊时，就应该选择专业的、有资质的医院就诊治疗。一般而言，乳腺癌的治疗一般有以下几大原则：对于临床早期（即 I、II、部分 III A 期）的患者，主要施以手术治疗。对术后检测还有复发高危因素的患者，应作术后辅助全身治疗；部分 II 期和 III 期的患者，可根据病情，可先行全身性治疗，缩小病灶，然后再手术。当然 IV 期有远处移不适宜手术治疗的患者，可用药物治疗。

规范化的乳腺癌治疗，要求严格依据循证医学的数据，根据患者的病情状况，施以个体化的合理综合治疗。根据患者的病情及各项检测的结果综合考虑治疗方案，比如手术治疗后对没有淋巴结转移的患者，一般不需要放疗；内分泌治疗一定要针对激素受体阳性的患者使用；而 HER2 强阳性的患者术后可联合靶向治疗等。

（二）外科治疗

外科治疗目前仍然是乳腺癌的主要治疗方法之一。对病灶局限于局部或区域淋巴结者的首选治疗方法是手术。随着对乳腺癌生物学行为的深入认识，当今外科治疗的原则是在根治疾病的基础上，兼顾患者的生活质量，因此，保留乳房手术、一期乳房重建手术、前哨淋巴结活检替代腋窝淋巴结清扫已在临床广泛应用。

1.外科治疗的适应证　乳腺癌的手术适应证符合国际临床分期的 0、Ⅰ、Ⅱ 期及部分Ⅲ期而无手术禁忌证的患者。

（1）保留乳房手术的适应证　符合国际临床分期的 0、Ⅰ、Ⅱ 期的患者肿瘤边缘距离乳头 2cm 以上；临床体检无明显腋淋巴结转移；原Ⅱb、Ⅲ期的局部晚期乳腺癌患者，经新辅助化疗降期，符合保留乳房标准的患者。

（2）一期乳房重建的适应证　符合国际临床分期的 0、Ⅰ、Ⅱ 期的患者，原发肿瘤 ≤ 3cm；临床体检无明显腋淋巴结转移。

（3）前哨淋巴结活检适应证　符合国际临床分期的 0、Ⅰ、Ⅱ 期及部分Ⅲ期的患者，同时临床体检腋窝淋巴结阴性。

2.外科治疗的禁忌证　包括全身禁忌证及局部病灶禁忌证。

（1）全身禁忌证

1）肿瘤已有远处转移；

2）一般情况差，恶液质；

3）全身主要脏器有严重疾病，不能耐受手术者；

4）年老体弱，不能耐受手术者。

（2）局部病灶禁忌证

1）三期患者有以下情况之一者：①皮肤局部水肿超过乳房面积一半以上；②皮肤有卫星结节；③肿瘤直接侵犯胸壁；④胸骨旁淋巴结肿大，病理证实转移；⑤锁骨上淋巴结转移；⑥患侧上肢水肿；⑦急性乳腺癌。

2）有以下五种情况中任何两项以上者：①肿瘤溃破；②皮肤橘皮水肿，占全乳面积 1/3 以上者；③肿瘤与胸大肌固定；④腋淋巴结最大直径超过 2.5cm 以上；⑤腋淋巴结彼此粘连或与皮肤或深部组织粘连。

根治术前必须有组织学的证实，不能单凭临床诊断。

（3）保留乳房手术的禁忌证

1）绝对禁忌证　乳房内多发病灶，且位于乳房不同象限；或钼靶摄片提示乳房内弥漫性微小钙化，伴有恶性特征；患侧乳腺曾接受放射治疗；妊娠是进行乳腺放疗的绝对禁忌症，但是，可以在妊娠后期进行保乳手术，待分娩后进行放射治疗；保乳手术标本切缘阳性，经扩大切除，仍无法达到切缘阴性；肿瘤位于乳头 – 乳晕下方。

2）相对禁忌证　胶原血管病变如硬皮病、活动期的系统性红斑狼疮患者；位于乳房同一象限的多原发肿瘤，及原发肿瘤周围存在性质不明的钙化灶；腋淋巴结明显肿大，临床怀疑有转移的患者；乳房较小，而肿瘤相对较大的患者。

（4）一期乳房重建的禁忌证　除乳腺癌手术禁忌证以外，不愿意接受假体植入物的患者；不愿意接受背部或腹壁等供区手术瘢痕的患者；长期吸烟、酗酒史，可能影响自体皮瓣存活的患者；对重建乳房美容要求期望过高的患者。

（5）前哨淋巴结活检的禁忌证　局部晚期乳腺癌，原发肿瘤直径超过 5cm，临床体检腋淋巴结明显转移的患者；对示踪剂过敏的患者；多原发肿瘤；患侧腋窝曾行手术活检；患侧乳房、腋窝曾接受放射治疗；妊娠哺乳期乳腺癌。

2.手术方式

（1）乳腺癌根治术。

（2）乳腺癌改良根治术。

（3）保乳手术。

（4）前哨淋巴结活检。

（5）全乳切除一期乳房重建手术。

3.手术并发症

（1）术中并发症

1）腋静脉损伤　多因在解剖腋静脉周围脂肪及淋巴组织时，解剖不清，或因切断腋静脉分支时，过于接近腋静脉主干所致。因此，清楚暴露及保留少许分支断端，甚为重要。

2）气胸　在切断胸大肌、胸小肌的肋骨止端时，有时因钳夹胸壁的小血管穿通支，下钳过深，导致触破肋间肌及胸膜，造成张力性气胸。胸膜外扩大根治术时，如损伤胸膜，可造成张力性气胸，此时，可稍扩大破口，行闭式引流。

（2）术后并发症

1）皮下积液　多因皮片固定不佳或引流不畅所致。可采用皮下与胸壁组织间多处缝合固定及持续负压引流来预防。

2）皮片坏死　皮肤缝合过紧及皮片过薄以及皮下积液等均可为其发生原因。皮肤缺损较多时，宜采用植皮。

3）患侧上肢活动受限　主要是术后活动减少，皮下疤痕牵拉所致。因此，要求术后及早进行功能锻炼，一般应在术后一个月左右基本达到抬举自如的程度。

4）植入物重建乳房的主要并发症　感染、植入物破裂、突出或纤维囊挛缩。手术过程中严格的无菌观念，充分的扩张，将假体放置于胸大肌后方，术后按摩均有助于减少上述并发症。

5）自体组织重建乳房的并发症　供体部位的并发症是带蒂横腹直肌肌皮瓣移植乳房再造（TRAM）的主要缺点，因为移除一侧下腹壁肌肉可引发疝，腹部不对称、躯干运动障碍。用游离 TRAM，运用补片修复腹壁的缺损有助于减少腹壁疝的发生。

4.乳腺癌手术后康复治疗

（1）术后随访　乳腺癌手术后 1～3 年是复发高峰，患者有时候自我感觉身体恢复很好，但可能负瘤生存状态。

患者在完成规范治疗的同时仍不能掉以轻心，应进行规范的术后随访，随访周期一般在术后一年内每3个月一次，2～5年每半年一次，5年以上可以一年一次。通过规范的随访，医生可以及时发现肿瘤的复发或转移以及新发肿瘤，从而给予及时合理治疗，获得对病情较好的控制。患者同时还能得到医生的专业指导，帮助他们平稳度过康复过程中的急流险坡，最终到达安全的彼岸。

（2）心理康复治疗 乳腺癌患者的术后心理康复，包括心理辅导、营养指导、健康宣教等，这都是乳腺专科非常重视的工作，除了能提高患者对规范治疗的依从性，也能保证患者良好的治疗效果和生活质量。

肿瘤的发生与心理社会因素也有错综复杂的联系。医生除了关心患者的身体，更应关心其心理的康复。良好的医患交流本身就有助于治疗。专业的心理从业人员悉心指导，以及患友互助团体的积极交流也能产生意想不到的效果。

（3）术后的康复锻炼

乳腺癌术后经常会发生患侧上肢功能障碍，主要表现为上肢淋巴水肿、肩关节运动幅度受限、肌力低下、运动后迅速出现疲劳及精细运动功能障碍等。乳腺癌术后进行功能锻炼，其意义就在于功能锻炼可以降低淋巴水肿的发生率，促进肩关节活动度的增加。目前普遍观点认为乳腺癌术后应尽早进行患肢功能锻炼。一般在术后第1、2天即可开始做前臂、肘关节屈伸运动及握掌的动作，每次10遍，每天5次或6次。

术后第3天可试用健康的一侧上肢帮助手术的一侧上肢做前面上举动作，使患侧肢体举高到与头部相平，每次3遍或4遍，每天3~5次。

术后第4天，可用健康侧手握住患肢的大拇指，帮助患肢向上抬举，直到超过头部，每天3次或4次。

术后第5天，可用健侧手托起患侧肘部慢慢向前上方抬举，使之超过头部，尽可能伸直，每次2遍或3遍；每天2~4次。

术后第6天可用患肢的手指顺着墙渐渐向上滑行，逐渐提高，每次2~3遍，每天3~4次。

术后第7天和第8天使患侧手掌越过头顶，触摸对侧耳朵，每次2~3遍，每天3~4次。

术后第9天起可以肩关节为轴心用患肢做旋转活动。每次2~3遍，每天3~4次。

术后第10天可试用患肢举起物体超过头顶，每次2~3遍，每天2~3次。

手术第10天以后可根据体力、伤口愈合情况经常逐渐做上肢抬举、旋转、外展等各种运动。

需要强调的是，乳腺癌患者在术后锻炼时，要根据自己的实际情况，如病情、年龄、体力、切口愈合等，进行循序渐进的锻炼，不可操之过急，也不可术后不进行锻炼。

研究认为，乳腺癌术后功能锻炼持续时间应在6个月以上，特别是前3个月尤为重要。这段时间内，规律而充分的锻炼可以防止长时间的关节制动而造成的关节内粘连，促进瘢痕组织下疏松结缔组织的形成，扩大上肢活动范围，缩短上肢功能恢复的时间。

（4）饮食均衡 饮食防癌，平衡是关键。每日膳食平衡的关键在于食物数量的平衡和种类的多样化，即每日摄入五大类食物，每类食物的摄入达到一定的数量，同类的食物要经常变化花样。这五大类食物包括：谷薯类、蔬菜水果及菌藻类、鱼禽肉蛋类和奶类、大豆及坚果类、油脂和糖类。每人每日需要的食物量（净重）约为：谷薯类及杂豆250~400克（包括50~100克的粗杂粮）；蔬菜类300~500克；水果200~400克；肉禽类50~75克；鱼虾类50~100克；蛋类25~50克；奶类及奶制品300克；大豆及坚果类 30 ~ 50 克；油 25 ~ 30 克（约 30 ~ 45 毫升）；盐 6 克。以上食物的每日推荐摄入量，应根据患者的身高体重及活动水平做适量调整。此外，还应避免食用腌制品、烟熏、油炸制品、加工肉类、霉变腐败的不新鲜食物、肥甘厚腻的食物、被农药污染的农作物、烟、酒等是防癌关键。

乳腺癌患者术后合理的营养能促进伤口愈合和各项功能的修复。除了遵循上述原则，多食用富含热量、多样化、易消化的高蛋白食物如鱼类、瘦肉类、豆制品、牛奶等，多食富含维生素的多种新鲜蔬菜、水果等，均可促使创面愈合。

（5）术后综合治疗

乳腺癌手术后的综合治疗，包括放疗、化疗、内分泌治疗、靶向治疗。一些诸如雌激素受体（ER）、孕激素受体（PR）、HER2 指标检测都直接关乎患者后续治疗方案的选择。

1）HER2 指标：目前，手术后的病理 HER2 指标，已经成为了临床医生选择最佳治疗方案，实现有效个体化综合治疗的"风向标"之一。HER2 是一种能够帮助调控乳腺癌细胞生长、分裂和自身修复的基因。临床上大约有 30% 左右的乳腺癌患者会存在 HER2 基因过度表达或扩增现象，亦即 HER2 阳性。一旦患者 HER2 表达呈阳性，那就意味着这类患者相对于 HER2 阴性患者更容易在 5 年内出现复发和转移的情况。为此，目前医学界已经达成共识，生物靶向治疗是 HER2 阳性乳腺癌的一种有效治疗手段。

临床工作中，有时会有一些检测出的 HER2 是假阳性的患者，此类患者在日后的靶向治疗中效果不甚理想，既花费了钱又耽误了病情的治疗。为此，患者术后首先应该去三级甲等的肿瘤专科医院，进行病理片的会诊，避免出现"真""假"颠倒，避免出现错误治疗和不恰当治疗的情况发生。

2）ER 指标：乳腺癌肿瘤中，存在一种雌激素受体 (ER) 或孕激素受体（PR），一旦患者体内雌激素与这些受体结合将刺激肿瘤细胞的生长。内分泌治疗就是通过药物治疗阻断雌激素与这些受体的结合或抑制雌激素的生成，起到抑制肿瘤细胞生长、降低复发率和转移风险。

（三）化学药物治疗

常用的化疗药物有环磷酰胺（CTX）、5- 氟脲嘧啶（5-FU）、甲氨喋呤（MTX）、阿霉素（ADM）、表阿霉素（EpiADM）、诺维本（NVB）、泰素、紫杉醇（Paclitaxel）、泰素帝、多西紫杉醇（Docetaxel）、顺铂（DDP）、丝裂激素（MMC）、卡培他滨（Xeloda，希罗达）及吉西他滨（健择，Gemzar）等。化疗应达到一定剂量，治疗不宜长，以 6 个月左右适宜，能达到杀灭亚临床转移灶的目的，过度治疗无效有害。

1.术后辅助治疗　乳腺癌是容易有血道转移的肿瘤，术后常需要辅助化疗，但尚需区别哪些患者需用化疗及化疗方案（表 11-7-1）。

常用的抗癌化学药物治疗，应手术后早期使用和联合化疗，常用的有 CMF 方案（环磷酰胺、甲氨喋呤、氟尿嘧啶）和 CEF 方案（环磷酰胺、表柔比星、氟尿嘧啶）。

化疗前患者应无明显骨髓抑制、白细胞 $> 4 \times 10^9 / L$、血红蛋白 $> 80g / L$、血小板 $> 50 \times 10^9 / L$。化疗期间应定期检查肝、肾功能，每次化疗前要查白细胞计数，如白细胞 $< 3 \times 10^9 / L$，应延长用药间隔时间。

2.新辅助化疗　又称术前化疗，诱导化疗或首次化疗，不同于术后辅助化疗，故又称新辅助化疗。新辅助化疗目的是使肿瘤降期，提高切除率及保乳手术成功率，通过杀灭亚临床转移灶从而提高生存率。同时了解肿瘤对化疗的敏感性。

表 11-7-1　ST.Gallen 早期乳腺癌辅助治疗方案

		激素有反应		激素无反应	
		绝经前	绝经后	绝经前	绝经后
淋巴结（-）	低危险	内分泌治疗			
	中高危险	化疗＋内分泌治疗		化疗	
淋巴结（+）		化疗＋内分泌治疗		化疗	

（1）适应症　主要用于局部晚期病灶包括ⅡB、ⅢA及ⅢB期乳腺癌，以及无远处转移的炎性乳腺癌或仅有同侧锁骨上淋巴结转移的乳腺癌。

（2）化疗前的准备　除常规病史、体检、肝肾功能、心电图、血象等检查外，术前还需钼靶摄片，B超以及磁共振等以作化疗前后的对照。术前需作肿瘤部位空心针检查以明确肿瘤的性质及必要的分子生物学检测，有些肿瘤经化疗后可能达到完全消退，这种情况下化疗前无病理诊断，将会造成诊断困难，腋淋巴结有肿大时也需予以组织学或细胞学证实。

（3）新辅助化疗的常用方案　CAF 或 CEF 方案是新辅助化疗常用的方案，一般新辅助化疗常用的是含蒽环类药物为主的方案。剂量与术后辅助化疗相同。

1）诺维本＋蒽环类方案（NA 或 NE）

诺维本　25mg／m² 静注第1、8天

阿霉素　40mg／m² 静注第1天

（或表阿霉素 60mg/m² 静注第1天）

每3周为一疗程

2）含紫杉类药物的联合化疗

泰素帝 75mg／m² 静注第1天

表阿霉素 60mg／m² 静注第1天

每3周为一疗程

新辅助化疗常用2～6个疗程，一个疗程难以评价疗效，至少在2个疗程以后才能初步评价疗效。新辅助化疗4个疗程后临床无明确疗效时可改用其他化疗方案或其他治疗方法。

新辅助化疗后如达到保乳手术的要求，患者有保乳手术的要求时可行保乳手术，新辅助化疗前可在肿瘤表面用纹身法，或用金属丝固定法或根据乳房摄片，B超以及其他影像学诊断方法确定肿瘤范围，或在空心针活检时在肿瘤周围置银夹，以确定保乳手术切除范围，手术切除标本必须确保切缘无肿瘤细胞。腋淋巴结应同时清除或作前哨淋巴结活检。

3.晚期或复发乳腺癌的化疗　化疗是手术后复发、转移或晚期的病例常用的姑息性治疗方法，尤其是对手术到复发间期较短（2年以内），内脏转移以及激素受体测定阴性者。化疗方法可采用多药联合应用或单药序贯方案。

常用的方案有：

（1）含蒽环类为主的方案如 CAF、CEF 等。

（2）含紫杉类为主的方案，如应用含泰素或泰素帝等药物的化疗方案。

（3）其他有效的药物及方案①卡培他滨（Capecitabine，希罗达）；②长春瑞滨（Vinorelbine，诺维本）；③吉西他滨（Gemcitabine，健择）。

（四）内分泌治疗

1.内分泌治疗

（1）双侧卵巢去势术　主要用于绝经前，尤其对 40～50 岁患者，激素受体阳性者有效率可达 70%～80%，可作为晚期患者的治疗，亦可用手术后的辅助治疗。卵巢去势可以用手术切除双侧卵巢或用放射去势。晚期男性乳腺癌可采用双侧睾丸切除术。

（2）他莫昔芬（Tamoxifen）　适用于绝经前及绝经后患者，作为术后辅助治疗，或晚期激素受体阳性者的首选。美国 NIH 推荐他莫昔芬作为绝经前后雌、孕激素受体阳性者在完成局部治疗及辅助化疗后的辅助治疗。可以减少肿瘤复发及远处转移，预防对侧乳腺第二原发肿瘤的发生。早期乳腺癌临床试验协作组（EBCTCG）报道应用他莫昔芬作为辅助治疗 5 年可降低复发率 47%，降低死亡率 26%。

1）他莫昔芬用法　每日 20mg 口服，应用 5 年，延长应用日期并不提高疗效。常见不良反应有：①潮热、阴道分泌物增加；②高剂量时可增加血栓性疾病的发生；③少数患者有视力模糊、肝功能障碍等；④子宫内膜增生，与对照组相比增加子宫内膜癌的发生率。

（3）托瑞米芬（Toremifen，法乐通）　结构同他莫昔芬，但在一个侧链上增加一个氯原子。其疗效同他莫昔芬，对子宫内膜及肝脏影响较小，用法每日 1 次，每次 60mg。

（4）芳香化酶抑制剂　用于绝经后妇女，抑制体内由雄烯二酮转化为雌激素所需的芳香化酶，同时亦可抑制肿瘤细胞内的芳香化酶：

芳香化酶抑制剂有两类：一类为非甾体类，如氨鲁米特等，其第三代的产品有来曲唑（弗隆）及阿那曲唑（瑞宁得）。另一类为甾体类，如福美坦，其第三代的产品有乙烯美坦（阿诺新）。目前常用的均为第三代的产品。

第三代芳香化酶抑制剂同样用于雌、孕激素受体阳性的晚期复发患者，或术后辅助治疗。在复发晚期患者中应用二类药物间无交叉耐药。如用非甾体类药物有效以后再有复发时可改用甾体类，仍有一定疗效，反之亦然。

作为术后辅助治疗，目前有不同的应用方法的临床试验：

1）乳腺癌局部治疗及辅助化疗后立即应用芳香化酶抑制剂 (ATAC 试验)，比较阿那曲唑（瑞宁得）与他莫昔芬的疗效。经 68 个月随访瑞宁得组 5 年生存率较他莫昔芬组提高 3.3%，P=0.005。

2）应用 2 年他莫昔芬后改用芳香化酶抑制剂（IES 试验）比较应用他莫昔芬两年后继续用他莫昔芬或改用乙烯美坦（阿诺新）经 30 个月随访，改用阿诺新的生存率较他莫昔芬组提高，两组 P 值有显著意义。

3）应用 5 年他莫昔芬后再继续应用 5 年芳香化酶抑制剂（MA-17）试验，在应用 5 年他莫昔芬后继续用 5 年来曲唑（弗隆）观察，经 30 个月时随访继续用来曲唑组的生存率较观察组提高，两组 P 值有显著意义。

用法：阿那曲唑（瑞宁得）1mg 每日 1 次口服；

来曲唑（弗隆）2.5mg 每日 1 次口服；

乙烯美坦（阿诺新）25mg 每日 1 次口服；

芳香化酶抑制剂与他莫昔芬相比，减少了潮热、阴道排液、子宫内膜增生，肝功能障碍等副反应，但增加了骨质疏松，骨关节病变等不良反应。

（4）脑垂体、促性腺激素类似物（LHRH-α） 用于绝经前妇女与垂体促性腺释放激素卵泡刺激素（FSH）和黄体生成素（LH）受体结合，使 LH、FSH 分泌受阻，从而抑制卵巢功能，起到药物性卵巢切除功能。常用药物为戈舍瑞林（诺雷德），可用于绝经前妇女作为术后辅助治疗或晚期复发患者的治疗。用药后可抑制月经来潮：降低体内雌激素水平。

用法：戈舍瑞林（Zoladex，诺雷德），每支 3.6mg，每月 1 次，腹壁皮下注射。

（5）孕酮类药物 主要作用为拮抗雌激素。抑制垂体前叶分泌催乳素，阻止 ER 在细胞核内积蓄。主要用于绝经后病例，副反应为可能食欲增加，肥胖，因而亦用以治疗肿瘤恶病质，其他副反应有阴道排液，水潴留等。

常用药物有甲地孕酮每日 160mg；甲孕酮每日 500～1000mg，口服。

2.临床治疗的选择 绝经前，晚期复发患者以及绝经前，雌、孕激素受体阳性，有高危复发者可采用卵巢切除或诺雷德治疗；或先用诺雷德有效者可再用卵囊切除术。

他莫昔芬等可作为辅助治疗，应用 5 年。

绝经后，他莫昔芬及第三代芳香化酶抑制剂均可为晚期复发病例的一线用药，亦可用于手术后辅助治疗。孕酮类药物常作为二线用药。

（五）放射治疗

1.放射治疗在乳腺癌综合治疗中的地位

从综合治疗的整体观出发，放射治疗在乳腺癌治疗中的主要目的包括以下方面：

（1）早期乳腺癌保乳手术后的根治性放疗，是乳房保留治疗不可缺少的部分。放射治疗不仅将局部复发率降低了 2/3，而且照射技术直接影响乳房的美容效果和患者生存质量。

（2）早期患者选择性的乳房切除术后胸壁和区域淋巴结的术后放疗，可有效降低局部复发率，并在一定程度上提高生存率。

（3）是局部晚期患者综合治疗的必须手段之一。

（4）局部区域性复发患者的放射治疗，是重要的补救性治疗措施。

（5）转移性患者的姑息性放疗，如骨转移患者的止痛，预防病理性骨折及脊髓压迫；脑转移患者降低颅内高压，缓解转移灶引起的神经定位症状；胸壁溃破性复发灶的止血等，改善患者在带瘤生存期内的生存质量，并延长部分患者的生存时间。

2.乳房切除术后的放射治疗

（1）术后放疗适应证乳房切除术后局部区域性复发的几率是决定术后放疗指征的依据。按照复发的危险性，可以把患者归为 3 类：

①高危患者，包括原发肿瘤直径 5cm 以上，和／或腋淋巴结转移数≥4 个。②中危患者，包括原发肿瘤直径在 2～5cm 之间和／或腋淋巴结转移 1～3 个。③低危患者，包括

原发灶小于 2cm 和腋淋巴结阴性。

此外，腋淋巴结清扫完整性、切缘距正常组织的距离、受体状态以及年龄等因素都对局部复发率有一定影响。

（2）辅助治疗适应证根据目前公认的局部复发的预后因素，在完整清扫第一和第二站腋淋巴结的前提下，凡是符合以下条件之一的患者认为有术后（包括根治或改良根治术）辅助治疗适应证：①腋淋巴结转移数≥4个。②T3伴有腋下淋巴结转移，不论转移的数目。③原发灶有皮肤和（或）胸肌筋膜的侵犯。④可手术的Ⅲ期患者。

（3）乳房保乳术后放疗　对于接受保乳术的患者，只有在术后对保留的乳房进一步治疗，即对全乳房进行放疗，才能有效降低局部复发率，在给予患者完美身形的同时，更好地控制病情，取得与根治术相同疗效，而患者生活质量明显提高。即使保乳术后患者出现局部复发，仍可行补救根治术。

接受保乳术的患者在前3年内至少每半年要复查一次，3年后进入稳定期改为每年复查一次；单侧乳房切除术的患者每年至少要检查一次，避免另一侧乳房发生新的癌变。

总之，放射治疗与手术治疗、化疗、内分泌治疗及靶向治疗等配合，才能取得更好的疗效，使更多患者获益。

（六）生物靶向治疗

靶向治疗是近年研究的方法，以肿瘤发生、发展过程中的一些基因及分子生物学的改变作为靶点，如肿瘤信息传导、新生血管、抑癌基因以及细胞周期蛋白激酶等。在乳腺癌中较成熟的是针对信息传导中 HER2 基因的研究，目前应用的赫赛汀是抗 HER2 基因的单克隆抗体。

赫赛汀的临床应用的条件是肿瘤的 HER2 基因检测，在应用免疫组化检测 HER2 过度表达，或用 FISH 法检测阳性的病例。赫赛汀与化疗药物如蒽环类及紫杉类合用可获得较好效果。

用法：赫赛汀 6mg/kg，静脉滴注 3 周一次，以后为 4mg/kg，可持续应用直到无效。目前尚未被批准作为常规临床应用。

二、中医治疗

（一）中药辨证论治

1. 脾胃虚弱证

治法：益气健脾，温阳补肾。

方药：参苓白术散或补中益气汤加减。

黄芪 30 克，党参 15 克，炒白术 15 克，茯苓 15 克，山药 15 克，薏苡仁 15 克，陈皮 10 克，神曲（炒）12 克，炒麦芽、炒谷芽各 12 克，菟丝子 12 克，女贞子 12 克，肉苁蓉 12 克。

加减：便溏不止或大便水样者，重用黄芪 60 克、党参 30 克，加五味子 6～9 克收涩止泻；兼脾肾阳虚者，加附子 9～15 克，吴茱萸 9～12 克等益肾健脾。

2. 肝肾阴虚证

治法：养阴补肾。

方药：沙参麦冬汤及大补阴丸加减。

生地黄 12 克，熟地黄 12 克，天冬 15 克，麦冬 15 克，知母 12 克，天花粉 30 克，石斛 12 克，玄参 12 克，党参 15 克，生龟甲（先煎）30 克，鳖甲（先煎）15 克，陈皮 10 克，甘草 6 克。

加减：失眠者，加酸枣仁 9 克、五味子 6 克等养心安神；大便秘结难下者，加肉苁蓉 15 克、何首乌 30 克、火麻仁 15 克等润肠通便。

3. 气血两虚证

治法：益气养血。

方药：人参养荣汤加减。

黄芪 15 克，党参 15 克，当归 10 克，熟地黄 12 克，白芍药 12 克，白术 12 克，茯苓 12 克，五味子 6 克，远志（炙）6 克，酸枣仁 12 克，鸡血藤 30 克，桂心（后下）3 克。

加减：偏寒者，加细辛 3 克温经散寒；偏热者，加夏枯草 15 克、蒲公英 30 克清热凉血。

4. 肝肾亏损证

治法：补益肝肾。

方药：左归丸加减。

熟地黄 12 克，山药 15 克，枸杞子 12 克，山萸肉 12 克，牛膝 10 克，菟丝子 12 克，鹿角粉（冲服）5 克，生龟甲（先煎）30 克，党参 12 克，阿胶（烊化）10 克，肉苁蓉 12 克，何首乌（制）15 克。

加减：阴虚火旺、虚火上炎者，加麦冬 15 克、桑椹 15 克等滋阴降火；溃烂流脓血者，加大黄 15 克、土黄连 30 克、苦参 30 克等制成洗剂，局部冲洗治疗。

5. 肝气郁结证

治法：疏肝解郁，化痰散结。

方药：逍遥散加减。

柴胡 9 克，枳壳 12 克，陈皮 10 克，香附 10 克，郁金 15 克，当归 9 克，白芍药 15 克，瓜蒌 15 克，炒白术 12 克，元胡 12 克，茯苓 15 克，浙贝母 15 克，甘草 6 克。

加减：乳房胀痛明显者，加川芎 6 克，橘核 15 克，青皮 9 克等增强行气止痛之功；情志不畅，多怒抑郁者，加佛手 12 克、木香 9 克理气畅中。

6. 痰湿蕴结证

治法：化痰利湿，软坚散结。

海藻玉壶汤加减。

海藻 15 克，昆布 15 克，山慈菇 12 克，姜半夏 12 克，浙贝母 12 克，青、陈皮各 10 克，夏枯草 12 克，土茯苓 12 克，泽泻 10 克，薏苡仁 30 克，当归 9 克，苍术 10 克。

加减：胸胁胀闷重者，加香附 9 克、佛手 12 克宽胸理气；痰湿夹热，见苔腻、脉滑数者，加瓜蒌 15 克、黄芩 10 克、鱼腥草 30 克清热化痰。

7. 淤血内阻证

治法：活血化瘀，消积破结。

方药：血府逐瘀汤加减。

桃仁 12 克，红花 12 克，熟地黄 12 克，当归 9 克，川芎 9 克，赤芍药 12 克，牛膝 10 克，丹参 15 克，王不留行 15 克，炮山甲（先煎）10 克，路路通 15 克，全蝎 5 克，露蜂房 30 克。

加减：若肿块大于 3cm 者加服人参养荣丸，每日 1 丸。

8. 热毒壅盛证

治法：清热解毒，凉血降火。

方药：清瘟败毒饮加减。

生石膏（先煎）30克，生地黄15克，知母12克，栀子10克，连翘15克，牡丹皮12克，竹叶12克，玄参12克，赤芍药12克，蒲公英30克，白花蛇舌草30克，半枝莲30克，漏芦30克。

加减：毒热盛、疮流脓血者，加芦根30克、冬瓜仁15克清除脓毒，也可配合外治法；大便不通，加生大黄6～12克、黄芩10克通腑泻热。

（二）放疗期间的中药治疗

放化疗治疗是把双刃剑，既能快速有效遏制癌细胞，但又会给已千疮百孔的病患身体造成损害。中医药治疗能有效缓解放化疗引起的不良反应，改善患者的生活质量，延长生存时间。

1. 改善骨髓抑制　化疗会引起骨髓抑制，从而使白细胞数量减少，产生不良反应。升白细胞的中药包括：黄芪、党参、茯苓、鸡血藤、菟丝子、山茱萸、苦参、生熟地黄、山药、人参、灵芝、紫河车、绞股蓝等。升红细胞的中药包括：黄芪、阿胶、大红枣、当归、淫羊藿、补骨脂等。升血小板的中药包括：花生衣、商陆等。还有一些中成药如复方阿胶浆、升血宁、乌鸡白凤丸等都有升血象的作用。大量临床证明，中药升血象虽然速度缓慢，需要1周左右，但血象一旦上升，就能维持较久。

2. 预防及缓解　恶心呕吐等消化道症状　恶心呕吐是肿瘤放化疗中最常见的早期毒副反应，化疗患者中约60%出现恶心呕吐症状，严重呕吐可致脱水、电解质失调、衰弱及体重减轻，大大降低肿瘤患者的生存质量。中医认为化疗引起恶心呕吐的关键病机在于化学药物损伤脾胃，中焦失和，气机升降失调。所以治疗以健脾和胃、通调气机、降逆止呕为大法。中医药防治化疗引起恶心呕吐方法众多，包括内治法、外治法、针灸疗法、饮宁法等。成药主要选用具有健脾和胃、行气作用的药物，如香砂六君子丸、参苓白术散、保和丸等，汤药则需辨证论治。

3. 减轻疲劳　通过补气的中药如党参、黄芪等可以减轻化疗引起的疲劳症状。脱发化疗引起的脱发，在化疗结束后大都会重新长出来。一些年轻人或女性如果对此有要求，可以用养血生发的药，如黄精、何首乌等，让患者尽早长出头发。

4. 缓解口干　中医认为这是由于放射线伤津灼液、燥热灼伤肺阴所致，临床治疗上多选用养阴生津的药物，如：南北沙参、天花粉、石斛、玉竹等药缓解口干症状。

5. 治疗便秘和腹泻　一些化疗药物如长春新碱等可以引起便秘，还有一些化疗药物如伊利替康或下腹部放疗可损伤肠黏膜细胞，从而导致腹泻。治疗便秘可选用火麻仁、郁李仁、大黄、生地黄、何首乌等，治疗腹泻可选用五味子、乌梅、山茱萸等。口腔溃疡可以用西瓜霜、六神丸、云南白药等。

中医攻补有原则，其一要正确把握扶正祛邪的时机。在乳腺癌手术后调理中，侧重于扶正培本。运用解毒、抗癌药物，并根据患者术后不良反应制定个体化调理方案。其二，整体调理，汤药最合适。

【法医学鉴定】

乳腺癌诊疗医疗纠纷法医学鉴定

实例资料示：

案情摘要

2005年8月1日牟某某因感左侧乳房疼痛及乳头有分泌物入住某市某人民医院，8月2日医院施肿块切除术，术中冰冻切片报告为导管癌，遂作左乳癌根治术，事后经病理切片外院会诊存在不同病理诊断结论。

病史摘要

1.据某市某人民医院病历记载：

牟某某，女，36岁，因乳房肿块伴乳头不断有棕色溢液，于2005年8月1日9时入住某市某人民医院。

入院体检：左右两侧乳腺较常人偏小。

左侧乳腺外上象限区域内可触及一处肿块，质韧、约2.5cm×2.0cm×1.0cm大小，轻压痛，两侧腋窝淋巴结无肿大。

初步诊断：1乳腺囊性增生症（左）

2乳腺肿瘤？

2.据某市某人民医院手术记录：

手术前诊断：乳腺肿块性质？术后诊断：乳腺癌（左）

已施手术：乳癌根治术

手术经过：肿块位于左乳外上象限，约2.5cm×2.0cm×1.0cm大小，完整切除肿块及周围组织40分钟后病理报告："左乳导管癌"。于是通知患者家属及其本人，建议乳癌根治术，患者家属同意。并征求患者本人同意和签字后重新消毒铺单。取左乳腺癌手术切口，清除同侧腋窝内脂肪和淋巴组织。将整个乳腺完整切除后送回休息。手术顺利，术后标本送检。

3.据某市某人民医院病程记录

2005年8月2日患者于今日下午3pm行左乳肿块切除术病理报告"左乳导管癌"于是通知患者家属及其本人，建议乳癌根治术，患者家属同意，并征求患者本人同意和签字后重新消毒铺单。

2005年8月17日今要求行化疗。

2005年8月30日结束第1疗程化疗。

2005年9月2日今要求出院。

3.据某市某人民医院病理科的病理报告

2005-8-6 左侧乳腺腋窝取淋巴结6枚均未查见转移癌。

2005-8-6 快速石蜡切片：左侧乳腺外上象限导管癌。

2005-8-31 某市立医院病理报告单：免疫组化学检查：ER（+），PR（+）。C-erBb-2（++），阳性细胞数＞70%。

检验过程

遵循医学科学原理、医疗护理技术操作规范、法医学因果关系准则及涉及鉴定的相关

法律、法规，依据委托方送检的书证材料及复核

送检的病理切片于2007年8月17日在本所召开由原、被告、某省某市某人民法院及鉴定人组成的听证会。

1.临床检查 对原告进行胸部的体格检查示：左胸纵行切口长26cm，愈合良好，左胸大肌存在，左乳缺失，左腋凹陷，左腋及左锁骨上未及肿大淋巴结。听证会后又重新获取病理石蜡块，进行免疫组织化学检查，再经多方病理专家会诊，确诊为（左）乳腺导管内癌2级。同时，结合鉴定人个人的专业技能、临床经验和法医实践、委托方意愿价值，审视某市某人民医院及其医务人员对被鉴定人个体化作出的诊断和治疗决定及其产生的影响和发生的结果或结局进行检验。

2病理组织学检验 对牟某某乳腺病理组织切片2张（快速石蜡切片及石蜡切片各一张）（HE染色）及同一编号蜡块重新切片后免疫组织化学染色后光镜观察，结果如下：

（1）快速石蜡切片 乳腺导管扩张，导管上皮明显增生，充填管腔，呈筛状排列，上皮细胞形态较一致，似有核分裂，无明显导管壁破坏及导管外浸润征象，管腔内含分泌物及变性红细胞，扩张导管周围有增生乳腺小叶腺管。

（2）石蜡切片 乳腺导管扩张，导管上皮明显增生，多数呈筛状，部分呈乳头状，增生上皮细胞核呈卵圆形或圆形，染色淡，核仁小，核重叠呈合体细胞样，部分核极性改变；胞浆少，嗜伊红性，细胞分界不清，偶见核分裂。管腔内含分泌物或坏死物，有些管腔含变性坏死红细胞。

（3）免疫组化染色切片 IHC：导管上皮 AEl/3+，EMA+，CK7+，CK18+，CK20-，CK5/6-，ER-，PR-，C-erBb-2-，Ki67+（5%），肌上皮 SMA+，S100- / +，P63-。

病理学诊断：（左）乳腺导管内癌2级。

分析说明

某市某人民医院在诊治牟某某乳房疾病过程中存在如下医疗不足：

1.2005年8月2日行左乳腺肿块切除术，在快速石蜡切片显示的肿瘤组织结构及细胞形态欠清晰的条件下，病理诊断为导管癌，其诊断依据尚欠缺，因无确切的导管壁基底膜破坏，也无管壁外浸润现象。

2.2005年8月2日送检的标本有：切除的乳房及腋下淋巴结，还有快速石蜡切片后存留的肿块组织。但为什么只有淋巴结病理报告（阴性），而没有其他切除标本及肿块组织（有石蜡切片）的病理报告？显然，石蜡切片比快速石蜡切片质量好，为什么不作出与原报告（导管癌）相一致的石蜡切片病理报告？这里说明：(1)病理报告不完整；(2)石蜡报告与快速石蜡报告不一致可能；(3)用不作石蜡切片病理报告来掩盖原快速石蜡切片报告的错误。

3.乳腺癌的病理组织学形态及分类较为复杂，在认识上常有不一致，但最重要原则要区别：是非浸润癌还是浸润癌。对导管癌来说要区别导管内癌还是浸润性导管癌，这种区分极其必要，因为后者决定外科手术方式（是改良根治术、根治术、扩大根治术还是单纯乳房切除术）及术后预后，是否需要放疗或化疗等。本案例中，如果快速石蜡切片在区分非浸润性导管内癌与浸润癌存在困难时，应该告及临床医师，待石蜡切片后再作确定以便临床医师选择外科手术术式或治疗方案，但本案中病理医师没有这样做（当时就报告导管癌），导致外科医师选择乳房根治术术式。

4.牟某某因左乳肿块伴乳头不断有棕色溢液而于2005年8月1日入某市某人民医院，入院时检左乳外上方可触及一质韧肿块，2.5cm×2.0cm×1.0cm大小，疑乳腺肿瘤？具手术指征，先于局麻下行左乳外上象限肿块切除，术中发现肿块约2.5cm×2.0cm×1.0cm大小，并送冰冻切片，该处理过程全部符合当前医疗原则。

5.术式是否适当

（1）据手术记录描述为"已施手术：乳癌根治术"，但在"手术经过中却描述为"将乳腺从胸筋膜游离，然后处理腋窝，清除同侧腋窝内脂肪和淋巴组织"。未见胸大、小肌切除记录。而且在听证会时鉴定人对被鉴定人牟某某行体格检查发现左胸大肌仍存在，故鉴定人认为所施行手术并非乳癌根治术，而是乳癌改良根治术。

（2）据2005年8月2日的病程记录及手术记录，均在得知病理报告为"左乳导管癌"后通知患者家属及其本人，建议行乳腺癌根治术，患者家属同意，并征求患者本人同意和签字后，再作进一步手术。

在根据当时的病理报告为左乳导管癌的情况下此术式的选择还是适当的，但根据我们所作的病理学诊断为（左）乳腺导管内癌二级，而非导管癌，若在有辅助治疗的条件下，手术范围尚可缩小，如单纯乳腺切除术等。故院方有手术扩大化之不足，此不足与患者所受的损害有次要因果关系。

鉴定意见

1.据送审的快速石蜡病理切片、石蜡病理切片及石蜡块的重新切片检验结果为（左）乳腺导管内癌。故某市某人民医院所作的乳腺（浸润性）导管癌诊断依据不足。

2.据手术记录及病理报告的描述，并对被鉴定人牟某某的体格检查，可以认定所施行的手术方式为乳腺癌改良根治术而非乳腺癌根治术。

3.根据乳腺导管内癌的处理原则，在具有辅助治疗的条件下，可作单纯乳房切除术，而本例施行的乳腺癌改良根治术有手术范围扩大化之不足，增加了腋窝淋巴结清扫的手术范围，此术式与患者损害结果之间存在次要因果关系。

第八节 宫颈癌

【概述】

宫颈癌是仅次于乳腺癌的第二大女性高发恶性肿瘤。

近年来，宫颈癌的发病率在我国呈上升趋势，且年轻化趋势较为明显。以往的宫颈癌患者年龄多在 40 岁以上，而目前常可接诊到年轻的宫颈癌患者，有些患者只有 20 多岁。

危险因素 宫颈癌的发生与高危型人乳头瘤病毒 (HPV) 感染、早婚、早育、多产、慢性宫颈炎症治疗不及时或不彻底等因素有关。宫颈癌的家族聚集性不如乳腺癌、肠癌明显，但其发病年轻化与初次性生活的时间有关。初次性生活在 15 岁以前并有多个性伴侣者，其患病风险将增加 5 ~ 10 倍，这是因为青春期宫颈上皮发育尚未成熟，易受致癌因素的刺激而致病。

HPV 学名"人乳头瘤状病毒"，其实 HPV 感染是很常见的，有研究表明 70% ~ 80% 的女性在其一生中会有至少一次的 HPV 感染，最高的流行发生在年轻女性，30 岁以后感染率下降，且随着年龄的增长其感染率呈逐渐下降的趋势。

生殖道 HPV 感染是一种常见的性传播疾病，是否出现临床症状与感染的 HPV 亚型有关。人乳头状瘤病毒有 100 多种"亚型"，其中的一些"亚型"会导致生殖器疣，虽然这些生殖器疣会小到肉眼看不见的程度。感染"HPV 亚型"是宫颈癌和其他肿瘤的危险因素，即使感染后没有出现生殖器疣，也没有其他症状，但是病毒在体内留存越久，诱发宫颈癌和肛门部位肿瘤的危险性越大。

HPV 具有较高的传染性，改善个体卫生状况，注意经期卫生，注意房事后清洁，使用宫内避孕环等均可使感染 HPV 的概率降低。

虽然宫颈癌和 HPV 之间存在着相关联系，但并不是所有感染了 HPV 的女性都会患宫颈癌。当人体感染这种病毒以后，机体内会逐渐产生免疫因子形成对该病毒的免疫力，当免疫能力足够强大时，HPV 就会被清除。所以大量医学统计资料表明，虽然被 HPV 感染的人群比例很大，但大多为一过性，即在 1 ~ 2 年时间病毒会自然消失。大多数女性体内的免疫系统可以把进入体内的 HPV 消灭掉，只有少数免疫机能比较弱的女性，无法消灭进入体内的 HPV，造成 HPV 持续感染，但这个过程需要 8 ~ 12 年时间，才可能发展成为子宫颈癌。

中医学认为，宫颈癌的形成多与冲任损伤有关，以及肝、脾、肾三脏功能失调后湿热郁毒和气血凝滞所致。

【临床诊断】

一、西医诊断

（一）病史

应详细询问病史，尤其是有无子宫颈细胞学结果异常或宫颈上皮内瘤变（CIN）治疗史。高危因素包括多个性伴侣、性传播性疾病史、长期应用免疫抑制药物或患有免疫抑制性疾病史、长期吸烟史、长期口服避孕药史和多年未行子宫颈癌筛查史等。

（二）临床表现

子宫颈上皮内瘤变（CIN）或早期子宫颈癌可以无任何症状。患者多有阴道出血或阴道分泌物增多。阴道出血可表现性交后或妇科检查后接触性出血，非经期不规则阴道流血或绝经后阴道流血。阴道分泌物稀薄似水样或米泔水样，有腥味，可因癌组织坏死感染而呈现恶臭味。晚期患者可出现盆腔疼痛、尿频、尿急、血尿、肛门坠胀、便血、下肢水肿或疼痛。终末期患者可出现发热、贫血、消瘦等恶病质表现。

（三）妇科检查

1. 外阴检查　应观察有无新生物。

2. 阴道和子宫颈检查　应用窥阴器观察子宫颈部新生物大小、部位和形态，阴道穹隆和阴道壁是否受侵犯及浸润范围。CIN 和早期子宫颈癌可无明显病灶，子宫颈成光滑或糜烂状。外生型可见宫颈息肉状或菜花状新生物，质脆易出血。内生型可见宫颈增粗、质硬、呈桶状。

3. 双合诊及三合诊检查　应先行双合诊检查阴道壁和子宫颈，注意病灶部位、大小、质地、有无接触性出血、然后检查子宫体，然后检查子宫体，再检查子宫双侧附件和宫旁组织，注意有无增厚和质地。最后三合诊检查，主要注意检查盆腔后部及盆壁情况，了解子宫颈主、骶韧带和宫旁组织厚度、弹性、有无结节形成。病灶是否已累及盆壁以及直肠壁是否受到浸润等。

（四）全身检查

除常规检查外，应注意全身浅表淋巴结有无肿大，特别是腹股沟区和锁骨上淋巴结。应注意脊肋角肾脏区有无压痛或包块。

（五）辅助检查

对 CIN 和子宫颈癌的早期诊断应采用子宫颈细胞学检查、阴道镜检查、组织病理学检查的"三阶梯"程序。子宫颈病灶明显时可直接行活组织病理学检查。

1. 子宫颈细胞学检查　对有性生活史 3 年以上的女性应行子宫颈细胞学筛查，宜采用液基细胞学方法，亦可采用传统的巴氏涂片，无论何种方法宜采用描述性诊断 The Bethesda System for reporting cervical cytology（TBS）报告系统。取材部位应选择子宫颈鳞柱转化区和子宫颈管两处。

2. 高危型 HPV-DNA 检测　对 30 岁以上女性的高危型 HPV-DNA 检测，可用于子宫癌筛查、ASC-US（意义未明的不典型鳞状细胞）患者分流和宫颈病变治疗后的随访检查。

3. 阴道镜检查　对肉眼观子宫颈无明显病灶，但子宫细胞学检查异常；或 ASC-US 伴有高危型 HPV DNA 检查阳性；或妇科检查怀疑子宫颈病变，应行阴道镜检查。

4. 子宫颈活检　除肉眼可见的明显病灶可以直接取材外，其余可疑病变均应在阴道镜指导下取材。无条件时可采用醋酸和卢戈氏碘液染色帮助取材。阴道镜检查未发现病变时，依据细胞学结果可在子宫颈鳞柱交接区多点取材。所取活组织应有一定深度，应包括上皮及间质组织。

5.宫颈管搔刮术（ECC） 对细胞学异常或临床可疑而阴道镜检查阴性或不满意或镜下活检阴性、细胞学检查为非典型腺细胞（AGC）或怀疑腺癌，应行ECC。从前后左右四壁刮取。

6.子宫颈椎切术 对细胞学检查结果多次异常或细胞学结果高度鳞状上皮内病变（HSL），但阴道镜检查阴性或不满意或镜下活检阴性或ECC阴性、活检组织病理学宫颈上皮内瘤变Ⅱ级（CIN2，即中度不典型增生）、Ⅲ级（CIN3，即重度不典型增生和原位癌）、可疑微小浸润癌、原位腺癌、ECC可疑者均应进行诊断性锥切术，可采用Leep刀（超高频电波刀）锥切或子宫颈冷刀锥形切除术（CKC）。

（六）其他辅助检查

确诊后应行胸部X线检查、血尿常规检查、肝肾功能检查，必要时进行静脉肾盂造影、膀胱镜检查、直肠镜检查，有条件时可选择CT、MRI、PET等检查。

（七）病理诊断要点

1.子宫颈鳞状上皮非典型增生 上皮细胞有核的异常。根据上皮是否有层次，胞浆有无分化及细胞核分裂的情况可分为3级：①轻度非典型增生。②中度非典型增生。③重度非典型增生。

2.子宫颈鳞状细胞原位癌 非典型增生的鳞状上皮扩展至全层。根据细胞形态可分为3型：①大细胞角化型。②大细胞非角化型。③小细胞型。

上述类型与肿瘤发生的部位有关，大细胞角化型来自宫颈外口；大细胞非角化型来自转化区；小细胞型来自宫颈管。发生浸润后，形成相应形态的浸润癌。

宫颈鳞状上皮原位癌累及腺体。

近年来，临床及实验研究证实，宫颈鳞状上皮非典型增生（轻、中、重度）、原位癌、浸润癌是同一个疾病的系列变化，因此，将子宫颈非典型增生（轻、中、重度）及原位癌统称为子宫颈上皮内瘤变（cervical intraepithelial neoplasm，CIN），并根据病变程度分为CIN1，相当于极轻度~轻度非典型增生；CIN2，相当于中非典型增生；CIN3，相当于重度非典型增生及原位癌。

3.宫颈浸润癌

（1）大体分型根据肿瘤的生长方式和大体形态可有以下4型：①糜烂型。②结节型。③菜花型。④溃疡型。

（2）病理分型 主要分为三大类型即鳞状细胞癌、腺癌及混和癌。根据组织分化程度为高、中、低分化癌。根据细胞形态特点各类型还分许多亚型。

1）鳞状细胞癌 疣状鳞癌，乳头状鳞癌，梭形细胞鳞癌，淋巴上皮瘤样癌，鳞癌玻璃样变。

2）腺癌 宫颈管粘液腺癌，宫内膜样腺癌，浆液乳头状腺癌，透明细胞腺癌，肠型黏液腺癌，中肾管腺癌。

3）混合癌 腺鳞癌，黏液表皮样癌，毛玻璃癌，腺样囊腺癌。

4）其他 如小细胞未分化癌。

（八）鉴别诊断

应有临床类似症状或体征的各种宫颈病变鉴别，主要依据是活组织病理检查。包括：①宫颈良性病变：宫颈糜烂、息肉、宫颈内膜异位、宫颈腺上皮外翻和宫颈结核性溃疡等；

②宫颈良性肿瘤：宫颈黏膜下肌瘤、宫颈管肌瘤、宫颈乳头状瘤；③宫颈恶性肿瘤：原发性宫颈恶性和色素瘤、肉瘤及淋巴瘤、转移性癌（以子宫内膜癌、阴道癌多见），应注意原发性宫颈癌可与子宫内膜癌共存。

（九）CIN 的分级及宫颈癌的分期

1.子宫颈上皮内瘤（CIN）

（1）CIN1（轻度非典型增生） 细胞异型性轻，排列不整齐，但仍保持极性，异常增殖细胞限于上皮层的下三分之一。

（2）CIN2（中度非典型增生） 细胞异型性明显，排列较紊乱，异常增殖细胞占据上皮层的下三分之二。

（3）CIN3（重度非典型增生及原位癌） 重度非典型增生的上皮细胞异型性显著，失去极性，异常增殖细胞扩展至上皮的三分之二或几乎全层，难以与原位癌区别；原位癌的上皮异型性细胞累及全层，极性消失，核异型性显著，核分裂相多见。上皮基底膜完整，无间质浸润。

2.宫颈癌分期

目前采用的是国际妇产科联盟（FIGO）2009 年会议修改的宫颈癌临床分期标准，由妇科检查确定临床分期。（妇科检查：是确定临床分期最重要的手段。临床分期需要 2 名副高以上职称妇科医师决定，分期一旦确定，治疗后不能改变）（表 11-8-1）。

表 11-8-1 宫颈癌分期

FIGO 分期	具体描述
I	肿瘤严格局限于宫颈（扩展至宫体将被忽略）
Ia	镜下浸润癌。间质浸润 ≤ 5 mm，水平扩散 ≤ 7 mm
Ia1	间质浸润 ≤ 3 mm，水平扩散 ≤ 7 mm
Ia2	间质浸润 >3 mm，但 ≤ 5 mm，水平扩展 ≤ 7 mm
Ib	肉眼可见病灶局限于宫颈，或临床前病灶 >Ia 期
Ib1	肉眼可见病灶最大径线 ≤ 4 cm
Ib2	肉眼可见病灶最大径线 > 4 cm
II	肿瘤超过子宫颈，但未达骨盆壁或未达阴道下 1/3
IIa	无宫旁浸润
IIa1	肉眼可见病灶最大径线 ≤ 4 cm
IIa2	肉眼可见病灶最大径线 > 4 cm
IIb	有明显宫旁浸润，但未扩展至盆壁
III	肿瘤扩展到骨盆壁和（或）累及阴道下 1/3 和（或）引起肾盂积水或肾无功能者
IIIa	肿瘤累及阴道下 1/3，没有扩展到骨盆壁
IIIb	肿瘤扩展到骨盆壁和（或）引起肾盂积水或肾无功能
IV	肿瘤侵犯邻近器官（膀胱及直肠）或肿瘤播散超出真骨盆
Iva	肿瘤侵犯膀胱或直肠粘膜（活检证实）。泡状水肿不能分为 IV 期
IVb	肿瘤播散至远处器官

二、中医诊断

症候分类如下:

（一）肝郁脾湿证

主症:带下量多色黄,阴道时有出血,心烦乳胀,纳少便溏,舌质黯红苔白腻,脉弦。

（二）肝肾阴虚证

主症:阴道不规则出血,量少色红,或赤白带下,伴头晕耳鸣,腰酸膝软,手足心热,口干心烦,便结尿赤,舌质红,苔少或苔剥,脉弦细。

（三）湿聚毒盛证

主症:带下量多,或黄绿如脓,或赤白相兼,小腹疼痛,口苦咽干,胸闷心烦,舌红苔黄腻,脉弦数或滑数。

（四）脾肾阳虚证

主症:白带清稀,绵绵不绝,或阴道出血,神疲乏力,腰膝酸冷,纳少便溏,小腹坠胀,舌胖,苔白腻,脉细弱。

【防未病】

一、防宫颈癌发生

（一）普及防癌知识,开展性卫生教育,提倡晚婚少育

（二）重视宫颈癌筛查

宫颈的移行带为宫颈癌好发部位。目前认为宫颈癌的发生、发展是由量变到质变,由渐变到突变的过程。在移行带形成过程中,宫颈上皮化生过度活跃,加上外来物质刺激(如人乳头瘤病毒感染、精液组蛋白及其他致癌物质),未成熟的化生鳞状上皮或增生的鳞状上皮细胞可出现间变(dysplasia)或不典型增生的表现,即不同程度的不成熟或分化不良,核异常有丝分裂相增加,形成宫颈上皮内瘤变(CIN)。随着CIN的继续发展,突破上皮下基底膜,浸润间质,则形成宫颈浸润癌。一般从CIN发展为浸润癌需10~15年,但约25%在5年内发展为浸润癌。

从早期宫颈炎症发展到恶性性癌变需要经历数年时间。因而,若能早期发现宫颈病变,并早期治疗,对提高患者生活质量尤为重要。然而,宫颈癌早期大多无症状,很多早期患者都是在妇科体检时发现宫颈病变的。因此,定期进行妇科检查,是宫颈癌筛查的主要途径。

建议女性有性生活史后,应每1~2年做1次妇科检查。宫颈细胞学检查是一种比较理想的选择,可以发现90%的病例;人乳头瘤病毒检测也有助于宫颈癌的发现;同时,在日常生活中也要留心宫颈癌的"蛛丝马迹",例如在正常月经期之外的时间出现接触性出血、阴道不规则流血、阴道分泌物异常等症状时,应警惕宫颈癌的可能,及时到医院就诊。

（三）性生活过早、多个性伴侣、有不洁性交史的女性,携带人乳头瘤病毒(HPV)的风险最高。此外,初次性生活年龄低的女性也易感染。免疫功能低下的女性(如肾移植后长期口服免疫抑制剂)、患有其他性传播疾病的女性,长期口服避孕药、吸烟及吸毒者或既往有HPV感染或患尖锐湿疣的女性都是高危人群。HPV的感染和性有关,主要通过

性传播。女性性生活比较活跃的年龄段在 18～28 岁，生殖道 HPV 感染的高峰年龄就在此阶段。

（四）积极治疗宫颈炎及阴道炎。

（五）积极治疗宫颈上皮瘤变（CIN），并密切随访。

1.CIN1 的处理

（1）观察阴道镜检查满意(见到完整转化区,宫颈鳞柱交界未内移至颈管内)者可观察;阴道镜检查不满意者应作颈管内膜刮术（ECC），排除颈管内病变。

（2）随访 6 个月后复查官颈涂片细胞学。如无异常，一年以后再次复查细胞学。如细胞学结果 > ASCUS 需要阴道镜检查。

2.CIN2，CIN3 的处理

（1）观察只限于妊娠期的 CIN2，CIN3 的患者，应每 2 个月进行一次阴道镜检查，产后 6～8 周再次进行评估处理。

（2）治疗 CIN2，CIN3 的患者可选择官颈环形高频电波刀锥切术 (LEEP) 或冷刀宫颈锥形切除术。根据锥切后的病理选择进一步治疗方法，单纯子宫切除术不可作为首选治疗方案（注：根据术后病理结果可判断手术范围是否足够，并决定下一步治疗方法。因此，锥切病理的诊断水平非常重要，建议医疗条件不够的医疗单位可将标本固定后转到上级医院进行病理诊断）。

（3）随访 每 3～6 个月进行 1 次细胞学检查，连续 3 次正常后可选择每年 1 次的细胞学检查，必要时阴道镜随访检查。

HPV 检测也有助于 CIN 的诊断和随访，各医疗单位可结合自身及患者的具体情况酌情应用。

（六）接种 HPV 疫苗

目前，一种专门针对人乳头状瘤病毒（HPV）的疫苗已经诞生，并应用于预防宫颈癌。

多项临床试验结果表明，HPV 疫苗能够显著降低 HPV-16 型和 HPV-18 型所致宫颈癌前病变及宫颈癌的发生，有效率均达 98% 以上。然而，不论何种疫苗，都是预防性 HPV 疫苗，只能预防特定亚型 HPV 感染，而不能清除已感染的 HPV 病毒。清除已感染的 HPV 病毒的治疗性疫苗尚处于实验研究阶段。

（七）预防宫颈癌的饮食要点

（1）补充 β 胡萝卜素 β 胡萝卜素在体内会转化为维生素A,有明显的增强免疫作用。研究显示， β 胡萝卜素摄入量低是宫颈癌发病的危险因素之一，而宫颈癌患者血中 β 胡萝卜素水平也较正常人要低。所以，预防宫颈癌应该多吃富含 β 胡萝卜素的植物性食物，如菠菜、油菜、苋菜、莴苣叶和南瓜等。

（2）补充维生素C的摄入 近年来，科学家已发现维生素C有多种增强免疫的作用，包括促进抗体的产生及免疫细胞的成熟速度等。另外，维生素C摄食多少也与宫颈癌发病有关，有关资料调查表明，维生素C摄入量增加时，宫颈癌发生危险降低。对女性而言平时应多吃富含维生素C的蔬菜：菜花、白萝卜、土豆、小白菜、油菜等。

（3）补充微量元素锌和硒 锌和硒对免疫细胞的产生和功能有着极为重要的作用。研究表明，体内锌和硒的水平过低会引起免疫系统功能低下。现已发现，微量元素锌和硒的不足是导致宫颈癌、乳腺癌发病的重要原因。所以，女性注意在日常膳食中补充锌和硒尤其重要。含微量元素锌和硒多的动物性食物是：牡蛎、鱼、瘦肉、动物内脏、蛋、牛肾、猪肾、虾等，其中蛋类中含锌最高，含锌和硒多的植物性食物是菌类、紫菜、芝麻、花生、小麦胚粉、坚果类等。

（4）应多吃黄豆与其制品　如豆腐、豆浆、豆干，蔬菜类的芹菜、花椰菜、毛豆、甜豆等食物。因这些食物可补充植物性雌激素，其中所含的异黄酮素、木质素都被科学家认为有抗氧化作用。植物性雌激素可抑制宫颈腺癌与鳞状表皮细胞癌的生长，抑制细胞分裂，有效地阻止癌细胞侵犯或转移。

二、已知宫颈癌加强随访，防转移或复发

宫颈癌转移主要为直接蔓延及淋巴转移，血行转移少见。

（一）直接蔓延

最常见，癌组织局部浸润，向邻近器官及组织扩散。向下累及阴道壁，向上由宫颈管累及宫腔；癌灶向两侧扩散由宫颈管累及宫腔；癌灶向两侧扩散可累及主韧带及阴道旁组织直至骨盆壁；晚期可向前、后蔓延侵及膀胱或直肠，形成癌性膀胱阴道瘘或直肠阴道瘘。癌灶压迫或侵及输尿管时，可引起输尿管阻塞及肾积水。

（二）淋巴转移

癌灶局部浸润后累及淋巴管，形成瘤栓，并随淋巴液引流进入局部淋巴结经淋巴引流扩散。淋巴转移一级组包括宫旁、宫颈旁、闭孔、髂内、髂外、髂总、骶前淋巴结；二级组为腹股沟深浅、腹主动脉旁淋巴结。

（三）血行转移

极少见，晚期可转移至肺、肝或骨骼等。

1.预后　宫颈癌转移与临床期别、病理类型及治疗方法密切相关。Ⅰb与Ⅱa期手术与放疗效果相近，有淋巴结转移者预后差。宫颈腺癌放疗疗效不如鳞癌，早期容易发生淋巴结转移，预后差。晚期死亡主要原因有尿毒症、出血、感染及全身恶病质。

2.随访　宫颈癌治疗后复发50%在一年内，75%～80%在2年内；盆腔内局部复发占70%，远处转移为30%。随访内容应包括盆腔检查、阴道涂片细胞学检查、胸片及血常规等。故治疗后2年内每3个月复查1次；3～5年内每6月1次；第6年开始每年复查1次。

手术治疗后每月随访1次，半年后每2～3个月随访一次，2年后每3～6个月随访一次，5年后每年随访一次。

放射治疗后每月随访一次直至局部病灶消失或愈合，此后第1年每3个月随访一次，2年后每半年随访一次，5年后每年随访一次。

随访过程中如有复发或转移可疑者，应进一步检查以明确诊断，从而积极治疗。

【治已病】

一、西医治疗

应根据临床分期、年龄、全身情况结合医院医疗技术水平及设备条件综合考虑，制定治疗方案，选用适宜措施，重视个别对待及首次治疗。主要治疗方法为手术、放疗及化疗，

亦可根据具体情况配合应用。早期宫颈癌可选择单纯根治性手术与单纯根治性放疗，两者治疗效果相当，5年生存率、死亡率、并发率概率相似。各期宫颈癌均可选择放疗。对于Ⅱb以上中晚期宫颈癌及局部晚期宫颈癌（Ⅰb2和Ⅱa2期）采用以顺铂为基础的同步放化疗。治疗方式选择应根据患者年龄、病理类型、分期等综合考虑。

（一）手术治疗

1.手术治疗适应症

手术治疗主要用于早期宫颈癌，即Ⅰa-Ⅱa期。对于局部晚期、大癌灶Ⅰb2-Ⅱa2（>4cm）患者采取手术治疗仍存有争议。2006年国际妇产科联盟(FIGO)公布的子宫颈癌治疗指南中推荐以下几种方式：①同步放化疗；②广泛子宫切除术加盆腔淋巴结清扫、腹主动脉淋巴结取样、术后个体化辅助治疗；③新辅助化疗后广泛子宫切除术和盆腔淋巴结清扫术及腹主动脉淋巴结取样术、术后个体化治疗。由于放疗可能导致的阴道狭窄会使患者（特别是中、青年患者）更倾向于选择根治性手术。大量研究表明，根治性手术加放疗的并发症较多，应尽量避免根治术后又行盆腔放疗。因此，首选根治性手术还是放疗时，应根据病情慎重考虑。

2.对选择手术治疗的患者的附件处理 对要求保留卵巢功能的未绝经患者，一般认为早期宫颈鳞癌卵巢转移的概率较低可以保留卵巢，但术中需探查卵巢情况。有人认为腺癌发生隐匿性卵巢转移的概率较高，故不应保留卵巢，但资料有限无法客观评价这一看法。对保留的卵巢，手术时应常规将所保留的卵巢移位（如腹腔内结肠旁沟），以避免术后盆腔放疗对卵巢功能的损伤。

3.手术类型：

Ⅰ型：扩大子宫切除术即筋膜外子宫切除术（适用于Ⅰal期患者）。

Ⅱ型：次广泛子宫切除术，切除范围还包括1/2骶、主韧带和部分阴道（适用于Ia2期患者）。

Ⅲ型：广泛子宫切除术，切除范围还包括靠盆壁切除骶、主韧带和上1/3阴道（为标准的宫颈癌根治手术，适用于Ib及Ⅱa期患者）。

Ⅳ型：超广泛子宫切除术（根据患者具体情况）。

Ⅴ型：盆腔脏器廓清术（根据患者具体情况）。

近年来对一些渴望生育的早期宫颈癌年轻患者施行根治性宫颈切除术，以保留子宫和生育功能，但是其适应证和疗效仍有待进一步研究。

（二）放射治疗

1.放疗适应症 对于不具备放疗资质的医疗机构应及时转诊到上级有条件的医疗单位进行治疗

适用于各期宫颈癌，但主要应用于Ⅱb期以上中晚期宫颈癌患者及不能耐受手术治疗的早期宫颈癌患者。放疗包括体外照射、腔内照射及两者联合应用。研究表明同步放化疗较单纯放疗疗效提高，降低复发风险。早期宫颈癌患者手术后如存有手术切缘不净、宫旁受侵、淋巴结转移等高危因素，术后需辅助放、化疗。术中或术后如发现肿瘤大、深部间质受侵和（或）脉管间隙受侵等危险因素，则术后需辅助盆腔放疗或放化疗。

1.放疗原则 恶性肿瘤的放疗原则与其他治疗手段一样，要最大限度地杀灭癌细胞，尽最大可能保护正常组织和重要器官，即提高治疗效果，降低并发症。因此，适当的治疗工具、适宜的照射范围、足够的照射剂量、均匀的剂量分布、合理的照射体积、个体化治疗是放疗的基本要求。

行根治性放疗时，对肿瘤区域给予根治剂量照射，由于照射范围较大，照射剂量也高，因此，对肿瘤附近的正常组织和器官，特别是一些对放射线敏感的组织和器官的防护，就成为治疗中的一个重要问题。如果放疗方案设计不当就容易引起严重的并发症。姑息性放疗的目的是为了减轻症状，减少患者痛苦，但不一定能延长患者的生存时间。根治性治疗与姑息性治疗是相对的，在治疗过程中可根据肿瘤及患者情况而互相转换。

若放疗联合手术综合治疗时，要根据肿瘤情况及患者条件决定是术前放疗还是术后放疗。术前放疗是计划性的，其目的是通过术前放疗，降低癌细胞活力或减少种植和扩散的机率；缩小肿瘤范围，提高手术切除率；杀伤亚临床病灶，降低局部复发率。术后放疗是根据手术后病理检查结果决定，具有不良预后影响因素：如淋巴结转移、切缘阳性、宫旁浸润、深肌层浸润、宫颈局部肿瘤体积大以及脉管瘤栓等，可行术后放疗，减少局部复发，提高疗效，但两种治疗并用也增加了治疗并发症。

3. 近距离照射　将密封的放射源直接放入人体的天然管腔内（如子宫腔、阴道等）为腔内照射；放射源直接放入肿瘤组织间进行照射为组织间照射，两者统称为近距离照射。宫颈癌的腔内放疗有其自然的有利条件，宫颈、宫体及阴道对放射线耐受量高、放射源距肿瘤最近、以较小的照射体积可取得较大的放疗效果。

（1）体内照射的放射源

放射源	镭226	钴60	铯137	铱192
放射比度（Ci/cm^3）	2.1	1900	27.5	9000
	最高3.8			
半衰期（年）	1590	5.3	33	0.2（74天）

（2）传统的腔内照射法　斯德哥尔摩法、巴黎法、曼彻斯特法和北京法等，多使用的是镭、铯放射源，目前已较少使用。

（3）后装腔内放疗　是先将空载的放射容器置于体腔内病变部位，然后在有防护屏蔽的条件下远距离地将放射源通过管道传输到容器内进行治疗。后装腔内治疗机根据其对"A"点放射剂量率的高低可分为三类：低剂量率（0.667～3.33cGy/min）、中剂量率（3.33～20cGy/min）、高剂量率（在20cGy/min以上）。

后装腔内放疗的治疗计划系统多模拟经典的斯德哥尔摩法、巴黎法等。后装腔内治疗的方法很多，一般情况下每周1～2次，每周点"A"剂量在5～10Gy，"A"点总剂量在35～45Gy，整个疗程体外力口腔内放疗剂量因临床分期、肿瘤大小的不同而异，一般总剂量在75Gy～90Gy。

（4）腔内放疗剂量的计算后装腔内放疗　剂量是以"A"点为参考点计算的。由于每次治疗时放射源的位置不可能完全相同，肿瘤体积亦经常在变化。理论上的"A"剂量与实际剂量相差甚远，肿瘤是立体的。只用一点的剂量来表示也同样不能反映出肿瘤的真正受量，三维后装腔内治疗机的计划系统可以设计出较理想的、立体的放射治疗剂量曲线，这比"A"点参考剂量更有意义。

4. 体外照射

（1）体外照射剂量　参考点多年来一般均以"B"点为宫颈癌体外照射量的计算点。Fletcher 于 1980 年提出了淋巴区梯形定位法：从耻骨联合上缘中点至骶骨 1～2 之间连线，在此线中点与第 4 腰椎前连成一线，在此线中点平行向两侧延伸 6cm，此点为髂外淋巴区域。在第 4 腰椎中点平行向两侧延伸 2cm，此点为腹主动脉旁淋巴区域。髂外区与腹主动脉旁区联线的中点为髂总淋巴区。Chassagne 等提出：以髋臼上缘最高点作一平行线与髋臼外缘的垂直线交叉为盆壁参考点，代表宫旁组织盆壁端及闭孔淋巴结的区域。

（2）常规放疗　在模拟机或 CT 模拟机定位的放疗

靶区：一般应当包括子宫、宫颈、宫旁和上 1/2 阴道，盆腔淋巴引流区如髂内、闭孔、髂外、髂总淋巴结。Ⅲa 期患者包括全部阴道。必要时包括腹股沟区。

采用四野箱式照射或等中心前后对穿照射。应用高能 6-12MVX 射线。

界限：上界：L5 上缘水平；下界：闭孔下缘（Ⅲa 期患者除外），其端点与设野最宽处的连线约通过股骨内 1/3；外界：在真骨盆外 1.5 cm～2.0cm；前界耻骨联合前缘（据不同肿瘤而定）；后界：全部骶骨在照射野内（据不同肿瘤而定）。应用多叶光栅或不规则挡铅屏蔽保护正常组织。

剂量：采用常规分割照射，1.8～2.0Gy / 次，5 次 / 周。Ⅰ～Ⅱ期：45Gy / 1.8～2Gy / 4.5～5 周，Ⅲ～Ⅳ期：45～50Gy / 1.8～2Gy / 5～6 周。

（3）三维适形放疗及调强适形放疗　根据妇科检查以及影像学情况确定肿瘤靶区（GTV），以宫颈癌直接扩散和淋巴结转移途径确定临床靶区（CTV），一般包括子宫（未行手术者）、宫颈、上 1/2 阴道（阴道浸润达下 1/3，进行全阴道照射）、宫旁、闭孔、髂内、髂外、髂总淋巴结。以 CTV 外放一定距离（0.5～1.0cm）形成计划靶区（PTV）。放疗剂量：50Gy / 1.8～2Gy / 5～6 周，靶区内剂量均匀性在 ±5% 范围内，同时评估危及器官，如直肠、乙状结肠、膀胱、小肠、髂骨、骶尾骨、耻骨、股骨头、股骨颈等。

4.腔内照射与体外照射的组合　除极少数早期宫颈癌只行腔内照射外，均需腔内及体外联合照射，在宫颈癌的靶区内组成剂量分布合理的有效治疗。

5.放疗并发症　由于放射源种类、放射方法、照射面积、照射部位、单位剂量、总剂量、总的分割次数及总治疗时间等因素不同，以及患者对放射线敏感性的差异，放射治疗并发症的发生概率及严重程度也各不相同。从事放射治疗的工作者一方面要了解放射治疗并发症，另一方面要熟悉腹、盆腔器官对放射线的耐受剂量，以减少放射治疗的并发症。

（1）早期并发症包括治疗中及治疗后不久发生的并发症，如感染、阴道炎、外阴炎、皮肤干湿性反应、骨髓抑制、胃肠反应、直肠反应、膀胱反应和机械损伤等。

（2）晚期并发症常见的有放射性直肠炎、放射性膀胱炎、皮肤及皮下组织的改变、生殖器官的改变、放射性小肠炎等。最常见的是放射性直肠炎，多发生在放疗后 1.5 年。主要表现为：大便次数增多、黏液便、便血，严重者可出现直肠阴道瘘，其次常见的是放射性膀胱炎，多数在 1 年半左右，主要表现为尿频、尿痛、尿血、排尿不畅，严重者可出现膀胱阴道瘘。

（三）化学治疗

化疗在宫颈癌治疗中的作用越来越引起重视，主要应用于放疗患者给予单药或联合化疗进行放疗增敏即同步放化疗。另外，还有术前的新辅助化疗以及晚期远处转移、复发患者的姑息治疗等。治疗宫颈癌的有效药有顺铂、紫杉醇、5-氟尿嘧啶、异环磷酰胺、吉西他滨、拓扑替康等。

1.增敏化疗 NCN治疗指南推荐在放疗期间增敏化疗方案：DDP：$50 \sim 70mg / m^2$ +5FU：$4g / m^2$（96小时持续静脉滴入），放疗第1和29天。

DDP周疗：$30 \sim 40mg / m^2$，放疗第1、8、15、22、29和36天。

2.新辅助化疗 新辅助化疗（neoadjuvant chemotherapy，NAC）是指患者在术前行$2 \sim 3$个疗程的化疗，目的在于缩小肿瘤体积，消灭微转移灶和亚临床病灶，使原来不能手术的患者获得手术机会。一些非随机研究表明，新辅助化疗减少了术中播散及术后转移的概率。目前，主要用于局部肿瘤大的早期患者。NAC化疗方案常以铂类为基础的联合方案，如PVB方案（顺铂+长春新碱+博莱霉素），顺铂+紫杉醇方案，BIP方案（顺铂+博莱霉素+异环磷酰胺+美司钠）等。给药途径包括静脉全身化疗或动脉插管介入化疗。由于几种方案疗效相近，NAC的最佳方案及给药途径尚未统一。FIGO（2006）推荐NAC方案：顺铂$50mg / m^2$，静注，第1天+VCR lmg/m^2，静注，第1天+BLM15mg，静注，第一天至第三天，每10天重复，共3次。

3.姑息化疗 主要用于既不能手术也不能放疗的复发或转移的宫颈癌患者。2009年NCCN宫颈癌治疗指南推荐的用于复发或转移癌的一线化疗方案有：卡铂/紫杉醇、顺铂/紫杉醇、顺铂/拓扑替康和顺铂/吉西他滨。可供选择的一线单药化疗药物有：卡铂、顺铂、紫杉醇、吉西他滨和拓扑替康。二线化疗药物有：多西紫杉醇、表阿霉素、5-氟尿嘧啶、异环磷酰胺、伊立替康、丝裂霉素等。

二、中医治疗

（一）中药辨证论治

1.肝郁脾湿证

治法：疏肝健脾，祛湿止带。

方药：逍遥散（《太平惠民和剂局方》）合参苓白术散（《太平惠民和剂局方》）加减。

柴胡6克，当归10克，白芍药12克，苍白术各10克，陈皮6克，扁豆12克，川连6克，土茯苓15克，山药12克，茯苓10克，泽泻10克，车前子10克。

2.肝肾阴虚证

治法：滋补肝肾，清热解毒。

方药：知柏地黄丸（《医宗金鉴》）合二至丸（《医方集解》）加减。

知母10克，黄柏10克，生地黄18克，山萸肉12克，山药12克，女贞子12克，墨旱莲18克，半枝莲30克，大小蓟各30克，白英15克，椿根皮15克，菟丝子12克，川断12克，炙甘草6克。

3.湿聚毒成证

治法：清热解毒，利湿止带。

方药：银甲丸（《王渭川妇科经验选》）加减。

红藤15克，蒲公英15克，龙葵30克，土茯苓15克，椿根皮15克，白术10克，生蒲黄30克，生鳖甲15克，莪术12克，升麻6克，桔梗6克，炙甘草6克。

4.肝脾阳虚证

治法：健脾温肾，燥湿止带。

方药：真武汤（《伤寒论》）合完带汤（《傅青主女科》）加减。

黄芪 30 克，党参 18 克，制附子 10 克，山药 12 克，生龙牡各 30 克，白术 10 克，茯苓 10 克，补骨脂 12 克，怀山药 12 克，吴茱萸 6 克，菟丝子 12 克，桑寄生 15 克，金樱子 15 克。

（二）单方、验方

1. 验方

(1) 血蛊回生汤

组成：三棱 20 克，莪术 20 克，黄药子 20 克，黄柏 15 克，黄芩 15 克，桂枝 20 克，茯苓 20 克，牡丹皮 15 克，赤芍药 15 克，红花 15 克，桃仁 15 克，茜草 20 克，白头翁 20 克，半枝莲 20 克。

用法：水煎服，早晚各 1 次，10 天为一疗程，疗程间期可停服 1 ~ 2 天，连续用药 4 ~ 6 个疗程观察。

(2) 二虫昆藻汤

组成：蜈蚣 3 条，全蝎 6 克，昆布、海藻、当归、续断、半枝莲、白花蛇舌草各 24 克，白芍药、香附、茯苓各 15 克，柴胡 9 克，每日 1 剂，佐服云南白药 2 克。

用法：水煎服，日 1 剂。

2. 外治方

(1) 催脱钉

组成：山慈菇 18 克，炙砒霜 9 克，雄黄 12 克，枯矾 18 克，硼砂 3 克，蛇床子 30 克，麝香 1 克，冰片 3 克，共为细末，以糯米面为糊，制成 1cm 长钉状栓剂，干燥后备用。同时配用蜈蚣粉（轻粉 6 克，冰片 1.5 克，雄黄 3 克，蜈蚣 4 条，黄柏 30 克，麝香 0.3 克共研末备用）。

用法：每周 3 次。结节型及糜烂型在颈管内每次插入 2 ~ 3 个药钉，菜花型可将 7 ~ 8 个药钉直接插入瘤体，宫颈表面敷以蜈蚣粉。

(2) 宫颈散

组成：麝香 1.2 克，蛇床子 4.2 克，血竭 7.5 克，没药 9 克，乳香 10.5 克，冰片 10.5 克，卤砂 10.5g，硼砂 10.5 克，儿茶 7.8 克，雄黄 13.2 克，钟乳石 13.2 克，章丹 46.5 克，白矾 181 克，共细末，高压消毒。

用法：喷宫颈部。

3. 瘤内注射

组成：五倍子 500 克，捣碎后浸泡于 1000 毫升 52.5% 乙醇中，密封存放 1 个月，过滤后煮沸消毒。

用法：采用 1% 丁卡因表面麻醉，5 分钟后采用 6 号针头刺入宫颈肿瘤约 5mm 深，注射药液 1 ~ 3 毫升，每周注射 2 次，4 周为 1 疗程，一般注射 1 ~ 2 个疗程。

4. 中药栓塞治疗

组成：抗肿瘤中药合剂（主要由川乌、草乌、莪术、虎杖、沙参、麦冬、白花蛇舌草、生地黄等中草药制成）。

用法：官颈癌栓塞治疗

（三）中医名方、古方精选

五味消毒饮（《医宗金鉴》）

组成：金银花 15 克、蒲公英 15 克、紫花地丁 15 克、野菊花 15 克、紫背天葵 6 克。

功效：清热解毒，利湿止带。

【法医学鉴定】

宫颈癌放射治疗医疗纠纷法医学鉴定

实例资料示：

检案摘要

2007 年 5 月 23 日；李某，女性，50 岁因患宫颈癌在某市人民医院手术，术后进行化疗并放疗。因放疗剂量过大，致李某患放射性肠炎。2008 年初，原告再次因下腹不适、排便困难收治某市人民医院，后转省级医院。急诊手术发现回肠多处穿孔，切除部分回肠、回盲部，回肠、结肠造瘘。术后诊断为急性继发性腹膜炎、肠穿孔、不完全性肠梗阻。之后长期需肠外营养支持、结肠出血，由于两被告的放疗过量致使内脏器及肠切除、造瘘的明显医疗过失，，诉至法院要求损害赔偿。

检验过程

（一）检验方法

遵循医学科学原理，我国通用医疗护理技术操作规范，法医学因

果关系准则及涉及鉴定相关法律法规，经详细审查及摘抄送鉴材料，

并请相关专家会诊讨论，于 2012 年 5 月 11 日由本所主持召开医患双方、法院在场的听证会，听取医患双方意见，全面分析，综合判定。

（二）书证摘抄

1.根据某市人民医院住院病历李某（女性，50 岁），2007 年 5 月 27 日 9:07Am 住某市人民医院。

主诉：接触性出血半年余

现病史：半年余前无明显原因下出现接触性出血，量少，腰胀，无阴道流液，无肛门坠胀，2 个月前白带增多，伴腰酸，在某市人民医院门诊诊治，作官颈活检，报告为子宫颈腺鳞癌，收入院。

既往史：否认高血压、糖尿病、肝炎、结核病等史，无重大外伤史，曾作绝育手术，否认心、肺、肝等脏器病史，无药物过敏史。

个人史：出生于本地，高中文化，农民，否认放射线、毒物接触、

烟酒不良嗜好、冶游史。月经及婚姻史：19 岁初潮，月经平均周期 28 天，经期天数 5 天，妊娠 4 次，有儿、女各 1 人，已绝育。

家族史：否认家属性遗传及传染病史。

体格检查：体温 37.0℃，脉搏 84 次 / 分，呼吸 20 次 / 分，血压 140 / 90mmHg。

皮肤黏膜无特殊，浅表淋巴结未扪及，头（包括五官），颈、胸（包括心、肺），腹、

脊柱、四肢、神经系统无异常发现。

专科情况：外阴已婚式。阴道畅，宫颈后唇直径4cm肿块，宫体前位，正常大小，居中，活动可，无压痛，双侧附件区未及明显异常。

病理：宫颈活检、腺鳞癌。初步诊断：子宫颈癌。

入院日常规检查：红细胞计数（RBC）$3.65×10^{12}$/L，血红蛋白（HGB）111g/L，红细胞压积（HCT）32.4%，白细胞计数（WBC）$8.1×10^9$/L，血小板计数（PLT）$144×10^9$/L。尿、粪、血凝全套、肝肾功能及血生化均正常，甲、丙肝抗体"–"，乙肝表面抗原"–"，梅毒螺旋体及HIV抗体"–"。

B超：子宫前位，4.4cm×3.7cm×4.1cm，内膜0.5cm，肌层回声均匀，宫颈长3.3cm，厚约3.5cm，宽约4.3cm，宫颈肌层回声不均匀，后唇内可见大小约3.6cm×2.6cm不均质回声团块，边界清，彩色多普勒血流显像（CDFI）：内供血丰富。右卵巢大小为2.1cm×1.1cm×1.5cm。超声示：宫颈占位性病变，肝、胆、脾、胰、双肾B超除肝回声增粗外，余无异常。

胸部摄片未见明显X线异常。

2007年5月25日作胃镜检查并作病理活检，诊断为："胃窦"中度慢性萎缩性胃炎（活动性）伴中度肠化。

2007年5月29日下午在硬麻＋全麻下作广泛性子宫切除术＋盆腔淋巴清除术。术中探查：除宫颈膨大外，肝、脾、肾、肠、大网膜，主动脉淋巴结及子宫两侧附件、宫骶韧带及阴道旁组织均为发现异常，术中出血80ml，手术切除范围阴道前壁3～4cm，后壁3～4cm，阴道旁组织左3～4cm，右3～4cm，主韧带左3～4cm，右3～4cm，宫骶韧带左3～4cm，右3～4cm，盆腔淋巴清扫。包括左、右髂总、髂外、腹股沟深、闭孔8组淋巴结。术后标本剖视：后唇病灶约3.5cm，菜花状，宫体肌层及宫腔无殊，未及肿大淋巴结，送病检。

2007年6月1日病理报告：1.子宫颈隆起型腺鳞癌，肿瘤细胞浸润宫颈肌层，未侵及宫颈内口及两侧宫旁组织。阴道壁切缘及双侧卵巢血管阴性，共取淋巴结15枚，均阴性。2.子宫内膜异位。

查房记录：

2007年5月30日～6月10日术后恢复良好，一般情况稳定，体温38.5℃逐渐恢复至正常。

2007年6月14日向家属交待对本患者需补充同步放化疗，予化疗5-FU4.0g（96小时持续静脉泵入），DDP30mg，静脉滴注4天，并于15MVX全盆体外照射，有关并发症向患者及家属交代：①骨髓抑制，白细胞下降；②恶心呕吐腹胀腹泻等胃肠反应；③肝肾功能损害；④尿急尿频血尿等泌尿系统反应；⑤腹痛腹泻便血等反应；⑥严重者可导致尿瘘肛瘘等；⑦脱发口腔溃疡耳神经毒性等。患者家属表示理解签名：李某某。

2007年6月15日开始化疗

2007年6月20日 RBC$3.16×10^{12}$/L，HGB94g/L，WBC$3.3×10^9$/L。

2007年6月22日 WBC$2.8×10^9$/L。

根据2007年6月25日某市人民医院加速器治疗单：

医方拟定用直线加速器放疗，能量15MV，拟定剂量A野及B野各为2402及

2479CGy，肿瘤总量 A 野及 B 野各为 2250 及 2250CGy。2007 年 6 月 25 日起照射。

2007 年 6 月 28 日及 6 月 29 日（体温单记录）各出现腹泻 4 次及 3 次，6 月 28 日曾给予复方苯乙哌啶片止泻，7 月 2 日 WBC4.1×10^9/L，N88%。

2007 年 7 月 6 日 WBC1.5×10^9/L，N79.7%。7 月 8 日 WBC2.8×10^9/L，N70%。7 月 9 日给予惠尔血（重组人粒细胞刺激因子）。

2007 年 7 月 12 日开始腹泻次数增加，至 8 月 2 日的 22 天中，腹泻次数超过 10 次者达 15 日，其余 7 日腹泻次数至少在 4 次以上，或为 8 次、9 次。7 月 14 日～7 月 22 日 WBC3.0～6.5×10^9/L，7 月 19 日因患者腹泻严重改变放射剂量 A 野 102CGy，并照射 3 次后停止照射，未次照射时间 7 月 23 日，7 月 23 日开始每日发热达 38℃以上，7 月 31 日以后体温波动在 38～39℃，7 月 23 日～8 月 2 日 WBC 检查 5 次仅 2 次为 3.1 及 4.8×10^9/L，其余为 1.4、1.7、2.4×10^9/L。7 月 31 日大便检查白细胞 +，隐血 ++，粪便中找到真菌。

2007 年 7 月 27 日、7 月 30 日、7 月 31 日曾请消化科、感染科及放疗科会诊均认为有放射性肠炎，采取了罗氏芬等抗生素及相应措施。

科会诊均认为有放射性肠炎，采取了罗氏芬等抗生素及相应措施。又全院会诊，发现口腔内真菌感染、下腹压痛，诊断为发热待查：腹膜炎、败血症、真菌感染、骨髓抑制，给予斯皮仁诺抗真菌感染，并用抗生素抗炎，继续给予惠尔血瑞白，输血浆等支持治疗，体温逐渐下降，腹痛减轻，患者要求转上级医院，8 月 7 日出院。出院诊断：1. 子宫颈癌 ⅠB 期 2. 放射性肠炎 3. 骨髓抑制 4. 低蛋白血症 5. 口腔溃疡。

2. 根据某市人民医院住院病历 李某因腹痛腹胀伴肛门排便排气减少 10 余天于 2008 年 1 月 9 日入院，腹部立卧位平片示小肠不全梗阻，保守治疗 4 天仍有腹胀，阵发性腹痛，有肛门排气，未解大便，患者家属及本人要求转上级医院进一步治疗，给予于 2008 年 01 月 13 日 3:42Pm 出院。

3. 根据省级医院住院病历

李某因腹痛腹胀伴肛门排便排气减少 10 余日于 2008 年 1 月 14 日 6:10Pm 入院，入院检查：腹平软，脐周压痛，反跳痛，肝脾肋下未及，移动性浊音阴性，肠鸣音减弱。双下肢无水肿。

初步诊断：不全肠梗阻，放射性肠炎？肠道转移性肿瘤？子宫颈癌术后。

2008 年 1 月 15 日 9:00Am 腹痛腹胀稍缓解，肛门有排气。腹稍隆，肠鸣音减弱，无明显压痛，反跳痛。我院 CT 示宫颈癌术后放疗，回盲部及右半结肠局部肠壁增厚、水肿，部分小肠扩张；双肾输尿管中上段扩张，双肾积水。

2008 年 1 月 16 日 9:00Am 腹痛腹胀较昨日明显，肛门无排便排气。腹部膨隆，有明显压痛，无反跳痛。肠鸣音存在，复查腹部立卧位平片。

2008 年 1 月 17 日 9:00Am 腹痛腹胀同前，无明显加重或减轻。腹部膨隆，轻度压痛，无反跳痛。肠鸣音存在，移浊（-）。如出现绞窄性肠梗阻及时处理。

2008 年 1 月 20 日 8:00Am 患者腹胀较前缓解，查体基本同前，肠鸣音存在。

2008 年 1 月 23 日 8:00Am 患者腹胀无明显变化，查体：腹胀，肠鸣音 3 次／分，无明显压痛，反跳痛。

2008 年 1 月 26 日 8:00Am 患者灌肠后有排便排气。查体：腹胀，肠鸣音 3 次／分。目前病情稳定，暂无手术探查指征，继抗炎、支持等。

2008年1月27日10:00Am入院后禁食、胃肠减压、支持、补液等，病情尚平稳，昨夜起（约12:00Pm）再发腹痛，阵发性。查体：腹胀，肠鸣音未闻及，腹肌紧，全腹压痛，反跳痛可疑。急查立位腹平片，见膈下游离气体。考虑肠穿孔可能，拟急诊剖腹探查，向家属说明手术风险，肠切除、造瘘、术后无缓解等，表示理解，已签字。

手术记录单

手术日期：2008年1月27日

术后诊断：急性继发性腹膜炎，肠穿孔，不全肠梗阻。

手术名称：剖腹探查，回肠部分切除，回肠造瘘，结肠造瘘。

术中发现：腹腔内大量粪性积液，小肠距回盲瓣处约0.3cm大小破口。回肠及部分结肠质地僵硬，回盲部肠管扭转粘连。

手术经过：回肠距回盲部约1.7m及升结肠起始段充血水肿，分离结扎肠系膜，切除末端回肠及部分升结肠。回肠远端由左下腹壁

造口引出，结肠端同法由右下腹壁造口。

2008年1月27日13:15Pm术后病程录

回盲部、回肠末端粘连成团，扭曲，近端小肠扩张，回肠壁增厚，色发白，呈放射性炎症改变，术中切除回肠约1.7m。

2008年2月6日13:50Pm患者主诉心慌，HR160～170次／分，心电图示室上速。

2008年2月20日8:00Am请泌尿外科会诊，

2008年2月22日8:00Am泌尿外科会诊认为，双肾积水，可考虑病情稳定后置D-J管（输尿管支架管）。

2008年2月25日8:00Am腹平片示小肠梗阻

2008年3月2日8:00Am腹平片积气较前好转明显。

2008年3月31日8:00Am患者回肠造瘘口处疼痛，余无明显不适，患者及家属决定近期出院，泌尿外科会诊，暂不放D-J管，定期查肾功能。

2008年4月4日8:00Am患者未诉明显不适，今出院。

4.根据李某诉某市人民医院医疗事故纠纷证据材料中某市第三人民医院病历：

李某因头晕乏力一周于2008年4月27日入院，血压100／60mmHg，消瘦，脱水。予营养支持、对症处理治疗后病情稍稳定。2008年9月29日出院。

5.根据李某医院医疗事故纠纷证据材料中某市第三人民医院住院病历，李某因头晕乏力5月，咽痛3天于2008年9月30日入院，入院后检查尿培养示大肠埃希菌；血尿素氮10.69mmol／L，肌酐256μmol／L，血钙11.85mmol／L。不适缓解后于2009年1月24日出院。

6、根据省级医院住院病历

李某因肠造口术后1年，腹痛腹胀2月，加重4天于2009年2月18日入院。患者腹痛腹胀2月，4天前较前加剧，为持续性绞痛，于回肠造口扩张后即可有较多肠内容物涌出，腹痛腹胀即可好转。拟"回肠造口缩窄并不完全性肠梗阻，回结肠造瘘术后"入院。

查体：腹平软，无压痛及反跳痛，肠鸣音减弱，回肠造口处明显缩窄，小指不能顺利探入。

初步诊断：回肠造口缩窄并不完全性肠梗阻。

2009年3月5日行结肠造瘘回纳，回肠造瘘口重建术，术后出现回肠腹壁瘘。

手术记录单：

手术日期：2009 年 3 月 5 日

术后诊断：子宫内膜癌术后，放射性肠炎，肠造瘘术后。

手术名称：剖腹探查，肠粘连松解，结肠造瘘回纳，空肠再造瘘。

手术经过：分离空肠之间，空肠与腹壁及原手术切口的粘连，游离空肠。用直线切割闭合器切断结肠造瘘口下方肠管，切除结肠，切除并扩大原造瘘口，将空肠重扩大的造瘘口拖出腹壁约 5cm，将空肠浆膜与腹膜缝合固定。

2009 年 3 月 9 日无诱因出现胸闷气急血气分析提示代谢性酸中毒，胸片示双肺感染。

2009 年 3 月 17 日下腹切口仍见肠内容物溢出，切口敞开，下方可见肠管蠕动。肠造口术后肠瘘。

2009 年 8 月 20 日腹部瘘口周围无明显红肿渗出，与患者及家属协商后患者要求转其他医院进一步治疗。

2009 年 8 月 25 日现肠瘘已平稳，曾请某军区总医院会诊，认为放射性肠炎为本病病因，不建议将肠管回纳。今日出院。

7. 根据李某诉某市人民医院医疗事故纠纷证据材料中某军区总医院出院小结

李某因（1）肠瘘，（2）放射性肠炎，（3）宫颈癌术后，（4）回结肠造瘘术后，（5）结肠造口还纳术后于 2009 年 8 月 25 日入院。

患者于 2007 年 5 月 29 日因"宫颈癌"行"宫颈癌根治术"，并于术后行静脉化疗、盆腔放疗，放疗一周后出现腹泻，20～30 次／天，伴腹痛，呕吐，2 周后出现便血，给于对症处理坚持到放疗结束。根据患者造影检查可见残余小肠长度不足 100cm，且存在放射损伤，一旦手术，将导致短肠综合症可能，以肠内、外营养支持，加腹壁瘘口引流治疗。于 2009 年 9 月 19 日出院。

8. 李某诉某市人民医院医疗事故纠纷证据材料中某市红十字医院住院病案

因宫颈癌术后，回结肠造瘘术后，伴肠瘘，营养不良于日入院，经营养支持治疗于 2009 年 12 月 1 日出院。

9. 李某诉某市人民医院医疗事故纠纷证据材料中

某医学院附属第二医院住院病案因肠梗阻术后肠瘘，子宫内膜癌术后于 2009 年 12 月 1 日入院，考虑患者有肠瘘及放射性肠炎，行手术治疗恐小肠吻合口难以愈合，再次出现肠瘘及短肠综合征。建议患者 3～6 月后再考虑手术治疗。于 2009 年 12 月 31 日出院。

10. 根据李某诉某市人民医院医疗事故纠纷证据材料中某军区总医院出院小结

李某因放射性肠损伤，肠瘘，宫颈癌术后，回结肠造瘘术后，结肠造口还纳术后，于 2010 年 3 月 24 日入院，并于 2010 年 4 月 29 日于全麻下行"小肠部分切除吻合术、末端回肠升结肠吻合术"。

根据手术记录：

探查：下腹部正中的小肠瘘口距 Treitz 韧带约 60cm，小肠瘘口距末端回肠造口约 20cm。因患者小肠较短，为了尽量保留小肠，术中决定将小肠瘘口与末端回肠之间无法使用的肠管切除，行两处小肠端端吻合，末端回肠与升结肠侧侧吻合，保留小肠约 70cm。

术后病理示："空肠"符合放射性肠炎之改变。

于 2010 年 6 月 3 日出院。

CT 报告单：

2010年3月30日（1）宫颈癌术后及回结肠造瘘术后改变；（2）胆囊结石；（3）双肾结石，左肾多发小囊肿，左肾积水。

2010年4月8日（1）宫颈癌术后及回结肠造瘘术后改变；（2）胆囊石合并胆总管、胰管轻度扩张；（3）双肾结石，左肾多发小囊肿，左肾积水。

11.根据李某诉某市人民医院医疗事故纠纷证据材料中某军区总医院分院住院志及出院小结：

李某因部分小肠切除吻合、末端回肠－升结肠吻合术后1月余，间歇排便带血块15日伴稀水样便于2010年6月4日入院。因时有腹胀，大便带血，于2009年7月7日行横结肠袢式造瘘术，术后大便无明显出血，于2010年7月19日出院。

12.根据某市人民医院住院病历

李某因宫颈癌术后，放射性肠炎，回结肠造瘘术后，结肠造口还纳术后，部分小肠切除吻合、末端回肠升结肠吻合术后，短肠综合征，下消化道出血，营养不良于2010年11月12日入院，经抗感染、止血、营养、补液、对症治疗，病情好转于2010年12月2日出院。

13.根据某市人民医院住院病历：

李某因宫颈癌术后3年半，双下肢疼痛2月于2010年12月13日入院，肌电图提示神经源性损害（周围神经性病变）伴轴索损害。神经内科会诊考虑周围神经性病变（轴索型）。以神经生长因子治疗。于2010年12月27日出院。

14.根据李某诉某市人民医院医疗事故纠纷证据中某军区总医院入院录及出院小结：

李某因右下肢疼痛2月于2010年12月28日入院。经神经内科诊断为神经性损伤，肌电图检查报告：神经性受损。治疗后症状较前缓解，于2011年1月8日出院。

15.根据某市人民医院住院病历：

李某因宫颈癌术后44月，下肢疼痛3月于2011年1月9日入院，2011年1月3日，肌电图提示神经性损伤，双侧体感诱发电位（SEP）：双下肢深感觉通路受系，右侧显著。入院诊断：宫颈癌术后，放射性肠炎，回结肠造瘘术后，结肠造口还纳术后，部分小肠切除吻合、末端回肠升结肠吻合术后，短肠综合征，营养不良，放射性神经损伤，高血压病。

2011年1月16日患者于12:40Am不慎跌倒，右髋着地，右髂部及右下肢疼痛，右髋关节活动受限，遂请骨科会诊。骨盆平片提示右股骨颈骨折，经骨科会诊予以右下肢皮牵引，全身情况允许可关节置换术。

2011年1月21日今经家属商量后决定转骨科行关节置换术，今转一病区进一步治疗，予以签字为凭。

2011年1月27日手术记录单：

手术时间：2011年1月27日

手术前诊断：（1）右股骨颈骨折（头下型）；（2）宫颈癌术后；（3）放射性肠炎；（4）回结肠造瘘术后；（5）结肠造口还纳术后；（6）部分小肠切除吻合、末端回肠升结肠吻合术后；（7）短肠综合征；（8）营养不良；（9）放射性神经损伤；（10）高血压病。

手术名称：右股骨颈骨折闭合复位空心加压螺钉内固定术

2011年2月28日转肿瘤内科，给予以活血、补钙、营养神经治疗，于2011年6月29日出院。

（三）本所体格检查

轮椅推入检查室，消瘦，精神尚好，全腹平软，腹壁有以下手术切口：（1）下腹弧形切口，长16cm；（2）脐下正中切口，长16cm；（3）脐上正中切口，长12cm；（4）脐下弧形切口，长15cm；（5）右下腹斜切口，长4cm；（6）右髂斜切口，长2cm；（7）左下腹斜切口，长5cm；（8）左上腹肠造瘘口，直径5cm；除脐下正中切口中2cm未愈合外均已愈合。

右髋关节闭合三枚钉固定，双伸拇、伸趾、胫前肌肌力3+，其余肌力正常。右髋关节屈曲100°。背面骶部放射性色素沉着12.5cm×10cm。

分析说明

根据委托人提供的鉴定材料，听证会医患双方当事人陈述内容及会上提供的补充材料等，遵循医学科学原理，诊疗护理规范、法医学因果关系准则，并听取专家意见分析认为：

1. 被鉴定人李某入住某市人民医院时已明确诊断为子宫颈腺鳞癌，属Ib期，决定于2007年5月29日作子宫广泛性子官切除及两侧附件切除以及盆腔淋巴结清扫术，其切除标本的子宫旁组织、阴道切缘、双侧卵巢血管及清扫的盆腔淋巴均阴性，但因宫颈肿瘤组织呈菜花状，且较大，病理上属腺癌，故可考虑术后追加放化疗。

2. 在用化疗后观察期间，6月20日血白细胞为$3.3×10^9$/L，6月22日血白细胞计数降至$2.8×10^9$/L，按规定应连续观察白细胞上升至$3.0×10^9$/L以上方可行放射治疗（根据中华医学会编著，2006年人民军医出版社出版的"临床技术操作规范放射肿瘤学分册"第53页子宫颈癌放射治疗前准备实验室检查一项中有"白细胞不得 < $3.0×10^9$/L)，而市一人民医院于6月25日即开始放射治疗，违反此规定，为放射性肠炎奠定了基础。

3. 在6月25日放射治疗开始后，7月6日曾腹泻达10次以上，7月12日开始腹泻次数增加，2007年7月14日诉腹胀、每日腹泻9～10次，2007年7月18日10次以上，2007年7月21日10+次以上，2007年7月23日10次以上，放射反应极其强烈，故应予调整照射剂量或停止照射，据体温表大便次数的统计，从7月12日至8月2日的22天中，腹泻次数超过10次者达15日，其余7天每日腹泻次数至少4次以上，或为8次、9次但医方未予重视，病史中甚少提及，直至7月19日始放射减量，7月23日才完全停止照射，但已经造成放射性损伤，发生严重的放射性肠炎，导致以后的肠穿孔、肠管狭窄、紧密的肠粘连、短肠综合征、营养不良、双下肢神经源性损害等并发症。

在放射治疗中，导致放射性肠炎的照射剂量与控制肿瘤的剂量有时非常接近，特别当同时接受放化疗的患者，即使总量小于常规剂量，也可发生放射性损伤，再加上患者对放射线的敏感度不一，照射剂量的掌握有时有一定的难度。为此更应在治疗期间密切观察放射损伤的严重度，从而及时调整照射剂量或停止治疗。

因此，某市人民医院在放射治疗中有过错。

4. 有关股骨颈骨折：根据本所体格检查，李某股骨颈骨折已愈合，功能基本恢复。其股骨颈骨折的原因，除50岁的女性易患骨质疏松外，尚有短肠综合征、营养不良、多次手术导致长期卧床等。另外，李某在住院期间因跌倒导致了股骨颈骨折，某市人民医院也有一定的责任。

5. 双下肢神经源性损害的疼痛主要系放射性神经炎所致，与照射过量有一定的关系。

6. 有关省级医院在对李某的诊疗过程中是否存在过错。

根据省级医院住院病历

李某于 2008 年 1 月 14 日第一次住院，入院诊断为不全肠梗阻，放射性肠炎？肠道转移性肿瘤？子宫颈癌术后。经保守治疗一度好转，但于 2008 年 1 月 27 日再发腹痛，急查立位腹平片，见膈下游离气体。考虑肠穿孔可能，急诊剖腹探查。

术中发现：腹腔内大量粪性积液，小肠距回盲瓣处约 0.3cm 大小破口。回肠及部分结肠质地僵硬，回盲部肠管扭转粘连。作末端回肠及部分升结肠切除。回肠、结肠腹壁造口术。术中切除肠段约 1.7m。

以后，李某因肠造口术后 1 年，腹痛腹胀 2 个月，加重 4 天于 2009 年 2 月 18 日第 2 次住院。

查体：回肠造口处明显缩窄，小指不能顺利探入。

初步诊断：回肠造口缩窄并不完全性肠梗阻。

并于 2009 年 3 月 5 日行回肠造瘘口重建术，回肠造口缩窄解除。术后出现回肠腹壁瘘，系放射性肠炎的后果。经处理于 2009 年 8 月 25 日肠瘘已平稳。并请专家会诊，也认为放射性肠炎为肠瘘的病因。

李某因肠梗阻术后肠瘘，子宫内膜癌（应为子宫颈癌）术后于 2009 年 12 月 1 日第 3 次入院，考虑患者有肠瘘及放射性肠炎，行手术治疗恐小肠吻合口难以愈合，再次出现肠瘘及短肠综合征。建议患者 3～6 月后再考虑手术治疗。于 2009 年 12 月 31 日出院。

根据放射性肠炎病理变化有较长期延续性发展的特点，又从医院手术后出现回肠造口缩窄及回肠腹壁瘘均系放射性肠炎延续性发展的后果，同时也提医院根据李某的放射性肠炎所作肠切除并不过多，因此省级医院肠切除手术不是短肠综合症的首发原因，造成短肠综合征的原因也是放射性肠炎本身。

综上所述，省级医院对李某放射性肠炎的诊疗过程中符合生命安全前提下最大限度保留肠段的外科处理原则，并未发现过错。

7. 有关人身伤残等级评定：李某的短肠综合征，仅剩 70cm 小肠，比照《医疗事故分级标准（试行）》二.（二）.13 规定，相当于医疗事故三级伤残，李某的双下肢神经源性损害与股骨颈骨折无相关条文可资比照。

鉴定意见

1. 某市人民医院在对李某放射治疗中有过错，并与放射性肠炎及以后发生短肠综合征、营养不良、双下肢神经源损害所致的疼痛等并发症有因果关系。

2. 某市人民医院的医疗过错行为对李某目前损害应为同等作用。

3. 省级医院对李某放射性肠炎的诊疗过程中符合诊疗原则，并未发现过错。

4. 被鉴定人李某的短肠综合征相当于医疗事故三级伤残。

第九节 前列腺增生症及前列腺癌

【概述】

良性前列腺增生症（BPH）是男性老年人最常见疾病，一般来说，50 岁左右的男性，经病理检查有 50% 可见前列腺增生改变；发病率随年龄增长逐渐升高，60 岁以上老年人总的发病率接近 60%。近年来，前列腺增生在 40 ~ 50 岁男性中发病率不断增多，甚至 40 岁以下的男性患者也不在少数。增生后的前列腺组织多表现为以基质增加为主的病理特征，故除增大的腺体引起下尿路机械性梗阻外，前列腺部位的平滑肌张力增高，也是引起排尿困难的重要原因，从而影响泌尿系统的正常功能，产生各种不同程度排尿困难症状，引起膀胱及肾脏病变，如不及时采取合理治疗，最终导致肾功能损害。临床症状的严重程度与前列腺大小并不一定成正比。

中医学认为，前列腺增生症属于中医学"癃闭"范畴。中医认为癃闭的产生与脾、肾、肺、三焦等的关系最为密切。湿热蕴结、肺热气壅、脾气不升、肾元亏虚、肝郁气滞、尿路阻塞等均可引起膀胱和三焦的气化不和，而致小便不利，终成癃闭。

前列腺癌是原发于男性前列腺腺体的恶性肿瘤，是男性生殖系统常见肿瘤。前列腺癌的发病率在国内外有很大差别，欧美发病率明显高于亚洲地区。在美国为 1 ~ 2/10 万，在我国的发病率低并多属中晚期，占男性恶性肿瘤的 0.3% ~ 0.5%，多发于老年，近年发病有上升趋势。

前列腺癌的病因尚未完全弄清楚，但大量临床资料提示与激素有关。估计是循环中雌激素与雄激素的比例调控失衡有关，特别是雄激素的变化。有研究发现，在性活力较高的人群中，前列腺癌发病率较高，而在睾丸切除后的人中很少有此病发生。在肝硬化患者中，肝脏对雌激素的灭活能力下降，前列腺癌发病率也不高可能与雌激素水平升高有关，而也有研究认为，高脂肪摄入、环境污染、淋球菌感染后的发病率也可增高。最近英国学者发现过量饮用咖啡和酒类与前列腺癌的发生有关。瑞典的一项研究表明，性生活活跃的男性，比性生活有节制的男性更易患前列腺癌。Andersson 认为这并不是性生活本身所致，而是某种影响性欲的激素与前列腺癌有关。前列腺癌和增生并没有因果关系，均为男性老年的常见病，但可同时发生。

中医学认为，本病病因主要是由于湿热、瘀血阻于下焦，膀胱气化不利所致。发病关键在于下焦的肾、膀胱，与肺、脾、肝、三焦亦有密切联系。特别重视脏腑功能失调、精神因素及先天不足等内因在发病中的意义。

1. 饮食失宜　饮食厚味，嗜酒好辣，酿湿生热，下注膀胱；脾失健运，中焦湿热不解，下注膀胱，导致膀胱气化失司，而成癃闭，即《素问·气厥论》："胞移热于膀胱，则癃溺血"。

2. 情志不舒　七情内伤，肝郁气滞，疏泄不及，以致三焦水液运化失常，水道通调受阻形成癃闭；情欲不遂，忧思不畅，相火妄动，日久气滞血瘀，痰凝毒结，形成癌瘤。

3.劳倦体弱《景岳全书》认为："脾肾不足及虚弱失调之人，多有积聚之病"。前列腺癌主要与肾虚有关，年老肾虚，命门火衰，膀胱气化失司，开阖不利；肾虚失纳或肾精亏损、虚火伤络，而致血随尿出；虚劳过度，肾气受损，瘀血败精而不去。瘀结成块，阻于膀胱尿道之间，故小便点滴而下或尿如细线，甚者阻塞不通。脾为后天之本，气血生成之源。过度劳累或饮食不节，久致脾虚而清气不升，浊阴难降，发为本病；脾不统血可致血溢脉外，随尿而出。

【前列腺增生症（BPH）临床诊断】

一、西医诊断

（一）临床表现

1.尿频 常常是前列腺增生患者最初出现的症状。尤其夜间排尿次数增多较明显（根据国际尿控制协会（ICS）的定义，夜晚入睡后到次日睡醒前，觉醒排尿一次或一次以上，即属夜尿，而在临床上，专家多将夜间排尿≥2次定义为夜尿症）随着病情的进展，可伴尿急，甚至出现急迫性尿失禁。

2.排尿困难 排尿踌躇，尿线细而无力，排尿中断，排尿时间延长，终末滴沥，排尿不尽感等，都是膀胱出口梗阻形成排尿困难的表现。

3.尿滞留 膀胱可致膀胱逼尿肌收缩力减低甚至丧失，发生尿潴留及充溢性尿失禁。

4.其他 合并前列腺炎时，除了前列腺增生症症状外，常合并小腹不适，阴囊、会阴及肛门有坠胀感，尿道口分泌物，神经衰弱，性功能障碍等。急性炎症出现尿频、尿急、尿痛等膀胱刺激症状，也可能发生无痛性肉眼血尿或镜下血尿，以致出现全身性症状。

5.排尿困难 合并有结石时，症状更加明显，可出现排尿困难加重、排尿中断现象，也可能伴无痛性肉眼血尿或镜下血尿。

6.体格检查 直肠指检，前列腺增大，表现为光滑，富有弹性，中央沟变浅或消失。外生殖器检查，尿道外口狭窄或畸形。

（二）辅助检查

①B超检查提示前列腺大、残尿量增加。②尿动力学检查提示尿流率测定减低，压力－流率测定增加。③膀胱检查可见膀胱逼尿肌束增生形成小梁，甚至有憩室改变等。④血清前列腺特异抗原（PSA）测定，若PSA增高，宜行前列腺早期活检。

二、中医诊断

症侯分类如下：

（一）肺热失宣证

主症：小便不畅或点滴不通，兼见咽干口燥，烦渴喜冷饮，胸闷，呼吸短促，或见咳嗽、咳黄痰，舌质红，苔薄黄，脉滑数。

（二）膀胱湿热证

主症：尿少黄赤，尿频涩痛，点滴不畅，甚至尿闭，小腹胀满，口渴不饮，发热或大便秘结，舌质红，苔薄黄腻，脉数。

（三）中气不足证

主症：小腹坠胀，小便欲解不爽，尿失禁或夜间遗尿，精神倦怠，食欲不振，少气懒言，舌质淡，苔薄白，脉细弱。

（四）肾阴亏虚证

主症：小便频数不爽，淋漓不尽，伴有头晕目眩，腰酸膝软，盗汗，五心烦热，失眠多梦，咽干，舌红，少苔，脉细数。

（五）肾阳虚衰证

主症：排尿无力，失禁或遗尿，点滴不尽，面色㿠白，神情倦怠，腰膝酸软，手足不温，舌质淡，苔白，脉沉细。

（六）气滞血瘀证

主症：小便努责方出，或点滴全无，会阴、小腹腹痛，偶有血尿或血精，舌质紫暗或有瘀斑，苔白或黄，脉沉弦或细涩。

【前列腺癌的临床诊断】

一、西医诊断

（一）临床表现

早期前列腺癌症状大多不明显，中晚期出现症状有：①排尿困难；②腰腿疼；③下肢水肿；④双下肢瘫痪；⑤贫血；⑥直肠指检（GRE）是初步诊断的主要方法。常可触及很硬的结节，大小不一，表面不规则。固定的结节提示已浸润前列腺周围组织。

（二）辅助检查

1.经直肠B超（TRUS）　可发现直肠指诊未触及的结节和肿块，并能初步判断肿瘤的体积大小。

2.前列腺特异抗原（PSA）　是目前最敏感的前列腺癌标记物，在筛选检、临床分期、疗效检测、预后判断等方面都起到重要作用。PSA正常值为$(0 \sim 4) \times 10^{-3}$ng/L，PSA $> 10 \times 10^{-3}$ng/L时就要考虑为前列腺癌。但是PSA的升高可能有多种方面的影响：DRE检查后，前列腺活检后，留置尿管，前列腺增大，年龄增长等。近年来有人提出血清游离PSA（F-PSA）总PSA（T-PSA）的概念，即F/T百分率对前列腺癌的诊断更有临床价值。F/T百分率为10%～25%就进行临床活检，F/T＞25%则前列腺癌的可能性极小（10%），F/T＜10%则前列腺癌的可能性极大（80%）。

3.前列腺穿刺活检　是确诊前列腺癌的方法，在癌的分级分期、以及放疗后疾病的观察亦有重要意义。通过DRE血清PSA或TRUS等影像学检查所提供的临床资料，在B超引导下沿用6点系统穿刺。

4.CT、MRI　主要用于观察盆腔淋巴结的肿大与肿瘤对周围组织的浸润情况，以确定肿瘤的临床分期。但早期前列腺癌的诊断没有突出优势。

5.同位素骨扫描（ECT）　能较早发现骨转移，显示全身转移分布。一旦前列腺癌诊断成立，均应进行全身骨扫描，特别是PSA＞20者。ECT敏感性较高但特异性较差，需与其他肿瘤、感染、外伤鉴别。

随着高新技术的发展，很多学者应用基因水平PCR检测、人工智能、蛋白质芯片表面增强激光解吸附电离飞行时间质谱技术（SEK DL-TOF-MS）提高了前列腺癌的早期诊断率。但是，DRE、PSA和TRUS三项检查仍是目前筛选前列腺癌的主要手段，其中任意一项检查的阳性结果均不能忽视，且三项联合检查的阳性率明显高于单项检查。至今，前列腺穿刺活检是确诊前列腺癌的"金标准"，可充分利用现有的诊断手段，不断提高前列腺癌的早期诊断水平，减少前列腺癌的死亡率。

（三）病理检查

前列腺癌绝大多数发生在腺体外周的腺泡腺管上，最多位于后叶，但两侧叶亦偶有发生。前列腺癌中主要是腺癌，约为97%，鳞状上皮细胞癌仅占3%。临床观察前列腺癌大小不一，质地坚硬，表面高低不平，边界不清楚；切面检查呈白色或灰白色，间有黄色小斑点。前列腺癌一般可分：①潜伏型：小便无症状，不转移，常见于尸检；②临床型：局部症状明显，而转移较晚；③隐蔽型：原发病灶小，不易被发现，但常有早期广泛转移。

（四）分级与分期

1.分级

根据肿瘤细胞核的分化和细胞特征，一般可分四级：

Ⅰ级：腺体分化良好：大或中等，由稀疏松缔组织分开。细胞相同，大小正常；有核仁但不清，染色质黑且致密。

Ⅱ级：腺体较小或中等大小，有中等量散射和穿插的基质。细胞多型性，核仁显著且小。

Ⅲ级：腺体小，不规则，腺泡形成差，腺体结构逐渐丧失。腺体呈筛状或硬癌样。细胞明显多型性；核通常为束状，核仁大、嗜酸性。

Ⅳ级：腺体呈硬块或膨胀的瘤细胞团块，或为弥散浸润的小细胞癌块。无腺体形成。细胞大小不等，多型性；核有丝分裂明显。

2.分期

肿瘤的临床方法很多，目前尚不统一。1997年国际抗癌联合会倡议前列腺按TNM分期。

TNM临床分类

T 原发肿瘤。

T_X 原发肿瘤不能确定。

T_0 无明显原发肿瘤。

T_1 不能摸到或影像学未能见到在临床上不明显的肿瘤。

T_{1a} 切除组织中偶发肿瘤在5%以下。

T_{1b} 切除组织中偶发肿瘤在5%以上。

T_{1c} 穿刺证实肿瘤（如PSA升高）。

T_2 肿瘤在前列腺体以内。

T_{2a} 肿瘤位于一个侧叶内。

T_{2b} 肿瘤位于双侧叶内。

T_3 肿瘤侵及前列腺包膜。

T_{3a} 前列腺包膜外浸润（单侧或双侧）。

T_{3b} 肿瘤侵及精囊腺。

T_4 肿瘤固定或侵及附近结构（精囊、膀胱颈、外括约肌、直肠、提肛肌和骨盆壁）。

注意：①肿瘤穿刺活检证实单侧叶或双侧叶但肿瘤未能在指检或影像学发现，则划分在 T1c 级。②肿瘤侵入到前列腺尖部或前列腺包膜，则划分在 T_2 级，而不划在 T_3 级。

N 局部淋巴结。

N_x 局部淋巴结不能确定。

N_0 局部淋巴结无转移。

N_1 局部淋巴结有转移。

M 远处转移。

M_x 远处转移不能确定。

M_0 无远处转移。

M_1 有远处转移。

M_{1a} 无局部淋巴结。

M_{1b} 骨转移。

M_{1c} 其他部位转移。

注意：出现多于一处转移时，应采用最新的分类法。

（2）Jewett 改良分类法：

A 期：为潜伏型，临床无肿瘤发现，肛检前列腺无改变，仅在标准镜检中发现肿瘤病灶，细胞分化良好。肿瘤病变仅限于 1、2 个小区为 A1 期，若局限于前列腺内而有多发病灶或细胞分化不良为 A2 期。

B 期：肿瘤限于前列腺内，但直肠指检可触及结节。根据直肠指检，B 期可分为两期：癌肿结节局限于一个侧叶内，直径 1.0～1.5cm 为 B1 期；当肿瘤结节累及一叶以上或大于 1.5cm，但未超过包膜，血清酸性磷酸酶亦正常，为 B2 期。

C 期：癌组织已侵及大部分前列腺包膜并穿透前列腺包膜，侵犯精囊、膀胱颈、盆腔两侧，而尚无远处转移。血清酸性磷酸酶可正常或升高。癌组织未侵及精囊时为 C1 期，已累及精囊或盆腔其他器官为 C2 期。

D 期：临床与病理均有转移，盆腔淋巴结转移未超过主动脉分叉以上为 D1 期，主动脉分叉以上有淋巴结和骨骼以及其他器官有转移为 D2 期。2/3 病例血清酸性磷酸酶升高。

二、中医诊断

症候分类如下：

（一）湿热蕴结证

主症：小便点滴不通或成癃闭，小腹胀满，伴有灼热感，或有胃纳减退，大便不畅、干结，口干而苦，腰酸肢痛，舌质红，苔黄腻，脉细数或滑数。

（二）瘀血内结证

主症：小便滴沥，尿如细线，或癃闭不通，时见血尿，小腹胀满作痛，时痛剧难忍，舌质紫黯，或有瘀点瘀斑，脉涩或细数。

（三）肾气亏虚证

主症：小便无力排出，夜尿频多，畏寒怕冷，面色少华，神气怯弱，腰酸背痛，下肢无力，口干欲饮，舌质淡，脉沉细。

【防未病】

一、防前列腺增生症的发生

（一）关注前列腺增生高危因素

研究表明，一些代谢异常性疾病对老年男性前列腺增生的发生与进展具有一定影响，由于肥胖导致体内脂肪组织堆积，而脂肪组织中分泌的大量芳香化酶可促使体内睾丸酮转化为雌二醇，导致雄激素水平下降，使体内雌雄激素比例失衡，成为前列腺增生发展和进展的主要原因。当然，肥胖还会使体重增加，有统计证明，人体体重增加，会使前列腺体积相应增大。其次是糖尿病，特别是表现为高胰岛素血症的 2 型糖尿病，可使糖代谢增强，继而增加其交感神经活性，从而导致血浆儿茶酚胺浓度的增加，降低前列腺细胞的凋亡，促进前列腺细胞的生长，使增生加剧。另一方面，交感神经兴奋也可使前列腺和膀胱颈部 α-肾上腺素受体活性增强，使膀胱排尿功能减退。此外，高胰岛素血症常伴有性激素结合蛋白减少，从而导致血游离性激素水平增高，促进前列腺增生发展。

再者就是血管损伤性病变，如高血压、体内脂质代谢异常、糖尿病、动脉粥样硬化均与前列腺增生症相关，都会引起一系列血管性病变发生，使前列腺组织产生血流障碍，加重组织缺氧，诱导前列腺间质增生，又可使血液内一氧化氮和一氧化氮合成酶活性减少，导致平滑肌的增生和前列腺肥大，持续发展会诱发下尿路症状，成为诱发前列腺增生的危害因素。对于老年男性前列腺增生症，特别有下尿路症状严重者，在诊治前列腺增生的同时，应关注其代谢性疾患发生与发展的可能，也要注意考虑到代谢疾患对前列腺增生的影响。

（二）前列腺增生（BPH）的筛查

进一步加大科普宣传，唤起人们对中老年男性健康问题，尤其是对 BPH 的防范意识，以便能早发现、早诊断、早治疗。BPH 通常发生在 40 岁以后，到 60 岁时大于 50%，80 岁高达 83%。建议年过 45 岁男性应每年到医院进行 BPH 的风险筛查，避免错过合理治疗的良机。

（三）日常生活中做好自我保健

1. 搞好个人卫生　男性的阴囊伸缩性大，分泌汗液较多，加之阴部通风差，容易藏污纳垢，局部细菌常会乘虚而入，这样就会导致前列腺炎、前列腺增生、性功能下降。因此，坚持清洗会阴部是预防前列腺炎的一个重要环节。

2. 避免局部受凉　老年男性不宜久坐在凉石头上，尤其避免局部受凉，千万不要坐在阴冷潮湿坚硬的地方，可以准备一个松软隔凉的坐垫，随身携带垫用，以保护局部不受寒冷刺激。

3. 保持营养均衡　老年男性在饮食结构上要科学合理，营养均衡，多吃素菜，少吃高脂高油食品；多食新鲜水果、粗粮，少食白糖及精制面粉；多食绿茶、蜂蜜，少饮咖啡、烈酒，少食柑橘、橘汁等酸性强的食品；饭菜清淡，少吃辛辣甘肥食品。夏天可以多喝冬瓜汤、多吃西瓜、多饮绿豆汤，这对排尿涩痛者尤为适用。平时吃些南瓜子，含丰富锌，有助于预防和改善前列腺增生症症状。

4. 勤喝水少憋尿　平时要养成勤喝水的良好习惯，每天饮 1500～2000 毫升的开水或茶水，以冲洗尿道，保证前列腺的清洁与安全。不可憋尿，憋尿会造成膀胱过度充盈，使膀胱逼尿肌张力减弱，排尿发生困难，容易诱发急性尿潴留，因此，一定要做到有尿就排。

5. 坚持自我保健　老年男性可用温热水坐盆浴，水温以 38～40℃为宜，每日 1～2次，每次 10～20 分钟。坐浴时要放松肛门括约肌，并配合用手指在水中按压会阴部和肛门周围，也可用温热水冲击肛围；每天用手指按摩会阴部，可间歇用力深压，以局部感到酸麻胀微痛为度。按摩每日 1～2次，在午休和晚睡前进行；经常进行肛门括约肌和提肛肌的收缩练习，可改善盆腔及会阴部的血液循环，减少局部瘀血。每日 1～3次，每次 10 分钟。

6. 保证充足睡眠　老年男性要规律生活，按时起居，劳逸结合，松弛有度，保证充足的睡眠。养成良好的性生活习惯，性生活要注意节制。坚持科学健身，强壮体质，多进行体育锻炼，注重骨盆、会阴肌以及腹肌和腰骶部肌肉的运动。

二、防前列腺癌发生

（一）警惕前列腺癌的诱发因素

前列腺癌的发生除了基因或遗传，还与饮食、生活方式甚至心理等各种因素密切相关。

1. 常食用高脂肪食物是诱因　常饮用高脂牛奶会促进前列腺癌的发生。经常食用高脂牛奶、肉类等含高脂肪食物的男性是前列腺癌的易发人群，从 32 个国家的研究结果发现，前列腺癌死亡率和脂肪摄入量有关，而平时饮食中富含蔬菜和水果的人群患病率较低。因此，从健康角度来说，应推广饮用低脂或脱脂牛奶。

2. 雄激素水平高是可能诱因　非洲人前列腺癌发病高的可能原因之一就是雄激素水平较高。同时也有调查表明，前列腺癌在离婚和丧偶的男性中较为多见，可见维持正常的体内激素水对于预防这种癌症非常重要。

（二）前列腺癌筛查

50 岁以上的男性应该每年进行前列腺的健康检查，特别是有前列腺癌家族史者，通过直肠指检、血清 PSA 测定和经直肠超声检查，能够使前列腺癌得到早期发现、早期诊断。

1. 血清 PSA 测定　最初，PSA 值 > 4.0ng/ml 被视为异常，根据临界水平估计的 PSA 检测的诊断性能。大多数异常的 PSA 值是可能由下列原因引起的假阳性结果：良性前列腺增生、前列腺炎或膀胱炎、射精、会阴创伤，或者最近因检测或外科手术在尿路使用器械。此外，一个正常的 PSA 值并不能排除前列腺癌。在前列腺癌预防试验的对照组中，在 15% 的直肠指检结果正常并且 PSA 值 ≤ 4.0ng/ml 的男性（以及在 9% 的直肠指检结果正常并且 PSA 值 ≤ 1.0ng/ml 的男性中）（他们在该研究结束时接受了一次前列腺活检）中检出了前列腺癌。

2. 前列腺的超声探测　方法包括经腹部、经会阴及经直肠 3 种途径。其中，经直肠超声能清晰显示前列腺解剖结构、精确测量前列腺体积、探测前列腺内有无前列腺癌可疑病灶及准确安全引导穿刺活检，已成为目前最常用、最有效的预防方法。

（三）日常保护前列腺

日常保护前列腺，可采取以下措施：

1. 饮食清淡　高脂肪、高胆固醇可能增加前列腺疾病风险，应尽量保持饮食清淡、规律，不吃刺激、辛辣的食物，同时戒烟、少酒。

2. 多喝水　每天多喝水，有利排尿，避免高浓度的尿液对前列腺产生刺激。

3. 不要憋尿　过度憋尿对膀胱和前列腺都不利，一旦感觉憋尿急，就应立即上厕所，尤其是久坐的人（出租车司机、长时间和电脑打交道的人等）更要注意。

4. 放松自己　社会竞争激烈，巨大压力会导致身体免疫力下降，所以应学会放松自己，保持心情愉快。

5. 洗温水澡　洗温水澡可缓解肌肉与前列腺的紧张，减缓不适症状。

6. 防止受寒　寒冷可使交感神经兴奋增强、引起尿潴留，夏日不要久坐在凉椅上。

（四）提高前列腺癌早期诊断率

提高前列腺癌早期诊断率，应通过以下途径加以解决：①对50岁以上男性前进行关于列腺癌医学知识的宣教，以提高他们对该病的认识和就诊意识。②组织高发年龄的男性定期做专科体检。③加强专科医师对该病的进一步认识，不仅只满足前列腺增生的诊断。④DRE正常而PSA $< 4.0 \times 10^{-3}$ng／L时，可对患者行临床观察，或对PSA进行跟踪。⑤常规行TRUS检查，以发现DRE未发现的异常。⑥DRE、TRUS正常而PSA为（4.0～10.0）$\times 10^{-3}$ng／L时，应考虑有哪些可能导致PSA增高的相关因素、一般不必做前列腺活检，但应追踪观察DRE、TRUS及PSA。⑦若PSA $> 10 \times 10^{-3}$ng／L时，则无论其他检查结果如何，均应视为前列腺癌的高度怀疑对象而进行系统活检。⑧若DRE或TRUS可疑或高度怀疑为前列腺癌，而PSA在（4.0～10.0）$\times 10^{-3}$ng／L者，也应行系统活检（包括前列腺穿刺活检）。

三、已知前列腺癌防转移

前列腺癌的预后与其分级、分期的关系极大。近年来新的诊断技术不断出现，新的药物、新的疗法不断产生，故本病预后较以前有很大提高。在A期，尤其A1期，其治疗与否对生存率并不影响。对B、C、D期患者如予以积极治疗，则可提高生存率。

（一）转移

可通过局部浸润、淋巴和血行途径转移到任何部位，可发现于早期病灶查出前，但一般多见于晚期。淋巴结转移最常累及闭孔及髂内淋巴结，但髂外、髂总、主动脉旁和锁骨上亦可发生。血运转移系从前列腺静脉经阴茎深静脉通向脊椎静脉系统可达腰椎和骨盆。骨转移状况大多数为成骨型转移，而溶骨型转移很少见。

1. 早期诊断和治疗前列腺癌骨转移　避免骨转移的方法就是对原发肿瘤进行早期的诊断和治疗。需要强调的是肿瘤发生骨转移的时间并无规律，有的很短，有的甚至可能长达10年，建议肿瘤患者每6个月进行一次骨扫描检查。另外，当出现骨痛症状时应该及时到医院检查，这有助于早期发现肿瘤骨转移。

诊断前列腺癌骨转移可用的方法较多，临床医师一般会根据病情合理使用。测定PSA的水平对早期发现和诊断骨转移有特殊价值。研究表明当PSA $> 20 \mu g／L$时，患者可能发生早期骨转移，应做进一步检查。

除PSA外骨扫描（核素骨显像）也有早期诊断前列腺癌骨转移灶的价值，但骨扫描有时会造成假阳性的结果，即把很多良性骨病变误以为转移灶，如退行性骨关节病、陈旧骨折等。因此，国内外学者均认为对于骨转移癌的诊断，常依靠多种影像学方法相互鉴别，取长补短。此外，医患配合，加强对有关疾病的追踪、定期复查是及时发现骨转移的关键。

前列腺癌骨转移的治疗方法除了内分泌治疗（雄激素的抵抗治疗）、双磷酸盐类药物治疗外，根据不同的病情还可以采用化学药物治疗、外放射治疗、放射性核素内放射治疗，以及各种疗法的综合应用等。紫杉类是比较有效的化疗药物，有效率可达43%。近年来一种称为椎体成型术（PVP）的微创治疗方法已应用于临床，该方法将医用骨水泥注入骨转移病灶骨质破坏处，能有效地消除因椎体病理性骨折、塌陷所导致的剧烈疼痛，使患者能恢复正常生活，提高生活质量。前列腺癌椎体转移中以骨破坏为主的患者也可选用该方法治疗。另外比较前沿的治疗如免疫治疗及基因治疗目前尚处于试验研究阶段，可能有非常广阔的临床应用前景。

2. 已知前列腺癌后在综合性治疗中，患者也要注意日常的生活调摄。首先要注意饮食调理，应减少动物脂肪、红肉（如牛肉、羊肉、猪肉）、牛奶、蛋类等的摄入量，增加新鲜蔬菜、水果、豆类、纤维素的食物，例如大蒜、洋葱、西红柿、西兰花、花菜、卷心菜等有助防止前列腺癌细胞扩散。现代医学已经证明，过多摄入脂肪、红肉等可以增加前列腺癌的发生。其次要注意精神调摄，尤其在手术或内分泌治疗后容易出现出汗、烦躁等类似更年期的症状，这往往是雄激素缺乏导致的功能低下状态，因此要注意舒畅情志，参加一些力所能及的活动。

【治已病】

前列腺增生症

一、西医治疗

（一）药物治疗

轻度和中度症状性良性前列腺增生症的治疗方法首先是药物治疗。目前临床常用的治疗药物有三类，即 α 受体阻滞剂、5α 还原酶抑制剂、以及天然植物药。

1. α-受体阻滞剂 膀胱颈部后尿道和前列腺有丰富的 $α_1$-受体。在 BPH 病例不仅前列腺间质（含肌肉和纤维结缔组织）增加，前列腺内 α1-受体的密度也增加。交感神经兴奋通过 $α_1$-受体介导引起膀胱颈部、后尿道前列腺平滑肌收缩，导致膀胱出口动力性梗阻，加剧 BPH 的排尿障碍。α-受体阻滞剂通过解除交感神经兴奋引起的平滑肌收缩而导致的动力性梗阻，缓解 BPH 的排尿困难症状。

临床应用的 $α_1$-受体阻滞剂分三类。①非选择性 α-受体阻滞剂，如酚苄明；②选择性 $α_1$-受体阻滞剂，有阿夫唑嗪、呱唑嗪；③选择性 $α_1$-受体长效阻滞剂，有特拉唑嗪、坦索辛和多沙唑嗪等。

2. 5α-还原酶抑制剂 前列腺组织正常的生长、发育依赖雄性激素，前列腺增生也一样。前列腺增生症二个必备的条件是存在睾丸和老年。在青春期前去势的男性不发生 BPH，前列腺是雄激素依赖性器官。睾酮需在 5α-还原酶作用下转化为双氢睾酮。才能发挥雄激素对前列腺作用，刺激前列腺增生，而双氢睾酮也必须与雄激素受体结合才能发挥其效应，因此 5α-还原酶缺乏或雄激素受体变均不能发生 BPH。5α-还原酶抑制剂能抑制 5α-还原酶作用，使睾酮不能转化为双氢睾酮，阻止前列腺增生，甚至部分促进增生的前列腺萎缩。

3. 天然植物 天然植物药用于治疗 BPH 的有效成分包括植物甾醇和胆固醇相关的化合物。它们的作用机制尚未揭示清楚。

4.联合治疗 联合治疗是指联合应用 α 受体阻滞剂和 5α-还原酶抑制剂治疗 BPH。适用于前列腺体积增大、有下尿路症状的 BPH 患者。BPH 临床进展危险较大的患者更适合联合治疗。采用联合治疗前就充分考虑具体患者 BPH 临床进展的危险性、患者的意愿、经济状况、联合治疗带来的费用增长等。目前的研究结果证实了联合治疗的长期临床疗效。前列腺体积大于或等于25毫升时，联合治疗降低 BPH 进展危险性的效果优于多沙唑嗪或非那雄胺单药治疗。

5.对症治疗 如尿频、尿急等膀胱刺激症状较明显的患者，可选用黄酮哌酯类药物加以控制。

6.用药注意事项 临床发现，抗抑郁药如多虑平及阿米替林等，平喘药如氨茶碱、麻黄素等，抗心脑血管病药如心得安、心痛定等，胃肠解痉药如颠茄、阿托品、东莨菪碱、山莨菪碱等，以及强效利尿药和抗过敏药等，都会影响膀胱机能，引起和加重排尿困难，使病情加重。所以老年前列腺疾病患者，在服用上述药物时必须向医生咨询，并详细说明自己的病情。

（二）手术治疗

手术仍为前列腺增生症的重要治疗方法。

1.手术适应证 ①反复尿潴留（至少在一次拔管后不能排尿或两次尿潴留）；②反复血尿，5α-还原酶抑制剂治疗无效；③反复泌尿系感染；④膀胱结石；⑤继发性上尿路积水（伴或不伴肾功能损害）。

BPH 患者合并膀胱大憩室、腹股沟疝、严重的痔疮或脱肛，临床判断不解除下尿路梗阻难以达到治疗效果者，应当考虑手术治疗。

2.手术方法 BPH 的手术治疗包括一般手术治疗、激光治疗以及其他治疗方式。BPH 治疗效果主观症状（如国际前列腺症状评分（IPSS）评分）和客观指标（如最大尿流率）的改变。治疗方法的评价则应考虑治疗效果、并发症以及社会经济条件等综合因素。

（1）一般手术 经典的外科手术方法有经尿道前列腺电切术（TURP）、经尿道前列腺切开术（TUIP），以及开放性前列腺摘除术。目前 TURP 仍是 BPH 治疗的"金标准"。

（2）经尿道激光治疗 由于其治疗操作简单、安全、迅速、损伤小、并发症少，故适应症广泛。只要患者能接受单次或连续硬膜外麻醉及膀胱镜检查均可采用本法治疗。目前常用有接触式和非接触式照射两种治疗方法，它们各有优缺点及适应证，应依据患者情况和医生经验以及医院设备条件来选用。钬激光前列腺剜除术成为近年来最新且得到国际公认的治疗方法，国外专家称之为治疗前列腺增生的"铂金标准"，具有切除彻底、出血极少、创伤小、恢复快等优点，手术后的并发症也明显较其他手术方法少。高龄或伴有其他较严重疾病如心脑血管病等患者，即使前列腺增生的程度还未达到手术治疗条件，也应考虑及时手术治疗，以免日后因身体整体健康状况下降，无法耐受前列腺切除而失去手术机会；高危前列腺增生患者，如前列腺特异抗原（PSA）高于正常水平或升高速度较快、前列腺体积大或体积增加的速度较快等，也应酌情及时手术治疗。

（三）其他疗法

1.热疗 是一种简便治疗方法，有经尿道射频或微波两种。目前尚无法评估其疗效。

2.经尿道针刺消融术 是一种简单安全的治疗方法。适用于不能接受外科手术的高危患者，对一般患者不推荐作为一线治疗方法。术后下尿路症状改善50%～60%，最大尿流率平均增加40%～70%，3年需要接受TURP约20%。远期疗效有待进一步观察。

3.前列腺支架　是通过内镜放置在前列腺尿道的金属（或聚亚氨脂）装置，可以缓解BPH所致下尿路症状。仅适用于伴反复尿潴留又不能接受外科手术的高危患者，作为导尿的一种替代治疗方法。常见并发症有支架移位、钙化、支架闭塞、感染、慢性疼痛等。

经尿道前列腺气囊扩张尚有一定的应用范围。目前尚无明确证据支持高能聚焦超声、前列腺酒精注射的化学消融治疗作为BPH治疗的有效选择。

4.前列腺增生合并前列腺炎治疗　在正规医院医师指导下进行治疗。治疗可分为药物及手术治疗。药物包括西药与中成药，西药可多华、高特灵、哈乐等α-受体阻滞剂和保列治等5α-还原酶抑制剂。炎症明显时可使用抗生素，喹诺酮类和大环内脂类抗生素较适合于慢性前列腺炎。症状严重时可加用西乐葆、消炎痛等止痛药及左洛复等抗抑郁焦虑药。梗阻明显及慢性炎症经久不愈的患者考虑手术治疗，最新的经尿道前列腺钬激光剜除术可做到准确切除，彻底解决尿路梗阻及前列腺慢性炎症。对前列腺增生合并前列腺炎患者来说，该手术效果和安全性较前列腺切术更具优势。在治疗过程中，患者应加强日常保健，改变不洁性交、性交过于频繁、频繁手淫或性幻想、精神压力大、熬夜、受凉、憋尿、饮酒、吸烟和吃辛辣食品等不良的生活习惯。患者不要长时间久坐，并应进行适当运动，定期进行温水盆浴。

二、中医治疗

（一）中药辨证论治

1.肺热失宣证

治法：清肺热，利水道。

方药：清肺饮加减。石膏、桔梗、知母、栀子、黄芩、桑白皮、麦冬、苦杏仁、车前子。

2.膀胱湿热证

治法：清利湿热，通利小便。

方药：八正散加减。车前子、扁蓄、瞿麦、滑石、甘草梢、大黄、栀子、灯心草、知母、黄柏、苍术。

3.中气不足证

治法：升清降浊，化气利水

方药：补中益气汤合春泽汤加减。人参、黄芪、白术、甘草、陈皮、当归、升麻、柴胡、桔梗、桂枝、猪苓、泽泻、茯苓。

4.肾阴亏虚证

治法：养阴清热，补肾利尿。

方药：六味地黄丸加减。熟地黄、山药、山茱萸、牡丹皮、茯苓、泽泻、猪苓、车前子、枸杞子、知母。

5.肾阳虚衰证

治法：温阳益气、补肾利尿。

方药：济生肾气丸加减。熟地黄、山药、山茱萸、牡丹皮、茯苓、泽泻、桂枝、炮附子、牛膝、车前子。

6.气滞血瘀证

治法：行瘀散结、通利水道。

方药：抵当丸加减。大黄、芒硝、当归尾、生地黄、穿山甲、桃仁、肉桂、香附、延胡索、白茅根。

（二）中成药

1.金匮肾气丸

适用肾阳不足证。一次1丸、每日2次。

2.癃闭舒

适用于肾气不足，湿热瘀阴证。一次3粒，每月3次。

3.桂癃胶囊

适用于膀胱瘀阴证。一次2粒，每日3次。

（三）针灸治疗

主穴：关元、中极、水道、曲骨、三阴交、太溪。

配穴：膀胱湿热加膀胱俞、阴陵泉。中气不足加气海、脾俞、百会；肾虚加肾俞；气滞血瘀加血海；肛门下坠加次髎、秩边。

（四）自我训练

在医生指导下进行膀胱排空技巧训练（如重复排尿等）精神放松训练（把注意力从排尿欲望中转移开）等。

前列腺癌

一、西医治疗

（一）美国泌尿外科学会发布前列腺癌治疗指南中的标准方案

内容如下：

1.治疗方案制定之前，应对患者的预期寿命、整体健康状况及肿瘤的分级分期等特征进行评估。应将患者以低、中及高风险进行分类。而分类的标准包括血清前列腺特异性抗原（PSA）检测、肿瘤的侵袭性和肿瘤的临床分期。

2.应告知局限性前列腺癌患者那些起初最常见的治疗，包括积极监视（对肿瘤组织定期检查，以确定治疗是否应该开始）、放射治疗（包括外照射和粒子植入性治疗）、外科手术和前列腺根治术或前列腺切除。

3.应让患者知道"观望"和"手术"两者各有利弊。手术可减少癌症复发的风险，提高生存率。而观望则意味着暂不开始治疗，只是密切监视肿瘤是否进展，然后再决定是否治疗，这一般是针对低风险患者。

4.中、高风险的患者在选择外部射线照射作为治疗方案后，应增加激素疗法来提高生存率。

指南中的建议方案有：

（1）应告知患者对于局限性前列腺癌很少应用激素作为初步疗法。

（2）患者若符合条件，应当给予参加临床试验的机会。

指南中的"可选方案"包括：高风险的患者应当被告知，即使治疗肿瘤复发率仍很高。

（二）我国治疗方案

前列腺癌的治疗主要有手术治疗、激素治疗、化疗、放疗和免疫治疗等。具体选用何种治疗方法应依据患者的年龄、全身状况、癌肿的局部范围以及转移情况而定。

根据前列腺癌分期程度选择治疗方案：因肿瘤各期有其特点，所以在治疗的方法上仍有较大的分歧。由于前列腺癌的进程较慢，对其一种治疗的评价，必须经长期随访才能定论。

一般根据前列腺癌分期程度选择治疗方案：

A期和B1期：治疗意见比较统一，采用：①前列腺根治手术；②睾丸切除术；③内分泌治疗。

B2期：①前列腺根治手术和盆腔淋巴结清除术；②睾丸切除术；③内分泌治疗；④放疗；⑤组织内放疗。

C期：对这一期的处理尚无统一意见。一般用：①对于年老体弱，全身情况较差的患者适用扩大范围的体外放疗；②对于C期患者而无淋巴与远处转移，全身情况较好者，适用组织内放疗及体外放疗；③内分泌治疗（包括双侧睾丸切除）、扩大范围外放疗以及前列腺根治手术联合应用。

D期：①D0期肿瘤患者在2年内有71%出现淋巴转移或骨转移，因此这期患者应作为D2期肿瘤处理。年轻而全身情况良好者可先施行盆腔淋巴清除术，如无淋巴结转移或转移轻微，可作前列腺癌根治术。②D1期：无理想的治疗方案，一般采用以下措施：小部分（15%～25%）仅有轻微淋巴结转移者（1～3个），作扩大范围盆腔淋巴结清除术及前列腺癌根治术后，有希望长期存活且无肿瘤复发。扩大范围的放疗对部分D1期患者可延迟远处转移的发生。早期应用内分泌治疗可能会延长无肿瘤复发的存活时间。③D2期：可酌用内分泌治疗、化疗、冷冰治疗或免疫治疗。一般认为已经出现转移的恶性肿瘤就不再是外科手术的最佳适应证。

（三）前列腺手术治疗适应证与术式

前列腺癌手术切除的指征有：①高度恶性的前列腺癌；②肛门直肠指检前列腺肿块局限于前列腺体内，肿瘤与直肠黏膜并无浸润而能推动者；③无转移症状者；④患者一般情况良好，能承受手术者。

1.前列腺癌根治术　前列腺癌根治术的适应证根据前列腺癌的分期而定，多数学者主张：①A期前列腺癌，活组织检查阳性，肿瘤局限于包膜内，前列腺边可清楚摸到，血清酸性磷酸酶正常。②B1期前列腺癌，肿瘤局限于前列腺的一个侧叶，腺体并不固定，两侧精囊正常未变硬，腹部尿道柔软，血清酸性磷酸酶正常。

前列腺癌根治术的相对适应证：①B2期前列腺癌是否进行前列腺癌根治手术有不同的看法。有学者对B2期的肿瘤不主张采用根治手术，有学者对B2期前列腺癌经会阴根治术后，随访效果尚好。②对C期前列腺癌患者施行根治手术，如患者全身情况较好，可与体外放疗一起进行联合治疗。一般是先作双侧睾丸切除，待局部病灶缩小后再作放疗，放疗结束后立刻行前列腺癌根治术。也可在病灶缩小后先作前列腺癌根治术，术后再行体外放疗。③对年龄较轻、全身情况较好的D0期前列腺癌患者，可先作盆腔淋巴结清除术，如无淋巴结转移或轻微转移者，可再行前列腺癌根治术。扩大的根治性前列腺切除术，是指通过有广泛破坏力的高频电刀，在原位将局部肿瘤广泛切除，尤其切除膀胱基底部精囊和输精管切除后的残余部分，膀胱后的筋膜及围绕膜部尿道的尿生殖隔，经验认为此手术对某些早期 C 期前列腺癌可得到比较好的结果。

2.盆腔淋巴结清除术　在国内临床所见到的前列腺癌，多数属于晚期（C 期、D 期）。术中发现盆腔淋巴结阳性者应立即探查腹主动脉周围淋巴结，若腹主动脉周围淋巴结阴性，则进行扩大盆腔淋巴结清除和前列腺癌根治术；若探查腹主动脉周围淋巴结阳性者即终止手术，而改用体外放疗和内分泌治疗。

3.经尿道前列腺切除术　此法是一种姑息疗法，多用于改善患者的生活质量，主要是解除膀胱颈部梗阻，使尿路通畅。而对 A1 期分化良好的局灶性前列腺癌，可施行彻底的经尿道前列腺切除术，应同时进行经直肠或经会阴活检以肯定没有肿瘤组织残存。若活检发现分化不良或有残存癌组织时，则应做根治性前列腺切除或行体外放疗。

（四）内分泌与抗肾上腺药物治疗

前列腺是一种雄激素依赖性器官。睾丸和肾上腺产生雄激素，并受丘脑下部和脑垂体的调节，睾丸产生的雄激素约占 95%，是血循环中的强效雄激素睾酮；而肾上腺主要产生较弱的睾丸酮雄甾烯二酮和脱氢雄甾酮，与血清蛋白完全结合。睾酮与蛋白及特异性的载体蛋白（睾酮结合蛋白）紧密结合。有 3% 游离睾酮可弥散入前列腺细胞质中被 5α-还原酶转化成双氢睾酮。

由于大多数前列腺癌生长依赖雄激素刺激，因此为减低体内雄激素的作用取得对前列腺癌的治疗效果，可通过下述任何一种途径：①抑制垂体的促性腺激素一天，抑制睾酮的产生；②双侧睾丸切除术，去除睾酮的产生来源；③直接抵制类固醇的产生；④抑制靶组织中雄激素的作用。

1.雌激素药物治疗　前列腺癌是前列腺上皮细胞的过度生长，与性激素有关，雌激素可对抗前列腺上皮细胞的过度生长。

使用药物有：①已烯雌酚（乙芪酚）；是通过反馈抵制垂体促性激素分泌，从而抵制睾丸产生睾酮，使游离睾酮浓度降低。用法为每天口服 3～5mg 以上，7～21 天后血液睾酮可达到去势水平，维持量为 1～3mg/天。有恶心、呕吐、水肿、阳痿、血栓性静脉炎等不良反应。②聚磷酸雌二醇：此药为长效制剂，每月肌内注射 1 次，每次 80～160mg，不良反应较已烯雌酚为少。③炔雌醇（乙炔雌二醇）：是人工修饰的雌激素，口服易吸收，服药后 1～2h 血药浓度达高峰。吸收后主要与血浆白蛋白非特异性结合，在体内不易被代谢破坏。用量为每次 0.05mg，每日 3～6 次口服，不良反应有头晕、恶心、呕吐等。④三对甲氧苯基氯乙烯：每次口服 12mg，每 2 天一次。

2.抗雄激素药物　可与内源性激素在靶器官竞争受体结合，在胞质内通过与双氢睾酮受体蛋白结合，抑制双氢睾酮进入细胞核，从而阻断雄激素对前列腺细胞的作用，达到治疗目的。分类固醇与非类固醇两大类。

（1）类固醇抗雄激素　①醋酸环丙氯地孕酮：又称环丙孕酮、环丙甲地孕酮、醋酸色普龙、1，2-环次甲基氯地孕酮，具有孕激素作用。剂量为每次 100mg，每日 2 次口服。不良反应有男子乳房发育症。②醋酸氯羟甲烯孕酮：用量为每天 250mg，口服。并发症较少。③醋酸甲地孕酮：剂量为每次口服 4mg，每日 2 次。④甲羟孕酮（安宫黄体酮）：用量每次口服 100mg，每日 3 次，或每次肌内注射 150mg，每周 1 次。⑤醋酸氯地孕酮：用法为每天口服 100mg。3 个月后服维持量，每日 50 mg。不良反应有消化道和心血管系统反应及性欲减退等。⑥双甲孕酮（二甲去氢孕酮）。

（2）非类固醇类抗雄激素　①氟他胺：用量为每天 750mg，可分 3 次饭后服用。②尼鲁米特（Ru23908）。③酮康唑：用量为 200～400mg，每 8 小时口服一次。多次给药后可产生明显的睾酮抑制作用，24～48 小时内可达到去势水平。故适用于需要快速抑制睾酮至去势水平的情况，如前列腺癌转移至脊柱而压迫脊髓、下肢瘫痪即将发生时。用药后可能出现可逆的肝脏损害、恶心、乏力、皮肤黏膜干燥等不良反应。

3.促性腺释放激素类似物（GnRH-A）现临床应用的药物有：①醋酸亮丙瑞林（利普安）：用法为皮下注射，每天 1mg。②布舍瑞林：用法为 500ug 每 8 小时皮下注射 1 次，共 7 天，以后每天 200ug。或者用舍瑞林滴鼻制剂，因其吸收率低（约 5%），故需每日滴鼻 6 次，每日 1.2mg。③醋酸性瑞林：为皮下注射的长效制剂。每 4 周在腹壁皮下用 16 号针注入生物膜微粒胶丸 1 次，内含 3.6mg 药量，相当于每天 125ug。④醋酸 6-D-色氨酸高那瑞林（6-D-色氨酸 GnRH）：为皮下注射，最初每周 1 次 0.5mg，继续治疗，每日 1 次 0.1mg。国内产品为 D-6 丙 GnRH。不良反应较小。早期几周内应合用其他抗前列腺癌药物如氟他米特、酮康唑等。

4.抗肾上腺药物

（1）氨基苯乙呱啶酮（氨基导眠能）　适用于治疗睾丸切除及雄激素治疗无效或复发的前列腺癌患者。用量为 500～1000mg，每日分 3 次口服。如与已烯雌酚合用，疗效可提高。不良反应有低血压和胃肠道反应。

（2）螺内酯（安体舒通）　适用于睾丸切除的转移性前列腺癌患者。每日用量为 100mg，一次口服。使用时防止高钾血症的发生。

（五）降低内分泌雄激素睾酮的手术治疗

1.睾丸切除术　男子雄激素 95% 来源于睾丸。大多数前列腺癌的生长依赖雄激素的刺激。切除双侧睾丸可去除机体内雄激素的来源，阻断前列腺对雄激素的依赖，抑制前列腺癌的发展。手术切除后在 12 小时内可达去势水平，血中睾酮 < 1.7mmol/L（50ng/dL）。该手术简单、安全，在局部麻醉下可局部完成。但睾丸切除后可引起继发性的肾上腺皮质网状带增殖，肾上腺雄激素分泌亢进。因此此手术常与其他治疗方法联合进行，可以取得较好的治疗效果。故睾丸切除治疗前列腺癌仍为有效的。

2.肾上腺和垂体切除术　该手术在临床上的效果较差，且手术复杂，对患者的损伤较大，目前已不采用。

（六）化学治疗

前列腺癌的化学治疗尚不肯定，且多有不良反应，故仅用于肿瘤已波及前列腺包膜外及盆腔淋巴转移的患者，或内分泌治疗失败的患者。

常用的药物有甲氨蝶呤（MTX）、环磷酰胺（CTX）、5-氟尿嘧啶（5-FU）、多柔比星（阿霉素，ADM）、顺铂（DDP）、司莫司汀（MeCCNU）、磷酸雌二醇氮芥等。可单独使用亦可联合应用。使用的方法有注射、口服，也可局部用药。

（七）放射治疗

放疗已成为治疗 A2 期、B 期和 C 期前列腺癌的肯定有效方法。A2 期和 B 期的放射剂量为 65Gy，而 C 期的剂量为 70Gy。目前放疗前列腺癌主要用 60Co、高能加速器和同位素内照射。

1. 放疗适应证

主要适应证为：①组织学或细胞学证实为前列腺癌者；②全身情况能耐受放疗者；③癌肿虽较广泛，但放射野尚能包括者；④手术后复发仍能放疗者；⑤手术探查发现癌肿与附近的重要器官粘连，难于手术切除，但尚能放疗者；⑥手术后病理标本切缘有癌细胞存在者，或粘连可能手术未清除者；⑦原发病灶控制，而有孤立性转移，尤其是溶骨性骨转移者，局部放射也有减轻疼痛等姑息作用。

2. 外放射　术前放疗目的是通过放疗使肿瘤体积缩小、肿瘤周围血管闭锁，为手术创造更好的条件，进而减少手术的转移率及复发率，提高术后生存率。一般在放疗后休息 4～6 周手术为宜。

术后放疗目的是消灭手术残留的亚临床肿瘤细胞。手术后 1～3 个月内应作放疗，放射肿瘤剂量为 60Gy，时间 6.0～6.5 周。

3. 内放疗　仅适合于较早的前列腺癌的患者。而 A 期、B 期或 C 期较早的患者，往往是与外照射结合以补充外照射之不足。方法有腔内放射和间质放射两种。

（八）冷冻治疗

这种疗法适用于前列腺肿瘤体积较大，全身情况较差的患者。需通过会阴部切口，显露前列腺、膀胱底部及精囊后面，而不必将前列腺游离。用冷冻探头接触肿瘤及精囊后面使用液氮局部降温至 −190℃～−180℃，以致肿瘤组织发生破坏。除经会阴途径亦可经尿道进行冷冻。此手术创伤较小，出血不多。主要并发症为暂时性尿道皮肤瘘。

（九）免疫治疗

当患者的前列腺组织已用手术、放疗、化疗等方法减少到微量时，应用免疫疗法清除体内残留的少量癌组织，可取得更好的效果，亦可延长存活期。免疫治疗可用卡介苗、短棒菌苗、肿瘤疫苗、干扰素、免疫血清、化学免疫制剂等。

（十）其他治疗

对于治疗晚期（D2 期）前列腺癌的新药物和新方法很多，如新的内分泌药物、细胞毒药物、改变肿瘤细胞生物反应药物（如单克隆抗体等）、激光疗法等。这些新药物和新方法都在试用阶段，积累病例不多，尚无定论。

二、中医治疗

（一）辨证论治

1. 湿热蕴结证

治法：利湿清热，软坚通利

方药：八正散加减。扁蓄 30 克，瞿麦 30 克，木通 10 克，车前子 30 克，滑石（包）15 克，甘草梢 9 克，栀子 15 克，金钱草 30 克，白花蛇舌草 30 克，败酱草 30 克，赤芍药 15 克，泽兰 15 克，土茯苓 30 克，白茅根 30 克，丹参 30 克，薏苡仁 30 克。

临证加减：伴寒热、口苦者，可合小柴胡汤和解少阳。

2.瘀血内结证

治法：活血化瘀，利水散结。

方药：膈下逐瘀汤加减。

当归尾 10 克，桃仁 10 克，红花 10 克，赤芍药 15 克，元胡 15 克，蒲黄 6 克（包），丹参 15 克，炮山甲 10 克，马鞭草 30 克，扁蓄 30 克，瞿麦 30 克，猪苓 30 克。

临证加减：瘀血较重，可加炮山甲、大黄等痛瘀化结；久病气血亏虚，面色不华者，加黄芪配合当归补气养血。

3.肾气亏虚证

治法：补肾健脾，通窍利水。

方药：六味地黄丸合四君子汤加减。

熟地黄 12 克，山茱萸 10 克，茯苓 15 克，泽泻 10 克，怀山药 15 克，牡丹皮 12 克，炒白术 10 克，太子参 15 克，枸杞子 12 克，女贞子 15 克，黄精 15 克，淫羊藿 15 克，益智仁 12 克，黄芪 18 克，车前子 30 克，牛膝 15 克，炮山甲 9 克。

临证加减：若肾阳衰惫，导致无尿，改用温脾汤（《备急千金药方》）化裁。

（二）中成药

目前市场上比较经典的中成药有栓闭舒和益肾活络丸，但必须遵照医嘱或在药师指导下服用。

（三）单方、验方、针灸

昆布、海藻、土木鳖各 8 克。

用法：水煎 3 次，合并药液，分 3～4 次口服，每日 1 剂，一个月为一疗程。连续 2 个月后停服 2～3 天，再行下一疗程。

主治：晚期腺癌。

针灸治疗：1.主穴：阴谷，肾俞，三焦俞，气海，委阳。

方法：用平补平泻手法，每日针刺 1 次，2 周为一疗程。

主治：前列腺癌胃气方虚者。

2.主穴：三阴交，阴陵泉，膀胱俞，中极。

方法：用泻法，每日 1 次，10 次为一疗程。

主治：前列腺癌湿热蕴结者。

3.主穴：膀胱俞，中极，太溪，阴陵泉。

加减：尿血者加血海、三阴交。

方法：每次取穴 4 或 5 个，用平补平泻手法，每日 1 次，1 周为一疗程。

主治：前列腺癌。

（四）外治

组成：新鲜杠板归适量。

用法：捣烂后制成杠板归泥剂，贴敷于患处，每日 1 换。

主治：前列腺癌。

【法医学鉴定】

前列腺增生症手术治疗医疗纠纷法医学鉴定

实例资料示：

案情摘要

据送鉴材料：2012年9月1日，陈某（男性70岁）因"尿频、尿急、尿痛半年，尿潴留1天"至某医院就诊，该院术前诊断为"前列腺增生，尿潴留"，并于2012年9月4日为陈某施行"前列腺气化电切除术"，术后出现三腔导尿管气囊破裂及膀胱内血肿形成，于2012年9月6日行"膀胱血肿清除术"，术后出现呼吸困难、心悸、气短等，考虑左心衰及双侧胸腔积液。后转市中心医院行对症治疗，并再次转省医院治疗，予以胸腔闭式引流、双肾造瘘、透析等对症处理。后发生右下肢深静脉血栓形成，予以放置静脉滤器后行左输尿管膀胱再植术。患方向人民法院提起诉讼：某医院在对陈某诊疗过程中存在过错造成人身损害要求赔偿。

病史摘要

1.某医院住院病史（住院日期：2012年9月1日至2012年9月12日）摘录：

（1）入院记录

主诉：尿频、尿急、尿痛半年，尿潴留1天。

现病史：患者半年前出现排尿困难，伴尿频、尿急、尿痛，时而加重，无发热、恶心、呕吐，门诊间断用药控制（具体用药不详），治疗后效果欠佳。一天前患者突然小便解不出，下腹部胀痛，急诊入院，门诊以"前列腺增生，尿潴留"收住入院。患病来，神清，精神差，大便无异常。

辅助检查：彩超示前列腺大小56 mm×64 mm×33mm，向膀胱内突出40mm，提示前列腺增生。

初步诊断：前列腺增生，尿潴留。

（2）病程记录

2012年9月3日术前小结：给予保守治疗后效果欠佳，需手术治疗，查无明显手术禁忌症，拟定于2012年9月4日2:00Pm行"前列腺气化电切除术"。对术中、术后可能发生的危险以及并发症已告知患者及其家属，患者及家属表示理解，并签字同意手术，术前准备已完毕。

2012年9月4日术后首次病程记录：患者于2012年9月4日在全身麻醉下行"前列腺气化电切除术"，麻醉满意后，取截石位，常规消毒铺无菌巾，自尿道口进入膀胱镜，见前列腺两侧叶及中叶增生明显，并向膀胱内突出。做耻骨上膀胱造瘘冲洗，在直视下将全部增生的腺体切除干净，上缘从膀胱颈开始，下缘至精阜，四周至前列腺外科包膜，并确切止血，见手术野无活动性出血，放置膀胱造瘘管，尿道放置三腔导尿管，冲洗膀胱，术中顺利，麻醉效果满意，无明显出血，患者生命体征，术后安返病房。

2012年9月5日病程记录：患者术后病情平稳，生命体征平稳，腹胀，皮下有明显积液，膀胱造瘘管及尿管均通畅，冲洗液清亮，冲洗液进多出少，无明显血性液，于右侧腹壁放置输血器针头，皮下引出淡黄色液体约800ml，患者腹胀减轻，考虑冲洗液外渗，嘱患者多卧床休息，保证冲洗管通畅，已执行。

2012年9月6日8:40Am病程记录：患者神志清，精神一般，生命体征平稳。昨夜患者挣脱导尿管，致三腔导尿管气囊破裂，部分残片残留。膀胱造瘘管及导尿管引流不通畅，引流液呈淡红色液体，继续缓慢冲洗，观察患者病情变化。

2012年9月6日6:10Pm病程记录：患者术后导尿管挣脱，导致冲洗及引流不通畅。考虑膀胱血肿形成，堵塞引流管口，已告知患者及家属。目前为保持引流管通畅，需行二次手术，膀胱切开，膀胱内血肿清除。患者及家属同意目前手术方案，拟定于今日19:00Am在手术室行"膀胱内血肿清除术"。手术风险已告知，家属同意手术并签字。术前准备已完毕。

2012年9月6日9:50Pm术后首次病程记录：患者今日在椎管内麻醉下行"膀胱内血肿清除术"。取耻骨上下切开膀胱，术中见膀胱内有一6cm×8cm血肿，内可见三腔导尿管气囊残片。清除血肿及三腔气囊残片，从内至外依次关闭膀胱，放置膀胱造瘘管1根。查无活动性出血，逐层关闭切口，继续膀胱冲洗。现患者病情稳定，安返病房。

2012年9月7日8:20Am病程记录：患者昨夜11:00Pm左右突发呼吸困难，心悸、气短，请心内科主任会诊，考虑左心衰。神志清，精神差，心率130次/分，双肺布满湿啰音，腹部膨隆，压痛明显，无明显反跳痛，肠鸣音减弱，尿管引流不畅，腹腔引流管引流出淡黄色液体800ml。心内科主任建议强心、利尿药物应用，已执行。应用抗生素，防止泌尿系统及肺部感染。

2012年9月9日3:30Pm胸穿记录：今日患者病情无明显好转，患者精神差，呼吸困难，胸部CT示双侧胸腔积液，左侧较重，于今日3:00Pm在床边行"左侧胸腔穿刺术"。患者取坐位，取左侧腋中线第6/7肋间为穿刺点，局部麻醉生效后，行常规穿刺。穿刺抽出血性液630ml。胸腔穿刺后呼吸较前好转。

2012年9月9日18:30Pm病程记录：今日转入ICU，行呼吸机辅助呼吸，改善氧饱和。

2012年9月10日10:30Pm病程记录：患者仍烦躁，经呼吸机辅助呼吸后，患者血氧饱和度明显上升，患者精神无明显好转，腹胀进一步加重，双肺湿啰音减轻，腹腔引流管引流出淡黄色液体1100ml，导尿管引流尿液400ml，患者心率110～130次/分。经全院专家会诊，建议转上级医院治疗，告知患者及家属，同意转院。

（3）辅助检查

2012年9月2日生化检查：肌酐85umol/L（参考值53～115μmol/L）尿素7.2mmol/L（参考值1.7～8.3mmol/L）

2012年9月7日病理诊断报告：良性前列腺增大伴炎性细胞浸润。

2.市中心医院住院病史（住院日期：2012年9月10日至2012年9月11日）摘录：

主诉：前列腺电切术后6天，呼吸困难3天。

现病史：患者6天前因"前列腺增生"在某医院行"前列腺电切术"，术后当天患者尿管脱落，再次行尿管置入，未见尿液流出。4天前行膀胱造瘘术（具体不详）。3天前患者突然出现呼吸急促、呼吸困难，行胸部CT示：胸腔积液。立即给予胸腔积液穿刺，抽出血性液约600ml，给予对症处理后症状无明显好转（具体不详）。今为进一步治疗，遂就诊于我院，门诊以"呼吸衰竭"收入我科。患者发病来，神志清，精神差，大便未排，小便持续导尿中。体重无明显改变。

诊疗经过：患者于2012年9月10日至2012年9月11日在我科住院治疗，患者病情危重，家属要求转上级医院继续治疗。

出院诊断：肺部感染，呼吸衰竭；急性腹膜炎；肠梗阻；急性肾衰竭；双侧胸腔积液，双下肺不张；电解质紊乱；低蛋白血症；前列腺增生；前列腺电切术后；腹腔积液，盆腔积液；脑血管意外？膀胱造瘘术后。

3.省属医院病史（住院日期：2012 年 9 月 11 日至 2012 年 10 月 28 日）摘录：

主诉：腹胀、腹痛、胸闷 6 天。

现病史：6 天前患者出现腹胀、腹痛、胸闷，无恶心、呕吐、咳嗽、发热等伴随症状。西和医院胸部 CT 示：双肺炎症，双侧胸腔积液并双下肺膨胀不全，少量腹水。行胸腔穿刺术抽出血性胸水 600ml。1 天前转至市中心医院，肾功能（2012 年 9 月 10 日）示尿素氮 43.0mmol／L，血肌酐 839.7μmol／L，诊断为：肾功能衰竭，胸腔积液，给予血液透析等对症支持治疗（具体不详）。现为进一步治疗转至我院。门诊以"前列腺术后腹痛待查，胸腔积液"为诊断收入我科。自发病来，食欲差，睡眠欠佳，未解大便，小便量少，体重减轻不详。

专科检查：面容与表情痛苦，右下腹、左下腹、耻骨联合及尿道口均有引流管，下腹部正中可见 10cm×5cm 辅料，辅料干燥，双肺可闻及哮鸣音，双下肺呼吸音减低，心脏听诊未闻及明显病理性杂音，双下肺呼吸音减低，心脏听诊未闻及明显病理性杂音。腹部膨隆，腹肌略紧，肝脾肋缘下未触及，腹部叩诊呈鼓音，移动性浊音不明显，肠鸣音 1 次／分。

诊疗经过：予以胸腔闭式引流、双肾造瘘、透析等对症支持处理，患者症状逐渐好转。后转至泌尿外科，予以消炎等对症支持处理，病情平稳后行膀胱镜检查，术中见尿道前列腺部呈术后改变，可见絮状物，膀胱三角区黏膜混乱，亦可见絮状物，未见双侧输尿管口，从左侧肾造瘘管推入美兰 20ml，10 分钟后未见从左输尿管口流出。后患者出现右下肢水肿，彩超示右下肢深静脉血栓形成，放置静脉滤器后行左输尿管膀胱再植术，术中见左侧输尿管明显扩张，宽约 1cm，在膀胱左外侧前壁行再植术。后又行腔静脉滤器取出术，术后患者恢复可，予以出院。

辅助检查：全腹部 CT（2012 年 9 月 14 日）示：双肾周围异常密度影，考虑炎性病变，双侧输尿管上段扩张。

生化（2012 年 10 月 21 日）：肌酐 51μmol/L（参考值 20～115 μmol／L），尿素氮 3.31mmol／L（参考值 2.2～8.2 mmol／L）。

出院诊断：急性肾功能衰竭，前列腺切除术后，双肾造瘘术后，膀胱造瘘术后，左输尿管梗阻。

4.省属医院住院病史（住院日期：2013 年 1 月 17 日至 2013 年 1 月 19 日）摘录：

诊疗经过：入院后积极完善相关检查，后予消炎、拔管等对症支持处理，患者拔管后无不适，双肾内生肌酐清除率（ECR）检查未见异常，今日出院。

出院诊断：左输尿管膀胱再植术后。

书证摘要

2013 年 4 月 25 日当地司法鉴定中心鉴定意见摘录：某医院在为被鉴定人陈某的疾病诊疗过程中存在注意义务履行不充分，告知义务履行不到位及手术操作不仔细的过失行为，其过失行为与被鉴定人陈某的左侧输尿管膀胱再植术有一定的因果关系，过失行为的参与度为20%左右。被鉴定人陈某的损伤伤残等级为八级，生活上无需他人专门护理。

分析说明

根据委托人提供的现有材料，包括病史，结合本中心鉴定人检验所见并专家会诊意见，综合分析如下：

被鉴定人陈某为老年男性，于2012年9月1日因"尿频、尿急、尿痛半年，尿潴留1天"至某医院就诊，术前诊断为"前列腺增生，尿潴留"，于2012年9月4日为陈某施行"前列腺气化电切术"，术后出现三腔导尿管气囊破裂及膀胱内血肿形成，于2012年9月6日行"膀胱内血肿清除术"，术后出现呼吸困难、心悸、气短等，考虑左心衰及双侧胸腔积液。后转市中心医院行对症治疗，并再次转省医院治疗，给予以胸腔闭式引流、双肾造瘘、透析等对症支持处理，彩超示右下肢深静脉血栓形成，放置静脉滤器后行左输尿管膀胱再植术。本中心复阅陈某的病史，某医院做出的术前临床诊断可以成立。

良性前列腺增生（BPH）是引起中老年男性排尿障碍原因中最为常见的一种良性疾病。重度BPH的下尿路症状已明显影响患者生活质量时可选择外科治疗，尤其是药物治疗效果不佳或拒绝接受药物治疗的患者，可以考虑外科治疗。BPH经典的外科手术方法有经尿道前列腺电切术（TURP）、经尿道前列腺切除术（TUIP）以及开放性前列腺摘除术。作为TURP或TUIP的替代治疗手段，经尿道前列腺电气化术（TUVP）和经尿道前列腺等离子双极电切术（TUPKP）目前也应用于外科治疗。

本例中，陈某"前列腺增生"诊断明确，既往门诊间断用药控制但效果欠佳，且有尿潴留史，故某医院选择为陈某施行"前列腺气化电切术"的治疗方式符合其实际情况。但某医院在术前仅做了前列腺超声和盆腔CT，未行上尿路（即肾脏和输尿管）的超声或CT来明确是否存在肾脏积水等情况，故其术前检查不够完善。医方术后予以膀胱冲洗，出现冲洗液进多出少，进而出现腹腔和胸腔积液，应为手术后发生液体外渗所致，可能与医方在手术过程中切破前列腺包膜后未及时发现并终止手术等因素有关。陈某在行前列腺气化电切术后第2天发生三腔气囊破裂后解除了对前列腺窝的压迫止血效果后前列腺窝发生大出血有关，亦可能与手术过程中未能充分止血有关。

陈某在某医院行"前列腺气化电切术"后因病情进一步加重，转至市中心医院和省医院治疗，肾功能检查示："尿素氮43.0mmol/L，血肌酐839.7μmol/L"，腹部CT提示"双侧输尿管上段扩张"，考虑为急性肾功能衰竭，并在省属医院予以胸腔闭式引流、双肾早造漏、透析等对症支持处理，后行膀胱镜检示"膀胱三角区黏膜紊乱，可见絮状物，未见双侧输尿管口，从左侧肾造瘘管推入美兰20ml，10分钟后未见从左输尿管口流出"，随后行左输尿管膀胱再植术，术中探查见"左侧输尿管显著扩张。宽约1cm"。陈某在行前列腺气化电切术前肾功能在正常范围内，术后出现双侧输尿管上段扩张，肌酐、尿素氮明显升高，考虑为某医院在手术过程中损伤双侧输尿管口，造成尿管口粘连（其中左侧输尿管口闭锁）所致。

综上所述，某医院在对陈某的诊疗过程中，术前检查不够完善，术中操作不当，术后出现液体外渗、膀胱内血肿形成及输尿管口损伤等，医方存在过错。

陈某自身患有良性前列腺增生，且前列腺体积较大并向膀胱内突出40mm，故在一定程度上增加了手术的难度，给手术过程中避免副损伤带来了一定的难度。

综上所述，某医院在对被鉴定人陈某实施的诊疗过程中存在医疗过错；该过错与陈某术后出现液体外渗、膀胱内血肿形成及输尿管口损伤等不良后果存在因果关系，医疗过错行为应为主要作用。

鉴定意见

某医院在对被鉴定人陈某实施的诊疗过程中存在医疗过错；其过错与陈某术后出现液体外渗、膀胱内血肿形成及输尿管口损伤等不良后果存在因果关系，医疗过错行为应为主要作用。

第十二章 重要脏器功能衰竭

第一节 心力衰竭

【概述】

近年来，随着人口老龄化进程加快，以及高血压、冠心病等心血管病的发病率逐年升高，心力衰竭（简称"心衰"）的患病率显著上升。据统计，我国目前至少有近500万人的成年心衰患者，占全球心衰患者的四分之一。心衰一旦发展至晚期，5年死亡率可高达50%，而且反复住院率高，是沉重的社会经济负担。

心衰是一个复杂的综合征，患者应具有以下特征：①心衰症状，静息或运动时呼吸困难、疲乏；②液体潴留体征，肺充血或踝部水肿；③静息状态下心脏结构和功能异常的客观证据。

心衰的病因：冠心病占心衰患者的70%，心脏瓣膜病占10%，心肌病占10%。

心衰的分类：①新发心衰是指第一次呈现急性或慢性心衰发作；②短暂性心衰是指反复或阶段性发作；③慢性心衰是指持续、稳定、恶化或失代偿性心衰。

一、急性心力衰竭（AHF）

是指急性心脏病变引起心肌收缩力明显降低或心室负荷加重，引起急性心排血量显著急剧降低、体循环或肺循环压力突然增高、周围循环阻力增加，从而导致组织器官灌注不足、急性脏器淤血的临床表现，是一个临床综合征。

AHF常危及生命，须紧急救治。导致AHF的原因有很多，患者可突然起病，或在原有CHF的基础上急性加重。根据病因对AHF患者进行分型，有助于对不同患者采取个体化治疗，进而改善治疗效果。

一些患者不存在任何基础疾病，在发病前其心肌组织完全正常，可见于暴发性心肌炎的年轻患者。其他无症状的结构性心肌病（如左心室肥厚、轻度左心功能衰竭）患者平时也可无明显临床表现。新发的心衰患者约占AHF的20%。

但大部分AHF患者通常都存在基础疾病，许多患者发病前已有CHF。这时某些诱发因素可启动AHF的病理生理进程，使病情迅速加重。常见的触发因素包括控制不佳的高血压、缺血性心肌病及心律失常。此外，感染、饮食过量及药物也是常见诱因。AHF病理生理机制一旦启动，可引起一系列的血流动力学变化，并形成恶性循环，最终患者出现症状及体征，并导致循环充血及器官功能障碍。所以，在临床上AHF患者的病情常进行性恶化。

（一）分类

1.急性左心衰竭临床上急性左心衰竭最为常见，表现为急性肺淤血、肺水肿，严重时出现心源性休克。其病因可能为CHF急性加重、急性心肌坏死和（或）损伤（如急性冠状动脉综合征）、急性重症心肌炎、围生期心肌病、药物（如抗肿瘤药物）或毒物所致的心肌损伤与坏死、急性血流动力学障碍 [如急性瓣膜大量反流和（或）原有瓣膜反流加重及人工瓣膜的急性损害、高血压危象、重度主动脉瓣或二尖瓣狭窄、主动脉夹层、心包压塞、急性舒张性左心衰竭等。

2.急性右心衰竭这是指某些原因（如右心室梗死、急性大块肺栓塞和右侧心瓣膜病等）造成右心室心肌收缩力急剧下降或右心室前、后负荷加重，最终引发右心排血量骤降、脏器瘀血的临床综合征。

（二）发病特点

1.发病率与患病率　随着人们年龄的增长，AHF 的发病率与患病率均逐渐增高。

2.性别　性别对 AHF 的临床特征有明显影响。男性 AHF 多由缺血性心肌病引起，因而左心室收缩功能多较差；女性发病年龄较大，由缺血性心肌病引起的比例小于男性，收缩功能保留的心衰更为多见。

3.表现　欧洲心衰调查显示，尽管病因不同，但大多数 AHF 患者都存在循环充血现象，其临床表现包括肺水肿与左心和（或）右心功能不全等。

此外，以心源性休克为首发表现者较少见，占 AHF 患者的 5% 以下。

二、慢性心力衰竭（CHF）

是慢性心功能不全出现症状时的称谓，是各种病因所致心脏疾病的终末阶段。美国心脏协会(AHA)把慢性心力衰竭定义为一种复杂的临床综合征，是各种心脏结构或功能疾病损伤心室充盈和（或）射血能力的结果。

（一）病因

由先天或获得性心肌、心瓣膜、心包或大血管、冠脉结构异常，导致血流动力功能不全是慢性心力衰竭的基础病因。

成人慢性心力衰竭的病因主要是冠心病、高血压、瓣膜病和扩张型心肌病。其他较常见的病因有心肌炎、肾炎和先天性心脏病。较少见的易被忽视的病因有心包疾病、甲状腺功能亢进与减退、贫血、脚气病、动静脉瘘、心房黏液瘤和其他心脏肿瘤、结缔组织疾病、高原病及少见的内分泌病等。

在费明翰研究中，90% 的心力衰竭归因于冠心病和高血压。在发达国家的人群或临床随访研究认为，冠心病占心力衰竭病因的 60%（男性）与 50%（女性）。

（二）心力衰竭加重或急性发作的诱发因素

1.感染　最常见为呼吸道感染，其他有风湿热、泌尿道感染。感染性心内膜炎等。

2.过度体力活动和情绪激动。

3.钠盐摄入过多。

4.心律失常特别是快速性心律失常，如伴有快速心室率的心房颤动（房颤）、心房扑动（房扑）。

5.妊娠和分娩。

6.输液（特别是含钠盐的液体）、输血过快和（或）过多。

7.洋地黄过量或不足。

8.药物作用　①使用抑制心肌收缩力的药物，如 β 受体阻断药，某些抗心律失常药物

（如奎尼丁、普鲁卡因胺、维拉帕米等）；②引起水钠潴留，如肾上腺皮质激素等。

9. 其他　出血和贫血、肺栓塞、室壁瘤、心肌收缩不协调、乳头肌功能不全等。

中医学认为，心力衰竭是因心病日久，心气虚衰导致的胸闷、气喘为主的疾病。

【临床诊断】

一、西医诊断

心衰的诊断包括心衰的症状、体征和心脏结构功能异常的客观证据。心衰的症状和体征等和射血分数保留心衰（HFREF）相比没有差异，但两者在心脏结构和功能上存在差别。这些差异主要表现在辅助检查上的心腔有无扩大，瓣膜反流的程度，以及最重要的左心室射血分数（LVEF）和舒张功能差异上。

（一）临床表现

1.收缩性心力衰竭　心力衰竭的主要临床表现是"充血"，其次是周围组织灌注不足。临床上习惯于按心力衰竭开始发生于哪一侧和充血主要表现的部位，将其分为左侧心力衰竭、右侧心力衰竭和全心衰竭。心力衰竭开始或主要发生在左侧并以肺充血为主的称为左侧心力衰竭；开始或主要发生在右侧心脏并以肝、肾等器官和周围静脉淤血为主的，称为右侧心力衰竭。两者同时并存的称全心衰竭。

2.左侧心力衰竭　分为左心室衰竭和左心房衰竭。左心室衰竭多见于高血压心脏病、冠心病、主动脉瓣病变和二尖瓣关闭不全。急性肾小球肾炎和风湿性心脏炎是儿童和少年患者左心室衰竭的常见病因。二尖瓣狭窄时，左心房压力明显增高，也有肺充血表现，但非左心室衰竭引起，因而称为左心房衰竭。

（1）症状

1）呼吸困难　是左侧心力衰竭最主要的症状。肺充血时肺组织水肿，气道阻力增加，肺泡弹性降低，吸入少量气体就使肺泡壁张力增高到引起反射性启动呼气的水平。这就造成呼吸困难,且浅而快。不同情况下肺充血的程度有差异,呼吸困难的表现有下列不同形式。

①劳力性呼吸困难：开始仅在剧烈活动或体力劳动后出现呼吸急促，如登楼、上坡或平地快走等活动时出现。随肺充血程度加重，逐渐发展到更轻的活动或体力劳动后，甚至休息时也发生呼吸困难。

②端坐呼吸：一种由于平卧时出现呼吸困难而必须采取的高枕、半卧或坐位以解除或减轻呼吸困难的状态。程度较轻的，高枕或半卧位时即可改善；严重的必须端坐；最严重的即使端坐床边，两腿下垂，上身向前，双手紧握床边，仍不能缓解严重的呼吸困难。

③阵发性夜间呼吸困难：又称心源性哮喘，是左心室衰竭早期的典型表现。呼吸困难可连续数夜，每夜发作或间断发作。典型发作多在夜间熟睡1～2小时后，患者因气闷、气急而惊醒，被迫坐起，可伴阵咳、哮鸣性呼吸音或泡沫样痰。发作较轻的采取坐位后10余分钟至1小时呼吸困难自动消退，患者又能平卧入睡，次日白天可无异常感觉。严重的可持续发作，阵阵咳嗽，咳粉红色泡沫样痰，甚至发展成为急性肺水肿。由于早期呼吸困难多在夜间发作，常能自动消退，白天症状不明显，因而易被忽略。即使就医，也常因缺少阳性体征而被忽视。发作时伴阵咳或哮鸣的可被误诊为支气管炎或哮喘。

2）倦怠、乏力、运动耐量下降　可能为心排血量低下、骨骼肌血供不足的表现。

3）陈-施呼吸（Cheyne-Stokes respiration） 见于严重心力衰竭，预后不良。呼吸有节律地由暂停逐渐增快、加深，再逐渐减慢、变浅，直到再停，约半分钟至1分钟后呼吸再起，如此周而复始。发生机制是心力衰竭时脑部缺血和缺氧，呼吸中枢敏感性降低，呼吸减弱，二氧化碳潴留到一定量时方能兴奋呼吸中枢，使呼吸增快、加深。随二氧化碳的排出，呼吸中枢又逐渐转入抑制状态，呼吸又减弱直至暂停。脑缺氧严重的患者还可伴有嗜睡、烦躁、神志错乱等精神症状。

（2）体征

1）原有心脏病的体征。

2）左心室增大 心尖搏动向左下移位，心率增快，心尖区有舒张期奔马律，肺动脉瓣区第二心音亢进，其中舒张期奔马律最有诊断价值，在患者心率增快或左侧卧位并作深呼气时更易听到。左心室扩大还可致相对性二尖瓣关闭不全，产生心尖区收缩期杂音。

3）交替脉 脉搏强弱交替。轻度交替脉仅能在测血压时发现。

4）肺部啰音 虽然部分左侧心力衰竭患者肺间质水肿阶段可无肺部啰音，肺充血只能通过X线检查发现，但两侧肺底细湿啰音至今仍被认为是左侧心力衰竭的重要体征之一。阵发性呼吸困难或急性肺水肿时可有粗大湿啰音，满布两肺，并可伴有哮鸣音。

5）胸水 左侧心力衰竭患者中约25%有胸水。胸水可局限于肺叶间，也可呈单侧或双侧胸腔积液，胸水蛋白含量可升高，心力衰竭好转后消退。

3. 右侧心力衰竭 我国右心衰竭诊断和治疗专家共识中指出，右心衰竭从临床和病理生理角度大致分为三类：①右心室压力负荷和（或）容量负荷过度，如肺动脉高压、三尖瓣反流、复杂先天性心脏病等；②右心室心肌病变，如右心室心肌梗死、右心室心肌病等；③心包疾病和体循环回流受阻，如缩窄性心包炎、三尖瓣狭窄等。

（1）症状 主要由慢性持续瘀血引起各脏器功能改变所致，如长期消化道淤血引起食欲不振、恶心、呕吐等；肾脏淤血引起尿量减少、夜尿多；肝淤血引起上腹饱胀，甚至剧烈腹痛，长期肝淤血可引起黄疸。

（2）体征

1）原有心脏病的体征。

2）心脏增大 以右心室增大为主者可伴有心前区抬举性搏动。心率增快，部分患者可在胸骨左缘相当于右心室表面处听到舒张早期奔马律。右心室明显扩大可致功能性三尖瓣关闭不全，产生三尖瓣区收缩期杂音，吸气时杂音增强。

3）静脉充盈 颈外静脉充盈为右侧心力衰竭的早期表现。半卧位或坐位时在锁骨上方见到颈外静脉充盈，或颈外静脉充盈最高点距离胸骨角水平10cm以上，都表示静脉压增高，常在右侧较明显。严重右侧心力衰竭静脉压显著升高时，手背静脉和其他表浅静脉也充盈，合并三尖瓣关闭不全时，并可见静脉搏动。

4）肝大和压痛 出现较早，大多发生于皮下水肿之前。肝大剑突下较肋缘下明显，质地较软，具有充实饱满感，边缘有时扪不清，叩诊剑突下有浊音区，且有压痛。压迫肝脏（或剑突下浊音区）时可见颈静脉充盈加剧（肝颈静脉反流现象）。随心力衰竭的好转或恶化，肝大可在短时期内减轻或增剧。右心衰竭突然加重时，肝脏急性淤血，肝小叶中央细胞坏死，引起肝脏急剧增大，可伴有右上腹与剑突下剧痛和明显压痛、黄疸。长期慢性右侧心力衰竭引起心源性肝硬化时，肝触诊质地较硬，压痛可不明显，常伴黄疸、腹水。

5）下垂性水肿　早期水肿常不明显，多在颈静脉充盈和肝大较明显后才出现。先有皮下组织水分积聚，体重增加，到一定程度后才引起凹陷性水肿。水肿最早出现在身体的下垂部位，起床活动者以脚、踝内侧和胫前较明显，仰卧者骶部水肿；侧卧者卧侧肢体水肿显著。病情严重者可发展到全身水肿。

6）胸水和腹水　胸膜静脉回流至上腔静脉、支气管静脉和肺静脉，右侧心力衰竭时静脉压增高，可有双侧或单侧胸水。双侧胸水时，右侧量常较多，单侧胸水也以右侧为多见，其原因不明。胸水含蛋白量较高（2 ~ 3g / 100ml），细胞数正常。大量腹水多见于三尖瓣狭窄、三尖瓣下移和缩窄性心包炎，亦可于晚期心力衰竭和右心房球形血栓堵塞下腔静脉入口时。

7）心包积液　右侧心力衰竭或全心衰竭时可有心包积液，一般不引起心脏压塞。

8）发绀　长期右侧心力衰竭患者大多有发绀，可表现为面部毛细血管扩张、青紫和色素沉着。发绀是血供不足时组织摄取血氧相对增多，静脉血氧低下所致。

9）晚期患者可有明显营养不良、消瘦甚至恶病质。

4.射血分数保留的心衰（HFPEF）　Dougherty 等在 1984 年首次报道一组左心室收缩功能正常的充血性心力衰竭患者，并将此类归为舒张性心力衰竭（DHF）。但由于 DHF 机制的研究尚不充分，难以准确快捷的评估心室舒张功能，其诊断标准始终未能统一。2005年欧洲心脏病学会（ESC）和美国心脏病协会（ACC）的指南均放弃了 DHF 的提法，改称为射血分数保留的心衰（HFPEF）或射血分数正常的心衰（HFNEF）。

2008 年欧洲 ESC 提出超声心动图在 HFPEF 诊断中具有重要作用，诊断 HFPEF 需要满足 3 个条件：①具有慢性心力衰竭的体征和（或）症状；②左室收缩功能正常或轻度受损（LVEF ≥ 45% ~ 50%）；③具有舒张功能不全的证据（左室松弛不良或舒张受限）。

研究表明，20% ~ 40% 的心力衰竭患者左心室收缩功能正常（除外瓣膜病）而存在心室舒张功能受损、并由此带来症状。年龄增长可以降低心脏和大血管的弹性从而使收缩压升高并增加心肌的僵硬程度。心室充盈速度的降低部分原因是心脏结构的变化（由于纤维化）和主动舒张功能的下降（由于后负荷增加）。其他影响舒张功能的因素还有 β 受体阻断药敏感性的降低和周围血管扩张能力的下降。此外，老年患者常伴有其他疾病（例如冠状动脉疾病、糖尿病、主动脉瓣狭窄、房颤等），对于心脏的舒张功能都有不良作用或缩短了心室充盈时间。

HFPEF 的临床表现可从症状不明显、运动耐力下降到气促、肺水肿。表现与收缩性心力衰竭相似。

（二）辅助检查

1.心电图检查　心力衰竭时并无特异性的心电图表现，但常见心室肥大、心肌劳损、心室内传导阻滞、过早搏动等。

2.X 线检查　左侧心力衰竭肺静脉充盈期在 X 线检查时仅见肺上叶静脉扩张、下叶静脉较细，肺门血管阴影清晰。在肺间质水肿期可见肺门血管影增粗、模糊不清，肺血管分支扩张增粗或肺叶间淋巴管扩张。在肺泡水肿阶段，开始可见密度增高的粟粒状阴影，继而发展为云雾状阴影。急性肺水肿时可见自肺门伸向肺野中部及周围的扇形云雾状阴影。此外，左侧心力衰竭有时还可见到局限性肺叶间、单侧或双侧胸水；慢性左侧心力衰竭患者还可有叶间胸膜增厚，心影可增大（左心室增大）。

3.超声心动图检查　可测量心腔大小和心脏功能及心脏瓣膜的结构和功能。正常 LVEF > 50%。左心室收缩功能不全时，LVEF 下降，左心室舒张功能不全时，E 峰下降，A 峰升高，E/A 比值下降、E/A < 1.2。

4.静脉压测定　肘静脉压超过 14cm 水柱或压迫肝脏 0.5 ~ 1 分钟后上升 1 ~ 2cm 水柱以上的，提示有右侧心力衰竭（我国 1425 例正常成年人测定正常范围 3 ~ 14cm 水柱。平均 9.9cm 水柱）。

5.化验检查　①右心衰竭患者血清胆红素和丙氨酸氨基转移酶 (ALT) 可增高，少数人甚至高达 1000U 以上。一旦心力衰竭改善，肝大和黄疸消退，血清转氨酶也在 1 ~ 2 周内恢复正常；②血尿素氮也可增高，可有轻度氮质血症；可有轻度蛋白尿、尿中有少量透明或颗粒管型和少量红细胞。

6.脑钠肽（BNP）、氨基末端脑钠肽前体（NT-proBNP）对心衰评估的重要性，BNP < 100pg / ml，NT-proBNP < 400 pg / ml 不可能有慢性心衰；BNP 100 ~ 400 pg / ml、NT-proB-NP 400 ~ 2000 pg / ml 不能确定心衰诊断；BNP > 400pg / ml 和 NT-proBNP > 2000pg / ml 可能有慢性心衰。

（三）心功能的判定和分级

1.NYHA 心功能分级　美国纽约心脏病学会据患者自觉症状的分级。

（1）Ⅰ级　体力活动不受限，一般体力活动不引起过度的乏力、心悸、气促和心绞痛。

（2）Ⅱ级　轻度体力活动受限，静息时无不适，但低于日常活动量即致乏力、心悸、气促或心绞痛。

（3）Ⅲ级　体力活动明显受限，静息时无不适，但低于日常活动量即致乏力、心悸、气促或心绞痛。

（4）Ⅳ级　不能进行任何体力活动，休息时可有心力衰竭或心绞痛症状。任何体力活动都加重不适。需要注意的是心力衰竭患者的 LVEF 与心功能分级症状并非完全一致。

2005 年 ACC / AHA 指南将心力衰竭分为 4 个阶段；阶段 A 与 B 是指有发生心力衰竭高度危险的患者。冠心病、高血压、糖尿病患者未出现左心室功能受损、心肌肥厚或心腔形态改变之前属于阶段 A；而出现左心室功能受损、心肌肥厚或心腔形态改变的无症状患者属于阶段 B；心脏结构改变且过去或目前有心力衰竭症状的患者为阶段 C；阶段 D 为顽固性心力衰竭需要特殊治疗者，如应用机械循环支持、持续静脉正性肌力药物、心脏移植等。

NYHA 分级是对阶段 C 与 D 的患者症状严重性的分级。针对阶段 A 和阶段 B 应早期采取措施，可减少或延迟心力衰竭的发生。心衰一旦发生，病情发展可通过治疗减轻，但一般不会自动的逆转。

2.六分钟步行试验　在平坦的地面划出一段长 30 米的直线距离，患者在其间往返走动，步履缓急由患者根据自己的体力决定，患者可根据体力暂时休息或中止试验，6 分钟后试验结束。据美国卡维地洛研究设定的标准：< 150m 为重度心衰，150 ~ 450m 为中重度心衰，> 450m 为轻度心衰。SOLVD(左心室功能障碍研究) 试验亚组分析结果显示 6 分钟步行距离短的患者预后差。推测 6 分钟步行距离 < 300m，提示预后不良，虽然患者在 6 分钟内步行的距离可能受到医师诱导或主观能动性的影响，影响预后判定的因素也需要进一

步明确，但此方法简便、易行，可为临床医师提供参考。

3.液体潴留及其严重程度判断　液体潴留的判断对决定是否需要利尿药治疗十分重要，短时间内体重增加是液体潴留的可靠指标，故体重测量是有效的判断方法。

二、中医诊断

（一）慢性心力衰竭

症候分类如下：

1.稳定期

（1）心肺气虚、心血瘀阻证

主症：心悸气短，乏力，活动后加重，神疲，咳喘，唇甲青紫，舌质淡或边有齿痕，或紫暗、有瘀点、瘀斑，脉沉。

（2）气阴两虚、心血瘀阻证

主症：心悸，气喘，动则加重，气短乏力，自汗，两颧泛红，口燥咽干，五心烦热，失眠多梦，或面色晦暗，唇甲青紫。舌红少苔，或紫暗、有瘀点、瘀斑，脉沉细、虚数或涩、结代。

（3）心阳亏虚、心血瘀阻证

主症：心悸气短，咳嗽，喘促，肢冷、畏寒，尿少水肿，自汗，汗出湿冷，舌质暗淡或绛紫，苔白腻，脉沉细或涩、结代。

（4）心脾阳虚、血瘀水停证

主症：心悸，气短，下肢水肿明显，恶寒肢冷，唇绀，尿少，大便溏，舌淡胖或淡暗瘀斑，苔白滑，乏力，腹胀，纳少，胁下痞块，

脉沉弱结代。

2.急性加重期

（1）心脾肾阳虚、水气凌心证

主症：心悸怔忡，气短喘息，甚至端坐呼吸，或咳粉红色泡沫样痰，形寒肢厥，面色苍白，下肢水肿或重度水肿，腰酸膝冷，尿少或无尿，面色苍白或青紫，腹部膨胀，纳少脘闷，恶心欲吐，唇舌紫黯，舌体淡胖有齿痕，舌苔白滑，脉沉无力、或结代、或微细欲绝。

（2）正虚喘脱证

主症：喘逆剧甚，张口抬肩，鼻翼扇动，端坐不能平卧，稍动则喘剧欲绝，心慌动悸，烦躁不安，面青唇紫，多汗或汗出如油或冷汗淋漓，四肢厥冷，咳吐痰涎或粉红痰，尿少水肿，甚至神识昏乱，舌质紫暗，苔少或无，脉微细欲绝。

【防未病】

一、防心力衰竭发生和早期诊断

所有那些使心脏负荷过重或能造成心肌损伤的因素都可导致心衰的发生。据有关心衰患者的调查显示，我国心衰患者的平均年龄从 51.5 岁上升至 68.8 岁，由风湿性心脏病发展而致的心衰所占比率由 46.8% 降至 8.9%，由高血压和冠心病导致的比率由 33.1% 升至 69.6%。这表明高血压、冠心病已成为心衰的主要原因，因此，积极防治高血压、冠心病能有效降低心衰的发生率。

定期检查对于高危人群预防心衰意义非常重大。因为心衰的早期症状不明显，不易诊断，临床上有一半心衰患者在转诊心内科之前被误诊。因此，定期监测能帮助医生早期正确诊断心衰、及时治疗，并通过改变不良的生活方式来阻止、减缓心衰恶化，从而有效提高患者的生活质量。

由于急性左心衰竭发病急、病情凶险，需要刻不容缓地进行急救。

人们应掌握心衰的急救方法：首先让患者安静，减少恐惧躁动。有条件的马上吸氧，松开领扣、裤带。让患者取坐位或半卧位，两下肢随床沿下垂，必要时可用胶带轮流结扎四肢，每个肢体结扎 5 分钟，然后放松 5 分钟，以减少回心血量，减轻心脏负担。可让患者口服氨茶碱、双氢克尿噻各 2 片，限制饮水量，同时立即送患者去医院救治。

值得注意的是心力衰竭的早期诊断。早期患者症状不明显，活动不受限，劳力性气促和阵发性夜间呼吸困难是左侧心力衰竭的早期症状，但常被忽略，如不详细询问病史、不仔细检查易被漏诊。颈静脉充盈和肝大是右侧心力衰竭的早期症状，易被忽视，如一般体检不注意颈静脉、心力衰竭时肝大多在剑突下，肋缘下不能触及，即使发现肝大也常因不伴气促、水肿而不考虑心力衰竭、不注意检查肝颈静脉反流等。心力衰竭的某些症状和体征也见于其他疾病。如劳力性气促可由阻塞性肺气肿、肺功能不全、肥胖或身体虚弱引起。夜间呼吸困难也可由支气管哮喘发作引起。肺底湿啰音可由慢性支气管炎、支气管扩张或肺炎引起。心力衰竭引起的湿啰音大多为两侧对称性，偶见于单侧或仅有哮鸣音。下肢水肿可由静脉曲张、静脉炎、肾脏或肝脏疾病、淋巴水肿和药物等所致，还可在久坐或月经前后、妊娠后期发生；妇女原因不明性下肢水肿亦不少见。另外，心力衰竭时可因长期卧床液体积聚在腰骶部而不发生下肢水肿。肝大可由血吸虫病、肝炎、脂肪肝引起。颈静脉充盈可由肺气肿或纵隔肿瘤压迫上腔静脉引起。胸水可由胸膜结核、肿瘤和肺梗死引起；腹水也可由肝硬化、低蛋白血症、腹膜结核、肿瘤引起。

心力衰竭时常伴心脏扩大，但正常大小的心脏也可发生心力衰竭，如舒张性心衰。肺气肿时心脏扩大可被掩盖；心脏移位或心包积液又可被误认为心脏扩大。

X 线是确诊左心衰肺间质水肿期的主要依据，还有助于心衰和肺部疾病的鉴别。超声心动图不能确诊心衰，但是区分收缩或舒张功能不全的主要手段，帮助确立心衰病因。静脉压测定有助于确诊早期右心衰。血流动力学监测不适用于慢性心衰的诊断。心电图对心衰的诊断帮助有限。

二、慢性心力衰竭，防急性加重或发作

（一）无基础疾病的 AHF

此类患者在消除诱因后，无须继续进行心衰的相关治疗。但今后应避免诱发 AHF，若出现各种诱因须积极控制。

（二）伴基础疾病的 AHF

应针对原发疾病进行积极、有效的治疗、康复和预防。

1. 原有慢性心力衰竭（CHF）的 AHF

（1）收缩性心衰　对于此类患者，处理方案与 CHF 相同，原则上应积极采用可改善预后的 4 类药物，即血管紧张素转换酶抑制药（ACEI）、血管紧张素受体拮抗药（ARB）、β 受体阻滞药和醛固酮受体拮抗药。伴液体潴留的患者须终身应用利尿剂，这有利于其

他药物的应用和减少不良反应。

ACEI 或 ARB 加 β 受体阻滞药的联合应用策略可发挥药物的协同作用，应尽早应用。对于仍有症状的患者，第 4 种药物可选用地高辛，以缓解症状、控制心室率、缩短住院天数及增加运动耐量，其适用于纽约心脏学会（NYHA）心功能分级 Ⅱ 级的患者；也可选择醛固酮受体拮抗剂，该药较适合于 NYHA 心功能分级 Ⅲ 级或 Ⅳ 级的患者。

根据动态 BNP/NT-proBNP 测定水平评估药物疗效和调整治疗方案；对于有适应证的患者，可考虑同时应用非药物治疗。

（2）舒张性心衰 约半数 CHF 患者左室射血分数正常，这些患者多为女性、老年人，多有高血压和（或）房颤史。近 80% 的患者有高血压史或引起心衰的原因为高血压，故积极地控制高血压极其重要。原则上，各种降压药均可使用，但应有限选择阻滞肾素 - 血管紧张素 - 醛固酮系统的药物（主要为 ACEI 或 ARB）和阻断交感神经系统的药物（β 受体阻滞药）。此类患者都有不同程度的液体潴留，应长期应用利尿剂。此外，因心肌缺血可损害舒张功能，故冠心病患者应积极进行血运重建治疗。

三、进行随访和患者教育

心衰患者一是要在医生指导下规范用药，并遵从医嘱定期检查；二是所用药物一旦有效，就一定要坚持用药，不要随便停用；三是切忌擅自随便使用多种药物。

（一）一般性随访

每 1~2 个月进行一次，内容包括：①了解患者基本状况；②药物应用情况（依从性和不良反应）；③查体，特别注意肺部啰音、水肿程度、心率和心律等。

（二）重点随访

每 3~6 个月一次，除一般性随访中的内容外，还应进行心电图、生化指标和 BNP/NT-proBNP 的检测，必要时还须行胸部 X 线和超声心动图检查。

（三）患者教育

1. 了解心衰的基本症状和体征 须让患者了解心衰的常见表现，特别是掌握可能反映心衰加重的那些临床表现，如患者疲乏加重、运动耐受性降低、静息心率增加 ≥ 15~20 次 / 分、活动后气促加重、水肿（尤其是下肢）再现或加重、体重增加等。

2. 基本治疗药物的自我调整方法 要让患者掌握以下药物调整的基本原则：①若出现病情加重的征兆，尤其是水肿再现或加重、尿量减少或体重明显增加 2~3kg，则利尿剂应加量；②清晨起床前静息心率应在 55~60 次 / 分，若 ≥ 65 次 / 分可适当增加 β 受体阻滞剂剂量；③血压较前明显降低或 ≤ 120 / 70mmHg，则各种药物（ACEI 或 ARB、β 受体阻滞剂、利尿剂等）均不宜再加量。

3. 须就诊的情况 保证患者出现以下情况时立即至医院就诊：心衰症状加重、持续性血压降低或增高（> 130 / 80mmHg）、心率加快或过缓（≤ 55 次 / 分）、心脏节律显著改变（如从规则转为不规则或从不规则转为规则）、出现频繁早搏且有症状等。

三、日常保健、平衡饮食、适当运动

（一）常规治疗

1.休息是减轻心脏负荷的一个重要措施。应根据病情，适当安排生活、劳动和休息，保障适当的脑力休息和充足的睡眠，必要时在医生指导下服用一些安眠药。心功能改善后，尽早下地活动，可以防止静脉血栓的形成。

2.学会记录每日液体的摄入和排出的总量。在急性期出量大于入量。液体出入量的基本平衡，有利于防止或控制心衰。

3.每日坚持测量体重，如1~2天内体重快速增加，应考虑是否有水潴留，可增加利尿剂的用量。

4.心衰患者双下肢或骶尾部多有水肿，因此要注意皮肤的护理，避免长时间压迫一个位置。应用热水袋时，水温不超过50℃，并且要观察皮肤变化，避免皮肤烫伤。

5.长时间使用利尿剂时，应根据情况在医生指导下，谨慎补钾、补氯药物，保持钾、钠、氯等电解质的平衡。如有食欲不振、恶心呕吐、乏力等应到医院检查电解质。

6.服用药物要严格遵守医嘱，不能自行加量或减量。如有食欲减退、恶心、呕吐、黄视或绿视、视物模糊等不良反应，应及时到医院复诊。

（二）重视日常饮食宜忌

1.合理的饮食　营养对于减轻症状、缩短病期、促进康复有很好的作用。患者的日常饮食宜忌如下：

（1）低热量饮食　包括足够的维生素、中等量的蛋白质、适量的碳水化合物及脂肪。

（2）少量多餐　三餐加两次点心，避免餐后胃肠过度充盈，压迫心脏。夜间有阵发性呼吸困难者，宜将晚餐时间提前，晚饭后不再进食物或水分。

（3）食物要容易消化　以流质和半流质为好，如大米粥、藕粉、蛋花汤、牛奶、酸奶、细面条、饼干、面包片等。避免摄食坚硬生冷、油腻及刺激性食物，以及容易胀气的食物，如红薯、土豆、南瓜等。

（4）控制盐的摄入　每天盐的摄入应控制在3克以内，若水肿明显、尿量减少、气短、心慌、不能平卧时，应严格无盐饮食，咸菜、酱菜、咸肉、酱油及一切腌制品均应禁食。另外，水量也应控制。

2.合理地选择食物　可促进患者早日康复。现给心衰患者介绍一些选食常识。

（1）允许摄食的食物

1）粮食类　大米、面粉、小米、玉米、高粱。

2）豆类　各种豆类及其制品，如豆浆、豆腐等。

3）油脂类　植物油为主，动物油少用。

4）蔬菜类　含钠量高者除外。

5）禽、畜肉类　鸡肉、鸭肉（瘦）、猪肉（瘦）、牛肉。

6）水产类　淡水鱼及部分含钠低的海鱼。

7）奶、蛋类　牛奶（250毫升），鸡蛋或鸭蛋（＜1个/日）。

8）水果类　各种新鲜水果。

9）调味品　醋、糖、胡椒、葱、姜。

10）饮料　淡茶、淡咖啡。

（2）应少吃的食物

1）粮食类 各种面包或加碱的机器切面、饼干、油条、油饼及发酵做的各种点心。

2）豆类制品 豆腐乳和霉豆腐等。

3）禽、畜肉类 含食盐及安息香酸的罐头食品、肠类、咸肉、腊肉、肉松。

4）油脂类 奶油。

5）水产类 咸鱼、熏鱼、罐头鱼及部分含钠高的海鱼。

6）奶、蛋类 咸蛋、松花蛋、乳酪等。

7）蔬菜类 咸菜、酱菜、榨菜及部分含钠高的蔬菜，如菠菜、卷心菜、芹菜等。

8）水果制品 葡萄干、含食盐及安息香酸的水果罐头或果汁、水果糖等。

9）调味品味精、食盐、酱油、番茄酱等。

10）饮料 汽水、啤酒等。

3.适当锻炼和运动 通过锻炼，体力活动对患者不再是一件困难的事情了，而且血液循环得到改善、心率降低，表明心脏泵血能力增强，可以满足全身血供的需要。因此，心衰患者不应回避锻炼和运动。

【治已病】

一、西医治疗

（一）一般治疗

1.去除或缓解基本病因 所有患者都应对导致心力衰竭的基本病因和危险因素进行评价和积极治疗。凡有原发性瓣膜病伴NYHA分级Ⅱ级及以上心力衰竭，主动脉疾病伴晕厥、心绞痛的患者均应予以手术修补或瓣膜置换。缺血性心肌病心力衰竭伴心绞痛、左心室功能低下但证实有存活心肌的患者，冠状动脉血管重建术有望改善心功能。其他如有效控制高血压、甲状腺功能亢进的治疗、室壁瘤的手术矫正等。

2.消除心力衰竭的诱因 如控制感染、治疗心律失常特别是心房颤动伴快速心室率；纠正贫血、电解质紊乱、注意是否并发肺梗死等。

3.改善生活方式 降低新的心脏损害危险性，如戒烟、戒酒，肥胖患者应减轻体重。低盐、低脂饮食，重度心力衰竭患者应限制入水量并每日称体重以早期发现液体潴留。

4.吸氧和运动的指导 无必要经常吸氧，适当运动训练提高运动耐力。

5.密切观察病情演变及定期随访。

6.避免应用某些药物 如非甾体类抗炎药吲哚美辛、Ⅰ类抗心律失常药及大多数的钙拮抗药。

（二）心力衰竭的药物治疗

1.常用的抗心力衰竭药：心力衰竭患者应在医生的指导下选用下列药物治疗。

（1）强心药

1）西地兰为速效洋地黄制剂。适用于急性左心衰竭、肺水肿或慢性心衰急性加重的患者。以0.2～0.4毫克（每支为0.4毫克）加于25%葡萄糖注射液20毫升中缓慢静脉推注。5～10分钟起效，2小时达高峰。对二尖瓣狭窄所引起的急性肺水肿，除房颤伴快速室率外，一般不宜用此药，以免因右心室输出量增加而加重肺充血。

2）地高辛为中效洋地黄制剂。适用于收缩功能较差的慢性心力衰竭患者。特别是房颤伴快速室率者。口服每次 0.125mg（每片 0.25mg），每日 1～2 次。对心动过缓、Ⅱ度或Ⅲ度房室传导阻滞，病窦综合征、颈动脉窦综合征、预激综合征、肥厚型梗阻性心肌病、低钾血症、低镁血症者禁用。

（2）利尿药

速尿适用于急性左心衰竭患者。以 20～40mg（每支 20mg）加于 25% 葡萄糖注射液 20ml 内于 1～2 分钟内静脉推注，可在 1～2 小时后重复给药 1 次。对慢性心衰全身水肿明显，且尿少者，也可短期口服速尿，每次 1 片（20mg），每日 2 次或 3 次，但要防止低钾血症。另外，氢氯噻嗪（双氢克尿噻）也适用于慢性心衰伴水肿患者。口服每次 1 片（25mg），每日 2 次或 3 次，同时服用保钾利尿药螺内酯（安体舒通），每次 1 片（20mg），每日 2 次或 3 次。

（3）血管扩张药

1）硝酸甘油　适用于急性左心衰竭患者。舌下含化，每次 1 片（0.5mg）或用硝酸甘油喷雾剂从口腔内喷入，每喷 0.4mg，每 10 分钟可重复用药 1 次，最多可使用 3 次。必要时，以 1 支（10mg）加于 5% 葡萄糖注射液 250ml 中静脉滴注，开始剂量为 5ug / min，可每隔 3～5 分钟增加 5ug / min。

2）硝酸异山梨酯（消心痛、异舒吉）　为平衡性血管扩张剂。对急性左心衰竭患者，以 1～3 支（每支 10mg）加于 5% 葡萄糖注射液 250ml 中，按 20 滴 / 分静脉滴注。慢性心衰患者，可以 3 支加于 5% 葡萄糖注射液 500ml 中，以 10 滴 / 分速度静脉滴注，或口服片剂每次 10mg，每日 3 次。

3）单硝酸异山梨酯（异乐定、新亚丹消）　适用于慢性心衰患者。口服每次 1 片（20mg），每日 2 次，或服长效异乐定，每次 1 粒（50mg），每日 1 次。

4）酚妥拉明（立其丁）　适用于高血压性心脏病伴急性左心衰患者。静脉推注 5mg 或静脉滴注按 0.1～0.2mg / min 速度滴注。

5）硝普钠　特别适用于急性左心衰伴重度高血压患者，重度二尖瓣和（或）主动脉瓣关闭不全，慢性心衰急性恶化时。用法：初始量为 10ug / min，每 5 分钟增加 5～10ug / min，直至产生疗效或低血压等不良反应为止。最大剂量为 300ug / min，可致低血压，停药后 10 分钟内可恢复。连用 1 周以上，应注意硫氰化物中毒、变性血红蛋白血症：维生素 B12 缺乏症等。

（4）血管紧张素转换酶抑制剂　适用于各种轻重度心力衰竭。常用的有：

①卡托普利（开搏通）初始量为 6.25mg（每片 25 或 50mg），1 小时后测血压，如无低血压，逐渐增至 12.5mg，每日 2～3 次；

②依那普利 初始量为 2.5mg（每片 10mg），以后增至 10～15mg。每日 2～3 次；

③培哚普利 初始量为 2mg（每片 4mg），以后逐渐增至每天 4mg；

④苯那普利 初始量为 2.5mg（每片 10mg），以后逐渐增至每天 20mg；

⑤福辛普利 起始量为每天 5mg（每片 10mg），渐增至每天 10～20mg。有肾功能衰竭，双侧肾动脉狭窄，低血压者禁用。本品可致顽固性干咳，如患者不能耐受时，可减量或停用，偶可发生血管神经性水肿。一般不宜同时补充钾盐或与保钾利尿剂合用。

（5）β 受体阻滞药　慢性心衰患者的心脏 β 受体密度下调，应用 β 受体阻滞药可使受体密度上调，恢复心脏对激动剂的敏感性，并对儿茶酚胺的心脏毒性有保护作用，使心率减慢。但必须在用强心利尿药物基础上加用 β 受体阻滞药，并应自极小剂量开始，观察患者如无反应，再逐渐增量，如美托洛尔（倍他乐克），先给 6.25mg（每片 25mg），观察血压、心率、心衰症状和体征 3 ~ 4 小时，若无不良反应，可给 6.25mg，每日 2 次，以后渐增至每次 12.5mg，每日 2 ~ 3 次，或每次 25mg，每日 2 次。窦性心动过缓、低血压、房室传导阻滞、哮喘者禁用。

近年来，应用第三代 β 受体阻滞药卡维地洛治疗慢性心衰取得较好疗效，该药为 α 和 β 受体阻滞药，具有中度扩血管和轻度膜稳定作用，具有较强的 β 受体阻滞作用。适用于由冠心病、扩张型心肌病引起的慢性心衰患者。初始量为 6.25mg，每日 2 次，2 ~ 4 周后增至 25mg，每日 2 次，必要时可增至 50mg，每日 2 次。其疗效优于美托洛尔。除使心率减慢外无严重不良反应。

（6）血管紧张素 Ⅱ 受体拮抗剂　适用于对血管紧张素转氨酶抑制剂不能耐受的慢性心衰患者。常用的有：

①氯沙坦，口服每日 25 ~ 50mg（每片 50mg）。

②缬沙坦，口服每次 1 片（80mg），每日 1 次。

（7）新型正性肌力作用药物

1）环磷酸腺苷葡甲胺（心先安注射液）为环磷腺苷类新一代药物。适用于缺血性心脏病和扩张型心肌病引起的心衰，尤对洋地黄敏感的心衰患者有效。一般以 90 ~ 180mg（每支 30mg）加于 5% 葡萄糖注射液 250ml 中缓慢静脉滴注，按 30 滴 / 分左右滴注，每日 1 次，以 7 ~ 14 天为一疗程，如滴注过快，可有心悸、头痛等不良反应。

2）磷酸二酯酶抑制剂　适用于顽固性心衰或对洋地黄敏感的患者。

①氨力农　适用于缺血性心脏病或扩张型心肌病引起的心衰。以 1 支（50mg）加于 0.9% 生理盐水 20ml 中缓慢静脉推注，再以 150mg 加于 0.9% 氯化钠注射液 500ml 中静脉滴注 4 ~ 6 小时。严重低血压、严重主动脉瓣或肺动脉瓣疾患者禁用。可致低血钾，低血压和室性心律失常等副作用。对原有肝、肾功能减退者慎用。

②米力农　其作用比氨力农强 10 ~ 30 倍。适用于肺心病心衰患者。以 50ug/kg 加于 5% 葡萄糖注射液 20ml 中缓慢静脉注射、继以 5 ~ 10mg 加于 5% 葡萄糖注射液 500ml 中以每分钟 0.5ug/kg 静脉滴注，每次 4 ~ 6 小时。对心率、血压无影响，但可增加室性心律失常的发生率。

2. 使用抗心力衰竭药疗效评估

欧洲心脏病学会制定了最新的评价心衰药物疗效的主要指标——氨基末端脑钠肽前体（NT-proBNP）。患者血清中 NT-proBNP 的水平越高，就说明心衰的程度越深，心室重构病变就越重。因此，NT-proBNP 被视为治疗心衰的关键点。心脏病学界认为，常规治疗慢性心衰如果能把 NT-proBNP 的水平降低 30% 以上，疗效就已经非常突出。

3. 急性心力衰竭（AHF）药物治疗注意事项

（1）急性左心衰竭

1）镇静剂　伴 CO_2 潴留者不宜应用此类药物，因其可产生呼吸抑制，而加重 CO_2 潴留。此类药物也不宜大剂量应用，这可导致血压下降。应密切观察疗效和呼吸抑制等不良反应。伴明显且持续低血压、休克、意识障碍等患者禁用此类药物。老年患者慎用或减量。

2）支气管解痉剂　此类药物不宜用于冠心痛（如急性心肌梗死或不稳定性心绞痛）

所致的 AHF 患者，也不可用于伴心动过速或心律失常的患者。

3）利尿剂　伴低血压、严重低钾血症或酸中毒患者不宜应用此类药物。大剂量和较长时间应用可引发低血容量和低钾血症、低钠血症，且增加其他药物如血管紧张素转化酶抑制剂（ACEI）、血管紧张素 II 受体拮抗剂（ARB）或血管扩张剂引起低血压的可能性。应用过程中应监测尿量，根据尿量和症状的改善调整剂量

4）血管扩张药物　下列情况下禁用此类药物：①收缩压 < 90mmHg 或持续低血压伴症状（尤其有肾功能不全）；②严重阻塞性心瓣膜疾病（如主动脉瓣狭窄）；二尖瓣狭窄时也不宜使用；③梗阻性肥厚型心肌病。

5）正性肌力药物　AHF 患者应用此类药物时须全面权衡多种情况：①是否用药不能仅依赖一、二次血压测量的数值，须综合评价临床状况，如是否伴组织低灌注表现等；②血压降低伴低灌注时应尽早使用，而当器官灌注恢复和（或）循环淤血减轻时则应尽快停用；③药物的剂量和静脉滴注速度应根据患者的临床反应做出相应调整，强调个体化治疗；④此类药物可即刻改善 AHF 患者的血流动力学和临床状态，但也有可能促进和诱发一些不良的病理生理反应，甚至导致心肌损伤和靶器官损害，须对此警惕；⑤血压正常且无器官和组织灌注不足的 AHF 患者不宜使用。

（2）急性右心衰竭

1）右心室梗死伴急性右心衰竭　若患者需扩容治疗，且在补液过程中出现左心衰竭，则应立即停止补液。此时若动脉血压不低，可小心给予血管扩张药。此类患者禁用利尿剂、吗啡和硝酸甘油等血管扩张剂，以避免进一步降低右心室充盈压。若右心室梗死同时合并广泛左心室梗死，则不宜盲目扩容，防止造成急性肺水肿。若存在严重的左心室功能障碍和肺毛细血管楔压（PC-WP）升高，不宜使用硝普钠。

2）右侧心瓣膜病所致急性右心衰竭　使用利尿剂时须防止过度利尿造成心排血量减少。

4. 慢性心力衰竭（CHF）的药物治疗及注意事项

（1）利尿剂

1）合理应用利尿药

所有心力衰竭患者，有液体潴留证据或原先有过液体潴留者，均应给予利尿药。在治疗心力衰竭的药物中，利尿药是唯一可以控制液体潴留的药物。目前认为。合理使用利尿药是有效改善心力衰竭症状的基本药物。但利尿药能用作单一治疗，即使患者应用利尿药后心力衰竭症状控制，也应当尽早与 ACEI 和 β 受体阻断药联合并维持应用。

利尿药的应用和维持通常从小剂量开始，如呋塞米 20mg / 天，氢氯噻嗪 25mg / 天，逐渐增加剂量直至尿量增加。体重每日减轻 0.5 ~ 1.0kg。一旦病情控制（肺部啰音消失、水肿消退、体重稳定）。即可以最小有效量长期维持。在长期维持期间，仍应根据液体潴留情况随时调整剂量。

制剂的选择方面，仅有轻度液体潴留而肾功能正常的患者可选用噻嗪类，尤其适用于伴有高血压的患者。氢氯噻嗪 100mg / 天已达最大效应（剂量—效应曲线已达平台期），再增量亦无效。有明显液体潴留者，特别当合并肾功能受损时宜选用袢利尿药，如呋塞米。呋塞米的剂量与效应呈线性关系，增加剂量的范围较大。

2）利尿药抵抗及处理　随着心力衰竭的进展，肠管水肿或小肠低灌注，药物吸收延迟，加之由于肾血流和肾功能减低，因而当心力衰竭进展恶化时，常需加大利尿药剂量。最终，

再大的剂量也无反应，即出现利尿药抵抗。此时可用以下方法克服：①静脉给予利尿药如呋塞米持续静脉滴注（1～5mg／小时）；②2种或2种以上利尿药联合应用；③应用增加肾血流的药物，如短期应用小剂量的多巴胺或多巴酚丁胺2～5μg／（kg·min）。

3）利尿药治疗引起的不良反应及处理

①电解质丢失　利尿药可引起低钾、低镁血症而诱发心律失常。合并使用ACEI，并给予保钾利尿药特别是醛固酮受体拮抗药螺内酯常能预防钾、镁的丢失，较补充钾盐、镁盐更为有效，且易耐受。RALES试验表明，小剂量螺内酯（25mg／天）与ACEI及袢利尿药合用是安全的。

出现低钠血症时应注意区别真性低钠血症（缺钠性低钠血症）和稀释性低钠血症，因两者治疗原则不同。部分心衰患者食欲较差，钠摄入减少，长期限盐及使用大剂量利尿药导致血钠水平真正降低，即真性低钠血症。真性低钠血症患者的尿钠浓度常小于25mmol／L，尿渗透压小于100mOsmol／kg，患者通常伴有恶心和嗜睡，明确诊断后，应给予患者高渗盐水静脉输注，根据血钠水平决定补钠浓度和剂量。稀释性低钠血症又称难治性水肿，见于心力衰竭进行性恶化患者，此时钠、水都潴留，但水潴留多于钠潴留，故属高容量性低钠血症。尿少而比重偏低，治疗应严格限制入水量，并按利尿药抵抗处理。

②神经内分泌激活　使用利尿药可激活内源性内分泌系统，特别是RAS系统。虽然ATⅡ水平升高有助于支持血容量不足时的血压和肾功能，然而神经内分泌短期激活会增加电解质丢失的发生率和严重程度；长期激活则会促进疾病的发展，除非患者同时接受神经内分泌拮抗药治疗。因而，利尿药应与ACEI以及β受体阻断药联合应用。

③低血压和氮质血症　大量利尿可引起低血压和损害肾功能，但低血压和氮质血症也可能是心力衰竭恶化的表现。心力衰竭患者如无液体潴留，低血压和氮质血症可能与容量减少有关，这种患者如血压和肾功能的变化显著或产生症状，则应减少利尿药用量。然而，如果患者有持续性液体潴留，则低血压和氮质血症有可能是心力衰竭恶化和外周有效灌注量降低的反映，应继续维持所用的利尿药，并短期使用能增加终末器官灌注的药物如多巴胺或多巴酚丁胺。

④其他不良反应　长期服用噻嗪类利尿药可能并发高尿酸血症、高脂血症和糖耐量降低。大剂量袢利尿药可能引起耳聋，大多可逆，少数不能恢复。螺内酯长期服用可致男子乳房女性化、阳痿、性欲减退和女子月经失调。

（2）正性肌力药物

1）合理应用洋地黄类　洋地黄作为首选药物的适应症是伴有室上性快速心率失常（尤其是心房颤动）的中、重度收缩性心力衰竭，包括扩张型心肌病、二尖瓣病变、主动脉瓣病变、陈旧性心肌梗死以及高血压心脏病所致慢性心力衰竭，可以改善心力衰竭的症状和减少住院需求（DIG研究）。在利尿药与ACEI联合治疗的基础上加用地高辛可进一步降低心力衰竭恶化率。不推荐地高辛用于无症状的左心室收缩功能障碍（NYHA心功能Ⅰ级）的治疗，在右心衰竭（慢性肺源性心脏病）或急性心肌梗死所致的心力衰竭中效果有限，可能增加死亡。

地高辛不能用于窦房阻滞、二度或高度房室传导阻滞无永久起搏器保护的患者。与能抑制窦房结或房室结功能的药物（如胺碘酮、β受体阻断药）合用时须谨慎。

2）洋地黄毒性反应　常见的洋地黄中毒表现有：①胃肠道反应：如食欲缺乏、恶心、呕吐等；②心律失常：服用洋地黄过程中心律突然转变，是诊断洋地黄中毒的重要依据。如心率突然显著减慢或加速，由不规律转为规律等。对洋地黄中毒具有诊断价值的特征性心率失常为：a）多形室性过早搏动呈二联律，尤其是发生在心房颤动基础上；b）心房颤动伴完全性房室传导阻滞；c）非阵发性交界性心动过速；d）心房颤动频发房室交接处逸搏或短阵交接处性心律；e）房性心动过速伴房室传导阻滞；f）快速性心律失常同时伴有传导阻滞是洋地黄中毒的特征性表现。室性过早搏动呈二联律虽然常见于洋地黄中毒，但亦常见于其他情况，因而不能据此诊断洋地黄中毒。同样，应用洋地黄过程中由窦性心律转为房性心动过速伴房室传导阻滞是洋地黄中毒的特征性表现，但以洋地黄制剂治疗房性心动过速引起的房室传导阻滞，则是预期的洋地黄治疗作用，并非中毒表现，应区别对待。③中枢神经及视觉症状，如视力模糊、黄视或绿视、头痛、失眠、忧郁、眩晕等十分少见。

　　用放射免疫法测定血清地高辛浓度可以评价患者中毒情况，但不能反映疗效。治疗心力衰竭时，血清地高辛浓度和药物疗效没有明确关系，大剂量地高辛并不一定比小剂量更有效。研究显示，地高辛只有在低水平时（血清浓度 0.5 ~ 1.0ng/ml）对心衰患者有治疗作用，血清浓度 > 1.0ng/ml 时非心衰的病死率随浓度增加而升高。通过测定地高辛抗体，可以了解血清地高辛含量。地高辛中毒组的血清地高辛浓度较非中毒组明显增高。一般认为血清地高辛浓度 < 0.5ng / ml 或 > 2.5ng /ml，可分别提示地高辛量不足和中毒，但组间有重叠现象。其次，血清地高辛浓度的测定时间无统一标准，有在给药后至少 6 小时进行，也有在给药后 24 小时测定的，都可能影响结果的判断。总之，判断地高辛不足或中毒还需结合临床及心电图。由于地高辛清除率与肌酐清除率相近，临床使用中应测定或计算肌酐清除率。

　　（3）血管紧张素转换酶抑制剂（ACE）

　　ACEI 通过抑制血管紧张素 I 至血管紧张素 II 的转换酶活性，减少血管紧张素 II 的生成。不仅干扰 RAAS 系统，而且增加激肽活性及增加激肽介导的前列腺素合成。

　　1）适应证　①所有左心室收缩功能不良所致的心力衰竭（LVEF < 40%）的患者，除非有禁忌证或不能耐受治疗。无症状性心功能不全（NYHA 心功能分级 I 级）的患者亦应使用，可预防和延缓发生心力衰竭；伴有体液潴留者应与利尿药合用。如无体液潴留时也可单独应用。ACEI 可与 β 受体阻断药和（或）地高辛合用；②适用于慢性心力衰竭（轻、中、重度）的长期治疗，不能用于抢救急性心力衰竭或或难治性心力衰竭正在静脉用药者，只有长期治疗才有可能降低病死率，需要注意的是疗效在数周或数月后才出现，即使症状未改善，仍可降低疾病进展的危险性。

　　2）禁忌证或须慎用 ACEI 的情况　以往使用曾出现过威胁生命的不良反应（例如血管性水肿或无尿性肾功能衰竭）。妊娠哺乳患者禁用 ACEI。如果血压较低［收缩压低血清肌酐升高（高于 3mg / dL），双侧肾动脉狭窄：大于 5.5mmol / L］时应当谨慎使用 ACEI。

　　3）不良反应　ACEI 有两方面的不良反应：①与血管相关的不良反应，包括：低血压、肾功能恶化、钾潴留；②与激肽激活有关的不良反应：如咳嗽和血管神经水肿。其他不良反应如皮疹、味觉异常等亦可发生。

　　①低血压通常于用药数天或加量时出现，常无症状或仅出现头晕。伴 RAS 高度激活的心衰患者容易临床上可从显著的低钠血症（130mmol / L）来确定这类患者。一旦出现低

血压，首先停用其他扩血管药以减轻液体潴留，可减少利尿药或增加食盐摄入。

②肾功能恶化　在肾灌流降低的情况下，肾小球滤过率的维持主要依赖于血管紧张素介导的出球小动脉的收缩，使用 ACEI 扩张出球小动脉可导致肾小球滤过率降低，需要 RAAS 系统支持的患者（如 NYHA 分级Ⅳ级或低钠血症患者）易发生氮质血症。重度心力衰竭患者使用 ACEI 后 15% ～ 30% 出现肌酐显著升高 > 0.5mg / dl；而轻、中度心力衰竭患者的发生率为 5% ～ 15%。

③钾潴留　心力衰竭患者使用 ACEI 可能出现高钾血症，严重时可以引起心脏传导障碍。高钾血症一般见于肾功能恶化的患者或同时口服钾盐或保钾利尿药者，特别是糖尿病患者。

④咳嗽　ACEI 引起的咳嗽为 5% ～ 15%。亚洲人的发生率可能更高，这也是 ACEI 停药最常见的原因。其特点是无痰，伴有喉部发痒的感觉，通常见于治疗的第一个月，停药后 1 ～ 2 周消失。再次用药则数日内即复发。如咳嗽不严重一般可继续应用，如咳嗽持续且患者不能耐受应换用 ARB。

⑤血管神经性水肿　使用 ACEI 发生血管神经性水肿的概率不到 1%，黑人发生率较高。由于可能是致命性的，一旦临床上疑为血管神经性水肿，患者应终生避免使用所有的 ACEI。

（4）血管紧张素受体拮抗药（ARB）

与 ACEI 不同，ARB 可阻断经 ACE 和非 ACE 途径产生的 AT Ⅱ 和 AT1 受体结合。应用 ARB 后血清 AT Ⅱ 水平上升与 AT2 受体结合加强，可能发挥有利的效应。

对以往没有使用过 ACEI 的患者，不宜首先使用 ARB 治疗，可耐受 ACEI 的患者也不宜使用 ARB 代替。但因其他原因已使用 ARB 且心衰控制良好者不必换用 ACEI。ARB 适用于因为血管性水肿或顽固性咳嗽而不能耐受 ACEI 的患者。与 ACEI 类似，ARB 也可以引起低血压、肾功能恶化和高血钾。一般不推荐联合应用 ARB 和 ACEI 治疗心衰。

（5）β 受体阻断药

对心力衰竭的治疗有效，包括选择性 β 受体阻断药（例如美多洛尔和比索洛尔）和全面阻滞肾上腺素能 α1、β1 和 β2 受体的 β 受体阻断药（例如卡维地洛）。

1）适应证　所有慢性收缩性心力衰竭，NYHA 心功能Ⅱ、Ⅲ级患者，LVEF < 40% 且病情稳定者均可使用，除非有禁忌证或不能耐受。上述患者应尽早开始应用 β 受体阻断药，并应在利尿药的基础上加用，应尽可能合用 ACEI 或 ARB。NYHA 心功能Ⅳ级患者，如病情稳定，无体液潴留，体重恒定，且无须静脉用药者，可考虑在严密监护下，由专科医师指导使用。

2）禁忌证　支气管痉挛性疾病、血压过低、症状性心动过缓（心率 < 60 次 / 分）、二度及以上房室传导阻滞（除非已安装起搏器）。

（6）醛固酮拮抗药

抑制 RAS 系统作用的另一项措施就是阻断醛固酮 (ALD) 的效应。

近期或当前在休息状态下仍有心衰症状的患者（NYHA 心功能Ⅲ - Ⅳ级），使用地高辛、利尿药、ACEI 和 β 受体阻断药后不能缓解，可加用小剂量的螺内酯。治疗前，患者血钾应小于 5.0mmol / L，血清肌酐小于 2.5mg / dl，并在治疗期间密切监测这两项指标。

（7）窦房结 If 通道抑制剂

伊伐布雷定为选择性窦房结 If 通道抑制剂，可以减慢心脏跳动的速率。2010 年公布的 SHIFT 研究显示，在现有优化的标准内科治疗基础上，伊伐布雷定对于心率仍大于 70 次 / 分的收缩性心力衰竭患者有益，使心血管死亡或心力衰竭住院数量显著减少 18%，提示降低心率可以改善心衰患者的预后。

（三）慢性心力衰竭的非药物治疗

1. 心脏再同步化治疗（CRT），即植入永久性人工心脏三腔起搏器

2014 中国心力衰竭指南对 CRT 适应证既有扩展，又加以严格限制。

（1）适应证 窦性心律，经标准和优化的药物治疗至少 3 ~ 6 个月仍持续有症状、左心室射血分数（LVEF）降低，根据临床状况评估预期生存超过 1 年，且状态良好，并符合以下条件的患者：

1）NYHA Ⅲ或Ⅳa 级患者：①LVEF ≤ 35%，且伴 LBBB 及 QRS 左束支传导阻滞间期 ≥ 150 ms，推荐置入 CRT 或 CRT-D（Ⅰ类，A 级）；②LVEF ≤ 35%，并伴以下情况之一：伴 LBBB 且 120 ms ≤ QRS<150ms，可置入 CRT 或双心室起搏器除颤器（CRT-D）（Ⅱa 类，B 级）；非 LBBB 但 QRS ≥ 150ms，可置入 CRT 或 CRT-D（Ⅱa 类，A 级）；③有常规起搏治疗但无 CRT 适应证的患者，如 LVEF ≤ 35%，预计心室起搏比例 40%，无论 QRS 时限，可置入 CRT（Ⅱa 类，C 级）。

2）NYHA Ⅱ级患者：①LVEF ≤ 30%，伴 LBBB 及 QRS ≥ 150 ms，推荐置入 CRT，最好是 CRT-D（Ⅰ类，A 级）；②LVEF ≤ 30%，伴 LBBB 且 130 ms ≤ QRS<150 ms，可置入 CRT 或 CRT-D（Ⅱa 类，B 级）；③LVEF ≤ 30%，非 LBBB 但 QRS ≥ 150 ms，可置入 CRT 或 CRT-D(Ⅱb 类，B 级)。非 LBBB 且 QRS < 150 ms，不推荐（Ⅲ类，B 级）。

3）NYHA Ⅰ级患者：LVEF ≤ 30%，伴 LBBB 及 QRS ≥ 150 ms，缺血性心肌病，推荐置入 CRT 或 CRT-D（Ⅱb 类，C 级）。

4）若患者为心房颤动（房颤）心律，经标准和优化的药物治疗仍持续有症状，LVEF ≤ 35%，预期生存超过 1 年，可考虑 CRT 或 CRT-D 治疗（Ⅱa 类），但须尽可能保证双心室起搏比例在 90% 以上。若达不到 90% 以上的双心室起搏，可以考虑消融房室结。

（2）处理要点：①严格掌握适应证，选择适当治疗人群，特别是有效药物治疗后仍有症状者。②选择理想的左心室电极导线置入部位，通常为左心室侧后壁。③术后优化起搏参数，包括房室（AV）间期和心室同步（VV）间期优化。④尽量维持窦性心律及降低心率，尽可能实现 100% 双心室起搏，术后继续规范药物治疗。

2. 埋藏式除颤器（ICD） 中度心衰患者逾半数以上死于严重室性心律失常所致的心脏性猝死，ICD 可有效用于其一级及二级预防。

（1）适应证：①二级预防：慢性心衰伴低 LVEF，曾有心脏停搏、室颤或室速伴血液动力学不稳定（Ⅰ类，A 级）。②一级预防：LVEF ≤ 35%，长期优化药物治疗后（至少 3 个月以上）NYHA Ⅱ或Ⅲ级，预期生存超过 1 年，且状态良好。缺血性心衰者，心肌梗死（MI）后至少 40 天，ICD 可减少心脏性猝死和总死亡率（Ⅰ类，A 级）；非缺血性心衰者，ICD 可减少心脏性猝死和总死亡率（Ⅰ类，B 级）。

（2）处理要点和注意事项：对适应证的掌握主要根据心脏性猝死的危险分层、患者的整体状况和预后，因人而异。猝死的高危人群，尤其是 MI 后或缺血性心肌病患者，符合 CRT 适应证，应尽量置入 CRT-D。

所有接受 ICD 治疗的低 LVEF 患者，应密切注意置入的细节、程序设计和起搏功能。

二、中医治疗

慢性心力衰竭的中医治疗如下：

（一）中药辨证论治

1. 稳定期

（1）心肺气虚，心血淤阻证

治法：益气活血

方药：生脉保元汤合桃红四物汤加减。

人参 10 克，黄芪 15 ~ 30 克，麦冬 15 克，五味子 10 克，桂枝 3 克，桃仁 12 克，红花 12 克，当归 15 克，川芎 15 克，赤芍 15 克，葶苈子 15 克，甘草 6 克，大枣 5 枚。

临证加减：若有尿少、肢肿，加车前子（包煎），或合用五苓散以利水渗湿；若胁下痞块坚硬，可改用膈下逐瘀汤加减以活血散坚；兼有痰浊者可合用二陈汤加减；

（2）气阴两虚，心血淤阻证

治法：益气养阴、活血通脉

方药：生脉散合血府逐瘀汤加减。

人参 10 克，麦冬 15 克，五味子 12 克，黄芪 15 ~ 30 克，黄精 15 克，玉竹 10 克，桃仁 10 克；红花 10 克，柴胡 15 克，当归 15 克，川芎 10 克，赤芍 15 克，车前子 15 克，冬瓜皮 20 克。

临证加减：若口干，心烦内热著者，加生地黄、地骨皮、知母；胸闷、胸痛者加炒枳壳、元胡、檀香；若胁下痞块者，加三棱、莪术、土鳖虫；阴阳两虚，证见畏寒、肢冷、脉结代者可合用炙甘草汤加减；失眠多梦者加炒枣仁、夜交藤；若兼尿少水肿者加泽泻、茯苓皮、炒葶苈子。

（3）心阳亏虚，心血瘀阻证

治法：益气温阳、活血化瘀

方药：参附汤合丹参饮加味。

红参 10 克，制附子 10 克，桂枝 9 克，丹参 30 克，檀香 6 克，赤芍 15 克，益母草 30 克，炒葶苈子 15 克，砂仁 10 克，大腹皮 15 克，大枣 12 克，车前子 15 克。

临证加减：若短气、面白、背冷等，可加用淫羊藿、鹿角片等，大便溏泄者加干姜或炮姜，气短喘促明显加参蛤散。

（4）心脾阳虚，血瘀水停证

治法：温阳健脾、活血利水

方药：参附益心方。

人参 6 克，制附子 10 克，桂枝 10 克，丹参 20 克，赤芍 15 克，益母草 30 克，泽泻 15 克，猪苓 15 克，车前草 30 克，炒葶苈子 15 克，砂仁 15 克，大腹皮 15 克，大枣 12 克。

临证加减：咳喘、咳吐痰涎重用葶苈子、加苏子；心下痞塞、干呕或呕吐明显者加陈皮、佩兰；胁下痞块、肝脾肿大者加鳖甲、三棱、莪术；若脘腹胀满、纳少者，加陈皮、厚朴；若水肿、尿少明显，加肉桂、冬瓜皮、五加皮，亦可加生麦芽、制香附；若咳喘，难以平卧，阳虚水泛者，加桂枝、甘草、茯苓、白芍、炒白术、五加皮、桑白皮、炒二丑、生姜。

2.急性加重期

（1）心脾肾阳虚，水气凌心证

治法：温阳利水、泻肺平喘

方药：真武汤合五苓散、葶苈大枣泻肺汤加减。人参10克，制附子10克，白术20克，白芍15克，猪苓15克，茯苓15克，桂枝9克，车前子30克，泽泻15克，葶苈子15克，炙甘草10克，地龙12克，煅龙牡各15克，大枣6枚。

临证加减：咳喘、咳吐黄痰者加桑白皮、川贝、黄芩，血瘀甚，发绀明显者，可加泽兰、红花、丹参、益母草、北五加皮化瘀利水；水肿势剧、上凌心肺、心悸喘满、倚息不得卧者，加沉香、万年青根等行气逐水。

（2）正虚喘脱证

治法：回阳救逆、益气固脱。

方药：参附龙牡汤合生脉散加减。红参15克，制附子10克，煅牡蛎30克，煅龙骨30克，黄芪30克，麦冬15克，炙甘草10克，山萸肉15克，五味子15克，鹿茸10克。

临证加减：阳虚甚，气息微弱，四肢厥冷，附子加量，加用干姜、肉桂、桂枝；阴虚甚，气息喘促，心烦内热，加麦冬、玉竹、沙参；若尿少，加茯苓、车前子、泽泻；若喘息不得卧者，加服黑锡丹、蛤蚧粉。

（二）中成药

1.稳定期

（1）麝香保心丸　1次1～2丸，每日3次。

（2）芪苈强心胶囊　益气温阳，活血通络，利水消肿。用于冠心病、高血压病所致轻、中度充血性心力衰竭，证属阳气虚乏、络瘀水停者。一次4粒，每日3次。

（3）参麦注射液　30ml以5%葡萄糖溶液250ml稀释后使用，每日1次。

2.急性加重期

（1）参附注射液　30ml以5%葡萄糖溶液250ml稀释后使用，每日1次；必要时10～20ml加5%葡萄糖注射液40ml缓慢静脉注射，可0.5～1小时重复1次。

（2）参麦注射液　30ml以5%葡萄糖溶液250ml稀释后使用，每日1次；如有休克及低血压者，可连用3～5次，直至血压升高、稳定。

【法医学鉴定】

一、损伤与心力衰竭的法医学鉴定

首先是确定损伤与心力衰竭的客观存在且具有相关性；其次对损伤导致（引起）或出现心力衰竭（心功能不全）进行损伤程度的伤残等鉴定，其依据条件是临床心功能的判定与分级。

（一）伤病关系分析与判定

根据确诊的心脏损伤，如广泛的心肌挫伤、损伤性心肌梗死、心瓣膜损伤等，伤后经治疗伤情稳定，根据上述呼吸困难、心源性水肿的临床表现特点，心脏超声、心电图、脑钠肽（BNP）检测、影像检查等一般不难诊断心功能不全，并判定损伤与心功能不全之间存在直接因果关系；在鉴定中应注意损伤较轻微但由于情绪激动、惊吓、强烈的精神刺激等因素诱发或者加重心功能不全的情况，结合原有心脏疾病基础的严重性，如已处于心功能不全状态，判定损伤与心功能不全加重存在因果关系。

在鉴定中尚存在以下的情况：一般情况下不至于出现心功能不全，而损伤后出现心功能不全。如伤前存在基础疾病，如贫血、心脏疾病，但尚未达到心功能不全程度；外伤后长期制动而继发肺部感染，或者出血较多、输液过多过快或者继发代谢紊乱等，均会在原疾病基础上加重心肌缺氧、缺血。判定损伤与心功能不全为"临界型"（相当）因果关系或者共同因果关系。

（二）损伤程度鉴定

判定心脏损伤与心功能不全之间存在直接因果关系的，遗留心功能不全（心功能Ⅲ级）评定为重伤；判定损伤与心功能不全之间存在"临界型"因果关系（相当因果关系），遗留心功能不全（心功能Ⅲ级），可以降等级评定为轻伤。损伤与心功能不全存在间接因果关系的，不评定伤情，只说明因果关系。

（三）伤残等级评定

人身损害致心功能不全的，依照《人体损伤致残程度分级》有关规定，评定伤残等级。

二、不明原因死亡，法医病理学死因鉴定

实例资料示

案情摘要

据鉴定协议书：2011年4月8日20时27分许，在新陶家宅南北向无名小路处发生一起电动车单车事故（周某，男性，40岁，死亡）。

检验过程

1. 检验方法

按照中华人民共和国公共安全行业《法医学尸表检验》标准 GA/T 149—1996、《法医学尸体解剖》标准 GA/T 147-1996、《法医病理学检材的提取、固定、包装及送检方法》标准 GA/T148-1996，以及本所技术规范《死亡原因与死亡方式鉴定方法》SJB-P-6-2009，对周某尸体进行法医学尸体解剖。

2. 尸表检验记录

衣着检查：上身穿黑色皮茄克，烟灰色及杂色横条纹羊毛衫，灰色棉毛衫；下身着蓝色牛仔裤（左裤管外侧见黄色泥灰附着），灰色棉毛裤，蓝灰色三角内裤；脚穿白色袜子、白色旅游鞋。

一般情况：身长180cm，发育正常，营养一般。

尸体现象：尸斑呈暗紫红色，分布于体表背侧未受压处，指压不褪色。冰冻尸体。

头（面）部：头顶发长9cm，发色黑，夹杂白发。双侧眼睑闭合，唇黏膜发绀，口、鼻腔及双侧外耳道未见异常分泌物。额部正中见8cm×2.5cm散在点、片状皮肤擦挫伤，左颧部见6cm×4cm皮肤擦挫伤，鼻背部右侧至人中处见6cm×2cm散在片状皮肤擦挫伤。

颈（项）部：皮肤未见损伤痕迹。

躯干部：皮肤未见损伤痕迹。

四肢：双手指甲床发绀。右膝下见5cm×1.5cm皮肤青紫伴0.5cm×0.5cm皮肤擦伤，

左外踝见 2cm×0.5cm 皮肤擦伤。右小腿上段外侧见 1cm×0.7cm 皮肤擦伤，右外踝见 2cm×0.5cm 皮肤擦伤。

肛门及外生殖器：未见异常。

3.尸体解剖记录

（1）头部：头皮及帽状腱膜未见出血，左侧颞肌见轻度出血。常规开颅，颅骨未见骨折；硬脑膜外、硬脑膜下未见出血。

脑：全脑重 1455g；呈轻度腐败状，脑膜血管充血明显，蛛网膜下隙未见出血，脑回增宽，脑沟变浅，大脑表面、切面未见挫伤。脑底动脉未见异常。脑干未见异常。

（2）颈部：颈部诸肌群未见出血，舌骨、甲状软骨和环状软骨未见骨折。喉头未见充血、水肿，喉腔内未见异物。

（3）胸腹部：取直线式式暴露此两腔。腹壁皮下脂肪厚 2.5cm，左侧横膈顶位于第 5 肋骨，右侧横膈顶位于第 6 肋骨，剑突及肋缘下均未见肝下缘。胸腔未见异常积液，右肺与胸后壁中度粘连，腹腔未见异常积液。主要器官检验如下：

心：重 518g。内、外膜光滑，未见出血点。左心室壁厚 1.6cm，右心室壁厚 0.2cm。心脏各瓣膜未见明显异常，周径分别为：二尖瓣 10cm，三尖瓣 12cm，主动脉瓣 7.5cm，肺动脉瓣 8cm。冠状动脉左前降支切面见粥样硬化改变，局部管腔狭窄达Ⅲ级，右冠状动脉切面未见异常。

肺：左肺重 1070g，右肺重 1203g。双肺呈暗红色，切面呈淤血状，支气管腔内未见异物。右侧肺膜高度粘连。

肝：重 2018g，大小 16cm×16cm×10cm。表面光滑，切面呈淤血状。

脾：重 131g，大小 11cm×9.5cm×2.5cm。包膜未见明显皱缩，切面淤血状，红、白髓分界尚清。

肾：左肾重 219g，大小 10.5cm×7cm×5cm；右肾 181g，大小 10.5cm×6.5cm×4cm。两肾包膜易剥离，切面皮髓分界尚清，高度淤血，皮质厚度均为 0.5cm。两肾肾盂未见异常。

胰：重 210g，大小为 22cm×5cm×2.5cm，表面、切面未见出血。

胃：胃内容物约 500ml，为黄褐色未完全消化食糜，见饭粒等。胃黏膜光滑，未见出血、溃疡等。

肾上腺：共重 20g，未见异常。

4.组织病理检查

脑：蛛网膜下隙未见出血。神经元尼氏小体消失，神经元、胶质细胞和小血管周围间隙增宽，间质血管淤血。

心：心内膜未见增厚。心肌横纹尚清，心肌间见小灶性纤维瘢痕形成，并可见较多脂肪组织浸润，局部心肌纤维排列紊乱，局部嗜伊红染色增强，心肌间质淤血，血管周围见较多纤维素成分。

冠状动脉：左前降支管壁增厚，管腔狭窄达Ⅲ级，内膜下见大量脂质、泡沫细胞和针状胆固醇结晶，局部见钙化灶形成，周围伴较多淋巴细胞浸润。

肺：局部肺膜增厚，并伴有大量纤维素成分沉积，肺膜下见灶性炎症。肺泡腔见多量嗜伊红染色均质状物质，肺泡壁毛细血管及间质血管高度扩张、淤血。

肝：包膜未见增厚。肝细胞肿胀，局部肝细胞灶性坏死伴小灶性淋巴细胞浸润，局部实质见条索状纤维化，中央静脉及肝窦扩张、淤血。汇管区见较多淋巴细胞浸润。

脾：脾窦扩张、淤血，白髓松散，中央动脉管壁增厚，玻璃样变性。

肾：包膜增厚。肾小球毛细血管襻高度淤血，肾小管肿胀，未见管型。间质小血管淤血。

肾上腺：球状带、束状带细胞见脱脂变，余未见异常。

胰腺：自溶明显。胰腺实质、间质未见出血，脂肪细胞未见坏死。

胃、肠：黏膜自溶。未见异常。

喉头：黏膜未见炎症，黏膜下未见水肿。

法医病理学诊断

1.冠状动脉粥样硬化性心脏病

（1）冠状动脉粥样硬化，管腔狭窄达Ⅲ级。

（2）心肌细胞嗜伊红染色增强。

（3）心肌间质小灶性瘢痕。

（4）心肌间质血管周围大量纤维素成分。

2.脾中央动脉玻璃样变性

3.陈旧性胸膜炎

4.慢性肝炎

5.多器官（脑、心、肺、肝、脾、肾等）淤血

6.口唇黏膜、双手指甲床发绀

7.面部及下肢皮肤浅表擦挫伤

毒物分析

死者的血液和胃内容物送本鉴定中心毒物化学鉴定室检验，结果如下：

1.所送血液中乙醇含量为2.63mg/ml。

2.所送血液和胃内容物中均未检出常见药物、杀虫剂及毒鼠强成分。

分析说明

根据案情介绍：周某在一起电动车单车事故后死亡。

尸体检验发现：冠状动脉左前降支管壁增厚，管腔狭窄达Ⅲ级，内膜下大量脂质、泡沫细胞和针状胆固醇结晶，局部伴钙化灶形成，周围伴较多淋巴细胞浸润；心肌间小灶性纤维瘢痕形成，局部间质较多脂肪组织浸润，局部心肌纤维排列紊乱，局部嗜伊红染色增强，心肌间质淤血，血管周围较多纤维素成分，上述改变符合冠状动脉粥样硬化性心脏病并急性发作的病理学特征。另检见双手指甲床发绀、多器官淤血等，符合急性循环功能衰竭的病理学改变。

毒物检验示，邹某血液中乙醇含量为2.63mg/ml，该浓度可致醉酒状态，但未达到致死血浓度，未检见常见毒物、药物成分。

头面部散在皮肤擦伤，符合头部与较大钝性平面接触形成，结合案情分析，摔倒后与地面接触可以形成，由于颅骨未见骨折，颅内未见出血，脑组织未见挫伤或出血，因此该损伤不足以致死。另检见双下肢皮肤轻度擦挫伤，符合下肢与钝性物体碰擦形成，其程度轻微，亦不足以致死。

根据尸体检验所见并结合案情分析，周某的死亡原因符合冠状动脉粥样硬化性心脏病

急性发作致急性心力衰竭。

鉴定结论

周某系冠状动脉粥样硬化性心脏病急性发作致急性心力衰竭死亡。

第二节　呼吸衰竭

【概述】

呼吸衰竭（RF）是由于肺内外各种原因，引起肺通气和（或）换气功能严重障碍，以致不能进行有效气体交换，在呼吸空气（海平面大气压、静息状态下）时，产生严重缺氧和（或）伴高碳酸血症，从而引起一系列生理功能和代谢紊乱的临床综合征。呼吸衰竭的发生往往是缺氧而造成的。

一、呼吸衰竭的分类

1.按动脉血气分析结果分　① I 型: 缺氧而无二氧化碳潴留，氧分压（$PaO_2 < 60mmHg$，二氧化碳分压（$PaCO_2$）降低或者正常）；② II 型: 缺氧伴二氧化碳潴留（$PaO_2 < 60mmHg$，$PaCO_2 > 50mmHg$）。

2.按发病过程分　①急性呼吸衰竭：由于各种致病因素突发或者迅速发展，短时间内呼吸功能迅速恶化，引起通气或换气功能严重损害。②慢性呼吸衰竭：慢性疾病导致呼吸功能损害进行性加重，经过较长时间发展为呼吸衰竭。③慢性呼吸衰竭急性加重：在基础疾病如慢性阻塞性肺病（COPD）、哮喘等引起的慢性呼吸衰竭的基础上，发生呼吸系统感染或者气道痉挛等，短时间内 PaO_2 明显下降，$PaCO_2$ 明显上升，为慢性呼吸衰竭急性加重。

3.按病理生理分　泵衰竭和肺衰竭

（1）肺衰竭　是各种原因引起的肺泡气体交换不足的病理状态。主要表现为动脉氧合降低，而无二氧化碳潴留。

（2）泵衰竭　肺通气泵由胸廓、呼吸肌以及调节呼吸肌收缩和舒张的神经系统组成，其功能障碍主要影响 CO_2 排出，导致 CO_2 潴留为特点的泵衰竭。

二、病因

1.引起肺衰竭的疾病　包括：

（1）呼吸道气流受限　①上呼吸道梗阻：喉头水肿、喉痉挛、异物、肿瘤、外伤、感染等；②广泛和严重的下呼吸道阻力增加：支气管哮喘严重发作、慢性支气管炎、阻塞性肺气肿和肺心病。

（2）肺实质疾病　①肺实质性疾病：严重肺部感染、毛细支气管炎、间质性肺疾病、肺水肿等引起的肺实质损伤。②急性呼吸窘迫综合征（ARDS）。

2.泵衰竭常见原因包括：

（1）呼吸肌疲劳或衰竭气道阻力增加和肺顺应性降低导致呼吸肌过负荷。

（2）胸廓和胸膜病变严重气胸、大量胸腔积液、连枷胸、血胸、上腹部和胸部术后。

（3）神经肌接头病变、重症肌无力、药物阻滞作用。

（4）运动神经病变脊髓损伤、脊髓灰质炎、吉兰 - 巴雷综合征、肌萎缩侧索硬化。

（5）中枢神经系统抑制或功能紊乱脑血管意外、脑瘫药物中毒、脑水肿、颅脑外伤。

中医学认为，慢性呼吸衰竭多由肺脏疾患的迁延失治，痰瘀稽留，损伤正气，正虚卫外不固，外邪易反复侵袭，诱使本病反复发作。本病证病理因素中以痰（饮）、热（火）、虚、瘀为主，靶点主要集中于肺、肾、心、脑窍。其病理变化为本虚标实、虚实间杂，本虚多为肺、心、肾虚损，邪实多为痰、热（火）、瘀血。病情发作时，病机以痰（痰热、痰浊）瘀互阻为关键，痰瘀壅塞肺系，时或累及大肠传导而致腑实便秘，甚或蒙扰脑窍而致窍闭风动；邪盛正衰，可发生邪陷正脱之危候。病情缓解稳定时，痰瘀减轻但稽留难除，正虚显露而多表现为肺、心、肾虚损，见于肺肾气虚、心肺气虚，常多兼有痰瘀。

【临床诊断】

一、西医诊断

（一）临床表现

1. **呼吸困难** 患者呼吸时感空气不足，呼吸费力，随着 RF 的加重变得更加明显，表现在呼吸频率、节律和幅度的改变，且与原发病有关。如急性肺损伤患者的呼吸频快（30 ~ 40次/分），深大呼吸（潮气量（VT） > 700ml），伴鼻翼扇动。慢阻肺则由慢而较深的呼吸转为浅快呼吸，辅助呼吸肌参与，表现为点头或提肩呼吸，发生二氧化碳麻醉时，出现浅慢呼吸。中枢性 RF 呈潮式（Cheyne-Stokes breathing syndrome，CSBS）、叹气样、间隙或抽泣样呼吸。喉部或气道病变所致的吸气性呼吸困难，出现三凹征（three depression），常合并吸气喘鸣。当伴有呼吸肌疲劳时，可表现胸腹部矛盾呼吸。

2. **发绀** 缺氧为的典型体征。当动脉血还原血红蛋白为1.5g/dl，血氧饱和度低于85%时，可在血流量较大的口唇、指甲（趾甲）出现发绀；另应注意红细胞增多者发绀更明显，而贫血者则发绀不明显或不出现。严重休克末梢循环差的患者，即使 PaO_2 正常，也可出现发绀。发绀还受皮肤色素及心功能的影响。所以要综合判断患者缺氧和组织灌流是否充分。

3. **精神神经症状** 急性 RF 的精神症状较慢性为明显，急性缺氧可出现精神错乱、躁狂、昏迷、抽搐等症状。慢性缺氧多有智力或定向功能障碍。

高碳酸血症出现中枢抑制之前的兴奋状态，如失眠、烦躁、躁动，但此时切忌用镇静或安眠药，以免加重病情，发生"肺性脑病"，表现为神志淡漠、肌肉震颤、间歇抽搐、昏睡，甚至昏迷等。pH 对精神症状有重要影响，若患者吸氧时，其 $PaCO_2$ 为 100mmHg，pH 代偿，尚能进行日常个人生活；急性高碳酸血症，pH < 7.3 时，会出现精神症状。严重者可出现腱反射减弱或消失，锥体束征阳性等。但严重肺泡通气不足的患者在短期经过机械通气后原先低 pH 可能出现迅速逆转，大于7.5甚至更高，也会诱发惊厥。在治疗急性肺损伤中提到的容许性高碳酸血症则是为了减轻肺损伤而选用较小的潮气量进行机械通气，维持 pH 处于较低的水平，但不一定需要维持酸血症。

4. **血液循环系统症状** 严重缺氧和高碳酸血症可加快心率，增加心排血量，升高血压。肺循环血管收缩引起肺动脉高压，可因右心衰竭伴有体循环淤血体征。高碳酸血症使外周体表静脉充盈，皮肤红润、温暖多汗、血氧升高、心搏量增多而致脉搏洪大；脑血管扩张，产生搏动性头痛。由于严重缺氧、酸中毒引起心肌损伤，出现周围循环衰竭、血压下降、心律失常、心脏停搏。

5. **消化和泌尿系统症状** 严重 RF 可明显影响肝肾功能。重度缺氧和高碳酸血症常发生胃肠道黏膜充血、水肿、糜烂、渗血，或应激性溃疡，上消化道出血。以上这些症状均可随缺氧和高碳酸血症的纠正而消失。临床上常预防性使用制酸剂和胃黏膜保护剂减少消化系统并发症的发生。

（二）辅助检查

呼吸衰竭的诊断除根据原发疾病和低氧血症导致的临床表现外，主要是依靠动脉血气分析（arterial blood-gas analysis）结果作出诊断。呼吸衰竭的诊断标准是在海平面、标准大气压下呼吸空气时，$PaO_2 < 60mmHg$；或伴有 $PaCO_2 > 50\ mmHg$ 或单纯 $PaO_2 < 60mmHg$ 为Ⅰ型呼吸衰竭；若伴有 $PaCO_2 > 50mmHg$. 则为Ⅱ型呼吸衰竭。对于吸氧治疗期间采血做的动脉血气分析可以根据氧合指数诊断呼吸衰竭，氧合指数的计算方法为 $PaO_2 \div$ 吸氧浓度，小于 300mmHg 时可以诊断为呼吸衰竭。

肺功能测定和胸部影像学检查有助于确定引起呼吸衰竭的原发疾病，用以指导制订呼吸衰竭治疗方案，在病情允许情况下应尽可能进行检查。肺功能测定包括肺活量（VC）、用力肺活量（FVC）、第一秒用力呼气量（FEV1）和呼气峰流速（PEF）等，有条件者可以进行肺弥散功能测定。胸部影像学检查包括胸部 X 线片、胸部 CT 和肺通气灌注显像等。

（三）急、慢性 RF 诊断注意点

诊断呼吸衰竭时，动脉血气分析能客观反映呼吸衰竭的性质及其程度，并在氧疗及其方式的选择、机械通气方式的选择和参数的设置与调节、呼吸兴奋剂的应用、酸碱平衡和电解质紊乱的调节等方面均有重要价值，是诊断呼吸衰竭的必备检测项目。

对于急性呼吸衰竭患者，只要动脉血气分析证实 $PaO_2 < 60mmHg$，伴 $PaCO_2$ 正常或偏低 < 35mmHg，诊断为Ⅰ型呼吸衰竭；若 $PaO_2 < 60mmHg$ 伴 $PaCO_2 > 50mmHg$ 即诊断为Ⅱ型呼吸衰竭。若缺氧严重程度超过肺泡通气不足所致的高碳酸血症，则为混合型（Ⅰ型＋Ⅱ型）或Ⅲ型呼吸衰竭。但需排除代谢性碱中毒致低通气引起的高碳酸血症。

慢性呼吸衰竭时临床上常见的是Ⅱ型呼吸衰竭。动脉血气分析结果为 $PaO_2 < 60mmHg$，并伴有 $PaCO_2 > 50mmHg$。pH 改变不如 $PaCO_2$ 改变明显。另一种临床常见的情况是患者在吸氧情况下动脉血气分析示 $PaCO_2$ 升高，但 $PaO_2 > 60mmHg$ 是Ⅱ型呼吸衰竭吸氧后的表现。

$PaCO_2$ 大于 50mmHg 为高碳酸血症性呼吸衰竭，但代谢性酸中毒时除外。正常代谢性酸中毒情况下患者 pH 降低，机体会代偿地降低 $PaCO_2$ 以尽可能的维持正常的 pH。因此，代谢性酸中毒时如果 $PaCO_2$ 没有降低反而升高，即使低于 45mmHg 仍存在高碳酸血症性呼吸衰竭，临床应予重视。

COPD 患者，无论是否存在慢性呼吸衰竭，都可能发展为急性呼吸衰竭。虽然病情加重最常见的原因是感染和痰量增加引起的气道梗阻加重，但是导致急性呼吸衰竭的另一重要因素是呼吸肌疲劳。由于 COPD 患者通气备有限，因此当发生肺外感染、心力衰竭、糖尿病或是大手术后，有可能发生急性呼吸衰竭。

临床治疗中尤其要重视对原因不明的气急患者进行动脉血气分析，如出现 $PaO_2 < 60mmHg$、$PaCO_2 < 35mmHg$，pH > 7.45 则要重复行动脉血气分析，若仍为严重低氧血症和过度通气，即使 X 线平片无明显异常，仍应进一步行胸部 CT 或 CTA 等检查，并动态监测患者病情变化，以给予及时正确治疗。

（四）老年 RF 诊断

慢性呼吸衰竭为老年人多发病，临床诊断时应充分考虑老年患者的临床特点。老年人 Ⅱ 型呼吸衰竭多见，咳嗽较轻而精神神经症状出现早而突出，主诉呼吸困难较少，并发症多见，即肺性脑病多见、容易发生复合性水电解质及酸碱紊乱、心律失常出现早，易引起心脏、肾脏及消化道功能衰竭，与呼吸衰竭无直接关系的其他疾病表现多见。因此，在诊断老年人呼吸衰竭方面应注意四点：①PaO_2 随增龄而下降，因此在诊断呼吸衰竭时应从严掌握 PaO_2 标准；②老年人呼吸衰竭的严重程度不仅取决于 PaO_2 和 $PaCO_2$ 变化的程度，而且取决于其变化的速度（急性还是慢性）、血 pH 值代偿或失代偿、心排出量和组织灌流量以及原发基础疾病等多种因素；③老年人呼吸衰竭的诊断尤其强调综合诊断，应包括病因、呼吸衰竭的类型和程度，以及水、电解质、酸碱改变和重要器官功能状态评估；④识别呼吸疲劳很重要。

二、中医诊断

慢性呼吸衰竭及急性加重症候分类如下：

（一）虚证类

1.心肺气虚证　主症：喘息，气短，心悸，胸闷，动则加重，面目虚浮，面唇灰暗，神疲乏力，易感冒，脉沉、细、弱；次症：咳嗽，自汗，舌质淡。

2.肺肾气虚证　主症：喘息、气短，动则加重，面目虚浮，神疲乏力，腰膝酸软，易感冒，脉沉、细、弱；次症：咳嗽，头昏，耳鸣，自汗，小便频数、夜尿增多，咳喘时遗尿，舌质淡。

（二）实证类

1.痰热壅肺证　主症：咳嗽，喘息，气急，痰多、色黄、白黏，咳痰不爽，胸闷，舌质红，舌苔黄、腻，脉滑、数；次症：胸痛，发热，汗出，口渴，面红，大便干结。

2.痰湿壅肺证　主症：咳嗽，喘息，气急，痰多、白黏或呈泡沫，舌苔白、腻；次症：胸闷，胃脘痞满，纳呆，食少，舌质淡、胖大，脉滑、弦。

3.血瘀证（兼证）　症状为面色紫暗，唇甲青紫，胸闷痛，舌质紫暗或有瘀斑或瘀点，舌下静脉迂曲、粗乱，脉沉涩。

（三）危重变证类

1.痰蒙神窍证

主症：喘息，气促，神志恍惚、嗜睡、昏迷、谵妄，舌苔白、腻、黄；次症：咳嗽，痰鸣，肢体抽动甚抽搐，舌质暗红、绛、紫，脉滑、数。

2.正虚喘脱证主症：喘息急促，气短息弱，面色苍白、潮红，大汗淋漓，四肢厥冷，脉微、细、疾促；次症：神志异常，面色紫暗，舌质淡、红、青紫。

【防未病】

一、慢性呼吸衰竭防急性加重

慢性呼吸衰竭的患者病情缓解后，积极治疗基础疾病的基础上进行健康教育，建议家庭氧疗、戒烟、避免着凉感冒。

康复治疗：

1.建立有效呼吸，恢复腹式呼吸，表现在腹部起伏，吸气相稍长于呼气相，呼气时采用吹笛样呼气。

2.减轻呼吸道阻塞及控制感染，可使用药物、支气管引流、理疗、超声波雾化吸入疗法等。

3.改善心功能，可采用呼吸操、步行等。

4.消除或减轻引起支气管刺激的原因。

二、降低急性呼吸衰竭（慢性呼吸衰竭急性加重）病死率

慢性呼吸衰竭早期可呈Ⅰ型呼吸衰竭特点，为低氧血症和呼吸性酸中毒；晚期可发展为Ⅱ型呼吸衰竭，但进展缓慢。此外，在慢性呼吸衰竭的基础上，合并呼吸系统感染、气道痉挛等使病情急性加重，在短时间内出现 PaO_2 显著降低和 $PaCO_2$ 显著升高，称为慢性呼吸衰竭急性加重。

急性加重的患者应该入急诊监护室抢救，必要时建立人工气道，进行机械通气。病情缓解后根据基础疾病转相关科室住院治疗。

【治已病】

一、西医治疗

（一）急性呼吸衰竭

急性呼吸衰竭（ARF）是常见的呼吸系统急症，具有起病急、进展快、病死率高等特点。因此，及时诊断和正确治疗急性呼吸衰竭具有重要意义。

1.氧疗

急性呼吸衰竭最主要的病理生理改变是低氧血症。因此，纠正低氧血症是治疗急性呼吸衰竭的重要措施，而氧疗是纠正低氧血症的重要手段之一。常用氧疗方法有鼻导管或鼻塞吸氧、简单面罩吸氧和文丘里（venturi）面罩吸氧。鼻导管或鼻塞吸氧简单方便，不影响患者咳痰、进食，但吸氧浓度不恒定，当患者潮气量较大时易受影响，且高流量吸氧时对鼻腔局部黏膜有刺激。当鼻导管或鼻塞吸氧流量大于5L/min时，宜改用面罩吸氧。简单面罩吸氧的氧浓度可达较高水平，但不能较准确调节氧浓度；面罩需贴紧面部以防止漏气，因而长时间佩戴会引起患者不适。文丘里面罩吸氧的氧浓度可调节且较恒定，但对咳痰、进食有一定影响。急性呼吸衰竭氧疗的 PaO_2 目标值因原发病不同而异。原发病为急性疾病患者，应力争使 PaO_2 达到80mmHg以上，减轻低氧血症对重要器官功能的影响。既往认为COPD急性加重时发生的急性呼吸衰竭氧疗 PaO_2 的目标值应为60 mmHg以避免低氧血症迅速纠正后原有低氧血症对呼吸中枢的刺激作用减弱或消失，导致 $PaCO_2$ 进一步升高，呼吸抑制增强。但有研究表明，COPD急性加重期Ⅱ型呼吸衰竭患者氧疗使 $PaCO_2$ 达到70 mmHg未发现有呼吸抑制现象。

2.机械通气

常用的机械通气方法有无创正压通气（NPPV）和气管插管机械通气（有创机械通气）。

（1）无创通气在慢阻肺急性加重期的应用指征

1）适应证：具有下列至少1项

①呼吸性酸中毒（动脉pH值≤7.35和（或） $PaCO_2$ ≥45mmHg）

②严重呼吸困难且具有呼吸肌疲劳或呼吸功增加两者皆存在，如使用辅助呼吸肌、腹部矛盾运动或肋间隙凹陷。

2）禁忌证（符合下列条件之一）

①呼吸抑制或停止

②心血管系统功能不稳定（低血压、心律失常和心肌梗死）

③嗜睡、意识障碍或患者不合作

④易发生误吸（吞咽反射异常、严重上消化道出血）

⑤痰液黏稠或有大量气道分泌物

⑥近期曾行面部或胃食管手术

头面部外伤，固有的鼻咽部异常

⑦极度肥胖

⑧严重胃肠胀气

（2）有创机械通气在慢阻肺急性加重期的应用指征

1）不能耐受无创通气，或无创通气失败，或存在使用无创通气的禁忌证

2）呼吸或心跳骤停

3）呼吸暂停导致意识丧失或窒息

4）意识模糊、镇静无效的精神运动性躁动

5）严重误吸

6）持续性气道分泌物排出困难

7）心率 < 50 次 /min 且反应迟钝

8）严重的血流动力学不稳定，补液和血管活性药无效

9）严重的室性心律失常

10）危及生命的低氧血症，且患者 / 能耐受无创通气

3. 糖皮质激素

糖皮质激素（简称激素）治疗 ARF 的意义因呼吸衰竭的病因而异。①哮喘持续状态或重症哮喘致急性呼吸衰竭：甲泼尼松龙可以改善哮喘持续状态或重症哮喘患者者的肺通气功能，提高患者的 PaO_2。常用治疗方案为 1 ~ 2mg / kg 静脉注射，每 6h 一次。②慢性阻塞性肺疾病（COPD）导致急性呼吸衰竭：激素治疗有益于降低 COPD 患者的气道阻力，改善肺通气功能。甲泼尼松龙常用量为 40 ~ 60mg 静脉注射，每 6 h 一次，连用 3d。③急性呼吸窘迫综合征（ARDS）：激素治疗 ARDS 存在争议。在 ARDS 早期短期大剂量使用激素（30mg / kg，每 6h 一次，共 4 次）不能降低病死率，激素相关并发症反而增加。近年来，国外一些学者报道在 ARDS 发病 1 周以后应用较小剂量激素治疗取得了一定的效果，治疗方案为先用甲泼尼松龙 2mg / kg 负荷量静脉注射，激素治疗第 1 ~ 14 天用甲泼尼松 2 mg /（kg·d），第 15 ~ 21 天 1mg /（kg·d），第 22 ~ 28 天 0.5mg /（kg·d），第 29、30 天和第 31、32 天分别为 0.25mg /（kg·d）和 0.125mg（kg·d）。由于激素治疗 ARDS 尚缺乏大样本的随机对照临床研究，因此，激素治疗 ARDS 所获结果的证据等级不高。缘此，ARDS工作网络（network）正组织进行一项大样本 ARDS 晚期激素治疗的随机对照临床研究，该研究完成后对激素治疗 ARDS 效果会有一个客观可信的结论。

4. 其他治疗

在治疗任何类型的呼吸衰竭时都应该积极治疗引起呼吸衰竭的病因或诱因，这也是治疗呼吸衰竭的根本所在。氧疗、机械通气等只能纠正患者的低氧血症，为治疗原发病争取治疗时间，只有解除了引起呼吸衰竭的病因或因，才能完全解决呼吸衰竭。

感染是 ARF 死亡的独立危险因素。对于感染性疾病引起的呼吸衰竭或 ARF 合并感染时应给予强有力的抗生素治疗。在获得病原菌和药敏试验之前可以根据感染部位和各种临床资料综合分析，推断可能的病原菌，经验性使用抗生素治疗。在获得病原菌和药敏结果后再调整用药。

相当部分的急性呼吸衰竭患者死于多器官功能障碍（MODS）而非低氧血症。因此在治疗急性呼吸衰竭过程中防止 MODS 发生和纠正 MODS 尤为重要。避免使用损害脏器功能的药物、监测重要器官功能变化、加强支持治疗、纠正水电解质紊乱和酸碱失衡等都是防治 MODS 的重要措施。

尽管急性呼吸衰竭的诊疗取得了较大的进展，但仍存在诸如无创正压通气（NPPV）适应证不一致、机械通气并发症发生率较高、符合循证医学要求的大样本随机对照研究少以及病死率较高等问题，这些都有待于今后解决。

二、慢性呼吸衰竭及慢性呼吸衰竭急性加重

（一）建立通畅气道

必须采取多种措施，使呼吸道保持通畅。如用多孔导管吸出口腔，咽喉部分泌物或胃内反流物，必要时插胃管做胃肠减压排气，避免呕吐物误吸，或鼻饲营养。应用化痰药物和支气管扩张药，还可用纤维支气管镜吸出分泌物。若疗效差，必要时做经口、鼻气管插管或气管切开，建立人工气道。

（二）氧疗

不管是何种方式的氧疗，目的是纠正组织缺氧状态，而临床上最低目标是氧分压大于 60mmHg，或氧饱和度大于 90%。过高的氧分压时间长了会有不良反应，包括氧中毒等。

通过鼻导管或面罩吸氧，吸入氧浓度以动脉血氧饱和度 > 90% 为标准。

弥散功能障碍的患者，如肺间质纤维化因氧的弥散化二氧化碳差 20 多倍，故应吸入较高氧浓度（ > 35%）才能加大肺泡膜两侧氧分压差，进而增强氧的弥散改善缺氧。

由于肺炎实变、肺水肿和肺不张所致的肺内静脉量 >30% 以上，吸纯氧亦难以纠正缺氧。故需增加外动力，用呼气末正压（PEEP），使肺泡扩张。慢性呼吸衰竭患者长期家庭氧疗可以明显改善患者的生活质量和延长寿命。

（三）增加有效肺泡通气量，改善高碳酸血症

高碳酸血症是由于肺泡通气不足引起，只有增加通气量，才能有效排出二氧化碳。现常采用呼吸兴奋剂和机械通气，以改善通气功能。

1. 呼吸兴奋剂的合理应用　呼吸兴奋剂包括尼可刹米（可拉明）、洛贝林等，可刺激呼吸中枢或周围化学感受器，增加呼吸频率和潮气量，改善通气。与此同时，患者氧消耗量随二氧化碳产生量亦相应增加，故在临床使用呼吸兴奋剂要掌握其适应证。如服用安眠药等导致呼吸抑制、睡眠呼吸暂停综合征、特发性肺泡低通气综合征等，系中枢呼吸抑制为主，呼吸兴奋剂疗效较好。但慢阻肺 RF 时，因支气管、肺病变、中枢反应性低下或呼

吸肌疲劳致低通气,应用呼吸兴奋剂的利弊取决于其病理生理基础。而神经传导系统和呼吸肌病变,以及肺炎、肺水肿、ARDS和肺广泛间质纤维化等以换气障碍为特点的RF,呼吸兴奋剂有弊无益,应列为禁忌。在使用呼吸兴奋剂的同时,应重视减轻胸肺和气道的机械负荷,同时增加吸氧浓度。另外,呼吸兴奋剂的使用剂量接近引起惊厥的剂量,故需密切注意患者神智和精神变化,氧分压低不是呼吸兴奋剂使用的指征。

2. 机械通气　应根据各种疾病RF患者的病理、病理生理和各种通气方式的不同生理效应,合理地调节机械通气各种参数和吸入氧浓度,以达到既能改善通气和换气功能,又能减少或避免机械通气的不良反应(呼吸机相关肺损伤,对血流动力学的影响和氧中毒等)。

机械通气改善通气功能的调节必须遵循患者的压力-容积(P-V)曲线、肺泡通气量(VA)与肺泡CO_2分压($PACO_2 \approx PaCO_2$)关系曲线以及反映气道阻力大小的峰压与平坦压之差值。肺的顺应性慢阻肺肺气肿患者最大,哮喘与健康者接近,而肺水肿、肺纤维化和ARDS患者的肺顺应性随着病情进展越来越差。机械通气时,要从它们的P-V曲线所处的位置来选择适宜的潮气量(VT)。

慢阻肺和危重哮喘RF患者,主要为气道病变和支气管痉挛引起阻塞性肺气肿和严重肺过度充气,使P-V曲线趋向平坦段,且吸气峰压与平台压压差大,此时,只能采用简易呼吸器或呼吸机随患者浅快呼吸分别进行小VT人工或机械通气氧疗。严重酸中毒者,补适量碳酸氢盐。待支气管舒张,气道阻力降低,肺过度充气改善后,P-V曲线移向陡直段,慢阻肺者更为明显,允许较大VT,支持压力渐增加,低吸气流量(有利气体分布),延长呼气时间,避免肺过度通气。这样有利降低生理死腔与潮气量的比值(VD/VT)比值,增加肺泡通气量(VA),尤在$PaCO_2 > 80mmHg$时,当Va轻微增加,即可致$PaCO_2$明显下降,pH上升。需要注意慢阻肺慢性RF患者发生高碳酸血症时,PaCO2不要在短时间内下降过多,以免导致碱中毒。

慢阻肺和危重哮喘RF缺氧主要与通气血流比例失调和通气不足有关。通过机械通气增加VA后,PAO_2明显上升;PEEP3~5cmH$_2$O能扩张陷闭气道,改善气体分布和通气血流比例,减少肺内分流,提高PaO_2,另PEEP可降低内源性呼气末正压(PEEPi),减少吸气肌做功。一般只需吸低浓度氧气可纠正缺氧,除伴广泛肺炎、水肿、不张所致的肺内分流增加,才需吸较高氧浓度。

心源性肺水肿、肺栓塞急性RF,以往列为机械通气禁忌证,现为良好的适应证。合理正压机械通气能改善肺水肿和换气功能,降低心脏前后负荷,增加心排血量,舒张期心室充盈量下降,改善冠状动脉血供。一般患者神智清,尚能较好配合面罩机械通气氧疗(PSV 15~20cmH$_2$O、PEEP5~10cmH$_2$O、FiO$_2$50%),并在强心利尿配合下,数小时后可取得较好疗效。高原性肺水肿机械通气氧疗,尤为快速有效。

肺间质纤维化发生的急性RF是低顺应性和弥散所致的缺氧,并发肺部感染时加重。给予低VT、较快呼吸频率、高氧浓度的机械通气,可改善症状,延长生命,但因原发病难治,预后不良。

近年来由于呼吸机通气模式、同步和漏气补偿,以及口鼻面罩密闭性能等不断完善,无创机械通气(NIPPV)治疗轻中度和一些重度急性RF取得肯定疗效,并为重度患者人工气道机械通气的序贯治疗创造条件。新型通气模式如压力支持通气(PSV)、压力辅助通气(PAV)、神经调节辅助通气(NAVA)等在改善肺换气,增加人机配合,提高患者舒适性等方面均较普通压力和容量控制通气有明显改善，也常用于撤机过程。

RF患者行机械通气时，需灵活掌握适应证和禁忌证。早期使用无创机械通气在大多数RF患者可取得一定疗效。无创机械通气禁忌者需及时改为气管插管或切开，进有创通气。病情危重，常规机械通气治疗无效的患者，可以考虑使用体外膜肺(ECMO)和（或）血液透析治疗。近年来ECMO治疗急性RF有提前的趋势，而不是等到患者病情极其危重的时候。

（四）纠正酸碱平衡失调和电解质紊乱

（五）抗感染治疗

呼吸道感染是呼吸衰竭最常见的诱因，建立人工气道机械通气和免疫功能低下的患者易反复发生感染，且不易控制。应在呼吸道分泌物引流通畅的条件下，参考痰细菌培养和药物敏感试验结果，选择有效的抗生素。在允许拔管的前提下采用有创转无创机械通气的序贯治疗方法缩短有创机械通气的时间，可减少院内感染的发生。

（六）并发症的防治

RF可合并消化道出血、心功能不全、休克、肝肾功能障碍，应积极防治。具体治疗可参阅相应章节。

（七）休克

引起休克的原因很多，如酸碱平衡失调和电解质紊乱、血容量不足、严重感染、消化道出血、循环衰竭以及机械通气使用压力过高等，应针对病因采取相应措施和合理应用血管活性药物。正压机械通气本身对静脉回流有抑制作用，对左心衰导致的缺氧可以通过降低前负荷改善心功能，但在容量不足的情况下，正压通气可诱发低血压，加重休克，减少心排血量，影响外周组织器官的血供，故需密切监测。

（八）营养支持

RF患者因摄入热量不足、呼吸功增加、发热等因素，机体处于负代谢，出现低蛋白血症，降低机体免疫功能，并使呼吸肌疲劳，以致抢救病程延长。抢救时，应常规予患者鼻饲高蛋白、高脂肪、低碳水化合物、富含多种维生素和微量元素的饮食，必要时给予静脉高营养治疗。

二、中医治疗

（一）虚证类

1.心肺气虚证

治法：补益心肺

方药：养心汤加减：人参、黄芪、肉桂、茯苓、麦冬、远志、酸枣仁、五味子、当归、川芎、陈皮、炙甘草。咳嗽痰多、舌苔白腻者，加姜半夏、橘红、杏仁；动则喘甚者，加蛤蚧粉；面目虚浮、畏风寒者，加淫羊藿、泽泻、车前子；心悸、怔忡、自汗者，加煅龙骨、煅牡蛎、浮小麦。

2.肺胃气虚证

治法：补肾益肺，纳气定喘

方药：补肺益肾方：党参、黄芪、熟地黄、山茱萸、五味子、淫羊藿、沉香、贝母、薤白、苏子、赤芍、地龙、陈皮、炙甘草。咳嗽明显者，加炙紫菀、杏仁；咳嗽痰多、舌苔白腻者，加姜半夏、茯苓；动则喘甚者，加蛤蚧粉；面目虚浮、畏风寒者，加肉桂、泽泻、茯苓；腰膝酸软者，加菟丝子、杜仲；小便频数明显者，加益智仁、金樱子；畏寒，肢体欠温者，加肉桂、干姜。

（二）实证类

1.痰热壅肺证

治法：清肺化痰、降逆平喘。

方药：清气化痰丸合贝母瓜蒌散加减：全瓜蒌、法半夏、川贝母、栀子、桑白皮、黄芩、杏仁、白头翁、鱼腥草、麦冬、陈皮。痰鸣喘息而不得平卧者，加葶苈子、射干、苦桔梗；咳痰腥味者，加金荞麦根、生薏苡仁、桃仁、冬瓜仁；痰多质黏稠、咳痰不爽者，减法半夏，加百合、萆薢；胸闷痛明显者，加延胡索、赤芍、枳壳；大便秘结者，加酒大黄、枳实、厚朴，甚加芒硝；热甚烦躁、面红、大汗出者，加生石膏、知母；热盛伤阴者，加花粉、生地黄、玄参；痰少质稠，口渴，舌红苔剥，脉细数，为气阴两虚，减法半夏，加西洋参、沙参。

2.痰湿壅肺证

治法：燥湿化痰、宣降肺气。

方药：半夏厚朴汤合三子养亲汤加减：姜半夏、厚朴、橘红、薤白、茯苓、枳壳、白芥子、苏子、莱菔子、白蔻仁、生姜。痰多咳喘，胸闷不得卧者，加麻黄、葶苈子；脘腹胀闷，加木香、陈皮；便溏者，减苏子、莱菔子，加白术、泽泻、葛根；大便秘结，加焦槟榔、枳实；外感风热者，减薤白，加金银花、连翘、僵蚕；外感风寒者，加麻黄、荆芥、防风。

3.血瘀证（兼证）

治法：活血化瘀

方药：川芎、赤芍、桃仁、红花、莪术等或血府逐瘀口服液（胶囊）。根据所兼证候的不同，临床上可增减药物。

（三）危重衰证类

1.痰蒙神窍证

治法：豁痰开窍

方药：涤痰汤加减：法半夏、橘红、郁金、天竺黄、茯苓、枳实、丹参、人参、石菖蒲、细辛。舌苔白腻、脉滑为痰湿者，法半夏易为姜半夏，减天竺黄，加白芥子、莱菔子；痰热内盛，身热，谵语，舌红绛、苔黄者，加水牛角、胆南星、连翘、黄连、炒栀子；腑气不通者，加大黄、芒硝；抽搐明显者，加钩藤、全蝎、地龙、羚羊角粉。可选用中成药，偏痰浊蒙窍者，苏合香丸；偏痰热蒙窍者，安宫牛黄丸或至宝丹，口服或灌胃或鼻饲，清开灵注射液或醒脑静注射液静脉滴注。

2.正虚喘脱证

治法：益气救阴，回阳固脱

方药：阴竭者以生脉散加味：西洋参、麦冬、五味子、山茱萸、煅龙骨、煅牡蛎、炙甘草；气虚阳脱者以四逆加人参汤加味：红参、熟附子、干姜、五味子、山茱萸、煅龙骨、煅牡蛎、炙甘草。可选用中成药静脉滴入，偏于阴竭者可选用生脉注射液或参麦注射液，偏于阳脱者可选用参附注射液。

【法医学鉴定】

一、呼吸死推断直接死因法医学鉴定

死亡是人生的必然规律。死亡是指生命体以新成代谢为基础的活动停止，生命体失去了生存的基本条件，细胞与蛋白质瓦解。

死亡传统性概念是心跳和呼吸完全停止，不能再使其恢复时，则可断定生命体已经死亡。有人依据这一传统概念，按心跳停止和呼吸停止发生先后顺序不同，分别称心脏死和呼吸死（肺脏死）。心脏死是指心跳先于呼吸停止所引起的死亡。心脏死主要发生在心脏原发性疾病和心脏损伤之后。呼吸死是指呼吸先与心跳停止引起的死亡。呼吸死主要原因是发生在肺衰竭或泵衰竭。

在疾病猝死、伤害致死，损害赔偿医疗纠纷法医学鉴定时，尤其在未做尸体解剖和病理组织学检查时，若提供的病史资料明确记载呼吸先于心跳停止，有助推断死亡的直接原因是呼吸衰竭。

二、食管癌放射治疗并发放射性肺炎、呼吸衰竭死亡医疗纠纷法医学鉴定

实例资料示：

检案摘要

摘编自送鉴材料：患者王某，女性，80 岁于 2011 年 8 月中旬因吞咽食物不适，经多方检查，于 2011 年 10 月在某省肿瘤医院门诊检查确诊为食管中上段鳞癌，右侧气管淋巴结肿大，于 2011 年 10 月 22 日住院。经放射治疗后癌肿好转，但于 2011 年 12 月 14 日死亡。现患方提出申请，要求对被告的医疗过程中是否存在过错进行鉴定。

检验过程

（一）检验方法

遵循医学科学原理，我国通用医疗护理技术操作规范，法医学因果关系准则及涉及鉴定相关法律法规，经详细审查及摘抄送鉴材料，阅读影像学资料，并请相关专家会诊讨论，主持召开医、患、法院三方在场的听证会，听取医、患双方意见，全面分析，综合判定。

（二）书证摘抄

根据肿某省肿瘤医院住院病案：

1.入院记录 患者因进食不顺伴声音嘶哑 3 月余，于 2011 年 10 月 22 日入院。

（1）入院记录

现病史：近半个月进食不顺症状明显加重，声音嘶哑明显，饮水时呛咳症状明显，省人民医院行食管造影后考虑"食管癌"。我院胃镜检查示：距门齿 22 ~ 27cm 食管左右壁结节影肿物生长，表面糜烂不平，触之易出血。病理诊断示：食管：鳞状细胞癌Ⅱ级。

既往史：7 年前发现慢性支气管炎，平时有活动后气短症状，口服氨茶碱片治疗。

体检：呼吸：20 次 / 分，桶状胸，双肺呼吸音尚清。

诊断：①食管中段鳞癌；②慢性支气管炎

诊疗计划：①放疗；②对症治疗

（2）病程演进 2011年10月27日患者因食管病变行6MV X线常规放疗中，彩超回报示：右侧气管食管沟可见一枚大小约2.8cm×3.39cm×2.84cm的低回声实性结节考虑转移。

2011年11月2日 无咳嗽、咳痰等不适。

2011年11月5日 白细胞计数（WBC）：$4.53×10^9$/L。

2011年11月8日 略有咳嗽不适，因有慢性支气管炎病史，放疗过程中，需密切观察放疗所致的肺损伤。

2011年11月14日 诉咳嗽不适较前缓解。

2011年11月17日 进食不顺症状明显好转，查体：心肺未见明显阳性体征。

2011年11月22日 诉咳嗽伴活动后气紧（照抄）症状明显，体温正常，WBC：$3.86×10^9$/L，查体：双肺呼吸音尚清，未闻及明显干湿罗音。患者现不适症状与既往有慢性支气管炎病史、肺功能欠佳、高龄以及放疗均有关系，可给于消炎、二线平喘、化痰及抗肿瘤治疗。

2011年11月26日 诉咳嗽伴活动后气紧症状较前有缓解，查体：双肺呼吸音尚清，未闻及明显干湿啰音。必要时停止放疗。

2011年11月29日 患者现行6MV X线调强放疗过程中，诉咳嗽、活动后气紧不适症状加重。食管造影回报示：原病变段食管壁稍僵硬，欠光整，扩张略受限，钡剂通过缓慢。局部可见小的充盈缺损及龛影形成。

查体：右肺可闻喘鸣音，双肺未闻及湿罗音。要求停止放疗，已与家属详细交代病情。

2011年12月1日 患者经消炎平喘等治疗后咳嗽伴气紧症状好转，家属未听劝阻，今自行再次行放疗，某上级医师指示：鉴于患者年龄大，肺功能差。继续放疗恐使咳嗽、气紧症状再次加重，再次重申停止放疗。查体：右肺可闻及少量喘鸣音，左肺呼吸音尚清，双肺未闻及湿啰音。

2011年12月4日 患者现咳嗽伴气紧症状均较前好转，肺部喘鸣音可能与慢性支气管炎有关。

2011年12月6日 患者今日感咳嗽伴气紧症状较明显，伴有发热，体温最高达38度，查体：右肺可闻及喘鸣音，左肺呼吸音粗，双肺未闻及干湿啰音。某付主任指示：患者现有肺部感染症状及体征，考虑与免疫力下降、肺功能差、年龄大、慢性支气管炎发作加重肺功能障碍有关。今改为二代头孢类抗生素头孢孟多酯，同时加用抗病毒治疗，二线平喘及营养等支持治疗继续。

2011年12月7日 下午输液过程中突然出现寒颤、气紧、发热症状，体温最高达39℃，即停止输液。夜间体温降至36℃。

2011年12月8日 今日下午再次出现气紧、发热，体温最高可达39℃，查体：双肺呼吸音粗，左肺及右肺下叶可闻及湿啰音，咳嗽后可闻及哮鸣音。心音有力。

2011年12月9日 患者诉咳嗽、气紧症状加重，呼吸困难，查体：双下肺可闻及水泡音，右肺可闻及喘鸣音。心音有力。某上级医师查房：患者目前呼吸困难是否有可能气道内伪膜形成，应该先除外机械性梗阻，建议请内镜室会诊，家属拒绝签字行气管镜检查，要求暂缓。SpO_2：76%。急查血气回报示：$PaCO_2$：33mmHg，PaO_2：43mmHg，考虑为Ⅰ型呼吸衰竭，

危重病例讨论：小结：患者突发呼吸困难，总气管无梗阻现象，

则患者目前呼吸困难需要排除肺梗塞，建议查 D- 二聚体，鉴于患者目前病情看考虑转入 ICU 治疗。

院内会诊：参加人员：呼吸科，消化科，本病区。

目前该患者诊断：1.肺部感染；2.进一步检查，除外肺梗塞。

治疗原则：抗炎，平喘，化痰对症支持治疗。

2011 年 12 月 10 日 今日仍气紧明显呼吸困难，D- 二聚体：2531ng/L，血氧波动于 70% 左右，气管镜吸痰，吸出少量黄色黏稠痰，镜下发现双肺充血水肿，以右肺为著，肺膨胀功能差。再次与患者家属交代病情。患者病情危重，呼吸困难渐进性加重，与家属沟通能否转往 ICU，家属担心转科途中发生意外拒绝转科。

2011 年 12 月 11 日 气急症状无明显缓解，氧分压波动于 65% 左右，请某医大附属医院呼吸科会诊，意见为 I 型呼吸衰竭可确诊，考虑重症肺炎结合 D- 二聚体高，不能排除肺梗塞。加大氧流量后氧分压提高不明显，波动于 75% 左右，应行气管切开。家属表示暂不接受气管切开及辅助呼吸机。

2011 年 12 月 12 日 晨起后突然出现氧饱和度下降至 60% 左右，患者家属经商量后坚持要求行气管切开，再次建议其转 ICU 行呼吸机辅助治疗，家属拒绝转科，故给于切开处中心给氧，血氧饱和度未见明显提高，查体：右肺闻及喘鸣音，左肺呼吸音减弱仍可闻及湿啰音。

D- 二聚体回报示 7711ng / ml，较昨日 6887ng / ml 数值再次升高，痰培养结果示：正常菌群。血常规示中性粒细胞比值（NEUT）：96.3%。

2011 年 12 月 13 日 患者呼吸困难仍重，血氧饱和度继续降低，呈昏迷状态，查体：双肺哮鸣音，双肺低可闻及湿啰音。急查心电图示：右束支传导阻滞。请院外会诊某省二院呼吸科某主任意见：建议其行血气分析，家属再次拒绝执行，下午 3 时 30 分突然呼吸频率减慢、血压下降，下午 3 时 50 分临床死亡。

死亡诊断：双肺重症肺炎，呼吸衰竭，食管中段鳞癌，慢性支气管炎，阻塞性肺气肿，肺梗塞可能。

（3）相关检查：

1）彩超：

2011 年 10 月 26 日 右侧气管食管沟见一枚大小约 2.8cm×3.39cm×2.84cm 低回声实性结节，右锁骨上见两枚低回声实性结节，界清，大小约 0.88cm×0.62cm，0.53cm×0.41cm。

彩超提示：右侧气管食管沟见一枚淋巴结肿大，MT 可能。

右锁骨上两枚淋巴结肿大，MT 可能。

2）CT：2011 年 10 月 26 日 食管中段管壁增厚考虑食管癌、伴上纵隔多个淋巴结转移征象。

2011 年 12 月 5 日 双肺局部炎性病灶，右肺中叶结节影，考虑炎性结节。

3）病理报告（2011 年 10 月 21 日）：食管鳞状细胞癌 II 级。

4）痰培养：

2011 年 12 月 9 日 正常菌群草绿色链球菌（++）奈瑟菌属（++），48 小时真菌培养无真菌生长。

2011 年 12 月 10 日 正常菌群草绿色链球菌（++）奈瑟菌属（++），48 小时真菌培养无真菌生长。

2011年12月10日大肠埃希菌（++），对丁卡、哌拉西林、头孢他啶、亚胺培南、头孢哌酮敏感。48小时真菌培养无真菌生长。

胃镜检查报告单（2011年入院记录2011年10月20日）：食管中上段癌

4. 医嘱：

1) 摘自长期医嘱单：

11月11日到11月17日；11月22日到12月5日 左氧氟沙星0.3g iv gtt

12月6日到12月7日 头孢孟多酯钠1.5g

12月8日到12月13日 头孢哌酮3g

11月22日8:48Am至11月28日9:11Am及11月29日至12月5日 地塞米松5mg

11月11日8:22Am到11月17日7:36Am及12月6日8:35Am到12月7日19:46Pm地塞米松2.5mg

2) 摘自临时医嘱单：

12月7日4:10Pm；12月9日9:13Am；12月11日3:38Am 地塞米松5mg iv

5.2011年12月13日 某医大附属医院呼吸科某主任会诊记录：目前考虑：双肺肺炎（重症），呼吸衰竭，气管切开，食管癌，慢性支气管炎，阻塞性肺气肿。情况允许时转ICU，呼吸机通气。

6. 放疗记录单：

常规放射治疗医嘱单：

2011年10月24日到2011年11月8日常规模拟机定位（2）野/次，放射治疗时实时监控10次（10月24日到27日；11月1日到4日；11月7日到8日），∑ FDT1000。

调强放射治疗医嘱单：

2011年11月10日到12月1日，共13次（11月10日；11月14日到18日；11月21日到25日；11月28日；12月1日），FDT2Gy，∑ DT 26Gy。12月5日因患者放疗反应较大，治疗中断。放射治疗时实时监控（23）次。

（三）阅片所见：

1.2011年10月19日食管吞钡摄片（无医院名）三张：

食管中段癌，长8～10cm，上段扩展，下段尚有少量钡剂通过，提示部分梗阻。

2.2011年11月29日食管吞钡摄片，某省肿瘤医院一张：食管中段癌，钡剂通过较2011年10月19日食管吞钡片有明显好转。

3.2011年10月26日胸部CT平扫片号1123681某省肿瘤医院：食管中段癌伴上纵隔淋巴结转移。

4.2011年12月5日胸部CT平扫片，某省肿瘤医院：食管中段癌伴上纵隔淋巴结转移，较前有所减小，部分钙化。双肺炎性改变。

分析说明

根据案情、鉴定材料及体检所见，召开由法官在场，医患双方参加的听证会，详细聆听医患双方的陈述，结合专家会诊意见综合分析认为：

1.有关某省肿瘤医院对王某的诊断、治疗方式的选择问题

　　王某因进食不顺伴声音嘶哑 3 个月余于 2011 年 10 月 22 日入住某省肿瘤医院。经胃镜检查示：距门齿 22 ~ 27cm 食管左右壁结节影肿物生长，表面糜烂不平，触之易出血。病理诊断示：食管：鳞状细胞癌Ⅱ级。又据 2011 年 10 月 19 日食管吞钡摄片示食管中段癌，长 8 ~ 10cm，上段扩展，下段尚有少量钡剂通过，提示部分梗阻。并彩超示：右侧气管食管沟可见一枚大小约 2.8cm×3.39cm×2.84cm 的低回声实性结节考虑转移。提示食管癌，已有外侵（声音嘶哑）的诊断明确，已属手术禁忌证。具有放射治疗适应证。故某省肿瘤医院对王某的诊断明确，治疗方式选择恰当。

　　2.有关王某的死因

　　根据入院记录和病程演进：王某 7 年前发现慢性支气管炎，平时有活动后气短症状，口服氨茶碱片治疗。体检发现桶状胸。均提示原有呼吸系统宿疾。从 2011 年 10 月 24 日起的放射治疗过程中，在 2011 年 11 月 22 日起即诉咳嗽伴活动后气紧症状明显，之后 2011 年 11 月 29 日又诉咳嗽、活动后气紧不适症状加重。且于 2011 年 12 月 6 日咳嗽伴气紧症状较明显伴有发热，体温最高达 38℃，2011 年 12 月 8 日患者诉咳嗽、气紧症状加重，呼吸困难，查体：双下肺可闻及水泡音，右肺可闻及喘鸣音。2011 年 12 月 9 日下午再次出现气紧、发热，体温最高可达 39℃，查体：双肺呼吸音粗，左肺及右肺下叶可闻及湿啰音，咳嗽后可闻及哮鸣音，一直到 2011 年 12 月 13 日患者呼吸困难仍重，血氧饱和度继续降低，呈昏迷状态，查体：双肺哮鸣音，双肺底可闻及湿啰音。下午 15:30Pm 突然呼吸频率减慢、血压下降。下午 3:50Pm 临床死亡。

　　期间曾两次痰培养（2011 年 12 月 9 日正常菌群草绿色链球菌（++），奈瑟氏菌属（++）。48 小时真菌培养无真菌生长。2011 年 12 月 10 日正常菌群草绿色链球菌（++），奈瑟菌属（++）。48 小时真菌培养无真菌生长）均未见致病菌。并经激素治疗曾有好转。王某的直接死应为双肺重症肺炎并发呼吸衰竭，而导致肺炎的原因根据两次痰培养并非致病菌引起的感染。而且此双肺重症肺炎、呼吸衰竭是在放射治疗过程中产生，所以应与放射线有关，属于放射性肺炎。因此，在放射性肺炎的基础上可以继发细菌引起的感染，如 2011 年 12 月 10 日第三次痰培养才获致病性的大肠埃希菌（++）。

　　3.有关照射剂量、疗程问题

　　根据食管癌放射治疗的常规，通常照射总剂量为 50 ~ 70Gy /25 ~ 38 次 / 3 ~ 5 周。而某省肿瘤医院的常规放射治疗自 2011 年 10 月 24 日到 2011 年 11 月 8 日，常规模拟机定位（2）野 / 次，放射治疗时实时监控 10 次，∑ FDT1000（注：1000rat = 10Gy）。随后的调强放射治疗自 2011 年 11 月 10 日到 12 月 1 日，共 13 次，FDT2Gy，∑ DT 26Gy 放射治疗时实时监控（23）次。根据以上数据，山西省肿瘤医院对王放射治疗的总剂量仅 36Gy / 33 次 / 5 周，远小于通常照射总剂量：50 ~ 70Gy / 25 ~ 38 次 / 3 ~ 5 周。因此，某省肿瘤医院对王的照射剂量、疗程未超过常规范围内，未违规。

　　4.王某在放射治疗中产生放射性肺炎的原因

　　放射性肺炎的原因与放射治疗有关，但为何在照射剂量、疗程未超过常规范围内，甚至远小于通常照射总剂量的情况下还会发生如此严重且致死的放射性肺炎？此与王某对放射线特别敏感有关。这可从放射线对她的食管癌的治疗效果显示：根据所阅的食管吞钡摄片，在放射治疗前的食管中段癌，长 8 ~ 10cm，上段扩展，下段尚有少量钡剂通过，提示部分梗阻。到放射治疗后的 2011 年 11 月 29 日食管吞钡摄片提示食管中段癌，钡剂通过较 2011 年 10 月 19 日食管吞钡片有明显好转，而且，在放射治疗中，2011 年 11 月 17 日的病程演进中也记载"进食不顺症状明显好转"。但不幸的是她的肺对放射线也特别敏感，在照射剂量并未超过常规范围内的情况下产生了放射性肺炎。此外，王某过去有慢性支气管炎，平时有活动后气短症状，更易在出现放射性肺炎后产生呼吸衰竭。因此，王生放射性肺炎及呼吸衰竭的主要原因与自身因素有关。

5.有关在放射治疗过程中，某省肿瘤医院有否过错

放射性肺炎是一种淋巴细胞性肺泡炎，最早和最常见的症状是咳嗽和呼吸困难，并且症状是渐进的。注意放射性肺炎的早期症状和早期诊断，并及时和恰当处理，若把放射性肺炎控制在 1～2 级内：即安静时无呼吸困难，无须吸氧，无须激素治疗的状态下，尚可继续放射治疗。否则，应考虑中止放射治疗。尽管某省肿瘤医院在 2 011 年 11 月 8 日的病程演进中已注意到"略有咳嗽不适，因有慢性支气管炎病史，放疗过程中，需密切观察放疗所致的肺损伤。"且在 2011 年 11 月 26 日的病程演进中也考虑"必要时停止放疗"却未执行。相反，2011 年 11 月 22 日王某诉咳嗽伴活动后气紧症状明显，并于 11 月 22 日起在需用地塞米松的情况下仍继续放射治疗（7 次共 14Gy），显属不当，致使"2011 年 11 月 29 日咳嗽、活动后气紧不适症状加重"提示放射性肺炎加剧。虽于 12 月 1 日后停止放射治疗，但因放射线的后续作用，致使王某最终因放射性肺炎加剧并发呼吸衰竭而死亡。某肿瘤医院对王某的放射治疗过程中，在照射野、照射剂量等方面虽未违规，但未根据王对放射线的特别敏感进行个体化处理，未及时停止放射治疗，存在过错，是导致放射性肺炎加剧的原因之一，且与死亡的后果存在因果关系。

放射性肺炎的治疗以吸氧、激素为主。由于放射性肺炎是一种淋巴细胞性肺泡炎，不是细菌感染，在没有合并感染时抗生素的应用仅仅是作为预防用药。当合并细菌感染时，可根据细菌的种类和药敏试验结果选择抗生素。而在两次痰培养（2011 年 12 月 9 日，2011 年 12 月 10 日）均未见致病菌。此外，控制放射性肺炎的主要手段是停止放射治疗，而不是抗生素，因此，某省肿瘤医院除了未及时停止放射治疗，存在过错外，未发现在处理放射性肺炎中存在过错。

鉴于王某的自身因素是放射性肺炎的主要原因，其次也与某省肿瘤医院未根据王某对放射线的特别敏感进行个体化处理、未及时停止放射治疗有关，故某省肿瘤医院的过错对王某放射性肺炎加剧并发呼吸衰竭死亡的后果之间存在次要作用的因果关系。

鉴定意见

1.某省肿瘤医院对王某的诊断明确，治疗方式选择放射治疗恰当。

2.王某的直接死因为并发双肺重症肺炎、呼吸衰竭，而导致肺炎的原因并非细菌引起的感染，而是放射性肺损伤。

3.放射性肺炎的原因与放射治疗有关，某省肿瘤医院对王某放射治疗的照射剂量、疗程未违规。

4.王某的自身因素是放射性肺炎的主要原因，其次也与某省肿瘤医院未根据王某对放射线的特别敏感进行个体化处理、未及时停止放射治疗有关，故某省肿瘤医院治疗存在过错，对王某放射性肺炎加剧并发呼吸衰竭死亡的后果之间存在因果关系，医疗过错行为应为次要作用。

第三节　肝衰竭

【概述】

肝衰竭（LF）是由多种因素引起的严重肝脏损害，导致肝脏合成、解毒、排泄和生物转化等功能发生严重障碍或失代偿，出现以凝血功能障碍、黄疸、肝性脑病、腹水等为主要表现的一组临床症候群。

一、分类

根据病理组织学特征和病情发展速度，肝衰竭可分为四类：急性肝衰竭（ALF）、亚急性肝衰竭（SALF）、慢加急性（亚急性）肝衰竭（ACLF）和慢性肝衰竭（CLF）。

1.急性肝衰竭　急性起病，2周内出现Ⅱ度及以上肝性脑病（按Ⅳ度分类法划分）并有以下表现者：①极度乏力，并有明显厌食、腹胀、恶心和呕吐等严重消化道症状；②短期内黄疸进行性加深；③出血倾向明显，凝血酶原活动度（PTA）≤40%，且排除其他原因；④肝脏进行性缩小。

2.亚急性肝衰竭　起病较急，15天到26周出现以下表现者：①极度乏力，有明显的消化道症状；②黄疸迅速加深，血清总胆红素大于正常值上限10倍或每日上升≥17.1μmol/L；③凝血酶原时间明显延长，PTA≤40%并排除其他原因者。

3.慢加急性（亚急性）肝衰竭　ACLE定义"在既往已知或者未知的慢性肝病基础上，出现黄疸和凝血功能障碍为主要表现的急性肝功能损伤，并在4周内出现腹水和（或）肝性脑病"

4.慢性肝衰竭　在肝硬化基础上，肝功能进行性减退和失代偿。诊断要点为：①有腹水或其他门静脉高压表现；②可有肝性脑病；③血清总胆红素升高。

二、病因

在我国引起肝衰竭的首要病因是肝炎病毒（主要是乙型肝炎病毒），其次是药物及肝毒性物质（如乙醇、化学制剂等）。在欧美国家，药物是引起急性、亚急性肝衰竭的主要原因；酒精性肝损害常引起慢性或慢加急性肝衰竭。儿童肝衰竭还可见于遗传代谢性疾病。

三、发病机制

1.宿主因素　①有众多证据显示宿主遗传背景在乙型肝炎重症化过程中的重要性。目前，对乙型肝炎病毒（HBV）感染与清除、慢性HBV感染相关肝硬化及肝癌等疾病表型的遗传因素研究较多，但对重型乙型肝炎遗传易感性研究较少。仅有的少量研究资料大多来自亚洲人群，是采用候选基因-疾病关联研究策略。主要针对涉及乙型肝炎免疫反应通路的几个基因，如肿瘤坏死因子（TNF）包括TNF-α及TNF-β，白细胞介素-10（IL-10）、干扰素诱生蛋白10（IP-10，CXCL-10）、维生素D受体（VDR）、人白细胞抗原（HLA）等。②宿主免疫在肝衰竭发病中的作用已被广泛认可。以细胞毒性T淋巴细胞（CTL）为核心的细胞免疫在清除内病毒方面起关键作用,同时也是造成细胞凋亡或坏死的主要因素。

2.病毒因素 ①病毒对肝脏的直接作用。我国以乙型肝炎患者居多。研究表明,细胞内过度表达的 HBsAg 可导致肝细胞损伤及功能衰竭。HBV 的 X 蛋白也可引起肝脏损伤,在感染早期,X 蛋白使肝细胞对 TNF-α 等炎性介质更敏感而诱导细胞凋亡,这可能与重型乙型肝炎发病有关。②研究表明,HBV 基因变异可引起细胞坏死,导致严重的肝脏损害。

3.毒素因素 严重肝病患者,由于库普弗细胞功能严重受损,来自门静脉的大量内毒素未经解毒而进入人体循环。内毒素可直接或通过激活库普弗细胞释放的化学介质引起肝坏死,且是其他肝毒性物质(如半乳糖胺、四氯化碳和乙醇等)致肝坏死的辅助因素,因而可导致肝衰竭的发生。

4.代谢因素 各类慢性肝病患者皆存在不同程度的肝脏微循环障碍,血液难以进出肝脏,无法保证对肝细胞的营养供应。胃肠道吸收的营养成分难以进入肝脏,消化不良;吸收在血液中的药物难以进入肝脏与肝细胞接触,无法有效发挥药物疗效;代谢废物难以排出肝脏,成为毒素,滞留于肝脏,导致肝细胞损伤,而加快肝病进展。

中医学认为,根据肝衰竭的临床表现,可将其归属于中医学中的"瘟黄""急黄"范畴。肝衰竭病因集中在毒、湿、热、瘀、虚,其主病位在肝;横逆于脾,克伐脾胃上行于脑及心包,下涉于肾,血脉受损,三焦俱病,气阳虚衰;就其病机因素而言,急性肝衰竭、亚急性肝衰竭主要疫毒炽盛、热入营血、上扰心神,慢加急性肝衰竭主要是湿热内蕴、脾气亏虚、气虚血淤,而慢性肝衰竭则体现在脾阳虚、肾阳虚为主,兼有瘀热互结、心神受蒙。

【临床诊断】

一、西医诊断

(一)临床表现

在急性肝功能衰竭发展过程中,机体有多系统受累,临床表现复杂,但以神经精神症状最为突出。

1.肝性脑病 这是 ALF 最突出并具有诊断意义的早期临床表现,通常于起病 10 天以内迅速出现精神神经症状。特点为进行性精神神经变化。最早出现为多性格的改变,如情绪激动、精神错乱和嗜睡等,以后可有扑翼样震颤和阵发性抽搐,逐渐进入昏迷,最后各种反射消失。癫痫发作和肌痉挛在急性肝衰竭脑病中多于慢性肝性脑病。肝性脑病的发病机制很复杂,多年来提出若干学说,且各有依据,但均不能全面解释临床和实验研究中的问题。其中蛋白质代谢障碍可能是核心因素。已知氨中毒是氮性(含氮药物或进食大量蛋白质)或外源性肝性脑病(继发于门脉性肝硬化,晚期血吸虫病性肝硬化)的重要原因,对血氨不增高的肝性脑病患者,经研究证实多数有红细胞内氨量增高,所以氨在导致脑病中作用值得重视。近年对血中氨基酸检测研究,发现色氨酸增高可致脑病,同时有蛋氨酸、苯丙氨酸和酪氨酸增高。检测色氨酸不仅有助于肝性脑病的诊断,还可作为急性肝炎向重症转化及判断预后的指标。支链氨基酸(BCAA)却表现正常或减低。暴发性肝衰竭(FHF)时,支/芳比值可由正常的 3 ~ 3.5 下降至 1.0 以下。近年有人认为,氨基酸的变化可能与血氨增高有关,提出血氨与氨基酸的统一学说。假性神经递质致肝性脑病,经重复试验未能证实,只有同时并有氨基酸代谢失平衡时,芳香族氨基酸通过血-脑脊液屏障,使 5-

羟色胺等抑制性神经递质增加并致去甲肾上腺素和多巴胺减少，而抑制大脑，出现意识障碍。经实验表明，在脑内递质浓度无变化时，通过神经递质受体的变化也可致脑病，因而又提出神经递质受体功能紊乱学说。总之，肝性脑病的发生是由多种毒性物质联合协同作用、多种致病因素致神经传导结构及功能异常，是多因素连锁反应综合作用的结果，引起临床上的综合征。

2.黄疸 绝大多数患者有黄疸，并呈进行性加重，极少数患者黄疸较轻甚至完全缺如，后者往往见于Ⅱ型暴发性肝衰竭。其黄疸具有3个特点：①黄疸出现后在短期内迅速加深，如总胆红素 > 171μmol / L，同时具有肝功能严重损害的其他表现，如出血倾向、凝血酶原时间延长和丙氨酸氨基转移酶升高等。若只有较深黄疸，无其他严重肝功能异常，提示为肝内淤胆；②黄疸持续时间长，一般黄疸消长规律为加深、持续、消退3个阶段,若经2～3周黄疸仍不退，提示病情严重；③黄疸出现后病情无好转，一般急性黄疸型肝炎，当黄疸出现后.食欲逐渐好转，恶心呕吐减轻。如黄疸出现后1周症状无好转，需警惕为重型肝炎。

3.凝血功能障碍和出血 50%～80%暴发性肝衰竭会发生出血，出血部位以皮肤、齿龈、鼻黏膜、球结膜及胃黏膜等常见，颅内出血也可以发生，往往后果严重。引起出血的原因是多方面的，主要有：①凝血因子合成障碍：血浆内所有凝血因子均降低，但因Ⅶ因子在肝外合成，反而增高，凝血酶原时间明显延长；②血小板质与量异常：ALF 时血小板较正常小，电镜可见空泡、伪足和浆膜模糊。无肝性脑病时血小板正常。因骨髓抑制、脾功能亢进和血管内凝血所消耗，可致血小板减少；③弥漫性血管内凝血（DIC）伴局部继发性纤溶：血浆内血浆素和其激活物质均降低，而纤维蛋白／纤维蛋白原降解产物增加；④胃肠道黏膜糜烂可加重出血。

4.肾功能不全暴发性肝功能衰竭时，肾功能异常者达50%～80%，其中肾功能不全者占40%，半数为功能性肾衰竭，半数为急性肾小管坏死。有高尿钠、等渗尿及肾小管坏死。急性肾小管坏死与肝细胞坏死、内毒素血症、利尿剂应用不当、胃肠道出血致低血容量及低血压等因素有关。功能性肾衰竭多与血管紧张素水平升高及前列腺素减少引起肾血管收缩、肾小球滤过率降低有关。有报告，肾衰竭在 ALF 死因中占首位，值得注意。暴发性肝功能衰竭因尿素氮合成降低，血尿素氮常不高，因此唯有血清肌酐水平高低才能反映肾衰竭的严重程度。

5.感染暴发性肝功能衰竭患者常伴有各种感染，常见感染部位为呼吸道、泌尿道、胆道及腹腔。这主要是由于患者细胞免疫及体液免疫功能下降，也与患者昏迷及肠道屏障功能下降有关。

6.电解质及酸碱平衡紊乱 以呼吸性酸中毒和低钾血症最常见。

7.其他低血压、低血糖和心肺并发症等。

（二）辅助检查

1.血清胆红素测定 常呈进行性增高。

2.血清氨基转移酶丙氨酸和天冬氨酸氨基转移酶常明显升高，尤以后者升高明显。转氨酶／丙氨酸氨基转移酶比值对估计预后有意义，存活者比值为0.31～2.26，平均为1.73。当血清胆红素明显上升而氨基转移酶下降，这就是所谓的胆酶分离现象，对暴发性肝功能衰竭的诊断及预后有重要意义。

3. **血清胆固醇与胆固醇酯**　胆固醇与胆固醇酯主要在肝细胞内合成，合成过程需多次酶促反应。正常血清胆固醇浓度为 2.83 ~ 6.00mmol / L，若低于 2.6mmol / L，则提示预后不良。暴发性肝功能衰竭时，胆固醇酯也常明显下降。

4. **血清胆碱酯酶活力**　胆碱酯酶有两种，乙酰胆碱酯酶和丁酰胆碱酯酶。后者在肝细胞内合成，暴发性肝功能衰竭时此酶活力常明显下降。

5. **血清白蛋白**　最初可在正常范围内，若白蛋白逐渐下降，则预后不良。

6. **凝血酶原时间及凝血酶原活动度**　暴发性肝功能衰竭时，发病数天内即可有凝血酶原时间延长及凝血酶原活动度降低。凝血酶原时间测定是目前最常见的评估肝细胞功能的指标之一，但需排除因维生素 K 缺乏所致的凝血酶原时间延长。

7. **凝血因子测定**　凝血因子 Ⅱ、Ⅴ、Ⅶ、Ⅸ 和 Ⅹ 等明显减少。

8. **其他检查**　肝炎病毒标志物包括甲、乙、丙、戊及其他病毒抗体的检查，有助于病因的诊断。血氨和血浆氨基酸测定有助于肝性脑病的诊断及处理。细菌学检查及鲎试验有利于确定感染的存在。电解质检查对监测患者的病情极为重要。

（三）病理

由肝炎病毒、药物中毒和毒蕈中毒所致的 ALF，其肝病理特点为：广泛肝细胞变性坏死，肝细胞大块或弥漫性坏死，肝细胞消失，肝脏体积缩小。一般无肝细胞再生，多有网状支架塌陷，残留肝细胞肿胀、气球样变性，胞质嗜酸性小体形成，汇管区炎性细胞浸润。极少数可表现为多发局灶性肝细胞坏死。

妊娠期急性脂肪肝和 Reye 综合征等肝病理特点为：肝细胞内微泡状脂肪浸润，线粒体严重损害而致代谢功能异常，肝小叶至中带细胞增大，胞浆中充满脂肪空泡，呈蜂窝状，无大块肝细胞坏死。肝缩小不如急性重型肝炎显著。

（四）鉴别诊断

1. **胆道阻塞性疾病及严重胆道感染**　此类疾病黄疸深，而肝功能损害轻，ALT 上升幅度小，并常有腹痛、肝大等特点可资鉴别。

2. **淤胆性肝炎**　黄疸较深时会误诊为肝衰竭，消化道症状轻，血清 ALT 升高及凝血酶原时间（PT）延长不明显。有明显皮肤瘙痒及粪便颜色变浅，血清碱性磷酸酶（ALP）及 γ-谷氨酰基转肽酶（γ-GT），明显升高，极少出现肝性脑病、出血及腹水。

3. **高黄疸病毒性肝炎**　患者血清胆红素 171μmol / L，甚至达到 500 ~ 600μmol / L，但一般情况较好，全身乏力和消化道症状不很严重，出血倾向不明显，PTA > 40%。此类患者预后较好，但也可进一步加重而发生肝衰竭。

4. **肝衰竭时重度肝性脑病应与其他原因引起的昏迷相鉴别**　许多疾病可致昏迷，如重症乙型肝炎、暴发性流行性脑脊髓膜炎、中毒性菌痢、流行性出血热等感染性疾病，以及尿毒症、低血糖昏迷、水电解质紊乱等非感染性疾病。严重输液反应亦可致意识障碍、黄疸、休克、出血及肾衰竭，应注意鉴别。

二、中医诊断

大部分学者认为急性肝衰竭、亚急性肝衰竭以疫毒炽盛证、热毒入营证、热入心包证等实证为主，慢加急性肝衰竭中以热毒内陷证、湿热内蕴证与肝脾气虚证等虚实并存为主，而慢性肝衰竭则以脾阳虚、肾阳虚等虚证为主，兼以瘀热互结证、蒙蔽心窍证等。

【防未病】

一、防肝衰竭发生

（一）关注肝衰竭病因，发病早期精准判断

从患者出现肝功能不全等临床状况，发展到肝衰竭不可逆阶段之间，存在治疗的"黄金窗口期"。如能准确而及时判断出该时期，并加以正确的临床治疗，对改善患者预后具有极其重要的意义。肝衰竭患者的"黄金窗口期"通常在疾病加剧加重的7天内，主要处于肝衰竭病程上升前期至上升期，这期间医务人员一定要重视，规劝患者放下一切工作，及时接受治疗。把握"窗口期"，从而遏制疾病进展，力争使患者转危为安。

1.关注病因

（1）常见或较常见病因

1）肝炎病毒 甲型、乙型、丙型（同时或重叠乙型）和戊型。

2）其他病毒 巨细胞病毒（CMV）、EB病毒（EBV）、肠道病毒和疱疹病毒。

（2）少见或罕见原因

1）代谢异常 肝豆状核变性和遗传性糖代谢障碍等。

2）肝缺血缺氧。

3）休克和心力衰竭。

（二）防肝衰竭针对病因治疗是关键

肝衰竭的病因复杂，明确病因和针对病因的治疗是防治关键。其中最常见者为病毒性肝炎。占ALF所有病例的72%，但急性病毒性肝炎发生ALF者少于1%。在我国乙型病毒性肝炎（乙肝）的发病率仍比较高，因此防治乙肝是预防本病的关键。新生儿和高危人群应注射乙肝疫苗，乙肝患者给予积极的抗病毒治疗；严格执行器械的消毒常规，严格选择献血员；节制饮酒；注意合理的营养；避免应用对肝有损的药物；加强劳动保健；避免工农业生产中的各种慢性化学品中毒；定期体格检查，无疑也是防治本病的积极措施。

（三）评估肝衰竭预后

多个预后评分系统被用于评估肝衰竭的预后。肝衰竭（需要或不需要肝移植）的预后决定于很多因素（性别、年龄、衰竭的病因、入院时肝脏、临床以及生化状态以及肝性脑病的程度、凝血酶原时间、胆碱酯酶、白蛋白及前白蛋白、胆红素水平、肾功能、血钠、动脉血pH、血清磷水平），而且许多新的指标也可以整合到预后模型中。

二、已知肝衰竭积极治疗改善预后

肝衰竭进展到中期阶段，多数由于对肝衰竭早期去除病因治疗不力，或患者肝脏细胞修复迟缓，而导致机体免疫功能低下，继发感染、肾功能损伤等并发症。这时期无论对医师还是对患者来说，都是与时间赛跑的阶段。一旦患者肝衰竭进入中期，医护人员必须第一时间做好包括肝脏在内的多器官功能的保护和支持。如呼吸、循环支持，以及肾脏保护、纠正凝血功能障碍、全身预防和抗感染治疗，稳定内环境，为诊治原发病和修复创造时间、条件与机会。与此同时，心理疏导有助康复。

【治已病】

一、西医治疗

目前肝衰竭的内科治疗尚缺乏特效药物和手段。原则上强调早期诊断、早期治疗，针对不同病因采取相应的病因治疗措施和综合治疗措施，并积极防治各种并发症。肝衰竭患者诊断明确后，应进行病情评估和重症监护治疗。有条件者早期进行人工肝治疗，视病情进展情况进行肝移植前准备。

（一）内科综合治疗

1. 一般支持治疗

（1）卧床休息，减少体力消耗，减轻肝脏负担。

（2）加强病情监测处理；建议完善凝血酶原活动度／国际标准化比值（PTA/INR）、血氨及血液生化的监测、动脉血乳酸、内毒素、嗜肝病毒标志物、铜蓝蛋白、自身免疫性肝病相关抗体检测，以及腹部 B 超（肝胆脾胰、腹水）、胸部 X 线检查、心电图等相关检查。

（3）推荐肠道内营养，包括高碳水化食物、低脂、适量蛋白质饮食，提供每千克体重 35 ～ 40 kcal 总热量。肝性脑病患者需限制经肠道蛋白质摄入量，进食不足者，每日静脉补给足够的热量、液体和维生素。

（4）积极纠正低蛋白血症，补充白蛋白或新鲜血浆，并酌情补充凝血因子。

（5）进行血气监测，注意纠正水电解质及酸碱平衡紊乱，特别要注意纠正低钠、低氯、低镁、低钾血症。

（6）注意消毒隔离，加强口腔护理及肠道管理，预防医院感染发生。

2. 病因治疗　肝衰竭病因对指导治疗及判断预后具有重要价值，包含发病原因及诱因两类。对其尚不明确者应积极寻找病因以期达到正确处理的目的。

（1）病毒性肝炎　对病毒性肝炎肝衰竭的病因学治疗，目前主要针对 HBV 感染所致的患者。对 HBV DNA 阳性的肝衰竭患者，不论其检测出的 HBV DNA 滴度高低，建议立即使用核苷（酸）类药物抗病毒治疗，应注意晚期肝衰竭患者因残存肝细胞过少、再生能力严重受损，抗病毒治疗似难以改善肝衰竭的结局。在我国上市的核苷（酸）类药物中，拉米夫定、恩替卡韦、替比夫定、阿德福韦酯等均可有效降低 HBV DNA 水平，降低肝衰竭患者的病死率。其中前 3 种更加强效快速，而阿德福韦酯则较为慢速，但对于高病毒载量且过去有过核苷（酸）类药耐药者，联合阿德福韦酯则可作为补救措施。近年上市的替诺福韦酯又为乙肝治疗增加一种良好选择。慢性 HBV 相关肝衰竭常需终身用药，应坚持足够的疗程，避免病情好转后过早停药导致复发；应注意后续治疗中病毒耐药变异，并及时补救处理。对免疫抑制剂所致 HBV 再激活者应以预防为主，放宽核苷（酸）类药物的适应证（HBV 血清学标志物阳性即可）。

甲型、戊型病毒性肝炎引起的急性肝衰竭，目前尚未证明病毒特异性治疗有效。对确定或疑似疱疹病毒或水痘－带状疱疹病毒感染引发的急性肝衰竭患者，可使用阿昔洛韦（5 ～ 10 mg/kg，每 8 小时静脉滴注）治疗，并应考虑进行肝移植。

（2）药物性肝损伤所致急性肝衰竭　应停用所有可疑的药物，追溯过去 6 个月服用的处方药、中草药、非处方药、膳食补充剂的详细信息（包括服用数量和最后一次服用的时间）。尽可能确定非处方药的成分。已有研究证明，N-乙酰半胱氨酸（NAC）对药物性肝损伤所致急性肝衰竭有益。其中，确诊或疑似对乙酰氨基酚（APAP）过量引起的急性肝衰竭患者，如摄入 APAP 在 4h 之内，在给予 NAC 之前应先口服活性肽。摄入大量 APAP 的患者，血清药物浓度或氨基转移酶升高提示即将或已经发生了肝损伤，应立即给予 NAC。怀疑 APAP 中毒的急性肝衰竭患者也可应用 NAC。必要时给予人工肝吸附治疗。对于非 APAP 引起的急性肝衰竭患者，应用 NAC 亦可改善结局。

（3）确诊或疑似毒蕈中毒的急性肝衰竭患者，可考虑应用青霉素 G 和水飞蓟素。

（4）妊娠急性脂肪肝 / HELLP 综合征所导致的肝衰竭　建议立即终止妊娠，如果终止妊娠后病情仍继续进展，须考虑人工肝和肝移植治疗。

3. 其他治疗

（1）肾上腺皮质激素在肝衰竭中的使用　目前对于肾上腺皮质激素在肝衰竭治疗中的应用尚存在不同意见。非病毒感染性肝衰竭，如自身免疫性肝炎是其适应证，可考虑使用泼尼松，$40 \sim 60$ mg/d。其他原因所致肝衰竭前期或早期，若病情发展迅速且无严重感染、出血等并发症者，也可酌情使用。

（2）促肝细胞生长治疗　为减少肝细胞坏死，促进肝细胞再生，可酌情使用促肝细胞生长素和前列腺素 E_1（PEG_1）脂质体等药物，但疗效尚需进一步确定。

（3）微生态调节治疗

肝衰竭患者存在肠道微生态失衡，肠道益生菌减少，肠道有害菌增加，而应用肠道微生态制剂可改善肝衰竭患者的预后。根据这一原理，可应用肠道微生态调节剂、乳果糖或拉克替醇，以减少肠道细菌易位，降低内毒素血症及肝性脑病的发生。

4. 防治并发症

（1）脑水肿　①有颅内压增高者，给予甘露醇 $0.5 \sim 1.0$g/kg；②襻利尿剂，一般选用呋塞米，可与渗透性脱水剂交替使用；③人工肝支持治疗；④不推荐肾上腺皮质激素用于控制颅内高压；⑤急性肝衰竭患者使用低温疗法可防止脑水肿，降低颅内压。

（2）肝性脑病　①去除诱因，如严重感染、出血及电解质紊乱等；②限制蛋白质饮食；③应用乳果糖或拉克替醇，口服或高位灌肠，可酸化肠道，促进氨的排出，调节微生态，减少肠源性毒素吸收；④视患者的电解质和酸碱平衡情况酌情选用精氨酸、鸟氨酸 – 门冬氨酸等降氨药物；⑤对慢性肝衰竭或慢加急性肝衰竭患者可酌情使用支链氨基酸或支链氨基酸与精氨酸混合制剂以纠正氨基酸失衡；⑥对Ⅲ度以上的肝性脑病建议气管插管；⑦抽搐患者可酌情使用半衰期短的苯妥英或苯二氮䓬类镇静药物，但不推荐预防用药；⑧人工肝支持治疗。

（3）合并细菌或真菌感染　①推荐常规进行血液和其他体液的病原学检测；②除了慢性肝衰竭时可酌情口服喹诺酮类作为肠道感染的预防以外，一般不推荐常规预防性使用抗菌药物；③一旦出现感染，应首先根据经验选择抗菌药物，并及时根据培养及药敏试验结果调整用药。使用强效或联合抗菌药物、激素等治疗时，应同时注意防治真菌二重感染。

（4）低钠血症及顽固性腹水　低钠血症是失代偿肝硬化的常见并发症，而低钠血症、顽固性腹水与急性肾损伤等并发症常相互关联及连续发展。从源头上处理低钠血症是预防后续并发症的关键措施。水钠潴留所致稀释性低钠血症是其常见原因，而现有的利尿剂均导致血钠排出，且临床上传统的补钠方法不仅疗效不佳，反而易导致脑桥髓鞘溶解症。托伐普坦（tolvaptan）作为精氨酸加压素 V2 受体阻滞剂，可通过选择性阻断集合管主细胞 V2 受体，促进自由水的排泄，已成为治疗低钠血症及顽固性腹水的新途径。

（5）急性肾损伤及肝肾综合征 ①保持有效循环血容量，低血压初始治疗建议静脉输注生理盐水；②顽固性低血容量性低血压患者可使用系统性血管活性药物，如特利加压素或去甲肾上腺素白蛋白静脉输注，但在有颅内高压的严重脑病患者中应谨慎使用，以免因脑血流量增加而加重脑水肿；③保持平均动脉压 ≥ 75mmHg；④限制液体入量，24h 总入量不超过尿量加 500 ～ 700ml；⑤人工肝支持治疗。

（6）出血 ①推荐常规预防性使用 H_2 受体阻滞剂或质子泵抑制剂。②对门静脉高压性出血患者，为降低门静脉压力，首选生长抑素类似物，也可使用垂体后叶素（或联合应用硝酸酯类药物）；食管胃底静脉曲张所致出血者可用三腔二囊管压迫止血；或行内镜下硬化剂注射或套扎治疗止血；可行介入治疗，如 TIPS。③对显著凝血障碍患者，可给予新鲜血浆、凝血酶原复合物和纤维蛋白原等补充凝血因子，血小板显著减少者可输注血小板；对弥漫性血管内凝血（DIC）者可酌情给予小剂量低分子肝素或普通肝素，对有纤溶亢进证据者可应用氨甲环酸或止血芳酸等抗纤溶药物。④肝衰竭患者常合并维生素 K 缺乏，故推荐常规使用维生素 K（5 ～ 10mg）。

（7）肝肺综合征 PaO_2 < 80 mmHg 时应给予氧疗，通过鼻导管或面罩给予低流量氧（2 ～ 4 L/min），对于氧气需要量增加的患者，可行加压面罩给氧或者行气管插管后上同步呼吸机。

（二）人工肝支持治疗

1.治疗机制和方法 人工肝支持系统是治疗肝衰竭有效的方法之一，其治疗机制是基于肝细胞的强大再生能力，通过一个体外的机械、理化和生物装置，清除各种有害物质，补充必需物质，改善内环境，暂时替代衰竭肝脏的部分功能，为肝细胞再生及肝功能恢复创造条件或等待机会进行肝移植。

2.适应证

（1）各种原因引起的肝衰竭早、中期，INR 为 1.5 ～ 2.5 和血小板 > 50×10^9 / L 的患者为宜；晚期肝衰竭患者亦可进行治疗，但并发症多见，治疗风险大，临床医生评论风险及利益后作出治疗决定；未达到肝衰竭诊断标准，但有肝衰竭倾向者，亦可考虑早期干预。

（2）晚期肝衰竭肝移植术前等待供体、肝移植术后排异反应、移植肝无功能期的患者。

3.相对禁忌证

（1）严重活动性出血或并发 DIC 者。

（2）对治疗过程中所用血制品或药品如血浆、肝素和鱼精蛋白等高度过敏者。

（3）循环功能衰竭者。

（4）心脑梗死非稳定期者。

（5）妊娠晚期。

4.并发症 人工肝支持系统治疗的并发症有出血、凝血、低血压、继发感染、过敏反应、低血钙、失衡综合征等。需要在人工肝支持系统治疗前充分评估并预防并发症的发生，在人工肝支持系统治疗中和治疗后要严密观察并发症，随着人工肝技术的发展，并发症发生率将进一步下降。

（三）肝移植治疗

肝移植是治疗中晚期肝衰竭最有效的挽救性治疗手段。当前可用的预后评分系统有

MELD 等对终末期肝病的预测价值较高，但对急性肝衰竭意义有限，因此，不建议完全依赖这些模型选择肝移植候选人。

1.适应证

（1）各种原因所致的中晚期肝衰竭，经积极内科综合治疗和（或）人工肝治疗疗效欠佳，不能通过上述方法好转或恢复者。

（2）各种类型的终末期硬化。

2.禁忌证

（1）绝对禁忌证 ①难以控制的感染，包括肺部感染、脓毒血症、腹腔感染、颅内感染、活动性结核病；②肝外合并难以根治的恶性肿瘤；③合并心、脑、肺、肾等重要脏器的器质性病变，需要基本生命支持，包括重度心功能不全、颅内出血、脑死亡、肾功能不全行肾脏替代治疗时间大于 1 个月；④获得性人类免疫缺陷综合征病毒（HIV）感染；⑤难以戒除的酗酒或吸毒；⑥难以控制的精神疾病。

（2）相对禁忌证

①年龄大于 65 岁；②合并心、脑、肺、肾等重要脏器功能性病变；③肝脏恶性肿瘤伴门静脉主干癌栓形成；④广泛门静脉血栓形成、门静脉海绵样变等导致无法找到合适的门静脉流入道者。

3.移植肝再感染肝炎病毒的预防和治疗

（1）HBV 再感染 肝移植术后 HBV 再感染的预防方案是术前即开始使用核苷（酸）类药物；术中和术后长期应用高效价乙型肝炎免疫球蛋白，并联合核苷（酸）类药物长期治疗，包括拉米夫定、阿德福韦酯、恩替卡韦、替比夫定、替诺福韦酯等近年发现对成功预防术后 HBV 再感染者可单用核苷（酸）类药物治疗，且部分患者通过接种乙型肝炎疫苗获得持久性抗体（抗 -HBs）。

（2）HCV 再感染 目前对于 HCV 感染患者肝移植术后肝炎复发，建议肝移植术前开始进行 α - 干扰素及利巴韦林联合抗病毒治疗，以降低术后再感染率，但相应的严重药物相关不良事件发生概率增高。术后是否需要进行抗病毒药物预防尚无定论。小分子物质如蛋白酶抑制剂的上市（目前仅限于欧美等国）为其提供了新的选择，但仍待研究证实。

4.肝移植患者须知

（1）复查随访 目前肝移植术后患者的 10 年生存率大幅度提高，很多人能像正常人一样生活，但切忌掉以轻心，肝移植手术与其他器官移植手术一样，需要定期复查和终身随访。由于肝脏是人体中功能最复杂的器官，有"人体化工厂"之称，因此，肝移植术后的复查和随访格外重要。

（2）术后定期检查 主要包括肝功能、血常规、肾功能、血糖、血药浓度检查，医生会根据血药浓度和肝功能及时调整药物用量。

（3）坚持服用免疫抑制剂 因为只要移植器官在身体里就有可能发生排斥反应，所以肝移植受者要终身服用免疫抑制剂，千万不要心存侥幸，随意更改用药、用量或停药。

对于以前由于病毒感染导致肝衰竭而进行肝移植的患者，还要在医生的指导下，继续进行抗病毒治疗和相关检查。注意在日常工作中养成良好的生活习惯，包括：戒烟，饮食健康平衡；坚持锻炼，保持适当的体重；在流感季节，避免到人群集中的地方去；饭前便后洗手；保护皮肤完整以防损伤感染。

二、中医治疗

急性肝衰竭、亚急性肝衰竭当以清热、解毒、利湿、开窍为主，慢加急性肝衰竭当以清热、解毒、健脾、益气，慢性肝衰竭则应重在扶阳为主，辅以清热、化瘀、利湿。扶阳学说是近现代中医理论体系的重要组成部分，它提倡在辨证论治的基础上，注重扶阳治疗，主要采用培补先天之肾阳及后天之脾阳的治疗方法。《素问·生气通天论》曰："阳气者，若天与日，失其所则折寿而不彰""凡阴阳之要，阳密乃固""阳气固，虽有贼邪，弗能害也"。肝衰竭作为当前研究的热点、难点疾病之一，扶助阳气、以消阴翳是治疗肝衰竭的大法。慢性肝衰竭以阳虚为发病之机，则应重推阳气，使用扶阳之法，推动阳气的升发，以抵抗和纠正其病情。临床实践证实，中西医结合已成为治疗慢性肝衰竭的重要方法，而扶阳法符合该病扶正祛邪之治疗总则。扶阳之法在治疗慢性肝衰竭中发挥着重要作用。

【法医学鉴定】

"肝衰竭"保险理赔法医学鉴定

实例资料示：

案情摘要

李某诉某保险股份有限公司一案，人民法院委托我所对李某是否患暴发性肝炎？是否同时具有：①肝脏急速萎缩；②坏死区域涵盖整个肝叶，只存网状结构；③肝功能异常退化；④黄疸迅速加深等四项诊断。

资料摘要

（一）民事起诉书摘录

被鉴定人（原告）李某于 2005 年 1 月 1 日与人寿保险股份有限公司（被告）签定一份人身保险合同。合同约定：原告年交保险费 1500 元，保险金额为 5 万元，当原告在保单生效 90 天后发生一类重大疾病，则被告给付保险金额的 80%，并豁免本合同的以后备期保险费。原告于 2005 年 9 月 22 日患病并经某市第七人民医院诊断为："慢性乙型病毒性肝炎（重型）"，其症状符合合同规定的"一类重大疾病"。原告出院后向被告提出理赔，但遭到被告的拒绝。为此原告向法院提出诉讼。

（二）某市第七人民医院住院病案（住院日期：2005 年 9 月 24 日，出院日期：2005 年 11 月 11 日）摘录：

1. 临床表现　患者在 5 个月前体检发现乙肝表面抗原阳性，当时肝功能均正常，未予保肝治疗。本次入院前 7 天感乏力、恶心、呕吐，继之出现纳减、尿黄症状。9 月 23 日，门诊查丙氨酸氨基转移酶（ALT）1739 U/L，总胆红素（SB）108.6 μmol/L。拟"慢性乙型病毒性肝炎"收入院。体格检查：体温 36.4℃，脉搏 76 次/分，呼吸 20 次/分，血压 120/70mmHg。神清，面色微黄，肝掌及蜘蛛痣均（-），全身皮肤黏膜明显黄染，无瘀斑、瘀点。两肺呼吸音清，未闻及干湿罗音。心律齐。腹软，肝脾肋下未及肿大，肝上界位于右锁骨中线第六肋间隙，肝区叩痛（+），移动性浊音（-）。双下肢无水肿。

2. 实验室检查

（1）B超检查　9 月 27 日，示：肝脏大小、形态正常，肝包膜平整，肝内光点稍有增粗，回声分布欠均匀，血管纹理清晰，门脉不宽；10月26日，示：肝脏大小正常，肝、胆、胰均未见典型异常。

（2）血液、尿液、粪便检查 9月24日：丙氨酸氨基转移酶1739 U/L，总胆红素108.6μmol/L，乙肝表面标志物阳性。9月26日血常规白细胞3.8×10⁹/L，中性粒细胞百分比48.00%，淋巴细胞百分比28.10%，血红蛋白158 g/L，血小板130×10⁹/L，凝血酶原时间（PT）14.9s，活化部分凝血活酶时间（APTT）39.6s，血纤维蛋白原（FIB）1.56g/L。9月26日尿液检查：尿糖（-），蛋白（-），潜血（-），白细胞（-）。大便常规正常。9月26日：钾4.94mmol/L，钠145.0mmol/L，氯：105.0mmol/L，尿素氮5.00mmol/L，肌酐71.1μmol/L。9月26日：甲胎蛋白（AFP） 37.44 ng/ml，癌胚抗原（CEA）0.79ng/ml，血清铁蛋白932.9ng/ml，α-L-岩藻糖苷酶45.1 IU/L。9月26日：HBsAg阳性，HBeAg阳性，抗HBc阳性，9月27日：HAV-IgM阴性。9月28日：HCV-Ab阴性。9月28日：HDV-IgM、HEV-IgG阴性。9月28日：透明质酸（HA）650ng/ml。9月30日HBV-DNA：2.31×10⁷/ml。

肝功能检查报告单：

日期	天冬酸氨基转移酶（u/L）	丙氨酸氨基转移酶（u/L）	碱性磷酸酶（Iu/L）	总胆红素（umol/L）	直接胆红素（umol/L）	白蛋白（g/L）	白球蛋白比例（%）	血糖（mmol/L）
9/26	383.0	776.0	208.0	82.0	38.2	39.0	1.39	3.5
10/66	142.0	177.0	158.0	413.0	332.6	39.0	1.77	3.12
10/11	91.0	90.0	140.0	391.0	284.6	41.0	1.78	2.97
10/18	58.0	45.0	134.0	207.0	130.9	37.0	1.23	3.58
10/26	37.0	32.0	108.0	111.0	69.7	47.0	1.52	4.38
11/04	30.0	27.00	91.0	73.0	39.9	45.0	1.88	
11/14	27.0	30.0	87.0	46.0	25.4	43.0	1.72	

（三）某市第七人民医院出院小结摘抄

出院诊断：慢性乙型病毒性肝炎（重度）。入院后完善各项检查以明确诊断，卧床休息清淡饮食，给予保肝（水飞蓟制剂），加强支持疗法：降酶退黄（门冬氨酸钾镁、甘利欣），后又加用苦黄、促肝细胞生长素（PHGF）静脉注射。加用杜秘克口服治疗。症状明显好转，黄疸日益消退。

（四）人寿保险股份有限公司人身保险合同：第二十三条释义（十九）暴发性肝炎是由病毒性肝炎引起的肝脏亚广泛至广泛性坏死并导致肝功能衰竭并具有以下四项诊断：①肝脏急速萎缩；②坏死区域含盖整个肝叶，只存留原网状结构；③肝功能检验急速异常的退化；④黄疸迅速加深。

由于酒精型肝炎及药物中毒所致的暴发性肝炎除外。

检验过程

遵循医学科学原理，我国通用医疗常规，详细审查委托单位送检的病历、起诉状以及其他相关资料并摘抄，并请专家会诊。

分析说明

根据委托人提供的现有的临床资料，遵循医学科学原理、参照《病毒性肝炎防治方案》和《肝衰竭诊疗指南》等综合分析说明如下：

（一）关于慢性乙型肝炎的诊断

慢性乙型病毒性肝炎的诊断除相应症状和体征外，主要依靠HBsAg(+)。少见的情况下，亦可出现HBsAg阴性的慢性乙型病毒性肝炎。凡急性肝炎病程超过1年仍未痊愈者，或发病日期不明，诊断时患者已有慢性肝炎的体征（肝病面容、肝掌、蜘蛛痣、脾大）和（或）化验A/G倒置，γ球蛋白和（或）影像学检查阳性，均可诊断为慢性肝炎。根据分度标准进行轻、中、重分度，或根据各项化验指标初步判定其炎症活动程度、肝功能损害程度和纤维化程度。

从理论上讲，慢性肝炎的临床诊断包括三个部分：①炎症的活动程度；②肝功能损害程度；③纤维化的程度及进展程度。由于目前判断肝纤维化的指标还很不成熟，无法对肝纤维化进行准确的无创诊断，故1995年及2000年两次全国性学术会议制定的慢性肝炎诊断标准只分为轻、中、重三度：①轻度：病情较轻，症状不明显或虽有症状，但生化指标仅一、二项轻度异常者。②中度：病情轻重介于轻、重度之间者；③重度：有明显或持续的肝炎症状，可伴肝病面容、肝掌、蜘蛛痣或肝脾肿大而排除其他原因者。实验室检查血清氨基转移酶反复或持续升高外，凡白蛋白≤32 g/L、胆红素大于5倍正常上限、凝血酶原活动度40%～60%、胆碱脂酶<2500 U/L，四项检测中有一项达到以上程度者即可诊断为重度慢性肝炎。B超检查结果可供慢性肝炎诊断的参考。重度：B超可见肝内回声明显增粗，分布不均匀；肝表面不光滑，边缘变钝；肝内管道走行欠清晰或轻度狭窄，扭曲；门静脉内径增宽；脾脏肿大；胆囊有时可见"双层征"。

重度肝炎是我国命名的一种病毒性肝炎的临床类型，无涵义明确的英文译名，与国际通用的"肝功能衰竭（Liver failure，或hepatic failure）"，无法接轨，更难与"急性"和"亚急性"的肝功能衰竭（急性肝功能衰竭与暴发性肝炎同义）相对应。这种分度方法很不令人满意，例如重度是表示炎症重，还是表示肝功能损害重？还是表示纤维化重？都很不清楚。将来随着对慢性肝炎认识的不断深入，一定还会有更好的能指导临床分型的标准研究出来。

（二）关于肝衰竭的诊断

1990年5月第六届全国病毒性肝炎防治方案将重型肝炎分为三型，急性重型肝炎（暴发型肝炎）、亚急性重型肝炎（亚急性肝坏死）、慢性重型肝炎。中国平安人寿保险股份有限公司的释义：暴发性肝炎：由病毒性肝炎引起的肝脏亚广泛至广泛性坏死并导致肝功能衰竭。并具有以下四项诊断：①肝脏急速萎缩；②坏死区域涵盖整个肝叶，只存留原网状结构；③肝功能检验急速异常的退化；④黄疸迅速加深。

肝衰竭是临床上常见的严重肝病综合征，但至今尚无一致意见。２００６年中华医学会感染病学分会和中华医学会肝病学分会制订《肝衰竭诊疗指南》，其定义为多种因素引起的严重肝脏损害，导致其合成、解毒、排泄和生物转化等功能发生严重障碍，出现以凝血机制障碍和黄疸、肝性脑病、腹水等为主要表现的一组临床综合征。根据病理组织特征和病情发展速度，肝衰竭可被分为四类：急性肝衰竭、亚急性肝衰竭、慢加急性（亚急性）肝衰竭和慢性肝衰竭。

诊断标准如下。

1.临床诊断　肝衰竭的临床诊断需要依据病史、临床表现和辅助检查等综合分析而确定。

（1）急性肝衰竭 急性起病，2周内出现Ⅱ度及以上肝性脑病，并有以下表现者：①极度乏力，并有明显厌食、腹胀、恶心、呕吐等严重消化道症状；②短期内黄疸进行性加深；③出血倾向明显，凝血酶原活动度（PTA）≤ 40%，且排除其他原因；④肝脏进行性缩小。

（2）亚急性肝衰竭 起病较急，15天～26周出现以下表现者：①极度乏力，有明显的消化道症状；③黄疸迅速加深，血清总胆红素大于正常值上限10倍或每日上升 ≥ 17.1μmol / L；②凝血酶原时间明显延长，PTA ≤ 40% 并排除其他原因者。

（3）亚急性肝衰竭 是指在慢性肝病基础上，短期内发生急性肝功能失代偿的主要临床表现。

（4）慢性肝衰竭 在肝硬化基础上，肝功能进行性减退和失代偿。诊断要点为：①有腹水或其他门静脉高压表现；②可有肝性脑病；③血清总胆红素升高，白蛋白明显降低；④有凝血功能障碍，PTA ≤ 40%。

2. 组织病理学表现 肝衰竭时，肝脏组织学可观察到广泛的肝细胞坏死，坏死的部位和范围因病因和病程不同而不同。

3. 分期 根据临床表现的严重程度，亚急性肝衰竭和慢加急性（亚急性）肝衰竭可分为早、中、晚期三期。

（1）早期：①极度乏力，并有明显厌食、呕吐和腹胀等严重消化道症状；②黄疸迅速加深，血清总胆红素 ≥ 171μmol / L 或每日上升 ≥ 17.1μmol / L：③有出血倾向，30% <PTA ≤ 40%；④未出现肝性脑病或明显腹水。

（2）中期：肝衰竭早期表现基础上，病情进一步发展，出现以下两条之一者：①出现Ⅱ度以上肝性脑病和（或）明显腹水；②出血倾向明显（出血点或瘀斑），且20% < PAT ≤ 30%。

（3）晚期：在肝衰竭中期表现基础上，病情进一步加重，出现以下三条之一者：①有难治性并发症，如肝肾综合征、上消化道大出血、严重感染和难以纠正的电解质紊乱等；②出现Ⅲ度以上肝性脑病；③有严重出血倾向（注射部位瘀斑等），PTA ≤ 20%。

（三）关于被鉴定人入、出院诊断

被鉴定人在5个月前体检发现乙肝表面抗原阳性，本次因乏力、恶心、呕吐入院，查肝功能异常，HBsAg、HBeAg、抗 HBc 阳性，HBVDNA：2.31×10^7/mL，HAVIgM. HCVAb、HDV-IgM、HEV-IgG 阴性，故慢性乙型病毒性肝炎诊断明确。其入院后总胆红素最高达 413.0μmol/L（正常值 0 ～ 21μmol/L），约为正常值的2.0倍；并有胆红素升高，血清酶下降的"胆酶分离"迹象。因此鉴定人同意，某市第七人民医院对被鉴定人作出的慢性重度乙型病毒性肝炎的诊断。

根据被鉴定人的病史特点：①入院后总胆红素最高达 413.0μmol / L（正常值 0 ～ 21μmol / L），约为正常值的20倍。②住院病史中查见凝血酶原时间（PT）、活化部分凝血活酶时间（APTT）均在正常范围，血纤维蛋白原（FIB）1.56g / L（正常值2 ～ 4g / L，以后复查均在正常范围），未查见 PTA 的检查报告单；入院时体格检查记录：全身皮肤黏膜无瘀斑、瘀点，且未见有出血临床表现的记载。故尚难以明确肝功能衰竭（暴发性肝炎）的诊断。

被鉴定人本次发病以来，多次查血清丙氨酸氨基转移酶（ALT）、天冬氨酸氨基转移酶（AST）增高，提示有肝细胞坏死。由于未做肝脏病理组织学检查，故无法判断肝脏"坏死区域涵盖整个肝叶，只存留原网状结构"。被鉴定人入院后两次B超检查均提示"肝脏大小正常"，无证据证明"肝脏急速萎缩"。

综上所述，被鉴定人在未行肝脏病理组织学检查背景条件下，现仅根据临床资料做出临床诊断。根据被鉴定人发病特点，慢性重度乙型病毒性肝炎诊断成立，而难以做出肝衰竭（暴发性肝炎）的诊断。

特别说明：不能排除被鉴定人日后病情反复、肝功能损害、病情演变出现不良后果。无论有无治疗应答，必须加强随访，每3～6个月检测ALT、AST、血清胆红素、HBV血清学标志物、HBV-DNA和AFP，以及超声检查。随访中有病情变化，应缩短随访间隔。

五、鉴定意见

被鉴定人李某于2005年9月24日住某市第七人民医院，被诊断为"慢性乙型病毒性肝炎（重度）"，诊断成立。经治疗后，"症状明显好转，黄疸日益消退"。现仅据被鉴定人住院期间的临床资料分析，难以做出肝衰竭（暴发性肝炎）诊断。

被鉴定人本次发病以来，经多次查血清ALT和AST增高，提示有肝细胞坏死。由于未做肝脏病理组织学检查，故无法判断肝脏"坏死区域涵盖整个肝叶，只存留原网状结构"。被鉴定人入院后两次B超检查均提示"肝脏大小正常"，则无证据证明"肝脏急速萎缩"。

第四节 肾衰竭

【概述】

急性肾衰竭（ARF）是由各种原因引起的肾功能在短时间（几个小时至几天）内突然下降而出现的临床综合征。肾功能下降可以发生在原来无肾损害的患者，也可以发生在慢性肾脏病患者。急性肾衰竭主要表现为血肌酐和尿素氮升高，水电解质和酸碱平衡紊乱以及全身各系统并发症。50%患者有少尿（<400ml/d）表现。

急性肾衰竭根据病理生理可发为肾前性、肾性、肾后性三类。急性肾小管坏死（ATN）是肾性急性肾衰竭最常见的类型。

慢性肾衰竭（CRF）简称慢性肾衰，是各种慢性肾脏疾病逐渐进展，导致肾功能缓慢减退直至衰竭而出现的临床综合征。慢性肾衰竭的严重程度不同，临床表现也不同。早期慢性肾衰竭可无明显临床症状，随着肾衰竭的加重，患者可逐渐出现夜尿增多、贫血、水电解质紊乱以及恶心、呕吐等胃肠道症状，甚至中枢神经系统症状。

诊断要点：①内生肌酐清除率（Ccr）<80ml/min；②血肌酐（Scr）>133μmol/L；③有慢性肾脏疾病或累及肾脏的系统性疾病病史。

临床分期标准：①肾功能不全代偿期：Ccr80～50ml/min，Scr<133μmol/L。②肾功能不全失代偿期：Ccr50～25ml/min，Scr133～221μmol/L。③肾功能衰竭期：Ccr25～10ml/min，Scr221～442μmol/L。④尿毒症期：Ccr<10ml/min，Scr>442μmol/L。

中医学认为，慢性肾衰竭可根据其临床表现归属于中医的"水肿""关格"等范畴。多由慢性中医多数为肾病迁延不愈所致。肾虚不能气化，水谷不能转化、传输，代谢产物不能排泄从而蓄积成毒。脾虚水湿运化失常，可成水肿；肾虚精不化血、脾虚血无从化生，均可致血亏。湿浊中阻，脾胃升降失常，则恶心、呕吐、腹胀。湿浊阻遏心阳，可出现心悸、胸闷、气短，晚期甚而出现水气凌心之证。此病多属本虚标实，主要涉及脏腑为脾肾。

【临床诊断】

一、西医诊断

（一）急性肾衰竭

1.病因的存在

2.临床表现

（1）起始期　此期患者常遭受一些已知ATN的病因，例如低血压、缺血、脓毒病和肾毒素等，但尚未发生明显的肾实质损伤。

（2）维持期　又称少尿期。典型的为7～14天，但也可短至几天，长至4～6周。肾小球滤过率保持在低水平，许多患者可出现少尿。但也可短至几天，长至4～6周。

急性肾衰竭可出现全身并发症，包括：

1）消化系统症状 食欲减退、恶性、呕吐、腹胀、腹泻等，严重者可发生消化道出血。

2）呼吸系统症状 除感染并发症外，因为容量负荷，尚可出现呼吸困难、咳嗽、憋气、胸痛等症状。

3）循环系统症状 多因尿少和未控制饮水，以致体液过多，出现高血压及心力衰竭、肺水肿表现；因毒素滞留，电解质紊乱，贫血及酸中毒引起各种心律失常及心肌病变。

4）神经系统症状 出现意识障碍、躁动、谵妄、抽搐、昏迷等尿毒症脑病症状。

5）血液系统症状 可有出血倾向及轻度贫血现象。

6）水电解质和酸碱平衡紊乱 ①代谢性酸中毒；②高钾血症；③低钠血症。

（3）恢复期 少尿型患者开始出现利尿，可有多尿表现，每日尿量可达3000～5000ml，或更多。通常持续1～3周，继而恢复正常。

3.辅助检查

血液检查：血浆肌酐和尿素氮进行性上升。

尿液检查：尿常规发现尿蛋白（＋～＋＋），尿比重降低、尿钠含量增高。

（二）慢性肾衰竭

1.临床表现

（1）症状 临床表现十分复杂，基本可以分为代谢紊乱和各系统症状两大组。但两者亦互为因果，许多代谢紊乱可以是系统症状的基本原因；反过来，各系统脏器因代谢异常而导致毒性代谢产物潴留，影响脏器功能，从而加剧代谢紊乱。

（2）体征 慢性肾衰竭患者无明显特异性的体征，主要根据患者的原发病及控制情况、肾功能损害、并发症、生活方式的调节不同而表现各异，如水肿、高血压、皮肤改变等。

2.辅助检查

（1）尿常规检查 可有程度不等的蛋白尿、血尿、管型尿，无明显尿检异常，以24h尿肌酐计算肌酐清除率，有明显下降。

（2）血常规检查 有红细胞、血红蛋白、红细胞压积明显下降，部分患者可有白细胞和血小板的减少；肾功能有尿素氮及血肌酐的明显升高，达到失代偿指标；早期患者可呈低钙高磷，在合并甲状旁腺功能亢进时可呈高钙高磷，慢性肾功能不全患者应注意血钾水平的变化及酸中毒状态的纠正；血脂水平为三酰甘油的中度升高及胆固醇在不同脂蛋白的分布异常；血β2微球蛋白水平可反映肾小球的滤过功能通常可升高；血碱性磷酸酶升高，钙磷乘积升高。病因诊断时还可以检查血糖、血尿酸、免疫指标等项目。

（3）影像学检查 包括B超、ECT、心脏超声、X线摄片等。

（4）肾活检 一般来说，慢性肾衰竭不是肾活检的适应证。

二、中医诊断

（一）诊断标准

1.患者有/无慢性肾脏病史，现疲乏无力、面色萎黄、水肿、恶心、呕吐、心悸、胸闷、气短、抽搐、小便短少或点滴全无。

2.肾功能检查异常。

（二）症候分类

慢性肾衰竭临床分型以正虚为主,兼夹湿浊、湿热、血瘀、浊毒等邪实,属本虚标实之证。

1.本虚证

（1）脾肾气虚证

主症：面色无华，少气乏力，纳差腹胀，大便溏薄，口黏、口淡不渴或渴不欲饮或饮亦不多，腰膝酸痛，手足不温，变尿频多舌淡有齿痕，脉象沉弱。

（2）肝肾阴虚证

主症：头晕头痛，口舌咽干，渴喜凉饮，五心烦热，全身乏力，腰膝酸软，大便干结，尿少色黄，舌淡红，脉沉细或弦细。

（3）脾肾阳虚证

主症：面色苍白，神疲乏力，纳差，便溏或有水肿，口黏、口淡不渴，夜尿频多清长，舌淡嫩胖有瘀斑瘀点，齿痕明显，脉象沉弱。

（4）脾肾衰败证

主症：面色光白，神疲乏力，纳差，恶心呕吐，颜面或下肢水肿，大便干结，小便短少，甚者点滴全无，舌淡红形瘦，无苔或薄黄。

2.标实证

（1）湿浊证

主症：恶心呕吐，纳差腹胀，身重困倦，舌苔厚腻。

（2）湿热证

主症：咽喉肿痛，脘闷纳呆，口干不欲饮，大便秘结，小便黄赤，灼热或痛不利，舌苔黄腻，脉濡数或滑数。

（3）血瘀证

主症：面色黧黑或晦暗，腰痛固定或有刺痛，肌肤甲错或肢体麻木，舌色紫暗或有瘀点、瘀斑、脉象细。

（4）浊毒证

主症：纳差，恶心呕吐，周身水肿，大便不通，小便全无。

【防未病】

一、早期发现和预防急性肾损伤

（一）关注急性肾损伤高危人群

老年人、儿童、肿瘤及接受大手术者、酗酒及药物滥用者，均是急性肾损伤的高危人群。俗称的三高：高血压、高血糖、高血脂，还有千万别忽视高尿酸，这些"高"都是急性肾损伤的高危因素，心脏病及肝脏病患者也容易发生急性肾损伤。

（二）早期发现急性肾损伤

早期的表现多种多样，包括尿量减少、水肿、恶心、呕吐、头晕、胸闷等。联合尿液检查，血液检查包括肾功能或肾小球滤过率（eGFR），B超等可早期发展该病。近期，国际上还发现了一些早期诊断急性肾损伤的指标如中性粒细胞明胶酶相关性脂质运载蛋白、胱抑素C、肾损伤分子-1等，只需一滴尿就可以早期诊断该病。

（三）预防急性肾损伤

生活中，一些常见的病因如发热、出汗、呕吐、腹泻等导致的液体流失，会让那些伴有高危因素的高危人群发生急性肾损伤。积极预防引起体内液体丢失的因素，或者是在发生液体丢失时，及时补充，并尽快就医，可有效预防该病的发生、发展。

俗话说，是药三分毒，有20%的急性肾损伤是由药物引起的。常见的肾毒性药物包括氨基糖苷类抗生素，如庆大霉素；非甾体类抗炎药，如消炎痛栓；抗肿瘤药；降脂药；利尿剂；造影响剂等。如因治疗疾病需要服用上述药物时，一定要定期检查肾功能。

"横纹肌溶解症"是引起急性肾损伤另一较常见的病因。不恰当的饮食，如南京"小龙虾事件"；不科学的剧烈运动；酗酒等；都是导致该病发生的诱因。建议市民品尝海鲜时，要有节制；运动时，注意适当适量，同时戒掉不良嗜好。

最后，一些导致尿路梗阻的原因如肾结石、前列腺肥大等，也会引起急性肾损伤。一旦发现有突发的尿量减少，有时伴有腰痛、血尿等症状，应及时就医，行B超即可明确诊断，解除梗阻即可缓解症状。

二、防慢性肾衰竭的发生

（一）关注慢性肾衰竭的危险因素和高危人群

1.造成慢性肾能衰竭的危险因素很多，主要有以下几个方面：

（1）高血压　高血压对肾脏有很大的冲击作用，特别是在肾脏已经有部分结构或功能损伤时，肾脏的自我调节功能变得很差，高血压会引起肾脏病变的加重。

（2）蛋白尿　大量蛋白尿可以加重、促进肾小球的硬化，导致肾小管间质的病变，从而加重肾功能的恶化。

（3）高脂血症　高三酰甘油血症或高胆固醇血症等脂代谢异常都可以造成肾脏疾病的进展。

（4）饮食不调　已经有肾功能不全或肾功能失代偿的患者如果仍然摄入过量的蛋白质会加重肾脏的负担，最后会导致肾脏疾病的进展。

（5）感染　结核或其他细菌的感染都会导致机体抵抗力的降低和肾脏病变的进展。

（6）滥用药物　滥用药物会导致肾脏病变的进一步恶化，特别是肾毒性药物或对肾脏有害的药物，包括抗生素（氨基糖苷类抗生素、磺胺类药物等）、非类固醇类药物；中药（关木通、青木香）等。成药如龙胆泻肝丸、耳聋左慈丸、八正散、朱砂安神丸及含广防已的减肥药，均会对肾脏造成损害。

2.高危人群　包括：糖尿病患者；高血压患者；高尿酸血症和痛风患者；心、脑血管疾病（卒中）患者；肿瘤患者；肝炎患者；系统性红斑狼疮、血管炎和类风湿关节炎等风湿病患者；肥胖和超重者；长期服用可疑肾毒性药物者；家庭成员中有肾脏病者。

（二）早期筛查是最好的预防方式

由于很多肾脏病并无特别的临床症状，往往容易被忽视，多数年轻人由于没有常规体检的习惯，更容易漏诊。而对于多数人而言，尽可能定期进行体检，早期筛查、早期发现、早期治疗，是预防慢性肾脏病进展的关键。筛查慢性肾脏病最经济实惠的手段就是尿常规检查和肾脏B超。前者能够反映整个上泌尿系统是否存在微观异常，后者则能够了解泌尿系统是否存在新生物或结构异常。这两项检查安全无创。

而对于已经确诊的高血压及糖尿病患者，更应该注意定期在肾脏专科门诊复查。对于

1型糖尿病病程5年以上及所有2型糖尿病患者,应该从诊断开始每年评估尿白蛋白排泄率;对于所有成人糖尿病不管其尿白蛋白排泄率多少,至少每年测定血清肌酐,用于评估肾小球滤过率(GFR)及进行慢性肾脏病分期。肾脏是调节血压的重要器官,慢性肾脏病的重要表现之一就是高血压。肾动脉狭窄可以造成顽固性高血压,慢性肾脏病进展过程可出现高血压。养成监测血压的好习惯,对于普通人群尤其是老年人有重要意义。

(三)早期预防措施

1.积极治疗原发病 预防慢性肾衰竭的关键在于很好地控制原发病。最常见的原发病是慢性肾小球肾炎,占所有发病因素的50% ~ 60%,其他还有慢性肾盂肾炎、狼疮性肾炎、尿路结石、糖尿病肾病、高血压、肾动脉狭窄、药物中毒性肾病等。对这些有可能引起慢性肾功能衰竭的疾病都要重视,并且积极治疗。急性肾小球肾炎可能发生于任何年龄,但多见于儿童,绝大多数患者发病前有感染史,尤其是溶血性链球菌感染,因比,发生上述感染以后治疗中,一定要选用有效的抗生素并进行足疗程治疗(急性肾盂肾炎2周为一疗程,慢性肾盂肾炎2个月为一疗程),应避免使用肾毒性药物(如链霉素)。严重感染、脱水、尿路梗阻(如结石、前列腺肥大)、创伤等因素往往可使原有肾脏疾病加重,肾功能恶化,从而促使肾功能衰竭发生。实际上,经常性的、高质量的随诊,可减少或避免这些危险因素的产生,或及早发现并加以纠正。

2.避免应用对肾脏有毒性的药物,消除危险因素 药物引起的肾损害有两种。一种是可以预知的也就是说所使用的药物本身具有潜在的肾毒性。在一般治疗剂量下,药物并不会导致明显的肾损害。但是在某些情况下,比如大剂量使用、用药者自身存在脱水或休克等情况导致肾脏血流量减少、用药者患有肾脏疾病或用药者为老年患者时,就有可能发生明显的肾损害,甚至导致急性肾功能衰竭。另一种则是无法预知的,即药物本身并没有直接的肾毒性,服用一种药物后是否会发生肾损害取决于服用者的个体因素。也就是说,同一种药物,有的人吃了没事儿,而有的人吃了就会出现肾损害。一般认为发生肾损害的机制是某些人对某种药物过度敏感,从而导致了自身免疫性损害。避免药物引起的肾脏损害,基本原则就是不要乱吃药,不论西药还是中药都是如此。最好在医生的指导下服药,有肾脏疾患的老年人则更应慎重。此外,在服用药物的过程中,还应注意有无特别的或不太正常的反应出现,发现异常应及时去医院就诊。

3.改变不良的生活方式

(1)每天适当饮水,饮食清淡、少盐 尤其对于肾功能不佳的老人而言,每1克盐可带进110毫升左右的水,如进食过量的食盐,而排尿功能又受损,常会加重水肿症状,血容量增大,造成心力衰竭。所以必须限制食盐,给予低盐饮食,尤其是存在水钠潴留、出现水肿者,应限制水及钠盐的摄入,尤其注意尽量避免食用任何腌制及加工食品。

(2)平衡膳食 人吃下大量的动、植物性蛋白质,最后的代谢产物——尿酸及尿素氮等都需由肾脏排除,而暴饮、暴食将增加肾脏负担。因此,肾功能不全的老人应限制蛋白质,减少蛋白质的摄入,如家禽、海产品、豆制品等。在肾功能不良时,这些高蛋白食物的代谢产物不能及时排除,对肾功能更会有负面影响。但是,不能将蛋白质减得过少,否则会导致营养不良。蛋白质摄入应以优质蛋白质为主,吃适量的瘦肉、鸡肉、鱼肉、鸡蛋、牛奶等优质蛋白质食物,但总量不能多。

（3）戒烟、限酒，坚持每天进行体育锻炼或活动，控制体重 同时，积极防治各种感染，但应在医护人员指导下合理用药，避免滥用药物。不能憋尿。尿在膀胱里太久很容易繁殖细菌，细菌很可能经由输尿管感染到肾脏。每天充分喝水且随时排尿，肾脏就不容易结石。保持乐观的心情和生活态度。

三、已知慢性肾衰竭减缓进展

（一）积极治疗原发病

CRF 的病因多样，包括各种原发性肾小球疾病、继发性肾小球疾病、肾小管间质疾病、肾血管疾病、遗传性肾病等，其中原发性肾小球疾病、糖尿病肾病、高血压肾损害是三大主要病因。有效治疗原发病，可阻抑或延缓 CRF 的进展。

（二）避免和纠正 CRF 进展的危险因素

包括避免 CRF 急性恶化的危险因素和减少 CRF 渐进性发展的危险因素。急性恶化的危险因素主要有：肾脏基础疾病的未控制和急性加重、血容量不足（低血压、脱水、大出血或休克等）、肾脏局部血供急剧减少、各种感染、尿路梗阻、使用肾毒性药物（西药如氨基糖苷类抗生素等，中药如马兜铃、关木通、广防己、青木香等）、严重高血压未能控制、其他器官功能衰竭（如心力衰竭和严重心律失常、严重肝衰竭）等。渐进性发展的危险因素主要有：高血糖、高血压、蛋白尿、低蛋白血症、贫血、老年、高脂血症、肥胖、营养不良、吸烟等。

（三）严格控制血压

建议 CKD 患者高血压控制靶目标：CKD 患者无论是否伴有糖尿病，若尿白蛋白 < 30mg/24 h，建议控制血压 < 140/90mmHg; 若尿白蛋白 ≥ 30 mg/24h，建议控制血压 < 130/80mmHg。如果尿蛋白 ≥ 1g/24 h，则目标血压应更低。

降压措施包括生活方式的调整（强调低盐饮食）和降压药物的同时启用。合并肾脏病的高血压患者，降压药首选血管紧张素转换酶抑制剂（ACEI）或者血管紧张素受体阻滞剂（ARB），也可选用钙通道阻滞剂和噻嗪类利尿剂。ACEI 和 ARB 除具有良好降压作用，还有减低高滤过和减轻蛋白尿的作用，但在应用时需注意：

①单用 ACEI 或 ARB 降压不能达标时，可联合应用钙拮抗剂或其他降压药物，但一般情况下 ACEI 和 ARB 两者不宜联合使用。

②对老年或肾衰竭患者，使用 ACEI 或 ARB 时，需密切观察血肌酐和血钾的变化。

③血清肌酐 Scr > 256μmol/L（或 3mg/dL）时宜慎用 ACEI 和 ARB。

④使用 ACEI 或 ARB 后，Scr 值无变化或轻度升高（升高幅度 < 30%）可继续使用；若用药 2 周内 Scr 上升 > 30% ~ 50%, 提示有肾动脉狭窄或脱水、肾病综合征有效血容量不足、左心衰竭心搏出量减少等情况；此时宜停止使用 ACEI 或 ARB，并积极寻找 Scr 升高的原因；若能及时纠正其原因并使 SCr 降至用药前水平，则可继续使用这类药物；否则不宜继续使用。

（四）控制血糖

糖尿病肾病是导致 CRF 的重要原发病，严格控制血糖可减轻糖尿病肾病的发展。CKD 患者糖化血红蛋的靶目标 < 7%；但对于老年人、情绪抑郁或有低血糖倾向的患者，应适

当放宽标准至 HbA1c 7% ~ 8%。

（五）降低蛋白尿

将患者尿蛋白控制在 < 0.5g/d，可改善 CRF 长期预后。若尿白蛋白水平 > 30mg / 24 小时，合并糖尿病的 CRF 患者可单用一种 ARB 或 ACEI 药物；若尿白蛋白水平 > 300mg / 24 小时，无论是否合并糖尿病，均推荐采用 ARB 或 ACEI 药物降低尿蛋白。

（六）调节血脂

调脂治疗可预防 CRF 患者心血管疾病的高发生率及高病死率，可能减慢蛋白尿患者肾功能损伤的进展。推荐采用他汀类药物及胆固醇吸收抑制剂依哲麦布降低低密度脂蛋白胆固醇、贝特类药物降低三酰甘油水平。

（七）饮食控制

1.食盐摄入　低盐饮食，如无其他禁忌，推荐 CRF 成人每日钠摄入 < 2 g（相当于盐 < 5 g）。

2.蛋白摄入　CRF 患者蛋白摄入量一般控制在 0.6 ~ 0.8g /（kg·d），以满足基本生理需求。消耗状态在严格低蛋白饮食的同时可适量补充必需氨基酸或 α - 酮酸。低蛋白饮食的患者需注意保证摄入足够的热卡，一般为 30 ~ 35kcal /（kg·d）。

3.磷摄入　一般应 < 600 ~ 800mg / d；对严重高磷血症患者，还应同时给予磷结合剂。

4.钾摄入　当 GFR < 25 mL /（min·1.73m^2）时，应限制钾的摄入（一般为 1.5 ~ 2g / d）；当 GFR < 10mL /（min·1.73m^2）或血清钾水平 > 5.5 mmol / L 时，则严格限制钾的摄入（ < 1g / d）。

（八）其他一包括改善生活方式

如戒烟、控制体重、有氧运动等。

（九）防治并发症

1.纠正酸中毒　代谢性酸中毒是慢性肾功能衰竭（CRF）的常见并发症，处理措施主要是补充碳酸氢钠。一般情况下，血 pH > 7.2 时，建议口服碳酸氢钠；pH < 7.2 时应静脉滴注碳酸氢钠；必要时行透析治疗，透析是纠正代谢乳酸中毒最有效的方法。

2.纠正贫血　CRF 患者如排除缺铁等其他因素，若间隔 2 周或者以上连续 2 次血红蛋白（Hb）检测值均 < 110g / L，开始应用重组人促红细胞生成素治疗。同时评估体内是否缺铁，如需补铁，可优先考虑静脉补充蔗糖铁。慢性肾脏病（CKD）贫血治疗 Hb 靶目标值为 110 ~ 120 g / L，不推荐 > 130g / L。

3.纠正矿物质和骨代谢异常　建议在 CRF 初诊时至少检测 1 次血钙、磷、甲状旁腺激素、碱性磷酸酶活性。CRF 早期可限制磷摄入，靶目标值全段甲状旁腺激素 35 ~ 70 ng / L、血钙 2.1 ~ 2.55mmol / L、血磷 0.87 ~ 1.48 mmol / L；CRF 中期，应用骨化三醇或帕立骨化醇等活性维生素 D 制剂及磷结合剂，靶目标值全段甲状腺激素（iPTH） 70 ~ 110ng / L、血钙、血磷靶值同 CRF 早期；CRF 晚期，应用骨化醇 / 维生素 D 衍生物钙敏感受体激动剂，必要者可考虑甲状旁腺切除，靶目标值 iPTH 150 ~ 300ng / L、血钙 2.1 ~ 2.37mmol / L、血磷 1.13 ~ 1.77mmol / L。

4.防治心血管疾病

心血管疾病（CVD）是影响 CRF 患者预后的主要因素，CRF 患者是 CVD 的极高危人群。CKD 患者的 CVD 主要表现为两大类：一类是心肌疾病，包括向心性左心室肥厚 (LVH) 和远心性 LVH；一类是动脉血管疾病，包括动脉粥样硬化和小动脉硬化。两类 CVD 均可导致缺血性心脏病、慢性心衰竭、脑血管病变和外周血管病变等表现。CRF 患者应当监测脑钠肽和氨基末端脑钠肽原排查心衰竭并进行容量评估，检测血肌钙蛋白排查急性冠脉综合征，在无出血风险的情况下，对存在动脉粥样硬化风险的 CKD 患者推荐进行抗血小板治疗。目前将 CRF 的 CVD 危险因素分为两类："传统危险因素"（与一般人群相同的 CVD 危险因素）和"非传统危险因素"（与尿毒症有关的 CVD 危险因素）。应及时预防 CRF 发生 CVD，主要是干预各种 CVD 的危险因素，具体包括降压、调脂、纠正贫血、抗炎、改善钙磷代谢、抗血小板等治疗。

5. 防治水钠代谢紊乱　防治水钠潴留，需适当限制钠摄入量。个别水肿严重病例，可适当应用襻利尿剂，如呋塞米、布美他尼、托拉塞米等。$Scr > 220 \mu mol/L$ 者不宜应用噻嗪类利尿剂及潴钾利尿剂，因这两类药物此时疗效甚差。必要时及时给予血液净化治疗。对低钠血症的处理，需认真分析不同原因，只对真性缺钠者谨慎补充钠盐。轻、中度低钠血症一般不必积极补钠。

6. 防治高钾血症　CRF 患者应避免食用含钾量高的食物和水果；避免使用含钾高或减少尿钾排泄的药物（包括含钾高的中药汤剂）；如因病情需要输血时，避免使用库存血。一旦出现高钾血症，宜根据情况，用氯化钙或葡萄糖酸钙拮抗钾的毒性，用碳酸氢钠等碱性药物或葡萄糖促进钾的转移，用降血钾树脂或排钾利尿药促进钾的排泄，如药物治疗无效，及时进行血液净化治疗纠正高钾血症。

【治已病】

一、西医治疗

急性肾衰竭

（一）早期的治疗

纠正可逆的病因、早期干预治疗。如抗感染、扩容等。

（二）少尿期的治疗

1. 维持体液平衡　每日补液量应为显性失液量减去内生水量。每日大致的进液量，可按前一日尿量加 500ml 计算。

2. 饮食和营养　急性肾衰竭患者每日所需能量应为每千克体重 35kcal，主要由碳水化合物和脂肪供应；蛋白质的摄入量应限制为 $0.8g/(kg \cdot d)$。尽可能地减少钠、钾、氯的摄入量。

3. 高钾血症　血钾超过 6.5mmol/L，心电图表现为 QRS 波增宽等明显的变化时，应予以紧急处理。

4. 代谢性酸中毒　应及时治疗，如 HCO_3^- 低于 15mmol/L，可选用 5% 碳酸氢钠 100～250ml 静脉滴注。对严重酸中毒患者，应立即开始透析。

5. 感染　根据细菌培养和药物敏感试验选用对肾无毒性或毒性低的药物。

6. 心力衰竭　ARF 对利尿剂和洋地黄药物疗效差，药物治疗以扩血管为主。

7.透析疗法　有条件的重症患者应建议早期进行血透。多脏器功能衰竭的患者选择连续性肾脏替代疗法（CRRT）。

（三）多尿期的治疗

最初 3 ~ 5 天，血肌酐、尿素氮（BUN）可继续升高，仍按少尿期治疗处理。以后须注意失水及低钾血症等的发生，液体的补入量一般为尿量的 1/3 ~ 2/3 即可，其中半量补充生理盐水，半量用 5% ~ 10% 葡萄糖溶液。尿量超过 1500 ~ 2000ml / d 时应补充钾盐。应加强营养，给予高糖、高维生素饮食，并给予优质蛋白质、必需氨基酸制剂等。

（四）恢复期的治疗

主要是加强营养、适当锻炼、增强体质、促进机体早日康复，避免使用损害肾脏的药物及一切对肾脏有损害的因素。

慢性肾衰竭

（一）治疗方案及原则

1.原发疾病和加重因素的治疗

2.一般治疗

（1）饮食治疗

1）限制蛋白质饮食。

2）高热量的摄入。

3）注意控制水、电解质平衡。

（2）降压治疗　慢性肾衰竭时常常需要 2 种以上降压药物联合应用才能达到降压目标。ACEI 或 ARB 与 CCB 联合应用是临床上常用组合。

（3）慢性贫血治疗　①重组人类红细胞生成素（EPO）治疗肾衰竭贫血：初始剂量 50U/kg 每周 3 次，皮下注射；②补充铁剂：口服硫酸亚铁 0.3g / d；③补充叶酸 1mg，3 次 / 天。

（4）慢性骨病治疗　控制血磷、血钙水平，合理使用维生素 D，可选用活性维生素 D3 0.25μg/d，口服。

（5）纠正水电解质和酸碱平衡紊乱。

（6）防治心血管并发症。

（7）控制感染　原则上采用细菌敏感、肾毒性小的抗生素。

（8）促进尿毒症毒物的肠道排泄　可给予氧化淀粉 5 ~ 10g / d 或甘露醇、大黄制剂等。

（9）应用镇静剂　要谨慎，勿使药物积蓄加重病情。

（10）中医中药治疗　可延缓病情进展、改善预后。

3.肾脏替代治疗

（1）血液透析　一般每周 3 次，每次 4 ~ 6 小时。

（2）腹膜透析　可在家中操作。

（3）肾移植。

4.追踪随访　对慢性肾衰竭患者必须定期随访以便对病情发展进行监测。

二、中医治疗

（一）中药辨证论治

1.脾肾气虚证

治法：益气健脾强肾。

方药：六君子汤加减：党参15克，白术15克，黄芪10克，茯苓15克，陈皮6克，法半夏9克，薏苡仁15克，续断15克，巴戟天10克，菟丝子15克，六月雪15克。

临证加减：气虚较甚，加人参（单煎）9克；纳呆食少，加焦山楂15克，炒谷麦芽15克；伴肾阳虚，加肉桂3克，附子（先煎）6克；易感冒，合用玉屏风散加减以益气固表。

中成药：肾炎康复片，口服，1次8片，每日3次。

2.脾肾阳虚证

治法：温补脾肾，振奋阳气。

方药：济生肾气丸加减：附子（先煎）6克，肉桂6克，生地黄12克，山茱萸6克，山药15克，泽泻15克，牡丹皮15克，茯苓15克，车前子30克，牛膝15克。

临证加减：脾阳虚弱，脾胃虚寒甚，可选用理中汤；痰湿阻滞而伴见泛恶，可选用理中化痰丸；脾胃阳虚，胃脘冷痛，可选用小建中汤；脾阳虚弱，脾虚生湿，水湿溢于肌肤而见水肿，可选用黄芪建中汤和五苓散加减；以肾阳虚为主，可选用右归饮加减。

中成药：肾康宁片，口服，1次5片，每日3次。

3.脾肾气阳两虚证

治法：益气养阴。

方药：参芪地黄汤加减：人参（单煎）10克，黄芪15克，熟地黄12克，茯苓15克，山药15克，牡丹皮15克，茱萸6克，泽泻15克，枸杞子15克，当归12克，陈皮6克，紫河车粉（冲服）3克。

临证加减：脾气虚为主，见面色少华、纳呆腹满、大便溏薄，可用健脾丸或香砂六君子丸；偏于肾气虚，见腰膝酸软、小便清长甚，可配服金匮肾气丸；脾阴不足明显，口干唇燥，消谷善饥，可玉女煎加减；肾阴不足为主，表现为五心烦热、盗汗或小便黄赤，可服知柏地黄丸；气阴不足明显，心慌气短，可加生脉散。

中成药：贞芪扶正颗粒，冲服，1次1袋，每日2次。

4.脾肾气阴两虚证

治法：滋补肝肾。

方药：六味地黄丸加减：熟地黄12克，山茱萸6克，山药15克，泽泻15克，茯苓15克，牡丹皮15克。

临证加减：遗精，盗汗，加煅牡蛎（先煎）15克，煅龙骨（先煎）15克；头晕头痛，心烦易怒为主，可改用杞菊地黄汤合天麻钩藤饮。

中成药：益肾养元合剂，口服，1次10ml，每日3次

5.阴阳两虚证

治法：阴阳双补。

方药：金匮肾气丸加减：生地黄12克，山药15克，茱萸6克，泽泻15克，茯苓15克，牡丹皮15克，肉桂6克，附子（先煎）10克，淫羊藿15克，菟丝子15克。加减：阴阳两虚，伴浊闭清窍，心神不明，或中风可用地黄饮子加减；脾气虚弱，可用防己黄芪汤；肾阳偏虚，可用济生肾气汤；兼湿热，合八正散加减；兼湿浊者，合藿香正气丸加减；兼血瘀者，合桃红四物汤加减；兼水气者，合实脾饮加减；兼风动者，合天麻钩藤饮加减。

中成药：①肾宝合剂，口服，1次20ml，每日3次。②香砂六君子丸，口服，1次5g，每日2次。

（二）其他治法

1.单方验方

（1）加味肾气丸 附子60克，茯苓、泽泻、肉桂、牛膝、车前子、山药、山茱萸、牡丹皮各30克，熟地黄15克。上为末，蜜丸如梧子大。空心米饮下，每服70丸或100丸治疗肾阳虚不能行水者。

（2）大腹水肿气息不通方 牛黄0.6克，椒目0.9克，昆布、海藻、牵牛子、桂心各2.4克，葶苈子1.8克。上7味为末，另捣葶苈如膏，蜜和丸如梧子。口服，每日2次，每服10丸，小便利为度。

2.针灸 取穴中脘、气海、足三里、二阴交、肾俞、三焦俞、心俞以补益；取穴关元、中极、阴廉、肾俞、三焦俞以促进排尿。隔药饼（附子、肉桂、黄芪、当归、补骨脂、仙茅、大黄、干地龙等研粉制成）灸，取穴大椎、命门、肾俞、脾俞、中脘、中极、足三里、三阴交，以补益脾肾。

3.穴位贴敷 将药物（益母草、川芎、红花、透骨草、白芷、丹参等各30克）用水浸湿，置于布袋中，用蒸锅蒸20～30分钟，然后将药袋取出直接热敷于双肾俞及关元穴，外加热水袋保温，每日1次或2次，3个月为1个疗程，可达和营活血、温阳利水之功。

4.药浴 中药洗浴是治疗CRF的辅助方法。其方丰要由麻黄、桂枝、细辛、羌活、独活、苍术、白术、红花各30克，布袋包好后置于汽疗仪内，1次蒸洗30～45分钟，达到出汗目的，以不疲劳为最佳时间，每周3次，可进一步排泄毒素，纠正高血压及氮质血症。

5.灌肠 可分为机器弥散灌肠和人工插管灌肠，治疗原则为活血清利、泄浊排毒。常用方：大黄15～30克，蒲公英30克，煅牡蛎30克，六月雪30克等。人工灌肠药液尽量保留体内45分钟左右，每日1次；机器灌肠原理与人工灌肠相同，但其通过机器将药液自肛门输入，荡涤肠道。药液与肠道接触面积轻较大，有利于从肠道排出更多的毒素。每周3次。

【法医学鉴定】

肾功能不全使用抗生素引发医疗纠纷法医学鉴定

实例资料示：

检案摘要

李某，女性，1955年10月21日出生。2011年2月28日，李某以"咳嗽、咳痰5天"为主诉，赴某县中医院治疗，其后诊断为尿毒症。李某认为某县中医院在诊疗过程中存在医疗过错行为，并因过错导致了上述损害后果，遂诉至当地人民法院要求赔偿。就某县中医院在对李某的诊疗过程中是否存在医疗过错行为；若存在医疗过错，其与李某的损害后果之间是否存在因果关系及其医疗过错对损害后果的参与程度等事项进行法医学鉴定。

检验过程

1.病史摘要

（1）2009年11月1日某县医院的体检报告

一般情况：血压 193 / 110 mmHg，高血压 3 级。生化检验：三酰甘油、总胆固醇、低密度脂蛋白胆固醇增高。心电图：P-R 间期缩短，偶发房性早搏。B 超：未见异常。

（2）2011 年 2 月 28 日某县中医院门诊病历

气喘、夜间不能平卧，伴咳痰 4～5 天。查体：神清，左下肺啰音。诊断：肺部感染。处理：收住内科。

（3）2011 年 2 月 28 日至 3 月 3 日某县中医院住院病历

入院情况：患者以"咳嗽、咳痰 5 天"主诉入院。入院前 5 天有受凉史，痰白，量少，易咳出，无畏冷、发热，活动后稍感气喘、胸闷，无胸痛，咳嗽无随昼夜规律性改变。发病来精神疲乏，夜寐尚可。既往史：有高血压病史 3 年，最高血压达 210 / 130 mmHg，未规则服药，血压未监测。查体：体温 36.6℃，脉搏 96 bpm，呼吸 23 bpm，血压 200 / 120 mmHg；神志清，精神可，营养中等，对答切题；全身皮肤黏膜未见黄染及出血点，浅表淋巴结未触及肿大，头颅无畸形，颜面无水肿。胸廓无畸形，叩诊音清，双肺呼吸音粗，双下肺可闻及细湿性啰音，未闻及干性啰音。辅助检查：2 月 28 日血常规：白细胞计数 11.1×10^9 / L，中性粒细胞百分数 82.6%，淋巴细胞百分比 14.8%，血红蛋白 96g / L。2 月 28 日胸片示：①左下肺炎症性改变；②双侧胸腔少量积液。入院（西医）诊断：左下肺炎，双侧胸腔积液（少量），高血压病 3 级（高危组）。

住院诊疗经过：2011 年 2 月 28 日 ECG：①窦性心率；②窦性心动过速；③部分导联 ST 段改变。3 月 1 日血生化：谷氨酰转肽酶（GGT）67 U / L（↑），尿素氮（UREA）33.91mmol / L（↑），肌酐（Cr）909.1 μmol / L（↑），尿酸（UA）586 μmol / L（↑），葡萄糖（GLu）6.45 mmol / L（↑），甘油三酯（TG）2.39 mmol / L（↑），总胆固醇（TC）7.87 mmol / L（↑），肌酸激酶同工酶（CK-MB）29 U/L（↑），乳酸脱氢酶（LDH）324 U / L（↑），α-羟丁酸脱氢酶（HBDH）287 U / L（↑）。3 月 1 日尿常规：葡萄糖（GIU）++，尿潜血（BLD）+++，蛋白尿（Pro）+++。现患者咳嗽、咳痰有所好转，但肾功能明显异常，要求转上级医院进一步治疗，予以办理出院。

出院（西医）诊断：左下肺炎，双侧胸腔积液（少量）；肾炎（肾病性？），肾功能不全（尿毒症期）；高血压病 3 级（高危组，肾性？）；混合性高脂血症；高尿酸血症。

（4）某县中医院住院费用日清单

2 月 28 日：氢化泼尼松注射液 1（部分字迹欠清或被遮挡）：10 mg×10 支 / 盒，数量 6 支。注射用头孢米诺钠，1.0g×1 瓶 / 盒，数量 8 瓶。

3 月 1 日：氢化泼尼松注射液 1（部分字迹欠清或被遮挡）：10 mg×10 支 / 盒，数量 3 支。注射用头孢米诺钠，1.0g×1 瓶 / 盒，数量 4。坎地沙坦酯分散片，4mg×14 片 / 盒，数量 14 片。

3 月 2 日：氢化泼尼松注射液 1（部分字迹欠清或被遮挡）：10 mg×10 支 / 盒，数量 3 支。注射用头孢米诺钠，1.0g×1 瓶 / 盒，数量 4 瓶。

（5）2011 年 3 月 4 日至 3 月 10 日、3 月 19 日至 4 月 10 日某医科大学附属医院出院小结

入院情况：因"发现血压高 2 年余，泡沫尿半年余，气喘 5 天"入院。既往史：发现混合性高脂血症 1 年。3 月 4 日血常规示：白细胞计数（WBC）12.08×10⁹ / L，中性粒细

胞百分比（N）78.3%，血红蛋白（Hb）113g/L。尿常规：隐血（+），白细胞正常，蛋白质 ≥ 5.0 g/L，脑钠肽 428 pg/mL，C 反应蛋白、血乳酸正常。凝血全套：纤维蛋白原 4.25 g/L，余正常。生化：尿素氮 36.04 mmol/L，肌酐 961.5 μmol/L，尿酸 552.4 μmol/L，余大致正常。诊断：①慢性肾功能不全（尿毒症期）；②高血压病；③左下肺炎，双侧胸腔积液；④混合性高脂血症；⑤高尿酸血症⑥高纤维蛋白原血症。

　　住院诊疗经过：患者入院后完善各项常规检查。尿常规示：蛋白质 ≥ 3.0g/L，红细胞 104.80 个/μl，隐血（++），D-二聚体定量 752.1 μg/L，脑钠肽 552.62pg/ml，白细胞计数 10.99×10⁹/L，血红蛋白 107g/L，中性粒细胞百分比 75.6%，胱抑素-C5.64mg/L，肾小球滤过率 8.70 ml/min。生化全套示：白蛋白 32.2g/L，钙 1.96mmol/L，三酰甘油 2.63mmol/L，肌酐 881.1 μmol/L，磷 2.64mmol/L，尿素氮 35.04mmol/L，碳酸氢根 12.2mmol/L。CT：双肾体积稍缩小。B 超：双肾缩小，弥漫性病变。

　　出院诊断：①慢性肾小球肾炎，慢性肾功能不全（尿毒症期），肾性高血压，慢性心功能不全，心功能Ⅱ级，电解质紊乱：低钠低氯低钙高磷血症，继发性高尿酸血症，继发性甲状旁腺功能亢进；②左下肺炎，双侧胸腔积液；③混合性高脂血症；④动脉硬化症。

　　(6) 某医科大学附属医院门诊病历

　　2011 年 4 月 20 日：尿毒症于 4 月 2 日行腹膜透析置管术，每日超滤 0.8L 左右，尿量 500 ～ 600ml/天。

　　7 月 4 日：维持性腹膜透析，每日不规律透析（1 ～ 3 包），仍恶心、呕吐，透析引流不畅。

　　7 月 26 日：生化报告单：尿素氮 25.1mmol/L，肌酐 1394mol/L，尿酸 516μmol/L。

分析说明

　　李某因"气喘、夜间不能平卧，伴咳痰"等症状就诊于某县中医院，院方经摄片后诊断为"左下肺炎，双侧胸腔积液（少量），高血压病 3 级（高危组）"，给予收住入院，并行头孢米诺钠抗感染、坎地沙坦酯降血压等治疗。其后，李某经其他医院确诊为"慢性肾小球肾炎，慢性肾功能不全（尿毒症期），肾性高血压"等病症，依赖腹膜透析维持治疗。

　　慢性肾功能不全是一种较常见的内科疾病，系指慢性肾小球肾炎等各种肾脏疾病导致肾脏功能渐进性减退，其发生、发展须经历一定时期。在慢性肾功能不全的早期，临床上仅有原发疾病的症状，常仅可检见肌酐清除率下降，而不伴有其他异常。当疾病进展至终末期，即为人们常称的尿毒症期。尿毒症不是一个独立的疾病，而是各种晚期肾脏病共有的表现，为一系列症状和代谢紊乱所组成的临床综合征。尿毒症患者常需依赖透析治疗，或者行同种异体肾脏移植术。

　　就本案而言，李某原有高血压病史，就诊当日血压高达 200/120 mmHg，外周血检验示血红蛋白降低至 96g/L，入院次日实验室检验即检见其尿素氮升高至 33.91mmol/L，肌酐升高至 909.11μmol/L；其后 1 个多月内在外院经 CT、B 超等影像学检查证实双肾缩小。以上提示李某的慢性肾功能不全已进展入尿毒症阶段，且因此导致肾性高血压及轻度贫血。据此可以认定，李某在入院时已经存在肾功能不全。

　　头孢米诺钠为头孢菌素类抗生素。在李某存在呼吸系统感染征象的情况下，某县中医院采用该药物予以治疗，是具有用药适应证的。但应当指出，该药物具有肾毒性，肾功能不全者应慎用（调整剂量使用）。一般主张参考肾功能减退者的内生肌酐清除率指标调整给药间期或者单次给药剂量。坎地沙坦酯系降血压药物，也具有肾毒性，在严重肾功能障碍患者，主张小剂量起始用药，并慎重给药，否则可能因过度降压而导致肾功能进一步恶化。

就现有送鉴材料分析，在李某人院次日经实验室检验已初步明确存在肾功能不全等严重疾病的情况下，未见经治医院行进一步检查（如内生肌酐清除率等）以指导用药，也未见药物剂量调整记录。根据送鉴材料反映的用药情况，分析院方存在超剂量用药。据此认为，某县中医院在上述医疗环节未尽到注意义务，存在医疗过错行为。

如前所述，李某原已存在肾功能不全等疾病，且已进入尿毒症期，上述后果应为自身疾病进展、转归的结果。某县中医院在用药等诊疗过程中存在应用肾毒性药物等医疗过错行为，目前难以排除上述医疗过错在一定程度上加重李某的肾脏病情（如加重肾脏本身病变或诱发电解质紊乱等并发症），医疗过错应为轻微作用。

鉴定意见

某县中医院在对李某的诊疗过程中存在过错行为，目前难以排除该过错一定程度上加重李某的肾脏病情，医疗过错应为损害后果的轻微作用。

第十三章　安宁疗护

【概述】

2017年2月9日，《安宁疗护实践指南（试行）》（下简称《指南》）发布，这意味着"生命终末期患者照护"这一敏感领域工作有了官方支持和认可，这可是所有人的福音，包括生命终末期患者、普通患者、当下健康但终会走向生命终点的人们。《指南》开篇指出"安宁疗护实践以临终患者家属为中心，以多学科协作模式进行，主要内容包括疼痛及其他症状控制、舒适照护、心理、精神及社会支持等。"这一概念强调了《指南》的适用人群为临终患者和家属，针对的问题是存在颇多争议的领域，即生命终末期和死亡。

安宁疗护中心是为疾病终末期患者在临终前通过控制痛苦和不适症状，提供身体、心理、精神等方面的照护和人文关怀等服务，以提高生命质量，帮助患者舒适、安详、有尊严离世的医疗机构。此规范主要针对独立设置的开展安宁疗护的医疗机构，其他开展安宁疗护的医疗机构参照执行。

安宁疗护实践指南提出，以临终患者和家属为中心，以多学科协作模式进行症状控制、舒适照护、心理支持及人文关怀。症状控制主要是针对疼痛及其他症状共13项，从评估与观察、治疗原则、护理要点、注意事项4方面提出症状控制实践指南。

就治疗而言，指南只提出了缓解症状的治疗原则，但并未阐述具体方法及药物。

在实施安宁疗护过程中，安宁疗护中心及其医务人员和患者及其家属双方共同有章可寻。依法依规处理问题，患者及其家属应当认识到死亡是生命历程中最自然的一环，不可避免，我们无需对死亡忌讳甚至避而不谈。死亡教育的目的就是帮助人们了解死亡，接纳死亡的事实，缓解患者的恐惧心理，有意识地提高生命最后旅程的生存质量，维护生命的尊严。我国更应该加强死亡教育，让更多人了解死亡和死亡过程，建立健康的生死观。

安宁疗护中心及其医务人员应当做到：

1.尊重生命，善始善终生命是一个过程，有始也有终。尊重生命需要善始善终。临床医学在生命善始方面作出了巨大贡献（例如新生儿死亡率显著降低），对于生命善终方面也同样作出了贡献（例如晚期癌症患者生存时间不断延长）。

然而，晚期疾病患者最终还是要走向生命终点，对于生命末期的善终医疗照顾（临终关怀），即安宁疗护工作，却在社会及临床工作中长期重视不够。晚期疾病患者生命不息，抢救不止，医疗程序化、死亡等僵化的临床医疗流程让许多生命终末期患者在痛苦折磨中走完人生最后一程。逝者无法安详过世，也为逝者的家人和朋友留下无尽的痛楚与遗憾。

安宁疗护是帮助生命末期患者及家属减轻躯体和精神痛苦的重要医疗工作。实施足够的安宁疗护，让每一位生命终末期患者得以善终，需要医学界和社会支持两方面的共同努力。安宁疗护管理规范和实践指南的颁布，将改善安宁疗护实施受制于政策和社会支持体系不足的困境，也将激励更多医务人员关注和投入此领域的研究和临床服务工作。

2.履行说明义务，告知患者家属患者的病情及安宁疗护要点，获得其知情同意和选择权。

3.实时记录治疗决策过程及医患沟通细节 在安宁疗护中，记录药物使用和治疗决策的思考、讨论、制定过程，对反映用药和决策的合理性非常必要。

以2017年初在北京开庭审理的医生因使用吗啡而成被告的案件为例，详细记录使用吗啡的动因和家属当时对用药决策的态度，对于案件的分析和审理至关重要。

因此，有必要要求医护人员及时记录相关重要细节，包括医患沟通细节及结果、用药调整等。

【疗护】

一、症状控制

（一）安宁疗护实践指南要点

①疼痛；②呼吸困难；③咳嗽、咳痰；④咯血；⑤恶心、呕吐；⑥呕血、便血；⑦腹胀；⑧水肿；⑨发热；⑩厌食/恶病质；⑪口干；⑫睡眠/觉醒障碍（失眠）；⑬谵妄。

（二）安宁疗护针对4类主要症状的基本药物

1.疼痛

（1）轻、中度疼痛 对乙酰氨基酚，布洛芬，阿司匹林，双氯芬酸，曲马多，可待因。

（2）中、重度疼痛 吗啡（即释剂或缓释剂），芬太尼（透皮贴剂），羟考酮，美沙酮（即释剂）。

（3）神经病理性疼痛 阿米替林，卡马西平，地塞米松，加巴喷丁。

（4）内脏疼痛 丁溴东莨菪碱。

2.消化系统症状

（1）厌食 醋酸甲地孕酮，地塞米松，氢化可的松。

（2）恶心、呕吐 灭吐灵，昂丹司琼，赛克利嗪，氟哌啶醇，丁溴东莨菪碱，氢溴酸东莨菪碱，地塞米松，苯海拉明，奥曲肽。

（3）便秘 番泻叶，比沙可啶，乳果糖，多库酯钠，矿物油灌肠剂。

（4）腹泻 口服补液盐，洛哌丁胺，奥曲肽。

3.呼吸系统症状

（1）呼吸困难 吗啡。

（2）临终呼吸道阻塞 丁溴东莨菪碱。

4.精神系统症状

（1）失眠 劳拉西泮，曲唑酮，唑吡坦。

（2）抑郁 阿米替林，氟西汀，西酞普兰，米氮平。

（3）焦虑 安定，劳拉西泮，咪达唑仑。

（4）谵妄 氟哌啶醇，左美丙嗪。

（5）临终躁动 氟哌啶醇，左美丙嗪，咪达唑仑。

二、舒适照护

（一）安宁疗护、舒适照护指南要点

①病室环境管理；②床单位管理；③口腔护理；④肠内营养护理；⑤肠外营养护理；⑥静脉导管维护；⑦留置导尿管护理；⑧会阴护理；⑨协助排便异常的护理；⑩卧位护理；⑪体位转换；⑫轮椅与平车使用。

（二）舒适照护中心的评估和观察病情

告知、沟通注意事项，护理操作规范，舒适照护让患者走到生命终点。

三、心理支持和人文关怀

（一）安宁疗护的心理和人文关怀指南要点

①心理社会评估；②医患沟通；③帮助患者应对情绪反应；④尊重患者权利；⑤社会支持系统；⑥死亡教育；⑦哀伤辅导。

（二）关注患者权利和对患者的人文关怀

《指南》对患者权利、医患沟通、哀伤辅导、社会支持系统等重要话题都有涉及并作出指导。这些内容提示医务人员，对于临终患者，在医疗技术之外还有很多方面需要给予关注，医学并非"技术"那么简单。

四、尊重患者意愿，严格把握解除安宁疗护的时机

1. 何时不给或撤除生命支持措施是合适的？

"不给或撤除生命支持措施"通常发生在当前所有可能的医疗技术都无济于事的情况下，这说明此刻任何可能的医疗技术的使用最终都不能战胜病魔的袭击，说明我们承认死亡过程的不可逆转和医疗技术的极限。

首先，不给或撤除的是无效的治疗措施，是对处于临终过程的患者所做的"非常治疗"。医生有对患者提供医治使患者康复痊愈的责任，但医生并没有为患者提供无效治疗的责任。对患者提供无效治疗与医学的目的是不相符的。

其次，患者有权决定是否接受或拒绝某种干预。当患者希望医生不给或撤除某种生命支持措施时，或许他只是承认这种干预无法再为他带来任何益处，只会造成更多的伤害。医生接受患者的抉择只是说明医生承认死亡过程的不可逆转和医疗干预的极限。医生考虑到的是患者的实际情况，考虑到的是患者当前的实际利益，考虑到的是对患者自主权的尊重。

再次，在不给或撤除生命支持措施的情况下，患者的死亡只是其疾病自然过程的结局而非医疗干预的结果。此时医生"不给或撤除生命支持措施"的做法无疑是可以得到伦理学辩护的。

2. 何时为解除临终患者极度痛苦而不得已采取"非常"措施是合适的？

医生和患者都应该认识到医学科学固有的局限性，而且医学的进步使得临终患者已经完全不必在极度痛苦的挣扎中死亡。当死亡成为一个不可避免的结局时，用姑息疗法和心理治疗将疼痛和痛苦缓解到最低程度。出于对患者利益的考虑，尊重患者的自主意愿，创造一个安详的、尽量减轻临终患者痛苦的死亡环境，同样也是医学的目的之一。

这里，医学干预的目的并不是"选择死亡"，而是在不可避免的情况下"接受死亡"。"选择死亡"和"接受死亡"是两个迥然不同的概念。人们应该尊重生命，也应该接受死亡。接受死亡是因为我们认识到，一个人的生命在时间上不是永恒的。

医生根据患者实际病情和请求，满足临终患者的愿望，最大限度地解除患者临终过程中的极度痛苦，这样的处理方法不仅是最后的方法，同样也是医生应有的人道主义职责。这是对临终患者的一种慈爱行为。

五、安宁疗护中心及其医护人员在实施过程中应当注意的问题

1.履行说明义务，告知患者家属患者的病情及安宁疗护要点，获得其知情同意和选择权。

2.实时记录治疗决策过程及医患沟通细节

在安宁疗护中，记录药物使用和治疗决策的思考、讨论、制定过程，对反映用药和决策的合理性非常必要。

【法医学鉴定】

一、安宁疗护医疗纠纷的法医学鉴定中需要考虑的法律问题

（一）充分履行医生的说明义务，尊重患者的自主权

随着社会进步、医学发展及公众权力意识增强，知情同意作为患者享有的一项基本权利，已成为患者自主权的灵魂和核心，与此相对应的就是医生的说明义务，尊重患者的知情同意权要求医生更积极地履行说明义务。

说明义务包括说明内容和说明方式。对于终末期患者的说明，更要把握时机和尺度，是否告知其即将离世的消息，要考虑患者的心理特点。

（二）谁有权决定患者是否适用安宁疗护

对终末期患者治疗和护理的决定，需要医患双方共同决策。作为医方，应准确向患方提供患者的病情信息和医学技术情况，医生没有权力做出决定；作为患方，应当综合考虑患者的身体情况和经济实力等因素。

但当前更多的情况是，医生听取患者直系亲属意见，而忽视患者本人意愿。因此，安宁疗护的方案决定，应首先考虑患者本人想法，当患者无法正常表达时，才听取其直系亲属意见。

（三）安宁疗护药物的选择及用量

临床上，治疗药物的选择及使用是根据生理、病理、药理学知识及国内外广泛的医疗实践来决定的，除药物说明书外，广泛的医疗实践及医生个人经验也是选择用药的重要依据。

目前我国《安宁疗护实践指南》规定了各类症状的治疗及给药原则，在临床治疗中，医生在用药方面应严格按照指南规定，对于根据共识性的医疗实践所决定的药物使用，需要明确告知患者及其家属。

二、完善医疗纠纷法医学鉴定及评价体系

法医学鉴定与临床医疗是完全不同的两个行业。鉴定机构在处理此类鉴定时，往往只依据现有的书面材料记载，忽视了实践中临床医学本身的发展。

临床医学是一门实践性非常强的应用学科，经验及实践是其发展必不可少的组成部分。因此法医学鉴定过程中，聆听医患双方的陈述，并充分听取临床专科医师的意见。我国相关法律应对法医学鉴定人员从事医疗纠纷法医学鉴定的要求做出明确规定。

后 记

作者吴军、陈尚俊、吴铮，历时三年，通力合作，共同完成《老年病中西医防治与法医学鉴定》一书。

作者之一吴军（1937年-），男，主任法医师。

1962年毕业于山东医学院（医疗系），分配到上海市卢湾区医院，从事内科临床诊疗工作十八载。期间，通过临床实践，并在上级医生指导下逐步提高了内科疾病诊疗和预防的基本知识、基本理论、基本技能。在此期间，被指派离职学习中医，于1972年结业于上海中医学院（西医离职学习中医班）。此后，从事中西医结合临床诊疗和科研，总结心得体会，发表《肺心病缓解期中医辨证和生化观察》（上海中医药杂志，1979）等十余篇文章。通过十八年的临床工作感悟到保障患者的健康和生命是一名医生的天职；感悟到预防为主、防治结合的重要性；感悟到中西医结合对发掘祖国传统医学宝库和创新现代医学的重要性和必要性。

1980年调入司法部司法鉴定科学技术研究所工作。期间于1983-1984年学习、结业于司法部第三期全国法律专业师资进修班（学习法医学专业课程），又于1988年至1991年在华东政法学院（夜校部）修满法学大专课程。从此，走上了法医学鉴定和科研之路。通过边工作、边学习、边积累资料、边总结经验教训，先后出版《损伤时精神疾病程度评定及其医疗赔偿》（《临床精神医学》1997）等数十篇文章；《法医临床学》（中国医药科技出版社，1991）、《损伤与疾病》（复旦大学出版社，2014）等十余种著作。

在法医学鉴定实践基础上，在上级领导支持和指导下，向前辈学习，向同行学习，发挥团队集体智慧，依照《中华人民共和国刑法》有关规定，制定《人体重伤鉴定标准》，为重伤的鉴定提供科学依据和统一标准。

通过37年的法医学鉴定和科研工作，我深深地体会到维护法医学鉴定"科学、客观、公正、独立"是一名法医学工作者的职责，而科研是法医学鉴定的基础，科研水平的提高促进了法医学鉴定能力的提高，科研是现代法医学创新的保证。

从事临床医疗和法医学工作55年，在近耄耋之年，有一个未了却的心愿，即把案头积累的教科书、参考书、报刊及杂志剪辑的资料，结合笔者工作实践中的点滴经验教训，与陈尚俊、吴铮共同完成汇编《老年病中西医防治与法医学鉴定》一书。本书由从事临床医疗和法医学鉴定人员温习并摘录中西法医学有关医学文献资料和法医学鉴定资料，结合汇编者在实践中心得体会，通力合作，共同完成，汇编成书。本书由总论和各论两部分组成。总论简述老年人与老年化社会、老年病预防、诊断、治疗和法医学鉴定等内容。各论简介脑卒中、阿尔茨海默病、原发性高血压、冠心病、糖尿病、高脂血症、高尿酸血症、骨关节炎、老年人交通伤等50种常见病，就每种疾病术语和定义、病因和发病机制、临床诊断、防未病、治已病和法医学鉴定等内容，试以中西法医学相结合阐明，可供中老年朋友（患者）、基层医务工作者、法医学工作者参考使用。这本书远未达到中西法医学相结合"化合产品"，仅是一本"汇和初级产品"。尽管如此，笔者愿把它献给中老年朋友，提供健康养生、防病治病、可读的有益读物。温馨提示：有病看病，仍需遵医嘱。献给基层医务工作者在防病治病工作中或有所裨益。新作的面世献给法医工作者在涉及有关法律问题的疾病法医学鉴定中有所借鉴。

真心实意地感谢为本书付出辛勤劳动的专家、作者，衷心感谢我的同事和朋友们允许我引用他们的著作、鉴定文书和得到多方帮助和支持。

在本书的编写过程中，尽管笔者努力汇编好这本书，但因政治业务水平有限，缺点、错误在所难免，敬希读者不吝赐教，批评指导。

期待着中西法医学相结合的疾病防治与鉴定的"化合产品"面世；期待着人身损害与疾病的法医学鉴定新理论、新技术问世，以弥补本书的不足。

吴　军

2018 年 2 月

于司法鉴定科学研究所（上海）

主要参考文献

1.陈灏珠，林果为，王吉耀.实用内科学.北京：人民卫生出版社，2013.

2.范利华，吴军，牛伟新.损伤与疾病.上海：复旦大学出版社，2014.

3.吴家駇.法医学.北京：中国协和医科大学出版社，2010.

4.司法部司法鉴定科学技术研究所，上海市医学重点实验室.医疗纠纷的鉴定与防范，北京：科学出版社，2015.

5.王永炎，严世芸.实用中医内科学.上海：上海科学技术出版社，2009.

6.徐振晔.中医治疗恶性肿瘤.北京：人民卫生出版社，2006.

7.上海市疾病预防控制中心.上海市常见恶性肿瘤诊治指南.2007.

8.河南中医学院第一附属医院.常见病中医诊疗规范.2011.